呼吸系统疾病
临床治疗与合理用药

（上）

赵　卉等◎编著

吉林科学技术出版社

图书在版编目（CIP）数据

呼吸系统疾病临床治疗与合理用药/ 赵卉等编著. -- 长春 :吉林科学技术出版社, 2016.7
ISBN 978-7-5578-1125-9

Ⅰ. ①呼… Ⅱ. ①赵… Ⅲ. ①呼吸系统疾病—诊疗②呼吸系统疾病—用药法Ⅳ. ①R56

中国版本图书馆CIP数据核字(2016) 第167812号

呼吸系统疾病临床治疗与合理用药

Huxi xitong jibing linchuang zhiliao yu heli yongyao

编　　著　赵　卉　王同生　孙　逊　和雪改　邓　飞　张慧霞
出 版 人　李　梁
责任编辑　隋云平　端金香
封面设计　长春创意广告图文制作有限责任公司
制　　版　长春创意广告图文制作有限责任公司
开　　本　787mm×1092mm　1/16
字　　数　1300千字
印　　张　56.5
版　　次　2016年9月第1版
印　　次　2017年6月第1版第2次印刷

出　　版　吉林科学技术出版社
发　　行　吉林科学技术出版社
地　　址　长春市人民大街4646号
邮　　编　130021
发行部电话/传真　0431-85635177　85651759　85651628
85652585　85635176
储运部电话　0431-86059116
编辑部电话　0431-86037565
网　　址　www.jlstp.net
印　　刷　虎彩印艺股份有限公司

书　　号　ISBN 978-7-5578-1125-9
定　　价　195.00元
如有印装质量问题　可寄出版社调换
因本书作者较多，联系未果，如作者看到此声明，请尽快来电或来函与编辑部联系，以便商洽相应稿酬支付事宜。

编委会

主　编

赵　卉　山西医科大学第二医院

王同生　河南科技大学第一附属医院

孙　逊　中国人民解放军白求恩国际和平医院

和雪改　河南科技大学第一附属医院

邓　飞　汉川市人民医院

张慧霞　内蒙古包头市第八医院

副主编

高　云　河北大学附属医院

毛金山　荆门市掇刀人民医院

聂美玲　襄阳市第一人民医院

马　瑜　长治市第二人民医院

单桂英　菏泽市牡丹人民医院

袁　洁　河北省儿童医院

张海波　赤峰市宁城县中心医院

倪晨明　济南军区总医院

编　委（按姓氏拼音字母排序）

陈玉龙　邓　飞　樊富荣　冯秀丽　高　云

和雪改　霍　晋　李燕燕　马　瑜　毛金山

倪晨明　聂美玲　齐　婧　单桂英　孙　逊

王　波　王同生　袁　洁　张发勇　张海波

张慧霞　郑云爱　赵　卉

前　言

近年来呼吸内科学领域发展迅速，尤其是在临床诊断技术、治疗药物和方法上正在发生重要的变化。前瞻性多中心研究不断提供的证据和国内外推荐的各种呼吸系统疾病的诊治指南、新的诊疗思路和程序、新的药物和治疗方案等，都对呼吸内科医师提出了更高的要求。为了进一步提高广大呼吸内科医师的临床诊疗水平，我们特组织多名经验丰富的呼吸内科专家、学者协力编写了这本《呼吸系统疾病临床治疗与合理用药》。

本书以呼吸系统常见疾病为纲，以概述、呼吸系统疾病、检查及其治疗方法、合理用药四篇内容展开剖析，对慢阻肺、肺部感染、哮喘、肺栓塞、肺动脉高压、肺结核等内容进行了系统的归纳与阐述，还融入了纤维支气管镜、机械通气、氧疗、雾化等检查及治疗方法，各位编者各取所长，通过总结自身的临床实践经验和诊疗心得，力求为广大读者呈现一本对呼吸内科知识阐述全面，能够涵盖疾病诊断、鉴别诊断、治疗、用药等多方面内容的临床实用参考书。希望本书的出版，能够对广大呼吸内科医师的临床工作有所裨益。

参与本书编写的各位学者来自全国各级医院临床一线，他们之中既有经验丰富的呼吸内科专家，也有呼吸内科学领域优秀的青年骨干医师，他们在百忙之中反复组稿、修改、审订，力求为广大读者呈现一本“全面、新颖、实用”的临床规范诊疗参考用书。由于全书参与编写人员众多，故文笔文风殊难一致，加之编写时间所迫、篇幅所限，疏漏之处恐在所难免，不妥之处敬盼诸位同道及广大读者斧正，以供再版修订时参考，使之日臻完善。

目　　录

第一篇　呼吸系统概述

第二篇　呼吸系统疾病

第三篇 呼吸系统疾病的检查及治疗方法

第四篇　呼吸系统疾病合理用药

第一篇　呼吸系统概述

第一章　呼吸系统疾病病史的采集

在临床工作中，认真询问病史和仔细进行体格检查是诊断疾病的重要基础，在此基础上适当运用某些实验室检查与现代化检查手段，才能获得客观正确的结论，减少漏诊和误诊的机会。为了完整地收集呼吸系统疾病的病史，临床医师不仅要熟悉相关的症状和体征，而且还要掌握各种症状的发生机制及相应疾病的特点，同时还要根据患者的文化水平、意识状态和合作态度，估测所收集病史的可靠性。

第一节　呼吸系统疾病症状

呼吸系统疾病的症状可分为两大类，即呼吸系统本身的症状和全身性症状。全身性症状有发热、盗汗、乏力和食欲下降等，呼吸系统症状有咳嗽、咳痰、咯血、胸痛和呼吸困难等。下面就询问呼吸系统疾病常见症状时应注意的问题做一阐述。

一、咳嗽

咳嗽是呼吸系统疾病最常见的症状之一，是呼吸道黏膜受刺激引起的一种防御动作，具有防御异物吸入及清除呼吸道分泌物的作用。呼吸道分泌物或异物刺激、呼吸道受压或牵拉、呼吸道黏膜充血水肿或损伤、胸膜及其他内脏如心脏、食管、胃等刺激均可引起咳嗽。此外，大脑皮质也会影响咳嗽的发生，还可自主产生咳嗽动作。仔细询问有关病史和观察咳嗽的具体表现，有时可发现一定规律，对诊断有提示作用，下列各点可供参考。

1.咳嗽的病程及起病情况　急性咳嗽病程短的只有几小时或几天，长则几周，多见于急性呼吸系统感染性疾病，如急性支气管炎、肺炎等；还可见于胸膜疾病，如急性胸膜炎和肺淤血、肺水肿等。慢性咳嗽的病程多长达数月、数年或几十年，多见于一些慢性病，如慢性支气管炎、支气管扩张、肺结核等。

2.咳嗽的性质　干咳或刺激性咳嗽多见于呼吸道黏膜充血水肿、气道异物或气管受压、支气管内肿瘤等，还见于胸膜受刺激时。部分支气管哮喘患者也可表现为以夜间为主的干咳或刺激性咳嗽。此外，上呼吸道炎症也可引起干咳。湿性咳嗽则多见于感染性疾病，如慢性支气管炎、支气管扩张、肺炎、空洞型肺结核等。

3.咳嗽的节律　单声微咳多见于吸烟者及肺结核初期患者。阵发性咳嗽或痉挛性咳嗽多见于异物吸入、支气管肿瘤或气道炎性损伤等。连续性咳嗽则多见于慢性支气管炎、支气管扩张、肺脓肿及空洞型肺结核等。

4.咳嗽发生的时间 晨起咳嗽多见于上呼吸道慢性炎症、慢性支气管炎、支气管扩张等，且多伴有咳痰。夜间咳嗽多见于肺结核、咳嗽变异型哮喘或左心功能衰竭患者。

5.咳嗽的声音性质 短促轻咳、咳而不爽者多见于胸腹部活动受限或有胸痛者，如干性胸膜炎、气胸、肺炎、胸腹部创伤或手术后。犬吠样咳嗽多见于喉头、声带疾患，还见于气管异物或受压。嘶哑性咳嗽则见于声带炎症，如喉炎、喉癌或声带肿瘤等，以及由于喉返神经受压致声带麻痹。金属音调的咳嗽多由于气管受压所致，如纵隔肿瘤、主动脉瘤或支气管肺癌。

6.咳嗽与体位的关系 当体位变动时出现有痰的咳嗽多见于支气管扩张或脓胸伴支气管胸膜瘘时。体位变动时出现干咳则多见于纵隔肿瘤或大量胸腔积液。左心功能不全引起的咳嗽多在平卧位时加重，在坐位时减轻。

7.与咳嗽有关的职业与环境 长期接触有害粉尘而久咳不愈者，应考虑相应的尘肺。教师、大声说话较多的工作者、大量吸烟者的咳嗽多由慢性咽喉炎引起，也可能属习惯性清咽动作。初次去高原者发生难止的剧咳要警惕高原性肺水肿。吸入花粉、屋尘等引起的咳嗽应注意过敏性哮喘。

8.咳嗽患者的年龄与性别 小儿不明原因的呛咳要注意舜物吸入。无吸烟史的青壮年长期咳嗽要考虑肺结核和支气管扩张。40 岁以上的男性吸烟者应注意慢性支气管炎和肺癌。青年女性长期难以控制的咳嗽应注意支气管内膜结核、支气管腺瘤等。

9.咳嗽的伴随症状 咳嗽伴有发热者多见于呼吸道感染性疾病如肺炎、肺结核等；伴气急者多见于喘息性支气管炎、支气管哮喘、左心功能不全等；伴声嘶者多见于声带炎症或纵隔肿瘤；伴大咯血者应考虑支气管扩张、空洞型肺结核；痰中带血者注意肺癌；伴有胸痛者应注意胸膜疾病或肺部病变，如肺炎、肺癌侵及胸膜；伴大量粉红色泡沫样痰者，要立即想到急性肺水肿。

二、咳痰

凭借支气管黏膜上皮细胞的纤毛摆动、支气管平滑肌的收缩及咳嗽时的气流冲动，将呼吸道内的分泌物从口腔排出的动作称为咳痰。正常人呼吸道一天可分泌黏液约 100ml，用以润泽整个呼吸道黏膜并能黏着吸气时进入呼吸道的尘埃和微生物，这些分泌物一般由纤毛摆动送至喉部被咽下。在病理情况下，当咽、喉、气管、支气管或肺部发生炎症时，黏膜充血水肿，分泌物增多，毛细血管壁通透性增加，浆液渗出，渗出物与黏液、吸入的尘埃等混合而成痰液，借助于咳嗽动作经口腔排出体外。但有人习惯吐唾液，应加以区别。咳痰是机体的一种保护性生理功能。但有的人有咽痰的习惯，尤其是儿童及妇女，在询问时应注意。仔细观察痰的颜色、量、气味、性状等常可提示诊断线索，具体可参考下列各点：

1.痰液的颜色 无色透明或白色黏痰见于正常人或支气管黏膜轻度炎症。黄色痰提示呼吸道化脓性感染。绿色痰可因含胆汁、变性血红蛋白或绿脓素所致，见于重度黄疸、吸收缓慢的大叶性肺炎和肺部铜绿假单胞菌感染。红色或红棕色痰表示痰内含有血液或血红蛋白，如肺梗死、肺癌、肺结核出血时、粉红色泡沫样痰应想到急性左心功能衰竭。铁锈色痰见于肺炎球菌性肺炎。巧克力色或红褐色痰见于阿米巴肝脓肿溃入肺内致肺阿米巴的患者。果酱样痰见于肺吸虫病。胶冻样痰或带有血液者多见于克雷伯杆菌肺炎。暗灰色或灰黑色痰则见于各种尘肺或慢性支气管炎。

2.痰液的性状　浆液性痰或泡沫样痰常见于肺水肿时。黏液性痰见于支气管哮喘、慢性支气管炎时。黏液脓性痰是由于肺组织化脓性感染形成脓液,同时有大量黏性分泌物相混而成,见于慢性支气管炎急性发作期或肺结核伴感染时等。脓性痰常见于化脓性细菌引起的支气管肺泡炎症。此外,脓胸,肝脏、脊椎或纵隔脓肿溃穿入肺部造成支气管瘘时也可咳出大量脓液和痰液的混合物,类似脓性痰。血性痰则由于呼吸道黏膜受损、毛细血管破坏、血液渗入肺泡等而产生,见于结核、支气管扩张、肺脓肿、肺水肿、肺泡癌、脓胸或肝脓肿溃入肺部并发支气管瘘者。一般来说,痰量增多反映支气管或肺的化脓性炎症进展,痰量减少表示病情减轻,但也要注意有无支气管阻塞使痰液不能顺利排出,尤其在全身症状反而加重时。

3.痰液的气味　一般的痰无臭味,如痰有恶臭味,多提示厌氧菌感染或变形杆菌感染。

4.有无肉眼可见的异常物质　如肺石和硫黄颗粒。肺石是指表面不规则丘状突起的淡黄色或白色坚硬物质,多由肺结核干酪样物质失水后钙化而成,也可因异物侵入肺组织日久钙化所致。硫黄颗粒是指直径大小 1～2mm 的黄色颗粒,为放线菌菌丝聚集而成,见于肺放线菌病。

三、咯血

咯血是指喉以下呼吸道及器官病变出血经口咳出。根据咯血量可分为痰中带血、少量咯血(＜100ml/d)、中量咯血(100～500ml/d)和大量咯血(＞500ml/d)。咯血常由于呼吸系统疾病所致,也见于循环系统或全身其他系统疾病,因此,在询问病史时不仅要考虑呼吸系统疾病,也要考虑其他系统疾病,以免漏诊。

1.首先要确定是否咯血　临床上患者自述咯血时首先要除外口腔、鼻腔或咽喉部出血,必要时做局部检查以明确诊断。其次,要鉴别是咯血还是呕血。还要排除出血性血液病等。

2.患者的年龄与性别　青壮年咯血要考虑支气管扩张、肺结核。40 岁以上男性吸烟者则需要警惕支气管肺癌。年轻女性反复咯血要考虑支气管内膜结核和支气管腺瘤。发生于幼年则可见于先天性心脏病。

3.既往史　幼年曾患麻疹、百日咳而后有反复咳嗽咳痰史者首先要考虑支气管扩张。有风湿性心脏病史者要注意二尖瓣狭窄和左心功能衰竭。

4.咯血量　一般来说,不能以咯血量多少来判断咯血的病因和病情轻重。痰中带血多由于毛细血管通透性增加所致,持续数周,经抗感染治疗无效者应警惕支气管肺癌,只有在排除其他原因后才可考虑慢性支气管炎是小量咯血的原因。反复大量咯血要考虑空洞型肺结核、支气管扩张、肺脓肿和风湿性心脏病二尖瓣狭窄。突发急性大咯血应注意肺梗死。估计咯血量时应注意盛器内唾液、痰及水的含量,以及患者吞咽和呼吸道内存留的血量。

5.咯血的诱因　有生食溪蟹或蝲蛄史者要考虑肺吸虫病。在流行季节到过疫区者要考虑钩端螺旋体病或流行性出血热。与月经期有一定关系的周期性咯血要考虑替代性月经。

6.咯血的伴随症状 咯血伴刺激性干咳，老年人多见于支气管肺癌，青少年多见于支气管内膜结核；伴乏力、盗汗、纳差等全身性中毒症状者则肺结核病可能性大；伴杵状指(趾)者多见于支气管扩张、支气管肺癌、慢性肺脓肿等；伴全身其他部位皮肤、黏膜出血者多见于血液系统疾病和传染性疾病；伴局限性喘鸣音者应考虑气道不完全性阻塞，见于支气管肺癌或异物；伴水肿、蛋白尿或血尿者应注意肺出血-肾炎综合征。

四、呼吸困难

呼吸困难是一种感到气短、呼吸气不够用须加强呼吸的主观症状，客观上表现为呼吸频率、深度和(或)节律的异常。临床上呼吸困难既是症状又是体征，有时诊断容易，有时非常困难，在询问有关病史时应注意以下几点：

1.呼吸频率 正常人呼吸频率为每分钟16～20次，与心搏次数之比约为1∶4。呼吸每分钟超过24次称呼吸频率增快，多由于氧气供需矛盾所致，见于呼吸系统疾病、心血管系统疾病、贫血和发热等，呼吸每分钟少于12次称呼吸频率减慢，是呼吸中枢受抑制的表现，见于麻醉安眠药物中毒、颅内压升高(脑出血、脑水肿等)、尿毒症和肝昏迷等。

2.呼吸深度 呼吸加深(Kussmaul呼吸)常见于糖尿病酮症酸中毒及尿毒症酸中毒患者。呼吸变浅见于肺水肿、呼吸肌麻痹和镇静剂过量等。

3.呼吸节律 呼吸节律的改变多为中枢病变或其他部位病变引起呼吸中枢兴奋性降低所致，具体可表现为潮式呼吸(又称Cheyne-Stokes呼吸)或间停呼吸(又称Biot呼吸)，多发生于中枢神经系统疾病及某些中毒如巴比妥中毒。此外，还见于脑部血液循环障碍性疾病，如脑动脉硬化、心力衰竭等。

4.呼吸困难的时限 吸气性呼吸困难多为近端气道异物或肿瘤阻塞狭窄所致，也见于肺顺应性降低的疾病，如肺间质纤维化、肺水肿等。呼气性呼吸困难多为远端气道阻塞所致，如支气管哮喘和慢性阻塞性肺疾病等。

5.胸腹式呼吸情况 正常男性和儿童以腹式呼吸为主，女性以胸式呼吸为主。在病理情况下，胸式呼吸减弱、腹式呼吸增强多见于肺、胸膜或胸壁疾病，如肺炎、胸膜炎和肋骨骨折等。反之，腹膜炎、大量腹水、妊娠晚期时，膈向下运动受限，则出现腹式呼吸减弱，胸式呼吸增强。如胸腹部呼吸不同步(矛盾)运动，多见于呼吸肌疲劳。

6.起病情况 呼吸困难起病较缓者多见于慢性心肺疾病，如慢性阻塞性肺疾病、肺源性心脏病、肺结核、心肌病、先天性心脏病等。起病较急者有肺水肿、肺不张、气胸、重症肺炎、迅速增长的大量胸腔积液等。突然发生的呼吸困难应考虑呼吸道异物、张力性气胸、大面积肺栓塞或急性呼吸窘迫综合征(ARDS)等。

7.患者体位 端坐呼吸多见于左心功能衰竭患者。患侧卧位多见于胸腔积液，健侧卧位多见于气胸。慢性阻塞性肺疾病患者常缩唇呼气。

8.年龄与性别 儿童期呼吸困难应注意呼吸道异物、先天性心肺疾病和急性呼吸系统感染。青年则应多想到结核病、胸膜疾病和风湿性心脏病等。老年人应考虑慢性阻塞性肺疾病、肺癌、心力衰竭等。女性突发性呼吸困难还应想到癔症等。

9.基础疾病　心脏病患者出现呼吸困难应考虑心力衰竭。慢性阻塞性肺疾病患者突发呼吸困难应注意合并气胸。近期有胸腹手术史者要想到肺不张。长期卧床或广泛腹部盆腔手术后突发呼吸困难者考虑肺栓塞等。

10.诱发因素　与活动有关的呼吸困难多见于心脏疾病，但也见于慢性阻塞性肺疾病、尘肺、肺纤维化等。有过敏物质接触史者应考虑过敏性哮喘。初次去高原者应想到高原性肺水肿。饲鸽者、种蘑菇者应考虑外源性过敏性肺泡炎。

11.伴随症状　伴突发胸痛者应考虑气胸；伴哮鸣者应考虑支气管哮喘或慢性阻塞性肺疾病；伴咳粉红色泡沫样痰者多由心功能不全引起；伴有神志改变或偏瘫者要考虑神经系统病变或药物中毒等。

五、胸痛

胸痛是临床上常见症状，一般由胸部（包括胸壁）疾病所引起，疼痛的程度不一定与病情轻重相一致。在询问病史时应注意下列几点。

1.疼痛的部位　带状疱疹的疼痛沿神经分布，不越过中线，多数有小水疱群。胸壁肌肉疼痛要考虑流行性肌痛。第2～3肋软骨疼痛伴局部隆起有压痛应考虑肋软骨炎。胸骨后疼痛要考虑食管疾病、膈疝、纵隔肿瘤、心绞痛和心肌梗死等。一侧胸部剧烈疼痛要考虑自发性气胸、急性胸膜炎、肺栓塞等。

2.疼痛的起病情况　逐渐加重的疼痛要注意肿瘤；反复发作者应考虑心绞痛；突发剧烈的胸痛应考虑自发性气胸、肺栓塞、心肌梗死、主动脉夹层。

3.疼痛的性质　阵发性灼痛或刺痛注意肋间神经痛；酸胀痛常见于肌源性疼痛；锥刺痛多为骨痛；尖锐刺痛要考虑急性胸膜炎；绞窄性疼痛伴窒息感注意心绞痛；隐痛则要考虑支气管肺癌或纵隔肿瘤；撕裂样剧痛应注意主动脉夹层。

4.疼痛的影响因素　劳累或精神紧张时出现胸痛，而休息时缓解者应考虑心绞痛。胸痛于呼吸或咳嗽时加重而屏气时减轻者要考虑急性胸膜炎、自发性气胸、心包炎和肺炎球菌性肺炎。食管疾患的疼痛常在吞咽时加重。而心脏神经官能症的胸痛在活动时好转。

5.疼痛的持续时间　休息或含服硝酸甘油3～5分钟内即可缓解者要考虑心绞痛，无效者注意心肌梗死。持续性隐痛多考虑骨源性或肿瘤所致。

6.年龄与性别　青壮年多考虑胸膜炎、气胸、肋软骨炎和流行性肌痛；青年女性要注意心脏神经官能症；中老年则应注意心血管疾病和支气管肺癌等。

7.疼痛的伴随症状　伴咳嗽者多为支气管、肺、胸膜疾患；伴咯血者应考虑肺结核、支气管肺癌和肺栓塞等；伴吞咽困难者多为食管疾病；伴呼吸困难者要考虑自发性气胸、急性胸膜炎、肺炎球菌性肺炎等。

（和雪改）

第二节 既往史的特点

在询问既往史时要注意以下各点：

1.职业史 特殊职业如接触石棉、矽尘、煤尘、铍以及有机粉尘等可诱发有关疾病。

2.个人史 有时一些个人的特殊习惯、嗜好对疾病的诊断有提示作用，如饲养鹦鹉、鸽、猫、犬可能成为支气管哮喘或过敏性肺泡炎的致病因素。吸烟与慢性阻塞性肺疾病和支气管肺癌密切相关，应详细询问，包括吸烟的时间.量和种类（如香烟或雪茄）。是否有到地方病或寄生虫病流行区旅行的经历，如到肺吸虫病流行区旅行并有生食或醉食石蟹史，有助于肺吸虫病的诊断。长期吸毒、同性恋的患者要考虑获得性免疫缺陷综合征（AIDS）的可能，同时也是诊断卡氏肺囊虫病的线索。此外，许多药物可诱发肺部疾病，因此，对于发病前服用的药物应详细询问，如使用血管紧张素转化酶抑制剂类药物可诱发干咳。

3.家族史 如 α_1 抗胰蛋白酶缺乏和肺泡微石症有家族聚集现象。

4.过去疾病史 如过去有结缔组织病病史可出现肺部表现，在陈旧性结核病灶基础上可发生瘢痕癌。

（和雪改）

第三节 呼吸系统体征

呼吸系统疾病的体检不应只局限在胸部，范围要扩大至全身。虽然随着科学技术发展检查措施越来越多，但详尽、准确的体格检查仍有其不可替代的作用。如持续的局限性哮鸣音提示局部气道阻塞，有时是诊断肺癌的唯一线索，但一些特殊检查可无异常发现。同样，局限性湿性啰音也可在X线片上无异常发现，却可成为诊断支气管扩张的重要依据。下面就有关方面作一阐述。

一、一般状态

要重点注意体型、语调、面容、体位和皮肤等。

1.体型 临床上成年人体型可分为正力型、无力型和超力型。自发性气胸、肺结核患者多为无力型。

2.语调 如声音嘶哑则提示咽喉、声带水肿或喉返神经麻痹等。

3.面容 肺炎球菌性肺炎多表现为急性面容，结核病多为慢性病容。

4.体位 强迫侧卧位应考虑到一侧急性胸膜炎或大量胸腔积液。重度支气管哮喘发作时为便于胸廓辅助呼吸肌易于运动，患者可能会采取强迫坐位。

5.皮肤 尤其注意发绀情况，要仔细观察舌、唇、耳郭、面颊和肢端等皮肤，见于缺氧时。

此外，要注意皮肤有无特殊病损或皮疹，有时对诊断有提示作用。

二、头部

注意有无球结膜水肿、眼球下陷、上睑下垂、瞳孔缩小、鼻翼扇动、口唇发绀、口唇疱疹，注意观察口腔、牙齿、咽后壁及扁桃体等，如龋齿、齿槽溢脓可以是吸入性肺炎的诱因。

三、颈部

重点应注意颈部血管、气管、淋巴结及皮下气肿等情况。

1.颈静脉怒张　多提示有上腔静脉压升高，可见于右心衰竭、心包积液、缩窄性心包炎和上腔静脉阻塞综合征。如同时看到颈静脉搏动，则提示有三尖瓣关闭不全。

2.气管移位　根据气管偏移的方向可以判断病变的位置，如大量胸腔积液、气胸气管移向健侧，而肺不张、肺纤维化和胸膜粘连可将气管拉向患侧。

3.淋巴结　颈部淋巴结肿大，除非特异性淋巴结炎外，要注意淋巴结核、淋巴瘤和恶性肿瘤的淋巴结转移。尤其锁骨上淋巴结肿大且坚硬者，要特别注意支气管肺癌的可能。

4.皮下气肿　常由于张力性气胸伴纵隔气肿所致。

四、胸部

1.胸壁及胸廓　重点注意有无皮下气肿、胸壁及胸骨压痛，注意观察胸壁静脉血流方向。

2.肺部　呼吸系统疾病应重点检查。

3.心脏　注意心尖搏动位置、剑突下搏动、震颤、心界大小、肺动脉瓣第二心音强度及三尖瓣听诊区情况。

(1)心尖搏动位置：心尖搏动向左上移位提示右室肥大。心尖搏动向健侧移位见于一侧胸腔积液或积气；向患侧移位提示一侧肺不张或胸膜粘连。心尖搏动减弱除见于心肌或心包病变外，要注意肺气肿或左侧胸腔大量积液或积气。

(2)剑突下搏动：见于肺气肿、慢性肺源性心脏病时，但要与腹主动脉瘤的搏动相鉴别。

(3)肺动脉区第二心音：增强常提示肺动脉压力增高。

(4)三尖瓣区收缩期杂音：为右室扩大引起三尖瓣相对性关闭不全所致。

五、腹部

应注意腹式呼吸情况、肝脏和脾脏大小、肝颈静脉回流征等。

1.腹式呼吸　正常男性与儿童的呼吸运动以腹式呼吸为主，而成年女性以胸式呼吸为主。腹式呼吸减弱提示腹膜炎症、大量腹水、腹腔内巨大肿瘤或妊娠等；腹式呼吸消失则提示胃肠穿孔所致急性腹膜炎或膈麻痹的可能。

2.肝脏触诊　首先要注意有无肝脏下移,肝下移除见于内脏下垂外,要考虑肺气肿或右侧胸腔大量积液导致膈下降。当肝大同时伴颈静脉回流征阳性时,可提示右心衰竭,如慢性肺源性心脏病失代偿期。

六、其他

重点注意有无杵状指和骨关节肥大。杵状指提示肺脓肿、支气管肺癌、肺内动静脉瘘等。另外,还应注意腹部有无压痛、反跳痛以排除外科情况。不要忘记会阴部、四肢、神经反射等全身性检查。

(和雪改)

第二章　呼吸系统疾病常见症状与体征

第一节　咳嗽与咳痰

咳嗽是一种反射性防御动作，通过咳嗽可以清除呼吸道分泌物及气道内异物，但是频繁咳嗽影响工作与休息，则为病理状态。气管、支气管的分泌物或肺泡内的渗出液，借助咳嗽动作将其排出称为咳痰。

【发生机制】

咳嗽是由于来自耳、鼻、咽、喉、支气管及胸膜等感受区的刺激传入延髓咳嗽中枢，再由咳嗽中枢将冲动传向运动神经，即喉下神经、膈神经和脊髓神经，分别引起咽肌、膈肌和其他呼吸肌运动而形成咳嗽动作。

咳痰是当呼吸道发生炎症时，黏膜充血、水肿，黏液分泌增多，毛细血管壁通透性增高，浆液渗出与吸入的尘埃等混合而成痰液，随咳嗽动作排出。

【病因】

1.呼吸道疾病

(1)咽喉炎、喉结核、喉癌。

(2)气管-支气管炎、支气管扩张、支气管哮喘、支气管内膜结核及各种物理(包括异物)、化学、过敏因素对气管及支气管的刺激。

(3)肺部细菌、结核菌、真菌、病毒、支原体或寄生虫感染以及肺部肿瘤等。呼吸道感染是引起咳嗽、咳痰最常见的原因。

2.胸膜疾病　各种原因所致的胸膜炎、胸膜间皮瘤、自发性气胸或胸腔积液。

3.心血管疾病　二尖瓣狭窄或其他原因所致左心衰竭引起的肺淤血或肺水肿，右心或体循环静脉栓子脱落造成肺栓塞均可引起咳嗽。

4.中枢神经系统疾病　脑炎、脑膜炎可引起咳嗽。

【临床表现】

1.咳嗽的性质

(1)干性咳嗽：咳嗽无痰或痰量极少。常见于急性或慢性咽喉炎、喉癌、急性支气管炎初期、气管受压、支气管异物、支气管肿瘤、胸膜疾病、原发性肺动脉高压以及二尖瓣狭窄等。

(2)湿性咳嗽：咳嗽伴有咳痰。常见于慢性支气管炎、支气管扩张、肺炎、肺脓肿和空洞型肺结核等。

2.咳嗽的时间与规律

(1)突发性咳嗽:见于吸入刺激性气体或异物,也可见于淋巴结或肿瘤压迫气管或支气管分叉处。

(2)发作性咳嗽:见于百日咳、支气管内膜结核和以咳嗽为主要症状的支气管哮喘(咳嗽变异性哮喘)等。

(3)慢性咳嗽:多见于慢性支气管炎、支气管扩张、肺脓肿及肺结核。

(4)夜间咳嗽:常见于左心衰竭和肺结核。

3.咳嗽的音色

(1)咳嗽、声音嘶哑:多为声带炎症或肿瘤压迫喉返神经所致。

(2)鸡鸣样咳嗽(连续阵发性剧咳伴有高调吸气回声):多见于百日咳,会厌、喉部疾病或气管受压。

(3)金属音咳嗽:常见纵隔肿瘤、主动脉瘤或支气管肺癌直接压迫气管。

(4)咳嗽声音低微或无力:见于严重肺气肿、声带麻痹及极度衰弱者。

4.痰的性质和痰量

(1)痰的性质:①黏液性痰,多见于急性支气管炎、支气管哮喘及大叶性肺炎初期或慢性支气管炎、肺结核等。②浆液性痰,见于肺水肿。③脓性痰,见于下呼吸道化脓性细菌性感染。④粉红色泡沫痰是肺水肿的特征。⑤血性痰,由于呼吸道黏膜受侵害、损害毛细血管或血液渗入肺泡所致,见于肺结核、肺癌等。⑥痰白黏稠且牵拉成丝难以咳出,提示有真菌感染。⑦支气管管型,咳出支气管样分枝状管型结构,可见于过敏性支气管肺曲霉菌病、多种原因导致的支气管扩张、急性或慢性肺炎、肺泡蛋白沉积症和气道淋巴样增殖性疾病等。

(2)痰量:①痰量增多,常见于支气管扩张、肺脓肿和支气管胸膜瘘。排痰与体位有关,痰量多时静置后可出现分层现象:上层为泡沫,中层为浆液或浆液脓性,下层为坏死物质。②大量稀薄浆液性痰中含粉皮样物,提示棘球蚴病(包虫病)。③大量泡沫痰或浆液泡沫痰,要考虑肺泡癌的可能。

(3)痰的颜色与气味:①铁锈色痰,为肺炎球菌肺炎的特征。②黄绿色或翠绿色痰,提示铜绿假单胞菌感染。③恶臭痰,提示有厌氧菌感染。

5.伴随症状　咳嗽常伴发以下症状。

(1)发热:多见于急性上、下呼吸道感染和肺结核及胸膜炎等。

(2)胸痛:常见于肺炎、胸膜炎、支气管肺癌、肺梗死和自发性气胸等。

(3)呼吸困难:见于喉水肿、喉肿瘤、支气管哮喘、慢性阻塞性肺疾病、重症肺炎、肺结核、大量胸腔积液、气胸、肺水肿及气管或支气管异物。

(4)咯血:常见于支气管扩张、肺结核、肺脓肿、支气管肺癌及二尖瓣狭窄等。

(5)大量脓痰:常见于支气管扩张、肺脓肿、肺囊肿合并感染和支气管胸膜瘘。

(6)哮鸣音:多见于支气管哮喘、慢性阻塞性肺疾病、心源性哮喘、气管与支气管异物等。

(7)杵状指(趾):常见于支气管扩张、慢性肺脓肿、支气管肺癌和脓胸等。

【问诊要点】

1.咳嗽的性质与特点。

2.咳痰的性质与特点。

3.咳嗽伴随症状，如发热、胸痛、呼吸困难、咯血和哮鸣音等。

（和雪改）

第二节　咯血

咯血是指喉及喉部以下的呼吸道任何部位的出血经口腔咯出。少量咯血可仅表现为痰中带血，大咯血时血液从口鼻涌出，常可阻塞呼吸道，造成窒息甚至死亡。

【病因】

咯血的原因很多，主要见于呼吸系统和心血管系统疾病。

1.支气管疾病　常见有支气管扩张、支气管肺癌、支气管内膜结核和慢性支气管炎等；少见原因有支气管结石、支气管腺瘤及支气管黏膜非特异性溃疡等。

2.肺部疾病　常见于肺结核、肺炎及肺脓肿等。

3.心血管疾病　常见于二尖瓣狭窄，其次为先天性心脏病所致肺动脉高压或原发性肺动脉高压，另有肺栓塞、肺血管炎及高血压病等。可表现为小量咯血如痰中带血、咳粉红色泡沫样血痰或黏稠黯红色血痰，也可表现为大量咯血。

4.其他

（1）血液病：白血病、血小板减少性紫癜、血友病及再生障碍性贫血等。

（2）某些急性传染病：如流行性出血热及肺出血型钩端螺旋体病等。

（3）风湿免疫性疾病：结节性多动脉炎、系统性红斑狼疮、贝赫切特综合征及韦格纳（Wegener）肉芽肿病等抗中性粒细胞胞质抗体（ANCA）相关性血管炎。

（4）其他：气管、支气管子宫内膜异位症等。

【发生机制】

1.支气管疾病　由于炎症，肿瘤致支气管黏膜或毛细血管通透性增加，或黏膜下血管破裂所致。

2.肺部疾病　肺结核是引起咯血的首要原因。由于结核病变使毛细血管通透性增高，血液渗出，导致痰中带血或小血块；如病变累及小血管使管壁破溃，则造成中等量咯血；如空洞壁肺动脉分支形成的小动脉瘤破裂或继发的结核性支气管扩张形成的动静脉瘘破裂，可造成大量咯血，甚至危及生命。

3.心血管疾病　肺淤血造成肺泡壁或支气管内膜毛细血管破裂和支气管黏膜下层支气管静脉曲张破裂所致。

【临床表现】

1.发病年龄

（1）对于40岁以上有长期吸烟史者出现咯血，应高度警惕支气管肺癌的可能性。

(2)青壮年咯血常见于肺结核、支气管扩张及二尖瓣狭窄等。

(3)儿童慢性咳嗽伴少量咯血与低色素贫血,须注意特发性含铁血黄素沉着症的可能。

2.咯血量

(1)小量咯血:每日咯血量在100ml以内。支气管肺癌常有痰中带血,呈持续或间断性;慢性支气管炎和支原体肺炎,可出现痰中带血或血性痰,常伴剧烈咳嗽。

(2)中等量咯血:每日咯血量为100～500ml。见于肺结核、支气管扩张等。

(3)大量咯血:每日咯血量在500ml以上或一次咯血100ml以上。主要见于空洞型肺结核、支气管扩张和慢性肺脓肿。

3.颜色和性状

(1)铁锈色血痰:见于肺炎球菌肺炎、肺吸虫病和肺泡出血。

(2)砖红色胶冻样痰:见于肺炎克雷伯杆菌肺炎。

(3)黯红色血痰:二尖瓣狭窄多为黯红色血痰;肺梗死多为黏稠黯红色血痰。

(4)浆液性粉红色泡沫痰:见于左心衰竭的咯血。

4.伴随症状　咯血常伴发以下症状。

(1)发热:见于肺结核、肺炎、肺脓肿、流行性出血热及肺出血型钩端螺旋体病等。

(2)胸痛:见于肺炎球菌肺炎、肺结核、肺梗死及支气管肺癌等。

(3)呛咳:见于支气管肺癌、支原体肺炎。

(4)脓痰:见于支气管扩张、肺脓肿及空洞型肺结核继发细菌感染等。

(5)皮肤、黏膜出血:见于血液病、肺出血型钩端螺旋体病和流行性出血热等。

(6)杵状指(趾):见于支气管扩张、肺脓肿及支气管肺癌等。

(7)黄疸:见于钩端螺旋体病、肺炎球菌肺炎及肺梗死等。

【鉴别诊断】

一旦出现经口腔排血应判断究竟是口腔、鼻腔、上消化道的出血还是咯血,需要医师仔细鉴别。特别是咯血极易与呕血相混淆,临床上应注意以下要点(表2-1)。

表2-1　咯血与呕血的鉴别

鉴别要点	咯血	呕血
病因	肺结核、支气管扩张、肺癌、肺炎、肺脓肿及心脏病等	消化性溃疡、肝硬化、急性胃黏膜病变、胆道出血及胃癌等
出血前症状	喉部痒感、胸闷及咳嗽等	上腹部不适、恶心及呕吐等
出血方式	咯出	呕出,可为喷射状
出血的颜色	鲜红	黯红色、棕色,有时为鲜红色
血中混有物	痰、泡沫	食物残渣、胃液
酸碱反应	碱性	酸性
有无黑粪	常无;若咽下血液量较多时可有	常有:可为柏油样便,呕血停止后仍可持续数日
出血后痰的性状	常有血痰,常持续数日	无痰

【问诊要点】

1.确定是否为咯血。

2.发病年龄及咯血性状。

3.伴随症状。

4.个人史：注意有无结核病史、吸烟史、职业性粉尘接触史及生食海鲜史。

（和雪改）

第三节　呼吸困难

呼吸困难是指患者主观感觉吸入空气不足、呼吸费力；客观表现为呼吸运动用力。重者鼻翼扇动、张口耸肩，甚至发绀，呼吸辅助肌也参与活动，并可有呼吸频率、深度与节律异常。

【病因】

1.呼吸系统疾病　①上呼吸道疾病：如咽后壁脓肿、扁桃体肿大、喉内异物、喉水肿、喉癌、白喉等；②支气管疾病：如支气管炎、哮喘、支气管肿瘤、广泛支气管扩张、异物、阻塞性肺气肿、支气管狭窄或受压（邻近的淋巴结或肿块等压迫）；③肺部疾病：如各种炎症、肺气肿、广泛肺结核病、大块肺不张、巨大肺囊肿或肺大疱、肿瘤（特别是肺癌）、肺水肿（特别是ARDS）、尘肺、肺梗死、结节病、弥漫性肺纤维化、肺泡蛋白沉着症、多发性结节性肺动脉炎、肺泡微石症、肺淀粉样变等；④胸膜疾病：如大量胸腔积液、气胸、间皮瘤、广泛胸膜肥厚粘连等；⑤胸壁限制性疾病：如胸廓或脊柱畸形、脊柱炎、肋骨骨折、呼吸肌麻痹、膈肌疲劳或麻痹、膈疝、过度肥胖等；⑥纵隔疾病：如纵隔炎症、气肿、疝、淋巴瘤、主动脉瘤、甲状腺瘤、胸腺瘤、畸胎瘤等。

2.循环系统疾病　见于各类心脏病患者发生左心或右心衰竭时。

3.中毒性疾病　包括酸中毒、毒血症、尿毒症及糖尿病昏迷等。药物中毒可见于麻醉药、安眠药、农药、除草剂（如百草枯）、化学毒物或毒气的侵害等。

4.血源性疾病　重度贫血、白血病、红细胞增多症以及输血反应、高铁血红蛋白血症、一氧化碳中毒、大出血休克等。

5.神经精神性疾病　重症颅脑疾病时致呼吸中枢功能障碍者，如颅外伤、脑出血、肿瘤、脑及脑膜炎等，此外，还有睡眠呼吸暂停、脊髓灰质炎、急性感染性多神经炎、重症肌无力、癔症以及神经官能症等。

6.其他　大量腹水、气腹、腹内巨大肿瘤、妊娠后期、急性传染病高热者、肺出血型钩端螺旋体病、肺出血-肾炎综合征、中暑、高原病、结缔组织病、肉芽肿类疾病、移植肺等。

【病理机制】

呼吸系统疾病引起的呼吸困难是由于通气、换气功能障碍导致缺氧和（或）二氧化碳潴留，易于理解。循环系统则为左心和（或）右心衰竭。左心衰竭时呼吸困难较严重，其机制为：①肺淤血；②肺泡张力增高和弹性减退；③肺循环压力升高所致。右心衰竭则主要是体循环淤血所致。中毒性呼吸困难为呼吸中枢受刺激或药物抑制呼吸中枢。血源性疾病则为红细胞携带氧减少或大出血休克刺激呼吸中枢等。神经精神性疾病则常因颅内压增高和供血减少而刺激中枢或神经肌肉麻痹、心理因素等引起呼吸困难。其他各种疾病则分别由不同的病理变化所致。

【诊断】

根据上述病因详细询问病史做出某个系统疾病的初步诊断。结合以下临床资料找出病因。

(一)临床表现

1.呼吸系统疾病呼吸困难可分为三种类型

(1)吸气性呼吸困难:吸气时显著困难,重者呼吸肌极度用力,吸气时呈“三凹征”,伴干咳及高调喉鸣,多见于上呼吸道有机械性障碍者,如肿瘤、异物、水肿、白喉、喉痉挛或周围肿块压迫气管时。

(2)呼气性呼吸困难:呼气时费力,呼气时间延长,多伴哮鸣。常见于支气管哮喘、慢性阻塞性肺疾病等。

(3)混合性呼吸困难:伴高热者常为肺部感染性疾病;伴胸痛者考虑肺癌、自发性气胸、肺炎、肺梗死、胸膜炎等;发作性呼吸困难有哮鸣时见于支气管哮喘或心源性哮喘;伴昏迷时多为肺性脑病(注意排除水、电解质失衡紊乱或低渗血症以及颅脑损害和中毒性疾病)。

2.循环系统疾病 ①有重症心脏病;②呼吸困难在卧位时加重;③肺底部有中小湿啰音;④胸片心影异常,肺门及其附近充血或肺水肿征;⑤静脉压可升高,臂.舌循环时间延长;⑥可能伴心脏器质性杂音或心律失常;⑦左心衰时可有血性泡沫痰咳出;⑧右心衰时大循环淤血征;⑨心包积液时可见心脏压塞征等。

3.中毒性疾病 根据毒物接触史、药物过量史、急性感染病或代谢性酸中毒病史等不难做出诊断。

4.血源性疾病 常有贫血或出血性临床表现。血液学检查易于发现,但应排除其他疾病引起的血液学变化。

5.神经精神疾病 颅脑疾病严重时常损及呼吸中枢,呼吸变深而慢,可伴节律异常,如双吸气等。癔症患者常呼吸频数 60~100 次/分,伴口周、四肢麻木和手足搐搦,情绪变化及反复发作史,间歇期无任何器质性疾病。神经官能症患者自述呼吸困难,常在叹息之后自感轻快,肺功能检查正常。

6.其他 全身性疾病引起呼吸困难者,根据不同疾病做相应的检查。

(二)辅助检查

除经初步做出判断的疾病进行相关的辅助检查外,呼吸困难时常规检查应包括 X 线胸片、血液学检查、心电图、超声学检查、血糖、尿素氮、血气分析、痰涂片及培养和细胞学等。肺功能可测出通气功能有无障碍,如有障碍,鉴别是限制性的,还是阻塞性的,对诊断很有价值。必要时还应行纤维支气管镜检查。

【处理】

主要是原发病的治疗。对症治疗包括:保持气道通畅(清除痰液或应用支气管扩张剂及护理),给氧、人工机械通气、呼吸兴奋剂的应用等。慢性病缓解期可用氧疗、呼吸锻炼和体育疗法等。

(和雪改)

第四节 胸痛

胸痛则主要是由胸部疾病所引起,少数由其他部位病变所致,因痛阈个体差异甚大,故胸痛的程度与原发疾病的病情轻重并不完全一致。

【病因】

1.胸壁疾病 如急性皮炎、皮下蜂窝织炎、带状疱疹、肋软骨炎、肌炎、流行性胸痛、肋间神经痛、肋骨骨折、多发性骨髓瘤、肩关节周围炎、脊椎炎以及类风湿关节炎。此外,还有癌症的骨转移、白血病对神经压迫或浸润所致的胸痛等。

2.肺脏及纵隔疾病 如胸膜炎、自发性气胸、各种肺炎、心包炎、肺肿瘤(主要是肺癌)、胸膜肿瘤、急性支气管炎、纵隔炎或气肿、食管炎或癌、裂孔疝等。

3.心脏与大血管疾病 如心绞痛、心肌梗死、心肌病、肺栓塞、二尖瓣或主动脉瓣疾病、胸主动脉瘤及其夹层瘤、主动脉窦动脉瘤、肺动脉高压、心脏神经官能症以及贫血性心绞痛等。

4.其他 如腐蚀剂或毒物引起的气管、支气管炎症或胃酸反流性食管炎,膈下脓肿、脾梗死、贲门痉挛、肝炎、肝癌、肝脓肿、胆道疾病、上腹部疾病、异物吸入或吞入,颈肋及前斜角肌病变引起的胸廓入口综合征以及胸部外伤等。

【病理机制】

由于炎症、外伤、肿瘤或其他理化因素引起的组织损伤,刺激相应的神经系统即可引起疼痛。损伤时可释放 K^+、H^+、组胺、5-羟色胺、缓激肽、P 物质和前列腺素等作用于末梢神经痛觉受体,产生疼痛。此外内脏病除产生局部痛外,尚可产生牵涉痛、放射痛。这可能是患病内脏与放射体表的传入神经在脊髓后角终止于同一神经元上之故。

【检查与诊断】

(一)病史

病因各异,应根据病史特点找出诊断的线索,举例如下。

1.发病年龄 青壮年胸痛,应注意胸膜炎、自发性气胸、心肌病、风湿性心脏病等。老年人则应考虑心绞痛、心肌梗死、主动脉夹层等。

2.疼痛的部位 胸壁的病变常见局部症状(如炎症时引起的红、肿、热、痛等);心绞痛时常在胸骨后或心前区,且放射到左肩和左上臂内侧;膈肌病变的胸痛常在肋缘及斜方肌处;胸膜炎引起的痛则在病侧胸廓下部或前部。

3.疼痛的性质 如肺癌早期胸部呈隐痛或闷痛,后期则剧痛难忍;带状疱疹呈阵发性刀割样或灼痛;心绞痛伴压榨、紧缩及窒息感;心肌梗死则剧痛持久并向左肩、臂放射。

4.胸痛的时间和诱因 胸膜炎的疼痛与深呼吸及咳嗽有关;心绞痛则常为劳累后或兴奋过度时发作,休息后持续数分钟而缓解;食管病变于吞食后加重;脊神经后根痛发生于体位转变时。

5.伴随症状 如骨髓炎常伴有外伤或肿痛史;食管病常有食物反流;肺癌、肺梗死常可小量咯血;炎症时常伴发热;气管、支气管疾病常伴咳嗽、咳痰等。

（二）检查

胸壁炎症或外伤由视诊、触诊即可确定；胸内脏器疾病则应仔细进行体格检查。先天性或风湿性心脏病时体检（视、触、叩、听）往往对诊断有决定性作用；此外，X线胸片是不可缺少的检查。疑为支气管或食管病变时应行纤维支气管镜或胃镜检查；疑为心脏、血管病变时心电图、心血管造影、彩色多普勒血流图、超声心动图、电阻抗血流图、放射性核素扫描等可酌情选用；膈下病变超声检查简单易行。疑难病例时可行CT（对肺部病变较适用）或MRI（对心血管病较适用）检查有较好的辅助作用。以上检查可根据初步诊断选择应用。

（三）实验室检查

急性感染性病变常有白细胞增多、核左移；急性心肌梗死时可有白细胞升高、血沉增快、心肌酶谱及肌钙蛋白升高的表现。疑有肿瘤时，痰脱落细胞、特别是纤维支气管镜下刷取标本找癌细胞更为有用，如行病变活检标本做病理学检查常是确诊的依据；有胸膜腔或心包积液时穿刺液检查十分必要；痰培养及药敏试验对感染病原体鉴别很有价值。

【鉴别诊断】

根据不同病因进行鉴别可参考各病因章节进行。

【治疗】

主要针对病因进行治疗。剧痛时可考虑用止痛药，如非甾体类抗炎药物等短期应用，晚期癌性疼痛可给以麻醉剂。顽固性剧烈胸痛者需行肋间神经阻滞。胸壁痛时一般止痛药即可，必要时在病区局部注射麻醉药，外伤性痛时应用胶布局部黏着固定。

（和雪改）

第五节 发绀

发绀是指血液中脱氧血红蛋白（旧称还原血红蛋白）增多使皮肤和黏膜呈青紫色改变的一种表现，也称紫绀。常发生在皮肤较薄、色素较少和毛细血管较丰富的部位，如口唇、指（趾）、甲床等。

【发生机制】

发绀是由于血液中脱氧血红蛋白的绝对量增加所致。当毛细血管内的还原血红蛋白超过50g/L（5g/dl）时（即血氧未饱和度超过6.5vol/dl）皮肤黏膜可出现发绀。临床上发绀并不能确切地反映动脉血氧下降的情况。严重贫血（Hb＜60g/L）时，虽血氧饱和度明显降低，但不能显示发绀。

【病因与分类】

1.血液中脱氧血红蛋白增加（真性发绀）

（1）中心性发绀：由心、肺疾病引起呼吸衰竭、通气与换气功能障碍以及肺氧合作用不足导致 SaO_2 降低所致。包括以下两种情况。①肺性发绀，见于各种严重的呼吸系统疾病，如喉、气管及支气管阻塞，肺炎，阻塞性肺气肿，弥漫性肺间质纤维化，肺淤血，肺水肿，急性呼吸窘迫综合征及肺栓塞等。②心性混合性发绀，见于发绀型先天性心脏病，如法洛四联症、艾森门格综合征等。

(2)周围性发绀：①淤血性发绀由体循环淤血、周围血流缓慢所致，见于右心衰竭及缩窄性心包炎。②缺血性发绀由心排血量减少、局部血流障碍所致，见于重症休克。③混合性发绀为中心性发绀与周围性发绀同时存在，可见于心力衰竭等。

2.血液中存在异常血红蛋白衍生物

(1)高铁血红蛋白血症：由各种化学物质或药物中毒(如苯胺、硝基苯、伯氨喹、亚硝酸盐及磺胺类等)引起血红蛋白分子中二价铁被三价铁所取代，失去与氧结合的能力，当血中高铁血红蛋白量达到30g/L(3g/dl)时可出现发绀。

(2)先天性高铁血红蛋白血症：自幼即有发绀，而无心、肺疾病及引起异常血红蛋白的其他原因。

(3)硫化血红蛋白血症：后天获得性，常为服用某些含硫药物或化学药品，使血液中硫化血红蛋白达到5g/L引起发绀。

【临床表现】

1.中心性发绀全身性发绀，除四肢及颜面外，也累及躯干和黏膜的皮肤，受累部位的皮肤温暖。

2.周围性发绀肢体的末端与下垂部位发绀，受累部位的皮肤冰冷，按摩或加温后皮肤可转暖，发绀可消退。

3.药物或化学物质所致的高铁血红蛋白血症所致发绀发绀出现急骤，抽出的静脉血呈深棕色，氧疗后发绀不能改善。静脉注射亚甲蓝可特异性还原高铁血红蛋白，发绀可消退，但剂量不宜过大；大量维生素C和葡萄糖对高铁血红蛋白也有还原作用。

大量进食含亚硝酸盐变质的蔬菜可引起的中毒性高铁血红蛋白血症，此时出现的发绀，称“肠源性青紫症”。

【问诊要点】

1.发病年龄　出生或幼年时即出现发绀者，常见于发绀型先天性心脏病、先天性高铁血红蛋白血症。

2.发绀部位及特点有助于判断发绀的类型，如为周围性，则须询问有无心脏和肺部疾病症状。

3.发病诱因及病程急性起病无心肺疾病表现者，须询问有无摄入相关药物、化学物质、变质蔬菜及便秘情况下服用含硫化物史。

4.伴随症状如呼吸困难、杵状指(趾)、意识障碍等。

(和雪改)

第六节　发热

发热是指体温升高到正常以上，即超过37.3℃。正常情况下，身体的核心体温(右心房中血液的温度)被严格调节，一日的变化限于一定范围内，通常不超过0.6℃，其平均值为37℃。

【病因】

在此讨论发热病因，举例时主要为涉及肺科疾病或在肺部有所表现者，其他病因仅简单提及。

1.感染性发热　是最常见的发热病因（占50%～60%），各种病原体如细菌（各种细菌性肺炎、肺脓肿、支气管或肺部感染等）、病毒（病毒性肺炎、感冒、流感等）、支原体（肺炎支原体肺炎等）、衣原体（肺炎衣原体、鹦鹉热衣原体、婴儿沙眼衣原体皆可引起肺炎）、立克次体（立克次体肺炎）、真菌（如念珠菌、组织胞浆菌、曲菌、隐球菌、放线菌、奴卡菌、毛霉菌、球孢子菌等皆可引起肺感染）、螺旋体（钩端螺旋体病、回归热等）、寄生虫病（肺吸虫病、卡氏肺孢子虫肺炎、疟疾肺、弓形虫病、阿米巴脓肿病、肺血吸虫病、肺包虫病并发感染或过敏、肺丝虫病、肺螨病等）、结核病（肺结核、血行播散性结核、非结核性分枝杆菌病等）以及周围器官感染波及肺脏的疾病等。

2.无菌性组织损伤的炎症　如理化、机械造成的大面积损伤、大血管栓塞（肺栓塞等）、手术后发热、血胸造成的无菌性胸膜炎、红细胞溶解时产生的内源热等。

3.变态反应性疾病　如药物热、药物引起的溶血性贫血、输血反应（血型不合）、外源性过敏性肺泡炎（包括嗜热放线菌病，如农民肺、甘蔗肺、空调肺以及养鸟或家禽饲养者肺）等。此外，嗜酸性肉芽肿和嗜酸性综合征炎症也与变态性反应有关。

4.风湿病　包括风湿热、各种结缔组织病，如红斑狼疮、Still 病、多动脉炎或动脉周围炎、过敏性血管炎、Wegener 肉芽肿、皮肌炎等均可波及肺。

5.恶性肿瘤和白血病　常伴发热，包括肺部恶性肿瘤（如肺癌等）及转移肿瘤、网状内皮系统肿瘤（如霍奇金病或非霍奇金病、恶性组织细胞增多症、淋巴瘤等）以及各种白血病均可波及肺脏。

6.其他疾病　许多全身性疾病可伴肺部症状和病变。其他各种发热的病因亦可能与肺部疾病同时存在，应加以鉴别。例如，慢性心力衰竭、广泛皮肤疾病、理化因素损伤、内分泌代谢性疾病、遗传性疾病、中枢性疾病、心因性疾病以及各种传染性疾病等，均应一一排除。尽管如此认真详细进行鉴别诊断，仍会有部分发热病因短期内甚至长期诊断不明，应密切随访。

【病理机制】

不同病因的发热均由致热原的作用导致产热大于散热而引起。

1.外源性致热原　包括上述各种感染病原体、炎性渗出物、无菌性坏死组织、抗原，抗体复合物、激素（如孕酮）、药物、尿酸盐、多糖体成分及多核苷酸、淋巴细胞激活因子等。外源性致热原多为大分子物质，不易通过血-脑屏障直接作用于体温中枢。

2.内源性致热原　外热原均能激活血液中的中性粒细胞、单核细胞、嗜酸粒细胞等使之释放内源性致热原，再作用于下丘脑而发热。白细胞致热原或称白细胞介素-1（IL-1）、肿瘤坏死因子（TNF）与干扰素等为内源性致热原的主要成分。最终由肝脏、肾脏灭活而排泄。发热是机体对感染或（与）炎症的一种保护性反应，但亦可产生有害的症状。应用退热剂虽可缓解症状，但也可干扰机体特异性免疫反应，影响康复，故只有高热或超高热时才用退热剂。

【诊断】

按发热的高低可分为低热(37.3～38℃)、中等度热(38.1～39℃)、高热(39.1～41℃)和超高热(41℃以上)。超高热是体温升高至体温调节中枢所能控制的固定点之上,多见于颅内疾病、中暑等,而低热则常见于感染后或自主神经功能紊乱或夏季热。前述大多数病因都会引起中、高热。所谓原因不明的发热(FUO)常指:一种疾病持续3周以上,体温超过38.3℃,经检查后仍未能做出诊断者。对FUO患者首先是仔细询问病史和反复体检。从职业、旅游、社会史、服药史以及生活史中可能发现一些线索(如近期有食生蟹史者可能患肺吸虫病)。以往内外科病史、饮酒史、养宠物史等亦有帮助。体检方面应注意皮肤、周身表浅淋巴结、黏膜及腹部(硬块、压痛及肝脾大小)等。胸部的检查对肺科医师讲更为重要(如下肺听诊固定性持续存在的湿啰音时可能为支气管扩张)。FUO患者的伴随症状常有利于诊断或鉴别诊断。例如,伴寒战多见于感染性疾病、药物热、溶血等;伴口唇疱疹常见于大叶性肺炎、流感、间日疟等;伴淋巴结肿大见于传染性单核细胞增多症、结核病,化脓性感染、血液病、淋巴瘤、转移性癌等;伴皮肤、黏膜出血可见于急性传染病、血液病、败血症等;伴肝脾大多见于传染病、结缔组织病、白血病等;伴关节肿痛时考虑败血症、结缔组织病、风湿热、痛风等;伴皮疹出现常见于传染病、结缔组织病、药物热、亚败血症(Wissler-Fanconi综合征)等;伴昏迷,先发热后昏迷常见于传染病、中暑等,先昏迷后发热常见于脑出血、巴比妥盐中毒等。实验室检查包括血常规、血沉、尿常规、粪常规及潜血、肝功能、皮肤过敏试验等,应反复进行。大多数活动性炎症患者有贫血存在,中性粒细胞增多提示细菌感染,单核细胞增多可能为慢性炎症(如结核病等)。严重淋巴细胞减少提示免疫缺陷或恶性肿瘤,血沉加快多提示有感染病灶或风湿性疾病等。此外,还应检查免疫学项目,对结缔组织病最有价值,根据临床资料还可选择性行血清学检查等。血培养、尿培养、各种体液培养等有必要即应进行,有时还需反复进行。有异常发现时需行皮肤、淋巴结或骨髓的活组织检查,必要时经纤维支气管镜肺活检,甚至进行手术行深部可疑组织活检。影像学检查十分重要。X线摄片可寻找有无鼻窦炎、肺部病灶、肺门淋巴结肿大或腹内肿块等,必要时辅以CT或MRI,超声学检查。肺科医师还应当反复考虑肺以外疾病引起的发热,特别是按肺部疾病治疗效果不佳时更要警惕。

【治疗】

在未确诊前就使用抗生素、肾上腺皮质激素或退热剂时,可能干扰甚至贻误对病情的诊断。有时试用抗生素也许正确,但2周为限。深部组织有脓肿时,尽管正确应用了抗生素,发热仍会持续存在。对恶性肿瘤患者,合理的治疗有赖于组织学诊断,其他非感染性炎性疾病等一般经认真检查后可以得出诊断而正确施治。还有一部分伪装发热者,常有心理性因素,甚至有吸毒物者,经换体温计目测(或用肛表测)后不难鉴别,对这类患者处理时应避免发生对抗而出现意外事故。FUO的广泛检查常是昂贵的,因而反复检查时应当对其必要性进行评价。有时经反复询问病史和体格检查,列表分析,寻找线索,医师间广泛会诊、讨论等,也许能获得结论。当病情不太严重时,仅观察数天有时也使诊断变得明朗起来。另外,如发热自行消退,则无必要再行各种昂贵的试验。

(和雪改)

第七节　低氧血症和高碳酸血症

一、低氧血症的病因

当动脉血氧分压(PaO_2)低于60mmHg(8kPa)称为低氧血症。引起低氧血症的主要原因有六:①肺泡通气低下;②右至左的分流血液增多;③通气/血流比值失衡;④弥散障碍;⑤吸入空气中的氧浓度减低;⑥淤血性缺氧。

1.肺泡通气低下　当肺泡通气量减低一半,肺泡 CO_2 分压($PACO_2$)将上升一倍。若患者不存在肺泡通气低下,就不会出现 $PACO_2$ 升高。提高 PaO_2 的办法有两个,一个是增加吸入气氧浓度,也就是氧气吸入疗法;氧疗后吸入气氧浓度(FiO_2)↑→P_AO_2↑→PaO_2↑;另一个办法是改善肺泡通气。对阻塞性通气低下的患者(例如肺心病),后者是治疗之本,氧疗不能代替通气。

2.右至左的分流血液增多　一般情况下,左至右的分流增加,不会引起低氧血症;但是当右心室压力超过左心室压力时,左至右的分流可能变为右至左的分流(即静脉血掺杂),此时会出现低氧血症。正常人的肺脏虽然存在非常少量的右至左的分流,通常不超过2.7%,不致引起低氧血症。但是当分流超过20%时,就会引起低氧血症,对这种低氧血症,氧气吸入无助于事。这是由于分流的血液不经过肺泡,故氧疗不起作用。至于经过肺泡的正常血液,SaO_2 原已饱和;氧疗后,由于 PO_2 升高,其溶解的氧含量虽然有所增多,但增加的量非常少。当分流量超过50%时,即使吸入100%氧,亦无助于改善低氧血症。

3.通气/血流比值($\dot{V}_A/\dot{Q}_C$)失衡　正常人双肺的每分钟通气量为4000ml,每分钟的血流量为5000ml,也就是说要将含 PO_2 为60mmHg的5000ml静脉血变为含 PO_2 为95mmHg的动脉血,需要的通气量为4000ml,故 $\dot{V}_A/\dot{Q}_C$ 比值为0.80此是对整个肺脏而言。肺尖,通气多于血流故 $\dot{V}_A/\dot{Q}_C>0.8$;肺底部,血流多于通气,故 $\dot{V}_A/\dot{Q}_C<0.80$ 当通气和血流量不匹配,致使全肺的 $\dot{V}_A/\dot{Q}_C$ 比值远远大于或小于0.8时,均可导致低氧血症。

4.弥散障碍　氧气与血红蛋白结合前,必须先通过呼吸膜(即肺泡表面活性物质,肺泡Ⅰ型细胞基底膜,肺间质,肺泡毛细血管网,血浆和红细胞膜等统称为呼吸膜),CO_2 向肺泡腔内弥散也必须通过呼吸膜。由于 CO_2 的溶解度远远大于 O_2,CO_2 通过呼吸膜的速度较 O_2 快21倍,所以在一般情况下不会出现 CO_2 弥散障碍。当呼吸膜面积减少(阻塞性肺气肿、肺栓塞、肺切除等)、呼吸膜增厚(间质性水肿、肺泡水肿、病毒性肺炎、肺泡细胞癌、自家免疫性疾病等),间质内胶原组织发生改变(结节病、肺硬皮病、尘肺、肺间质纤维化)时都可影响氧的弥散量,而血红蛋白浓度增加时则可增加氧的弥散量。对弥散障碍引起的低氧血症患者,只要吸入中等浓度的氧气,就可缓解低氧血症。我们的氧疗系列研究也证实这一点。

5.吸入空气中的氧浓度减低　由于空气中的氧浓度不足,例如高原、高空、海底和矿井底层，所发生的缺氧，都可以通过吸入氧气而获得缓解。

6.瘀血性缺氧　休克型肺炎和充血性心力衰竭患者所发生的缺氧，通过氧疗可以起一定的辅助性作用。

二、低氧血症或缺氧对机体的危害

1.对中枢神经系统的危害　大脑的小锥体细胞对缺氧最敏感。缺氧时病人常出现神经和精神症状，开始时患者感觉疲劳、头痛、嗜睡、抑郁、恍惚、判断力下降，严重时出现昏睡、烦躁、惊厥或昏迷。

2.对肺脏的损害　长期缺氧可以引起肺小动脉痉挛，持久和严重缺氧时可导致肺动脉高压和肺不张。当损害肺泡上皮和血管内皮细胞时，可引起肺水肿。当出现支气管黏膜上皮的肥大细胞增多时，可引起介质分泌增加，导致支气管平滑肌痉挛和收缩。也有学者报告长期缺氧会引起肺泡隔内的肌纤维细胞收缩，导致肺泡腔缩小。

3.对心血管系统的危害　心肌需要充分的氧气供应，2/3 用于收缩，1/3 用于代谢；尤其是心脏的传导系统对低氧血症非常敏感，长期或严重缺氧时可诱发心律失常。长期缺氧可损害线粒体，心肌细胞出现萎缩、溶解，肌嵴亦可发生断裂。缺氧的动物模型显示动物的心脏舒张功能受损较收缩功能受损为严重。

4.对细胞代谢的影响　缺氧时发生糖酵解，使无机磷转变有机磷受到抑制，于是酮体生成，乳酸增加和无机磷增加，易诱发代谢性酸中毒。

缺氧可导致钠泵失灵，使 Na^+、H^+ 进入到细胞内，引起细胞内酸中毒和水肿，同时由于细胞内钾外逸到细胞外，引起细胞内缺钾，细胞外的钾增多。

低氧血症可诱发红细胞内 2,3-DPG 浓度增多，使氧合血红蛋白曲线右移。

5.对血液系统的影响　缺氧使肾小球旁器释放的红细胞生成素增加，引起骨髓内红细胞生成活跃，导致继发性红细胞增多→血液黏稠度↑，重症患者可发生弥散性血管内凝血。

6.对胃肠、肝和肾的损害　长期缺氧可引起胃肠道发生溃疡、出血和肝、肾功能衰竭。

7.对肾上腺皮质的损害　长期严重缺氧患者可发生肾上腺皮质功能不全。

三、高碳酸血症

高碳酸血症是由于二氧化碳潴留引起，它使 Henderson-Hasselbalch 方程式（$pH=pK^+ + \log\frac{碱}{酸}$）中的分母增大，因此 pH 降低。发生 CO_2 潴留有两种主要原因：通气不足和通气/血流比值（$\dot{V}_A/\dot{Q}_C$）失调。由于呼吸系统病症引起的高碳酸血症称为呼吸性酸中毒。呼吸性酸中毒可分为急性和慢性两种，病因如下。

1.急性呼吸性酸中毒

（1）呼吸道阻塞：溺水，大咯血时血块堵塞咽喉，喉痉挛，严重的气管痉挛。

（2）心血管系统的急症：心脏骤停，急性肺水肿，巨大肺栓塞。

(3)中枢性神经系统受抑制：安眠药过量，大脑外伤或梗死。

(4)神经肌肉的严重损伤：高颈部脊髓切断，严重的周围神经病变，重症肌无力危象，低血钾性肌病。

(5)严重通气限制：重症肺炎，气胸或血胸；严重胸部外伤。

2.慢性呼吸性酸中毒

(1)慢性阻塞性肺疾病。

(2)慢性肺源性心脏病。

(3)神经肌肉性疾病：背髓灰白质炎，肌肉萎缩症，外侧索肌萎缩。

(4)通气受限：脊柱后侧突，肺间质纤维化，重症肥胖症。

(5)中枢神经系统失调：原发性肺泡通气低下；肥胖性低通气症候群。

(和雪改)

第八节　杵状指(趾)

杵状指(趾)是指远端指(趾)节呈杵状或槌状膨大，特点为末端指(趾)节明显增宽增厚，指(趾)甲从根部到末端呈弧形隆起(左右、上下、前后三个方面)；膨大部分早期有小动脉和毛细血管扩张、组织间隙水肿，晚期有软组织增生。典型的杵状指(趾)可见于紫绀型先天性心脏病、慢性肺源性心脏病后期。慢性间质性肺纤维化、慢性肺脓肿和重症支气管扩张患者。至于轻症的杵状指可见于许多疾病，例如脓胸、肺性肥大性骨关节病、肺癌、亚急性感染性心内膜炎、肝硬化、溃疡性结肠炎、Crohn 病、吸收不良综合征等患者。杵状指发生机制尚未十分清楚。

须与杵状指鉴别的有两种病：①匙状指：也称反指，表现为指甲中部凹陷，边缘翘起，较正常为厚，表面粗糙有条纹，常由于组织缺铁和某些氨基酸代谢障碍所致；②伪性杵状指：与真性杵状指的区别是甲褶角保存完好；它是由于甲状旁腺功能亢进引起的末端指骨发生严重侵蚀导致软组织萎缩所致，可通过放射线摄片鉴别之。

(和雪改)

第二篇 呼吸系统疾病

第三章 呼吸系统感染性疾病

第一节 急性上呼吸道感染

【定义及概况】

上呼吸道的解剖范围包括鼻腔-鼻旁窦、咽(鼻咽、口咽、喉咽)、喉和中耳以及隆嵴以上的气管,因此凡是这些部位的感染统称为上呼吸道感染。

急性上呼吸道感染是最常见的呼吸道感染性疾病,它主要由病毒引起,其次是细菌、真菌及螺旋体,显然它不是一个单独的病原体引起的疾病。它也不是一个疾病诊断,而是一组疾病。其发病不分年龄、性别、职业和地区,每年发病人数约占急性呼吸道疾病的半数以上。某些病种或病原体感染如流行性感冒尚具有很强的传染性。临床可以表现为温和的鼻炎到广泛的播散,甚而致命性的肺炎。其发病率高,部分患者可继发支气管炎、鼻窦炎,甚至肾炎、风湿病等。同时它也是引起慢性支气管炎急性发作的常见原因之一。另外,某些急性传染病的早期常表现为上呼吸道感染的症状,若不仔细辨认,易造成误诊。故正确认识本病非常重要。

【病因】

急性上呼吸道感染绝大部分是由病毒引起,约占70%~80%,由细菌引起者仅占一小部分。健康人的鼻咽部常有这些微生物寄生,正常情况下不引起炎症,一旦机体抵抗力降低,如受寒、淋雨或局部循环发生障碍等情况下,这些局部寄生的病毒或细菌就可生长繁殖,感染致病。

一、普通感冒

普通感冒是最常见的上呼吸道病毒感染,主要病原体是病毒,临床表现为急性鼻炎和上呼吸道卡他。

【病因】

根据抗原分型感冒病毒有上百种,主要病原体为鼻病毒,其他为流感病毒、副流感病毒(1,3型)、呼吸道合胞病毒、腺病毒、冠状病毒和肠道病毒中的柯萨奇病毒 A_7 和 A_{21} 型、埃可病毒

(Ⅴ型),此外,尚有5～10种是由肺炎霉浆菌引起。

【流行病学】

主要是通过飞沫传播,也可由手接触病毒而传染。1/3的鼻病毒和2/3的冠状病毒的感染者无临床症状。鼻病毒感染后病毒复制48h达到高峰浓度,传播期则持续3周。个体易感性与营养健康状况和上呼吸道异常(如扁桃体肿大)及吸烟等因素有关,发病以冬季多见,与气候变化、空气湿度和污染,及年龄、环境有关。但寒冷本身并不会引起感冒,而寒冷季节多见的部分原因与病毒类型有关,也可能因寒冷导致室内家庭成员或人群聚集增加及拥挤有关。感染症状受宿主生理状况影响,过劳、抑郁、鼻咽过敏性疾病、月经期等均可加重症状。

【发病机制】

(一)基本发病机制

普通感冒的病原体主要是鼻病毒,以鼻病毒为例,鼻腔或眼部是其进入机体的门户,鼻咽部是最先感染的部位。腺体淋巴上皮区域的M细胞含有鼻病毒细胞间黏附分子-1(ICAM-1)受体,病毒首先在此黏附,并借鼻腔的黏液纤毛活动到达后鼻咽部。此时病毒迅速复制,并向前扩散到鼻道。鼻腔上皮细胞活检及鼻腔分泌物的研究表明炎症介质(缓激肽、前列腺素)、白介素-1和白介素-8等分泌增加,可能与感冒的部分临床症状有关。组胺的作用尚不清楚,尽管组胺鼻内滴入可引起感冒症状,但抗组胺药治疗感冒的效果并不肯定。副交感神经阻滞药对解除感冒症状有效,表明神经反射机制在感冒发病机制中可能也存在着一定的作用。免疫反应(IgA、干扰素产生)通常是短暂的,加上病毒抗原的多样性及漂移,所以一生中可反复多次感冒。

(二)非典型发病机制

感冒病毒侵入鼻旁窦、中耳、支气管、消化道可引起相应部位的炎症反应,而出现非典型的感冒症状。

【病理和病理生理】

细胞的病理变化与病毒的毒力及鼻腔的感染范围有关。呼吸道黏膜水肿、充血,出现大量的漏出液和渗出液,但细胞群并未发生任何重要变化,修复较为迅速,并不造成组织损伤。不同病毒可引起不同程度的细胞增殖及变性,鼻病毒及肠道病毒较黏液性病毒更为严重。当感染严重时,连接呼吸道的鼻旁窦、中耳管道可能被阻塞,发生继发感染。

机体的抵抗力,生理状态如疲乏,全身状况,血管舒张神经的反应性,有否鼻炎等都影响机体的免疫力。鼻分泌液是第一道保护屏障,黏液的流动对呼吸道上皮有一定的保护作用,同时鼻分泌液含有IgG、IgA,IgA是主要的局部免疫球蛋白。受呼吸道病毒感染后,细胞能产生干扰素,从而抑制病毒的繁殖。

【临床表现】

(一)症状

1.常见症状　起病急骤,潜伏期短,临床表现个体差异很大。早期有咽部干燥、喷嚏,继以畏寒、流涕、鼻塞、低热。咳嗽、鼻分泌是普通感冒的一特征性症状,开始为清水样.以后变厚,黄脓样,黏稠。鼻塞约4～5天。如病变向下发展,侵入喉部、气管、支气管,则可出现声音嘶哑，咳嗽加剧，或有小量黏液痰，1～2 周消失。全身症状短暂，可出现全身酸痛、头痛、乏力、胃纳差、腹胀、便秘或腹泻等，部分患者可伴发单纯性疱疹。

2.非典型症状 从病原分型发现感冒病毒有上百种，不同病毒感染，必然引起不同的临床表现，包括病程长短及程度轻重，但从临床上很难区分，加之个体的易感性不同，使得这些不同的微生物不可能引起固有的或特异的临床表现。因此在诊断方面应对非典型的临床表现加以重视，以防漏诊或误诊。以下列举几种类型的不典型表现。

(1)流行性胸痛：潜伏期为 2～5 天，主要表现为发热和阵发性胸痛，本病有自限性。

(2)急性阻塞性喉-气管-支气管炎(哮吼)：儿童多见，可出现痉挛性咳嗽，有大量分泌物，以致造成不同程度的呼吸道阻塞、哮喘和呼吸困难。呼吸道合胞病毒感染在幼儿中常表现为发热、咳嗽、气促、发绀和呼吸困难，需及时进行抢救，病死率为 1%～5%。

(二)常见体征

体检鼻和咽部的黏膜充血水肿。

(三)并发症

1.鼻窦炎及中耳炎在鼻旁窦及中耳液中可发现鼻病毒。但在治疗中应注意合并细菌感染所起的作用。

2.急性心肌炎流感病毒、柯萨奇病毒和埃可病毒的感染可损伤心肌，或进入人体繁殖而间接作用于心肌，引起心肌局限性或弥漫性炎症。一般在感冒 1～4 周内出现心悸、气急、呼吸困难、心前区闷痛、心律失常，于活动时加剧。

【实验室检查】

白细胞计数正常或稍增，淋巴细胞稍升高。必要时进行病毒分离。

【器械检查】

鼻旁窦及中耳、胸部 X 线摄片可协助诊断。心电图检查可出现心动过速、期前收缩、房室传导阻滞等。

【诊断】

根据病史及临床症状，并排除其他疾病如过敏性鼻炎、癌性感染、急性传染病前驱期的上呼吸道炎症症状，如脑炎、流行性脑膜炎、伤寒、斑疹伤寒等，进行密切观察辅以必要的化验，诊断并不困难。病原的确定需进行病毒分离，由于病毒培养和免疫血清学诊断需要一定的设备，费时耗材，因此在临床工作当中，分离出特异性病毒并不实际，只有在确定流行病因和鉴别继发性细菌感染和真菌感染，才做病毒分离。

【鉴别诊断】

(一)常见表现鉴别诊断

1.流行性感冒。

2.鼻炎

(1)过敏性鼻炎：临床上很像伤风，所不同的是起病急骤，持续时间短，常突然痊愈。主要表现为喷嚏频作，鼻涕多，呈清水样，鼻腔水肿，苍白，分泌物中有较多嗜酸粒细胞，经常发作，常伴有其他过敏性疾病如荨麻疹等。

(2)血管舒缩性鼻炎:无过敏史,以鼻黏膜间歇性血管充盈、打喷嚏和流清涕为特点,干燥空气能使症状加重。根据病史以及无脓涕和痂皮等可与病毒性或细菌性相鉴别。

(3)萎缩性鼻炎:鼻腔异常通畅,黏膜固有层变薄且血管减少,嗅觉减退并有痂皮形成及臭味,容易鉴别。

(4)鼻中隔偏曲、鼻息肉:鼻镜检查可明确诊断。

3.*急性传染病前驱期* 麻疹、脊髓灰质炎、流行性脑膜炎、伤寒、斑疹伤寒、人类免疫缺陷病毒(HIV)等在患病初期常有上呼吸道炎症症状。在这些病的流行区及流行季节应密切观察,并进行必要的化验检查以资鉴别。

(二)非典型表现的鉴别诊断

1.*白喉* 起病较缓,咽部有灰白色伪膜,不易拭去,剥离后易出血,但局部疼痛不剧烈。咽拭纸培养与锡克试验、亚碲酸钾快速诊断结合流行季节病学资料等可协助诊断。

2.*樊尚咽峡炎(奋森咽峡炎)* 咽部有污灰色坏死组织形成的假膜,剥离后可见出血和溃疡。全身症状一般不重,可有中度发热,但局部疼痛较重。伪膜涂片检查可见梭形杆菌与樊尚螺旋体。

3.*支气管哮喘* 急性喉气管支气管炎主要表现为吸气性呼吸困难和特征性哮吼声。而支气管哮喘患儿可有家族过敏史,主要表现为发作性呼气性呼吸困难,典型体征为呼气哮鸣音,与呼吸困难同时出现与消失。β_2-受体激动药和氨茶碱治疗后可迅速缓解,借此得以鉴别。

4.*其他* 在感冒期间出现急性心肌炎并发症时,应除外甲状腺功能亢进症、二尖瓣脱垂综合征及影响心肌的其他疾病如风湿性心肌炎、中毒性心肌炎、冠心病、结缔组织病、代谢性疾病以及克山病(克山病地区)等。如有条件必须进行上述任何一项病原学检查。

【治疗】

(一)常用对症治疗药物

1.*抗感冒药* 各种抗感冒药大多含有下述几种成分,但不同品种所含成分或剂量有差别,应根据临床症状特点选用相应品种。

(1)伪麻黄碱。作用于呼吸道黏膜 α-肾上腺素能受体,缓解鼻黏膜充血,对心脏和其他外周血管 α-受体作用甚微。可减轻鼻塞,改善睡眠。

(2)抗组胺药。第一代抗组胺药物如马来酸氯苯那敏(扑尔敏)对减少打喷嚏和鼻溢有效,非镇静作用的抗组胺药缺少抗胆碱能作用,效果不肯定。

(3)解热镇痛药。在发热和肌肉酸痛、头痛患者可选用。阿司匹林反复运用增加病毒排出量,而改善症状轻微,不予推荐。

(4)镇咳药。为保护咳嗽反射一般不主张应用,但剧咳影响休息时可酌情应用,以右美沙芬应用较多。

2.*治疗矛盾* 运用感冒药对症治疗旨在控制症状,防止疾病进一步的发展。但抗感冒药中所含成分的副作用对各种不同人群有着不同的影响,如伪麻黄碱在收缩鼻黏膜血管、减轻鼻塞的同时有可能出现较轻的兴奋、失眠、头痛。抗组胺药如氯苯那敏在减轻打喷嚏及鼻溢的同时有引起嗜睡的作用,最近研究还发现有影响血液系统的改变如血小板减少性紫癜等。解热镇痛药如对乙酰氨基酚(扑热息痛),长期使用或超量使用存在肾功能损害及慢性肾功能衰竭的风险。镇咳药如美沙芬在止咳的同时也使痰不易咳出。有吸烟、支气管哮喘、慢性阻塞性肺疾病等基础疾病者往往痰多黏稠，使用含有美沙芬成分的感冒药，有可能引起痰液阻塞。

3.对策 选用感冒药应因人因症而异，即根据感冒的症状、抗感冒药的组成、感冒病人的年龄、生理特征、职业、并发症、基础病、伴随用药等多方面因素综合考虑。凡驾驶机动车船或其他机械操作、高空作业者在工作期间均应禁用含氯苯那敏的抗感冒药。以免引起嗜睡、头昏而肇事。小儿、老年人、有出血疾病的人，应慎用感冒通。高血压、心脏病、甲亢、青光眼、糖尿病、前列腺肥大患者，慎用含有伪麻黄碱成分的酚麻美敏（泰诺）、白加黑等感冒药。哺乳期妇女慎用速效伤风胶囊，以免引起闭乳，孕期头 3 个月禁用抗感冒药，全程避免使用速效伤风胶囊。有溃疡病的病人不宜选用含有阿司匹林、双氯芬酸等成分的药物，以免引起或加重溃疡出血。痰多不易咳出者可采取多饮水，使呼吸道炎性分泌物黏稠度降低，易于痰液的咳出，并注意室内温度和湿度；也可蒸汽吸入或超声雾化吸入，湿化痰液，有利于排痰；使用祛痰药，如氨溴索（沐舒坦）等稀释痰液。

（二）抗病毒药物的治疗

1.利巴韦林（病毒唑） 其对流感和副流感病毒、呼吸道合胞病毒有一定的抑制作用，临床应用仅限于儿童下呼吸道感染呼吸道合胞病毒时。对鼻病毒和其他呼吸道病毒目前尚无有效的抗病毒药物。

2.治疗矛盾 利巴韦林最主要的毒性是溶血性贫血，在口服治疗后最初 1～2 周内出现血红蛋白下降，其中约 10%的病人可能伴随心肺方面副作用。已经有报道伴随有贫血的患者服用利巴韦林可引起致命或非致命的心肌损害，并对肝、肾功能有影响，对胎儿有致畸作用。药物少量经乳汁排泄，对乳儿有潜在的危险。

3.对策 定期进行血常规（血红蛋白水平、白细胞计数、血小板计数）、血液生化（肝功能、甲状腺刺激素）检查，尤其血红蛋白检查（包括在开始前、治疗第 2 周、第 4 周）。对可能怀孕的妇女每月进行怀孕测试。不推荐哺乳期妇女服用利巴韦林。

严重贫血患者慎用，有珠蛋白生成障碍性贫血（地中海贫血）、镰刀细胞性贫血患者不推荐使用利巴韦林。有胰腺炎症状或明确有胰腺炎患者不可使用利巴韦林。具有心脏病史或明显心脏病症状患者不可使用利巴韦林。如使用利巴韦林出现任何心脏病恶化症状，应立即停药给予相应治疗。

肝肾功能异常者慎用。肌酐清除率<50ml/min 的患者，不推荐使用利巴韦林。老年人肾功能多有下降，容易导致蓄积，应慎用。

利巴韦林对诊断有一定干扰，可引起血胆红素增高（可高达 25%），大剂量可引起血红蛋白降低。

（三）抗细菌治疗

1.抗生素的应用 一般不应该用、也不需要用抗生素，但婴幼儿患者、年老伴有慢性疾病患者或有继发细菌感染时，则可考虑选用适当的抗菌药物治疗。一项安慰剂对照的研究表明鼻喉冲洗物培养有肺炎链球菌、流感嗜血杆菌或卡他莫拉菌生长。因此在有细菌定植、呼吸道分泌物中粒细胞增加、出现鼻窦炎、中耳炎等并发症，慢性阻塞性肺病（COPD）基础疾病和病程超 1 周者可适当选用针对肺炎链球菌、流感嗜血杆菌、卡他莫拉菌的药物治疗。

2.治疗矛盾 强调积极用药的必要性的同时带来不少不良用药甚至抗生素滥用之间的矛盾。造成抗生素滥用的原因在于对病原学的研究重视不够,盲目的经验性用药,或对抗生素的应用缺乏必要的知识和训练。呼吸道吸入抗生素治疗虽可提高局部药物浓度,克服血液支气管肺屏障造成的呼吸道药物浓度不足,但局部应用易诱导耐药。

3.对策 使用抗生素应参考流行病学和临床资料,推测可能的病原体,有针对地选择抗生素,不主张不加区别地普遍采取联合用药和无选择地应用"高级别"的抗生素。联合用药旨在通过药物的协同或相加作用,增强抗菌能力。根据药代学及药动学(PK/PD)的原理制订治疗方案。不推荐呼吸道局部吸入抗生素。

二、流行性感冒

【定义及概况】

流行性感冒(简称流感)是由流感病毒引起的急性呼吸道传染病,病原体为甲、乙、丙三型流行性感冒病毒,通过飞沫传播,临床上有急起高热,乏力、全身肌肉酸痛和轻度呼吸道症状,病程短,有自限性,老年人和伴有慢性呼吸道疾病或心脏病患者易并发肺炎。流感病毒,尤以甲型极易变异,往往造成暴发、流行或大流行。自20世纪以来已有五次世界性大流行记载,分别发生于1900年、1918年、1957年、1968年和1977年,其中以1918年的一次流行最为严重,死亡人数达2000万人之多。我国从1953～1976年已有12次中等或中等以上的流行,每次流行均由甲型流感病毒所引起。20世纪80年代以后流感的疫情以散发与小暴发为主,没有明显的大流行发生。

【病因】

流感病毒属正黏病毒科,系RNA病毒,病毒颗粒呈球形或细长形,直径为80～120nm,有一层脂质囊膜,膜上有糖蛋白纤突,是由血凝素(H)、神经氨酸酶(N)所构成,均具有抗原性。血凝素促使病毒吸附到细胞上,故其抗体能中和病毒,免疫学上起主要作用;神经氨酸酶作用点在于细胞释放病毒,故其抗体不能中和病毒,但能限制病毒释放,缩短感染过程。

流感病毒的核酸是8个片段的单股RNA,核蛋白质具有特异性,可用补体结合试验将其区分为甲、乙、丙三型。抗核蛋白质的抗体对病毒感染无保护作用。除核蛋白质外,核心内还有三个多聚酶蛋白(P_1、P_2、P_3),其性质不明。核心外有膜蛋白(M_1、M_2)和脂质囊膜包围。

甲型流感病毒变异是常见的自然现象,主要是血凝素(H)和神经氨酸酶(N)的变异。血凝素有H_1、H_2、H_3,而神经氨酸酶仅有N_1、N_2,有时只有一种抗原发生变异,有时两种抗原同时发生变异,侧如1946～1957年甲型流行株为(H_1N_1),1957～1968年的流行株为(H_2N_2)。1968年7月发生的一次流感流行是由甲型(H_3N_2)毒株引起,自1972年以来历次流感流行均由甲型(H_3N_2)所致,与以往的流行株相比,抗原特性仅有细微变化,但均属(H_3N_2)株。自1976年以来旧株(H_1N_1)又起,称为"俄国株"(H_1N_1),在年轻人中(尤其是学生)引起流行。甲型流感病毒的变异,系由于两株不同毒株同时感染单个细胞,造成病毒基因重新组合,使血凝素或/与神经氨酸酶同时发生变化,导致新型的出现,称为抗原性转变,例如在人群中流行株的血凝素基因与鸟型流感病毒基因重新组合;另一种称为抗原性漂移,在免疫系统压力下流感病毒通过变异与选择而成的流行株，主要的改变在血凝素上氨基酸的替代，1968 年以来的 H_3N_2 各流行株都是如此。近年来又出现甲型流感病毒 H_1N_1 株、H_3N_2 亚型的 O 相变异，即病毒株只能在麦丁达比犬肾（MDCK）细胞中复制，而难以在鸡胚中复制。由于 MDCK 的传代细胞有致癌性，这给疫苗的产生带来了困难。

WebsterRG 等 1993 年报道，根据 8 株甲型流感病毒 RNA 片段的核苷酸科研序列种系分析，人类宿主的甲型流感病毒来自鸟类流感病毒基因库，作者对意大利猪群中循环的经典 H_1N_1 株、鸟型 H_1N_1 株和人类 H_3N_2 株进行种系分析发现基因重组是在欧洲猪群中鸟类与人类病毒间进行。作者认为欧洲猪群可能作为人类与鸟类宿主的水磨石病毒基因重新组合的混合场所，因此提出下一次世界大流行可能从欧洲开始。

【发病机制】

（一）流行病学

1.*流行特点*　发病率高，起病急且迅速蔓延，流行过程短但可反复多次。

2.*流行环节*

（1）传染源病人是主要传染源，自潜伏期末即可传染，病初 2～3 天传染性最强，体温正常后很少带毒，排毒时间可至病后 7 天。病毒可存在于病人的鼻涕、口涎及痰液中，并随咳嗽、喷嚏排出体外。由于部分免疫，感染后可不发病，成为隐性感染。带毒时间虽短，但在人群中易引起传播，迄今尚未证实有长期带毒。

（2）传播途径主要通过空气飞沫传播，病毒存在于病人或隐性感染者的呼吸道分泌物中，通过说话、咳嗽、喷嚏等方式散播至空气中，并可保持 30min，易感者吸入后即能感染。其传播速度取决于人群的密度，通过污染食具或玩具的接触也可引起传播。

（3）易感人群对流感病毒普遍易感，与年龄、性别、职业等均无关。抗体于感染后 1 周出现，2～3 周达高峰，1～2 个月后开始下降，1 年左右降到最低水平，抗体存在于血液和鼻分泌物中，但分泌物中的抗体仅为血液中的 5%左右。流感病毒三个型别之间无交叉免疫，感染后免疫维持时间不长，据临床观察，感染 5 个月后虽然血中有抗体存在，但仍能再次感染同一病毒。呼吸道所产生的分泌型抗体，能阻止病毒的侵入，但当局部黏膜上皮细胞脱落后，即失去其保护作用，故局部抗体比血液中的抗体更为重要。

（二）基本发病机制

带有流感病毒颗粒的飞沫（直径一般小于 10μm）吸入呼吸道后，病毒的神经氨酸酶破坏神经氨酸，使黏蛋白水解，糖蛋白受体暴露，糖蛋白受体乃与血凝素（含糖蛋白成分）结合，这是一种专一性吸附。具有特异性，它能被血凝素抗体所抑制，在人的呼吸道分泌物中有一种可溶性黏液蛋白，具有流感病毒受体且能与血凝素结合，从而抑制病毒侵入细胞，但只有在流感症状出现后，呼吸道黏液分泌增多时，才有一定的防护作用。病毒穿入细胞时，其包膜丢失在细胞外。在感染早期，流感病毒 RNA 被转运到细胞核内，在病毒转录酶和细胞 RNA 多聚酶Ⅱ的参与下，病毒 RNA 被转录完成后，形成互补 RNA 及病毒 RNA 合成的换板。互补 RNA 迅速与核蛋白体结合，构成信息 RNA，在复制酶的参与下，复制出病毒 RNA，再移行到细胞质中参加装配。核蛋白在细胞壁内合成后，很快转移到细胞核，与病毒 RNA 结合成核衣壳，然后再移行到细胞膜部位进行装配。病毒成熟前，各种病毒成分已结合在细胞表面，最后的装配称为芽生,局部的细胞膜向外隆起,包围住结合在细胞膜上的核衣壳,成为新合成的有感染性的病毒体。此时神经氨酸酶可水解细胞表面的糖蛋白,释放N-乙酰神经氨酸,促使复制病毒由细胞释放出。一个复制过程的周期为4～6h,排出的病毒扩散感染到附近细胞,并使大量呼吸道纤毛上皮细胞受染、变性、坏死和脱落,产生炎症反应。

(三)非典型表现发病机制

流感病毒感染是通过患者污染的呼吸道分泌物传染给易感者而获得。小颗粒气溶胶(直径小于10μm)在这种人与人传播的过程中十分重要。一旦病毒停留在呼吸道上皮,除非有特异性分泌抗体,非特异性黏液蛋白或黏液纤毛层机械运动保护,否则病毒将黏附其上通过胞饮作用穿透柱状上皮细胞。导致疾病的主要机制是病毒复制引起细胞死亡。病毒感染后血清和气管分泌物中特异性IgG和IgE上升,并出现气道反应性增高。

【病理和病理生理】

(一)典型表现病理和病理生理

单纯性流感的病理变化主要是流感病毒入侵呼吸道黏膜上皮细胞,在上皮细胞内繁殖,损害柱状上皮细胞、杯状细胞和分泌腺体,纤毛上皮细胞变性、坏死和脱落,黏膜局部充血、水肿和表浅溃疡等卡他性病变。起病4～5天后,基底细胞层开始增生,形成未分化的上皮细胞,2周后纤毛上皮细胞重新出现和修复。

(二)非典型表现病理和病理生理

流感病毒肺炎型则有肺脏充血和水肿,切面呈暗红色,气管和支气管内有血性分泌物,黏膜下层有灶性出血、水肿和细胞浸润,肺泡腔内含有纤维蛋白和渗出液,呈现浆液性出血性支气管肺炎,应用荧光抗体技术可检出流感病毒。若合并金黄色葡萄球菌感染,则肺炎呈片状实变或有脓肿形成,易发生脓胸、气胸。如并发肺炎球菌感染,可呈大叶或小叶实变,继发链球菌、肺炎杆菌感染时,则多表现为间质性肺炎。当合并中毒性休克时,肺部可出现肺水肿、肺不张、微血管阻塞。从而导致肺顺应性下降、生理分流及生理死腔增加。如并发Reye综合征,可出现脑水肿和缺氧性神经细胞退行性变,肝细胞脂肪浸润。严重细菌感染的漫延可引起严重的后遗症如骨髓炎,海锦体血栓性静脉炎,硬脑膜外或硬脑膜下脓肿,脑膜炎或脑脓肿。但这种并发症极其少见。

【临床表现】

(一)症状

1.常见症状　本病的潜伏期一般为1～3天(数小时至4天),临床上可出现发热、肌肉痛和白细胞减低等全身毒血症样表现但不发生病毒血症。也可有急起高热,全身症状较重而呼吸道症状并不严重,表现为畏寒、发热、头痛、乏力、全身酸痛等,体温可达39～40℃,一般持续2～3天后渐退。全身症状逐渐好转,但鼻塞、流涕、咽痛、干咳等上呼吸道症状较显著,少数患者可有鼻衄、食欲不振、恶心、便秘或腹泻等轻度胃肠道症状。

2.非典型症状

(1)肺部症状可有以下三种类型。

1)原发性病毒性肺炎。本病较少见,是1918～1919年大流行时死亡的主要原因。多见于原有心肺疾病患者(特别是风湿性心脏病、二尖瓣狭窄)或孕妇。肺部疾病以浆液性出血性支气管肺炎为主,有红细胞外渗、纤维渗出物和透明膜形成。临床上有高热持续不退、气急、发绀、阵咳、咯血等症状。

2)继发性细菌性肺炎。以单纯型流感起病,2～4 天后病情加重,热度增高并有寒战,全身中毒症状明显,咳嗽增剧,咳脓痰,伴有胸痛。

3)病毒与细菌混合性肺炎。流感病毒与细菌性肺炎同时并存,起病急,高热持续不退,病情较重,可呈支气管肺炎或大叶性肺炎,除流感抗体上升外,也可找到病原菌。

(2)肺外症状

1)Reye 综合征。系甲型和乙型流感的肝脏、神经系统并发症,也可见于带状疱疹病毒感染。本病限于 2～6 岁的儿童,因与流感有关,可呈暴发流行。临床上在急性呼吸道感染热退数日后出现恶心、呕吐,继而嗜睡、昏迷、惊厥等神经系统症状,但脑脊液检查正常。

2)中毒性休克综合征。多在流感后出现,伴有呼吸衰竭。

3)横纹肌溶解。系局部或全身骨骼肌坏死,表现为肌痛和肌弱。

(二)体征

1.常见体征　体检发热是最常见的体征,病人呈急病容,面颊潮红,眼结膜轻度充血和眼球压痛,咽充血,口腔黏膜可有疱疹,肺部听诊仅有粗糙呼吸,偶闻胸膜摩擦音。症状消失后,仍感软弱无力,精神较差,体力恢复缓慢。

2.非典型体征　发生病毒性肺炎时,体检双肺呼吸音低,满布哮鸣音,但无实变体征。病程可长达 3～4 周,患者可因心力衰竭或周围循环衰竭而死亡。抗菌药物治疗无效,病死率较高。继发细菌性肺炎时,体检可见患者呼吸困难、发绀、肺部满布啰音,有实变或局灶性肺炎征。

发生 Reye 综合征时,有肝肿大,但无黄疸、无脑炎征,病理变化脑部仅有脑水肿和缺氧性神经细胞退行性变,肝细胞有脂肪浸润。病因不明,近年来认为与服用阿司匹林有关。

【实验室检查】

(一)常见表现

1.血象　白细胞总数减少,淋巴细胞相对增加,嗜酸粒细胞消失。合并细菌感染时,白细胞总数和中性粒细胞增多。

2.免疫荧光或免疫酶染法检测抗原　取患者鼻洗液中黏膜上皮细胞的涂片标本,用荧光或酶标记的流感病毒免疫血染色检出抗原,出结果快、灵敏度高,有助于早期诊断,如应用单克隆抗体检测抗原则能鉴定甲、乙、丙型流感。

3.多聚酶链反应(PCR)测定流感病毒 RNA　它可直接从患者分泌物中检测病毒 RNA,是个快速、直接、敏感的方法。目前改进应用 PCR-细胞免疫(PCR-EIA)直接检测流感病毒 RNA,它比病毒培养敏感得多,且测定快速、直接。

4.病毒分离　将急性期病人的含漱液接种于鸡胚羊膜囊或尿囊液中,进行病毒分离。

5.血清学检查　应用血凝抑制试验、补体结合试验等测定急性期和恢复期血清中的抗体,如有 4 倍以上增长,则为阳性。应用中和免疫酶学试验测定中和滴度,可检测中和抗体,这些都有助于回顾性诊断和流行病学调查。

(二)非典型表现

血清肌酸磷酸酶升高和电解质紊乱,可有急性肾功能衰竭,表现为血肌酐、尿素氮升高。血液中可有流感抗体上升,气管分泌物可找到病菌.以金黄色葡萄球菌为多见。中毒性休克综合征患者血气分析可出现Ⅰ型呼吸衰竭。

【器械检查】

(一)常见表现

单纯型流行性感冒胸部摄片无异常发现。

(二)非典型表现

流感肺炎型患者,X线检查双侧肺部呈散在性絮状阴影。中毒性休克综合征患者胸片可显示急性呼吸窘迫综合征,但肺炎病变不明显。Reye综合征者,腹部B超检查可见肝脏肿大,并有脂肪浸润。

【诊断】

当流感流行时诊断较易,可根据:①接触史和集体发病史;②典型的症状和体征。散发病例则不易诊断,如单位在短期内出现较多的上呼吸道感染患者,则应考虑流感的可能,应做进一步检查,予以确定。

【鉴别诊断】

(一)常见表现鉴别诊断

1.呼吸道感染 起病较缓慢,症状较轻,无明显中毒症状,因而局部症状较全身症状明显,血清学和免疫荧光学等检查可明确诊断。

2.流行性脑脊膜炎(流脑) 流脑早期症状往往类似流感,但流感有明确的季节性,儿童多见。早期有剧烈的头痛、脑膜刺激征、瘀点、口唇疱疹等均可与流感相鉴别。脑脊液检查可明确诊断。

(二)非典型表现鉴别诊断

1.军团菌肺炎 本病多见于夏秋季,临床上表现为重症肺炎,白细胞总数增高,并有肝肾合并症,但轻型病例类似流感。红霉素、利福平等抗生素对本病有效,确诊有助于病原学检查。

2.支原体肺炎 支原体肺炎与原发性病毒性肺炎的X线表现相似,但前者的病情较轻,冷凝集试验和MG链球菌凝集试验可呈阳性。

3.其他 在诊断Reye综合征时,必须排除其他原因引起的急性脑病及肝功能不全,如病毒性肝炎、肝性昏迷及其他遗传代谢性疾病如先天性高氨血症等。可根据其显著的肝功能异常,脑脊液无明显变化等,与化脓性、结核性或病毒性脑膜炎、脑炎区别;又根据本病肝功能虽异常但无黄疸,与重症肝炎、肝性脑病鉴别。某些遗传代谢病如尿素循环酶缺陷,有机酸尿症可酷似Reye综合征表现,可通过详细病史,针对代谢病的尿液筛查,以及遗传学诊断进行鉴别。

【治疗】

(一)基本原则

1.尽早应用抗流感病毒药物治疗 现有流感药物有两类,即金刚烷胺及其衍生物金刚乙胺和神经氨酸抑制剂类。前者阻止病毒进入宿主细胞内，后者抑制流感病毒表面的神经氨酸酶，从而防止新的病毒颗粒自感染细胞释放，限制感染扩散。因此抗病毒药物治疗只有早期(起病1～2天内)使用，才能取得疗效。

2.加强支持治疗和预防并发症 休息，多饮水，注意营养，饮食要易于消化，特别在儿童和老年患者应予充分强调。密切观察和监测并发症，抗生素仅在明确或有充分证据提示继发细菌感染时才有应用指征。

3.谨慎和合理应用对症治疗药物 早期应用抗流感病毒药物大多能改善症状。必要时联合应用缓解鼻黏膜充血药物(喷雾剂、滴剂或口服剂型，前两者使用不应超过3天)、止咳祛痰药物。儿童和少年(<20岁)忌用阿司匹林药物以及其他水杨酸制剂，因为该类药物与流感的肝脏和神经系统并发症即Reye综合征存在相关，偶可致死。

(二)抗流感病毒药物治疗

1.金刚烷胺和金刚乙胺

(1)用药方法：金刚烷胺特异性地抑制甲型流感病毒，阻止病毒进入细胞内，抑制病毒脱壳和释放其核酸，并能改变血凝素构型而抑制病毒装配。盐酸金刚烷胺对于成年人的推荐剂量为100mg(1片)，每日2次。对于严重肝功能不全、肾衰竭(Ccr≤10ml/min)和老年人家庭护理患者，推荐剂量为每日100mg(1片)。金刚乙胺的用药剂量与金刚烷胺相同，但其活性比金刚烷胺强4～10倍，且毒性低。早期应用此类药物半数以上病人能使症状减轻，症状持续时间缩短1～2天，并减少排毒量。在高危患者能否减少流感相关并发症尚无定论。在出现A型流行性感冒的症状和体征时，服用本品越早越好，在48h内服用本品治疗效果更好，从症状开始连续治疗约7天。

(2)治疗矛盾：在应用金刚烷胺和金刚乙胺治疗的同时可发生不良反应，如，消化系统：腹泻、消化不良等；神经系统：注意力下降、运动失调、嗜睡、急躁不安、抑郁等；有的还会出现如步态反常、精神愉快、运动过度、震颤、幻觉、意识模糊、惊厥等；心血管系统：心悸、高血压、脑血管功能紊乱、心脏衰竭、下肢水肿、心脏神经传导阻滞、心动过速、晕厥等；以及呼吸困难、非产后泌乳、皮疹、耳鸣等。目前还没有多剂量的数据可以证实对于肾或肝损伤的受试者是安全的。因为在多剂量期，金刚乙胺的代谢物有可能会积累。据报道，有癫痫病史的患者服用盐酸金刚烷胺后，癫痫发作的发病率增加。

(3)对策：虽然一般而论金刚烷胺的不良反应为轻度和一过性的，但在应用时必须根据患者年龄、体重、肾功能和基础疾病等情况，慎重用药和密切观察。对任何肾功能不全患者应监视其不良反应，必要时调整剂量。如有脑血管病或病史者、有反复发作的湿疹样皮疹病史、末梢性水肿、充血性心力衰竭、精神病或严重神经官能症、有癫痫病史者可增加发作。尤其对有癫痫发作史的患者，发现癫痫样发作仍有活动以及出现中枢神经系统功能失常应立即停药。由于有轻度嗜睡，故高空作业、驾车、机械操作者工作时不宜使用。

2.神经氨酸酶抑制药

(1)用药方法：神经氨酸酶抑制药目前有两个品种即扎那韦尔和奥司托维尔(商品名为达菲)被批准临床使用，目前在中国仅有奥司托维尔。神经氨酸酶抑制剂仅用于流感病毒，而对宿主、其他病毒和细菌的神经氨酸酶很少或者无作用。口服奥司托维尔 100mg，3.7h 后血清峰浓度达 250μg/l)，12h 后为峰浓度的 35%。与金刚烷胺相比，奥司托维尔发生耐药甚少；而且耐药速度产生缓慢，耐药突变株毒力显著降低。推荐剂量和疗程：成人奥司托维尔（胶囊）75mg，2 次/天，应用 5 天，儿童参照表 3-1。

表 3-1　奥司托维尔用于儿童的推荐剂量

体重/kg	年龄/岁	剂量/mg	体重/kg	年龄/岁	剂量/mg
≤15	1～3	30(混悬剂)	24～40	8～12	60(混悬剂)
16～23	4～7	45(混悬剂)	＞40	≥13	75(胶囊)

(2)治疗矛盾：奥司托维尔在治疗的同时可出现恶心、呕吐等消化道反应。腹痛、头痛、头晕、失眠、咳嗽、乏力等服药后症状在试验组与安慰剂组的发生率无差异。

(3)对策：对奥司托维尔或药物的任何成分过敏者禁用。对肌酐清除率小于 30ml/min 的患者建议做剂量调整。目前尚缺乏足够数据评价怀孕妇女服用奥司托维尔后导致胎儿畸形或药物有胎儿毒性的潜在可能性。同时也尚不知奥司托维尔及其代谢产物两者会不会从人乳中排出。因此肾功能不全患者及孕妇、哺乳期妇女用药应慎重。

3.利巴韦林　利巴韦林在组织培养中显示对甲型、乙型流感病毒有抑制作用，但临床不能肯定其治疗作用。

【预防】

1.早期发现和迅速诊断流感　及时报告，隔离和治疗患者，凡遇到以下情况，应疑有本病流行，及时上报疫情：①门诊上呼吸道病人连续 3 天持续增加，并有直线上升趋势；②连续出现临床典型病例；③有发热感冒病人 2 例以上的家庭连续增多。遇上述情况，应采取措施，早期就地隔离，采集急性期患者标本进行病毒分离和抗原检测，以早期确诊和早期治疗，减少传播，降低发病率，控制流行期间应减少大型集会和集体活动，接触者应戴口罩。

2.药物预防　金刚脘胺与金刚乙胺预防甲型流感有一定效果，乙型流感则无效，因此，在流行早期必须及时确定流行株的型别，对无保护的人群和养老院人员进行药物预防。也可试用中草药预防。

3.疫苗预防　流感疫苗可分为减毒活疫苗和灭活疫苗两种，接种后在血清和分泌物中出现抗血凝素抗体和抗神经氨酸抗体或 T 细胞毒反应，前两者能阻止病毒入侵，后者可降低疾病的严重度和加速复原。减毒活疫苗经鼻喷入可在局部产生抗体，阻止病毒吸附，接种后半年至 1 年后可预防同型流感病毒作用，发病率可降低 50%～70%。灭活疫苗采用三价疫苗皮下注射法，在中、小流行中对重点人群使用。

由于流感病毒经常变异，疫苗使用中的主要问题是毒种的选择，制造疫苗的毒株力求接近流行株，根据美国 CDC 实施免疫专家委员会的推荐，1994～1995 年度的三价流感疫苗包括 A/德克斯/36/1(H_1N_1)、A/山东/9/93(H_2N_2)和 B 巴拿马/45/90(乙型)三种毒株为宜。老年人除应用流感疫苗外，还应接种肺炎球菌疫苗，以防止下呼吸道并发症。MaderR 等曾报道有 3 例接种流感疫苗后发生系统性脉管炎，虽属少见，但大范围接种应注意。

（袁　洁）

第二节　急性气管-支气管炎

急性气管-支气管炎是病毒或细菌感染、物理、化学性刺激或过敏因素等对气管-支气管黏膜所造成的急性炎症。该病大多数由病毒感染所致,其中成人多为流感病毒和腺病毒引起,儿童则以呼吸道合胞病毒或副流感病毒多见。此外,还有柯萨奇病毒、鼻病毒、冠状病毒等。肺炎支原体、肺炎衣原体亦是本病的常见病原体。细菌感染在本病占有重要地位,但有资料显示,细菌感染在本病所占比例不超过10%,常见的致病菌有肺炎链球菌、流感嗜血杆菌、金黄色葡萄球菌、卡他莫拉菌以及百日咳杆菌等。百日咳杆菌感染以往认为主要在儿童发病,但近年来在年轻人感染有所上升。虽然细菌感染作为致病因子在本病所占比例不高,但值得重视的是,该病常在病毒感染的基础上合并细菌或支原体、衣原体感染,病毒感染抑制肺泡巨噬细胞的吞噬能力以及纤毛上皮细胞的活力,造成呼吸道免疫功能低下,使细菌、支原体和衣原体等病原菌有入侵的机会。非生物性病因中,有粉尘、刺激性气体(包括二氧化氮、二氧化硫、氨气、氯气等)、环境刺激物(包括二氧化碳、烟雾、臭氧)等。

一些常见的过敏原包括花粉、有机粉尘、真菌孢子等的吸入,可引起气管-支气管的过敏性炎症。

其病理改变主要为气管、支气管黏膜充血、水肿、黏液腺体肥大、分泌物增加,纤毛上皮细胞损伤脱落,黏膜及黏膜下层炎症细胞浸润,以淋巴细胞和中性粒细胞为主。急性炎症消退后,气管、支气管黏膜结构可完全恢复正常。

该病为常见的呼吸道疾病,以咳嗽症状为主,在健康成人通常持续1～3周。常继发于病毒性或细菌性上呼吸道感染。以冬季或气候突变时节多发,有自限性。

【诊断标准】

1.临床表现　起病往往先有上呼吸道感染的症状,如鼻塞、流涕、咽痛、声音嘶哑。全身症状有发热、轻度畏寒、头痛、全身酸痛等,全身症状一般3～5天可消退。开始一般为刺激性干咳,随着卡他症状的减轻,咳嗽逐渐明显并成为突出症状,受凉、吸入冷空气、晨起、睡觉体位改变或体力活动后咳嗽加重。咳嗽症状一般持续1～3周,吸烟者可更长。如为百日咳杆菌感染,咳嗽症状常超过3周以上,通常可达4～6周。超过半数可伴有咳痰,开始时常为黏液痰,部分患者随着病程发展可转为脓性痰。相当一部分患者由于气道高反应性发生支气管痉挛时,可表现为气急、喘鸣、胸闷等症状。

该病体征不多,主要有呼吸音增粗、干性啰音、湿性啰音等,支气管痉挛时可闻及哮鸣音,部分患者亦可无明显体征。

2.辅助检查

(1)血常规病毒感染时,血白细胞计数可降低,当有细菌感染时,血白细胞总数及中性粒细胞比例增高。

(2)X线胸片一般无异常或仅有肺纹理增粗。

3.注意事项

(1)根据以上临床表现往往可得到明确的临床诊断,进行相关的实验室检查则可进一步作出病原学诊断。须注意与肺炎、肺结核、支气管扩张症、肺脓肿、肺癌等鉴别,以上疾病常以咳嗽、咳痰为主要症状,但胸部X线检查可发现各自特征性的影像学改变。

(2)肺功能检查可发现相当一部分患者气道反应性增高,但通常为一过性。由于本病部分患者气道反应性增高,少数患者可闻及干性啰音,应注意与支气管哮喘相鉴别。

(3)流行性感冒的症状与本病相似,但流行性感冒以发热、头痛、全身酸痛等全身症状为主,而本病以咳嗽等呼吸道症状为主要表现。

(4)该病很少超过3周,如咳嗽超过3周称为"亚急性咳嗽",超过8周称为"慢性咳嗽",应注意是否由于后鼻漏、哮喘、吸入性肺炎、胃食管反流等疾病所致。

【治疗原则】

1.平时注重锻炼身体,增强体质,防治感冒,是预防本病的有效措施。亦应注意避免粉尘、刺激性气体、环境刺激物等有害刺激物的刺激以及花粉等过敏原的吸入。

2.注意适当休息,发热、头痛及全身酸痛等全身症状明显时可加用对乙酰氨基酚等解热镇痛药治疗。

3.止咳、化痰等对症治疗是本病的主要措施,常用的止咳药有枸橼酸喷托维林,成人25mg/次,每日3~4次。右美沙芬,成人15~30mg/次,每日3~4次。祛痰剂主要有氨溴索,成人30mg/次,每日3次。

4.由于有部分患者气道反应性增高,导致支气管痉挛,临床上出现喘息症状,此时可应用β-受体激动剂,如沙丁胺醇气雾剂吸入,成人0.1~0.2mg/次,每日3~4次。或应用氨茶碱等药物解痉平喘,成人0.1~0.2g/次,每日3次。或抗胆碱能药物如异丙托溴铵气雾剂,成人0.5mg/次,每日2~3次,根据病情可用药1~2周。

5.本病不宜常规使用抗菌药物,特别是对病因未明者不应盲目使用抗菌药物。目前认为使用抗菌药物并不能缩短病程或减轻病情,应注意滥用抗菌药物可导致耐药菌的产生以及二重感染等严重后果。

6.如有细菌感染的依据或合并有严重基础疾病的患者,注意合理使用抗菌药物,常用的抗菌药物为β-内酰胺类、喹诺酮类,亦可根据痰细菌培养药敏结果选择抗菌药物。如为肺炎支原体或肺炎衣原体感染时,首选大环内酯类或氟喹诺酮类抗菌药物。

(王 波)

第三节 急性细支气管炎

急性细支气管炎指管径<2mm的细支气管的急性炎症(伴或不伴闭塞),又称细支气管综合征,曾称急性卡他性支气管炎、间质性支气管炎、喘息性支气管肺炎、阻塞性支气管炎及弥漫性细支气管炎。该病以病毒感染为主,多发生于2岁以内的婴幼儿,偶见于年长儿童和成年人。

【病因】

最常见的病原体是呼吸道合胞病毒，其次为副流感病毒1型和3型，腺病毒、鼻病毒、肠道病毒、流感病毒和肺炎支原体等亦占一定比例。

【临床表现】

1.症状

(1)上呼吸道卡他症状和咳嗽常为细支气管炎发作的先兆。

(2)起病急骤，1～3d迅速出现呼吸增快和咳喘。高热，重度咳嗽，先为阵发性干咳，后伴有咳痰，多为白色黏稠痰液，轻重不等的喘憋。

2.体征　呼吸浅而快，听诊可闻及哮鸣音、细湿啰音。严重低氧血症时出现发绀，神志模糊、惊厥及昏迷等。

【诊断】

1.病原学　呼吸道分泌物，特别是鼻洗液中分离到病毒有确诊价值。血清学检查对诊断帮助不大，因检测恢复期血清至少需2～4周。

2.胸部影像学　肺透亮度增加，肋间隙增宽，横膈平坦；两侧肺门阴影增大，肺纹理增多、增粗，支气管周围有自肺门起始的密度不均匀、不规则线状阴影。一般肺实质无浸润阴影，若肺泡受累明显，可有小点状或散在片状阴影。多处区域可见小片肺不张，与普通的肺炎浸润很难鉴别。

【鉴别诊断】

1.急性喉气管支气管炎　出现吸气性呼吸困难和特征性哮吼声。

2.支气管哮喘　有家族过敏史，肾上腺素能受体激动药治疗后哮喘可迅速缓解。

3.肺炎　除咳嗽、发热外，X线胸片上可见大片融合灶。

【治疗】

1.一般治疗　应多喝水，不能进食或重症者应静脉补液。注意保持呼吸道通畅，保持室内适当湿度、温度。

2.氧疗　低浓度给氧，可予带有湿化装置的面罩吸氧。

3.抗病毒药物　利巴韦林治疗呼吸道合胞病毒引起的细支气管炎。

4.支气管扩张药　应用目前仍有争议，因该病气道阻塞的主要原因是病毒感染引起的炎症，支气管平滑肌收缩可能对气道阻塞不起主要作用。

5.糖皮质激素　对细支气管炎无益，但雾化吸入激素对细支气管炎后的持续喘息有效。

【注意事项】

1.本病常可自限，多数1～2周逐渐恢复，部分可能持续数周，应注意有无其他并发症的可能。

2.细支气管炎与肺炎可同时存在，个别尚可见胸膜反应。

3.严重患者可并发呼吸衰竭。

4.多数能完全恢复正常，部分可发展为支气管扩张、纤维闭塞性细支气管炎和单侧或局限性肺气肿。

（和雪改）

第四节　慢性支气管炎

【概述】

慢性支气管炎是由于感染或非感染因素引起气管、支气管黏膜及其周围组织的慢性非特异性炎症。其病理特点是支气管炎症腺体增生、黏液分泌增多。临床出现有连续两年以上，每次持续3个月以上的咳嗽、咳痰或气喘等症状。多在冬季发作，春暖后缓解；晚期炎症加重，症状长年存在，不分季节。疾病进展又可并发阻塞性肺气肿、肺源性心脏病，严重影响劳动力和健康。根据临床表现，将慢性支气管炎分为单纯型与喘息型两型。

【诊断】

(一)症状

部分患者在起病前有急性支气管炎、流感或肺炎等急性呼吸道感染史。患者常在寒冷季节发病，出现咳嗽、咳痰，尤以晨起为著，痰呈白色黏液泡沫状，黏稠不易咳出。在急性呼吸道感染时，症状迅速加剧，痰量增多，黏稠度增加或为黄色脓性，偶有痰中带血。慢性支气管炎反复发作后，支气管黏膜的迷走神经感受器反应性增高，副交感神经功能亢进，可出现过敏现象而发生喘息。随着病情发展，终年咳嗽，咳痰不停，冬秋加剧。喘息型支气管炎患者在症状加剧或继发感染时，常有哮喘样发作，气急不能平卧。呼吸困难一般不明显，但并发肺气肿后，随着肺气肿程度增加，则呼吸困难逐渐增剧。

婴幼儿单纯慢性支气管炎较少见，一般并发慢性鼻窦炎，或继发肺炎之后，病程拖延，体质更弱，甚至夏季可以发病，最终导致肺间质破坏，可并发肺气肿、肺不张、支气管扩张等不可逆损伤。

(二)体征

本病早期多无体征。有时在肺底部可听到干、湿性啰音。喘息型支气管炎在咳嗽或深吸气后可听到哮喘音，发作时，有广泛哮鸣音。长期发作的病例可有肺气肿的体征。

(三)检查

1.实验室检查

(1)血常规：继发感染时白细胞计数和中性粒细胞计数增多，有时嗜酸性粒细胞也可增多。

(2)痰液检查：涂片或培养可查见致病菌。

2.特殊检查

(1)X线胸片：早期无明显改变，以后有肺纹理增粗、紊乱，呈网状或束条状，以下肺野为主，中晚期肺透亮度增加、肋间隙增宽，横膈位置下降。

(2)肺功能：小气道阻塞时最大呼气流速-容量曲线流量降低，闭合气量增大。中大气道狭窄、阻塞时，一秒钟用力肺活量(FEV_1)降低，最大通气量(MVV)降低，肺活量的最大呼气量(FEF25%～75%)降低。

(四)诊断要点

1.咳嗽、咳痰或伴有喘息。

2.每年发病持续3个月,连续2年或以上。

3.排除其他心肺疾病。

4.如每年发病持续不足3个月,但有明确的客观检查依据(如X线、呼吸功能等)也可诊断。

(五)鉴别诊断

1.肺结核　活动性肺结核常伴有低热、乏力、盗汗、咯血等症状;咳嗽和咳痰的程度与肺结核的活动性有关。X线检查可发现肺部病灶,痰结核菌检查阳性,老年肺结核的毒性症状不明显,常因慢性支气管炎症状的掩盖,长期未被发现,应特别注意。

2.支气管哮喘　起病年龄较轻,常有个人或家族过敏性病史;气管和支气管对各种刺激的反应性增高,表现为广泛的支气管痉挛和管腔狭窄,临床上有阵发性呼吸困难和咳嗽,发作短暂或持续。胸部叩诊有过清音,听诊有呼气延长伴高音调的哮鸣音。晚期常并发慢性支气管炎。嗜酸粒细胞在支气管哮喘患者的痰中较多,而喘息型支气管炎患者的痰中较少。

3.支气管扩张　多发生于儿童或青年期,常继发于麻疹、肺炎或百日咳后,有反复大量脓痰和咯血症状。两肺下部可听到湿啰音。胸部X线检查两肺下部支气管阴影增深,病变严重者可见卷发状阴影。支气管碘油造影示柱状或囊状支气管扩张。

4.心脏病　由于肺郁血而引起的咳嗽,常为干咳,痰量不多。详细询问病史可发现有心悸、气急、下肢水肿等心脏病征象。体征、X线和心电图检查均有助于鉴别。

5.肺癌　多发生在40岁以上男性,长期吸烟者,常有痰中带血,刺激性咳嗽。胸部X线检查肺部有块影或阻塞性肺炎。痰脱落细胞或纤维支气管镜检查可明确诊断。

【并发症】

1.阻塞性肺气肿　为慢性支气管炎最常见的并发症,参阅“阻塞性肺气肿”。

2.支气管肺炎　慢性支气管炎蔓延至支气管周围肺组织中,患者有寒颤、发热,咳嗽增剧,痰量增加且呈脓性,白细胞总数及中性粒细胞增多。X线检查,两下肺野有小斑点状或小片阴影。

3.支气管扩张　慢性支气管炎反复发作,支气管黏膜充血、水肿,形成溃疡,管壁纤维增生,管腔或多或少变形,扩张或狭窄。扩张部分多呈柱状变化。

【治疗】

针对慢支的病因、病期和反复发作的特点,采取防治结合的综合措施。在急性发作期和慢性迁延期应以控制感染和祛痰、镇咳为主。伴发喘息时,应予解痉平喘的治疗。

(一)一般治疗

如为缓解期,患者应加强锻炼,增强体质,提高免疫功能。患者应注意个人卫生,避免各种诱发因素的接触和吸入。注意预防感冒。

(二)药物治疗

1.控制感染　慢支急性发作的主要原因是呼吸道感染。如能培养出致病菌,可按药敏试验选用抗生素;如无药敏试验结果,可据病情轻重经验性选用阿莫西林、头孢拉啶、罗红霉素、头孢克洛或莫西沙星等,疗程7～10日。低热、痰量不多、咳嗽不明显等病情较轻者,可用阿莫西林胶囊0.5g,每日3次,口服(青霉素皮试阴性后用);或用克林霉素胶囊0.3g,每日3次,口服；或用头孢拉啶胶囊 0.5g，每日 3～4 次，口服；或用莫西沙星片 0.4g，每日 1 次，口服。有高热、痰量明显增多、明显咳嗽、白细胞明显升高等病情较重者，可用青霉素 80 万单位，每日 2 次，肌内注射(青霉素皮试阴性后用)；或用青霉素 240 万单位加入 5% 葡萄糖氯化钠注射液 250ml 中静脉滴注，每日 2 次。亦可据病情联合用药。

2.祛痰镇咳　可选用复方甘草合剂 10ml，每日 3 次，口服；或用必嗽平 8～16mg，每日 3 次，口服；或用氨溴索(沐舒坦)30mg，每日 3 次，口服；或用稀化黏素(吉诺通)0.3g，每日 3 次，口服。

3.解痉平喘　有气喘者加服平喘药物，可用抗胆碱能药物溴化异丙托品(爱全乐)40～80μg，每日 3～4 次吸入；或用 β_2 受体激动剂沙丁胺醇 100～200μg，每 24 小时不超过 8～12 喷；或用氨茶碱 0.1g，每日 3 次，口服；如上述药物使用后气道仍有持续阻塞，亦可加用泼尼松每日 20～40mg，分次口服。

【病情观察】

主要应观察咳嗽的性质，咳痰的量和颜色以及有无异味，有无喘息及其严重程度，有无发热，重点注意患者对治疗的反应，评估治疗效果。

【病历记录】

1.门诊病历　记录患者就诊时的症状及发病过程，发病诱因、过敏史、吸烟史，起病情况。咳嗽、咳痰的时间、性质，尤其注意有无痰血。喘息的特点，是否与活动、劳动有关。体检记录有无锁骨上淋巴结肿大、桶状胸，是否呼吸音降低或闻及啰音。首次门诊应做胸部 X 线和肺功能检查，以利鉴别诊断和了解有无气流受限，并记录在案。

2.住院病历　慢性支气管炎常因急性发作或出现并发症而住院。应重点记录患者对所采取治疗措施的反应、病情的变化。

【注意事项】

1.医患沟通　主治医师应主动告知患者及家属本病反复发作的特点，以及诊断治疗方法等，以便患者及家属能理解、配合。如疾病迁延反复、肺功能有损害，应采取积极的治疗，并可吸入糖皮质激素，以减慢肺功能下降的速度；缓解期则应加强功能锻炼等；从事粉尘类工作的患者应加强防护或更换工作。治疗中如排除其他肺部疾病者需行特殊检查的(如支气管镜检查)，应预先告知患者及家属有关检查的利弊、风险，家属签字表示同意后施行。

2.经验指导

(1)本病以长期反复急性发作与缓解交替为特点，患者多有长期吸烟或经常吸入刺激性气体或粉尘的病史。过度劳累、气候变化和感冒常为诱因，引起急性发作或病情加重，或由上呼吸道感染迁延不愈，演变发展为慢性支气管炎。有明确的客观检查依据(如 X 线、呼吸功能等)者，虽其症状和体征不典型，亦应诊断为慢性支气管炎。

(2)主治医师应区分患者是急性发作期抑或临床缓解期，因为处于疾病的不同时期，治疗的侧重点有所区别。如为缓解期，可使用免疫调节剂，提高自身抵抗力，减少发作；如为急性期，主要是予以抗感染、祛痰、镇咳以及解痉平喘等治疗。具体患者的症状可不相同，治疗时可根据患者的实际临床症状，予以治疗。

(3)一般根据患者肺功能的受损程度来判断患者是否需要长期使用支气管扩张剂，从临床角度看，避免急性发作比治疗更为重要。建议患者戒烟也是治疗措施之一，因为下降的肺功能在戒烟后可以部分恢复或改善。

(王 波)

第五节 肺炎

一、社区获得性肺炎

社区获得性肺炎(CAP)是指在医院外罹患的感染性肺实质(含肺泡壁，即广义上的肺间质)炎症，包括具有明确潜伏期的病原体感染而在入院后潜伏期内发病的肺炎。CAP是威胁人类健康的常见感染性疾病之一，尽管抗微生物化学治疗等技术不断进步，但其病死率并没有下降。近年来，由于社会人口的老龄化、免疫损害宿主增加、病原体变迁和抗生素耐药率上升等原因，使CAP的诊治更为困难。此外，正确评价CAP的病情严重性，对选择治疗场所、抗生素的使用、是否给予呼吸及循环支持也十分重要。

【诊断标准】

1.临床表现

(1)发热：绝大多数CAP可出现发热，甚至高热，多呈急性起病，并可伴有畏寒或寒战。

(2)呼吸道症状：咳嗽是最常见的症状，大多伴有咳痰；病情严重者可有呼吸困难，病变累及胸膜时可出现胸痛，随深呼吸和咳嗽加重，少数患者出现咯血，多为痰中带血，或少量咯血。一般细菌引起的肺炎咳痰量较多，且多为黄脓痰，并可伴有异味，而病毒和非典型病原体引起的肺炎多为干咳。真菌引起的肺炎咯血较其他病原菌常见，且可出现大咯血。个别CAP患者可完全没有呼吸道症状。

(3)其他症状：常见症状包括头痛、乏力、纳差、肌肉酸痛、出汗等。相对少见症状有咽痛、恶心、呕吐、腹泻等。老人肺炎呼吸道症状少，而精神不振、神志改变、活动能力下降、食欲不振、心悸、憋气及血压下降多见。

(4)体征：常呈热性病容，重者有呼吸、脉搏加快，甚至出现紫绀及血压下降。典型者胸部检查可有患侧呼吸运动减弱、触觉语颤增强、叩诊浊音、听诊闻及支气管呼吸音或支气管肺泡呼吸音，可有湿啰音。如果病变累及胸膜可闻及胸膜摩擦音，出现胸腔积液则有相应体征。胸部体征常随病变范围、实变程度、是否累及胸膜等情况而异。CAP并发中毒性心肌炎或脑膜炎时出现相应的异常体征。

2.实验室检查

(1)血常规：白细胞总数及嗜中性粒细胞计数多升高，可出现红细胞沉降率加快、C反应蛋白升高，细菌引起的CAP血清降钙素原(PCT)多升高。部分患者可出现心肌酶、肝酶增高、肌酐、尿素氮升高及电解质紊乱。

(2)病原学检查:CAP患者的病原学检查应遵循以下原则。

①门诊治疗的轻、中度患者不必普遍进行病原学检查,只有当初始经验性治疗无效时才需进行病原学检查。

②住院患者应同时进行常规血培养和呼吸道标本的病原学检查。凡合并胸腔积液并能够进行穿刺者,均应进行诊断性胸腔穿刺,抽取胸腔积液行胸液常规、生化及病原学检查。

③侵袭性诊断技术,包括经支气管镜或人工气道吸引的下呼吸道标本,保护性支气管肺泡灌洗标本(BALF),保护性毛刷下呼吸道采集的标本(PSB)和肺穿刺活检标本,仅选择性地适用于以下CAP患者:经验性治疗无效或病情仍然进展者,特别是已经更换抗菌药物1次以上仍无效时;怀疑特殊病原体感染,而采用常规方法获得的呼吸道标本无法明确致病原时;免疫抑制宿主罹患CAP经抗菌药物治疗无效时;需要与非感染性肺部浸润性病变鉴别诊断者。

有关CAP病原体检测的标本、采集方法、送检、实验室检测方法及结果判定请参考中华医学会呼吸病学分会制定社区获得性肺炎诊断和治疗指南。值得提出的是,呼吸道标本,尤其是痰标本容易受到口咽部细菌的污染,且不同的病原菌对培养基及培养方法的要求也不同,培养的阳性率也差别很大,故普通培养结果应密切结合临床进行判断。此外,考虑病毒和非典型病原体(肺炎支原体、军团菌及肺炎支原体)感染者应进行急性期和恢复期双份血清抗体检测,怀疑真菌感染者应进行1,3-β-D葡萄糖抗原检测试验(G试验)和半乳甘露糖抗原检测实验(GM试验)。

3.辅助检查　影像学形态表现为肺部浸润性渗出影,呈片状或斑片状,实变及毛玻璃样阴影,个别患者可出现球型阴影,伴或不伴有胸腔积液,出现实变征者实变影内可见支气管充气征。其他X线表现尚可有间质性改变、粟粒或微结节改变、团块状改变、空洞形成等,但均少见。不同病原体所致肺炎其X线可以有一些不同的表现,但缺乏特异性,不能作为病原学诊断的依据。CAP病变范围不一,轻者仅累及单个肺段或亚段,重者整个肺叶或多肺叶受累、甚至累及双侧肺脏;个别白细胞缺乏及严重肺气肿、肺大泡患者肺部可没有浸润影。

【诊断标准】

1.CAP的临床诊断依据

(1)新近出现的咳嗽、咳痰或原有呼吸道疾病症状加重,并出现脓性痰,伴或不伴胸痛。

(2)发热。

(3)肺实变体征和(或)闻及湿性啰音。

(4)WBC>10×10^9/L或<4×10^9/L,伴或不伴细胞核左移。

(5)胸部X线检查显示片状、斑片状浸润性阴影或间质性改变,伴或不伴胸腔积液。

以上1~4项中任何1项加第5项,并除外肺结核、肺部肿瘤、非感染性肺间质性疾病、肺水肿、肺不张、肺栓塞、肺嗜酸性粒细胞浸润症及肺血管炎等后,可建立临床诊断。

2.CAP病情严重程度的评价及治疗场所选择

满足下列标准之一,尤其是两种或两种以上条件并存时病情较重,建议住院治疗。

(1)年龄≥65岁。

(2)存在以下基础疾病或相关因素之一。

①慢性阻塞性肺疾病。

②糖尿病。

③慢性心、肾功能不全。

④恶性实体肿瘤或血液病。

⑤获得性免疫缺陷综合征(AIDS)。

⑥吸入性肺炎或存在容易发生吸入的因素。

⑦近 1 年内曾因 CAP 住院。

⑧精神状态异常。

⑨脾切除术后。

⑩器官移植术后。

⑪慢性酗酒或营养不良。

⑫长期应用免疫抑制剂。

(3)存在以下异常体征之一。

①呼吸频率≥30 次/分。

②脉搏≥120 次/分。

③动脉收缩压<90mmHg(1mmHg=0.133kPa)。

④体温≥40℃或<35℃。

⑤意识障碍。

⑥存在肺外感染病灶如败血症、脑膜炎。

(4)存在以下实验室和影像学异常之一。

①WBC>20×10^9/L 或<4×10^9/L,或中性粒细胞计数<1×10^9/L。

②呼吸空气时 PaO_2<60mmHg,PaO_2/FiO_2<300,或 $PaCO_2$>50mmHg。

③血肌酐(SCr)>106μmol/L 或血尿素氮(BUN)>7.1mmol/L。

④血红蛋白<90g/L 或红细胞压积(HCT)<30%。

⑤血浆白蛋白<25g/L。

⑥有败血症或弥漫性血管内凝血(DIC)的证据,如血培养阳性、代谢性酸中毒、凝血酶原时间(PT)和部分凝血活酶时间(APTT)延长、血小板减少。

⑦X 线胸片显示病变累及 1 个肺叶以上、出现空洞、病灶迅速扩散或出现胸腔积液。不具备上述条件的患者为轻-中度肺炎,可门诊治疗,以节约医疗资源。

出现下列征象中 1 项或以上者可诊断为重症肺炎,病死率高,需密切观察,积极救治,有条件时,建议收住 ICU 治疗:意识障碍;呼吸频率≥30 次/分;PaO_2<60mmHg,PaO_2/FiO_2<300,需行机械通气治疗;动脉收缩压<90mmHg;并发感染中毒性休克。

3.CAP 耐药菌或特定病原菌感染的危险因素

(1)耐青霉素的肺炎链球菌易发生于下列患者年龄<65 岁;近 3 个月内应用过β-内酰胺类抗生素治疗;酗酒;多种临床合并症;免疫抑制性疾病(包括应用糖皮质激素治疗);接触日托中心的儿童。

(2)军团菌属感染多见于吸烟、细胞免疫缺陷(如器官移植)、肾功能衰竭或肝功能衰竭、糖尿病及恶性肿瘤患者。

(3)肠道革兰阴性菌感染多发生于居住在养老院，有心、肺基础病，有多种临床合并症，近期应用过抗生素治疗的患者。

(4)结构破坏性肺疾病(如：支气管扩张、肺囊肿、弥漫性泛细支气管炎等)，应用糖皮质激素(泼尼松＞10mg/d)，过去1个月中广谱抗生素应用＞7天，营养不良，外周血中性粒细胞计数＜1×10^9/L的患者容易感染铜绿假单胞菌。

(5)接触鸟类者应想到鹦鹉热衣原体、新型隐球菌感染的可能。

(6)有吸入因素者多合并厌氧菌感染。

【治疗原则】

1.*初始经验性抗菌治疗* 经验性抗菌药物治疗应覆盖CAP常见病原菌，并根据患者年龄、有无基础疾病及病情的严重性，结合本地、本医院常见病原菌及对抗菌药物的敏感性合理选药。CAP的诊断确定后应尽快给予抗菌药物治疗。对于需要住院或入住ICU的中、重度患者，入院后4～6小时内开始治疗可提高临床疗效，降低病死率，缩短住院时间。

2.*针对性抗菌治疗* 明确CAP感染的病原菌后，应参考体外抗菌药物敏感性试验结果及时调整抗菌药物。由于呼吸道标本易受口咽部定植菌的污染，培养结果应密切结合临床，如初始经验性治疗效果显著，即使培养出的细菌对所选抗生素耐药，也不应更改治疗方案。

3.*其他治疗* 在抗菌治疗的同时应给予休息、对症支持治疗，痰液黏稠不易咳出者应给予祛痰药，并发呼吸、循环衰竭者应给予相应治疗。

4.*疗效评价* 初始治疗后48～72小时应对治疗效果进行评价，治疗后一般状况改善，体温下降，呼吸道症状好转，白细胞总数及嗜中性粒细胞计数逐渐恢复表明治疗有效，X线胸片病灶吸收一般出现较迟。凡症状明显改善，不一定考虑痰病原学检查结果如何，仍可维持原有治疗。症状显著改善后，胃肠外给药者可改用同类或抗菌谱相近、或对致病原敏感的制剂口服给药，采用序贯治疗。初始治疗72小时后症状无改善或一度改善又恶化，视为治疗无效，其常见原因和处理如下。

(1)药物未能覆盖致病菌或细菌耐药，结合实验室痰培养结果并评价其意义，审慎调整抗感染药物，并重复病原学检查。

(2)特殊病原体感染，如分支杆菌、真菌、肺孢子菌、包括SARS和人禽流感在内的病毒或地方性感染性疾病。应重新对有关资料进行分析并进行相应检查，包括对通常细菌的进一步检测，必要时采用侵袭性检查技术，明确病原学诊断并调整治疗方案。

(3)出现并发症(脓胸、迁徙性病灶等)或存在影响疗效的宿主因素(如免疫损害)，应进一步检查和确认，进行相应处理。

(4)CAP诊断有误时，应重新核实CAP的诊断，明确是否为非感染性疾病。

5.*疗程及出院标准* CAP治疗的疗程取决于患者的基础疾病、病情严重性及致病菌，不宜将肺部阴影完全吸收作为停用抗菌药物的指证。对于普通细菌性感染，如肺炎链球菌，用药至患者热退后72小时即可；对于金黄色葡萄球菌、铜绿假单胞菌、克雷伯菌属或厌氧菌等容易导致肺组织坏死的致病菌所致的感染，建议抗菌药物疗程≥2周。对于非典型病原体，疗程应略长，如肺炎支原体、肺炎衣原体感染的建议疗程为10～14天，军团菌属感染的疗程建议为10～21天。经有效治疗后，患者病情明显好转，同时满足以下6项标准时，可以出院(原有基础疾病可影响到以下标准判断者除外)。

(1)体温正常超过24小时。

(2)平静时心率≤100次/分。

(3)平静时呼吸≤24次/分。

(4)收缩压≥90mmHg。

(5)不吸氧情况下,动脉血氧饱和度正常。

(6)可以接受口服药物治疗,无精神障碍等情况

【预防】

合理饮食、锻炼身体、增强体质、避免过度劳累和受凉,以及健康的生活方式,如戒烟、避免酗酒有助于减少肺炎的发生。预防接种肺炎链球菌疫苗可减少肺炎链球菌肺炎的发生,接种流感疫苗可减少流感及并发肺炎的可能性。

二、医院获得性肺炎

医院获得性肺炎(HAP)亦称医院内肺炎(NP),是指患者入院时不存在、也不处于感染潜伏期,而于入院48h后在医院(包括老年护理院、康复院)内发生的肺炎,包括在医院内获得感染而于出院后48h内发病的肺炎。其中以呼吸机相关肺炎(VAP)最为常见,VAP指建立人工气道(气管插管或切开)和接受机械通气48h后发生的肺炎。

【病因】

通常由细菌引起。常见病原体包括革兰阴性菌(如铜绿假单胞菌、肺炎克雷伯菌、不动杆菌属)和革兰阳性菌(包括金黄色葡萄球菌、耐甲氧西林金黄色葡萄球菌)。厌氧菌不是引起HAP的常见菌种。嗜肺军团菌可因医院水中寄生该菌或施工建设而作为引起HAP的常见细菌。真菌如念珠菌属和烟曲霉菌可能发生于器官移植或免疫缺陷的中性粒细胞减少患者,但在免疫功能正常的患者中不常见。

【危险因素】

1.宿主　老年人、慢性肺部疾病或其他基础疾病、恶性肿瘤、免疫受损、昏迷、吸入及近期呼吸道感染等。

2.医源性因素　长期住院特别是久住ICU、人工气道和机械通气、长期经鼻留置胃管、胸腹部手术、先期抗生素治疗、糖皮质激素、细胞毒药物和免疫抑制药、H_2受体阻滞药和抗酸药应用者。

3.危险因素与病原学分布的相关性

(1)金黄色葡萄球菌:见于昏迷、头部创伤、近期流感病毒感染、糖尿病及肾衰竭者。

(2)铜绿假单胞菌:见于长期住ICU、长期应用糖皮质激素及抗生素、支气管扩张、粒细胞缺乏及晚期AIDS患者。

(3)军团菌:与应用糖皮质激素、地方性或流行性因素有关。

(4)厌氧菌:与腹部手术及上呼吸道病原体吸入有关。

【发病机制】

1.病原体来源　医疗装置或环境(空气、水、设备和飞沫),可以随着微生物在工作人员和患者之间的转移而发生感染。

2.口咽部定植菌误吸　是 HAP 主要发病机制。正常成年人口咽部革兰阴性菌分离率<5%,住院后致病菌定植明显增加。吞咽和咳嗽反射减弱或消失如老年、意识障碍、食管疾病、气管插管、鼻胃管、胃排空延迟及张力降低者更易发生误吸。

胃腔内细菌的逆向定植可能是口咽部致病菌重要来源与途径。胃液酸度下降如应用抗酸药和 H_2 受体阻滞药,或老年、酗酒、胃肠道疾病、营养不良和接受鼻饲者,胃内细菌定植增加。

3.气管套管周围细菌吸入　是 HAP 另一发病机制。

【临床表现】

1.症状

(1)起病:急性起病,伴畏寒、发热等。

(2)呼吸系统症状:咳嗽、咳痰、呼吸困难及胸痛等。

(3)肺外症状:包括头痛、乏力、腹胀、恶心、呕吐及食欲减退等,重症可有缺氧、休克、少尿甚至肾衰竭等相应表现。

(4)老年、免疫功能抑制患者:可仅出现发热等轻微临床症状。

2.体征　肺部炎症出现实变时,触诊语颤增强,叩诊呈浊音或实音,听诊可有管状呼吸音或湿啰音。

3.血常规

(1)外周血白细胞总数和中性粒细胞比例常升高。但在老年、重症、免疫抑制等患者可不出现白细胞增高,甚至下降。

(2)急性期 C 反应蛋白、红细胞沉降率可升高。

4.影像学检查　胸部 X 线检查有新的或进展的浸润表现。

【诊断】

1.临床诊断依据

(1)新近出现的咳嗽、咳痰或原有呼吸道疾病症状加重,并出现脓性痰,伴或不伴胸痛。

(2)发热。

(3)肺实变体征和(或)闻及湿性啰音。

(4)WBC>10×10^9/L 或<4×10^9/L,伴或不伴细胞核左移。

(5)胸部 X 线检查显示片状、斑片状浸润性阴影或间质性改变,伴或不伴胸腔积液。

以上 1~4 项中任何一项加第 5 项,并除外肺结核、肺部肿瘤、非感染性肺间质性疾病、心力衰竭和肺水肿、肺不张、肺栓塞、ARDS、肺嗜酸性粒细胞浸润症及肺血管炎、药物性肺损伤等后,可建立临床诊断。

2.病原学诊断　检测方法同 CAP。

虽然一些基础疾病和危险因素有助于对感染病原体的判定，但由于HAP病原谱复杂、多变，而且多重耐药菌频发，应特别强调病原学诊断。

呼吸道分泌物细菌培养要重视半定量培养，培养结果意义的判断需参考细菌浓度，同时建议常规进行血培养。

建立人工气道的患者，可将气管插管吸引物(ETA)送检，污染可减少。应用ETA、支气管肺泡灌洗(BAL)、防污染样本毛刷(PSB)标本定量培养的方法判断肺炎病原体：细菌生长浓度超过规定阈值，可判断为肺炎的病原体；低于规定阈值浓度则可认定是定植或污染菌。

在免疫损害宿主应重视特殊病原体(真菌、肺孢子菌、分枝杆菌、CMV)的检查，临床采样可考虑经支气管肺活检甚至开胸肺活检。

【病情严重程度评价】

1.轻、中症　一般状态较好，早发性发病(入院≤5d、机械通气≤4d)，无高危因素，生命体征稳定，器官功能无明显异常。

2.重症　出现重症肺炎判定标准(见CAP)中1项或以上者可诊断，需密切观察，积极救治，有条件时，建议收住ICU治疗。

【治疗】

1.经验性治疗

(1)轻、中症

①病原体：肠杆菌科细菌、流感嗜血杆菌、肺炎链球菌、甲氧西林敏感金黄色葡萄球菌(MSSA)等。

②抗菌药物选择：第二、三代头孢菌素(不必包括具有抗假单胞菌活性者)；β-内酰胺类/β-内酰胺酶抑制药；青霉素过敏者选用喹诺酮类或克林霉素联合(新)大环内酯类药物。

(2)重症

①病原体：铜绿假单胞菌、耐甲氧西林金黄色葡萄球菌(MRSA)、不动杆菌、肠杆菌属细菌、军团杆菌、厌氧菌、真菌等。

②抗菌药物选择：氨基糖苷类或喹诺酮类联合下列药物之一，抗假单胞菌β-内酰胺类(头孢他啶、头孢哌酮、哌拉西林、替卡西林、美洛西林)、广谱β-内酰胺类/β-内酰胺酶抑制药(替卡西林/克拉维酸、头孢哌酮/舒巴坦钠、哌拉西林/他唑巴坦)、亚胺培南和氨曲南，必要时联合万古霉素。

2.针对病原体治疗

(1)金黄色葡萄球菌：MSSA首选苯唑西林或氯唑西林单用或联合利福平、庆大霉素。MRSA首选糖肽类抗生素(万古霉素、去甲万古霉素及替考拉宁等)，新药利奈唑胺穿透力强，肺组织浓度很高，推荐用于MRSA所致HAP或VAP的治疗。

(2)肠杆菌科(大肠埃希菌、克雷伯杆菌、变形杆菌、肠杆菌属等)：首选第三代头孢菌素、β-内酰胺类/β-内酰胺酶抑制药(氨苄西林/舒巴坦钠、阿莫西林/克拉维酸、哌拉西林/他唑巴坦、头孢哌酮/舒巴坦钠)或联合氨基糖苷类(参考药敏试验可以单用)。

另外，肠杆菌科细菌易产生超广谱β-内酰胺酶(ESBLs)，治疗上可选用碳青霉烯类(亚胺培南、美罗培南)或第四代头孢菌素如头孢吡肟及β-内酰胺类/β-内酰胺酶抑制药等。

(3)流感嗜血杆菌:首选第二、三代头孢菌素、新大环内酯类、复方磺胺甲噁唑、氟喹诺酮类。替代用药选用多西环素、β-内酰胺类/β-内酰胺酶抑制药(氨苄西林/舒巴坦钠、阿莫西林/克拉维酸)。

(4)铜绿假单胞菌:首选抗假单胞菌β-内酰胺类(哌拉西林/他唑巴坦、替卡西林/克拉维酸、美洛西林、头孢他啶、头孢哌酮/舒巴坦钠)、碳青霉烯类(亚胺培南、美罗培南)、环丙沙星、氨基糖苷类。

(5)不动杆菌:首选碳青霉烯类(亚胺培南、美罗培南)或氟喹诺酮类联合阿米卡星,或头孢他啶(亚胺培南不与头孢他啶联合)。

(6)军团菌:首选红霉素联合利福平、环丙沙星、左氧氟沙星。经验较成熟的药物是红霉素,其他药物仅在体外试验有效,临床尚待研究。红霉素开始剂量为2g/d静脉滴注,改善后改口服2g/d,总疗程3周。

(7)厌氧菌:首选青霉素联合甲硝唑、克林霉素、β-内酰胺类/β-内酰胺酶抑制药。

(8)真菌:酵母菌(新型隐球菌)、酵母样菌(念珠菌属)和组织胞浆菌大多对氟康唑敏感,可作为首选用药;曲霉菌可首选伊曲康唑。两性霉素B抗菌谱最广,活性最强,但不良反应重,应用常受限。

3.疗程 疗程应个体化,其长短取决于感染的病原体、严重程度、基础疾病及临床治疗反应等。一般建议疗程:流感嗜血杆菌感染10~14d;肠杆菌科细菌、不动杆菌感染14~21d;铜绿假单胞菌感染21~28d;金黄色葡萄球菌感染21~28d;MRSA可适当延长疗程;伊氏肺孢子菌感染14~21d;军团菌、支原体及衣原体感染14~21d。

【预防】

1.一般性预防

(1)患者取半卧位以减少吸入危险性:诊疗器械,特别是呼吸治疗器械应用前须严格消毒、灭菌。医护人员洗手是减少和防止交叉感染的最简便和有效措施之一。

(2)对ICU进行感染监测,及时发现并报告当地的和新的病原菌,为控制感染提供参考,并指导HAP患者的治疗。

2.插管和机械通气

(1)应尽可能避免插管和再插管或尽可能缩短人工气道留置和机械通气时间。

(2)应尽可能采用无创性通气或采用经口腔气管插管和经口腔胃插管,避免经鼻气管插管和经鼻胃插管。

(3)连续吸出舌下分泌物,气管内套管的压力应当保持在20cmH_2O以上,预防套管周围病原菌漏出进入下呼吸道。

(4)污染的浓集物应当从呼吸机回路中小心排空,防止进入气管插管或留置的雾化吸入器中。

(5)缩短入住ICU的时间,缩短机械通气的时间。

【注意事项】

下列人群易发生关于医疗机构相关性肺炎(HCAP),应加以预防。

1.长期居住在养老院或康复机构的人群。

2.本次感染前 90d 以前因急性病住院治疗,且住院时间超过 2d 者。

3.本次感染前 30d 内接受过静脉抗菌药物治疗、化疗或伤口护理者。

4.在医院或透析门诊定期接受血液透析者。

5.与医疗机构密切接触的人群。

这些人群虽然是入院 48h 内发病,以往被列入 CAP 中,但因其病原体分布与 HAP 相似,具有多重耐药菌感染风险,需要早期应用广谱和强力有效的抗菌药物,现在已定义为医疗机构相关性肺炎(HCAP)。

三、细菌性肺炎

(一)肺炎链球菌肺炎

【定义及概况】

肺炎链球菌肺炎是肺炎链球菌感染引起的急性肺组织炎症,为社区获得性细菌性肺炎中最常见的一种。约占社区获得性细菌性肺炎的半数,医院内肺炎中仅占 3%～10%。肺炎链球菌肺炎通常以上呼吸道急性感染起病,临床表现为高热、畏寒、咳嗽、血痰及胸痛,并有肺实变体征等。自从抗菌药物广泛应用,临床表现趋于不典型。国内肺炎链球菌肺炎缺乏确切的发病率,在美国其每年发病人数约为 50 万。近来虽然在诊断、治疗和预防等方面有了很大进步,但此病在全世界仍有较高的发病率和病死率。

【病因】

肺炎链球菌为革兰阳性双球菌,有荚膜,属链球菌科的链球菌属。肺炎链球菌在人体内能形成荚膜,系多糖多聚体,可保护细菌免受吞噬细胞吞噬。在普通染色标本中,菌体外围的荚膜区呈不着色的半透明环。根据荚膜多糖抗原特性,肺炎链球菌可分近 90 个血清型,大多数菌株不致病或致病力很弱,仅部分菌株有致病力,荚膜多糖抗原与肺炎球菌的致病力有密切关系。成人致病菌多为 1～9 型,以第 3 型毒力最强,常致严重肺炎。

【发病机制】

1.基本发病机制　肺炎链球菌为口咽部定植菌,主要靠荚膜对组织的侵袭作用引起组织的炎性反应,通常在机体免疫功能低下时致病。在全身及呼吸道防御功能受损时,如上呼吸道病毒感染、受凉、淋雨、劳累、糖尿病、醉酒或全身麻醉均可使机体对肺炎链球菌易感。肺炎链球菌经上呼吸道吸入肺泡并在局部繁殖。细菌不产生毒素,不引起原发性组织坏死或形成空洞,其致病力是由于含有高分子多糖体的荚膜对组织的侵袭作用。细菌能躲避机体吞噬细胞的吞噬过程,并主要在肺泡内的富含蛋白质的渗液中繁殖。首先引起肺泡壁水肿,然后迅速出现白细胞和红细胞渗出,含菌的渗出液经 Cohn 孔向邻近肺泡扩散,甚至蔓及几个肺段或整个肺叶,典型的结果是导致大叶性肺炎。

2.非典型表现发病机制　患有黏液、纤毛运动障碍的患者如慢性阻塞性肺病(COPD),或肺水肿及心力衰竭，特别容易感染本菌，老年及婴幼儿感染可沿支气管分布即支气管肺炎。

【病理】

病理改变有充血水肿期、红色肝变期、灰色肝变期和消散期。整个过程包括肺组织充血水肿，肺泡内浆液性渗出和红、白细胞浸润，吞噬细菌，继而纤维蛋白渗出物溶解、吸收，肺泡重新充气。初阶段是充血，特点是大量浆液性渗出物，血管扩张及细菌迅速增殖，持续1～2天；下一阶段叫做“红色肝样变”，即实变的肺脏呈肝样外观，一般从第3天开始，肺泡腔内充满多形核细胞，血管充血及红细胞外渗，因此肉眼检查呈淡红色。接着是“灰色肝样变”期，第4～6天达到高峰，该期的纤维蛋白集聚与处于不同阶段的白细胞和红细胞有关，肺泡腔充满炎症渗出物。最后阶段是以渗出物吸收为特征的消散期，常在病程第7～10天出现。实际上四个病理阶段很难绝对分开，往往相互重叠，而且在使用抗生素的情况下，这种典型的病理分期已很少见。病变消散后肺组织结构多无损坏，不留纤维瘢痕。

极个别患者由于机体反应性差，肺泡内白细胞不多，白细胞溶解酶少，纤维蛋白吸收不完全，甚至有成纤维细胞形成，发生机化性肺炎。如细菌毒力强且未及时使用有效抗生素，15%～20%细菌经胸淋巴导管进入血循环，形成肺外感染包括胸膜炎、关节炎、心包炎、心内膜炎、腹膜炎、中耳炎，5%～10%可并发脓胸，少数可发生败血症或感染性休克，侵犯脑膜可引起化脓性脑膜炎。

【临床表现】

1.症状

(1)常见症状

本病以冬季和初春为多，这与呼吸道病毒感染流行有一定关系。青壮年男性或老幼多见。本病发病随年龄增大，发病率不断增高，春、冬季节因带菌率较高为本病多发季节。

1)诱因：常有受凉、淋雨、疲劳、醉酒、精神刺激、上呼吸道病毒感染史，半数左右的病例有上呼吸道感染的先驱症状。

2)全身感染中毒症状：起病多急骤，有高热，体温在数小时内可升到39～40℃，高峰在下午或傍晚，亦可呈稽留热型，与脉率相平行。常伴有畏寒，半数有寒战。可有全身肌肉酸痛，口角或鼻周出现单纯疱疹。

3)呼吸系统症状：咳嗽，初起无痰或痰量不多，后逐渐变成带脓性、血丝或“铁锈”痰液。

(2)非典型症状

仅表现为高热或胸痛，而呼吸道症状不明显，可有食欲锐减、恶心、呕吐、腹痛、腹泻；患侧胸痛，可放射至肩部、腹部，咳嗽或深呼吸时加重，有时被误诊为急腹症、心绞痛或心肌梗死。累及脑膜时可表现意识模糊、烦躁不安、嗜睡、谵妄等。但在很多情况下，特别是婴幼儿和老年患者，本病较为隐袭，症状可不典型。少数年老体弱者起病后不久便表现为休克。

2.体征

(1)常见体征

1)急性热病容：面颊绯红、鼻翼扇动、皮肤灼热、干燥、口角及鼻周有疱疹；病变广泛、低氧血症时，可出现气急、发绀。

2)肺部体征：典型的肺部实变体征受累侧胸部呼吸运动减弱，呼吸音减低，可闻及少许湿性啰音。大片肺叶实变时才有典型的实变体征如叩诊呈浊音，语颤增强，管状呼吸音和湿性啰音。病变累及胸膜时可引起局部胸壁压痛，听诊有胸膜摩擦音；并发大量胸腔积液时，气管可偏移，叩诊实音，呼吸音减低或消失。

(2)非典型体征

1)在年幼、体弱和老年人以及感染早期，临床表现可不明显，仅表现出疲乏、精神恍惚或体温升高。

2)由于早期诊断及治疗，近年来一般肺炎链球菌肺炎可能在未完全实变时已开始消散，部分可不出现明显的异常体征，仅有高热，无干、湿性啰音。

3)少数有脓毒血症者，可出现皮肤、黏膜出血点，巩膜轻度黄染。发现头痛特别是颈部疼痛或有僵硬感，颈有阻力提示可能累及脑膜。心率增快、心界的扩大，提示心力衰竭。炎症延及膈胸膜外围可引起上腹部压痛，炎症严重者可引起腹部胀气及肠梗阻。严重感染可并发休克，血压下降或测不出。

【实验室检查】

1.常见表现

1)血常规检查血白细胞计数多数在$(10\sim30)\times10^9/L$，中性粒细胞常超过80%，并有核左移或见胞质内毒性颗粒。

2)病原学检查合格痰标本涂片检查有大量中性粒细胞和革兰阳性成对或短链状球菌，尤其在细胞内者，具有诊断参考意义。痰培养分离出肺炎链球菌是诊断本病的主要依据，可利用型特异抗血清确定出分离菌株的型别，但国内临床细菌室没有常规做菌型测试。为减少污染，应在漱口后采集深咳痰液，微生物标本必须在抗菌药物使用前留取，否则明显影响培养阳性率。

3)血气分析可出现动脉血氧分压(PaO_2)降低、二氧化碳分压($PaCO_2$)正常或降低，因原有基础病不同可有代谢性酸中毒改变。

2.非典型表现　年老体弱、酗酒、免疫力低下者的白细胞计数常不增高，但中性粒细胞百分比仍升高。约10%～20%合并菌血症，重症感染不应忽视血培养的临床意义。也可经支气管镜防污染毛刷或支气管肺泡灌洗采样，因系侵袭性检查，仅限于少数重症感染。如合并胸腔积液，应积极抽胸液进行细菌培养。血培养阳性率不高，只有在病程早期的短暂菌血症期或并发脓毒血症时血培养才会出现阳性。

【器械检查】

1.常见表现　病变早期肺部仅见纹理增多，或局限于肺段的淡薄、均匀阴影；随着病情进展，典型表现为肺叶或肺段分布的大片呈均匀致密阴影，在实变阴影中可见支气管充气征。也可表现为一个肺段中单一区域或几个区域的浸润影。在有效抗生素治疗数日后开始消散，一般3周后完全消散。

2.不典型表现　由于抗生素的应用，典型的大叶实变已少见。肋膈角可有少量胸腔积液征。在肺炎消散期，X线显示炎性浸润逐渐吸收，部分区域吸收较早，可呈现“假空洞”征。老年人病灶消散较慢，容易出现吸收不完全而发展为机化性肺炎。少数病人可伴有胸膜增厚，并发胸膜或心包积液时可出现相应改变。

【诊断】

凡急性发热伴咳嗽、胸痛和呼吸困难都应怀疑为肺炎链球菌肺炎。根据病史、体征、胸部X线改变，痰涂片、痰培养或血培养，涂片革兰染色可见成对或短链状排列的阳性球菌、荚膜肿胀反应而缺乏其他优势菌群，并有大量的中性粒细胞，可作出初步诊断。痰培养分离出肺炎链球菌是诊断本病的主要依据，但如能在胸液、血液、肺组织或经气管吸出物中检出肺炎链球菌，则具有确诊价值。严重的病人病情变化急骤，开始表现轻微，但在数小时内发生唇绀、呼吸急促、鼻翼扇动和末梢循环衰竭引起休克等。无发热，特别是低体温往往与病情恶化相关。

【鉴别诊断】

1.常见表现鉴别诊断

(1)干酪性肺炎：急性结核性肺炎临床表现与肺炎链球菌肺炎相似，X线亦有肺实变，但结核病常有低热乏力，痰中容易找到结核菌。X线显示病变多在肺尖或锁骨上、下，密度不均，久不消散，且可形成空洞和肺内播散。典型肺炎多发生于中下叶，阴影密度均匀。而肺炎链球菌肺炎经青霉素等治疗3～5天，体温多能恢复正常，肺内炎症也较快吸收。

(2)肺癌：少数周围型肺癌X线影像颇似肺部炎症。但一般不发热或仅有低热，周围血白细胞计数不高，痰中找到癌细胞可以确诊。中央型肺癌可伴阻塞性肺炎，经抗生素治疗后炎症消退，肿瘤阴影渐趋明显；或者伴发肺门淋巴结肿大、肺不张。对于有效抗生素治疗下炎症久不消散或者消散后又复出现者，尤其在年龄较大者，要注意分析，必要时做CT、痰脱落细胞和纤支镜检查等，以确定诊断。

(3)急性肺脓肿：早期临床表现与肺炎链球菌肺炎相似。但随着病程的发展，出现大量特征性的脓臭痰。致病菌有金黄色葡萄球菌、克雷白杆菌及其他革兰阴性杆菌和厌氧菌等。葡萄球菌肺炎病情往往较重，咳脓痰。X线胸片表现为大片炎症，伴空洞及液平。克雷白杆菌肺炎常引起坏死性肺叶炎症，累及上叶多见，痰呈红棕色胶冻样。肺脓肿X线显示脓腔和液平，较易鉴别。但须警惕肺脓肿与肺结核可同时存在。

(4)其他病菌引起的肺炎：葡萄球菌肺炎和革兰阴性杆菌肺炎，临床表现较严重。克雷白杆菌肺炎等常见于体弱、心肺慢性疾病或免疫受损患者，多为院内继发感染；痰液、血或胸液细菌阳性培养是诊断不可缺少的依据。病毒和支原体肺炎一般病情较轻，支原体肺炎和衣原体肺炎较少引起整个肺叶实变，可常年发作无明显季节特征；白细胞常无明显增加，临床过程、痰液病原体分离和血液免疫学试验对诊断有重要意义。

2.非典型表现鉴别诊断

(1)渗出性胸膜炎：可与下叶肺炎相混淆，有类似肺炎的表现，如胸痛、发热、气急等症，但咳嗽较轻，一般无血痰，胸液量多时可用X线检查、B超定位进行胸腔穿刺抽液，以明确诊断，须注意肺炎旁积液的发生。

(2)肺栓塞：常发生于手术、长期卧床或下肢血栓性静脉炎病人，表现为突然气急、咳嗽、咯血、胸痛甚至昏迷，一般无寒战和高热，白细胞中等度增加，咯血较多见，很少出现口角疱疹。肺动脉增强螺旋CT或肺血管造影可以明确诊断；但须警惕肺炎与肺栓塞可同时存在。

(3)腹部疾病：肺炎的脓毒血症可发生腹部症状，病变位于下叶者可累及膈胸膜，出现上腹痛，应注意与膈下脓肿、胆囊炎、胰腺炎、胃肠炎等进行鉴别。

【治疗】

1.*药物治疗* 一经疑似诊断应立即开始抗生素治疗，不必等待细菌培养结果。青霉素可作为肺炎链球菌肺炎的首选药物，对无并发症的肺炎链球菌肺炎经验性治疗推荐青霉素，给青霉素 G 80 万～240 万单位静脉注射，1 次/4～6h。青霉素自问世以来一直被认为是治疗肺炎链球菌感染的常规敏感药物。但自从 20 世纪 60～70 年代在澳大利亚和南非首次报道发现耐青霉素肺炎链球菌(PRSP)以来，PRSP 流行呈上升趋势；对 PRSP 引起的各种感染均应选择青霉素以外的抗生素治疗，但对低度耐药株可用大剂量的青霉素 G，使血药浓度远高于 MIC 以取得较好的抗菌效果。对于严重肺炎链球菌感染伴发原发疾病患者，也可选用青霉素 G，须在治疗过程中注意观察疗效，并根据药敏结果及时调整给药方案。医源性感染患者对青霉素低度耐药者可选用大剂量青霉素 G 治疗，β-内酰胺类抗生素中以阿莫西林为最有效的药物，其他有效药物包括青霉素类如氨苄西林、阿莫西林，头孢菌素中的头孢唑啉、头孢丙烯、头孢克洛、头孢噻肟、头孢曲松也有效。万古霉素对 PRSP 感染有极强的抗菌活性，替考拉宁作用与万古霉素相似，不良反应减轻，半衰期延长。对青霉素过敏者，可静脉滴注红霉素，或口服克拉霉素或阿奇霉素。大环内酯类抗生素的抗菌活性，以红霉素最强，但国内耐红霉素肺炎链球菌的比例高达 50%。阿奇霉素与红霉素等沿用品种相比，其对流感嗜血杆菌和非典型病原的抗微生物活性明显增强；与头孢呋辛等 β-内酰胺类抗生素相比，对呼吸道非典型病原有良好活性。由于阿奇霉素血浓度较低，国内外不推荐用于治疗伴有菌血症的肺炎链球菌肺炎。大环内酯类新品种，如罗红霉素、阿奇霉素、克拉霉素抗菌谱没有明显扩大，常用于社区获得性感染，不宜作为重症感染的主要药物，除非有病原体检查结果支持或临床高度疑似为军团菌感染。在体外和动物实验中，许多药物的联合用药表现出了很大的抗菌活性，如头孢曲松与万古霉素，氨苄西林与利福平，阿莫西林与头孢噻肟，氯苯吩嗪与头孢噻肟，对 PRSP 表现出协同作用，可能在将来针对 PRSP 感染的治疗中是一种较好的方案。PRSP 感染危及病人的生命，病死率高，更为严重的是 PRSP 菌株在病人之间的传播，控制感染方案失败，抗生素使用不合理，均可引起医院感染，因此对 PRSP 进行预防控制是很有必要的。新一代氟喹诺酮类组织渗透性好，痰液中药物浓度多达血药浓度的 50%以上，肺组织浓度可达血浓度的 3～4 倍。如左氧氟沙星、莫西沙星、加替沙星对大多数中度耐药菌株有效。在第三代头孢菌素耐药比较高的某些地区，尽管经验性选用万古霉素治疗的方案有争议，但临床医生根据经验将氟喹诺酮或万古霉素作为首选。如对青霉素高度耐药，可用第三代头孢菌素，如头孢曲松或头孢噻肟，或伊米配能等。抗菌药物疗程一般为 5～7 天，或在退热后 3 天停药。对衰弱病人疗程应适当延长。除抗生素治疗外，还应予以适当的对症治疗和支持治疗，包括卧床休息、补充液体及针对胸膜疼痛使用止痛药。

2.*治疗矛盾及对策* 近 20～30 年来，肺炎链球菌对抗生素的耐药性日益流行，给临床治疗带来困难。国外已有 20%～40%的肺炎链球菌对青霉素中度耐药或高度耐药(PRSP)，我国肺炎链球菌的耐药率尚低，中度耐药可采取加大青霉素剂量而获得有效治疗的方法，青霉素高度耐药菌株在我国甚少约为 0～5%，但有逐年上升的趋势。国内已有资料显示肺炎链球菌对大环内酯类、磺胺类等抗生素耐药率很高，疑诊或明确为该菌感染时不宜选用。而肺炎链球菌多重耐药株(MDRP)也逐渐增多，引起医院内暴发流行。北京地区多重耐药肺炎链球菌上升到2001～2002年的6.9%。上海地区部分医院研究发现肺炎链球菌对除万古霉素以外抗菌药有不同程度的耐药性,同时存在交叉耐药现象。在某些地区肺炎链球菌对青霉素、头孢克洛、头孢呋辛等不敏感率也较高,应根据当地实际情况决定是否选用。肺炎链球菌对新型氟喹诺酮类敏感,但近来报告出现的耐药菌株已引起了人们的高度重视。万古霉素对所有肺炎链球菌均有抗菌活性,可作为伴有青霉素高耐药菌株易感因素的重症患者的首选药物。

3.并发症的处理

1)肺外感染:经适当抗生素治疗以后,高热一般在24h内消退,或在数天内呈分离性下降,如体温再升或3天后仍不退者,应考虑肺炎链球菌的肺外感染,如脓胸、心包炎或关节炎等。持续发热的其他原因还有混杂细菌感染,药物热或存在其他并存的疾患。肺炎治疗不当,可有5%并发脓胸,对于脓胸病人应予置管引流冲洗,慢性包裹性脓胸应考虑外科肋间切开引流。

2)脑膜炎:如疑有脑膜炎时,给予头孢噻肟2g静脉注射,1次/4～6h或头孢曲松1～2g静脉注射,1次/12h,同时给予万古霉素1g静脉注射,1次/12h,可加用利福平600mg/天口服,直至取得药敏结果。除静脉滴注有效抗生素外,应行腰穿明确诊断,并积极脱水,吸氧并给予脑保护。

3)感染性休克:强有效的控制感染是关键,有并发症如脓胸而需要引流或有转移感染灶如脑膜炎、心内膜炎、脓毒性关节炎需加大青霉素剂量。补充血容量,对老年发热病人慎用解热镇痛药,特别合并低血压者注意防止虚脱,补足液体量。可加用血管活性药物以维持休克患者的血压,保证重要脏器的血液灌流,并维持血压不低于100/60mmHg,现临床上常用以下方法。

①多巴胺以微量泵入,严重时加阿拉明静脉滴注。

②输氧。一般鼻导管给氧,呼吸衰竭可考虑气管插管、气管切开和呼吸机辅助通气。

③纠正水、电解质和酸碱失衡。监护期间要密切随访血电解质、动脉血气,尤其是对COPD患者。

4)其他:临床表现腹痛又合并高热患者,排除外科急腹症可应用解热镇痛药;因基础病不同酌情予以解痉止痛药。如果临床症状逐步改善,而且病因明确,不应改变治疗方案。当病人仍无好转时,需考虑以下因素:病因诊断错误,药物选用不当,疾病已属晚期或重复感染,合并症使病人抵抗力低下,用药方法错误,肺炎链球菌属耐药菌株。青霉素的发现使肺炎链球菌性肺炎的病死率大大降低,本病总病死率为10%,但在已知病原菌的社区获得性肺炎死亡病例中,肺炎链球菌肺炎仍占较大比例。一般主张对35岁以上的病人要随访X线检查。胸部X线检查可能要在几周之后才能看到浸润消散,病情严重及有菌血症或原先已有慢性肺病的病人尤其如此。有肿瘤或异物阻塞支气管时,肺炎虽在治疗后消散,但阻塞因素未除,仍可再度出现肺炎。治疗开始6周或6周以上仍然有浸润,应怀疑其他疾病如原发性支气管癌或结核的可能。

【预后】

本病自然病程1～2周。发病第5～10天时,发热可以自行骤降或逐渐减退。使用有效的抗菌药物可使体温在2～3天内恢复正常,病人顿觉症状消失,逐渐恢复健康。接受治疗较早的轻型病人,一般在24～48h内体温下降,但病情严重的病人,特别是具有预后不良因素的病人，往往需4天或4天以上才能退热。预后不佳的因素为：幼儿或老年，特别是1岁以下及60岁以上，血培养阳性，病变广泛、多叶受累者，周围血白细胞计数<4000/mm^3，合并其他疾病如肝硬化、心力衰竭、免疫抑制、血液丙种球蛋白缺乏、脾切除或脾功能丧失、尿毒症等，某些血清型尤其是第3和第8型的病原体，发生肺外并发症如脑膜炎或心内膜炎。在已知病原菌的社区获得性肺炎死亡病例中，肺炎链球菌肺炎仍占较大比例。

【预防】

避免淋雨受寒、疲劳、醉酒等诱发因素。对于易感人群可注射肺炎链球菌多糖疫苗。20世纪20年代曾用过肺炎链球菌疫苗，由于抗生素的兴起而被摒弃，随着耐药菌的增加，近十余年来，疫苗接种又重新受到重视。目前多采用多型组合的纯化荚膜抗原疫苗，有商品供应的疫苗含肺炎链球菌型特异多糖抗原中的23种抗原，覆盖85%～90%引起感染的肺炎链球菌菌型。有研究表明，哮喘人群中侵袭性肺炎球菌病的发生率增加；接种肺炎链球菌多价荚膜多糖疫苗可减少其感染和携带率。虽然对精确的保护水平尚不甚了解，因为通常不能作抗体效价测定，一般认为健康人注射肺炎链球菌疫苗后2～3周，血清内出现抗体，4～8周抗体效价持续增高，可降低肺炎链球菌肺炎的发病率，有效率超过50%，保护的期限至少1年以上。对于高危人群，5～10年后需重复接种。

（二）葡萄球菌肺炎

【概述】

葡萄球菌肺炎是由葡萄球菌引起的急性化脓性肺部炎症，多发生于对葡萄球菌免疫力较差的机体，如有糖尿病、肝病、营养不良等基础疾病史者。皮肤感染灶（痈、疖、毛囊炎、蜂窝组织炎、伤口感染）中的葡萄球菌可经血循环抵达肺部，引起多处肺实变、化脓及组织破坏，形成单个或多发性肺脓肿。葡萄球菌为革兰染色阳性球菌，分金黄色葡萄球菌及表皮葡萄球菌两类，以前者致病性较强。

【诊断】

1.症状

（1）可有先驱的上呼吸道感染史，并有典型的流感症状。

（2）多数急性起病，血源性金黄色葡萄球菌肺炎常有皮肤疖痈史，皮肤烧伤、裂伤、破损等葡萄球菌感染史。有血管导管留置史者易并发感染性心内膜炎，患者有明显胸痛，呼吸困难、高热、寒颤，而咳嗽、咳痰较少见，可有心悸、心力衰竭表现。一部分患者有金黄色葡萄球菌败血症史，但找不到原发病灶。

（3）通常全身中毒症状突出，急起高热、乏力、大汗、肌肉关节痛，多为高热或过高热，呈稽留热型，寒颤、咳嗽，咳黄脓痰、脓血痰、粉红色乳样痰，无臭味，胸痛和呼吸困难进行性加重，发绀。重者呼吸窘迫及血压下降，有少尿等末梢循环衰竭表现；少部分患者肺炎症状不典型，可亚急性起病。

（4）血行播散者早期以中毒表现为主，呼吸道症状不明显。患有慢性疾病者及老年人、某些不典型病例可呈亚急性起病。

2.体征

（1）起病急骤，体温高达39～40℃，呈稽留热型，有畏寒、寒颤。

(2)有显著的毒血症状,如出汗、食欲不振、乏力,少数体质衰弱者可出现精神委靡,甚至神志模糊。

(3)呼吸困难、发绀,起病数日后两肺听诊可有散在湿性啰音。

(4)注意腹部体征,尤其是肝部有无触痛、叩击痛等,有无皮肤特别是下肢是否有破损和感染灶存在,如有这些体征,肺炎则为血行播散所引起。

3.检查

(1)白细胞计数:明显增高,一般在 15×10^9/L 以上,中性粒细胞百分比增多,伴核左移,并出现中毒颗粒。

(2)细菌学检查:痰涂片革兰染色可见大量葡萄状球菌。痰培养可获葡萄球菌生长,凝固酶阳性者有助于诊断。血原性感染者血培养半数可呈阳性。

(3)血气分析:PaO_2 及 $PaCO_2$ 可下降。

(4)X线胸片检查:两肺呈絮状、浓淡不匀的阴影,或呈多发性片状或球形阴影,病变在短期内变化很大。常出现多发性小的液平空洞,或呈现 1~6cm 大小的薄壁气囊肿。部分病例有脓胸、气胸或脓气胸的X线征象。

4.诊断要点

(1)起病急,寒颤、高热、胸痛、咳嗽、咳黄色脓痰或脓性血痰,痰量较多。伴呼吸困难和发绀,严重者出现周围循环衰竭。

(2)急性重病容,重症患者常意识障碍或昏迷。血压下降,皮肤黏膜可有出血点或脓点,脑膜、心包、肝、肾、脑等器官可发生转移性化脓性病灶。肺部体征早期不明显,当有支气管肺炎或脓肿形成时,可闻及湿啰音,但实变的体征较少见;如并发脓胸者,则患侧浊音,呼吸音降低。

(3)吸入性感染者常有流感或麻醉史,儿童多见,葡萄球菌经呼吸道吸入感染引起肺炎。血源性感染者,常有皮肤或手术感染病史,葡萄球菌经感染病灶进入血循环引起败血症或脓毒血症,经血行播散至肺。

(4)白细胞及中性粒细胞显著增高;痰涂片可见革兰阳性球菌,尤其白细胞内发现吞噬的球菌有诊断价值;痰和血培养获得凝固酶阳性的金黄色葡萄球菌可确立诊断;对流免疫电泳法测定胞壁酸抗体,滴度≥1∶4为阳性,特异性高,有助于快速诊断。

(5)胸部X线显示病程中炎性浸润、脓肿、气囊肿、脓胸脓气胸征象,且病灶具有多样性、多变性、易变性、速变性等重要特征。

5.鉴别诊断

(1)肺炎链球菌肺炎:也可表现为发热、咳嗽、血白细胞增多,X线胸片示肺部呈段、叶分布的浸润性阴影,特征性痰呈铁锈色,而葡萄球菌肺炎痰为脓血性或黏液脓性。胸部X线片变化表现相对较慢,短时间内一般不出现脓腔或脓气胸。治疗上对β-内酰胺类药物反应良好。痰、血或浆膜腔液等细菌学培养,可以明确诊断。

(2)绿脓杆菌肺炎:可以发生于高龄、体弱及原有慢性基础疾病者,细菌入侵途径通常是上呼吸道、皮肤或消化道。除急性肺炎表现外,X线胸片也可以呈多发性小脓肿表现,但绿脓杆菌肺炎痰呈翠绿色,较具特征性。痰或胸腔积液细菌培养有助于鉴别。

(3)支气管扩张支气管扩张继发细菌感染时,患者也有发热、咳嗽、咳脓痰等表现,在受凉或感冒等诱因下反复发作，X线胸片表现为粗乱肺纹理中有多个不规则的环状透亮阴影或沿支气管的卷发状阴影。根据病史和X线胸片或胸部CT常可做出诊断。

(4)急性肺脓肿：大多数肺脓肿主要由于吸入上呼吸道或口腔内含有细菌的分泌物引起，常发生于受凉、醉酒、昏迷和中毒等基础上，表现为寒颤、高热、咳大量脓性痰等，血白细胞升高，X线胸片上早期有单个或多个界限模糊的片状影，而后出现脓腔样改变。但痰呈霉臭味，培养常为混合细菌感染。血源性肺脓肿常并发于脓毒血症者，血培养常有致病菌生长。

【治疗】

1.*一般治疗* 卧床休息，多饮水，注意保暖，摄入足够蛋白质、热量、维生素，保持呼吸道湿化与通畅，必要时给氧。

2.*用药常规* 经验性治疗须根据当地金黄色葡萄球菌流行趋势和病原菌可能来源选药。社区获得性金黄色葡萄球菌肺炎不首选青霉素，可考虑应用苯唑西林、头孢唑啉；若效果不好，进一步进行病原学检查并可考虑氨基糖苷类抗生素。住院患者则考虑首选氨基糖苷类抗生素。在经验性治疗中应尽可能获得病原学资料，并根据药物敏感试验结果及时修改治疗方案。针对性治疗是指已通过细菌学检查确认了病原菌并取得了药物敏感资料，根据细菌药物敏感性针对性选药。对青霉素敏感菌株，首选大剂量青霉素，过敏者可选用大环内酯类、林可霉素、半合成四环素类、第一代头孢菌素；大多数金黄色葡萄球菌产青霉素酶，且对甲氧西林耐药菌株不断增加，若为甲氧西林敏感菌株可选用氯唑西林、苯唑西林；另一类主要药物为头孢噻吩或头孢孟多2g，静脉滴注，每4～6小时1次；头孢唑啉0.5～1,0g，静脉滴注，每8小时1次；头孢呋辛750mg，静脉滴注，每6～8小时1次。第三代头孢类几乎无效。另外，林可霉素600mg，静脉滴注，每6～8小时1次，对90%～95%患者有效。一般对甲氧西林耐药的菌株对所有β-内酰胺类抗生素均耐药，应首选氨基糖苷类抗生素。万古霉素，成人剂量每日2g(婴幼儿15～20mg/kg)，分2次静脉滴注；去甲万古霉素，成人剂量每日1.6g，分2次静脉滴注；替考拉宁，成人剂量0.4g静脉滴注，首次3个剂量每12小时1次给药，以后维持剂量0.4g静脉滴注，每日1次给药。

(1)苯唑西林：用药方法：供肌内注射时，每0.5g加灭菌注射用水2.8ml，成人每日4～6g，分4次给药；静脉滴注成人每日4～8g，分2～4次给药，严重感染每日剂量可增加至12g。

轻、中度肾功能减退患者不需调整剂量，严重肾功能减退患者应避免应用大剂量，以防中枢神经系统毒性反应发生。

(2)头孢呋辛：用药方法：肌内注射、静脉注射或静脉滴注。

1)肌内注射：0.25g注射用头孢呋辛钠加1ml注射用水或0.75g注射用头孢呋辛钠加3ml注射用水，轻轻摇匀使成为不透明的混悬液。

2)静脉注射：0.25g注射用头孢呋辛钠最少加2ml注射用水或0.75g注射用头孢呋辛钠最少加6ml注射用水，使溶解成黄色的澄清溶液。

3)静脉滴注：可将1.5g注射用头孢呋辛钠溶于50ml注射用水中或与大多数常用的静脉注射液配伍(氨基糖苷类除外)。

一般或中度感染：每次0.75g，每日3次，肌内或静脉注射；重症感染：剂量加倍，每次1.5g，每日3次，静脉滴注20～30分钟。

(3)头孢唑啉:用药方法:静脉缓慢推注、静脉滴注或肌内注射,成人每次0.5～1g,每日2～4次;严重感染可增加至每日6g,分2～4次静脉给予。

肾功能减退者的肌酐清除率>50ml/min时,仍可按正常剂量给药;肌酐清除率为20～50ml/min时,每8小时0.5g;肌酐清除率为11～34ml/min时,每12小时0.25g;肌酐清除率<10ml/min时,每18～24小时0.25g。所有不同程度肾功能减退者的首次剂量为0.5g。

本品在老年人中$t_{1/2}$较年轻人明显延长,应按肾功能适当减量或延长给药间期。

(4)万古霉素:万古霉素对细菌作用,主要是抑制细菌细胞壁的合成,还可改变细菌细胞的渗透性和RNA的合成,万古霉素对繁殖期的细菌具有杀灭作用。

用药方法:缓慢静脉滴注,成人每日1～2g,分2～4次给予。

不良反应:①快速点滴万古霉素时或之后,可能发生类过敏性反应,包括低血压、喘息、呼吸困难、荨麻疹或瘙痒;同时亦可引起"红颈"或"红人"综合征,表现为皮肤潮红、瘙痒或麻刺感、心动过速、面颈、胸部和背部等出现红斑样皮疹和血压下降。通常在20分钟内,即可解除。静脉滴注时间>60分钟,此类情况罕见发生。②引起肾毒性,偶可引起蛋白尿、管型尿、血尿等,对肾功能不全患者,应监测肾功能。③引起耳毒性,偶可引起听神经和听觉损害,耳鸣和高音性耳聋为早期症状。④偶有变态反应,药物热,皮疹(包括表皮脱落性皮炎),中性粒细胞减少,史密斯一约翰逊综合征,毒性表皮坏死松解,并罕有脉管炎。

3.体位引流 脓(气)胸应及早胸腔置管引流。肺脓肿应告知患者按病变部位和全身情况作适当体位引流。

4.其他治疗 营养支持和心肺功能维护十分重要。伴随葡萄球菌心内膜炎的患者应在抗生素治疗症状有改善时及早进行心脏赘生物的手术治疗。

【病情观察】

由于葡萄球菌肺炎的患者病情重,可出现生命体征的不稳定,因此须入住重症监护病房。主要观察治疗后患者中毒症状的改善程度,评估治疗疗效;同时要观察有无并发症,仔细检查体内有无未引流的感染病灶,定期X线胸片检查以评估疗效。

【病历记录】

1.门急诊病历 记录患者发热及咳嗽的时间,咳痰的性状,是否伴有呼吸困难;起病的急缓程度及病情发展的速度,有无毒血症状。既往史记录有无糖尿病、肝病等免疫功能缺陷史,是否有皮肤感染灶存在,如有,记录过去的诊断和治疗情况。体检记录患者的生命体征、肺部检查结果,辅助检查记录血常规、痰培养、X线胸片等检查结果。

2.住院病历 详尽记录患者入院前门急诊的诊治经过、疗效如何等,重点记录患者入院后的诊治经过,反映治疗后的症状和体征的改变。有重症肺炎时,须观察记录患者的血压、心率、脉氧的饱和度变化,以及采取治疗后的症状变化,病情危重时,记录与家属沟通谈话内容。

【注意事项】

1.医患沟通 应使患者及家属了解金黄色葡萄球菌致病力强、病情严重,尤其是耐药金黄色葡萄球菌引起的肺炎,治疗更困难、疗程长,应引起重视,以便能配合、支持治疗;另外,部分存在基础疾病、年老或免疫功能低下者,预后较差,须及时与家属沟通。金黄色葡萄球菌在住院患者中可以交叉感染,甚至有暴发流行,应注意在接触患者后要及时认真洗手,进行呼吸治疗时戴手套，进行各种侵入性检查和治疗时要严格注意器械消毒、无菌操作，避免交叉感染。

2.经验指导

(1)临床上应注意的是，因健康人群中鼻前庭和咽喉处带菌率甚高，故仅根据痰中发现葡萄球菌尚不能作为诊断依据；若于痰涂片上发现白细胞内有吞噬的革兰阳性球菌则对本病诊断有较大帮助。X线胸片的改变对临床诊断有很大帮助，但应注意，部分患者早期可无异常，起病初期的动态X线检查十分重要。

(2)早期有效的抗生素治疗对本病的预后有十分重要的意义，及时正确地处理并发症亦是影响本病预后的关键因素。葡萄球菌除对万古霉素、替考拉宁、利福平等少数抗生素敏感外，对多种抗生素耐药，葡萄球菌肺炎治疗的疗程宜长。无并发症者，疗程14～21日，有空洞性病灶或脓胸的，疗程为4～6周，继发于心内膜炎者疗程为6周或更长。

(3)应积极控制基础疾病，如糖尿病、肺部感染等。营养支持对疾病的转归也有十分重要的意义。患者中毒症状重、体温高、肝肾功能有损害的重症患者可短期内使用糖皮质激素。

(4)若证实有耐甲氧西林的金黄色葡萄球菌(MRSA)院内传播，应汇报所在医院感染管理部门，明确感染途径，切断传染源。

(三)肺炎克雷伯菌肺炎

肺炎克雷伯杆菌，又称肺炎杆菌，是引起肺炎最多的革兰阴性杆菌，其所致的肺炎占细菌性肺炎的1%～5%，平均为2%，在社区获得性和医院获得性革兰阴性杆菌肺炎中分别18%～64%和30%，院内肺炎杆菌肺炎的发病约为6.6/10000～8.0/10000，肺炎杆菌占医院内肺炎全部病原体的7%～11%。虽有不少前瞻和回顾性调查，但肺炎杆菌在社会人群中的确切发病率甚难估计。近年来，随着对肺炎杆菌高效抗菌药物如第三代头孢菌素、氟喹诺酮类药物的不断问世与推广，和耐药严重的铜绿假单胞菌及其他假单胞菌、不动杆菌和阴沟杆菌等引起的肺炎比例增加，肺炎杆菌临床分离率有下降趋势。肺炎杆菌肺炎的病死率较高，为20%～50%，也有70%的报道，尤其在酗酒者。

【病因和发病机制】

1.病原学　肺炎杆菌属肠杆菌科克雷伯菌属，包括三个亚种即肺炎克雷伯肺炎亚种、肺炎克雷伯鼻硬结亚种、肺炎克雷伯臭鼻亚种，革兰染色阴性，兼性厌氧，不活动，常具荚膜，菌长(0.6～6.0)μm×宽(0.3～1.5)μm。营养要求低，在普通培养基上迅速生长，适温37℃。孵育20小时可形成2～3mm直径的光滑、湿润、黏液状菌落，部分菌株用接种针可拉出较长黏丝。能分解葡萄糖和其他糖、醇类产酸产气，硫化氢阴性，多数能利用枸橼酸盐，靛基质阴性，氧化酶阴性，触酶阳性。根据伯杰最新细菌分类手册，将具类似上述培养、生物化学特征而靛基质阳性的克雷伯菌属，命名为产酸克雷伯杆菌，其和肺炎杆菌一样有宽大的多糖荚膜，可产生大而黏液样菌落，近年来，在呼吸道标本中分离率增加，临床意义与肺炎杆菌相同。根据荚膜抗原的不同，肺炎杆菌可分为78个型。引起肺炎者以1～6型为多，也有作者调查以K3、K23、K34为多，但细菌型别与毒力无关。肺炎杆菌的多糖荚膜在痰涂片中常可见到。用型特异性血清作荚膜肿胀试验可成为早期、快速诊断肺炎杆菌肺炎的方法。

大多数社区及医院获得性肺炎杆菌是内源性感染，主要是由于吸入口咽部带菌分泌物所致；也可直接吸入肺炎杆菌气溶胶诱发肺炎，Mutz报道一起雾化器污染引起肺炎杆菌暴发流行，但通常认为气溶胶感染途径在临床较少见。定植于口咽部的肺炎杆菌可源于其他住院带菌者。粪便、感染的泌尿道、口咽部等均为肺炎杆菌的重要贮存场所和产生交叉传播的来源。医务人员的手则是这些细菌的常见传播途径。口咽定植菌也可源于患者自身。近年研究表明，导致胃液酸度下降的疾病或医疗措施可使胃内细菌显著增加，胃内细菌的逆向转移，既是口咽部定植肺炎杆菌的重要来源，也是肺炎杆菌肺炎的可能发病机制。肺炎杆菌为条件致病菌，据调查2%～25%正常人上呼吸道可有本菌定植，老年、住院、慢性肺部疾病、抗生素（特别针对革兰阳性球菌的药物）大量使用者，口咽部细菌检出率和分泌物中浓度均明显增加。

2.*发病机制* 机体免疫功能下降如较长期使用激素和免疫抑制剂，严重疾病包括糖尿病、慢性肝病、尿毒症、晚期癌肿，某些侵入性、创伤性检查、创伤性治疗和手术等均可成为肺炎杆菌的易感因素。肺炎杆菌感染可分为原发性和继发性两种，有时区分并不容易。凡在原有肺部感染性疾病基础上，在一定致病条件下发生本菌感染则可认为是继发性感染。

原发性肺炎杆菌肺炎常呈大叶性分布，也可为小叶性或两者兼有。继发性肺炎多为小叶性分布。典型的大叶性肺炎杆菌肺炎临床已属少见，以上叶多见，特别是右上叶。因病变中渗出液黏稠而重，常使叶间隙下坠。肺炎杆菌在肺泡内生长繁殖时，有肺泡壁破坏和纤维组织增生改变，肺泡组织坏死后可引起肺泡壁塌陷、肺泡通气量减少；肺部较大血管腔内血栓形成造成周围组织坏死、空洞、单个或多发性脓腔形成。病变累及胸膜、心包时，可引起渗出性或脓性积液，胸膜表面多纤维蛋白渗出物覆盖，可导致胸膜粘连。脓胸发生率约25%。光镜检查急性期呈肺泡壁充血，肺泡内充满多核及单核细胞渗出物。肺泡壁广泛坏死，呈单发或多发性脓腔，也可有心包炎和脑膜炎病理改变。肺炎杆菌肺炎经治疗后肺泡炎症消散常不完全，引起纤维增生、残余性化脓性病灶或支气管扩张、肺气肿等。

【临床表现】

1.*常见表现*

(1)症状：肺炎杆菌肺炎起病突然，部分患者有上呼吸道感染症状，部分有酗酒史。本病好发于冬季，但随抗生素应用，现在季节差别已不明显。主要临床表现为寒战、发热、咳嗽、咳痰、呼吸困难等。早期全身衰弱较常见。痰液无臭、黏稠，痰量中等。由血液和黏液混合成砖红色痰被认为是肺炎杆菌的一项特征，但临床上比较少见。也有病人咳铁锈色痰或痰带血丝，或伴明显咯血。

(2)体征：体检病人呈急性病容，常有呼吸困难甚至紫绀，严重者可有全身衰竭、休克、黄疸。多数病人体温波动于39℃上下。大叶性肺炎实变期，肺部检查可于相应部位发现实变体征，触觉震颤和语音传导增强，可有支气管样或支气管肺泡呼吸音。湿啰音常见。也有时呈慢性肺炎，与肺结核相似。

(3)实验室检查和其他检查：实验室检查有白细胞和中性粒细胞增多，核左移；白细胞减少者预后差。痰培养可有肺炎杆菌生长，但由于一般人群的口咽部也可有较高的肺炎杆菌携带率。因此，仅凭普通痰培养所分离的细菌不能区分肺炎的病原菌或口咽部定植菌。据报道20%～60%的血培养分离出肺炎杆菌，较其他细菌肺炎并发菌血症机会多。

X线表现包括大叶实变、小叶浸润和脓肿形成。大叶实变多位于右上叶，重而黏稠的炎性渗出物可使叶间裂呈弧形下坠。支气管肺炎的小叶浸润多见于有免疫功能抑制和慢性肺部疾病患者。约半数的社区获得性肺炎杆菌肺炎的小叶浸润病变可累及多个肺叶，16%～50%伴肺脓肿形成。肺炎恢复期出现肺总量下降、纤维化和胸膜增厚。

2.非典型表现　部分病例伴有明显头痛、恶心、呕吐、腹部不适、食欲下降等，少数严重病例早期即可表现为严重的酸中毒症状和低血压。

【诊断与鉴别诊断】

1.诊断　中老年男性，长期嗜酒，有慢性支气管炎或其他肺部疾病、糖尿病、恶性肿瘤、器官移植或粒细胞减少症等免疫抑制，或建立人工气道机械通气的患者，出现发热、咳嗽、呼吸困难及肺部湿啰音，外周血中性粒细胞增加，结合 X 线有肺部炎性浸润表现提示细菌性肺炎时，均应考虑肺炎杆菌的可能，特别是当青霉素或依托红霉素及其他大环内酰类抗生素治疗无效时。肺炎杆菌的临床表现、实验室和 X 线检查多不具有特征性。咯砖红色痰虽为其典型表现，但临床上并不多见。

合格的痰标本涂片找见较多革兰阴性杆菌，尤其大量聚集在脓细胞和支气管的假复层纤毛柱状上皮细胞周围并带有荚膜者，更应考虑肺炎杆菌的可能，但此不是确诊依据。痰培养分离肺炎杆菌有利于诊断，但应与定植于口咽部的污染菌相鉴别。有认为连续两次以上经涂片筛选的痰标本分离到肺炎杆菌或定量培养分离的肺炎杆菌浓度≥10^9cfu/ml，可诊断为肺炎杆菌肺炎。对重症、难治或免疫抑制病例，使用防污染下呼吸道标本采样技术如经环甲膜穿刺气管吸引（TTA）、防污染双套管毛刷采样（PSB）、支气管肺泡灌洗（BAL）和经皮穿刺吸引（LA）等，从这些标本分离出肺炎杆菌则可确诊本病。

2.鉴别诊断　微生物学检查是确诊肺炎杆菌肺炎的唯一依据，也是与其他细菌性肺炎相鉴别的重要方法。

【治疗】

肺炎杆菌肺炎的治疗包括抗感染治疗和支持治疗。

1.对症及支持治疗　包括保持气道通畅、祛痰、止咳、给氧、纠正水、电解质和酸碱失衡、补充营养等。

2.抗感染治疗　及早使用有效抗生素是治愈的关键。在应用抗生素治疗前，肺炎杆菌感染的死亡率51%～97%；在抗生素治疗下，病死率已有明显下降。但由于肺炎杆菌耐药率较高，病死率为20%～30%，远超过肺炎链球菌肺炎。具有抗肺炎杆菌作用的抗菌药物较多，包括第一、第二和第三代头孢菌素、广谱青霉素、氨基糖苷类抗生素、氟喹诺酮类及其他，如亚胺培南和氨曲南等。高效、低毒、价廉是考虑选择抗菌药物的最重要因素。

在取得药物敏感试验结果前，或未开展药物敏感试验的单位，或受试的几个抗菌药物均显示耐药时，经验性用药便是制定抗感染方案的唯一选择。氨基糖苷类抗生素、头孢菌素、广谱青霉素是治疗肺炎杆菌肺炎的最常用药物。氨基糖苷类可选庆大霉素、妥布霉素或阿米卡星，近年来多用阿米卡星，用量为0.4～0.6g/d，肌内注射或静脉注射，1次给药，可减少肾脏毒性。氨基糖苷类不易穿透支气管黏膜和痰液，抗生素在支气管分泌物中的浓度仅为血浓度的5%～40%，且痰液的酸性环境会明显降低抗生素的抗菌活性，故氨基糖苷类的临床疗效往往逊于体外药物敏感试验。以前曾以一代头孢菌素如头孢唑啉和头孢拉定为首选，剂量为4～6g/d，分2～4次静脉滴注；现多用第二代或三代头孢菌素如头孢呋辛、头孢孟多、头孢西丁等，剂量同第一代头孢菌素,总体疗效较佳。青霉素类中氨苄西林耐药率虽高,但新一代的广谱青霉素如哌拉西林/替卡西林以及与酶抑制剂混合的复合制剂对肺炎杆菌有较好的治疗效果。通常剂量4～6g/d,分2～4次静脉滴注。对重症感染可采用β-内酰胺类抗生素与氨基糖苷类联合使用,或单用第三代头孢菌素包括头孢噻肟、头孢哌酮、头孢曲松和头孢他定等。对多重耐药菌感染、难治性感染,除第三代头孢菌素外,也可试用亚胺培南或氟喹诺酮类的环丙沙星、氧氟沙星或氨曲南等。肺炎杆菌的抗感染疗程宜长,通常为3～4周。

随着临床可选药物品种的扩大和多重耐药菌株的不断增加,合理的选择主要根据药物敏感试验。但应注意,与大肠杆菌类似,近年来产ESBLs肺炎杆菌菌株的比例不断增加,国外报道从1985年的0.75%上升至目前的22.5%～40.4%,国内报道从1997年的5%上升至目前本科研究的37.4%,因此对肺炎杆菌应常规开展检测ESBLs,对阳性菌株应根据药敏选用亚胺培南或含β-内酰胺酶抑制剂的第三代头孢菌素、头霉烯类、阿米卡星及氟喹诺酮类抗生素治疗。

(四)绿脓杆菌肺炎

【定义及概况】

绿脓杆菌(铜绿假单胞菌)肺炎是绿脓杆菌感染所致,常发生于免疫低下或伴有基础疾病患者,是一种严重而又常见的医院内获得性感染。患者病情严重、治疗困难、病死率高,近年来发病率有明显上升趋势,成为医院内获得性肺炎的首位发病病因。

【病因】

绿脓杆菌是假单胞菌属的代表菌种,在琼脂平板上能产生蓝绿色绿脓菌素和荧光素,故称绿脓杆菌。本菌为无荚膜、无芽孢、能运动的革兰阴性菌,形态不一,成对排列或短链状,为专性需氧菌,本菌生长对营养要求不高,在普通培养基上生长良好,最适宜生长温度为37℃,致病性绿脓杆菌在42℃时仍能生长。菌体O抗原有两种成分:一种为内毒素蛋白,是一种保护性抗原;另一种为脂多糖,具有特异性。绿脓杆菌对外界环境抵抗力较强,在潮湿处能长期生存,对紫外线不敏感,湿热55℃1h才被杀灭。

【发病机制】

1.基本发病机制　绿脓杆菌在自然界广泛分布,对人类而言,属条件致病菌。绿脓杆菌有多种产物有致病性,其内毒素则在发病上无重要意义。其分泌的外毒素A(PEA)是最重要的致病、致死性物质,进入敏感细胞后被活化而发挥毒性作用,使哺乳动物的蛋白合成受阻并引起组织坏死,造成局部或全身疾病过程。动物模型表明给动物注射外毒素A后可出现肝细胞坏死、肺出血、肾坏死及休克等。绿脓杆菌尚能产生蛋白酶,有外毒素A及弹性蛋白酶同时存在时则毒力最大;胞外酶S是绿脓杆菌所产生的一种不同于外毒素A的ADP——核糖转移酶,可促进绿脓杆菌的侵袭扩散,感染产此酶的绿脓杆菌患者,可有肝功能损伤而出现黄疸。

2.非典型表现发病机制　绿脓杆菌为条件致病菌,完整皮肤是天然屏障,活力较高的毒素亦不能引起病变,正常健康人血清中含有调理素及补体,可协助中性粒细胞和单核细胞-巨噬细胞吞噬及杀灭绿脓杆菌,故亦不易致病;但如改变或损伤宿主正常防御机制,如皮肤黏膜破损、留置导尿管、气管切开插管,或免疫机制缺损如粒细胞缺乏、低蛋白血症、各种肿瘤患者、应用激素或抗生素的患者,在医院环境中常可从带菌发展为感染。烧伤焦痂下,婴儿和儿童的皮肤、脐带和肠道，老年人的泌尿道，常常是绿脓杆菌败血症的原发灶或入侵门户。

【病理】

病理变化主要表现为弥漫性浸润及多发性小脓肿，绝大多数病变在下叶，累及双肺者为半数以上，且常有胸膜改变。镜下可见肺泡腔内有炎性渗出物，其内含有多核粒细胞与单核粒细胞，或主要是单核粒细胞混有坏死的中性粒细胞核碎片，及大量革兰阴性杆菌密集菌丛。肺泡壁明显坏死，小脓肿，局限性出血。菌血症引起的肺炎可见小动脉壁明显坏死与动脉血栓。坏死动脉壁有较多革兰阴性杆菌。

【病理生理】

1.基本病理生理　在正常人呼吸道防御机制遭到破坏后，绿脓杆菌借助于纤毛运动附着在损伤的呼吸道黏膜上。附着后产生蛋白溶解酶，其中弹性蛋白酶可分解动脉壁弹性蛋白，灭活补体、免疫球蛋白及凝血因子；胶原酶分解胶原纤维，导致基质破坏。其对巨噬细胞膜的附着性小，有的可产生膜外多糖导致巨噬细胞对其吞噬功能减弱，而不能被清除。有研究认为绿脓杆菌表面所产生的糖被膜物，在细菌表面形成生物被膜，进而降低抗生素的渗透性。因此提出"呼吸道生物被膜病"的概念。绿脓杆菌肺炎有三种感染途径：内源性误吸、外源性吸入、肺外感染灶播散至肺，以内源性误吸最常见，尤其是院内感染。

2.非典型表现病理生理　留置导尿管使尿道黏膜受损，在角膜受到损伤或角膜抵抗力降低时，原有心脏病基础上，心脏手术、瓣膜置换术后，绿脓杆菌附着在损伤的尿道黏膜、角膜、心瓣膜上，其产生的弹性蛋白酶可引致组织坏死，并抑制巨噬细胞趋化性。最重要的是外毒素A，可见于临床分离得到的大部分菌株，其纯化物对哺乳动物具有高度致死性，它抑制易感细胞的蛋白质合成，并引起病变组织发生坏死。

【临床表现】

1.症状

(1)常见症状：常见症状有咳嗽、咳痰，多数患者咳黄脓痰，少数咳典型的翠绿色脓痰，可以据为诊断特征，咯血少见。有明显中毒症状，高热、嗜睡、乏力、衰竭等败血症样的全身表现。胸闷、气短、进行性发绀，心率相对缓慢。病情恶化时，可发生周围循环衰竭，进入休克状态。原有呼吸功能障碍的患者可发生呼吸衰竭。

(2)非典型症状：由于绿脓杆菌分布广泛，正常人皮肤、手上、医院的床褥、医疗器械，特别是雾化器和人工呼吸器常可分离到该菌。可通过多种途径传播给人，因此可引起呼吸系统以外的各种并发症或感染。

1)败血症：绿脓杆菌败血症相对较为多见，患者可有弛张热或稽留热，常伴休克、急性呼吸窘迫综合征(ARDS)、弥散性血管内凝血(DIC)等。

2)心内膜炎：绿脓杆菌引起的心内膜炎常发生在原有心脏病基础上、心脏直视手术所装的人工瓣膜或静脉吸毒者的自然瓣膜上。炎症可发生在各个瓣膜，但以三尖瓣为多见。如发生在左心瓣膜有赘生物生长，则预后严重。

3)尿路感染：绿脓杆菌所致尿路感染占院内感染尿路分离菌的第二位，特别常见于有过泌尿科操作的、尿路梗阻的或接受广谱抗生素的病人。40%的绿脓杆菌败血症的原发病为尿路感染。

4)中枢感染:绿脓杆菌脑膜炎或脑脓肿其临床表现与其他细菌性中枢感染相同,但预后较差,病死率在60%以上。

5)消化道感染:消化道绿脓杆菌感染是败血症的重要入侵门户之一,可在消化道的任何部位产生病变。可引起婴幼儿腹泻、成人盲肠炎、直肠脓肿。

6)其他:绿脓杆菌还可引起角膜溃疡或角膜炎、中耳炎和乳突炎、鼻窦炎、多发性椎体骨髓炎等。

2.体征

(1)常见体征:肺部体征无特殊,与一般肺炎相同。因其病变为支气管肺炎,故啰音多为散在性。部分融合成较大片浸润者,也可出现叩浊及管状呼吸音等实变体征。

(2)非典型体征:绿脓杆菌败血症皮肤出现坏疽性深脓疱为其特征性表现,周围环以红斑,皮疹出现后48～72h,中心呈灰黑色坏疽或有溃疡,皮疹可发生于躯体任何部位,但多发于会阴、臀部或腋下,偶见于口腔黏膜,疾病晚期可出现肢端迁徙脓肿。绿脓杆菌性角膜溃疡由于绿脓杆菌能分泌荧光素及绿脓色素,所以附着在溃疡面上的大量黏性分泌物呈淡绿色,成为本病的特征之一。绿脓杆菌所致尿路感染、蜂窝织炎和骨髓炎、外耳炎、心内膜炎体征与其他细菌所致类似,但预后较差,病死率高。

【实验室检查】

1.常见表现

(1)血象:发病时白细胞往往在正常范围,数天后升高,可见幼稚细胞。白细胞＞20×10^9/L仅占15%。中性粒细胞大多增高,嗜酸粒细胞也可增高,但对诊断无特异性。值得注意的是,白细胞的计数与预后有关,白细胞减少者经治疗逐渐升高则预后较好,临床治愈率可达76%,反之则为43%。

(2)血液生化:血沉增快,可出现低钾、低钠、低氯血症,此可能与感染时潜在的抗利尿激素分泌失调综合征有关。可出现肝肾功能损害。

(3)病原学检查

1)痰涂片。痰涂片是简单快速的检查方法,肉眼观察呈翠绿色或黄绿色,有铜绿假单胞菌的特殊气味。涂片后进行革兰染色,可初步分辨革兰染色阳性与阴性菌,这对痰培养结果得出前指导抗生素的使用有一定的价值。

2)痰细菌培养。痰细菌培养是诊断病原体的主要方法。虽然痰从口咽部咳出时常被上呼吸道正常菌群污染,培养结果不能真正代表肺部感染的致病菌,但是通过改进痰液留取方法和培养方法,仍对临床诊断有重要价值。痰培养前涂片检查如每低倍视野鳞状细胞＜10个,白细胞＞25个,则痰标本来自下呼吸道可能性大。痰定量培养法以菌浓度＞10^6cfu/ml为有意义的培养界阈。防污染下呼吸道分泌物标本分离到绿脓杆菌是诊断绿脓杆菌肺炎比较可靠的证据。

2.非典型表现　与其他细菌引起感染实验室检查类似,取感染部位标本,如脓液、血、尿、皮疹、穿刺物或渗出液等进行细菌培养,根据微生物特性进行鉴定,可确立诊断。

【器械检查】

1.常见表现　X线胸片:最常见表现为弥漫性、双侧支气管肺炎,可累及多肺叶,以下叶常见。病变呈直径为0.5～2cm结节状浸润影或呈融合性斑片状浸润，其间可见多发性小脓腔，也可伴发少量胸腔积液，但极少有脓胸。

2.非典型表现　绿脓杆菌引起呼吸系统以外的各种并发症或感染，可行相关的骨关节照片、心脏B超等检查，但其表现与其他细菌所致类似。

【诊断】

一般而言，临床上如有下列情况应考虑绿脓杆菌肺炎：①有慢性肺部疾病史且久咳不愈，痰量多且为黄绿脓痰或脓血痰；②有较长期糖皮质激素、抗生素治疗史，出现发热、呼吸道症状加重；③胸部X线提示肺部病变广泛，两肺弥散结节状、网状改变或小脓肿形成；④连续两次痰培养检出单一或优势绿脓杆菌。

绿脓杆菌肺炎虽具有某些临床及X线特点，但确切的诊断仍有赖于病原学检查。绿脓杆菌可作为正常菌群的一部分寄生于上呼吸道，应用抗生素治疗或危重病人均可有绿脓杆菌生长。因此，普通痰培养发现绿脓杆菌往往难以确定为肺部感染的病原。经普通气管镜吸取下呼吸道分泌物也并不可靠，因气管镜经口腔或鼻腔时，其头部已被污染。故单一痰培养阳性尚不足以诊断绿脓杆菌肺炎；必须视菌落多少，连续培养的多次结果，以及临床情况包括患者的致病条件、病情发展与X线变化等进行综合判断而定。

【鉴别诊断】

1.常见表现鉴别诊断

(1)金黄色葡萄球菌肺炎：本病咯血痰者多见，胸片可表现为一个肺段或一个肺叶有实变征，有时可为小叶样浸润，浸润中可有一到多个透明区。其鉴别可通过痰涂片、痰和血培养检查。

(2)其他革兰杆菌肺炎：发病诱因与临床特点与绿脓杆菌肺炎相似，鉴别主要靠病原学检查。痰涂片革兰染色可与肠杆菌科细菌加以鉴别，绿脓杆菌菌体较长，着色均匀，头尾相接，配对出现；肠杆菌科菌体较宽，多呈双极着色。此法简单迅速，准确率在80%以上。

(3)军团菌肺炎：以高热、痰中带血，相对缓脉为常见表现，有时也可与绿脓杆菌肺炎混淆，但军团菌肺炎对红霉素治疗有效。可通过病原学检查、血清间接免疫荧光抗体测定，或支气管灌洗液直接荧光抗体检查加以鉴别。

2.非典型表现鉴别诊断　与其他细菌引起的呼吸系统以外的感染做鉴别，鉴别主要靠病原学检查。

【治疗】

1.选择敏感有效抗生素是本病治疗的中心环节。

在病原培养及药敏试验未有结果前，可根据经验选用适当抗生素。

(1)用药方法：对绿脓杆菌作用较强的抗菌药物有半合成青霉素，如羧苄西林、阿洛西林和哌拉西林，其中以哌拉西林为最常用。头孢菌素中以头孢他啶、头孢哌酮的作用较强。其他β-内酰胺类药物中亚胺培南(泰能)及氨曲南；氨基糖苷类如庆大霉素、妥布霉素、阿米卡星；氟喹诺酮类如氧氟沙星、环丙沙星及氟罗沙星等。

(2)治疗矛盾：临床上应用氨基糖苷类抗生素治疗时应该注意，丁胺卡那霉素和妥布霉素对绿脓杆菌虽然有较好效果，但由于此类抗生素具有相当的肾毒性及耳毒性，而绿脓杆菌性肺炎又多见于老年人或有较严重基础疾病患者，这些病人或多或少已有一定肾功能受损，因而在很大程度上限制了它们的使用。

(3)对策：对老年人或有较严重基础疾病患者或已有一定肾功能受损患者，可先考虑使用半合成青霉素、头孢菌素或其他β-内酰胺类药物，如对上述药物过敏或必须选用氨基糖苷类和氟喹诺酮类的患者使用时应减量并密切观察肾功能变化，一旦出现肾脏受损加重应即时停用。

2.绿脓杆菌性肺炎　均发生于有严重基础疾病或免疫功能低下者，故在抗感染的同时应加强对基础疾病的治疗，加强局部引流和全身支持治疗，提高免疫功能。如注意热量供应和蛋白质补充，糖尿病患者应积极控制血糖，重症患者或粒细胞减少者可间断输注新鲜血或白细胞。

【预后】

一般而言，绿脓杆菌肺炎患者的预后取决于对抗菌药物治疗的反应与疾病的严重程度，如病变范围、机体反应性，有无合并败血症、呼吸衰竭，以及机体免疫防御功能的重建等有关。ICU 内的绿脓杆菌肺炎患者，由于感染菌株耐药率高、基础状况和免疫功能低下等原因，病死率通常高于普通病房内的绿脓杆菌性肺炎患者。研究也发现，绿脓杆菌性肺炎呈多叶病变或弥漫性浸润者的病死率明显高于单叶病变者。

（五）厌氧菌肺炎

厌氧菌性肺炎是胸部常见的感染性疾病之一，常为吸入性，可导致肺脓肿，亦可并发脓胸。

【病因】

引起厌氧菌肺炎的厌氧菌通常包括以下 4 大类型。

1.厌氧球菌　包括革兰阳性消化链球菌、消化球菌、厌氧性链球菌和革兰阴性韦荣菌属。消化链球菌在肺胸膜感染中尤为常见。

2.革兰阴性厌氧杆菌　革兰阴性厌氧杆菌在肺部厌氧菌感染中很常见。类杆菌属占第 1 位，其次是梭杆菌属。类杆菌属中最常见的是脆弱类杆菌、产黑色素类杆菌、口腔类杆菌。梭杆菌属有核粒梭菌、坏死梭杆菌、多变梭杆菌和死亡梭杆菌。

3.革兰阳性无芽胞杆菌　包括丙酸杆菌属、真杆菌属、乳杆菌属、放线菌属和双歧杆菌属。在肺部厌氧菌感染中常见的有真杆菌、丙酸杆菌、迟缓优杆菌。

4.梭状芽胞杆菌　包括肉毒梭菌、产气荚膜梭菌、破伤风杆菌等，极少引起肺部感染。

【发病机制】

在正常情况下，寄居于人体内的正常厌氧菌对人体无害。当机体防御功能减弱，厌氧菌转移到通常非寄居的组织器官，从而导致内源性感染。厌氧菌感染多以慢性感染及缓发性感染方式出现。对临床上久治不愈，且常规细菌培养阴性的慢性肺部感染患者应考虑厌氧菌感染的可能，采取相应的治疗手段。

厌氧菌感染的主要发病环节包括以下几种。

1.吸入因素　吸入因素是导致厌氧菌感染最为重要的因素。上呼吸道菌群改变、异常定植及意识障碍、酗酒、脑血管意外、颅脑外伤、吸毒、食管疾病及全身麻醉等各种诱因均可导致厌氧菌吸入。

2.牙周疾病　牙周疾病（牙龈炎和牙周炎等）可改变内源性菌群，增加厌氧菌定植。

3.气道疾病　支气管狭窄、支气管新生物或其他原因的支气管阻塞、支气管扩张、肺栓塞等肺部疾病易并发厌氧菌感染。

【临床表现】

本病对 60～70 岁老年人感染机会最高。临床表现差异性较大，可为急性感染，也可为慢性顽固性感染。一般多呈隐性发病，病程迁延，也可突然出现严重并发症，如大咯血、脓气胸、脑脓肿等。临床特征如下。

1.病史　患者大多为有原发疾病并有吸入或可疑吸入史者，或为有肺外厌氧菌感染如牙科疾病、腹腔或盆腔疾病者，也可为伴有支气管阻塞或肺部坏死（支气管肺癌、支气管扩张）者。

2.病程　呈亚急性或慢性。

3.分泌物（痰或胸腔积液）特性　恶臭，似臭鸡蛋。

4.体征　肺部有实变和（或）胸腔积液征，常有杵状指（趾）。

5.影像特点　感染同时有组织坏死，或存在肺脓肿伴或不伴有支气管胸膜瘘管的脓胸、坏死性肺炎。

6.临床标本检测　痰或胸腔积液直接涂片做革兰染色镜检，可见大量细菌，但普通有氧细菌培养却无细菌生长。

【诊断】

1.诊断要点　当患者有诱发吸入的因素和（或）明确的口腔内容物吸入史，出现发热、咳恶臭脓痰症状，胸部 X 线片显示肺炎或肺脓肿改变，临床诊断即可成立，但需要注意的是：①肺部厌氧菌感染可无明显吸入诱因或吸入史。②尚有 30%～40%患者无咳恶臭脓痰。③胸部 X 线摄片缺乏特异性。④确诊需要在尽量避免接触空气条件下采集无污染标本做厌氧菌培养。⑤胸腔积液、血液和应用防污染技术从下呼吸道采集分泌物是通常被推荐的确定病原菌的重要标本，必要时可采用。另外，经胸壁肺脓肿穿刺吸引物厌氧菌培养阳性率可达 84.5%，而血培养阳性率仅为 5%。

2.实验室检查

(1)外周血象：血细胞总数和中性粒细胞通常增高，合并肺脓肿和脓胸时升高尤为明显，可达 $20\times10^9/L$ 以上，伴红细胞沉降率加快，C 反应蛋白增高。

(2)支气管镜检查：纤维支气管镜行双套管取样进行细菌培养，还可吸引脓液和病变部位注入抗生素，促进支气管引流和脓腔的愈合。并有助于发现基础病变。

(3)细菌学检查：厌氧菌培养为最可靠的诊断依据。由于咳出的痰液易受口咽部正常寄居的厌氧菌污染，因此要特别注意标本的收集。常采用经环甲膜穿刺、经皮肺穿刺、经纤维支气管镜双套管法收集标本，特别注意标本避免暴露在氧气中。

(4)还可采用气相色谱、免疫荧光、免疫酶标组化及核酸探针等方法检测厌氧菌感染。

3.影像学检查　胸部 X 线片显示沿肺段分布均匀、浓密的实变影，多见于上叶后段、下叶背段。多伴单发或多发性空洞，内壁光滑。慢性肺脓肿洞壁变厚、脓腔大小不一、形态不规则，大多伴有液平面。血行感染常为双侧片状、斑片实变影，下叶多见，可伴有脓胸或脓气胸。

【鉴别诊断】

1.其他细菌性肺炎　仅依据临床表现难以将厌氧菌肺炎与其他细菌性肺炎相鉴别，但厌氧菌感染时患者多无寒战；且未行治疗前，症状持续时间较长，多在 2～3 周或以上，吸入性因素较明显。

2.慢性感染者 因为形成空洞，故应与下述病变鉴别。

(1)肺癌：空洞多为偏心，内壁不光滑，多无液平面，痰中易找到癌细胞；经纤维支气管镜检查可直接见到肿瘤或活检查到癌细胞，无继发感染时一般不发热，血象多在正常范围内。

(2)肺结核：起病缓慢，有中毒症状，无臭痰，胸部X线片示病变多位于双上肺，空洞壁较薄，无液平面。痰中可找到结核菌。

(3)韦格纳肉芽肿：本病常有上呼吸道(如鼻咽部)病变，肾常受累，出现蛋白尿、管型尿等，组织活检为坏死性肉芽肿或血管炎等改变。

【治疗】

1.一般支持治疗和对症处理。

2.抗感染治疗 有效的抗厌氧菌药物主要包括甲硝唑、亚胺培南、β-内酰胺类/β-内酰胺酶抑制药，此外尚有克林霉素、头孢西丁、头孢替坦、头孢美唑及抗假单胞菌青霉素。

经验性治疗青霉素为首选药物。青霉素过敏或耐青霉素细菌感染，可选用克林霉素作为最初治疗的首选药物。

甲硝唑对各种厌氧菌均有良好杀菌作用，由于厌氧菌大多是混合感染，使用甲硝唑时应考虑联合用药(如青霉素、克林霉素)。

重症患者可选用头孢霉素类(头孢西丁、头孢替坦、头孢美唑)和碳青霉烯类。

常用的抗厌氧菌药物包括以下几种。

(1)青霉素G和头孢菌素：青霉素G对革兰染色阴性厌氧菌有效，但脆弱类杆菌多呈耐药。脆弱拟杆菌能够产生一种β-内酰胺酶，使青霉素及头孢菌素失活；一些梭状菌、梭形杆菌及产黑素拟杆菌也可产生耐药性。

(2)甲硝唑：为抗厌氧菌感染的基本药，除棒状菌属、放线菌属和丙酸杆菌属外对多数厌氧菌均敏感，尤其是对脆弱拟杆菌最稳定。能通过血脑屏障，与绝大多数临床常用抗菌药物无配伍禁忌。

(3)林可霉素和克林霉素：林可霉素对许多厌氧菌有抑制活性作用，但可能引起假膜性肠炎，故基本不用。克林霉素抗脆弱拟杆菌的活性比林可霉素强，抗菌谱较广，由于应用广泛耐药现象日益升高，由于严重不良反应，临床也较少采用。

(4)万古霉素：只对革兰阳性厌氧球菌和一些杆菌有效，对革兰阴性杆菌无抗菌活性，因而临床很少使用。

由于厌氧菌性肺炎大多是混合感染，因而常应用青霉素治疗。对青霉素过敏或无效可用头孢甲氧霉素、甲硝唑、替硝唑及克林霉素，且须联合用药。林可霉素、头孢噻肟可作为治疗厌氧菌感染的二线药物。

对无并发症的厌氧菌肺炎，抗菌治疗疗程为2～4周，坏死性肺炎或肺脓肿为6～12周。

3.痰液引流 体位引流有助于痰液排出。纤维支气管镜亦可被用于肺脓肿痰液吸引。

4.手术治疗 对合并肺脓肿且内科治疗3个月以上脓腔不闭合或发生大咯血者可以考虑外科手术治疗。脓胸时应及早予以胸腔闭式引流术，必要时行胸膜剥脱术。

5.其他 临床中毒症状明显、外科手术危险性大或不能耐受者，可借助B超等影像学技术行经皮脓腔穿刺引流。

【注意事项】

1.肺部厌氧菌感染,尤其吸入性肺炎,大多由误吸所致。要尽量减少误吸的危险性。当喂食虚弱、意识障碍和吞咽困难的患者时应特别小心,适当抬高床头。发现肉眼可见的误吸时,应立即迅速体位引流或吸引清除气道内的内容物,必要时用支气管镜,去除大气道的食物残渣,以免阻塞支气管。

2.保持口腔卫生,积极治疗其他部位的化脓性感染。

3.预后取决于患者的全身状况、感染类型和治疗是否及时。老年、全身衰竭、坏死性肺炎和支气管阻塞均为预后不良的决定因素。

(六)大肠杆菌性肺炎

大肠杆菌性肺炎是由大肠杆菌引起的革兰阴性菌肺炎,是HAP中较为常见的一种常发生于全身衰竭或免疫功能低下的住院患者,临床表现与一般急性细菌性肺炎相似,病死率高。

【病原学】

1.大肠杆菌为革兰阴性菌,其代表菌为大肠埃希菌,无芽孢,有鞭毛,是人类肠道的正常菌群,也是引起多种感染的条件致病菌。突变后可产生超广谱β内酰胺酶致对多种抗生素耐药。

2.大肠杆菌的抗原结构主要有菌体O抗原、膜K抗原、鞭毛H抗原和菌毛F抗原四种。

3.大肠杆菌性肺炎的感染途径主要有血源性播散、内源性吸入和外源性吸入三种方式。

【病理】

1.大肠杆菌最常侵袭的部位是下叶,以双侧病变较多见。

2.镜下为出血性肺炎。间质单核细胞增多、肺泡毛细血管充血、肺泡腔内蛋白质渗出。

【诊断】

1.临床表现

(1)有原发泌尿道或胃肠道感染,或有造成吸入感染的诱因,特别是全身衰竭的住院患者。

(2)突然出现寒战、高热、咳嗽、咳黄脓痰。

(3)体检呈重病容,可有气急、发绀。重症患者可有血压下降、黄疸、意识障碍。

(4)肺部体征是肺底部湿啰音,缺乏典型的肺部实变体征。40%的患者可有脓胸,多在病变严重的一侧有胸腔积液的体征。

2.实验室检查

(1)白细胞总数可增加高达$20.0\times10^{9}/L$,伴轻度核左移。

(2)血培养阳性可确诊。

(3)痰涂片革兰染色见多形核白细胞及革兰阴性杆菌,确诊需在培养基上出现占优势或纯生长的大肠杆菌。

3. X线检查　胸片见单侧或双侧下肺小片状浸润阴影,边缘模糊,有时可融合。

【鉴别诊断】

与其他细菌性肺炎鉴别。

【治疗】

1.抗菌药物的治疗　敏感有效抗生素有氨基糖苷类、第三代头孢菌素及氟喹诺酮类(如环丙沙星、左氧氟沙星、加替沙星、莫西沙星)。一般可选用一种敏感的β-内酰胺类抗生素加氨基糖苷类抗生素，或单独使用氟喹诺酮类抗生素。重症感染者可单独使用第三代头孢菌素，或联合应用氨基糖苷类抗生素抗生素治疗应持续2周以上。

2.一般治疗　应给予静脉滴注，氧疗。

3.对症及支持治疗。

4.原发病的治疗。

【预后】

本病预后不良，病死率可达30%～40%。

四、病毒性肺炎

病毒性肺炎是由多种不同种类的病毒侵犯肺实质而引起的肺部炎症，通常由上呼吸道病毒感染向下蔓延所致。多发生于冬春季节，可散发流行，也可爆发，需住院的CAP中约8%为病毒性肺炎。婴幼儿、老年人、免疫力差者易

【病因】

病因包括流感病毒、腺病毒、呼吸道合胞病毒、冠状病毒、麻疹病毒、水痘，带状疱疹病毒、鼻病毒和巨细胞病毒。患者可同时受一种以上病毒感染，并常继发细菌、真菌和原虫感染。呼吸道病毒可通过飞沫与直接接触传播，且传播快、传播面广。

【病理】

因病原体不同，病理改变也有一定差异，但其大致的病理改变为细支气管及其周围炎和间质性肺炎。在细支气管可见上皮破坏、黏膜下层水肿、管壁和管周有以淋巴细胞为主的炎性细胞浸润；在肺泡壁和肺泡间隔的结缔组织中，有各种单核细胞浸润；肺泡水肿，被覆含蛋白和纤维蛋白的透明膜。严重时有坏死，在坏死组织中可找到包涵体。

【诊断】

1.临床表现　不同病毒临床表现有所不同，如水痘病毒可引起皮肤疱疹，麻疹病毒可引起皮疹等，绝大部分患者开始都有咽干、咽痛、鼻塞、流涕、发热、头痛及全身酸痛等上呼吸道感染等症状。累及肺部时表现咳嗽，多为阵发性干咳、胸痛、气喘、持续高热，体征多不明显，有时偶可在下肺闻及湿啰音。幼儿及老年人易发生重症病毒性肺炎，表现呼吸困难、发绀、精神萎靡，甚至休克、心力衰竭和呼吸衰竭等并发症。在病毒性肺炎的基础上可并发细菌、真菌或原虫（如卡氏肺孢子虫）感染，并伴有相应症状。

2.实验室检查　白细胞计数一般正常，也可增高或降低。痰涂片所见的白细胞以单核细胞为主，痰培养无细菌生长。病毒分离是一种特异性强的病原学诊断方法，但因时间太长，对急性期诊断帮助不大。

3.X线检查　胸片示两肺网状阴影，肺纹理增粗、模糊。严重者两肺中、下可见弥漫性结节性浸润，大叶实变少见。X线表现一般在2周后逐渐消退，有时可遗留散在的结节状钙化影。

4.特殊检查　特异性快速病原学诊断方法有电子显微镜技术、免疫荧光技术、酶联免疫吸附试验（ELISA）、补体结合试验及酶标组化法。特别是患病初期和恢复期的双份血清查抗体

4 倍以上增长，尤其有诊断价值。

5.鉴别诊断　需与细菌性肺炎相鉴别。

【治疗】

1.一般治疗及对症治疗　注意保暖，保持呼吸道通畅，及时纠正水、电解质和酸碱失衡。缺氧时给予吸氧，严重时应用机械通气。

2.抗病毒药物治疗　前已证实较有效的抗病毒药物有①利巴韦林（三氮唑核苷、病毒唑）具有广谱抗病毒功能，包括呼吸道合胞病毒、流感病毒、副流感病毒、腺病毒。利巴韦林通常剂量为 10mg/(kg·d)口服，或 40～60mg/d，分 2 次雾化吸入。②阿昔洛韦（无环鸟苷）是一种化学合成的抗病毒药。具有强效、作用快的特点。临床多用于疱疹病毒、水痘病毒感染，另外对免疫缺陷或应用免疫抑制剂者应尽早应用。③更昔洛韦为无环鸟苷类似药，可抑制 DNA 合成，主要用于巨细胞病毒感染。④奥司他韦为精氨酸酶抑制剂，对流感病毒有效，耐药率低。⑤阿糖腺苷为嘌呤核苷类化合物，具有广谱抗病毒功能，多用于免疫缺陷患者疱疹病毒和水痘病毒的治疗。⑥金刚烷胺为人工合成胺类药物，有阻止某些病毒进入人体细胞及退热作用，常用于治疗流感病毒感染，一般用量是 0.2g/d，分 2 次口服。另外，还可同时选用中草药和生物制剂治疗。

3.继发细菌感染时应给予相应敏感的抗生素。

【预防】

注意病源的隔离，流行期间婴幼儿可试用高价免疫球蛋白或接种不同病毒的疫苗。

【预后】

大部分预后良好，但仍有一定的死亡率。

【附】

（一）传染性非典型肺炎

传染性非典型肺炎是由冠状病毒引起的一种具有明显传染性、可累及多个脏器系统的肺炎。世界卫生组织（WHO）将其命名为严重急性呼吸窘迫综合征（SARS）。其主要临床特征为起病急骤、发热、干咳、呼吸困难、白细胞不高或降低、肺部阴影变化快、抗菌药物治疗无效。依据 2003 年所报告病例计算其平均病死率达 9.3%。人群普遍易感，呈家庭和医院聚集性发病，多见于青壮年，儿童感染率低。

【病因】

主要为 SARS 冠状病毒。WHO 把从 SARS 患者体内分离出来的冠状病毒命名为 SARS 冠状病毒（SARS-CoV），简称 SARS 病毒。经基因序列分析数据显示其与目前已知冠状病毒不同，可被归为第四群冠状病毒。其在室温 24℃下稳定性强于已知冠状病毒，如在尿液中可存活 10 天，痰液和粪便中可存活 5 天，血液中可，存活 15 天。当病毒暴露在常用消毒剂和固定剂中，56℃以上 90min 可被杀灭。可通过短距离飞沫、气溶胶或接触污染的物品传播。

【病理】

病理改变主要为弥漫性肺泡损伤和炎症细胞浸润。早期特征为肺水肿、纤维素渗出、透明膜形成、脱屑性肺炎及灶性肺出血等病变；机化期可见肺泡内含细胞性纤维黏液样机化物渗出及肺泡间隔的成纤维增生，仅部分病例出现明显纤维增生，导致肺纤维化甚至硬化。

【诊断】

1.临床表现　潜伏期通常限于2周之内,一般约2～10天。急性起病,自发病之日起,2～3周内病情都可处于进展状态。主要有三类症状:发热、咳嗽、腹泻(恶心、呕吐)。发热常为首发和主要症状,体温一般高于38℃,常呈持续性高热,可伴有畏寒、肌肉酸痛、关节酸痛、头痛、乏力,在早期使用退热药可有效;进入进展期,通常难以用退热药控制高热。使用糖皮质激素可对热型造成干扰。咳嗽亦为常见症状,多为干咳,少痰,偶有血丝痰,少部分患者出现咽痛,但常无上呼吸道卡他症状。可伴有胸闷,严重者渐出现呼吸加速、气促,甚至呼吸窘迫。呼吸困难和低氧血症多见于发病6～12天。部分患者出现腹泻、恶心、呕吐等消化道症状。

SARS患者的肺部体征常不明显,部分患者可闻少许湿啰音,或有肺实变体征。偶有局部叩诊浊音、呼吸音减低等少量胸腔积液的体征。

2.实验室检查　白细胞计数一般正常或降低;常有淋巴细胞计数减少(若淋巴细胞计数<90/L,对诊断的提示意义较大;若淋巴细胞计数介于90～120/L,对诊断的提示仅为可疑);部分患者血小板减少。

3.X线检查　肺部阴影在发病第2天即可出现,平均在4天时出现,95%以上的患者在病程7天内出现阳性改变。病变初期肺部出现不同程度的片状、斑片状磨玻璃密度影,少数为肺实变影。阴影常为多发或(和)双侧改变,并于发病过程中呈进展趋势,部分病例进展迅速,短期内融合成大片状阴影。

4.特殊检查　可行SARS-CoV血清特异性抗体检测。发病10天后采用IFA,在患者血清内可以检测到SARS-CoV的特异性抗体(若采用ELISA,则在发病21天后)从进展期至恢复期抗体阳转或抗体滴度呈4倍及以上升高,具有病原学诊断意义。首份血清标本需尽早采集。

总之,对于有SARS流行病学依据,有症状,有肺部X线影像改变,并能排除其他疾病诊断者,可以做出SARS的临床诊断;在临床诊断的基础上,若分泌物SARS-CoV RNA检测阳性或血清SARS-CoV抗体阳转或抗体滴度4倍及以上增高,则可做出确定诊断;对于缺乏明确流行病学依据,但具备其他SARS支持证据者,可以作为疑似病例,需进一步进行流行病学追访。并安排病原学检查以求印证。对于近2周内有与SARS患者或疑似SARS患者接触史,但无临床表现者,应自与前者脱离接触之日计,进行医学隔离观察2周。

5.重症SARS的诊断标准　呼吸困难,成人休息状态下呼吸频率≥30次/分,且伴有下列情况之一:①胸片显示多叶病变病灶总面积在正位胸片上占双肺总面积的1/3以上;②病情进展,48h内病灶面积增大超过50%且在正位胸片上占双肺面积的1/4以上。

6.鉴别诊断　需与其他病毒性肺炎尤其是流感肺炎及细菌性肺炎相鉴别。

【治疗】

1.一般治疗及对症治疗:参阅病毒性肺炎。对出现低氧血症者,应持续使用无创机械通气,直至病情缓解,如效果不佳或出现ARDS应及时使用有创机械通气,防止多器官衰竭。

2.抗病毒药物治疗:参阅病毒性肺炎。

3.病情严重者可酌情使用糖皮质激素,具体剂量根据病情而定。

【预防】

注意病源的隔离,接种病毒疫苗。

【预后】

年龄超过50岁，存在心脏、肾脏、肝脏和呼吸系统的严重基础疾病，或患有恶性肿瘤、糖尿病、严重营养不良、脑血管疾病等其他严重疾病者病死率高。

（二）新型甲型 H_1N_1 流行性感冒

甲型 H_1N_1 流行性感冒是一种由新型 H_1N_1 流感病毒引起的新型呼吸道传染病。2009年3月墨西哥和美国等先后发生甲型 H_1N_1 流行性感冒，2009年6月11日世界卫生组织宣布将甲型 H_1N_1 流行性感冒大流行警告级别提高为最高级6级，这意味着甲型 H_1N_1 流行性感冒已在全球大流行。

【病原学】

甲型流感病毒根据表面的两种蛋白——血细胞凝集素和神经氨酸酶的不同分为不同的亚型。目前在人类中流行的A型流感病毒主要为 H_1N_1 和 H_3N_2 两个亚型。

甲型 H_1N_1 流感病毒是一种新型 H_1N_1 流感病毒，属于正黏病毒科，病毒基因中包含有猪流行性感冒、禽流行性感冒和人流行性感冒3种流感病毒的基因片段，是一种分8个节段的RNA病毒，典型病毒颗粒呈球状，直径为80～120nm，有囊膜。囊膜上有许多放射状排列的突起糖蛋白，分别是红细胞血凝素（HA）、神经氨酸酶（NA）和基质蛋白M2。

病毒对乙醇、聚维酮碘、碘酊等常用消毒剂敏感；对热敏感，56℃条件下30min可灭活。

【流行病学】

1.传染源　主要为甲型 H_1N_1 流行性感冒患者和隐性感染者。目前尚无动物传染人类的证据。

2.传播途径　主要通过飞沫经呼吸道传播，也可通过口腔、鼻腔、眼睛等处黏膜直接传播或间接接触传播。接触患者的呼吸道分泌物、体液和被病毒污染的物品亦可能引起感染。

3.易感人群　多数人对此病毒仅有很弱或完全没有获得性免疫，感染人群范围广，尤其是儿童和青壮年。出现流行性感冒样症状后，较易发展为重症病例，应当给予高度重视，尽早进行甲型 H_1N_1 流感病毒核酸检测及其他必要检查的特殊人群包括以下几类。

（1）妊娠期妇女。

（2）伴有某些疾病或状况者：慢性呼吸系统疾病、心血管系统疾病（高血压病除外）、肾病、肝病、血液系统疾病、神经系统及神经肌肉疾病、代谢及内分泌系统疾病、免疫功能抑制（包括应用免疫抑制药或HIV感染等致免疫功能低下）、19岁以下长期服用阿司匹林者。

（3）肥胖者（体重指数≥40危险度高，体重指数在30～39可能是高危因素）。

（4）年龄<5岁的儿童（年龄<2岁更易发生严重并发症）。

（5）年龄≥65岁的老年人。

【临床表现】

1.潜伏期　一般为1～7d，多为1～3d。

2.症状

（1）流感样症状：为常见症状，包括发热、咳嗽、咽痛、流涕、鼻塞、头痛、全身酸痛、乏力。

（2）可有消化系统症状：呕吐和腹泻。

（3）可发生肺炎等并发症。少数病例病情迅速进展，来势凶猛、突然高热，甚至继发严重肺炎、急性呼吸窘迫综合征、肺出血、胸腔积液、全血细胞减少、肾衰竭、败血症、休克等多器官损伤,导致死亡。

3.体征 肺部体征常不明显,部分患者可闻及湿啰音或有肺部实变体征等。

4.辅助检查

(1)血常规:血白细胞总数一般不高或降低。重症患者多有白细胞总数及淋巴细胞减少,并有血小板降低。

(2)生化检查:可出现低钾血症、肌酸激酶、天冬氨酸氨基转移酶、丙氨酸氨基转移酶、乳酸脱氢酶升高。

(3)病原学诊断:早期可用呼吸道标本(咽拭子、鼻拭子、鼻咽或气管抽取物、痰等),采用RT-PCR(最好采用 real-timeRT-PCR)法检测病毒核酸或行病毒分离。动态检测双份血清甲型 H_1N_1 流感病毒特异性抗体水平呈 4 倍或 4 倍以上升高有助于诊断。

5.影像学检查 X 线胸片多为正常或没有明显影像学征象表现。重症甲型 H_1N_1 流行性感冒所致病毒性肺炎时,X 线胸片或 CT 可见多肺段、多肺叶受累,常位于支气管血管周围和胸膜下,双侧以中下肺部为主的毛玻璃样影、实变影(有气柱征)或两者混合存在。

【诊断要点】

诊断主要结合流行病学史、临床表现和病原学检查,早发现、早诊断是防控与有效治疗的关键。

1.疑似病例 符合下列情况之一即可诊断为疑似病例:①发病前 7d 内与传染期甲型 H_1N_1 流行性感冒确诊病例有密切接触,并出现流行性感冒样临床表现。②发病前 7d 内曾到过甲型 H_1N_1 流行性感冒流行(出现病毒的持续人间传播和基于社区水平的流行和暴发)的地区,出现流行性感冒样临床表现。③出现流行性感冒样临床表现,甲型流感病毒检测阳性,尚未进一步检测病毒亚型。

对上述 3 种情况,在条件允许的情况下,可进行甲型 H_1N_1 流行性感冒病原学检测。

2.临床诊断病例 仅限于以下情况做出临床诊断:同一起甲型 H_1N_1 流行性感冒暴发疫情中,未经实验室确诊的流行性感冒样症状病例,在排除其他致流行性感冒样症状疾病时,可诊断为临床诊断病例。在条件允许的情况下,临床诊断病例必要时进行病原学检测。

3.确诊病例 出现流行性感冒样临床表现,同时有一种或几种实验室检测结果:①甲型 H_1N_1 流行性感冒病毒核酸检测阳性(可采用 real-timeRT-PCR 和 RT-PCR 方法)。②分离到甲型 H_1N_1 流感病毒。③双份血清甲型 H_1N_1 流感病毒的特异性抗体水平呈 4 倍或 4 倍以上升高。

4.其他 应注意早期发现重症与危重病例。

(1)重症病例:出现以下情况之一者为重症病例。①持续高热$>$3d。②剧烈咳嗽,咳脓痰、血痰或胸痛。③呼吸频率快,呼吸困难,口唇发绀。④神志改变包括反应迟钝、嗜睡、躁动、惊厥等。⑤严重呕吐、腹泻,出现脱水表现。⑥影像学检查有肺炎征象。⑦肌酸激酶(CK)、肌酸激酶同工酶(CK-MB)等心肌酶水平迅速增高。⑧原有基础疾病明显加重。

(2)危重病例:出现以下情况之一者为危重病例。①呼吸衰竭。②感染中毒性休克。③多脏器功能不全。④出现其他需进行监护治疗的严重临床情况。

【治疗原则】

1.一般治疗　休息，多饮水，密切观察病情变化；对高热病例可给予退热治疗。

2.抗病毒治疗　甲型 H_1N_1 流感病毒目前对神经氨酸酶抑制药磷酸奥司他韦、扎那米韦敏感，对金刚烷胺和金刚乙胺耐药。高危、重症病例应尽早给予抗病毒治疗，不必等实验室确证结果。尽可能在发病 48h 以内给药，但在发病 1 周内用药也有可能降低病死率，改善预后。

(1)磷酸奥司他韦：成年人用量为 75mg，每日 2 次，疗程为 5d。对于危重或重症病例，磷酸奥司他韦剂量可酌情加至 150mg，每日 2 次，疗程为 10d。对于病情迁延病例，可适当延长用药时间。

(2)扎那米韦：用于成年人及 7 岁以上儿童。成年人用量为 10mg，吸入，每日 2 次，疗程为 5d。7 岁及以上儿童用法同成年人。

3.抗生素　不推荐无指征预防性应用抗生素。

甲型 H_1N_1 流行性感冒继发细菌感染最常见的病原菌为肺炎链球菌、金黄色葡萄球菌(包括 MRSA)和流感嗜血杆菌。合并肺炎链球菌感染与甲型 H_1N_1 流行性感冒的严重性密切相关。当合并肺炎不能除外细菌感染时，参照社区获得性肺炎指南经验性治疗，要注重革兰阳性球菌的感染，待病原学结果回报后调整抗生素用药。

机械通气的危重患者初始治疗有效后又再出现病情恶化时应考虑院内感染的可能，应明确诊断，治疗应包括院内感染的常见病原菌。

4.糖皮质激素　单纯病毒感染和轻症甲型 H_1N_1 流感病毒肺炎不需要激素治疗，对于重症或危重症患者，尤其合并急性肺损伤或急性呼吸窘迫综合征者，应用小剂量短疗程激素可能有益。长期全身应用大剂量激素可导致严重的不良反应，包括机会性感染和病毒复制期延长，因此不推荐应用。

5.氧疗和机械通气治疗　保证氧合是治疗的中心环节。有低氧血症者及早吸氧，避免低氧的危害，经吸氧维持血氧饱和度≥0.9。根据病情给予鼻导管吸氧、面罩吸氧、无创通气及有创通气。有创正压通气应遵循低潮气量的肺保护性通气策略。

6.恢复期免疫血浆　对发病 1 周内的重症和危重病例，在保证医疗安全的前提下，可考虑给予甲型 H_1N_1 流行性感冒近期康复者恢复期血浆或疫苗接种者免疫血浆。

推荐用法：一般成年人 100～200ml，儿童 50ml(或者根据血浆特异性抗体滴度调整用量)，静脉输入。必要时可重复使用。使用过程中需注意过敏反应。

7.重症和危重症的其他对症支持治疗

(1)控制血糖水平，避免出现高血糖或低血糖。

(2)低分子肝素预防肺内微小血栓、深静脉血栓。

(3)预防应激性溃疡和上消化道出血。

(4)合并休克时给予相应抗休克治疗。

(5)出现其他脏器功能损害给予相应支持治疗。

(三)高致病性禽流感肺炎

禽流行性感冒，至今已经有 100 多年的历史，1955 年首次证实了禽类感染的流感病毒为 A 型流感病毒。1997 年，在香港发生禽流感病毒 A/H_5N_1 首次突破种间屏障感染人类的病例。近年来，先后获得了 H_9N_2、H_7N_2、H_7N_3 亚型禽流感病毒感染人类的证据。人类对禽流感病毒普遍缺乏免疫力、人类感染 H_5N_1 型禽流感病毒后的高病死率以及可能出现的病毒变异等，世界卫生组织认为该病可能是对人类存在潜在威胁最大的疾病之一。

【病原学】

1.禽流感病毒属正黏病毒科甲型流感病毒属，依据其外膜血凝素(H)和神经氨酸酶(N)蛋白抗原性不同，目前可分为 16 个 H(H1～H16)亚型和 9 个 N(N1～N9)亚型。

2.禽甲型流感病毒除感染禽外，还可感染人、猪、马、水貂和海洋哺乳动物。

3.已证实感染人的禽流感病毒亚型为 H_5N_1、H_9N_2、H_7N_7、H_7N_2、H_7N_3 等，其中感染 H_5N_1 的患者病情重，病死率高，故称为高致病性禽流感病毒。

4.禽流感病毒对乙醚、氯仿丙酮等有机溶剂均敏感。常用消毒剂容易将其灭活，如氧化剂稀酸卤素化合物等都能迅速破坏其活性。禽流感病毒对热比较敏感，但对低温抵抗力较强，65℃加热 30min 或煮沸(100℃)2min 以上可灭活。病毒在低温粪便中可存活 1 周，在 4℃水中可存活 1 个月。裸露的病毒在直射阳光下 40～48h 即可灭活。如果用紫外线直接照射，可迅速破坏其活性。

【流行病学】

1.传染源　迄今为止，A/H_5N_1 病毒感染人类最主要的传染源仍为被 A/H_5N_1 病毒感染的禽类动物，尤其是散养家禽。

2.传播途径　病毒可经呼吸道传播，也可通过密切接触感染的家禽分泌物和排泄物等被感染，直接接触病毒毒株也可被感染。从家庭聚集现象来看人禽流感患者也可能具有一定的传染性。

现有证据表明，其传播途径可能包括 4 个方面：①禽-人传播；②环境-人传播；③少数和非持续性人际间的有限传播；④母-婴间垂直传播。

3.易感人群　一般认为，人类对禽流感病毒并不易感，尽管任何年龄均可被感染。但在已发现的 H_5N_1 感染病例中，13 岁以下儿童占比例较高，病情较重。

【发病机制和病理】

1.A/H_5N_1 病毒借助病毒表面的血凝素和神经氨酸酶与呼吸道上皮细胞上的相应受体结合，产生炎症反应。引起支气管黏膜水肿、充血、淋巴细胞浸润，并伴有微血管栓塞、坏死、小动脉瘤形成和出血等，引发全身毒血症样反应。

2.少数重症肺炎可伴有肺泡壁充血水肿、纤维蛋白渗出、透明膜形成和肺出血等。

3.可引发Ⅳ型变态反应，导致进行性肺炎、急性呼吸窘迫综合征(ARDS)和多器官功能障碍综合征(MODS)等严重并发症。

【临床表现】

1.潜伏期 1～7d，大多数在 2～4d。

2.主要症状为发热，体温大多持续在 39℃以上，可伴有流涕、鼻塞、咳嗽、咽痛、头痛、肌肉酸痛和全身不适。部分患者可有恶心、腹痛、腹泻、稀水样便等消化道症状。有些患者早期可出现牙龈和鼻出血。

3.重症患者可出现高热不退，病情发展迅速，几乎所有患都有临床表现明显的肺炎，常出现急性肺损伤、急性呼吸窘迫合征（ARDS）、肺出血、胸腔积液、全血细胞减少、多脏器功能衰竭、休克及瑞氏（Reye）综合征等多种并发症。可继发细菌感染，发生败血症。

4.辅助检查

（1）血常规：外周血白细胞总数一般不高或降低，重症患者多有白细胞总数及淋巴细胞计数减少，并有血小板降低。

（2）病原学检查：病毒抗原及基因检测可检测甲型流感病毒核蛋白抗原或基质蛋白、禽流感病毒 H 亚型抗原。可采用 RT-PCR 法检测禽流感病毒亚型特异性 H 抗原基因。可从呼吸道标本中（如鼻咽分泌物、口腔含漱液、气管吸出物或呼吸道上皮细胞）特别是上呼吸道分离出禽流感病毒。发病初期和恢复期双份血清禽流感病毒亚型毒株抗体滴度 4 倍或 4 倍以上升高，有助于回顾性诊断。

（3）影像学检查：胸部 X 线表现为典型的肺实变，常为双侧和多叶段受累。一般在发病后 7d（3～17d）左右可见小叶和间质浸润。重症患者肺内病变进展迅速，呈大片状毛玻璃样影及肺实变影像，病变后期为双肺弥漫性实变影，可合并胸腔积液。

【诊断】

结合流行病学接触史、临床表现及实验室检查结果，可以做出人禽流行性感冒的诊断。

1.流行病学史定义

（1）发病前 7d 内接触过病、死禽（包括家禽、野生禽鸟）或其排泄物、分泌物，或暴露于其排泄物、分泌物污染的环境。

（2）发病前 14d 内曾经到过活禽交易、宰杀市场。

（3）发病前 14d 内与人禽流行性感冒疑似、临床诊断或实验室确诊病例有过密切接触，包括与其共同生活、居住或护理过病例等。

（4）发病前 14d 内在出现异常病、死禽的地区居住、生活、工作过。

（5）高危职业史：从事饲养、贩卖、屠宰、加工及诊治家禽工作的职业人员，可能暴露于动物和人禽流感病毒或潜在感染性材料的实验室职业人员，未采取严格的个人防护措施处置动物高致病性禽流行性感冒疫情的人员，在未采取严格的个人防护措施下诊治、护理人禽流行性感冒疑似、临床诊断或实验室确诊病例的医护人员。

2.人禽流行性感冒的诊断标准

（1）疑似病例：具备流行病学史中任何 1 项，且无其他明确诊断的肺炎病例。

（2）临床诊断：诊断为人禽流行性感冒疑似病例，但无法进一步取得临床标本或实验室证据，而与其有共同接触史的人被诊断为确诊病例，且无其他疾病确诊依据者；符合流行病学史中的任何 1 项且伴有相关临床表现，患者恢复期血清检测 A/H_5N_1 病毒抗体阳性（效价≥40）。

（3）确诊病例：有流行病学接触史和临床表现，呼吸道分泌物或相关组织标本中分离出特定病毒，或经 2 个不同实验室证实人禽流感病毒亚型特异性抗原或核酸阳性，或发病初期和恢复期双份血清人禽流感病毒亚型毒株抗体滴度 4 倍或 4 倍以上升高者。

【鉴别诊断】

临床上应注意与流行性感冒、普通感冒、细菌性肺炎、传染性非典型肺炎(SARS)、传染性单核细胞增多症、支原体肺炎、军团菌病、肺炎型流行性出血热等疾病进行鉴别诊断。鉴别诊断主要依靠病原学检查。

【治疗原则】

1.*隔离治疗* 对疑似病例、临床诊断病例和确诊病例应进行隔离治疗。

2.*对症治疗* 可用解热药、缓解鼻黏膜充血药、镇咳祛痰药等。儿童忌用阿司匹林或含阿司匹林以及其他水杨酸制剂的药物,避免引起儿童瑞氏综合征。

3.*抗病毒治疗*

(1)神经氨酸酶抑制药:奥司他韦是主要的抗 A/H_5N_1 病毒药物,推荐尽早使用,强调在发病后36～48h服药,疗效较好。对重症患者,可给予加倍剂量和疗程;对确诊较晚者,如病情无缓解趋势或加重者,仍有病毒复制迹象或证据,也推荐给予常规或加倍剂量的治疗方案。

成年人的标准治疗方案为75mg,每日2次,疗程5d。

儿童剂量为2mg/kg,每日2次,疗程5d。具体措施:①体重不足15kg时,给予30mg,每日2次;②体重15～23kg时,每次45mg,每日2次;③体重23～40kg时,每次60mg,每日2次;④体重>40kg时,用法同成年人。

(2)离子通道 M_2 阻滞药:金刚烷胺和金刚乙胺为病毒 M_2 蛋白抑制物,对甲型流感病毒有效,可抑制 A/H_5N_1 病毒株的复制,早期应用可能有助于阻止病情发展,改善预后,但某些毒株可能对金刚烷胺和金刚乙胺有耐药性,应用中应根据具体情况选择。

1～9岁,5mg/(kg·d)(最大量150mg),分2次口服,疗程5d;10～65岁,每次100mg,每日2次,口服,疗程5d;65岁以上,每次剂量≤100mg,每日2次,口服,疗程5d。

4.*免疫调节治疗*

(1)糖皮质激素:可抑制肺组织局部的炎性损伤及炎性因子产生的"瀑布"效应,从而减轻全身的炎症反应状态,防止肺纤维化,其疗效在临床探索中,由于治疗的病例数有限,目前尚未证实糖皮质激素对人禽流行性感冒患者预后有益,尤其是大剂量糖皮质激素可增加继发感染的风险,一般不推荐常规使用。

根据我国SARS的治疗经验,成年人禽流行性感冒患者在发病初期(7～10d)如出现下列指征之一时,可考虑短期内给予适量激素治疗。

应用指征:①短期内肺部病变进展迅速,氧合指数<300mmHg,并有迅速下降趋势;②合并脓毒症伴肾上腺皮质功能不全。可选择氢化可的松200mg/d或甲泼尼龙0.5～1.0mg/(kg·d),临床状况控制好转后,应及时减量停用,疗程控制在1周左右,一般不超过2周。

(2)人血丙种球蛋白:静脉注射用人血丙种球蛋白(IVIG)具有免疫替代和免疫调节双重作用,但对 A/H_5N_1 病毒感染尚缺乏临床治疗有效的循证医学证据,IVIG中也不可能含有抗 A/H_5N_1 病毒的特异性抗体,因此,目前对 A/H_5N_1 病毒感染者尚无使用的理论基础。

(3)其他免疫调节治疗:不推荐常规使用,如胸腺素、干扰素等。

5.*氧疗和呼吸支持* 重症人禽流行性感冒患者出现呼吸衰竭时应及时给予呼吸支持,包括经鼻导管或面罩吸氧、无创和有创正压通气"序贯"治疗。对无创通气在短期内无改善或加重者，建议及时给予有创通气治疗，有创通气建议使用肺保护性策略，给予小潮气量通气。

6.其他

(1)支持治疗：注意休息、多饮水、增加营养，给予易消化的饮食。密切观察，监测并预防并发症。

(2)抗菌药物：应在明确有继发细菌感染时或有充分证据提示继发细菌感染时使用。

(3)多脏器功能衰竭：应当采取相应的治疗措施。

(4)抗 A/H_5N_1 病毒特异性中和抗体或多效价免疫血浆：对重症 A/H_5N_1 感染者可能有助于病情恢复，原则上在发病2周内尽早使用。

五、非典型病原体肺炎

(一)肺炎支原体肺炎

肺炎支原体肺炎由肺炎支原体感染所致，占社区获得性肺炎总数的10％～20％，多见于儿童及30岁以下的青年。四季均可发病，秋冬季多见，可在家庭、军营、学校等积聚群体发生周期性小流行。患者及肺炎支原体携带者为主要传播源，通过呼吸道飞沫或直接接触传播。病程4～6周，一般病情较轻，呈自限性，预后良好。少数患者可出现神经、血液、心血管系统等呼吸道外感染，病情较重，预后不佳。

【病因及发病机理】

肺炎支原体是能独立生活的最小微生物，约200～300nm大小，无细胞壁，由细胞膜、蛋白质和脂质组成。1944年由Eaton从冷凝集试验阳性的非典型肺炎患者的痰液中首次分离。肺炎支原体生长缓慢，在琼脂培养基中培养7～14天后可形成煎蛋样菌落，肺炎支原体对干燥敏感，56℃，15分钟灭活，耐酸不耐碱。

肺炎支原体侵入呼吸道后，并不侵入肺实质，而是通过细胞膜上的神经氨酸受体位点，吸附于上皮细胞表面，破坏上皮细胞和抑制纤毛运动。肺炎支原体可产生过氧化氢及超氧离子进一步引起局部组织损伤。近来研究认为，肺炎支原体的致病性主要由宿主感染后产生的强烈的免疫反应所致。肺炎支原体感染的患者产生的免疫复合物以及多种自身组织抗体可引起相应靶器官的损伤及炎性反应。另外，肺炎支原体可使淋巴细胞多克隆活化，导致T淋巴细胞、B淋巴细胞增生，从而干扰宿主对入侵病原体的免疫识别作用。

病理变化主要产生在气管、支气管及毛细支气管，表现为黏膜充血，腔内黏液渗出，上皮细胞肿胀，胞浆空泡形成。肺泡壁和间隔有中性粒细胞、单核细胞和浆细胞浸润，偶见透明膜形成。肺部病变可呈片状、融合性支气管肺炎、间质性肺炎或大叶性肺炎，多累及单侧肺叶及肺门周围，部分病例可累及多个肺叶及胸膜，后者可表现为干性或渗出性胸膜炎。

【临床表现】

1.常见表现

(1)症状和体征：肺炎支原体感染的潜伏期约2～3周，起病多隐匿，临床表现多样。肺炎支原体肺炎同其他病原体感染所致肺炎相比，并无特异的临床表现。病初往往表现为头痛、咽痛、鼻塞、流涕、肌肉酸痛、食欲不佳、乏力等上呼吸道感染症状，2～3天后上述症状缓解，开始出现发热、咳嗽，体温多低于39℃，持续时间2～3周，有时伴有全身关节游走性酸痛。咳嗽多为刺激性干咳，阵发性发作，有时咯少量黏液痰，少数患者可出现痰中带血。干咳是支原体肺炎最突出症状，患者往往因剧烈干咳就诊，剧烈咳嗽可引起胸痛及胸骨后不适感，但胸膜炎样疼痛少见。部分患者有颈部淋巴结肿痛。除非肺部病变特别严重，一般很少出现气促、呼吸困难及紫绀。但也有极少数患者会出现急性呼吸窘迫综合征。儿童患病时起病较急，发热可达40℃以上，有时以呕吐、腹痛或腹泻为首发症状。婴幼儿可表现为喘憋等毛细支气管炎的症状。肺炎支原体肺炎可伴发结膜炎、鼻窦炎、中耳炎，少数会伴发出血性或大疱性鼓膜炎。若在上述肺部病变基础上伴发出血性或大疱性鼓膜炎，即可明确诊断为肺炎支原体肺炎。

病变早期肺部体征不明显，而以上呼吸道感染的体征为主，咽部中度充血，扁桃体可肿大而无脓性渗出，有时会有颈前部淋巴结肿大。随着病情进展，约半数患者肺部局部可闻及干性或湿性啰音，20%的患者可出现胸膜摩擦音或少量积液征，少数患者可出现肺实变的体征或局限性哮鸣音。

(2)X线表现：胸部X线表现多种多样，无特异性，且临床症状及体征常与X线表现不相称。胸部X线可表现为肺纹理增粗、磨砂玻璃样改变、结节状或片絮状浸润影，可见少量胸腔积液，大片实变少见。病变常见于肺门周围，多累及单个肺叶，以右肺下叶多见，有时也同时累及两侧肺多个肺叶。另外，胸片上偶可见气胸、肺脓肿、肺不张。儿童患者30%可有单侧或双侧肺门淋巴结肿大。X线表现多在2～4周消退，少数出现支气管扩张、肺纤维化等永久性后遗症。

(3)实验室检查

1)常规化验：白细胞总数大多正常或稍高（$<12\times10^9/L$），中性粒细胞偏高，淋巴细胞偏低。急性期血沉增快。

2)病原体分离培养：将咽试子、痰液或支气管肺泡灌洗液接种培养，7～14天后可有集落形成，然后通过豚鼠红细胞悬液血吸附试验或肺炎支原体免疫血清生长抑制试验以资鉴定。分离出肺炎支原体对于诊断有决定意义，但敏感性较低且耗时较长，不适于临床广泛应用。

3)血清学检查

①冷凝集试验：滴度≥1∶32阳性，冷凝集素在疾病的第7天开始出现，3～4周达高峰，持续约2～4个月。虽然冷凝集试验阳性也见于流行性感冒、传染性单核细胞增多症、鹦鹉热、风疹等疾病，但滴度一般不超过1∶40，其阳性率及滴度与病情严重程度成正比。

②特异性IgM和IgG抗体检测：IgM抗体在疾病第7天开始上升，4～5周达高峰，双份血清特异性IgM抗体升高4倍为阳性，90%的病人呈阳性，提示近期感染，具有诊断意义。特异性IgG抗体效价升高仅提示既往感染。常用检测方法有间接免疫荧光法、酶联免疫吸附试验和间接血凝法。

③抗原检测：从标本中直接检测肺炎支原体抗原，快速简便，可用于早期诊断。方法有多克隆抗体技术、特异性单克隆抗体印迹法和抗原捕获酶免疫试验。

④特异性核酸检测：用PCR技术检测标本中肺炎支原体特异性DNA或用cDNA探针检测RNA，敏感性高，特异性强，适用于早期快速诊断。

2.非典型表现 症状、体征和实验室检查:肺炎支原体还可引起呼吸系统外的其他系统的并发症。患者多有近期呼吸道感染病史,并发症多在呼吸道症状出现后的几天或消失后两周出现,也有不出现呼吸道症状而单独发病者。

最常见的肺外并发症是神经系统病变,占肺炎支原体感染总数的1‰,可累及中枢和外周神经系统,包括脑炎、无菌性脑膜炎、横断性脊髓炎、小脑共济失调、颅神经麻痹、多发性周围神经根炎、周围神经炎、格林-巴利综合征等。表现为精神障碍、高热、嗜睡、昏迷、痉挛、感觉障碍、脑膜刺激征阳性。脑电图检查51%有显著变化,脑脊液典型改变为有少量淋巴细胞(50~100/mm^3),蛋白质轻度升高,偶有糖降低。大多可完全恢复,少数可遗留智力障碍、癫痫、运动失调等神经系统后遗症,严重者导致死亡。

血液系统并发症具有突出特征,70%的肺炎支原体感染者会出现针对红细胞Ⅰ类抗原的IgM抗体(冷凝集素),寒冷条件下(<4℃)可引起溶血。冷凝集素滴度>1∶500时,可引起严重的溶血性贫血。此外,尚可引起雷诺现象、血栓栓塞、血小板减少及凝血机制障碍,严重者可引起弥散性血管内凝血。

10%~20%的肺炎支原体感染患者可并发皮疹,形态多样,斑丘疹与疱疹多见,也可表现为荨麻疹、玫瑰糠疹,结节性或多形性红斑、淤点,多于1~2周消退。偶见WTevens-Johnson综合征,表现为广泛皮肤水疱伴黏膜受累、口腔溃疡、结膜炎、尿道炎。

肺炎支原体还可累及心脏,引起心肌炎、心包炎,导致完全性心脏传导阻滞或充血性心衰。累及大、中关节者可致游走性关节炎。此外,尚可累及肝脏、肾脏等其他多个脏器,引起肝炎、肾小球肾炎、胰腺炎、脾肿大等多种病变。

【诊断及鉴别诊断】

1.诊断 主要依据:①流行病学资料;②临床表现为持久的剧烈干咳,肺部症状、体征与X线表现不符;③病原学检查阳性,包括血清学检测阳性、咽试子或痰液分离出病原体、肺炎支原体抗原或核酸检测阳性;④青霉素或β-内酰胺类抗生素治疗无效,大环内酯类或喹诺酮类抗生素治疗有效。

2.鉴别诊断 肺炎支原体肺炎需与以下疾病进行鉴别:

(1)各种细菌性肺炎:各种细菌性肺炎和肺炎支原体肺炎都可有发热、咳嗽、胸痛、X线胸片呈浸润性改变,但细菌性肺炎起病较急,肺部症状较重,咯脓痰,白细胞及中性粒细胞显著升高,青霉素或β-内酰胺类抗生素治疗有效,痰涂片及培养可见相应病原菌。

(2)病毒性肺炎:病毒性肺炎临床症状较轻,与肺炎支原体肺炎相似,但病毒性肺炎起病较急,全身症状突出,确诊有赖于病原学检查。

(3)军团菌肺炎:军团菌肺炎早期临床表现与肺炎支原体肺炎有相似之处,均有头痛、发热、肌痛、咳嗽,X线胸片呈片状浸润,青霉素或β-内酰胺类抗生素治疗无效。但军团菌肺炎早期消化道症状明显,可出现腹痛、腹泻、呕吐,病情进展较快,临床症状多较重,病死率高,儿童少见。确诊主要依靠血清学检测及病原菌检查。

(4)衣原体肺炎:衣原体肺炎与支原体肺炎临床表现酷似,确诊必须依靠实验室检查。

肺炎支原体肺炎有时还需与浸润性肺结核、过敏性肺炎、Q热、肺部真菌感染等相鉴别。

【治疗】

肺炎支原体对于大环内酯类和四环素族药物敏感,治疗首选红霉素,四环素禁用于8岁以下儿童及孕妇。第三代喹诺酮类抗生素近年用于治疗肺炎支原体肺炎,临床效果较好。选用有效的药物治疗,可以减轻症状,缩短病程,减少并发症。疗程至少2周,以免复发。

肺外并发症与肺炎支原体引起的免疫反应有关,使用抗生素治疗无效,除予对症治疗外,严重者可加用糖皮质激素。严重的溶血性贫血,应输注温暖洗涤的红细胞,有条件可采用血浆置换。

(二)衣原体肺炎

【定义及概况】

衣原体肺炎是由衣原体感染引起的肺部炎症,衣原体有沙眼衣原体(CT)、肺炎衣原体(CP)、鹦鹉热衣原体和家畜衣原体。与人类关系密切的为CT和CP,偶见鹦鹉热衣原体肺炎。

【病原学】

衣原体是一种比细菌小但比病毒大的生物,具有两相生活环境。即具有感染性的原体(EB)和无感染性的始体(亦称网状体 retic-ulatebody,RB)。EB颗粒呈球形,小而致密,直径0.2～0.4μm,普通光学显微镜下勉强可见;EB是发育成熟了的衣原体,主要存在于细胞外。RB是衣原体在宿主细胞内发育周期的幼稚阶段,是繁殖型,不具感染性。

衣原体是专性细胞内寄生的、近似细菌与病毒的病原体,属于衣原体目、衣原体科(仅有一个科)、衣原体属,有四个种。其特点如下:①具有脱氧核糖核酸和RNA两种核酸,二分裂增殖,有核糖体和近似细胞壁的膜;②细胞内寄生,完全依赖宿主细胞供应能量(因缺乏ATP酶);③其生活周期分为细胞外期(即具有感染性的原始小体)和细胞内期(即增殖性的网状小体)两个时期;④用Glemsa或荧光抗体染色可在细胞核附近原浆查见衣原体包涵体;⑤衣原体基因组的Mr(相对分子质量)为660×10^6,比除支原体外的任何原核生物都小;⑥除可做涂片检查、补体结合试验及微量免疫荧光试验等检测方法外,还可直接做细胞培养分离衣原体;⑦四环素族,红霉素治疗效果好,喹诺酮及其他抗菌药物也有一定效果。

【流行病学】

血清流行病学显示人类的衣原体感染是世界普遍性的,但具体的流行病学资料尚缺乏。

【临床表现】

轻症可无明显症状。青少年常有声音嘶哑、干咳,有时发热,咽痛等咽炎、喉炎、鼻窦炎、中耳炎和支气管炎等症状,且可持续数周之久,发生肺炎通常为轻型,与肺炎支原体感染的临床表现极为相似,并可能伴随肺外表现如红斑结节、甲状腺炎、脑炎和吉兰-巴雷(格林-巴利)综合征。成年人肺炎多较严重,特别是老年人往往必须住院和呼吸支持治疗。

【实验室检查】

1.肺部X线　显示肺亚段少量片状浸润灶,广泛实变仅见于病情严重者。X线也可显示双侧间质性或小片状浸润,双肺过度充气,CT肺炎也可急性发病,迅速加重,造成死亡。

2.血常规检查　示大部分患者血白细胞在正常范围。

【诊断及鉴别诊断】

1.沙眼衣原体肺炎　1975年有人开始报告新生儿衣原体肺炎，继发于包涵体脓性卡他之后。本病多由受感染的母亲传染，可眼部感染经鼻泪管传入呼吸道。症状多在出生后2～12周出现，起病缓慢，可先有上呼吸道感染表现，多不发热或偶有低热，然后出现咳嗽和气促，吸气时常有细湿啰音或捻发音，少有呼气性喘鸣。胸片显示双侧广泛间质和肺泡浸润，过度充气征比较常见，偶见大叶实变。周围血白细胞计数一般正常，嗜酸粒细胞增多。鼻咽拭子一定要刮取到上皮细胞。也可用直接荧光抗体试验(DFA)、酶免疫试验(EIA)检测鼻咽标本沙眼衣原体抗原。血清学检查特异性抗体诊断标准为双份血清抗体滴度4倍以上升高，或IgM＞1∶32，IgG＞1∶512。也可应用PCR技术直接检测衣原体DNA。

2.鹦鹉热衣原体肺炎　来源于家禽接触或受染于鸟粪，是禽类饲养、贩卖和屠宰者的职业病。人与人的感染少见。病原体自分泌物及排泄物排出，可带菌很久。鹦鹉热衣原体通过呼吸道进入人体，在单核细胞内繁殖并释放毒素，经血流播散至肺及全身组织，引起肺实质及血管周围细胞浸润，肺门淋巴结肿大。潜伏期6～14天，发病呈感冒样症状，常有38～40.5℃的发热，咳嗽初期为干咳，以后有痰，呼吸困难或轻或重。有相对缓脉、肌痛、胸痛、食欲不振，偶有恶心、呕吐。如为全身感染，可有中枢神经系统感染症状或心肌炎表现，偶见黄疸。多有肝、脾肿大，需与伤寒、败血症鉴别。胸部X线检查，从肺门向周边，特别在下肺野可见毛玻璃样阴影中间有点状影。周围血白细胞数正常，血沉在患病早期稍增快。肺泡渗出液的吞噬细胞内可查见衣原体包涵体。轻症患儿3～7天发热渐退，中症8～14天，重症20～25天退热。病后免疫力减弱，可复发，有报道复发率达21%，再感染率10%左右。

3.肺炎衣原体肺炎　本症临床表现无特异性，与支原体肺炎相似。起病缓，病程长，一般症状轻，常伴咽、喉炎及鼻窦炎为其特点。上呼吸道感染症状消退后，出现干湿啰音等支气管炎、肺炎表现。咳嗽症状可持续3周以上。白细胞计数正常，胸片无特异性，多为单侧下叶浸润，表现为节段性肺炎，严重者呈广泛双侧肺炎。病原学检查与沙眼衣原体肺炎一样，以气管或鼻咽吸取物做细胞培养，肺炎衣原体阳性。或用荧光结合的肺炎衣原体特异性单克隆抗体来鉴定细胞培养中的肺炎衣原体。PCR检测肺炎衣原体DNA较培养更敏感，但用咽拭子标本检测似不够理想，不如血清学检测肺炎衣原体特异性抗体。微量免疫荧光(MIF)试验检测肺炎衣原体仍最敏感。特异性IgM抗体≥1∶16或IgM抗体≥1∶512或抗体滴度4倍以上增高，有诊断价值。

【治疗】

衣原体肺炎的治疗原则与一般肺炎的治疗原则大致相同。

1.一般治疗　注意加强护理和休息，保持室内空气新鲜，并保持适当室温及湿度。保持呼吸道通畅，经常翻身更换体位。烦躁不安可加重缺氧，故可给适量的镇静药物。供给热量丰富并含有丰富维生素、易于消化吸收的食物及充足水分。

2.抗生素治疗

(1)大环内酯类抗生素

①红霉素。衣原体肺炎的抗生素应首选红霉素，用量为50mg/(kg·天)，分3～4次口服连用2周。重症或不能口服者，可静脉给药。眼泪中红霉素可达有效浓度，还可清除鼻咽部沙

眼衣原体,可预防沙眼衣原体肺炎的发生。

②罗红霉素。用量为5～8mg/(kg·天),分2次于早晚餐前服用,连用2周。如在第1疗程后仍有咳嗽和疲乏,可用第2疗程。

③阿奇霉素。口服吸收很好,最高血清浓度为0.4mg/L,能迅速分布于各组织和器官。对衣原体作用强。治疗结束后,药物可维持在治疗水平5～7天。$T_{1/2}$为12～14h,每日口服1次,疗程短。以药物原型经胆汁排泄。与抗酸药物的给药时间至少间隔2h。尚未发现与茶碱类、口服抗凝血药、卡马西平、苯妥英钠、地高辛等有相互作用。儿童(体重10kg以上)第一天每次10mg/kg,以后4天每天每次5mg/kg,1次顿服,其抗菌作用至少维持10天。

(2)磺胺异噁唑。用量为50～70mg/(kg·天),分2～4次口服,可用于治疗沙眼衣原体肺炎。

(3)支持治疗。对病情较重、病程较长、体弱或营养不良者应输鲜血或血浆,或应用丙种球蛋白治疗,以提高机体抵抗力。

【预后】

衣原体肺炎治疗反应比支原体肺炎慢,如治疗过早停止,症状有复发趋势。年轻人一般治疗效果好,老年人病死率为5%～10%。

【预防】

隔离,避免与病原体接触,锻炼身体。

Ⅰ.鹦鹉热衣原体肺炎

【定义及概况】

鹦鹉热衣原体肺炎是由鹦鹉热衣原体引起的肺部急性炎症。鹦鹉热衣原体的主要宿主是禽类,所以提出了另一病名称鸟疫,以示该病的传染源不限于鹦鹉科鸟类,而包括家禽和野禽在内的诸多鸟类。其次宿主为人类以外的哺乳动物,人只是在接触动物后才会受到感染。

该病来源于家禽接触或受染于鸟粪,是禽类饲养、贩卖和屠宰者的职业病。人与人的感染少见。

病原体自分泌物及排泄物排出,鸟类可长期带菌。人类的鹦鹉热既可以是呼吸道感染,也可能是以呼吸系统为主的全身性感染。

【病理生理】

鹦鹉热衣原体在鸡胚卵黄囊及HeLa细胞、猴肾细胞培养中易于生长,并能感染小鼠发生肺炎、腹膜炎或脑炎而致死。

鹦鹉热衣原体还能产生一种红细胞凝集素,能凝集小鼠和鸡的红细胞。这种凝集素为卵磷脂核蛋白复合物,其作用可被特异性抗体及Ca^{2+}所抑制。

病原体分离可采取患者血液或痰液。痰液宜加链霉素处理。注射至小鼠腹腔及鸡胚卵黄囊内,接种动物常于7～10天内死亡。剖检后取脾、肺、肝等涂片涂色,查看有无衣原体及嗜碱性包涵体。结果阳性时,再进行血清学鉴定。

鹦鹉热衣原体通过呼吸道进入人体,在单核细胞内繁殖并释放毒素,经血流播散至肺及全身组织,引起肺实质及血管周围细胞浸润,肺门淋巴结肿大。病理变化为伴单核细胞渗出的肺炎。

【流行病学】

在抗生素问世之前，本病暴发流行病死率达 20%。现已降至 1%以下，且多数为老年人和幼儿。

病原体自分泌物及排泄物排出，可带菌很久。患病后免疫力减弱，可复发，有报道复发率达 21%，再感染率 10%左右。

【临床表现】

人类在接触鹦鹉热衣原体受到传染以后即可获得感染。潜伏期多在 1～3 周，个别病例的潜伏期可长达近 40 天。本病呈急性发病，出现 38～40.5℃发热，轻症 3～7 天发热渐退，中症 8～14 天，重症 20～25 天退热。寒战、喉痛、头痛、周身不适和厌食，若出现脉搏和呼吸进行性加快，则预示预后不良。少数病例可逐渐发作，在开始 1 周内仅有不同程度的头痛，颇似普通感冒。随着病情发展，患者不安、失眠，甚至谵妄，严重者出现昏迷、全身中毒症状、急性肾衰竭、胰腺炎，迅速死亡。

典型病例临床表现为非典型性肺炎，发热体温逐渐升高并出现干咳，但有时有少量黏液脓性痰，第二周可出现肺炎及明显的突变伴继发化脓性肺部感染，个别主诉胸痛。衣原体毒素引起的毒血症可使患者恶心、呕吐，甚至出现黄疸、少尿。

严重病例可累及心血管及神经系统，表现为心肌炎、心内膜炎、脑膜炎和脑炎等症状，可在心肌炎患者心肌内的巨噬细胞中检查到包涵体。一般有心脏损害病例同时有肺炎出现，病死率也高。严重感染患者多在发病 2～3 周时死亡。临床上根据症状，有鸟粪接触史即可初步诊断。不过鉴于临床病情变化很大，必须有实验室的辅助检查以明确诊断。

【实验室检查】

1.X 线胸片　从肺门向周边扩展，特别在下肺野可见毛玻璃样阴影中间有点状影，可能存在游走性病变。

2.血常规　外周血白细胞数正常或稍低。

3.血沉　在患病早期稍增快。

4.病理检查　肺泡渗出液的吞噬细胞内可查见衣原体包涵体，可在心肌炎患者心肌内的巨噬细胞中检查到包涵体。

5.血清学试验　患本病后常可检出特异性抗体升高。补体结合抗体在体内维护时间较长，可在病初期及后期采取双份血清标本进行试验。如后期血清比早期血清抗体滴度高 4 倍或以上，则有诊断意义。此外，还可进行血凝抑制试验。

【诊断】

来源于家禽接触或受染于鸟粪，是禽类饲养、贩卖和屠宰者的职业病。发病呈感冒样症状，常有 38～40.5℃的发热，咳嗽初期为干咳，以后有痰，呼吸困难或轻或重。有相对缓脉、肌痛、胸痛、食欲不振，偶有恶心、呕吐。如为全身感染，可有中枢神经系统感染症状或心肌炎表现，偶见黄疸。结合实验室检查特异性抗体升高或病理组织中吞噬细胞内查见衣原体包涵体可明确诊断。但如有肝、脾肿大，应与伤寒、败血症鉴别。

【鉴别诊断】

与肺炎支原体肺炎、军团菌肺炎及病毒性肺炎临床表现相似，依靠实验室检查进行鉴别。

【治疗】

四环素 0.25g，每 6h 1 次口服；多西环素 0.1g，每 12h 1 次，口服。一般在 48～72h 内发热和其他症状得到控制，但抗生素至少连用 10 天，必须卧床休息，必要时吸氧及镇咳。

【预后】

本病预后较差，易发生其他器官的感染。如毒性强的毒株感染引起死亡的概率更高，逐渐康复的期限可能更长。

【预防】

一定要避免与鸽棚内已感染的鸽子(如赛鸽和信鸽)、其他发病的鸟类、羽毛尘埃及鸽笼内的东西接触，进口的鹦鹉必须用金霉素处理过的饲料强制性喂养 45 天以控制传播，本方法一般(并非绝对)可消灭鸟血液和粪便中的病原体。

由于咳嗽的飞沫和痰液可以通过吸入而感染别人，所以当根据临床和流行病学背景(接触可能的传染源)怀疑本病时，应对病人严加隔离。

Ⅱ.沙眼衣原体肺炎

【定义及概况】

沙眼衣原体(CT)被认为是婴幼儿，特别是 6 个月以内婴儿肺炎的重要病原之一。对心脏、肝脏及肾脏功能亦有损伤作用。

【病理生理】

沙眼衣原体是一类在细胞内寄生的微生物，大小约 250～450nm。分为 3 个生物型，小鼠生物型、沙眼生物型和性病淋巴肉芽肿生物型(LGV 型)。后二者与人类疾病有关。用间接微量免疫荧光试验，沙眼生物型又分 A、B、Ba、C、D、Da、E、F、G、H、I、Ia、J、K 等 14 个血清型，LGV 生物型又有 L_1、L_2、L_{2a}、L_3 四个血清型。

沙眼衣原体生物变种 A、B、Ba、C 血清型可引起沙眼。该病发病缓慢，早期出现眼睑结膜急性或亚急性炎症，表现流泪、有黏液脓性分泌物、结膜充血等症状与体征。沙眼衣原体生物变种 D-K 血清型可引起包涵体包膜炎，包括婴儿及成人两种。病变类似沙眼，但不出现角膜血管翳，一般经数周或数月痊愈，无后遗症。沙眼衣原体生物变种 D-K 血清型引起泌尿生殖道感染，经性接触传播。男性多表现为尿道炎，不经治疗可缓解，但多数转变成慢性，周期性加重，并可合并附睾炎、直肠炎等。女性能引起尿道炎、宫颈炎等，以及输卵管炎等较严重并发症。该血清型有时也能引起沙眼衣原体性肺炎。沙眼衣原体 LGV 生物变种引起性病淋巴肉芽肿，该病是一种性病，男性可侵犯腹股沟淋巴结，女性可侵犯会阴、肛门、直肠。

【流行病学】

衣原体是与革兰阴性杆菌有密切亲缘关系的专性细胞内寄生微生物，具有独特的发育周期。大量研究证明衣原体是引起儿童及成人呼吸道感染的病原之一。1 岁以内特别是 6 个月以下婴儿的肺炎及毛细支气管炎的主要病原体之一为沙眼衣原体。

沙眼衣原体是引起人类眼、呼吸道、泌尿生殖道疾病的重要病原之一。孕妇宫颈沙眼衣原体阳性率为 2％～47％。沙眼衣原体阳性孕妇所生婴儿 20％～50％发生沙眼衣原体结膜炎，10％～20％发生沙眼衣原体肺炎。

【临床表现】

1.症状 主要先引起上呼吸道感染如鼻塞、流涕等上感症状，1/2患儿有结膜炎，以咳嗽为主(占100%)，其中多数为阵发性干咳。少数表现为痉挛性百日咳样咳嗽，最长咳嗽病程达1.5个月，又因小儿气道狭窄，气道上皮纤毛运动功能差，有分泌物不易排出，引起喘促明显、呼吸困难，甚至呼吸衰竭等症状。

咳嗽是沙眼衣原体肺炎的主要表现，具有特征性的不连贯的咳嗽，一阵急促的咳嗽后继以一短促的吸气，但无百日咳样回声，阵咳可引起发绀和呕吐，亦可有呼吸暂停。

2.体征 呼吸频率加快，肺部偶闻及干、湿啰音，甚至捻发音和哮鸣音。

3.并发症 可发生心脏、肝脏及肾脏功能的损伤。

【实验室检查】

1.胸部X线 双侧广泛间质和肺泡浸润，过度充气征比较常见，偶见大叶实变。

2.血常规 周围血白细胞计数一般正常，嗜酸粒细胞增多。

3.其他检查 鼻咽拭子一定要刮取到上皮细胞。也可用直接荧光抗体试验(DFA)、酶免疫试验(EIA)检测鼻咽标本沙眼衣原体抗原。血清学检查特异性抗体诊断标准为双份血清抗体滴度4倍以上升高，或IgM＞1∶32，IgG＞1∶512。也可应用PCR技术直接检测衣原体DNA。

【诊断】

本病多由受感染的母亲传染，可眼部感染经鼻泪管传入呼吸道。症状多在出生后2～12周出现，起病缓慢，可先有上呼吸道感染表现，一般无发热或偶有低热，然后出现咳嗽和气促，吸气时常有细湿啰音或捻发音，少有呼气性喘鸣。

胸部X线片显示双侧广泛间质和肺泡浸润，过度充气征比较常见，偶见大叶实变。肺部体征和X线所见可持续1个多月方能消失。周围血白细胞计数一般正常，嗜酸粒细胞增多。鼻咽拭子一定要刮取到上皮细胞。也可用直接荧光抗体试验(DFA)、酶免疫试验(EIA)检测鼻咽标本沙眼衣原体抗原。血清学检查特异性抗体诊断标准为双份血清抗体滴度4倍以上升高，或IgM＞1∶32，IgG＞1∶512。也可应用PCR技术直接检测衣原体DNA。对于使用头孢类抗生素疗效不佳者应考虑有无沙眼衣原体感染的可能，及时加用红霉素。

【鉴别诊断】

与病毒性肺炎进行鉴别，依靠实验室检查。

【治疗】

抗生素治疗，缩短病程，减少并发症的发生。

1.一般治疗 注意加强护理和休息，保持室内空气新鲜。保持呼吸道通畅。烦躁不安可给适量的镇静药物。供给热量丰富、易于消化吸收的食物及充足水分。

2.抗生素治疗

(1)大环内酯类抗生素

①红霉素。衣原体肺炎的抗生素应首选红霉素。

②罗红霉素。

③阿奇霉素。

(2)磺胺甲噁唑(SIZ)。

3.支持治疗 对病情较重、病程较长、体弱或营养不良者应输鲜血或血浆,或应用丙种球蛋白治疗,以提高机体抵抗力。

【预防】

在空气不流通的地方,空气中漂浮物浓度比较高,极易生成衣原体微生物。这些衣原体微生物不光可以引发呼吸道疾病,还可导致泌尿等系统的疾病。因此,不管是家庭还是办公环境,都应经常开窗,保持空气流通和环境清洁卫生。

Ⅲ.肺炎衣原体肺炎

【定义及概况】

肺炎衣原体主要引起呼吸道和肺部感染。1986 年 Grayeton 等在学生急性呼吸道感染中,发现一种衣原体,以后于成人呼吸道疾病中亦被发现,当时命名为鹦鹉热衣原体 TWAR-TW 株,后经研究证明该衣原体为一新种,并定名为肺炎衣原体。

肺炎衣原体与鹦鹉热衣原体相似,但无抗原性。肺炎衣原体引起的呼吸道感染在临床上与鹦鹉热不同,在流行病学上与鸟类无关。可能在人与人之间通过呼吸产生的气溶胶传播。沙眼衣原体是 3～8 岁婴儿肺炎的常见原因,而在较大儿童和成年人肺炎中不是重要原因。

肺炎衣原体与鹦鹉热和沙眼衣原体有相同的属特异性抗原,而其他特异性抗原血清学特征却不同。通常 DNA 杂交试验和限制性核酸内切酶分析确认其为不同于沙眼和鹦鹉热衣原体的第三种衣原体。

【病理生理】

肺炎衣原体引起人类感染的机制尚不十分清楚。目前因肺炎衣原体感染者很少进行肺活检,故病理资料亦缺乏。现有动物实验资料,以肺炎衣原体鼻内或静脉接种 Icr 小鼠,在不同时点(1 天、3 天、7 天、14 天、21 天、28 天和 60 天)处死动物,以透射电镜观察小鼠肺炎衣原体肺炎急性期肺组织超微病理改变。结果发现小鼠吸入肺炎衣原体后第 3 天在肺间质、支气管腔和肺泡腔可见明显多形核白细胞浸润,病原体感染肺泡上皮细胞,形成各种发育阶段的肺炎衣原体包涵体。7 天后在支气管及肺泡间质中单核细胞浸润呈上升趋势,肺泡隔中见Ⅱ型上皮细胞、成纤维细胞增生,但未再见到肺炎衣原体的包涵体。静脉接种组亦引起上述类似改变,但程度轻,时间短,未见包涵体形成。

【流行病学】

肺炎衣原体常在儿童和成人中产生上呼吸道和呼吸道感染。现仅知人是该衣原体宿主,感染方式为人与人之间通过呼吸道分泌物传播。5 岁以下儿童极少受染,8 岁以上儿童及青年易被感染,尤其是人群聚集处,如家庭、学校、军营中易于流行。

该病原体可见于 5%～10%患社区获得性肺炎的老年人,且症状严重,需住院治疗。该病原体亦可见于 5%～10%的医院获得性肺炎,但对其流行病学了解甚少。

血清流行病学显示人类的肺炎衣原体感染是世界普遍性的,随着年龄的增加感染率迅速上升,青壮年可达 50%～60%,老年可达 70%～80%,大部分为亚临床型。老年人可再次受到感染，且感染率没有性别差异。

【临床表现】

肺炎衣原体引起的临床表现与肺炎支原体相似，包括咽炎、支气管炎和肺炎，主要发生于较大儿童和青年人。大多数病人有咳嗽、发热和咳痰，但不严重。几乎所有患者均有诸如喉炎或咽炎的上呼吸道症状，老年患者的临床表现不易与其他原因引起的肺炎相区别。持续性咳嗽是本病的主要特点。肺炎衣原体在支气管哮喘的发病机理中亦可能发挥作用。

【实验室检查】

1.X 线胸片　胸片无特异性，多为单侧下叶浸润，表现为节段性肺炎，严重者呈广泛双侧肺炎。

2.血常规　白细胞计数正常。

3.病原学检查　以气管或鼻咽吸取物做细胞培养，肺炎衣原体阳性。或用荧光结合的肺炎衣原体特异性单克隆抗体来鉴定细胞培养中的肺炎衣原体。

PCR 检测肺炎衣原体 DNA 较培养更敏感，但用咽拭子标本检测似不够理想，不如血清学检测肺炎衣原体特异性抗体。

微量免疫荧光（MIF）试验检测肺炎衣原体仍最敏感。特异性 IgM 抗体≥1∶16 或 IgM 抗体≥1∶512 或抗体滴度 4 倍以上增高，有诊断价值。

【诊断】

本症临床表现无特异性，与支原体肺炎极相似。起病缓，病程长，一般症状轻，常伴咽炎、喉炎及鼻窦炎为其特点。上呼吸道感染症状消退后，出现干湿啰音等支气管炎、肺炎表现。咳嗽症状可持续 3 周以上。白细胞计数正常，胸片无特异性，多为单侧下叶浸润，表现为节段性肺炎，严重者呈广泛双侧肺炎。病原学检查以气管或鼻咽吸取物做细胞培养，肺炎衣原体阳性。或用荧光结合的肺炎衣原体特异性单克隆抗体来鉴定细胞培养中的肺炎衣原体，或特异性 IgM 抗体≥1∶16 或 IgM 抗体≥1∶512 或抗体滴度 4 倍以上增高，可以诊断。如果没有病原学证据，β-内酰胺类抗生素无效即可怀疑此病。

【鉴别诊断】

与肺炎支原体肺炎、军团菌肺炎及病毒性肺炎临床表现相似，依靠实验室检查进行鉴别。

【治疗】

四环素或红霉素，治疗 10～21 天，剂量与治疗支原体肺炎相同，β-内酰胺类药物无效。

【预后】

治疗反应比支原体肺炎慢，如治疗过早停止，症状有复发趋势。年轻人一般治疗效果较好。老年人病死率为 5%～10%。

【预防】

在空气不流通的地方，空气中漂浮物浓度比较高，极易生成衣原体微生物。不管是家庭还是办公环境，都应经常开窗，保持空气流通和环境清洁卫生。

（三）军团菌肺炎

【概述】

军团菌肺炎（LP）是指由革兰阴性军团杆菌引起的细菌性肺炎。本病流行于夏秋季节，细菌主要通过污染水的气雾传播。该菌存在于水和土壤中，常经供水系统、空调器和雾化吸入而引起呼吸道感染，可呈暴发流行；散发病例以机会感染和院内感染为主，中老年人、恶性肿瘤、接受免疫抑制剂治疗者以及有心、肺、肾等慢性疾病者易发病。本病主要累及肺脏，亦可产生多系统损害，发病率占成人肺炎的5%～10%，占院内获得性肺炎的30%，特点为肺炎伴有全身毒血症状，重者可有呼吸衰竭和周围循环衰竭。本病病情凶险、死亡率高。但早期诊断、及时有效治疗，死亡率可显著降低。大多数病例为散发性，人和人之间的传播尚未得到证实。

【诊断】

1.症状　患者自无明显症状至重者影响多器官损害，典型患者亚急性发病，有发热(常高于39℃，呈弛张热)、畏寒、寒颤、厌食、乏力和肌痛，并有以下表现。

(1)肺部表现

1)咳嗽：发生率90%，呈非刺激性，伴少量非脓性痰，有时咳嗽可阵发性发生。

2)胸痛：发生率40%，多呈胸膜炎样疼痛，有时较为剧烈，在部分患者为较突出症状。

3)咯血：发生率17%，多为痰中带血丝。

4)呼吸困难：发生率可达36%～94%，一般不很严重。

(2)肺外表现：部分患者存在，可涉及全身各器官系统，其中以神经、消化和泌尿系统最为多见。

1)神经系统：发生率约50%，主要表现有神经状态改变，意识模糊，严重额部头痛、嗜睡和定向力障碍，偶见谵妄、言语障碍、精神错乱和步态失常等。

2)消化系统：25%患者有恶心、呕吐，30%患者有腹泻或稀便(可有腹痛、肠鸣音亢进)，也可有肝功能异常，但肝肿大、腹膜炎、胰腺炎、结肠炎、直肠周围脓肿和阑尾脓肿罕见。

3)肾脏：25%～50%的患者有镜下血尿和蛋白尿，极少数可发生肌红蛋白尿、肾功能衰竭、急性肾小管间质性肾炎、肾盂肾炎、肾脓肿和肾小球肾炎。

4)其他：心脏、血液系统受累少见，但偶可引起心内膜炎、心肌炎、心包炎或白细胞、血小板计数减低。

2.体征　肺部听诊可在受累的肺段或肺叶部位闻及干、湿啰音，当有较明显的肺实变或胸腔积液时叩诊呈浊音，在有肺外其他系统受累者可能有心脏、胃肠、神经系统的异常征象，如相对缓脉、肠鸣音亢进等，少数患者无阳性体征。

3.检查

(1)非特异性检查

1)血白细胞数中度增高，可以伴核左移，红细胞沉降率增快，可能有血谷丙转氨酶、乳酸脱氢酶、碱性磷酸酶轻、中度升高，有高氮质血症或血钠、磷降低。

2)部分患者可能有蛋白尿、显微镜下血尿。

(2)特异性检查

1)军团菌培养：标本取自痰、血液、胸腔积液、气管抽吸物、肺活检材料，培养基为活性炭酵母浸液琼脂(BCYE)(由酵母浸膏、活性炭、ACE、可溶性焦磷酸铁及琼脂组成)，在2.5%～5% CO_2 环境下培养1周。

2)直接免疫荧光(DFA)检测：取痰、胸液或气管抽吸物等标本涂片甲醇固定后，采用荧光素标记的军团菌抗体直接与标本作用，在荧光显微镜下观察军团杆菌，每张涂膜发现5条以上染色鲜明，形态典型的细菌即可报告阳性。

3)尿抗原测定：采用放射免疫法或酶联免疫法测定尿嗜肺军团菌-1(LP-1)抗原，其特异性几乎100%，仅次于菌培养，敏感性80%～90%；测定迅速，3小时内可获结果。

4)血清抗体检查：被军团杆菌感染后，血清可出现两种特异性抗体，即IgG及IgM抗体；其中，特异性IgM抗体在感染后1周左右出现，而IgG抗体在发病2周开始升高，1个月左右达到高峰。

①间接免疫荧光试验(IFA)：a.双份血清测定：急性恢复期血清，根据病情变化，相隔2～4周采集的2次标本1g恢复期为发病21～42日。b.单份血清测定：单份血清抗体滴度≥1∶256，提示可能军团菌感染，但需结合临床表现分析。

②微量凝集试验(MAA)与试管凝集试验(TAT)：以军团菌全菌为抗原，检测患者血中凝集抗体。相隔2～4周采集的两次标本IgG抗体滴度4倍升高或下降；TAT达1∶60或1∶60以上，MAA达1∶64或1∶64以上为阳性，如果一次血清抗体滴度达1∶20或1∶20以上也为阳性。

③酶联免疫吸附试验(ELISA)：以军团菌为抗原用ELISA检测军团菌抗体(可检测IgM与IgG抗体)。

④多聚酶链反应(PCR)：PCR技术是一种体外DNA扩增方法，检测军团菌DNA，标本取自尿、支气管肺泡灌洗液和血清等。本方法敏感性和特异性高，具有快速和可测定嗜肺军团杆菌以外的其他军团菌的优点。但操作稍繁琐，同PCR探针方法比，PCR与ELISA结合检测军团菌操作简便。PCR和DNA探针杂交技术相结合可在一定程度上提高检测的敏感性和特异性，对非LP诊断的敏感性优于菌培养和DFA方法，但对痰LP检测的敏感性不如菌培养高。

(3)胸部X线检查：主要表现为迅速进展的非对称性、边缘不清的肺实质性浸润阴影，呈肺叶或肺段性分布，以下叶多见，早期单侧分布，继而涉及两肺，约半数患者可发展成大叶性肺炎，1/3的患者伴有胸腔积液，部分患者有肺脓肿和空洞，特别是在使用大量肾上腺糖皮质激素或有其他免疫功能低下者多见。

4.诊断要点

1992年中华医学会呼吸分会诊断标准如下：

(1)临床表现有发热、寒颤、咳嗽、胸痛等症状。

(2)X线胸片具有浸润阴影或伴胸腔积液。

(3)支气管抽吸物、胸液、支气管肺泡灌洗液、血等培养出军团菌。

(4)呼吸道分泌物荧光抗体检测军团菌阳性。

(5)血间接荧光法检测急性期及恢复期两次军团菌抗体效价呈4倍或以上增高。

(6)尿LP-1抗原测定阳性。

凡具备1～2项加3～6项中任何一项即可诊断军团菌肺炎。

当临床上遇到以下情况时应考虑到军团菌肺炎的可能性：

(1)发热，持续过高热。

(2)痰涂片可见大量中性粒细胞而罕见细菌者。

(3)伴随不明原因的肺外症状者,如腹泻、肾功能障碍、相对缓脉等。

(4)不明原因的低钠血症。

(5)β-内酰胺类、氨基糖苷类抗生素治疗无效。

5.鉴别诊断 本病的临床诊断比较困难。凡发生肺炎者,特别是发生在中、老年及免疫功能低下和慢性病患者,应用青霉素、头孢菌素或氨基糖苷类抗生素治疗无效者,结合流行病学资料,应高度怀疑本病。进一步确诊有赖于病原学和血清免疫学检查。军团菌肺炎应和其他各种病原引起的肺炎,如鹦鹉热、真菌性肺炎、大叶性肺炎、支气管炎、病毒性肺炎及肺结核等鉴别。肺外系统受累者还应与肝、肾等器质性疾病和某些中枢神经系统感染作鉴别。非肺炎型军团病应和流行性感冒鉴别。

(1)传染性非典型肺炎:也称严重呼吸窘迫综合征,起病急,表现为发热、头痛、关节酸痛、乏力、腹泻,无上呼吸道卡他症状;肺部体征不明显,严重者出现呼吸加速、明显呼吸窘迫;白细胞计数正常或减低,淋巴细胞计数减低;肺部影像学检查表现为片状、斑片状浸润性阴影或呈网状样改变。

(2)革兰阴性杆菌肺炎:一般无流行性,大多无多器官侵犯,氨基糖苷类及口内酰胺类抗生素治疗有效,军团菌检查阴性。

(3)肺结核:发病缓慢,有结核中毒症状,痰中可检出结核杆菌。抗结核治疗有效而红霉素治疗无效。

【治疗】

1.*一般治疗* 根据患者的症状,予以对症处理。卧床休息,多饮水,注意保暖,摄入足够蛋白质、热量、维生素,纠正水、电解质和酸碱平衡紊乱。保持呼吸道湿化与通畅,有低氧血症的,应予吸氧。护理人员要做好生活护理,及时清除呕吐物,鼓励患者少食多餐,适量进食。

2.*药物治疗* 目前,治疗军团菌肺炎仍以红霉素为首选,红霉素每日1～2g,分次口服;或用红霉素1～1.5g加入5%葡萄糖注射液500ml中静脉滴注;疗程为2～3周。也可加用利福平450mg,每日1次,口服,多主张与红霉素联合应用。亦可选用其他有效药物,如大环内酯类药物如阿奇霉素、克拉霉素或罗红霉素,氟喹诺酮类药物等。

选用容易进入肺组织、支气管分泌物和吞噬细胞内杀灭军团菌的药物,如阿奇霉素、氟奎诺酮类药物等,常在48小时内见效。尽可能停用免疫抑制药物。

(1)大环内酯类:阿奇霉素或克拉霉素500mg静脉滴注或口服;红霉素1g静脉滴注,每6小时1次,若反应良好2日后可改口服,每次0.5g,每6小时1次,疗程2～3周,以免复发。阿奇霉素、克拉霉素、罗红霉素较红霉素有更好的抗军团菌活性,应首选。

(2)氟喹诺酮类:莫西沙星、左氧氟沙星有较好的抗军团菌活性,一般用量每次400mg,每日1次,静脉滴注。院内感染、免疫力低下、病情严重者应首选,每次0.45～0.65g,每日1次静脉滴注或口服。

(3)利福平:单独应用易产生耐药菌株,故一般不推荐单独应用。常与红霉素联合应用治疗严重感染、免疫抑制或对单用红霉素效果不佳的患者,常用剂量为110mg/(kg·次),每日1次。

(4)四环素类:多西环素首剂0.2g,静脉滴注,以后每2小时给予0.1g,静脉滴注,有效后改为口服。

【病情观察】

患者如仅有流感样症状,肺部炎症较轻,可予门诊治疗;如有多脏器损害,则须住院治疗。治疗过程中,主要应密切观察治疗前后累及脏器的功能变化、临床症状、肺部体征和X线胸片的变化,注意评估治疗疗效,并可适时调整治疗用药。

【病历记录】

1.*门急诊病历* 记录患者寒颤、发热和咳嗽的时间,咳痰的性状,有无咯血,是否伴有呼吸困难;有无恶心、呕吐、腹泻等消化道症状;有无尿少、血压改变;有无神经系统症状。既往史记录有无基础疾病史,如有,记录过去的诊断和治疗情况。体检记录有无中毒性面容、高热、相对缓脉、肺部闻及啰音等。辅助检查记录外周血常规、X线胸片和IFA、DFA检测结果。

2.*住院病历* 记录患者门急诊的诊治经过。重点记录本次入院后的诊治经过,着重记录有无多系统损害,反映治疗后的症状和体征的改变,病情危重时,应记录与家属沟通谈话的内容、家属是否理解等。

【注意事项】

1.*医患沟通* 由于本病是细胞内寄生菌感染,治疗用药和疗程都和普通细菌感染不同,应如实告诉患者及其家属本病的特殊性,患病的死亡率与患者的基础状况及有无并发症密切相关;有免疫功能低下者,死亡率可达80%,主治医师应与患者及其家属沟通,便于医患双方的相互理解,并可使临床治疗措施顺利实施。

2.*经验指导*

(1)军团菌肺炎临床表现具有多样性,但无明显特征性。因此,流行病学资料、临床症状、体征和实验室常规检查仅作为诊断时的参考。确诊需要实验室检测有军团菌的证据。

(2)临床上本病的X线胸片可显示病变多样性:斑片、结节或条索状;常多叶发生,或跨叶侵犯,进展迅速,吸收较慢;空洞出现快,闭合慢,常需1~2个月。

(3)军团菌为胞内感染,理想的抗菌药物应在吞噬细胞内具有一定的浓度并能在呼吸道分泌物中保持良好的穿透性。因此,目前仍以红霉素为首选治疗药物。

(4)本病轻者口服抗生素,有器官损害等病情严重的患者,开始5~7日宜通过静脉途径给药,疗程7~14日;病情危重、免疫功能低下、并发肺脓肿者应加用利福平,如为免疫功能低下者,抗生素应用应不少于3周,肺脓肿患者治疗可为3~4周。

六、免疫损害宿主肺炎

随着肿瘤治疗的进步、自身免疫性及其他免疫相关性疾病诊断水平的提高,以及器官移植的广泛开展和艾滋病的广泛流行,免疫损害宿主(ICH)人数不断增加,目前已成为一个严重的全球性问题。其中,感染是影响免疫损害宿主病程和预后的最重要因素,而肺部又是感染的主要靶器官。当患者由于各种原因(应用免疫抑制药、艾滋病等)导致免疫功能受损,并引起肺部感染时即称为免疫损害宿主肺炎。该病与免疫机制健全者的肺炎并无本质不同,但在病原学、临床表现及诊断治疗方面有一些特殊和值得注意的方面。

【病因及发病机制】

免疫损害宿主对各种病原微生物的易感性均增高，但不同类型免疫损害的感染在病原体分布上存在着差异。

1.细胞免疫损害宿主肺炎

(1)定义：原始的吞噬作用和T淋巴细胞介导的免疫应答缺陷，导致出现以单核细胞浸润为主的炎症反应或特异性细胞毒作用。

(2)病原体：以细胞内寄生物为主，如李斯特菌、奴卡菌、伤寒杆菌以外的沙门菌、分枝杆菌、军团菌、真菌、病毒(主要是疱疹病毒，包括巨细胞病毒)、寄生虫(伊氏肺孢子菌、弓形虫及粪类圆线虫等)。

2.体液免疫损害宿主肺炎

(1)定义：机体B淋巴细胞在抗原刺激下浆细胞合成免疫球蛋白缺陷，导致抗体介导免疫或B细胞介导免疫缺陷。体液免疫缺陷包括免疫球蛋白(1g)缺乏或低下、补体减少、脾切除术后等。

(2)病原体：主要是肺炎链球菌、流感嗜血杆菌等。

3.其他免疫损害宿主肺炎　中性粒细胞缺乏特别是当其数值低于500/mm^{3}时，铜绿假单胞菌是最常见的病原体，其次是大肠埃希菌、肺炎克雷伯杆菌、黏质沙雷菌、产气单胞菌及其他革兰阴性杆菌，真菌亦较常见。若感染为保护性屏障破坏所致，则其病原体多为葡萄球菌、铜绿假单胞菌和毗邻部位的定植菌。

【临床表现】

1.症状　起病大多隐匿，临床一经发现，常急剧进展，呈暴发性经过，迅速发展至极期，甚至呼吸衰竭。高热较常见，有时尽管持续接受激素治疗，但体温仍不能降至正常，常伴寒战。寒战被认为是免疫损害宿主革兰阴性杆菌肺炎的一种颇具特征性的症状。咳嗽、咳痰较少见，以干咳为主，个别患者有胸痛。

2.体征　病变大多为双侧，阳性体征同一般性肺炎。

3.X线改变　肺实变征象少见。特别是粒细胞缺乏者肺部炎症反应更轻微，早期可表现为肺不张。但随着粒细胞恢复，炎症反应加剧，X线肺实变征象增加。

4.AIDS与非AIDS免疫损害患者的伊氏肺孢子菌肺炎(PCP)表现差别大　与后者比较前者起病隐潜而治疗反应慢，病原体数量多，导痰诊断比较容易发现，复发率高；应用SMZco治疗过敏反应发生率高，而应用喷他脒治疗不良反应相对较少。

5.真菌性感染的炎症反应较细菌性感染弱　如侵袭性肺曲霉菌病肺部症状很轻，常以脑或其他脏器迁徙性病变为首发表现。ICH并发肺结核与非ICH亦有显著不同，如播散多、肺灶分布的叶段差异不明显、伴有纵隔或肺门淋巴结肿大和胸膜炎较多、合并其他感染概率高等。

【诊断】

常有先天性免疫损害的病史(自婴幼儿期反复发作的感染史)或免疫抑制药治疗相关疾病的治疗史。早期发现、早期治疗肺部感染与预后直接相关。

1.血气分析 PaO_2 对早期发现移植患者肺部疾病有一定帮助。约 80%的细菌性肺炎患者 PaO_2<8.6kPa(65mmHg),而仅约 8%的病毒、伊氏肺孢子菌、真菌或奴卡菌肺炎患者 PaO_2 低于此限。

2.X 线检查 虽然是非特异性,但对诊断仍有帮助。

(1)局限性病变:常见于细菌、真菌、嗜肺军团菌、分枝杆菌感染及肺出血和肺栓塞,也可见于早期伊氏肺孢子菌感染。

(2)结节和空洞病变:常为隐球菌、奴卡菌、曲霉菌、分枝杆菌感染和肺脓肿及肿瘤。

(3)弥漫性间质、腺泡浸润性病变:多由伊氏肺孢子菌、病毒、曲霉菌(少见)、分枝杆菌感染及肺水肿等引起。肺核素扫描对伊氏肺孢子菌筛选和诊断有一定价值。

3.胸部 CT 对隐蔽部位如心脏移植后肺底部病变的发现和诊断很有价值。

4.病原学检查

(1)标本采集:呼吸道标本仍然是最基本和最重要的。此外,应尽量采集各种可能有意义的肺外标本如体液、分泌物、肿大淋巴结及体表肿物活检等。痰液需要筛选、洗涤或定量培养等处理,以减少污染。无痰患者则需从下呼吸道直接采样,并可避免污染。应用经支气管镜防污染技术采样和经支气管肺活检诊断率为 72.2%,是临床上有价值的检查技术。

(2)病原学检查:需注意标本必须新鲜,应及时送检和处理;检测项目尽可能齐全,涂片和培养都应进行。如果标本量太少,只应用于细菌和条件性真菌的培养。抗酸杆菌和肺孢子菌等可从气道内吸取物和咳出物涂片中发现。

(3)免疫学诊断和基因诊断技术:抗体检测技术可能因为宿主免疫抑制受到影响。抗原和基因检测,在理论上可能提供早期诊断和很高的特异性和敏感性,但目前为止仅限于少数的特殊病原体。

5.组织学诊断 组织学上坏死性肺炎见于化脓菌、真菌及巨细胞病毒感染。借助银染或糖原染色对真菌诊断有决定性意义。巨细胞病毒性肺炎在常规组织学上不易发现包涵体,需要应用组织化学及原位杂交方法揭示其抗原或 DNA。伊氏肺孢子菌 HE 染色在肺泡内可见到大量嗜伊红泡沫样渗出物,借助哥氏银染色可见浓染成黑色的虫体包囊壁,容易识别。

【治疗】

1.临床处理步骤 免疫抑制患者的感染病情多较严重,应尽快留取各种检验标本特别是病原学标本,在参考临床和病原流行病学资料做出初步病原学诊断的基础上,立即开始经验性抗菌治疗。若治疗 48～72h 不见起效,则需要进行特殊诊断检查,纤维支气管镜最常用。如果病灶为局限性且靠近胸膜,也可采用经皮穿刺取样。少数弥漫性病变,必要时可采用剖胸活检。若仍不能明确病原诊断,则在经过更为积极的抗菌治疗和全面审慎的重新评估后,可更改试用特殊病原体(伊氏肺孢子菌、真菌、结核等)治疗。经验性治疗一般针对单一病原,以避免混淆诊断。

2.抗微生物治疗

(1)粒细胞缺乏患者革兰阴性杆菌感染比较常见,经验性用药的选择多采用第三代头孢菌素联合氨基糖苷类抗生素,也有选用β-内酰胺类作为首选经验性治疗。肾功能减退者慎用氨基糖苷类药物。

(2)鉴于目前超广谱酶的产生和耐药菌的出现,危重患者可选择性应用哌拉西林、三唑巴坦、第四代头孢菌素或碳青霉烯类药物作为第一线用药。

(3)X线呈局限性炎症且临床提示急性感染征象者应选择性应用针对肺炎链球菌的抗菌治疗,痰涂片革兰染色镜检和培养具有重要临床价值。

(4)应当根据免疫缺陷类型、临床表现和X线表现、病情严重程度、治疗史、本地区耐药分布等进行综合评价,审慎定度。

(5)细胞介导免疫损害特殊病原体感染多见,在未确定病原菌之前原则上不进行经验性治疗。

(6)利福平是经典抗结核药物,在抗结核化疗中不宜贸然以其衍生物取代,在无明确病原菌诊断和应用指征前,不宜将利福平作为抗生素应用于经验性治疗。

3.*支持治疗* 营养和各器官功能支持与维护十分重要。呼吸衰弱患者应该不失时机地建立人工气道和机械通气治疗。经人工气道采集下呼吸道标本为确定可靠病原菌诊断提供了便利途径,应该充分利用。

4.*重建免疫机制* 应该根据免疫缺陷类型采取相应的补充或替代治疗,器官移植患者的免疫抑制治疗应及时调整。

(赵 卉)

第六节 肺真菌病

一、肺念珠菌病

肺念珠菌病病原主要为白色念珠菌,其次为热带念珠菌、高里念珠菌和星状念珠菌。念珠菌感染在呼吸系统真菌感染中位居首位,尤其是在院内感染中,占50%以上。

【病因和发病机制】

白色念珠菌为条件致病菌。该菌寄殖于人的口腔、咽喉、上呼吸道、阴道及肠道黏膜,一般不致病。当患有严重的慢性疾病,或长期应用广谱抗生素、激素或免疫抑制剂等致机体抵抗力降低时,病原体侵入支气管或肺引起疾病,故本病多为继发性感染。

白色念珠菌在下呼吸道内大量生长繁殖,对细胞产生毒性和引起炎症反应,其释放的磷脂酶A和溶血磷脂酶能破坏机体上皮细胞,保护其自身的生长繁殖,使真菌很容易侵入机体的细胞内进行繁殖。另外,该菌细胞壁上的甘露多糖及其分解代谢产物可明显抑制细胞免疫功能,从而增强了其致病能力。

【病理和病理生理】

肺念珠菌病的病理变化随病程急缓而异。初期病变以急性化脓性炎症伴脓肿形成为主,肉眼观察为大片实变,中心为灰白色的凝固性病灶;镜下呈大片干酪性坏死伴脓肿形成,病灶周围有菌丝和吞噬细胞浸润。后期呈干酪样坏死、空洞形成、纤维化及肉芽肿。

肺炎型患者临床上表现类似于细菌型肺炎或肺结核,也可表现为败血症,可有渗出性胸膜炎或心内膜炎,大多伴有细菌感染及其他真菌感染。

【临床表现】

(一)常见表现

1.症状 本病临床上分为支气管炎型和肺炎型两种。支气管炎型全身情况良好,症状轻微,一般不发热。主要表现剧咳,咯少量白色黏液痰或脓痰,部分患者可有硬块痰。肺炎型大多见于免疫抑制或全身情况极度衰弱的病人。呈急性肺炎或败血症表现,出现畏寒、发热、咳嗽、咯白色黏液胶冻样痰或脓痰,常带有血丝或坏死组织,呈酵母臭味,甚至有咯血、胸痛、呼吸困难、食欲减退和消瘦等。不易咯出的黏液痰或黏丝痰是肺念珠菌病较具特征性的表现。

2.体征 支气管炎型检查可发现口腔、咽部及支气管黏膜上被覆散在点状白膜,胸部偶尔听到干性啰音。肺炎型患者肺部可闻及干、湿啰音,局部呼吸音可降低。

3.实验室检查和其他检查 化验外周血白细胞和中性粒细胞可不增加,血沉也不增快,这是一个重要特点。支气管分泌物、胸水、血液或尿液等直接涂片或培养可查到念珠菌,但需要与正常定植菌或污染菌区分。

X线表现:胸片表现为单侧或双侧肺纹理增深,或呈弥漫性小片状或斑点状阴影,部分可融合成低密度、均匀的大片云絮状阴影,边缘模糊,形态多变,发展迅速。病变大多位于中下肺野。一般不侵及肺尖部。部分病例伴胸膜改变。慢性病变呈纤维条索状阴影和代偿性肺气肿。

(二)非典型表现

1.由于念珠菌感染常继发于或合并其他疾病,因此,其临床表现常与其他疾病混杂或被掩盖。如合并肺结核时可出现肺尖部浸润阴影;外周血白细胞和中性粒细胞可明显升高等。

2.肺结核呈慢性消耗性,易造成机体免疫力下降,病程中易合并念珠菌感染,且念珠菌感染的表现易被掩盖或忽视,因此,临床极易误诊。据报道,误诊率高达59%~100%。在结核治疗过程中合并念珠菌感染时可使病情恶化或反复,临床上常常被认为是结核病本身的变化如出现类赫氏反应、结核恶化、药物热或合并结核性支气管扩张,也常被误为合并一般细菌感染。

3.其X线影像表现常缺乏特征性的云絮状改变,有时可呈沿支气管纹理分布的索条状和小结节状阴影,易被误诊为细菌性支气管肺炎或淋巴管转移癌,或呈小片状模糊阴影,易与支原体肺炎混淆。

4.起病隐匿,在机体抵抗力低下或慢性消耗性原发病基础上慢性发病,悄然无声,没有念珠菌感染的典型表现,却与原发病完全重叠,常常被忽视或认为是原发病转归减缓或治疗耐受,从而造成病程延长或迁延不愈。

【诊断和鉴别诊断】

1.诊断 依据其临床表现,特别是有慢性消耗性疾病或免疫功能下降的基础,结合X线表现,可考虑诊断,但病原学鉴定是确诊的依据。经环甲膜穿刺吸引或经纤支镜通过防污染毛刷采取的下呼吸道分泌物、肺组织、胸水、血、尿或脑脊液直接涂片或培养出念珠菌,即可确诊。痰液直接涂片或培养出念珠菌并不能诊断为真菌病,因有10%~20%的正常人痰中可找到白色念珠菌。若有3%双氧水含漱3次，从深部咳出的痰连续3次培养出同一菌种的念珠菌，则有诊断参考价值。近年，采用ELISA方法测定血液、支气管肺泡灌洗液中的念珠菌抗原或抗体，同时测定甘露聚糖和抗甘露聚糖抗体，两项中有一项指标阳性作为诊断的标准，敏感性为80%，特异性为93%，但是应用于临床仍须进一步评价。

2.鉴别诊断　临床应与肺结核、转移性肺癌、支原体肺炎和慢性支气管炎继发感染等相鉴别。临床症状和体征无特异性，但可其X线表现有助于鉴别：肺念珠菌病为单侧或双侧低密度、均匀的大部融合的云絮状阴影。一般分布于肺的中下野，不侵犯肺尖部。此点可与部分浸润型肺结核相鉴别。而肺炎支原体肺炎常见于单侧节段或亚节段性肺部浸润，呈斑片状均匀模糊阴影，其病变以肺下叶，近肺门处，似为放射状分布为多见。肺部出现浸润病灶后，可在肺门的其他部位相继出现新鲜病灶的特征性线表现。而肺部转移性肺癌的X线表现为多发性或单发性的粟粒状、结节状、索条或网状纹理改变，其特点密度较高，边缘清楚，病变持续恶化，无缓解可能。由于肺癌、肺结核和肺心病等慢性消耗性疾病可合并支气管肺念珠菌感染，因此，及时检查病原学是鉴别诊断的最重要依据。

【治疗】

1.首先治疗　原发病及去除诱发因素，如停用抗生素、激素及免疫抑制剂等。加强支持疗法，增强机体免疫功能。

2.抗真菌治疗　选用氟康唑、酮康唑、氟胞嘧啶，一般敏感性在50%以上。氟康唑的痰液浓度与血浆浓度相似，其抗菌活性为酮康唑的24倍，对念珠菌的清除率达80%以上，适合肺部念珠菌感染，可作为首选。用法：病情重及不能口服可使用静滴，首剂0.4g/d，以后0.2g/d；病情控制或病情不重，可口服氟康唑，疗程1～3个月。其口服与静滴的药动力学性质相似。序贯疗法：氟康唑注射液第1天400mg静滴，随后每天200mg静滴用7～10天后改口服，每天口服一次200mg，总疗程3～4周，总有效率90%，治愈率76.7%，念珠清除率为85%。

二、肺曲霉病

曲霉包括烟曲霉、黄曲霉、黑曲霉、白曲霉、棒曲霉、灰绿曲霉、土曲霉、构巢曲霉和聚多曲霉等。曲霉广泛存在于自然界，空气中到处有其孢子，在大量吸入时可能引起肺曲霉病。本病是常见的机会性真菌感染，仅次于念珠菌。

【诊断标准】

1.临床表现　肺曲霉病按临床表现分为5种不同的类型。

(1)变应性支气管肺曲霉病(ABPA)：由曲霉引起的一种慢性气道变态反应性疾病，以哮喘、血清总IgE和曲霉特异性IgE(IgG)升高、曲霉抗原皮试速发反应阳性、中心型支气管扩张等为特征。

(2)腐生型肺曲霉病(曲菌球)：为曲霉在肺原有空腔病变中繁殖形成的团块球状物，常继发于支气管囊肿、支气管扩张、肺脓肿和肺结核空洞、癌性空洞等病变。常有刺激性咳嗽，反复咯血，甚至发生威胁生命的大咯血。但也可无任何症状。曲菌球可增大、缩小、消失，也可演变为侵袭性或半侵袭性，故亦需适当治疗。

(3)慢性坏死性肺曲霉病(亚急性侵袭性肺曲霉病):1982年Binder首先提出它是一个独立的疾病,能局部侵袭肺组织,可有空洞或曲菌球形成,一般病程30天以上,临床容易误诊为肺结核。

(4)侵袭性肺曲霉病(IPA):发生于免疫功能正常者,谓之原发性IPA,多因职业关系长期暴露于大量曲霉孢子的环境中吸入过量的曲霉孢子,超过机体防御能力时发病。继发性IPA常发生于全身情况差、免疫功能低下,如粒细胞缺乏或接受广谱抗生素和糖皮质激素治疗的患者,病情往往十分严重,典型表现为发热、咳嗽、咯黏液脓性痰及血性痰、胸痛、呼吸困难等,对血管侵袭性很强,咯血被认为是本病最普遍的症状;严重者可引起血栓形成,导致急性坏死性化脓性肺炎,也可侵入胸膜引起胸膜炎及脓胸。一旦致病,发展迅速,为肺曲霉病中致病力最强的一型。

(5)肺曲霉也可以通过血液播散至其他器官,其中以脑最常见,可引起癫痫、脑梗死、颅内出血、脑膜炎和硬膜外脓肿等;此外,还可累及心脏、骨关节、眼、皮肤、食管、胃肠道、腹膜、肝脏、肾、甲状腺等,引起相应症状。

2.辅助检查

(1)气道分泌物涂片及培养:痰涂片及培养是确诊肺曲霉病的可靠依据,但痰中找到菌丝或孢子不一定就是肺曲霉病。若多次培养阳性,则有助于诊断。因IPA患者痰检阴性率高达70%,建议采用支气管肺泡灌洗液(BALF)涂片或对周围性浸润性病变行穿刺作组织培养均有助于发现病原体。

(2)血清半乳甘露聚糖(GM)抗原检测(GM实验):ELISA法检测血清GM的诊断阈值为0.5ng/ml。GM实验也能用于脑脊液、尿液和BALF曲霉抗原的检测,是近年诊断IPA的最重要进展。血清GM可在出现临床症状,胸片异常表现和培养阳性前数天即开始升高,从而更早地确诊IPA,系列观察血清GM值可有助于治疗期间评估疗效。应用β-内酰胺类抗生素(如哌啦西林/他唑巴坦)等药物可引起假阳性反应。GM实验阴性不能排除镰刀霉、接合菌和着色真菌的感染。

(3)G实验:对于各种真菌系统感染的诊断具有很高的敏感性和特异性,包括念珠菌、镰刀霉和曲霉感染等,适用于免疫功能缺陷患者。

(4)影像学表现:胸片敏感性较低,早期改变缺乏特征性。常见表现有结节影,胸膜下肺浸润;后期出现肺空洞性病变和含气新月体;胸水很少见。胸部CT具有较高诊断价值,典型表现为多发结节影;晕轮征:中心密度较高而周围密度较低的阴影;新月征:在块影的偏上方有新月状透光区;病变基底靠近胸壁的楔形阴影,中心有空洞,胸膜渗出或任何新的肺内病变。

(5)组织病理学检查:通过胸腔镜或开胸肺活检取得肺组织获得组织学诊断仍然是诊断IPA的金标准。镜下可见侵袭肺组织的菌丝粗细一致,菌丝有许多横隔,常分支、呈锐角,常呈定向排列。活检的组织标本曲霉培养阳性。

【治疗原则】

1.侵袭性曲霉病的预后差,病死率高,对于高度怀疑IPA的患者,在进行诊断性评估的同时,应尽早开始抗真菌治疗。早期诊断和早期治疗能明显改善IPA的预后。近年来临床专家提出侵袭性真菌感染的治疗策略,分为预防性治疗、先发治疗、经验性治疗和针对性治疗(目标治疗）。

2.侵袭性肺曲霉病和播散型曲霉病：首选伏立康唑和两性霉素B。还可选用卡泊芬净、米卡芬净、伊曲康唑、泊沙康唑作为替代药物。不推荐联合用药作为初始治疗，个别患者考虑补救治疗时，在当前治疗的基础上另外添加抗真菌药物，或者联用不同种类抗真菌药物。成功治疗IPA的关键在于免疫抑制状态的逆转（如皮质醇用量的减少或停用）或中性粒细胞减少症的恢复。

3.反复咯血、病变与大血管或心包相邻、单个病灶引起的咯血以及病变侵及胸腔或肋骨时，外科切除曲霉感染组织可能是有效的。手术有禁忌者可全身和局部并用抗真菌药物。

4.治疗原发病，应尽力减少诱发因素的影响，对肺结核、慢性支气管炎、支气管哮喘、支气管扩张等原发病应予积极治疗。同时还应注意加强支持疗法，提高免疫功能。

三、肺隐球菌病

【概述】

肺隐球菌病为新型隐球菌感染引起的亚急性或慢性内脏真菌病。主要侵犯肺和中枢神经系统，但也可以侵犯骨骼、皮肤、黏膜和其他脏器。新型隐球菌按血清学分类分为A、B、C、D、AD五型，我国以A型最为常见。

【诊断】

（一）症状

肺隐球菌病多无症状，1/3病例无症状而自愈。部分患者可以有发热、咳嗽，以干咳为主或有少量痰液。常有难以言其状的胸痛和轻度气急。其他症状包括少量咯血、盗汗、乏力和体重减轻，由于患者免疫状态的不同，可形成两种极端：其一是无症状患者，系X线检查而被发现，见于免疫机制健全者，组织学上表现为肉芽肿病变；其二是重症患者，有显著气急和低氧血症，并常伴有某些基础疾病和免疫抑制状态，X线显示弥漫性间质性病变，组织学仅见少数炎症细胞，但有大量病原菌可见。

（二）体征

肺隐球菌病的体征取决于病灶的范围和性质，通常很少阳性体征。当病变呈大片实变、空洞形成或并发胸腔积液时则有相应体征，体格检查多有实变体征和湿啰音；并发脑膜炎，症状明显而严重，有头痛、呕吐、大汗、视力障碍、精神症状，出现脑膜刺激征。

（三）检查

1.微生物检查

(1)直接镜检：痰液或支气管肺泡灌洗液直接行墨汁染色或黏卡染色可见菌体，临床现以墨汁染色多用。连续两次以上阳性有意义。因本病常可同时累及中枢神经系统，故脑脊液镜检也可发现隐球菌，通常只要在脑脊液中发现隐球菌即可诊断隐球菌性脑部感染。

(2)痰培养：痰液或支气管肺泡灌洗液培养连续两次以上阳性有意义。

(3)抗原检查：乳胶凝集试验检测新型隐球菌荚膜多糖抗原，可简便快速有效诊断。血液、胸液标本隐球菌抗原阳性均可诊断。

2.影像学检查 可见为纤维条索影、结节影、片状影、空洞或团块影，表现变化多端，需与肿瘤、结核相鉴别。

3.组织病理学检查 肿大淋巴结等部位的组织活检可明确诊断。

（四）诊断要点

1.确诊

(1)胸部X线异常。

(2)组织病理学特殊染色见到隐球菌，并经培养鉴定，或脑脊液（及其他无菌体液）培养分离到新生隐球菌。

2.拟诊

(1)胸部X线：异常符合隐球菌肺炎的通常改变。

(2)痰培养：分离到隐球菌或肺外体液/组织抗原检测阳性，或特殊染色显示隐球菌典型形态特征。

肺隐球菌病的诊断有赖于临床的警惕和组织病理学联合微生物的确诊证据。在伴有神经症状的患者脑脊液标本传统的墨汁涂片镜检有很高的诊断价值，如果培养分离到隐球菌即可确诊。有人提倡腰穿脑脊液检查作为肺隐球菌病的常规检查，其诊断敏感性尚无确切资料；相反，如果隐球菌脑膜炎患者肺部同时出现病灶，自然首先要考虑肺隐球菌病，但如果肺部病变出现在治疗过程中，尚需考虑其他病原体的医院获得性肺炎，活检组织和无菌体液培养到隐球菌是确诊的最重要证据。痰或非防污染下呼吸道标本分离到隐球菌，结合临床仍有很重要诊断意义，尽管本菌可以在上呼吸道作为定植菌存在，但较念珠菌明显为少，说明痰培养隐球菌阳性意义显著高于念珠菌阳性。

（五）鉴别诊断

肺隐球菌病发病比较隐匿，痰找隐球菌阳性率低，肺部影像学无特征性改变，易与肺癌、肺转移性肿瘤、肺结核及韦格肉芽肿等疾病相混淆，尤其是孤立性肿块与肺癌不易鉴别。故对可疑患者，纤维光束支气管镜、经皮肺穿刺活检等有创检查乃至开胸手术对于肺隐球菌病诊断的确立具有重要价值。

【治疗】

（一）一般治疗

去除易感诱因。能进食者鼓励患者进食高蛋白、高营养的食物、增强抵抗力，必要时可应用丙种球蛋白、新鲜血浆等。

（二）药物治疗

1.两性霉素B 是多烯类抗真菌药物，静脉给药每日0.5mg/kg体重，多次给药后血药峰浓度为0.5～2mg/L，血浆半衰期为成人24小时。

用药指征：适用于新型隐球菌的各个血清型的治疗。

用药方法：可静脉给药，也可鞘内给药。

(1)静脉给药成人常用剂量：开始静脉滴注时先试以1～5mg或按体重每次0.02～0.1mg/kg给药，后根据患者耐受情况每日或隔日增加5mg，增加至每次0.6～0.7mg/kg体重时即可，成人每日最高剂量不超过1mg/kg体重，每日给药1次，累积总量1.5～3.0g或以上，疗程2～3

个月，也可更长，视病情而定。

(2)鞘内给药成人常用剂量：仅用于伴有中枢神经系统隐球菌感染者，首次0.05～0.1mg，以后逐渐增至每次0.5mg，最多1次不超过1mg，每周给药2～3次，总量15mg左右。鞘内给药时宜与小剂量地塞米松同时应用，并需用脑脊液反复稀释药液后逐渐注入。

不良反应及预防措施：神经及骨骼肌肉系统，可有头痛、全身骨骼肌肉酸疼，鞘内注射严重者可发生下肢截瘫。故需用脑脊液反复稀释药液后逐渐注入，并同时应用少量激素。

联合用药：对于免疫功能异常的严重的肺隐球菌病，可两性霉素B联用5-氟胞嘧啶疗效更好，但不良反应也有所增加。

用药体会：两性霉素B是肺隐球菌病治疗的常用药物，但严重的肺隐球菌病常联合5-氟胞嘧啶使用。多途径给药可明显改善疗效，特别是并发新型隐球菌脑膜炎者。另外，疗程必须足够长，以便彻底清除颅内感染菌。

2. 5-氟胞嘧啶　为氟化嘧啶化合物，水溶性，可通过血-脑屏障。

用药指征：适用于新型隐球菌的各个血清型的治疗。尤其合并隐球菌脑膜炎的治疗。

用药方法：口服或静脉注射每日100～150mg/kg体重，口服分4次给药，静脉注射分2～4次给药。静脉滴注速度4～10ml/min。多与两性霉素B联用。

注意事项与联合用药：因短期内真菌就会产生对本品的耐药，故合用两性霉素B可延缓耐药性的产生，但两者合用不良反应也有所增加。

用药体会：本品联合两性霉素B是治疗新型隐球菌肺炎及脑膜炎的经典方案，疗效肯定，但应注意不良反应也有所增加。

3.氟康唑　是三唑类抗真菌药。口服生物利用度高，空腹口服400mg后0.5～1.5小时平均血药峰浓度为6.7mg/L，血浆清除半衰期接近30小时。氟康唑能够很好的进入人体的各种体液，包括脑脊液(约达到血药浓度的70%)，而唾液和痰液中的浓度与血浆浓度近似。

用药指征：适用于新型隐球菌的各个血清型的治疗。尤其早期轻症患者的治疗。

用药方法：首剂静脉注射400mg，以后可用每日200～400mg静脉注射，直至脑脊液或痰液转阴后继续200～400mg口服，维持3～12个月。

用药体会：本品目前仅适用于肺隐球菌病轻症患者治疗和重症患者后续的维持治疗。

4.伊曲康唑　为三唑类抗真菌药，脂溶性，不易通过血-脑屏障，因而脑脊液中浓度很低。理论上不能用于中枢神经感染。但对局限于肺内的隐球菌有效。

用药指征：适用于新型隐球菌的各个血清型肺隐球菌病的治疗。

用药方法：注射液：第1、2日治疗方法，每日2次，每次1小时静脉滴注200mg伊曲康唑；第3日起，每日1次，每次1小时静脉滴注200mg伊曲康唑。

联合用药：在该病治疗初期，多联合应用两性霉素B与氟胞嘧啶或三唑类抗真菌药，以使病情尽快控制。疗程8～12周，后可口服伊曲康唑维持治疗3～4个月，以防复发。有复发倾向者再加用口服伊曲康唑3～5个月或更长。

用药体会：治疗肺隐球菌病效果较好，但对于并发有隐球菌脑膜炎时认为无效，但也有报道真菌脑膜炎用本品治疗有效的个例。

（三）其他治疗

早期局限性肺部肉芽肿或空洞，采用抗真菌药物治疗效果不佳时，有必要手术切除。

【病情观察】

本病患者大多有基础疾病，长期使用抗生素和糖皮质激素，诊断本病者，主要观察患者治疗后咳嗽、咳痰、胸闷、气急、咯血、盗汗、乏力等症状是否缓解，肺部湿啰音是否消失，X 线胸片上的病变是否吸收，并注意适时根据患者的临床变化，调整治疗用药。

【病历记录】

1.门急诊病历　记录患者发热的程度及时间；有无盗汗、乏力、咳嗽、胸痛和咯血等表现；体检注意记录肺部湿啰音等阳性体征及基础疾病的表现；辅助检查记录外周血常规、痰培养或涂片、X 线胸片等检查结果。

2.住院病历　重点记录患者本次入院后的诊治经过，着重记录反映治疗后的症状和体征的变化，如有严重基础疾病的，病变进展快，治疗效果不佳时应及时与家属沟通，所用的抗真菌药物有一定的毒副反应，均必须记录患者的知情同意。

【注意事项】

1.医患沟通　诊断本病的，应如实告诉患者和家属肺隐球菌病的感染特点、诊断方法、治疗药物，尤其是抗真菌药物治疗的重要性、不良反应。以使患者及家属理解，取得患者的配合、支持。

2.经验指导

(1)抗隐球菌用药常规。美国感染病学会(IDSA)的肺隐球菌病的治疗指南建议分程度治疗。

1)对于免疫功能正常的肺隐球菌病患者：①无症状，但肺组织隐球菌培养阳性，可不用药，密切观察；或氟康唑每日 200～400mg，3～6 个月；②症状轻到中度，痰培养阳性，氟康唑每日 200～400mg，6～12 个月；或伊曲康唑每日 200～400mg，6～12 个月；若不能口服，可予以两性霉素 B 每日 0.5～1.0mg/kg 体重。

2)对于免疫功能异常的严重的肺隐球菌病治疗方法：两性霉素 B 每日 0.7～1.0mg/kg 体重，联用氟胞嘧啶每日 100mg/kg 体重，2 周；然后再用氟康唑每日 400mg，疗程至少 10 周。

(2)首先必须就有无播散和机体免疫状态进行评估。前者包括血液、脑脊液和男性按摩前列腺后的尿液做抗原检测及培养，后者重点是细胞免疫特别是 T 细胞亚群测定。宿主免疫机制健全、无播散证据的肺隐球菌病有自发消退倾向，不必立即治疗。若在随访中病变扩大、有明显临床症状，再予治疗。播散性肺隐球菌病、或虽然病变局限于肺部但宿主免疫抑制低下，则需要立即治疗。药物选择推荐两性霉素 B 联合氟胞嘧啶，两者有协同作用，确切疗程尚未肯定，通常 3～6 周，亦有主张 2～3 个月或更长；咪唑类抗真菌药已成功用于隐球菌感染的治疗；氟康唑水溶性高，蛋白结合率低，半衰期长，脑脊液药物浓度可达到血药浓度的 50%～60%；在并发脑膜炎患者氟康唑首剂 400mg，然后每日 200～400mg，疗程 2～3 个月，亦有主张长至 6 个月，初期静脉给药，病情改善后可改口服给药维持；在 HIV/AIDS 并发原发性肺隐球菌病患者给予低剂量氟康唑(每日 200mg)长疗程口服治疗有效，并可阻止其播散，疗程通常3个月;伊曲康唑亦具有抗隐球菌活性,但临床应用经验尚少。不论何种治疗,其疗程结束后仍需继续随访,每3个月1次,至少1年。

四、肺奴卡菌病

肺奴卡菌病是由奴卡菌属引起的肺部慢性化脓性疾病,也可侵入其他器官。

【病因】

常见病原菌是星形奴卡菌,存在于土壤或家畜。约70%的患者可累及肺部,并可经血液散布全身。一般发生于免疫力低下者或器官移植后。巴西奴卡菌毒性大,可为原发感染。

【病理】

肺部病变为急性坏死性肺炎、肺脓肿,以下叶为主,也可形成胸膜瘘管、胸膜炎。

【诊断】

1.临床表现　类似结核病,发热、咳脓性痰,有时带血,伴纳差、体重减轻、贫血等全身症状。X线表现为肺叶或肺段浸润,结节影,也可有厚壁空洞,肺门淋巴结可肿大,部分可累及全身各脏器。

2.诊断依据　临床表现无特异性,关键在于真菌检查,痰涂片可见菌丝,革兰染色阳性而抗酸染色部分阳性,需氧菌培养放线菌阳性可明确诊断。支气管肺泡灌洗或局部针吸有助诊断。

3.鉴别诊断　主要需与结核病及放线菌病区别。

【治疗】

磺胺类药物治疗有特效,但剂量大,疗程长,常用SMZ4.8g/d和TMP0.96g/d,或磺胺嘧啶4～8g/d,分次口服,疗程需半年。治疗1个月后如病情好转可酌情减量。磺与氨苄青霉素有协同作用。服药期应多饮水,且服碳酸氢钠,以防肾损害。二甲胺四环素、亚胺培南或第三代头孢菌素与氨基糖苷类联用可作为二线药物。红霉素、强力霉素等可试用。慢性脓肿需手术治疗。

五、肺毛霉菌病

【病因】

毛霉菌病由毛霉菌目引起性化脓性疾病,毛霉菌主要侵犯肺部,根霉菌主要侵犯鼻窦、眼眶、中枢及消化道。呼吸道是主要感染途径,常发生于机体抵抗力低下及有基础疾病等易感患者。

【病理】

以出血性坏死为主,可能与菌丝引起血管、淋巴管血栓形成有关。偶有呈毛霉菌球表现。

【临床表现】

肺部感染可原发或继发鼻窦感染,引起肺实变及肺脓肿。表现为高热中毒症状,胸痛、血痰、气急、呼吸困难,甚至有大咯血。体检可闻及两肺广泛湿啰音及胸膜摩擦音。胸片检查示迅速发展的大片肺实变阴影,可有空洞形成及梗死阴影,一般呈进展性,预后差。可侵犯其他器官,引起眼球突出、头痛、腹痛等相应症状。

【诊断】

对于糖尿病、粒细胞缺乏症等免疫低下患者,有以上临床表现要考虑其可能性。临床诊断较难,生前往往不易诊断。痰涂片、培养或组织切片发现毛霉菌菌丝可确诊。

【鉴别诊断】

需与细菌性肺炎、病毒性肺炎、肺结核、肺部肿瘤及其他真菌感染相鉴别。

【治疗】

本病病情严重,死亡率高达50%,早期诊断及时治疗尤为霞要。

1.抗真菌药物治疗:首选两性霉素B,成人首剂1mg/d,以后每日增加2~5mg,至30~50mg/d,疗程1~2个月或更长。其他抗真菌药疗效差。

2.治疗原发疾病。

3.切除及引流病灶。

六、肺球孢子菌病

肺球孢子菌病是由致病的球孢子菌引起的以肺部炎症反应和组织增生为主的病变。肺孢子菌病少见,以吸入传播。该病多流行于美洲地区,我国目前报道的例数很少。

【病因和发病机制】

球孢子菌存在于土壤中,吸入后致病,一般在干燥的夏季和晚秋季节容易感染。吸入后,开始产生化脓性感染,继之形成呼吸道肉芽肿。大部分患者无症状而自愈。约5%的患者出现肺部病灶或播散到其他部位,如骨关节、皮肤和脑脊膜。也可播散至骨髓、心肌或肾脏。男性、孕妇、糖尿病患者和细胞免疫抑制的患者如:淋巴瘤、HIV感染、器官移植和长期大剂量皮质激素治疗的患者是播散性球孢子菌病的高危人群。当然,其他健康人群也可感染。

吸入球孢子菌后,视机体的反应不同,可表现为急性感染或慢性感染。急性感染主要表现为急性炎性反应,逐渐出现增生性反应。慢性感染以增生为主。

【病理和病理生理】

球孢子菌吸入后,体液免疫首先反应,先IgM,随后是IgG,而细胞免疫,尤其是T细胞则是决定疾病康复的关键因素。先形成化脓性感染,继之出现肉芽肿和无钙化的干酪化。支气管感染首先表现为支气管内膜炎。依据机体免疫反应情况,临床可发展为以下几种情况:原发性球孢子菌肺炎(5%)、肺内结节病变(5%~7%)、肺内空洞病变(5%)、慢性进展性球孢子菌肺炎和全身播散性球孢子菌病。全身播散可引起骨髓炎、关节炎、滑膜炎、脑脊髓膜炎、淋巴结炎及皮肤病变等。

病理表现组织结构复杂多变,可见单核细胞、多核巨细胞、淋巴细胞、浆细胞及中性粒细胞等炎性细胞浸润,形成巨细胞炎性肉芽肿病灶。同时,病理切片中可见有大量的肺球孢子菌,菌体圆形，大小不等，直径10～80μm，此菌在各种实验室检查、组织培养、超微结构难以查找到。

【临床表现】

（一）常见表现

1.症状　临床表现缺乏特征性。慢性感染者可无明显临床症状。可有轻度的流感样症状，有咳嗽（73%）、咳痰、胸痛（44%），重者可有呼吸困难（32%）等呼吸道症状外，可有发热（76%）、寒战（29%）、乏力（39%）等全身症状。出现全身其他部位播散时，则会出现其他症状。

2.体征　肺部可有支气管炎和肺炎的体征，或胸膜炎，甚至支气管胸膜瘘的体征。有皮肤病变者，主要表现为皮疹，如多形性红斑、结节性红斑等，出现其他部位播散者，可有相应的体征，可出现肝脾肿大、淋巴结肿大、骨压痛及神经系统相应体征。

3.实验室检查和其他检查

（1）痰液涂片：可查到球孢子菌体，但不如培养敏感性高。痰培养一般5天即可出现。血清学检测IgG抗体阳性。

（2）胸部X线检查：无症状的此病患者X线检查正常。肺部病变表现可以从单个或多发的实变的炎性浸润阴影，到结节或空洞阴影，最终可能形成弥漫性网格状阴影，也可在上肺形成瘢痕。约5%病人呈结节状改变，有的呈孤立性结节，长期无变化，表现为炎性假瘤。

（二）非典型表现

1.该病无症状感染者多在体检时经X线检查被发现，但X线表现无特异性，有时可能仅见肺内孤立性机化病灶或结节病灶，难以与其他疾病鉴别。

2.该病可出现全身各部位的播散，有时是以肺外病变发病，表现多种多样，往往掩盖肺内病变，造成漏诊。

3.球孢子菌病有时易与结核合并或相互继发感染，其病理改变都可出现结核样肉芽肿和干酪样病变，难以区别。

4.慢性感染者常常表现为隐匿性病灶，无症状。X线影像可表现为孤立的结节，可长期无变化，最常见被诊断为炎性假瘤，有时也被误诊为肺癌或良性肿瘤。最终确诊需要手术切除病理检查。

【诊断和鉴别诊断】

1.诊断　临床上，肺球孢子菌病诊断不能靠症状和体征确诊，X线表现也无特异性，对确诊帮助不大。诊断主要靠病原学和病理学。痰液涂片能查到球孢子菌，但阳性率低。痰培养5天即可见生长，可确诊。病理检查见球孢子菌体可确诊，单纯肉芽肿病变不能确诊。

2.鉴别诊断　对侵入性病变，不易与一般炎症相鉴别，对孤立性病灶，其X线和大体标本形态酷似真性肿瘤，极易误诊为肺癌和其他肿瘤。病变的病理改变由多种细胞成分增生的肉芽肿构成，这一特征有别于肺癌，肺癌以单一细胞相对无限增殖，有丝分裂活跃，缺少肉芽基质和炎性细胞浸润的特点。另外，其肉芽肿病变难以与肺结核和其他肉芽肿性疾病鉴别。其他部位播散者要与相应的病变鉴别。病原学发现是鉴别的重要依据。

【治疗】

1.对有症状的急性感染、慢性肺球孢子菌病、胸膜累及或病变播散者及免疫抑制宿主应予治疗。两性霉素B治疗效果最佳，推荐用于病情严重或广泛肺浸润的患者，用法：0.5～0.7mg/(kg·d)，总量7～20mg/kg，或在病情好转后改口服氟康唑或伊曲康唑。病情相对轻的患者可用氟康唑400～800mg/d或伊曲康唑400mg/d，由于氟康唑或伊曲康唑治疗有较高的复发率，有研究者主张长期维持治疗，疗程2～18个月。

2.对孤立性结节，以手术治疗为宜。

七、肺放线菌病

肺放线菌病系由厌氧的放线菌感染肺部引起的慢性化脓性肉芽肿疾病。可发生于各个年龄组，以青壮年发病率最高，男、女患病比约为3∶1。

【病因和发病机制】

1.放线菌属为兼性厌氧菌，常寄生于人类或动物口腔龋齿、扁桃体隐窝，上呼吸道、胃肠道和泌尿生殖道(女性外生殖器)。致病菌多为衣氏(以色列)放线菌，少见有内氏放线菌、龋齿放线菌等。多为吸入感染，少数由面颊部、腹腔、肝放线菌穿越深部组织或经膈肌入肺部引起感染。

2.放线菌感染常引起慢性肺部炎症反应，形成肉芽肿和肺脓肿。组织病理学示病灶组织内可见急性炎症包绕在纤维肉芽组织外，可见特征性“硫磺颗粒”。

3.肺放线菌病发病部位多变，病程复杂。放线菌可从支气管蔓延到肺，先引起支气管炎，后形成化脓性肉芽肿和多发性小脓肿，并可侵犯胸膜、胸壁软组织或肋骨，亦可侵犯至其他器官。血行播散少见。

【临床表现】

1.症状

(1)肺部慢性炎症表现多见，呈进展性，伴低热或不规则热、咳嗽、咯血、咳脓性黏液痰、胸痛、体重减轻等症状，合并其他细菌感染，痰液为黄色。典型者可咳黄色颗粒(即所谓的“硫磺颗粒”)。

(2)肺部形成多发性脓肿时，症状加重，可出现高热、剧咳、大量黏液脓性痰，且痰中带血或大咯血，伴乏力、盗汗、贫血及体重减轻。

(3)病变延及胸膜可引起剧烈胸痛，侵入胸壁有皮下脓肿及瘘管形成，经常排出混有菌块的脓液。瘘管周围组织有色素沉着，典型者脓液和瘘管周围可见“硫磺颗粒”。瘘管口愈合后在其附近又可出现瘘管。

(4)纵隔受累，可致呼吸或吞咽困难，严重者可导致死亡。

2.体征 ①急性炎症期，肺部可闻及干、湿啰音；②多发性脓肿及肉芽肿形成时，肺部呼吸音明显较低；③胸腔积液和肋骨破坏及瘘管或皮下脓肿时，出现相应的体征。

【诊断】

早期临床和X线片无特征性改变,故较难诊断。主要依据临床表现,确诊主要依靠微生物及组织病理学检查。

1.有拔牙或口腔炎症等病史。

2.发病缓慢,有低热或不规则发热,咳嗽,咳黏液脓痰或血痰,有时有胸痛等症状。可有肺实变等体征,部分患者累及胸膜则有脓胸壁窦道改变。

3.胸部X线检查示肺部有单侧或双侧散在、不规则的浸润,可融合成实变,内有透亮区。

4.痰及脓液找到"硫磺颗粒",镜检为革兰阳性的放线菌者或厌氧培养出放线菌者可确诊。如彩图10所示。

【鉴别诊断】

1.肺奴卡菌病　常侵犯中枢神经系统,很少形成胸壁瘘管,且痰内无硫磺颗粒,属需氧菌。

2.肺结核　好发于结核好发部位,如上叶的尖后段及下叶的背段,其内可有钙化点。肺放线菌病无此特点,且肺结核损伤组织中无"硫磺颗粒"形成。

【治疗】

青霉素G为治疗的首选药物,但治疗方案应个体化,一般推荐剂量为:最初每天给予青霉素(1800～2400)万U静脉注射,持续2～6周后,继续给予青霉素或阿莫西林口服维持治疗6～12个月。

对青霉素过敏者可改用克林霉素、红霉素替代,效果确切。孕妇可换用红霉素,克林霉素也可选择。

胸壁脓肿或脓胸必须切开引流。久治不愈的放线菌性肺肉芽肿、纤维化、支气管扩张、胸壁或肋骨病变、瘘管等可采用手术切除。

【注意事项】

1.由于经常合并普通细菌感染,常使痰液中"硫磺颗粒"检出率不高。且常规细菌培养常发现普通细菌生长,从而掩盖放线菌感染征象,造成痰检阳性率低,诊断困难。

2.由于放线菌感染治疗用药与普通细菌有重叠,如青霉素、红霉素、磺胺类及头孢菌素类药物等,治疗往往有效,易误诊为细菌性感染,而放线菌感染疗程长,致疗程不够,导致疾病迁延。

(郑云爱)

第七节　肺寄生虫病

一、肺并殖吸虫病

肺并殖吸虫病又称肺吸虫病,为并殖吸虫寄生于人体引起的以肺组织病变为主的全身性急性或慢性疾病。

【病因】

并殖吸虫分布很广，能寄生于人体并致病的约有9种，以卫氏及斯氏（四川）并殖吸虫为主。在我国江浙一带以卫氏肺吸虫分布为主，而四川、湖北、湖南、云南、江西、陕西等地分布有斯氏并殖吸虫。以卫氏并殖吸虫为例，人和哺乳动物在流行区域生食蟹或蝲蛄而感染囊蚴，少数饮用生溪水致病。囊蚴在人体肠道形成尾蚴，大多数尾蚴通过膈肌侵入肺脏发育为成虫引起肺部病变，并可产卵，人体是其终末宿主。并殖吸虫在体内窜行产卵引起损害。虫体代谢产物可引起变态反应。斯氏并殖吸虫侵入人体内停留在幼虫状态，游窜于全身引起以皮下结节为主的临床表现，也常引起内脏幼虫移行症状。

【病理】

病变主要表现为组织缺血性坏死，小脓肿，呈多房性，囊肿样，有纤维壁，内含果酱样赭色黏稠物，其中有虫卵、Charcot-Leyden（夏科，雷登）结晶及嗜酸粒细胞，脓肿之间有隧道互相沟通。脓肿内容物可吸收或排出，腔闭合，纤维组织增生，钙质沉着，形成瘢痕。斯氏并殖吸虫侵入体内，游窜于全身引起皮下结节或包块性嗜酸性肉芽肿，也常引起内脏幼虫移行病变。

【诊断】

（一）临床表现

临床表现多变、复杂，起病缓慢，潜伏期不易确定，一般为3～6个月，迟者可达7～8年。患者可有低热、盗汗、乏力、纳差，重者毒血症状加重，十余日即可出现呼吸道症状。肺是卫氏肺吸虫最常寄生部位，咳嗽、咯血、胸痛等症状最常见。典型痰呈铁锈色，伴肺组织坏死则呈果酱样血痰，黏稠，带腥味。咯血可为痰中带血直至大咯血，反复咯血者占90%。虫体移行进入胸腔可引起胸痛、气急，但胸腔积液少见。此外，可有荨麻疹、哮喘发作。虫体移行至腹部可引起腹型表现，如腹痛、腹泻、肝大、棕色黏液脓血便，少有腹部包块。青少年患者虫体侵犯脑部、脊髓时可有头痛、呕吐、癫痫、截瘫等症状（脑型）。20%患者有皮下或肌肉结节，多见于下腹部至大腿之间，略有痛与痒感，可找到成虫及虫卵（皮肤型）。斯氏肺吸虫不喜侵犯肺，故咳嗽、血痰少见，但常可引起胸痛和胸腔积液，胸腔积液可见于单侧或双侧，或左右交替出现；也可表现为皮下或肌肉结节，50%～80%发生在腹部、胸部、大腿内侧、眼眶等处，黄豆或鸭蛋大小，单个或多个成串，为嗜酸性肉芽肿，内有夏科-雷登结晶，可找到虫体而无虫卵。

（二）胸部X线表现

早期出现边缘模糊圆形或椭圆形浸润阴影，多分布在中、下肺野，孤立或融合病灶，直径1～2cm，以后渐形成本病特征性表现，即在阴影中出现透亮、蜂窝状囊肿，为肺吸虫移行成“隧道”所致。其新老病变不一，新病变较大，边缘模糊，囊壁厚；老病变较小，边缘清晰而壁薄。某些病变周围可见长短不一的放射状索条影，亦可引起纤维增生性病变，呈现结节样病灶阴影，病灶愈合形成硬结钙化灶。部分患者可见胸腔积液阴影。斯氏肺吸虫病肺实质浸润少见且轻微，囊肿阴影少见，而胸腔积液多见。

（三）诊断要点

1.患者曾在肺吸虫病流行病区居住，或有生食石蟹或蝲蛄史。

2.咯血或果酱样痰，其中可找到虫卵，并有大量夏科-雷登结晶及嗜酸粒细胞，小儿胃液及粪便内可找到虫卵。

3.血及胸腔积液嗜酸粒细胞计数增多,尤以斯氏肺吸虫病多见,重者白细胞增多,呈类白血病反应。

4.肺吸虫抗原皮内试验(少用),血清肺吸虫酶联免疫吸附或补体结合试验等阳性。假阳性少见。

5.有典型多房样、囊样阴影的X线表现,其他阴影无特征性。

6.皮下及肌肉结节组织活检有特异性病理变化。

(四)鉴别诊断

肺吸虫病呼吸道症状主要应与肺结核区别,两者病情有许多非特异性临床表现相似,需详细询问病史。肺吸虫病患者有生食蝲蛄史,典型果酱样痰,并能找到大量虫卵。斯氏肺吸虫患者可出现胸腔积液,胸腔积液中出现大量嗜酸粒细胞,可与结核性胸膜炎鉴别。合并哮喘患者需与支气管哮喘及肺嗜酸粒细胞增多症鉴别。

【治疗】

早期治疗效果好,但如有复发则需复治。

1.*药物治疗*

(1)吡喹酮:具有疗效高、疗程短、不良反应轻等优点,故为首选。每次25mg/kg,3次/天,连服2天为1个疗程,总剂量150mg/kg。必要时可隔1周后再服一个疗程。治疗后查痰虫卵阴转,临床症状消失,半年后X线表现明显好转或胸腔积液吸收。

(2)硫双二氯酚(别丁):3g/(kg·d),分3次口服。隔日投药,20天为1个疗程。偶有过敏性皮疹、精神失常等不良反应,常有胃肠道反应、中毒性肝炎。Herxheimer反应(赫氏反应)少见。心、肝、肾功能不良,孕妇忌用。现少用。

2.*手术治疗*　某些病变,如皮下结节,脑及脊髓侵犯受压迫出现症状,必要时可手术治疗。

【预防】

主要在于卫生宣教,劝诫勿生食蟹及蝲蛄,不饮生溪积极治疗肺吸虫病患者,防止痰、粪便污染水源。多养鱼、可吃掉螺、蟹、蝲蛄等中间宿主。

二、疟疾肺

【定义及概况】

疟疾肺是指由各种疟原虫感染所导致的肺损害,在伴有典型和不典型疟疾全身症状的同时,出现以呼吸系统症状为突出表现的临床综合征,包括疟疾性支气管炎、疟疾性肺炎、疟疾性哮喘、疟疾性间质性肺炎、肺水肿和急性呼吸窘迫综合征(ARDS)。不包括:疟疾合并其他类型的肺炎,药物性肺炎。

【病因及发病机理】

(一)病因

由四种疟原虫感染所致,包括:间日疟原虫、三日疟原虫、恶性疟原虫、卵形疟原虫,主要是疟原虫的子孢子人体后经裂殖体增殖成熟，释放裂殖子，由裂殖子血症所致全身性损害的肺部表现。

（二）发病机制

其机制较复杂，分一般性损害和恶性损害。

1.一般性损害

（1）疟原虫的子孢子血症损害宿主机体。由于疟原虫的裂殖体增殖在内脏毛细血管内进行，成熟的裂殖体破裂，其裂殖子及其代谢产物进入血液损害血管内皮细胞；破坏红细胞（RBC）；血液黏度增加，致微血管阻塞、出血，血管内纤维蛋白沉着。

（2）RBC内期疟原虫在裂殖体发育成熟释放入血时，释放一些抗原性物质及炎症介质，进而产生一系列病理生理反应，包括诱导变态反应（Ⅰ、Ⅱ、Ⅲ、Ⅳ型）、微循环障碍，小血管收缩或扩张，血管内皮细胞通透性增加，渗出增加，严重者致组织细胞缺血、缺氧，变性坏死，从而导致脏器功能性和器质性损害。

2.恶性损害　多出现在毒力较强的虫株，如间日疟、恶性疟，或因各种原因延误诊治的疟疾病人，可因血液中疟原虫数量剧增，而致肺循环血流动力学障碍，其假说如下。

（1）微血管阻塞学说：尸解发现肺部的微血管内有密集的大滋养体和裂殖体寄生的RBC，及与血管内皮细胞间黏滞性增加，致RBC聚集、阻塞，导致微循环障碍，血流不畅，血管通透性增加，组织细胞缺血缺氧，变性坏死及全身性功能障碍。

（2）DIC学说：认为疟原虫寄生的RBC大量破坏使RBC凝血酶及二磷腺苷（ADP）释放入血，促进异常凝血反应，发生DIC，以毛细血管内血流量减少时更甚。

（3）炎症学说：疟原虫可以产生某些可溶性的细胞毒物质和一系列炎症介质，如肿瘤坏死因子-α（TNF-α）等，使宿主细胞线粒体内的磷酸化作用降低，内脏交感神经兴奋，内分泌功能及代谢功能紊乱（如低血糖）和微血管通透性增加，微循环功能障碍，组织缺血缺氧，变性甚至坏死。

【病理和病理生理】

（一）病理

疟疾的病理改变随疟原虫的种类、感染时间不同而异，其主要病理改变如下。

脾肿大：急性疟疾患者的脾脏呈轻中度肿大，包膜紧张而薄，质软，暗红。切面充血肿、边缘外翻，马氏小体不明显。镜下可见脾髓内大量寄生红细胞内的疟原虫和疟色素；慢性疟疾患者的脾肿大明显，坚度增，包膜增厚，切面青灰色，镜下见脾髓内网状组织呈弥漫性增生和纤维化，脾窦扩张，窦壁和血管壁增厚。

肝肿大：常轻度肿大，肝细胞混浊肿胀与变性，以小叶中心区为甚。星状细胞大量增生，内含疟原虫和疟色素，甚至阻塞血窦致局部循环障碍，发生散在性坏死灶，汇管区大量淋巴细胞浸润或虐色素沉积。慢性疟疾患者的汇管区可发生结缔组织增生，甚至引起肝硬化。

脑部变化：多见于恶性疟疾的脑型患者。软脑膜充血肿胀，切面见白质内有弥漫性小出血点，镜下见脑内毛细血管明显充血，血管内充满疟色素和疟原虫，红细胞聚集成栓子，阻塞毛细血管致局灶性坏死，环状出血和疟疾性肉芽肿。

其他脏器如肺、肾、胃肠道黏膜也有充血、出血和变性、坏死。

(二)病理生理

引起疟疾临床症状的主要是红细胞内期原虫。其裂殖增殖过程中，疟原虫的代谢产物——血红蛋白及破坏的红细胞碎片，进入体循环，部分被巨噬细胞及多型核细胞吞噬，产生内源性致热源，共同刺激下丘脑的体温调节中枢导致发热及其他相关症状；疟原虫寄生在红细胞内，并大量破坏，产生进行性贫血，而贫血还与脾脏吞噬功能的强化、血清中IgM型抗红细胞基质的自身抗体、疟原虫抗原抗体复合物的作用等因素有关；疟原虫的可溶性抗原能刺激机体产生抗原抗体复合物，并沉积于肾小球基底膜，激活补体系统，导致肾小球上皮细胞、基底膜及血管襻内皮细胞结构和功能的严重损伤，出现肾病综合征或肾功能衰竭；大量受染的红细胞相互聚集，附着于血管壁上致管腔阻塞、出血，凝血因子的消耗及血管内纤维蛋白沉积，导致DIC；疟原虫可产生某种可溶性细胞毒物质使细胞内线粒体的呼吸和磷酸化作用障碍并使内脏交感神经极度兴奋，造成代谢和内分泌功能紊乱，激肽及激肽酶等游离，血管通透性增加，水和蛋白外逸，组织水肿，血液黏度增加，微循环障碍，组织细胞缺血缺氧，功能减退而导致一系列病理生理功能紊乱。

【临床表现】

(一)常见表现

主要有肺炎、支气管炎、哮喘样发作，急性肺水肿和ARDS等类型，严重程度差别很大，多为轻症型。

1.症状与体征

(1)哮喘型：呈周期性发作咳嗽、胸闷、喘息和呼吸困难，而其周期与畏寒、寒战，高热、出汗退热基本一致。

(2)支气管型：疟疾发作时伴明显的咳嗽、咳痰、胸痛、喘息或无喘息，开始时多刺激性咳嗽，以后为阵发性咳嗽，咳少许黏液脓痰，并持续于病程始终。

(3)肺炎型：畏寒、寒颤、发热，与疟疾发作重叠或交叉出现，常有咳嗽、胸痛、咯血，多为痰中带血，少数有轻度黄疸、腹痛、腹泻；双肺可闻及干、湿性啰音，胸片呈斑点状、斑片状模糊阴影，近肺门较深，下叶较多，多为单叶或单肺段分布，少有多叶分布。

(4)肺水肿型：常见于恶性疟原虫感染，起病急骤，分肺间质水肿期和肺泡性水肿期。在肺间质水肿期主要表现为：稍感胸闷，呼吸浅速。PaO_2 正常低值或稍降低，$PaCO_2$ 正常或稍低，肺部常无啰音或少许干性啰音；在肺泡水肿期主要表现为：呼吸困难、发绀、皮肤苍白、湿冷、剧烈咳嗽，咳较多泡沫痰；PaO_2 明显降低，$PaCO_2$ 降低。双肺广泛干、湿性啰音，胸片显示双下肺或双肺内侧近肺门处出现密度较均匀的融合阴影，典型者呈蝴蝶状。

(5)ARDS型：多出现于恶性疟原虫感染，病情急骤，进行性发展加重，极度呼吸困难甚至呼吸窘迫、发绀，$PaO_2<60mmHg$；$PaCO_2$ 稍升高，氧合指数<300mmHg，难治性低氧血症；胸片呈毛玻璃样改变，浸润灶密度渐增加，并趋向融合或实变，可出现肺不张、纵隔气肿或气胸等表现。

2.实验室检查和其他检查　疟原虫检查：常于外周血中找到疟原虫，当病人畏寒、寒颤时是阳性率最佳时期，也可于痰液或骨髓检查中发现。

胸部X线片或肺CT片：可正常，或肺叶或肺段分布的斑点状、片状或均匀的模糊阴影，近肺门较深，下叶较多，多为单叶或单肺段分布，少有多叶分布，或出现肺不张、纵隔气肿或气胸等表现。

血常规：WBC总数正常或增高，中性粒细胞大致正常，单核细胞增高，可≥15%，红细胞和血红蛋白轻度降低或进行性降低。

血气分析：示 PaO_2 正常低值或降低，$PaCO_2$ 正常或稍低。

（二）非典型表现

1.疟疾临床发作前即出现哮喘症状，并迁延于整个病程，甚至疟疾临床治愈后仍持续一段时间，多为轻度发作，少数呈哮喘持续状态，但胸片均无明显实质性病灶。

2.在潜伏期内即出现上呼吸道感染症状，如鼻塞、喷嚏、咽痛等。但于疟疾治愈后，其咳嗽、咳痰、胸痛等症状随之减轻，渐消失，双肺可闻及散在干性和（或）湿性啰音，胸片常无特殊或可见双肺纹理增粗。

3.以急性咯血为首发症状。

4.无咳嗽、咳痰、气喘等呼吸道症状的疟疾肺。

5.表现为头痛、呕吐、腹泻的疟疾肺。

6.表现为髋关节疼痛、活动受限的疟疾肺。

【诊断】

1.*流行病学资料*

（1）包括流行季节、流行区域的居住者或曾去流行区旅行者。

（2）输血后1～2周发病者。

2.*临床表现*　周期性畏寒、寒战、高热、出汗退热，合并明显的呼吸道症状，包括咳嗽、咳痰、喘息、胸痛、呼吸困难、双肺或局部干、湿性啰音等。

3.*实验室检查*　血片或骨髓片或痰液包括血痰镜检查出疟原虫，为疟原虫血症的主要依据，血清学阳性仅供参考。

4.*胸部X线检查*　肺纹理增粗或肺部有渗出性病灶。

5.*治疗试验*　应用抗疟药物治疗后，体温下降，呼吸道症状也同时或稍后消失，可以拟诊疟疾肺。

【鉴别诊断】

（一）疟疾合并细菌性肺炎

相同点：畏寒、寒战、发热、咳嗽、咳痰、气促、气胸，胸部X线发现肺部斑片状阴影。

不同点：热型可能不典型，痰细菌学检查可能发现致病菌，白细胞计数及分类升高，抗炎治疗有效。

（二）支气管哮喘

不同点：部分有哮喘的家族史或有哮喘病史；没有畏寒、寒战、发热、出汗退热症状及其一致性；血中或痰中没有疟原虫。

【治疗】

疟疾肺的治疗分病因治疗和发病机制治疗。轻症疟疾肺经一般抗疟疾病因治疗即可，中、重症疟疾肺，则必须要在积极病因治疗的同时针对发病机制中的病理生理紊乱予以有效的处理，包括静脉输入葡萄糖溶液、血浆置换、糖皮质激素的应用、机械通气技术的应用和其他一些对症、支持治疗。注意血糖水平的变化，因为低血糖是昏迷的常见原因。在脑型疟疾时，甾类化合物是禁忌的，因为其能延长昏迷的持续时间。

(一)病因治疗

1.*急性发作*　选用作用于RBC内期的氯喹，适用于对氯喹敏感的疟疾(如间日疟疾、三日疟疾、卵形疟疾和氯喹敏感的恶性疟疾)。其是安全有效的，如对于耐氯喹的间日疟疾病人，在对氯喹600mg主剂不起反应后，曾用氯喹1500mg主剂口服取得成功。而耐氯喹的恶性疟疾可选用奎尼丁、奎宁、甲氟喹和青蒿素；对于凶险型疟疾，常选用二盐酸奎宁和青蒿素。但需注意药物副作用。

2.*防止疟疾复发和传播*　选用作用于迟发型RBC外期及配子体的伯氨喹(在用此之前，应检测葡萄糖-6-磷酸脱氢酶有无缺乏)。

(二)针对病理生理紊乱治疗

包括氧疗，改善通气功能；减轻肺水肿，防治呼吸道继发感染，维持水、电解质平衡等综合治疗。特殊情况处理如下。

1.*纠正低氧血症*　根据不同的情况，选择鼻导管或面罩持续给氧，无创机械通气如BiPAP、高频喷射通气及气管插管或气管切开机械通气和选择相应的参数并随时调整。

2.*解除支气管痉挛*　主要应用支气管扩张药，常用有氨茶碱，短、长效β_2受体激动剂，胆碱能受体拮抗剂如溴化异丙托品(爱喘乐)，单独或联合应用，口服、吸入或静脉滴注。必要时吸入或口服或静脉使用糖皮质激素。

3.*糖皮质激素的应用*　尚有争论，大剂量短期应用，主要适用于凶险型疟疾肺，常用甲泼尼龙或地塞米松。

三、肺包虫病

【病因】

肺包虫病亦称肺棘球蚴病，是由细粒棘球绦虫幼虫(棘球蚴)在肺部寄生引起的肺部疾病，在我国畜牧地区分布广泛，以新疆、云南、青海、西藏、甘肃、内蒙古为多，人畜共患，成虫寄生于犬等动物体内，人吞食虫卵后，六钩蚴脱壳而出，侵入肝、肺等脏器(肺部寄生占10%～15%)，发育成棘球蚴或包虫囊肿，其内有原头蚴及育囊。

【病理】

基本病变是炎症，有大量巨噬细胞及嗜酸粒细胞浸润。囊肿大小不一，甚至有巨大囊肿占一侧肺野。外囊为人体组织形成纤维包膜，内囊为虫体，能产生育囊、原头蚴及囊液。约2/3病变位于右肺，且以下叶居多。

【诊断】

(一)临床表现

一般患者在儿童期感染,潜伏期为数年至十年,青壮年期出现症状,因囊肿的部位、大小而不同。早期常无明显症状,包虫囊肿逐渐增大可出现干咳、胸闷、胸痛,囊肿破裂后有呛咳,咳出大量水样囊液及粉皮状角膜片,伴皮肤潮红、喘息、荨麻疹等过敏性反应。囊液破入胸腔则发生严重液气胸,可有休克,或因囊液大量溢出堵塞支气管造成窒息,合并感染则出现类似肺炎、肺脓肿表现。多数无明显体征,囊肿较大可出现气管、纵隔移位。肺尖囊肿压迫静脉导致颈静脉怒张、上臂水肿。大部分患者肝脏可同时受累,可有肝大、黄疸等表现。

(二)X线

胸片是重要诊断手段之一,早期囊肿小,仅见密度低、边缘不清的浸润阴影,囊肿直径＞2cm时轮廓清楚。典型影像学表现为单发或多发、边缘清晰、密度均匀的类圆形或分叶状阴影,有时可出现新月征(空气进入内、外囊之间)、双弓征(空气进入内囊)、水上浮莲征(囊膜漂于液面)等特征性改变。

(三)诊断要点

1.流行病学资料,有畜牧区与狗等动物密切接触史。

2.上述可疑症状及体征。

3.典型X线表现。

4.血嗜酸粒细胞增高,尤以囊肿破裂或术后为甚。痰、胃液、胸腔积液中可找到囊肿碎片、子囊、原头蚴。

5.Casoni皮试及血清免疫学检查对诊断有帮助。

(四)鉴别诊断

本病需与支气管囊肿、肺癌、肺转移癌、肺脓肿、肺结核、包裹性胸腔积液、纵隔肿瘤等鉴别。

【治疗】

1.*手术治疗*　90%患者根治的首选方法是手术切除,争取在出现压迫症状及并发症前早期手术。原则是摘除内囊,避免囊液外溢,尽可能保留健康肺组织。

2.*药物治疗*　多发性囊肿或肺功能不全不能耐受手术或术后复发者可药物治疗。

(1)甲苯咪唑:600mg/次,每日3次,疗程3～6个月,不良反应为皮疹、血嗜酸粒细胞增多而中性粒细胞减少。

(2)丙硫咪唑:400mg/次,每日3次,疗程1个月,停1～2周后可重复3～5个疗程,不良反应有偏头痛、恶心等。

(3)氟甲苯咪唑:成人口服每日2g,疗程6～12个月,可杀死虫体。

【预防】

流行区域加强管制,定期投药驱棘球绦虫。严格肉食卫生制度。病畜焚烧或深埋处理。加强卫生宣教。

四、肺弓形虫病

【定义及概况】

弓形虫病又称弓形体病，是由刚地弓形虫所引起的人畜共患病。国内1954年于恩庶首先在福建从兔和猫体内分离出弓形虫，1964年谢天华首次在江西报告人弓形虫病例，1978年崔兆君首次在国内进行流行病学研究。本病临床表现复杂，主要侵犯眼、脑、心、肺、肝、淋巴结等；孕妇感染后，病原可通过胎盘感染胎儿，直接影响胎儿发育，致畸严重，故而临床表现一般分为先天性和后天获得性两类。另外，本病与肺癌及艾滋病(AIDS)关系亦密切。

【病因和发病机制】

弓形虫属顶端复合物亚门、孢子虫纲、真球虫目，细胞内寄生性原虫。弓形虫病属动物疫源性疾病，呈世界性分布，几乎所有哺乳类动物和一些禽类均可作为弓形虫的储存宿主，其在流行病学上所起的作用不同，以猫的重要性最大，其次为猪、羊、狗、鼠等。急性期病人的尿、粪、唾液和痰内虽可有弓形虫，但因其在外界不能久存，故而除孕妇可经胎盘传染给胎儿外，病人作为传染源的意义甚小。弓形虫人群感染极为普遍，许多国家和地区感染率达25%～50%，高者达80%以上，估计全球有5亿～10亿人受感染。血清抗体阳性率英国为20%～30%，美国50%～60%，法国80%～90%，日本20%～30%，我国5%～20%。人类对弓形虫普遍易感，主要经消化道或接触传播，也可经破损的皮肤黏膜传播，输血或器官移植可能是传播的另一重要途径。弓形虫感染无性别差异或差异甚微，但有年龄差异，感染会随年龄递增而升高。从事动物饲养、屠宰、弓形虫病实验工作和兽医人员等，血清抗体阳性率较高。孕妇、肿瘤病人和接受免疫抑制药治疗的病人也易被感染。

【病理和病理生理】

弓形虫不同于其他大多数细胞内寄生病原体，几乎可以感染所有各种类型细胞(除红细胞外任何有核组织细胞均可侵犯)，弓形虫从入侵部位进入血液后散布全身迅速进入单核、巨噬细胞以及宿主的各脏器或组织细胞内繁殖。直至细胞胀破，逸出的原虫(速殖子)又可侵入邻近的细胞，如此反复，造成局部组织的灶性坏死和周围组织的炎性反应，此为急性期的基本病变。如患者免疫功能正常，可迅速产生特异性免疫而清除弓形虫，形成隐性感染；原虫亦可在体内形成包囊，长期潜伏；一旦机体免疫功能降低，包囊内缓殖子即破囊逸出，引起复发。如患者免疫功能缺损，则原虫大量繁殖，引起全身播散性损害。弓形虫并可作为抗原，引起过敏反应，形成肉芽肿样炎症。此外，弓形虫所致的局灶性损害，可引起严重继发性病变，如小血管内血栓形成，局部组织梗死，周围有出血和炎症细胞包绕，久而形成空腔或发生钙化。弓形虫可侵袭各种脏器或组织，病变的好发部位为中枢神经系统，眼、淋巴结、心、肺、肝和肌肉等。

【临床表现】

(一)常见表现

一般分为先天性和后天获得性两类，均以隐性感染为主。

1.症状

(1)先天性弓形虫病:多由于孕妇于妊娠期感染急性弓形虫病(常无症状)所致,妊娠中期及后期感染的孕妇较早期妊娠感染者使胎儿感染的概率增大,受染孕妇如能接受治疗则可使胎儿先天性感染的发生率降低。先天性弓形虫病的临床表现不一,多数婴儿出生时可无症状,其中部分于出生后数月或数年发生视网膜脉络膜炎、斜视、失明、癫痫、精神运动障碍或智力迟钝等。出生时即表现出症状者常有下列表现或症状互相组合:视网膜脉络膜炎;脑积水或小头畸形或无脑儿、颅内钙化,脑脊柱裂、脑脊膜膨出、兔唇腭裂;肾上腺缺如、双多囊肾;联体畸胎等;抽搐,精神运动障碍;淋巴结肿大、肝脾肿大、发热、黄疸、皮疹等。

(2)后天获得性弓形虫病:可为局限性或全身性:①局限性感染以淋巴结炎为最多见,约占90%,常累及颈或腋窝部,质韧、大小不一(一般不超过3cm)、分散、无压痛、不化脓。可伴低热、头痛、咽痛、肌痛、乏力等。累及腹膜后或肠系膜淋巴结时,可有腹痛。②全身性感染多见于免疫缺损者(如艾滋病、器官移植、恶性肿瘤、霍奇金病等)以及实验室工作人员等,常有显著全身症状,如高热、斑丘疹,肌痛、关节痛,头痛、呕吐、谵妄,并发生脑炎、心肌炎、肺炎、肝炎、胃肠炎等。

2.体征　无特异性表现,均表现为上述各个系统受侵袭后的相应体征。

3.实验室检查

(1)病原检查

1)直接镜检。取患者血液、骨髓或脑脊液、胸腹水、痰液、支气管肺灌洗液、眼房水、羊水等做涂片,或淋巴结、肌肉、肝、胎盘等活组织切片,做瑞氏或姬氏染色镜检可找到滋养体或包囊,但阳性率不高,亦可做直接免疫荧光检查组织内弓形虫。

2)虫株分离。动物接种:小鼠为最常用动物模型。无菌采集患者的体液或组织,接种于小鼠腹腔或脑内接种,若第一代接种阴性时就盲目传代。此外,常用制成的悬液接种鸡胚绒毛尿囊膜,6～7天后分离虫体。

织液培养:弓形虫有广泛的宿主细胞易感性,采用猴肾或猪肾细胞培养以分离、鉴定弓形虫。

3)DNA杂交技术。国内学者首次采用32p标记含弓形虫特异DNA序列的探针,与患者外周血内细胞或组织DNA进行分子杂交,显示特异性杂交条带或斑点为阳性反应,特异性和敏感性均高。此外,国内亦已建立PCR(聚合酶链反应)诊断本病,并与探针杂交、动物接种和免疫学检查方法相比较,显示其具有高度特异、敏感和快速等优点。

(2)免疫学检查

1)检测抗体

①染色试验(DT)。检测IgG抗体,感染后1～2周出现阳性,3～5周抗体效价达高峰,以后逐渐下降,可维持多年。抗体效价1∶16提示为隐性感染;1∶256为活动性感染;1∶1024为急性感染。其缺点为需要活虫进行操作。

②间接荧光抗体试验(IFAT)。检测IgM和IgG抗体。具有灵敏、特异、快速、重复性好等优点,与DT基本一致。但如有类风湿因子、抗核抗体阳性时,可引起假阳性反应。血清抗体效价1∶64为既往感染,余同DT标准。

③间接血凝试验(IHA)。试验方法简便。与 DT 方法结果符合率高。但一般在病后一个月左右出现阳性。结果判断同 IFAT,重复性差和致敏红细胞不稳定为其缺点。

④酶联免疫吸附试验(ELASA)。可检测 IgM 与 IgG 抗体,并有灵敏度高、特异性强等优点。也可用于抗原鉴定。近年来在 ELASA 的基础上又创建、衍生了多种新的更灵敏、更特异的测定方法,如金葡菌 A 蛋白(SPA)-ELASA,辣根过氧化物酶标注 SPA 取代酶标第二抗体进行 ELASA 检测(PPP-ELASA),亲和素-生物素(ABC)-ELASA,凝胶扩散(DIG)-ELASA,斑点(DDT)-ELASA 以及单克隆抗体(McAb)-ELASA 等。

⑤放射免疫试验(RIA)。具有高度敏感性和特异性。

2)检测抗原。系用免疫学方法检测宿主细胞内的病原(速殖子或包囊)、血清及体液中的代谢或破裂产物(循环抗原),是早期诊断和确诊的可靠方法。国内外学者建立了 McAb-ELASA 以及 McAb 与多抗的夹心型 ELASA 法检测患者血清循环抗原,其敏感度为能检出血清中心 0.4μg/ml 的抗原。

3)病理检查。弓形病的病理形态学无明显特征性,病理诊断弓形虫只有经特异性染色在组织中见到弓形虫速殖子、假包囊和包囊才能确定。

(二)非典型表现

1.眼弓形虫病的不典型表现。近年来,根据眼科文献报告,发现眼弓形虫病变的不典型表现有巩膜炎、视神经炎、视网膜炎、视网膜血管阻塞及睫状体扁平部炎等,这几类病变在过去的报告中均很少提及。以往认为眼弓形病多数为先天性,后天所见者可能为先天潜在病灶活化所致,但近年研究表明获得性弓形虫病也可引起眼部病变。

2.精神病。精神病与弓形虫眼病的研究,近年来引起了更多的关注,从大多数资料来看,精神病患者弓形虫感染率较高,但究竟弓形虫感染是先天性感染还是后天感染,抑或是先天与后天均有感染,尚有待于进一步研究。常见的精神病类型有"精神分裂症"、"脑器质性精神障碍"及"情感性精神病"等。

3.其他不常见临床类型。有报道在大样本调查研究当中,弓形虫病临床表现类型多达 39 个,其中眼型(尤其视网膜脉络膜炎、葡萄膜炎)和淋巴结的病变及异常妊娠结局(见于先天性弓形虫病)为常见临床类型,而其余多数如甲亢型、肺炎型、胸膜炎型、心肌心包型、神经衰弱型、腹膜炎型、肾炎型、皮下肿块型、肌炎型、脾型、甲亢伴糖尿病型、甲低型、糖尿病型、阿狄森病型、肾病综合征型、癫痫型、甲状腺炎滑膜炎型、多系统损害型、化脓性髋关节炎型、盆腔脓肿型、增生性缺铁性贫血型等均为不典型表现。

【诊断】

本病临床表现复杂,不典型临床类型多见,诊断较困难。遇相关临床表现如脉络膜视网膜炎、小头畸形、脑积水或颈、腋窝淋巴结肿大等应考虑本病可能。2001 年第四次全国弓形虫病学术研讨会制定了弓形虫病诊断标准。

(一)弓形虫病诊断

1.具有临床症状和/或体征,且排除其他与之相混淆的疾病,疑及弓形虫病时需经实验室检查,获阳性结果后才能确诊。

2.有下列情况者有助于诊断或可确诊

(1)病原学检查阳性者可确诊。

(2)免疫学 3 项检查中有 2 项阳性者。

3.免疫功能低下病人(如艾滋病患者、接受器官移植的病人、某些恶性肿瘤和血液病病人、长期大量应用肾上腺皮质激素或其他免疫抑制剂的病人等)除检测弓形虫抗体外,建议采用 PCR 和检测 CAg 的方法,以助诊断。

4.诊断中的注意事项

(1)一定要选用质量可靠的诊断试剂。

(2)严格区分弓形虫感染与弓形虫病。

(3)不宜以"抗弓形虫治疗有效"作为回顾性诊断的依据。

5.实验室诊断依据

(1)病原学检查

①在送检材料包括病理切片中查见弓形虫滋养体或包囊,需用免疫酶或免疫荧光法确认。

②分离到弓形虫虫株者需做鉴定。

③PCR 阳性者应同时做血清学检查。

(2)免疫学检查。可采用弓形虫间接血凝、直接凝集、免疫荧光、酶联免疫吸附、胶体金等试验方法,检测 IgG、IgM、IgA 抗体或 CAg。

①IgG 抗体阳性(间接血凝的血清稀释度≥1/64,酶标的血清稀释度≥1/100),2 周后复查(第 1 份血清及 2 周后复查的血清应同时检测),效价有 4 倍以上增长。

②IgM(或 IgA)抗体阳性。

③CAg 阳性。

【鉴别诊断】

先天性弓形虫病应与 TORCH 综合征(风疹、巨细胞病毒感染、单纯疱疹病毒和弓形虫病)中的其他疾病相鉴别。此外尚需与梅毒、李斯特菌或其他细菌性和感染性脑病鉴别。与胎儿成红细胞增多症、败血症、传染性单核细胞增多症、淋巴结结核等鉴别。主要依靠病原学和免疫学检查。

【治疗】

(一)治疗弓形虫病应注意以下问题

1.宜联合用药,用药量及疗程应规范。

2.应密切注意药物的毒副作用,孕妇用药应更慎重。

3.不宜用"弓形虫 IgG 抗体效价的下降"作为考核疗效的标准。

(二)各种病人的治疗方案

1.免疫功能正常者

(1)磺胺嘧啶(SD):80mg/(kg・天),3～4 次/天,首次加倍,15 天为 1 个疗程(或加复方新诺明 2 片,2 次/天,首次加倍,15 天为 1 个疗程)。乙胺嘧啶:25mg,2 次/天,首次加倍,15 天为 1 个疗程。

(2)螺旋霉素:3～4g/天,3次/天,20天为1个疗程,可与磺胺药联合应用(用法同前)。

(3)阿奇霉素:5mg/(kg·天),4次/天,首次加倍,10天为1个疗程,可与磺胺药联合应用(用法同前)。

(4)克林霉素:10～30mg/(kg·天),3次/天,10～15天为1个疗程,可与磺胺药联合应用(用法同前)。

以上疗法,一次治疗后可根据病情需要,间隔5～7天后再用1～2个疗程。

2.免疫功能低下者 上述各种用药方案的疗程时间延长1倍,最少不低于2个疗程。可同时加用γ-干扰素治疗。

3.孕妇

(1)螺旋霉素(或克林霉素):用药方法同前,对早孕者建议用2个疗程。

(2)阿奇霉素:对早孕者建议用2个疗程;中、晚期妊娠者可用1个疗程。

4.新生儿 可采用螺旋霉素(或乙胺嘧啶)+磺胺嘧啶,或阿奇霉素治疗,用法同前。

5.眼弓形虫病

(1)磺胺类药物+乙胺嘧啶(或螺旋霉素):每疗程至少1个月。

(2)氯林可霉素:300mg,4次/天,至少连服3周,症累及黄斑区者加用肾上腺皮质激素。

五、肺吸虫病

并殖吸虫病,又称肺吸虫病,是由并殖吸虫引起的自然疫源性疾病,以肺部、神经系统以及腹腔脏器损害多见。我国肺吸虫病病原种类多,分布范围广,主要致病的是卫氏并殖吸虫和斯氏并殖吸虫。

【流行病学】

肺吸虫病在世界上的分布以亚洲地区为主,并以我国最多见,全国24个省、市均有肺吸虫病病例报道,其中卫氏并殖吸虫分布最广泛,以华北、华东和华南等省为主要分布区。斯氏并殖吸虫以中、西部地区为主要分布区。流行于贫困山区及有生食、半生食溪蟹、蝲蛄等饮食习惯的地区。好发人群以学龄期儿童和青少年为主。值得注意的是,随着旅游的发展和饮食习惯的改变,城市居民感染肺吸虫病机会增加。

【生活史】

本处以卫氏并殖吸虫为例介绍吸虫的生活史。卫氏并殖吸虫成虫多寄生于人或哺乳动物肺部,产出的卵经气管随痰咳出或随痰咽下经粪便排出。虫卵入水后在合适的水温下孵出毛蚴,并侵入第一中间宿主淡水螺体内,经无性繁殖发育成尾蚴后逸出螺体,侵入第二中间宿主溪蟹或蝲蛄体内形成囊蚴。当终宿主和保虫宿主生食或半生食含有囊蚴的溪蟹或蝲蛄时,在宿主的消化液作用下囊蚴迅速脱囊,囊内幼虫逸出发育为童虫,穿过肠壁进入腹腔,游窜于各器官和组织之间,最终大部经肝脏和横膈进入肺脏,在细支气管周围定居并发育为成虫,形成虫囊。童虫也可侵入其他器官和部位,但一般不能发育成熟。从囊蚴感染到成虫产卵大约需要50～100天时间。

【发病机制】

主要是童虫游走和成虫定居所造成的机械损伤和虫体代谢产物等抗原物质带来的机体免疫病理反应。童虫在宿主体内窜扰，造成组织出血、坏死、窦道、纤维素性炎、囊肿等病理变化，虫卵可从血道和淋巴管道引起栓塞。虫体和虫体代谢产物引起机体的免疫反应，造成组织坏死和大量细胞浸润，形成肉芽肿。

【临床表现】

（一）常见表现

1.*症状和体征* 本病潜伏期不易确定，文献报道长短不一，以1～6个月多见，也有短于1个月或长达数年的。肺吸虫病少数表现为急性肺吸虫病，多数为慢性经过。急性肺吸虫病主要由童虫在体内移行窜扰引起。症状轻重不一，轻者可无症状或出现食欲不振、腹痛、腹泻、低热、乏力等非特异性症状，重者可出现全身过敏反应、高热、腹痛、胸痛、咳嗽、气促等症状。腹部症状和全身症状出现早，呼吸道症状出现晚，这与童虫在体内窜行顺序有关。慢性肺吸虫病主要是虫体进入组织后引起的病变，可表现多器官受累。90%以上的卫氏并殖吸虫表现为胸肺型。主要表现为咳嗽，开始时多为干咳，后出现咳痰，多为白色黏稠痰，随病程进展可出现铁锈色或棕褐色血痰，如肺部坏死组织排除，可咯出本病典型的烂桃肉样或烂蛤肉样血痰。痰量多少不等。如继发感染可出现脓性血痰。偶有发生大咯血。血痰中可查见虫卵及大量嗜酸粒细胞。胸痛较常见，一般不严重。体征多不明显，偶可闻及局限性干性或湿性啰音。虫体在胸腔窜扰时，亦可引起胸膜炎、胸腔积液、胸膜粘连、气胸等。

2.*实验室检查和其他检查*

(1)病原学检查：包括在病人痰液、粪便、皮下结节或包块活组织、胸水中查找到成虫、童虫及虫卵。

(2)血象检查：肺吸虫患者白细胞总数上升，嗜酸粒细胞往往增高，以感染急性期以及肺外型感染明显。感染急性期或慢性肺吸虫虫病活动期血沉可增快。

(3)免疫学检查：皮内实验：该方法简单快捷，特异性和敏感性均较高，在国内广泛使用。但与其他吸虫病病原体存在交叉反应，仅用于筛查。ELISA法检测血清中吸虫抗体阳性率高，特异性强，优于间接血凝实验(IHA)、间接荧光试验方法(IFA)、对流免疫电泳(CIEP)等方法，可用于流行病学调查和诊断。快速斑点酶联免疫吸附试验(Dot-ELISA)、单克隆抗体蛋白印迹试验用于检测血清中循环抗原，具有很大的发展潜力。

(4)影像学检查：本病胸肺型患者X线表现多种多样，缺乏特异性改变。随病程及侵犯的部位不同可出现炎症样浸润影、空洞、钙化、纤维瘢痕影、胸膜病变、胸水、气胸等多种表现。较典型者在疾病后期可出现密度增高，边缘清晰的结节状阴影，可单个或数个聚集，以右下肺多见。胸部CT表现与X线相似，有时可在空洞内发现条状高密度虫体影。

(5)其他检查：一部分胸肺型患者心电图出现肺心病表现，额面平均电轴右偏，$RV_1+SV_5\geqslant 1.05mV$，但肺心病的症状和体征不明显。

（二）非典型表现

几乎人体所有的器官都可受到肺吸虫的侵犯，除上述胸肺受损外，还可表现为其他受损类型。

1.脑脊髓型　本型以儿童、青少年多见。症状复杂多样，因虫体侵犯的范围、部位不同而异，且难以用单一病灶解释。主要侵犯部位是大脑，其次是脊髓，小脑受损者少见。主要有颅内压增高、脑组织刺激和破坏、脑膜炎、蛛网膜下腔出血等表现。侵犯脊髓则出现下肢运动和感觉障碍、截瘫、大小便失禁等症状。脑脊液中病原检出阳性率不高。脑脊髓型CT和MRI检查，有助于发现病变和定位，可有脑电图改变。

2.皮肤型　50%～80%的斯氏并殖吸虫可以表现为皮肤型。主要表现为游走性皮下结节和包块。全身均可发生，以腹部、胸部、腋窝多见。结节出现可多少不等，可呈圆形、长条形，一般较表浅，表面皮肤正常。组织活检，可检及斯氏童虫，卫氏可检到成虫和虫卵。

3.腹型　主要表现为腹痛、腹泻、便血。腹痛部位不固定，多为隐痛。腹泻常为黄色稀便。当肠壁囊肿或脓肿破溃时，可解棕褐色血便。若虫体侵犯肝脏，可引起肝肿大，严重时致肝功能损害，甚至死亡。偶可引发腹膜炎，出现腹水，后期腹膜粘连，可出现肠梗阻。

4.其他类型　除上述类型外，因受损器官不同还可表现为心包型、眼型、阴囊肿块型。另有少见病例报道在网膜、膀胱、髋关节等发现虫体。

【诊断和鉴别诊断】

(一)诊断

在肺吸虫流行区有生食、半生食溪蟹、蝲蛄或饮用生溪水史，出现肺吸虫病的有关临床症状(基本排除其他疾病所引致)，结合实验室检查，特别是免疫学检查阳性者，应充分考虑肺吸虫病的诊断。如果在排泄物或体液或活体中查找到病原学依据，即可确诊。

(二)鉴别诊断

肺吸虫病临床表现复杂，需与多种疾病进行鉴别。

1.结核病　胸肺型肺吸虫病起病缓慢，可出现咳嗽、咯血，胸水，血沉加快，X线发现肺部病灶，易误诊为肺结核和结核性胸膜炎。腹型可表现为腹膜炎、腹膜粘连、腹部包块而误诊为结核性腹膜炎。根据阳性流行病学史和免疫学检查可得出正确诊断。

2.脑膜脑炎、脑肿瘤、原发性癫痫　脑型肺吸虫病可出现头痛、发热、呕吐，脑膜刺激征阳性，脑脊液压力升高，蛋白和细胞数升高，应注意和结核性、化脓性脑膜炎鉴别。脑脊液和血清免疫学试验具有特异性诊断价值。脑型肺吸虫病可引起颅内压增高，应与颅内肿瘤鉴别。部分脑型肺吸虫病以局限性或全身性癫痫发作为唯一首发症状，应与原发性癫痫区别。流行病学资料和实验室检查阳性结果有助于鉴别。

【治疗】

(一)病原学治疗

1.吡喹酮　吡喹酮是高效、低毒的广谱抗蠕虫病药，是治疗肺吸虫病的首选药物。推荐剂量25mg/kg，3次/日，2～3天1个疗程。脑型肺吸虫病可间隔1周后再治疗1个疗程。不良反应少，主要有头昏、恶心、呕吐等。

2.阿苯达唑　对斯氏吸虫病疗效较好。治疗剂量为15～20mg/(kg·d)，疗程5～7天。不良反应轻微，主要为恶心、呕吐、腹痛、腹泻等。孕妇、哺乳期妇女和2岁以下儿童禁用。

3.硫双二氯酚　本药疗效不如吡喹酮，疗程较长，不良反应较多。一般剂量为30～50mg/kg，3次/日，每天或隔天服药，15～20天为1个疗程。不良反应有腹痛、腹泻、恶心、呕吐等。部分患者上述不良反应严重。

(二)对症治疗

咳嗽、咯血者应予镇咳止血。颅内高压应用脱水剂。癫痫发作应予抗癫痫药物治疗。

(三)手术治疗

皮下结节或包块可行手术切除。严重并发症,如肠粘连、肠梗阻、颅内占位、缩窄性心包炎,经特效药物治疗或对症治疗无效,可考虑手术治疗。

【预防】

加强宣教,纠正生食、半生食溪蟹、蝲蛄及生饮溪水的不良饮食习惯。防止虫卵下水,饲养家鸭减灭溪蟹和螺类。积极治疗受感染人畜。

六、肺血吸虫病

血吸虫病在我国主要流行于长江流域及其以南的十二个省市的广大水稻作物地区,过去本病流行猖獗,对广大劳动人民的健康危害极大。新中国成立后,积极开展了防治工作,采取了以灭螺为主的综合措施再加上高效低毒的治疗药物应用,广东、广西、福建、江苏和上海等五个省市和全国 270 多个县已基本消灭了血吸虫病。但近年中国血吸虫疫区钉螺明显扩散,新疫区不断增加并向城市蔓延,血防形势异常严峻。

肺血吸虫病是最主要的异位血吸虫病,在 1908 年 Turner 报道了首例肺血吸虫病,血吸虫的童虫或成虫在肺内移行、发育、寄生,或其虫卵在肺组织内沉着,引起的以肺内炎症、点状出血、脓肿、肉芽肿、假结核等为主要表现的病变,临床上除一般血吸虫病症状外常有低热、干咳、咯血、胸痛或气喘等呼吸道症状。

【病原学】

本病是人兽共患疾病,人及很多哺乳类动物均为终宿主,除病人外,牛、猪、家犬、野兔、沟鼠都是主要的传染源。目前已知寄生于人体的血吸虫有 6 种,即日本血吸虫、曼氏血吸虫、埃及血吸虫、间插血吸虫、马来血吸虫及湄公血吸虫。在我国因只有日本血吸虫病流行,故通常将日本血吸虫病简称为血吸虫病。

日本血吸虫的生活史可分为虫卵、毛蚴、胞蚴、尾蚴、童虫及成虫等阶段。成虫以人体或其他哺乳动物如狗、猫、猪、牛及马等为终宿主,自毛蚴至尾蚴的发育繁殖阶段以钉螺为中间宿主。血吸虫虫卵随同病人或病畜的粪便排入水中,卵内的毛蚴成熟孵化,破壳而出,以后钻入钉螺体内,经过母胞蚴及子胞蚴阶段后,大量尾蚴发育成熟,并游动于水中。当人畜与疫水接触时,尾蚴借其头腺分泌的溶组织酶作用和其肌肉收缩的机械运动,很快钻入皮肤(或黏膜)并脱去尾部变为童虫。童虫经小静脉或淋巴管进入血液循环,再经右心而到达肺。以后由肺的毛细血管经肺静脉而人体循环向全身散布。只有进入肠系膜静脉的童虫,才能继续发育为成虫,其余多在途中夭折。通常在感染尾蚴后 3 周左右即可发育为成虫,雌雄成虫交配后即可产卵。虫卵随门静脉血流顺流到肝,或逆流入肠壁而沉着在组织内,约经 11 天左右逐渐发育为成熟虫卵,内含毛蚴。肠壁内的虫卵可破坏肠黏膜而进入肠腔,并随粪便排出体外,再重演生存周期。虫卵在组织内的寿命约为 21 天左右。雌雄合抱的成虫在人体内的寿命一般为 3～4 年。

血吸虫患者和病畜的粪、尿、痰等排泄物含有活卵，尤其是粪便中的活卵，为主要的传染源，这些含有活卵的排泄物可以污染水源、沟塘，在水中孵化成毛蚴，毛蚴感染钉螺后形成尾蚴。传播媒介主要是钉螺，钉螺体内的尾蚴可陆续逸出至少一年半以上。传播途径主要是通过皮肤、黏膜与疫水接触，如饮水、游泳、捕鱼、洗衣等，甚至晨起时接触疫区露水亦可致病。任何性别、年龄、职业的人群均为易感人群。

【发病机制和病理】

血吸虫发育阶段中的尾蚴、童虫及成虫、虫卵等均可引起病变，但以虫卵引起的病变最严重，危害也最大。肺血吸虫病的主要发病机制是虫卵引起的免疫学损害和童虫对肺的机械性损伤。血吸虫引起肺部病变有三种形式：

（一）急性肺血吸虫病

感染后1～2周童虫移行于肺造成肺机械性损伤，引起肺组织广泛出血、充血及白细胞浸润有关，童虫移行到肺时，部分可穿破肺泡壁毛细血管，游出到肺组织中，引起点状出血及白细胞浸润（约在感染后1～2天）并可有血管炎改变，但病变一般轻微而短暂。童虫所引起的各器官点状出血除与童虫的机械作用有关外，还与其代谢产物或虫体死亡后蛋白分解产物所致人体组织的变态反应有关。患者可有咳嗽、血痰、胸痛等症状，胸片表现为肺部新出现的浸润病变。

（二）血吸虫卵引起的病变

多发生于感染血吸虫2～6周，虫卵经肝静脉或门脉侧支进入肺循环，沉积在肺血管或肺组织。成熟虫卵可分泌可溶性抗原，致敏T淋巴细胞，引起组织坏死与急性渗出性炎症，在虫卵周围，常有抗原抗体复合物沉积，有大量嗜酸粒细胞、巨噬细胞、淋巴细胞浸润以及中心部坏死，形成血管内膜炎、嗜酸性肉芽肿，甚至形成急性脓肿。虫卵死亡后卵壳钙化，周围肉芽组织中有大量类上皮细胞和异物巨细胞，形成“假结核”结节。未成熟虫卵虽也可形成“假结核”结节，但嗜酸粒细胞浸润不多，组织反应较轻。

（三）慢性肺血吸虫病

主要是由于沉积在肺内的血吸虫卵的机械性或化学性刺激，引起肺间质、支气管黏膜下层充血、水肿、溃疡形成、支气管、细支气管管腔狭窄，黏膜上皮和纤维组织增生、细胞浸润，最后逐渐吸收、纤维化，约5%的患者出现肺动脉高压、肺心病。

【临床表现】

（一）常见表现

1.*症状和体征*　肺血吸虫临床症状常于急性感染后1～2周及1个月后出现，其程度视患者的基础状况、入侵的童虫数、虫卵数及肺部病变范围而异。当童虫移行时，患者于感染1～2周后出现畏寒、低热、荨麻疹、咳嗽、胸痛、痰中带血、气急、哮喘等，血及痰嗜酸粒细胞增多，两肺可听到干或湿性啰音，肺部损害轻者可无呼吸道症状或为全身症状所掩盖。感染1个月以后由于虫卵在肺内大量沉积，临床症状主要有发热，轻者低热，重者40℃以上，以间歇热、弛张热多见，可有干咳、气急、胸痛、盗汗、心动过速等症状。

2.*X线表现*　胸部X线检查大多有明确的肺实质性改变，可见肺纹理增加，片状阴影，粟粒状改变，肺门阴影增大等。早期两肺纹理增强，继而两肺出现散在性点状浸润，边缘模糊，以中下部肺野为多。随着病情发展，肺部阴影趋于致密，并有互相融合的倾向，形似支气管肺炎。当虫卵死亡，周围组织反应消失，病变逐渐吸收缩小，边缘转为清晰整齐，遗留点状阴影，与粟粒状肺结核的表现近似，以后点状阴影逐渐减少，有时可见钙化现象，且一般在3～6个月内逐渐消失。

3.实验室检查　急性期白细胞总数和嗜酸粒细胞计数增高，嗜酸粒细胞常高达15%～20%，偶可高达70%，嗜酸粒细胞的增多程度与感染轻重不成比例，重症感染者可出现嗜酸粒细胞减少，或代以中性粒细胞增多，为病情凶险之兆。慢性期患者嗜酸粒细胞一般不超过20%，晚期病例则增多不明显。粪便检查直接涂片的阳性率不高，故一般采用沉淀和孵化法。少数患者痰检通过直接涂片法或沉淀和孵化法找到虫卵或毛蚴。直肠黏膜活检或压片可找到虫卵。免疫学检查如血吸虫抗原皮内试验、环卵沉淀实验、尾蚴膜试验以及间接血凝试验等方法可以提供辅助诊断。

4.纤支镜检查　由于日本血吸虫产卵量大，肺血吸虫患者往往有大量虫卵沉积于肺组织及支气管黏膜下，急性期，大部分病例在纤维支气管镜下观察可见支气管黏膜充血，水肿和黏膜下黄色颗粒；慢性期则有浅表溃疡、粟粒状结节、支气管管腔狭窄、分泌物潴留等。可通过支气管刷检，支气管黏膜组织活检找到血吸虫卵。

（二）非典型表现

肺血吸虫病临床表现缺乏特异性，呼吸道症状轻重不一，可与肝、脑、肾、脊髓等部位损害表现同时出现，也可只出现咳嗽、咯血、胸闷、呼吸困难等呼吸道症状，肺血吸虫病可引起严重的过敏反应如出现荨麻疹、支气管哮喘、血管神经性水肿、淋巴结肿大等。如伴有广泛性闭塞性小动脉炎，患者可出现呼吸困难、发绀、甚至可发展至肺动脉高压，右心衰竭。慢性期患者可出现血吸虫性慢性支气管炎、反复发作过敏性肺炎、支气管扩张、胸膜炎。部分肺吸虫患者可仅仅表现为胸腔积液。

部分肺血吸虫病患者X线或CT仅表现为胸膜增厚、一侧或双侧胸腔积液，少数病例肺小动脉广泛闭塞可引起肺动脉高压及右心肥厚表现。如有多次疫水接触史而反复感染，肺野可有新旧不一，密度不等且大小不均的粟粒状阴影。慢性血吸虫病可表现有密度增高的片状阴影，与健康肺组织有明确边界，状如炎性假瘤或肿瘤。

【诊断和鉴别诊断】

肺血吸虫的诊断主要依据是流行病学史，患者有血吸虫流行区居住和疫水接触史，同时具有一般血吸虫病的其他症状。X线胸片提示肺内有粟粒状小结节，或斑片状病变，伴程度不等的发热、咳嗽、胸痛、咯血痰、喘息、呼吸困难等症状。痰或纤支镜检查找到血吸虫卵便可诊断。粪内或直肠、结肠黏膜活检找到血吸虫卵；血嗜酸性粒细胞增高，免疫学试验如皮内试验、环卵试验、间接血凝试验阳性等，可助诊断。肺血吸虫病主要应与血行播散型肺结核、浸润型肺结核、支气管炎、支气管肺炎、支气管扩张等相鉴别。

【治疗】

肺血吸虫病的治疗与全身血吸虫病的治疗相同，应包括病因治疗和对症治疗。治疗血吸虫病的药物有吡喹酮、硝硫氰胺、硝基呋喃类、敌百虫、锑剂、六氯对二甲苯等，其中吡喹酮及硝硫氰胺疗效较好，尤以吡喹酮首选。吡喹酮具有疗效高、疗程短、不良反应少等优点，适用于各期血吸虫病人，对成虫、童虫和虫卵均有作用，口服后迅速吸收，0.5～1 小时血清浓度达到高峰，2 小时后迅速下降，门静脉血药浓度 10 倍于周围血液。本药在肝内代谢经胆汁及尿液排出，无积蓄作用。成人剂量每次 10mg/kg，1 天 3 次，连用 2～4 天，总剂量 60～120mg/kg。一年疗效几近 100%，但有 30%～40%的复发率，因而要注意复查、复治。吡喹酮副作用轻微、短暂，常见有头晕、乏力，一过性肌肉抽搐，偶有心动过速或过缓、早搏、睾丸炎等。吡喹酮治疗急性血吸虫病时类赫反应发生率较高，值得注意和预防。

【预防】

我国血吸虫病流行严重、分布广泛、流行因素复杂，近年由于生态环境恶化、频发洪涝灾害，兴建大规模水利工程，给血吸虫病的扩散提供了条件，防治血吸虫病任重道远。血吸虫病防治要采取因地制宜，综合治理、科学防治的策略。积极查治病人、病牛、消灭传染源；控制和消灭钉螺；加强粪便管理，注意个人防护。同时应尽快立法明确各级政府、有关部门、社会成员的责任和义务，协调各方面的力量以取得突出的进展。

七、胸部丝虫病

【定义及概况】

胸部丝虫病是由丝虫或微丝蚴在胸部淋巴管内寄生引起淋巴道阻塞、引流障碍，或由微丝蚴血症或丝虫热所致的胸部器官病变；或虽无明显临床症状，但在胸水、痰、淋巴结等处找到丝虫或微丝蚴者亦称为胸部丝虫病。临床上常有发热、咳嗽、血痰、胸痛、气急、哮喘、乳糜痰、乳糜性胸腔积液、血嗜酸粒细胞增多、丝虫结节或丝虫性肉芽肿等。本病男性高于女性，可能与男性激素有关。

我国的丝虫病是由班氏丝虫和马来丝虫寄生于人体淋巴系统而引起。班氏丝虫和马来丝虫的终宿主是人，其成虫在人体内可存活 10～15 年，微丝蚴在人体内可存活 2～3 个月。带虫者和血中有微丝蚴的病人是本病的主要传染源。传播班氏丝虫病的是淡色库蚊、致乏库蚊和中华按蚊，传播马来丝虫病的是中华按蚊和雷氏按蚊嗜人血亚种，沿海地区东乡伊蚊也能传播班氏和马来丝虫病。近年在动物模型中证实经口、皮肤也可感染。

【病因】

在我国，胸部丝虫病是由班氏丝虫和马来丝虫引起，其中班氏丝虫病约占 2/3。2000 年韩国报道一例犬恶丝虫引起的胸部丝虫病。我国流行的班氏丝虫与马来丝虫均属夜现周期型。一般于夜晚 9～10 时虫数增多，但两种微丝蚴出现虫数最多的时间不同，班氏微丝蚴为晚上 10 时至次晨 2 时，马来微丝蚴为晚上 8 时至次晨 4 时；关于微丝蚴夜现周期性的机理尚未研究清楚，一般认为与宿主的生活习惯、生理状态、药物影响以及微丝蚴自身的生物学特性有关。

【发病机制】

1.基本发病机制　胸部丝虫病的发病过程主要分为两个类型：一类是由宿主免疫系统对丝虫抗原免疫应答引起；另一类是由丝虫成虫活动的机械作用和丝虫分泌排泄物的化学作用

所致。①早期：多为过敏反应和以渗出为主的炎症反应，微丝蚴和成虫的代谢产物、蜕皮液和蜕皮、成虫子宫内的分泌物、死亡的虫体及其分解产物等均可引起机体全身或局部过敏性反应，在肺部可表现为嗜酸粒细胞浸润，并出现哮喘、干咳、胸痛、血痰、气促等呼吸道症状或引起胸腔内外嗜酸性肉芽肿。②慢性期：由于淋巴道特异性，胸内深部淋巴系统被嗜酸性肉芽肿或纤维化所堵塞，淋巴回流障碍，堵塞以下的淋巴管扩张、压力增高甚至破裂，故出现乳糜性胸腔积液、乳糜痰等。

2.非典型表现发病机制　有些患者仅有寒热而无局部症状，可能为深部淋巴管炎或淋巴结炎的表现。

【病理】

丝虫感染所致的病理损害主要是寄生在淋巴管的丝虫成虫引起，血液里的微丝蚴一般不引起病变，仅在接受一定剂量有效药物治疗后引起大量死亡时出现过敏反应。

丝虫病病理变化有以下一些特点：①死亡成虫和活成虫引起的病理变化不同。死亡成虫周围的淋巴管先是出现淋巴栓和嗜酸粒细胞浸润和脓肿，继而脓肿坏死，四周围绕类上皮细胞和巨噬细胞形成肉芽肿，最后成虫钙化或消失，淋巴管纤维化造成阻塞。活成虫所在淋巴管的主要病变是淋巴管扩张和肥厚。②流行区的人群和非流行区进入流行区的人群感染丝虫后引起的病理变化不同。非流行区进入流行区的人群感染丝虫后大多有临床症状，在淋巴管及淋巴管周围间隙出现嗜酸粒细胞和单核细胞增多的炎性浸润。而流行区的人群主要是无症状微丝蚴血症者，其淋巴管和淋巴管周围炎症反应轻微或无炎症反应。③免疫系统引起的和丝虫引起的病理变化不同。动物实验发现，用布鲁丝虫感染免疫缺陷小鼠，小鼠淋巴管发生明显的内皮细胞增生和扩张，无任何可见的免疫反应。将以丝虫致敏正常小鼠获得有免疫力的细胞转输给免疫缺陷小鼠后，在丝虫周围引起嗜酸粒细胞和单核细胞炎症反应，继而局部肉芽肿形成并出现淋巴管阻塞。④近年，应用放射线同位素淋巴闪烁造影术证实，几乎所有的淋巴丝虫感染者都有解剖上的或/和炎症性的淋巴组织损伤。

【临床表现】

（一）症状

1.常见症状　胸部丝虫病的临床表现有周期性的感冒样畏寒、发热、乏力、全身不适、胸闷、胸痛、阵发性痉挛性干咳、少量黏液痰、咯血或乳糜血痰、气急、哮喘及反复发作的皮疹等。

2.非典型症状

(1)丝虫热：畏寒、发热常反复发作，伴发淋巴管炎及淋巴结炎，持续发热3～5日不等，同时有全身症状，如腰酸、疲乏、头痛、头晕、食欲减退、恶心、呕吐、荨麻疹等。白细胞计数及嗜酸粒细胞增多。

(2)微丝蚴血症：自感染期幼虫进入人体3～6个月，成虫（雌虫）产出微丝蚴，血内微丝蚴逐渐增多，但一般无明显症状。微丝蚴达到一定数量后，感染者可有轻微发热，2～3日内可自行消退。

(3)肾损害：部分微丝蚴血症者可伴有血尿或蛋白尿。

(4)与班氏丝虫病有关的症状尚有乳糜腹泻以及胸腹腔乳糜积液、心包炎、多发性关节炎、肝脓肿等。

(二)体征

1.常见体征 胸部丝虫病患者可有肺部哮鸣音、干湿啰音或呼吸音减低。有乳糜胸水者患侧呼吸音减低或消失。

2.非典型体征

(1)部分患者可同时有丝虫(多为班氏丝虫)在乳房淋巴道内寄生,可导致闭塞性淋巴管炎及由成虫代谢产物或虫体碎片所引起的嗜酸性肉芽肿,因此可以出现单侧或双侧乳房结节或硬块,黄豆至蚕豆大,早期较软、晚期较硬无压痛,结节在外上象限多见,易误诊为乳腺纤维瘤、小叶增生或乳癌。

(2)少数患者可出现腹腔乳糜积液、心包炎、多发性关节炎、肝脓肿、鞘膜积液等临床情况,并出现相应的体征。

【实验室检查】

(一)常见表现

1.血常规检查 早期过敏反应时外周血白细胞总数增高达 $10\times10^9\sim20\times10^9$/L,嗜酸粒细胞达 20%以上,如伴感染,中性粒细胞亦可升高。

2.病原学检查 血检微丝蚴是早期诊断丝虫病的唯一可靠方法。通常采取周围血液,采血时间以晚上 9 时至凌晨 2 时为宜,可用耳垂采血涂厚血片,或鲜血片,亦可用静脉采血离心浓集等方法检查。夜间取血不方便者也可采用海群生白天诱出法:白天给被检者口服海群生 2~6mg/kg,在服药后 30~60min 采血检查。此外,胸腔液、心包液甚至乳糜痰中偶亦可查到微丝蚴。

成虫检查:对淋巴系统炎症正在发作或治疗后出现淋巴结肿大的患者,可用注射器从选定的淋巴结抽取虫体,或将手术摘除的结节制成病理切片,镜检。丝虫性结节中心可见虫体断面,其周围为典型的丝虫病变。

3.乳糜试验 对疑为乳糜痰、乳糜胸水等标本,常用苏丹Ⅲ染色证实。

4.免疫学试验 用犬恶丝虫提纯抗原或班氏丝虫微丝蚴制成的抗原进行皮试,阳性率达 90%以上,抗原特异性也较高,但对血吸虫病有轻度交叉反应。此外,用非放射性标记 DNA 探针、PCR 加非放射性标记 DNA 探针或重组抗原-抗体测定对丝虫病诊断亦有一定帮助。最近报告免疫色谱技术用于班氏丝虫病诊断,敏感性为 95.7%,特异性为 100%;免疫色谱技术对诊断丝虫病具有快速、简便等优点,可望取代传统的血检方法。

(二)非典型表现

乳糜尿与淋巴尿:乳糜尿呈乳白色,可用乙醚提取,苏丹Ⅲ染色证实。淋巴尿的外观与正常尿无异,蛋白含量明显增高,也有少数红细胞,但无管型。两者的沉渣中都可找到微丝蚴。

【器械检查】

1.X 线胸片 可见肺纹理增加,散在粟粒状、条片状阴影或有胸腔积液征。在肺动脉寄生的犬恶丝虫死亡后,被血流冲到肺部,常致肺栓塞及肺肉芽肿,形成孤立、圆形、边界清楚、直径 1~2cm 的硬币样阴影,无钙化或空洞,好发于两肺下叶,但以右肺多见,易误诊为原发性或转移性肺癌。

2.纤维支气管镜检查　国内虽有报道对可疑患者用纤维支气管镜活检找到微丝蚴，但实际上对诊断的价值不大，可能有助于对肺癌、肺炎等的鉴别诊断。

【诊断】

根据丝虫病流行区，有周期性的感冒样畏寒、发热、乏力、全身不适、胸闷、胸痛、干咳、咯血、气急、哮喘、反复发作的皮疹及单侧或双侧乳房结节或硬块等，血中嗜酸粒细胞明显增高，丝虫或微丝蚴抗原皮试阳性，丝虫补体结合试验阳性，结合胸片表现，或者血、乳糜痰或乳糜性胸腔积液中找到微丝蚴，不难做出诊断。

【鉴别诊断】

（一）常见表现鉴别诊断

1.肺嗜酸粒细胞浸润综合征　又称“丝虫性嗜酸粒细胞增多症”，表现为畏寒、发热、阵发性咳嗽、哮喘和淋巴结肿大等。肺部有游走性浸润灶，胸片显示肺纹理增粗和广泛粟粒状斑点状阴影，痰中可见嗜酸粒细胞和夏科-雷登结晶，血中嗜酸粒细胞明显增高。肺嗜酸粒细胞浸润综合征需与支气管炎、支气管哮喘相鉴别。前者多见于丝虫病流行区，丝虫补体结合试验阳性，后两者丝虫补体结合试验均阴性。

2.乳糜胸　乳糜胸病因复杂，较为常见的病因有结核、外伤、血栓、丝虫病、原发或继发肿瘤淋巴瘤等。丝虫病所致乳糜胸水可在胸水中找到丝虫或微丝蚴。结核所致乳糜胸水可通过PPD试验及其他结核感染的依据进行确诊。转移瘤、原发淋巴瘤等多可通过CT、MR1确诊。手术外伤等通过病史可提供诊断线索，极个别原因不明者要开胸探查。主要应与假性乳糜胸区别。假性乳糜胸水外观亦为乳白色，但其多为长期胸腔积液，如包裹性胸腔积液中析出胆固醇结晶逐渐浓缩而成。其他如肾病综合征、风湿类疾病所致胸腔积液也偶见之。假性乳糜胸水pH值变化大，加乙醚后不透亮，镜下胆固醇结晶多。乳糜胸水静置后有油膜形成，苏丹Ⅲ染色可见脂肪球，加入碱或乙醚后则变清，镜下淋巴细胞、脂肪球为主。

（二）非典型表现鉴别诊断

1.丝虫性急性淋巴结炎、淋巴管炎　应与细菌性炎症相鉴别，前者无外伤史与细菌感染史，淋巴管炎呈离心发展，常具有反复发作的特点。后者淋巴管炎呈向心性扩散，一般可找到局部病灶，且中毒症状较重，局部疼痛和触痛也较显著，血液中粒细胞明显增加，少有反复发作史。

2.乳房丝虫性结节　乳房丝虫性结节常易与表现为单侧或双侧乳房结节或硬块的乳腺纤维瘤、小叶增生或乳癌相混淆。但乳房良性肿瘤肿块质地多较软，生长缓慢，乳癌肿块质硬，生长较快，皮肤可呈橘皮样外观，部分有乳头内陷。乳房丝虫性结节多见于班氏丝虫病流行区，急性期皮肤微红，少数有橘皮样变，结节生长缓慢，一般如蚕豆大。病理学检查，95%的结节发现丝虫成虫。

3.乳糜尿　乳糜尿虽多见于班氏丝虫病，但应与妊娠、肿瘤及胸导管受压损伤等所引起者加以鉴别。

【治疗】

胸部丝虫病的治疗主要是针对病原的药物治疗。

(一)乙胺嗪(海群生)

对丝虫的成虫及微丝蚴均有杀灭作用,其疗效对马来丝虫病优于对班氏丝虫病,但不良反应前者较后者重。口服后在肠内迅速吸收,在体内代谢,几乎全部由尿排出。

1.*用药方法* 成人1.5g睡前顿服;或0.75g,1次/天,连服2天;或0.5g,1次/天,连服3天。服用海群生本身不良反应轻微,大剂量时偶有恶心、呕吐、头晕、失眠等。

2.*治疗矛盾* 治疗期间由于大量杀灭丝虫成虫及微丝蚴,故可出现寒战、高热、头痛、全身肌肉疼痛、皮疹,甚至喉头水肿等过敏反应。偶有肝脾肿大疼痛、血尿、蛋白尿。

3.*对策* 乙胺嗪本身毒性很低,患者服药后由于大量杀灭丝虫成虫及微丝蚴释放异性蛋白所致过敏反应,可采用对症处理。

(二)左旋咪唑

对班氏丝虫病和马来丝虫病均有疗效。

1.*用药方法* 每日150～200mg,分2次口服。

2.*治疗矛盾* 左旋咪唑不良反应比海群生大,主要是服药期间发热,一般在39℃以下,热程2～3天,停药后消失。

3.*对策* 对症处理。

(三)呋喃嘧酮

对班氏丝虫的成虫及微丝蚴均有显著杀灭作用。

1.*用药方法* 每日20mg/kg,分2～3次口服,7天为一个疗程。

2.*治疗矛盾* 呋喃嘧酮不良反应与海群生相仿。

3.*对策* 对症处理。

(四)伊维菌素(IVM)

对淋巴丝虫微丝蚴有杀灭作用,并能抑制成虫释放微丝蚴。

1.*用药方法* 400μg/kg单剂口服,微丝蚴减少率可达90%以上。

2.*治疗矛盾* 患者服药后可见短暂的瘙痒、眩晕、面部及双下肢水肿。

3.*对策* 伊维菌素不良反应发生率低,若出现上述不良反应可采取对症治疗。

(五)阿苯达唑

系广谱抗蠕虫药,对人体钩虫、蛔虫、蛲虫、鞭虫及淋巴丝虫均有效。

1.*用药方法* 阿苯达唑常与海群生或伊维菌素联用,成人量一次为400mg。

2.*治疗矛盾* 服单剂400mg后,可出现腹痛、腹泻等轻度不良反应,少数人可以出现发热、可逆性转氨酶、胆红素和碱性磷酸酶增高。

3.*对策* 肝脏疾患和血液病患者慎用。

【预后】

丝虫病对生命威胁不大,早期若能及时彻底治疗,一般可很快恢复健康。但反复发作的淋巴管炎和晚期象皮肿,对劳动力影响甚大,亦可因局部慢性溃疡而招致全身性细菌感染,危及生命。持续的乳糜胸或持续的乳糜尿对病人危害较大。

八、肺、胸膜阿米巴病

肺、胸膜阿米巴病是由肠道、肝脏溶组织阿米巴原虫侵入肺和胸膜所引起的疾病的总称，是阿米巴原虫感染的呼吸系统表现，发病率仅次于肠道和肝脏。肝源性者多见，原发孤立的肺、胸膜阿米巴病少见。

【病因】

主要致病的是溶组织阿米巴原虫，无症状的包囊携带者是传染源。一般经口传染，包囊经食管至肠道发育成滋养体，再经门静脉至肝脏，穿破膈肌或经肝静脉至胸膜和肺，其溶酶体释放活性物质而致病。

【病理】

肝源性者右下肺多见，血源性者可两肺多发，引起脓胸、肺脓肿、支气管胸膜瘘，脓液内可找到阿米巴滋养体。

【诊断】

1.临床表现　临床上可分为三型，即肺阿米巴病、胸膜阿米巴病及心包阿米巴病。急性起病者可表现为高热，伴或不伴寒战、咳嗽、气急、盗汗，穿破胸膜腔时有呼吸困难，剧烈胸痛。胸膜支气管瘘患者常咳大量红棕色脓痰或咯血。体征因病型而异，肺炎型可无明显体征，肺脓肿或胸腔积液可有肺实变及胸腔积液体征，心包炎可有心包积液体征。慢性患者可有贫血、消瘦、营养不良等表现。

2.实验室检查　血常规白细胞增多，以中性粒细胞为主，而嗜酸粒细胞多正常。血沉加快，痰和胸腔积液中找到阿米巴原虫可确诊，检出率约 20%。用水洗沉淀、甲醛醚沉淀或硫酸锌漂浮浓集包囊可提高检出率至 70%。间接血凝试验、间接荧光抗体试验、ELISA 等血清学检查亦有助于临床诊断。

3.X 线检查　表现有肺纹理增强，肺脓肿，胸腔积液征象。继发于经肝穿破患者膈肌常有右膈局限性隆起，与肺间有一垂直相连阴影，部分可呈团块状，可有厚壁空洞及液平。继发于血源患者两肺中、上肺野呈斑片状阴影，可有小液平。上述所有改变经抗阿米巴治疗后均可迅速消失。

4.超声波检查　可明确胸腔积液部位和液体量。

5.诊断要点

(1)约 50%以上有痢疾病史。

(2)有发热、咳嗽、胸痛、呼吸困难、咳大量红棕色脓痰等临床表现为特征。

(3)结合实验室检查、X 线检查及超声波检查，抽出典型红棕色脓液。

(4)痰及胸腔积液中找到阿米巴原虫可确诊。

6.鉴别诊断　需与肺结核、结核性胸膜炎、肺脓肿、脓胸相鉴别。

【治疗】

1.药物治疗

(1)甲硝唑(灭滴灵)0.4～0.6g，每日 3 次，7～10 天为 1 疗程，必要时可重复。不良反应有

恶心、呕吐、头痛等

(2)甲硝乙基磺酰咪唑(替硝唑)2g,每晚1次,3天为1疗程,不良反应轻而且少。

(3)吐根碱、二氯散糠酸酯、氯喹、氯碘喹、卡巴胂等也可选用,目前以联合应用甲硝唑或替硝唑加氯喹效果为佳。

2.积极排脓引流。

3.慢性病变久治不愈者可手术治疗。

九、卡氏肺孢子虫病

卡氏肺孢子虫(PC)引起的肺部感染称为卡氏肺孢子虫病,或称卡氏肺孢子虫肺炎(PCP),又称卡氏肺囊虫肺炎。人类对卡氏肺孢子虫的认识可以追溯至近百年前。1909年,Chagas等首先在豚鼠肺组织内发现了这种虫体。1910年,Carinii在大鼠肺内也发现此虫,误认为是锥虫的变种。1912年,Delanoe夫妇证实它是一种新的病原体,并命名为卡氏肺孢子虫。1942年VanderMeer等首先报道了本病。1952年Vanekm等在患间质性浆细胞性肺炎死亡者的肺泡渗出液中检出卡氏肺孢子虫,并确定它为间质性浆细胞性肺炎的病原体。从此卡氏肺孢子虫病就作为一个独立的疾病引起重视。我国北京、上海先后于1959年、1979年在儿童患者和肾移植患者中发现本病。20世纪80年代初期开始,在美国、欧洲国家出现获得性免疫缺陷综合征(AIDS),并且在世界各地相继流行,PCP的发病率呈显著上升趋势。PCP是AIDS最常见、最严重的机会性感染性。其病死率高达70%~100%,因而引起医学界的广泛重视和深入研究。

血清学调查显示正常人有1%~10%的隐性感染。尸解发现约4%人体内有肺孢子虫存在。PCP在世界各地均有发现,但人类PCP流行病学的确切统计资料尚少。20世纪40年代PCP多见于营养不良早产儿。60~80年代,PCP主要发生于先天性免疫缺损、肿瘤化学治疗、器官移植等继发性免疫缺陷患者。肾移植及肿瘤化学治疗患者中PCP的患病率分别为3%~10%、10%~30%。80年代以后,AIDS出现及流行以来,PCP患病率急剧上升,AIDS并发PCP比例可高达60%~90%、北美约60%~80%AIDS至少发生一次PCP,相反,在非洲仅有7%AIDS并发PCP。尽管非洲PCP的病例数较少,但在欧洲的非洲人中此病亦有较高的患病率,是否与PC毒力不同或人群亚临床(潜伏)感染率有关尚不清楚。近年来,我国非AIDS患者PCP生前诊断以及AIDS尸检发现并发PCP的文献报道有所上升。迄今为止国内文献报道的经病原学证实的PCP约有20余例,按PCP的发病率推算我国的PCP病例远不止上述数据,因此,我国PCP临床诊治及基础研究工作有待更进一步提高和深入。

【病因和发病机理】

健康人感染后一般不发病,但带虫状态可持续多年。而在营养不良以及某些有导致免疫功能缺陷的疾病或药物作用下,原无症状潜伏性感染转变为显性感染。根据光学及电子显微镜观察,卡氏肺孢子虫主要有包囊和滋养体两种形态,均有感染力,在肺泡内完成其生活史。病人和带虫者可能是本病的传染源。PCP发病的传播途径主要有两种:空气传播,体内潜伏状态 PC 的激活。也有宫内感染的报道，提示本病也可通过胎盘传播。潜在性感染患者可将病原体传给免疫功能缺陷者而引起显性感染。出生后 2～4 个月的幼婴（此时来自母体的抗体水平开始下降）、有先天性免疫缺陷的婴儿，以及接受肾上腺皮质激素、细胞毒药物和抗代谢药物的患者，接受器官移植者均为本病的易感人群。

【病理和病理生理】

人体肺泡内存在的肺孢子虫大量迅速繁殖，引起炎症反应，肺泡上皮细胞增生和炎症细胞浸润，主要为浆细胞，故有浆细胞性肺炎之称。肺泡间质增厚，肺泡腔内充满泡沫样渗出物，造成肺泡-毛细血管阻滞，氧的弥散功能严重障碍。由于肺孢子虫包囊互相黏着而使其体积增大，故一般局限于肺部，不易通过巨噬细胞播散至远隔部位，仅偶尔扩散至淋巴结、胸腺、肝、脾、骨髓等处。

严重病例，肺孢子虫常和多种其他病原体并存，肺组织病变复杂和广泛，从而导致明显的通气和换气障碍，出现呼吸窘迫，缺氧，或进展为肺动脉高压、肺心病，最后死于呼吸衰竭。

【临床表现】

(一)典型表现

1.PCP 的典型临床表现　PCP 的一般潜伏期为 2 周，而发生于 AIDS 患者中潜伏期约 4 周左右。发病无性别和季节差异。值得注意的是在不同的个体、疾病的不同病程，PCP 临床表现差异甚大。根据临床表现通常将 PCP 分为两型。

(1)流行型或经典型：主要为早产儿、营养不良和虚弱儿童，年龄多在 2～6 个月之间，可在育婴机构内流行。起病常常隐匿，进展缓慢。症状开始大多有拒睡或食欲下降、腹泻、低热，体重减轻，逐渐出现干咳、气急，并呈进行性加重，发生呼吸困难、鼻翼扇动和紫绀。有时可发生纵隔气肿和皮下气肿、脾肿大，病程一般持续 3 周～2 个月，如不及时治疗，可死于呼吸衰竭，病死率为 20%～50%。

(2)散发型或现代型：好发于免疫缺陷的儿童和成人，偶见于健康者。化疗或器官移植患者并发 PCP 病程进展常常十分迅速，而 AIDS 患者并发 PCP 进展较缓。初期表现有食欲不振、体重减轻，儿童可有发育停滞。继而出现干咳、发热、紫绀、呼吸困难，很快呈现呼吸窘迫，未及时发现和治疗其病死率高达 70%～100%。白血病化学治疗患者一般发生于开始化疗的 30～100 天，并多于化学治疗的间歇期。皮质激素治疗患者多见于皮质激素减量或撤停时发病。肾移植常于术后 3～4 个月易并发 PCP。PCP 患者常缺乏阳性呼吸系统体征，仅有 30% 左右患者肺部可闻及啰音，呈现症状和体征分离现象。少数患者可有数次复发，尤其在 AIDS 者中更为常见。

2.影像学检查

(1)X 线胸片：典型胸部 X 线摄片改变为弥漫性双侧或网状小结节状阴影，尔后迅速向两肺野发展，肺泡充填、肺叶实变，半数以上患者可出现支气管充气征，肺尖和肺底很少累及。

(2)胸部 CT：本病胸部 CT 扫描最常见的表现为急性期呈弥漫性均匀分布或斑片状阴影，随着时间的进展，逐渐以间质网状改变为主，呈现磨砂玻璃样影。

3.实验室检查

(1)外周血：外周血白细胞正常或升高，多数在 15×10^9～20×10^9/L 之间，分类正常或有核左移、嗜酸粒细胞轻度增加，淋巴细胞绝对值减少。接受放疗、化疗者白细胞常低下。

(2)肺功能及动脉血气分析：PCP典型的肺功能改变为潮气量、肺总量和弥散量下降。用单口呼吸法测定CO弥散量(DL_{CO})是一项检查PCP十分敏感的指标，几乎100%PCP患者呈现DL_{CO}下降，且早于胸片异常和动脉血气改变。动脉血气通常示低氧血症，一般小于8kPa(60mmHg)，但静息状态下31%PCP患者可显示肺泡-动脉血氧分压差即$P_{(A-a)}O_2$在正常范围。运用Master二阶梯运动1.5分钟，运动前后各取一次动脉血标本作动脉血液气体分析，以静息$P_{(A-a)}O_2 \leqslant 2kPa(15mmHg)$及运动时$P_{(A-a)}O_2$值下降$\geqslant 0.7kPa(5mmHg)$为运动试验正常；如运动后$P_{(A-a)}O_2$或从休息到运动时$P_{(A-a)}O_2$下降$< 0.7kPa(5mmHg)$为运动试验异常，可提高动脉血液气体测定的敏感性，操作迅速、方便，但敏感性较DL_{CO}为差。

(3)病原学检查：从肺组织或呼吸道分泌物中找到卡氏肺孢子虫可确诊。但因本病患者常为干咳，痰收集较难，普通咳痰的检出率很低，仅5.0%～6.0%，超声雾化导痰能提高检出率。近来采用支气管刷检、经纤支镜肺活检(TBLB)或支气管肺泡灌洗(BAL)，对诊断本病有重要价值。TBLB与BAL合用检出率可达94%～100%。经皮肺穿刺吸引术适用于儿童，操作较简便，创伤小、快速，易为患儿所耐受，检出率为60%～95%。由于针刺活组织检查术可出现出血、气胸等严重并发症，随着TBLB及BAL技术的发展已被逐渐淘汰。开胸活组织检查能在直视下检查肺组织的外观及质地，选择病变部位进行活组织检查，提高诊断准确性，是诊断PCP的最可靠方法。手术病死率为1%～3%，甚至高达10%。由于临床纤维支气管镜各项检查获得很高的准确率，且可重复运用，而开胸活组织检查手术创伤大，尤其易导致呼吸衰竭。因此，目前对开胸活组织检查多持慎重态度。通过导痰及合乎技术要求的甚至重复的TBLB和BAL检查未能明确诊断，特别是病情复杂，治疗效果差，或已进行机械通气的患者，经全面评估和均衡后可考虑开胸活组织检查。

(4)血清免疫学检查

1)血清抗体：血清抗体检测与定量研究已尝试了多年。荷兰一组血清学研究显示儿童血清抗体全部阳性。美国约有63%儿童血清抗体阳性，同样健康成人抗体全部阳性。接触PCP病人的医务人员中7%～16%抗体滴度升高。相反PCP病人常并发于免疫抑制状态，无免疫应答。因而，PC抗体滴度未能成为临床上有效的诊断方法，仅用于流行病学调查。

2)血清抗原：用PC特异的兔多克隆抗体检测血清中的PC抗原，敏感性低、特异性差不能区别PCP与其他病原体引起的肺炎。但克隆抗体ZG2来测定BAL中可溶性PC65000U抗原，初步显示具有良好敏感性和特异性。

(5)分子生物学诊断技术

1)基因扩增技术：多聚酶链反应(PCR)法扩增PC线粒体中5srDNA和16srDNA已获得成功，在动物模型中，PCP病人痰、BAL、肺组织、血液标本中运用PCR方法，较常规染色方法的敏感性和特异性提高25%～55%，分别达到95%～100%、75%～90%。

2)基因探针：应用克隆化的PC的DNA片段作为诊断性探针可用于肺的各种标本和外周血标本检测，是一种敏感和特异的方法，但技术难度高，很难为临床常规应用。有作者研究将PCR与基因探针联合用于PC的诊断，可进一步提高PCP诊断的特异性。

(6)酶学检查：LDH增高(约90%)，在恢复期逐渐下降。如LDH>450U，应高度怀疑

PCP,＜200U 则 PCP 可能性较小。

(7)放射性核素扫描:常用^{67}镓扫描,PCP 病人显示弥漫性肺间质镓显影,即使 X 线胸片和肺功能正常,核素扫描也可异常,敏感性高,尤其适于鉴别新发病灶与残留病灶。

(二)非典型表现

多数病人以发热、干咳、呼吸困难为主要临床表现,少数病人以胸痛、直立性呼吸困难和直立位低氧血症为主要临床表现。胸痛的原因主要为胸膜炎,可能系卡氏肺孢子虫引起的胸膜变态反应所致。CT 扫描 PCP 感染主要发生在肺基底部,直立性低氧血症的原因主要是当直立时,通气受损的肺基底部因重力原因血流增加,使肺内血液分流增加,从而导致直立位低氧血症。而肺上部因肺血管收缩血流量减少,加重通气/血流失调,更促使直立位呼吸困难和低氧血症的发生。

影像学检查约 1/3 的 PCP 患者可呈不典型 X 线征象:肺部浸润呈不对称分布或融合成结节;囊样改变或原有结节部位空洞形成;间质性肺气肿;胸腔积液;纵隔气肿或气胸;10%～25%的 PCP 患者胸部改变属于正常或极轻微改变。随着 AIDS 患者接受预防性喷他脒雾化吸入,PCP 的不典型 X 线表现,如上叶浸润、囊样改变和自发性气胸发生率明显上升,胸部 X 线摄片阴性亦时有所见。单纯 PCP 一般不出现大量胸腔积液或淋巴结肿大。

【诊断和鉴别诊断】

(一)诊断

诊断标准如下

1.免疫功能低下伴干咳、呼吸困难,低氧血症。

2.体格检查体征较少,可闻及散在干、湿啰音或呼吸音减低。

3.痰、气管内分泌物找到 PC。

4.纤维支气管镜刷检、灌洗液或组织活检找到 PC。

第 1、第 2、第 3 项或第 1、第 2、第 4 项可确诊。

诊断评析:病史对提示诊断有重要作用,有免疫抑制病史,临床症状严重而体征相对较轻需要考虑 PC 感染,确诊需要找到病原学依据。痰找 PC 阳性率较低,雾化导痰可增加阳性率,但仍较低。纤维支气管镜检查 PC 阳性率高,及早进行纤维支气管镜检查对 PCP 诊断很重要,不适合行纤维支气管镜检查者可进行诊断性治疗,以免延误病情。免疫学检查受到病人免疫力影响对诊断帮助小。

(二)鉴别诊断

1.细菌性肺炎　常有高热、咳嗽,痰液较多甚至为脓痰,呼吸困难多不明显,病变部位常可闻及啰音,胸部 X 线检查多在单侧,两侧病变者多为肺下野内、中带呈沿肺纹理分布的不规则、小片或斑点状边缘模糊阴影,一般抗生素治疗有效,预后一般良好。

2.心源性肺水肿　可有呼吸困难及 X 线蝶翼状改变,但病人常有冠心病、风湿性心脏病及心肌病等病史,一般无发热,常有泡沫样痰,呼吸困难与体位无关,肺底部可闻及明显水泡音,强心、利尿等治疗有效。

3.粟粒型肺结核　胸部 X 线显示结核病灶呈两肺弥漫性分布的粟粒状或结节状阴影,急性者病灶分布均匀,亚急性与慢性者病灶多以两上肺为主,很少融合成片状,结核菌素试验阳性，抗结核治疗有效。而肺孢子虫病很少累及肺尖与肺底部，病灶易融合，常有严重呼吸困难与发绀，不难鉴别。

4. AIDS合并卡波肉瘤　临床表现可以是进行性的呼吸困难，病人常不发热，皮肤、腭面的卡波肉瘤病变常常比肺部病变出现早，X线和CT表现与PCP相比结节状损害和末梢支气管血管影增多比肺间质异常更多见。在多数病例中，X线发现明显气管支气管管道影是特征性改变。

5.病毒性肺炎　在免疫缺损病人，病毒性肺炎常较严重，有持续性高热、气急和紫绀等症，严重者出现急性呼吸窘迫综合征，胸部X线显示双肺弥漫性点片状和小结节性浸润影，有时与PCP相似，鉴别有赖于病原学检查。

【治疗】

凡确诊或临床诊断为PCP患者应及时积极进行病原治疗，同时注意全身支持治疗和原有基础病治疗，必要时加用糖皮质激素。

(一)抗PC治疗

1.复方磺胺甲噁唑(TMP-SMZ，复方新诺明，SMZco)为抗叶酸类药物，与对氨苯甲酸竞争二氢叶酸合成酶，阻碍二氢叶酸合成，是治疗卡氏肺孢子虫病较理想药物，常为首选，有效率约86.0%。剂量：甲氧苄啶(TMP)：磺胺甲噁唑(SMZ)＝1∶5，即TMP15～20mg/(kg·d)，SMZ 75～100mg/(kg·d)，分4次口服，疗程14～21天。重症者用同样剂量，静脉滴注，1周左右，待病情好转后改为口服。宜加服碳酸氢钠(小苏打)。副作用有：恶心、呕吐、纳呆、皮疹、发热、中性粒细胞和血小板减少，可有血清转氨酶、肌酐升高。多发生于治疗第7～10天，轻者自行缓解，重者应停药和给予相应治疗，并更换其他抗PC药物。副作用发生在艾滋病者约65%，在非艾滋病者约12%。

2.羟乙基磺酸戊烷脒(PI)是一种抗原虫的芳香二脒。能抑制核苷酸合成DNA和RNA，同时抑制氧化磷酸化过程，迅速杀死PC。有效率60%～70%，剂量3～4mg/(kg·d)，深部肌内注射。重症者静脉滴注，疗程14～21天。此药最早用于治疗PCP，曾为首选，但因其毒副作用发生率约50%且较重，如低血压、心动过速、低血糖、糖尿病、低血钙、高血钾，肝、肾及骨髓功能受损，无菌脓肿以及恶心、呕吐、面红、红斑等，故临床应用受限。但可用于对SMZco禁忌、不能耐受和无效者，是一有效的替换药物。PI 600雾化吸入，每日一次，毒副作用大减，但疗效亦逊，复发率增至约35%，故雾化吸入只宜用于轻症患者。

SMZco和PI临床应用和研究最多，被认为是目前疗效最好的主要抗PC药物，首选SMZco，次为PI。此二药同时应用并不增加疗效，且增加毒副作用。下列药物作为有效替换药选择。

3.三甲曲沙可抑制二氢叶酸还原酶，减少核酸前体生成，致细胞死亡。在试管中对PC作用大于TMP1500倍。可用于治疗中度至重患者，或难治性患者。较易耐受。剂量45mg/(m^2·d)，静脉滴注，每天一次，疗程21天。同时加用四氢叶酸20mg/(m^2·d)，口服或静推，6小时一次，疗程21天，用于预防血细胞减少，不减低疗效。三甲曲沙的副作用有：骨髓抑制，特别是中性粒细胞和血小板减少(见于10%～15%病例)，血清转氨酶、碱性磷酸酶、肌酐升高，可出现皮疹和贫血等。

4.乙胺嘧啶＋磺胺嘧啶(pyrimethamine＋SD)疗效有如戊烷脒。剂量：乙胺嘧啶25mg/d

口服，每天一次；SD4g/d，分 4 次口服。疗程 14～28 天。加用小苏打和四氢叶酸。乙胺嘧啶对骨髓抑制作用甚于 TMP。

5.氨苯砜＋甲基苄胺嘧啶(dapson＋TMP)剂量：氨苯砜 100mg/d，TMP1520mg/(kg・d)，分 4 次口服，疗程 21 天，用于轻症患者。副作用：皮疹、正铁血红蛋白血症、溶血性贫血、中性粒细胞减少。

6.氯林可霉素＋伯氨喹啉此二药单独应用无效，联合应用有效率 80%～90%剂量：氯林可霉素 600mg，静脉滴注，每 6～8 小时一次，或 300～400mg，口服，每日一次；伯氨喹啉 15mg/d，口服，每日一次。疗程 21 天。用于轻症或中症患者。副作用：皮疹、泡状脱屑、贫血等，可能与伯氨喹啉强氧化作用有关。葡萄糖-6-磷酸脱氢酶缺乏者禁用。还有恶心、呕吐、中性粒细胞减少不良反应。

7.阿托代醌为羟萘喹复合物，用以治疗轻症或中症患者。较易耐受，有效率 60%～80%，病死率 7%。近期复发率较高。剂量：750mg，口服，每天 2 次。疗程 21 天。副作用：恶心、呕吐、腹泻、便秘、皮疹、发热、咳嗽、肝损伤等。此药应避免与利福平同时应用。

(二)糖皮质激素治疗

最早在 AIDS 并发 PCP 出现呼吸衰竭患者中应用糖皮质激素作为辅助治疗，结果发现可预防呼吸衰竭进一步加重。目前研究表明，糖皮质激素作为一种辅助治疗可减少低氧血症和呼吸衰竭发生率，以及降低中、重度 PCP 的病死率达 50%。在 AIDS 并发 PCP 时糖皮质激素应用指征及用法：①PaO_2≤9.3kPa(70mmHg)、PaO_2(A-a)＞4.7kPa(35mmHg)患者均应使用糖皮质激素，甚至在 PaO_2＞9.3kPa(70mmHg)的中度低氧血症患者接受此辅助治疗亦可获益；②一开始即与 PC 病原治疗药物联合应用；③第 1～5 天泼尼松龙(强的松龙)40mg，每天 2 次；6～10 天改为 40mg，每天 1 次；11～21 天改为 20mg，每天 1 次。

(三)其他综合治疗

①治疗原基础病；②全身支持治疗；③增强免疫功能；④氧疗，必要时机械辅助呼吸；⑤治疗并发细菌感染、心衰等；⑥凡用叶酸拮抗药者应加用四氢叶酸。

十、肺螨病

【定义及概况】

螨类侵入人或动物体并寄生在肺部引起的疾病称肺螨病。有关肺螨病的研究迄今已有 80 年历史。人体肺螨病的研究最初始于 1935 年，一位日本学者平山柴在两个血痰患者中发现了螨，此后陆陆续续有不少学者报道了人体肺螨病。1951 年佐佐学综合前人的研究并结合自己的研究写出《人体内寄生螨症》一书。我国高景铭于 1956 年首先报道了 1 例人肺螨病，接着魏庆云、李朝品、陈兴保等多位学者对肺螨病的病原学、流行病学、致病机制、病理学、临床特征、实验诊断和治疗等方面分别做了大量的研究并相继做了报道，证实肺螨病在特定的人群中有较高的感染率和发病率。

【病因】

许多学者对人体肺螨病的病原做了较深入的研究，Carter、Sasa 和魏庆云等的报道基本相似，他们发现引起人肺螨病的主要有以下 13 种螨：粗脚粉螨、长食酪螨、腐食酪螨、椭圆食粉螨、伯氏嗜木螨、食虫狭螨、纳氏皱皮螨、粉尘螨、梅氏嗜霉螨、谷跗线螨、斯氏狭跗线螨、拱殖嗜渣螨、马六甲肉食螨。

上述各种螨中，粗脚粉螨、腐食酪螨、椭圆食粉螨、马六甲肉食螨等在痰中出现率较高，可能是致病的常见种类。在痰中检出的螨种，大多属于人们生活环境中常见到的种类，它们滋生在粮食、食品、面粉、中药材、室内尘埃中，有的还可以寄生在昆虫体上，其食性广泛，对内外环境适应性强，既可自生生活，又可进入动物和人体内寄生生存。

【发病机制】

关于肺螨症的致病机制早年在猴肺螨症方面做过一些工作，认为猴肺组织的色素是血红蛋白代谢产物，螨类在肺部的营养来源是吸血，其机械损伤及营养消耗可成为一个致病因素。后来孙新等通过建立肺螨症动物模型，以及对患者某些免疫指标和免疫反应的检测，获得了关于肺螨症致病机制的一些新认识。①螨类在移行过程中及寄生于肺部引起的机械损伤。环境中螨类被吸入呼吸道以后，在经逐级支气管到达肺实质寄生的过程中，螨体常以其螯肢与足活动而致明显的机械性损伤，因而在接种螨 20 天时其肺部病变常表现为急性炎症反应，有较多的中性粒细胞、巨噬细胞和淋巴细胞浸润。陈兴保等在用豚鼠建立的肺螨病动物模型中也发现螨类具有较强侵袭力，并认为这种由于机械性损伤而引起的局部炎症反应，可成为结节性病变产生的根源，其细胞浸润和纤维增生可能是形成结节病灶的基础之一。②螨体或代谢抗原所引起的免疫病理反应。螨类侵入肺部以后其分泌物、代谢产物、皮屑和螨类死后释出的分解产物可导致机体的过敏反应。通过 IgE 介导嗜酸粒细胞的局部游走，致肺部明显的嗜酸粒细胞浸润。孙新等和张木生等分别检测 51 例和 63 例肺螨病患者特异性免疫球蛋白，发现其血清 IgG、IgA 和 IgE 均有明显增高，ABC-ELISA 和 DOT-ELISAIE 检测患者尘螨性抗体多呈阳性，提示螨类寄生于肺部其代谢分泌物以及螨体裂解产物作为抗原物质刺激机体产生了体液免疫反应。这些抗原物质刺激机体产生特异性 IgE，以其 FC 段与肥大细胞和嗜碱粒细胞表面相应的 IgEFC 段受体结合使肥大细胞和嗜碱粒细胞致敏，当再次接触相同抗原时，其表面的 IgEFab 段与之结合，从而触发脱颗粒效应，导致炎症介质的释放而产生相应的病理生理反应。

【病理】

陈兴保等用活螨接种豚鼠气道建立肺部病变的肺螨症动物模型，较为详细地报道了有关肺螨病的病理学改变，他们发现在接种活螨后第 6 天豚鼠肺部已有病变，具体描述如下。

1.大体病变　豚鼠两肺有散在不等量病灶，呈圆锥形结节状，直径约 1～2mm，少数可达 4～5mm，略隆起于胸膜表面约 0.5～1mm，色微黄，切面病灶多位于胸膜下，深部肺组织内也有散在病灶。解剖镜下显示病灶为白色或微黄凝胶物。较小的病灶表面光滑，较大者中间有不规则裂隙，有时扩大似一个小囊状。病灶处常可见金黄色物质，并可见到寄生的螨类。病灶多为孤立散在分布，有些病灶也可彼此接近或相互融合。有些肺组织可见到广泛的肺实变和局部胸膜粘连。未见肺门淋巴结肿大，也未见腹部器官有同样的病变。

2.镜下病变　病灶主要表现为细支气管和细支气管周围肺实质病变。除少数细支气管黏膜上皮呈腺样增生外，大部分均有不同程度的坏死脱落，为增生的炎性肉芽组织及纤维组织所代替，因而导致管腔狭窄或闭塞。肺部见广泛实变，尤以胸膜下明显。细支气管周围的肺实质内有散在的异物性肉芽肿形成，其内含有淡黄色、折光性强的PAS阳性物质和多核异物巨细胞。有些异物巨细胞胞浆吞噬有色素及虫体残骸，外层为淋巴细胞及成纤维细胞，甚至有淋巴滤泡形成。近胸膜下大部分肺泡腔萎缩消失，呈明显的萎陷状态，并有相对集中分布、大小不等的淋巴滤泡形成。部分肺泡隔毛细血管扩张充血，且伴有巨噬细胞、中性粒细胞及淋巴细胞等炎性细胞的浸润，使肺泡隔明显增宽，颇似间质性肺炎。有些病变以细支气管为中心，似小叶性肺炎。偶见肺实质灶性出血、水肿及代偿性肺气肿。有些切片可见细支气管小动脉壁平滑肌明显增厚，使腔隙变窄或消失。部分小动脉内可见虫体残骸。另外在肺实质内可见许多散在红染的PAS阳性物质，有些位于浆细胞内。

【临床表现】

(一)症状

1.常见症状　肺螨病患者无特殊的临床表现，轻者似感冒或支气管炎，重者类似肺结核、胸膜炎和哮喘等肺部疾病。其主要的临床症状为咳嗽、咳痰、胸闷、胸痛、气短、乏力、痰中带血和咯血等。痰多为白色黏液泡沫状。有些病人可常年咳嗽、咳痰持续不断，秋冬季节加剧。少数病人除上述症状外，伴有低热和盗汗，尚可有头痛、背痛等。部分病人的主要症状仅仅表现为频繁的干咳，或干咳与喘息并存。个别病人除咳嗽、咳痰外，尚有哮喘样发作，发作时气急、不能平卧，这可能与螨性物质反复刺激气道黏膜局部而引起的过敏反应有关。

2.非典型症状

(1)尘螨性哮喘：属吸入型哮喘，初发往往在幼年时期，有婴儿湿疹史，或兼有慢性细支气管炎史。突然、反复发作是其特征性表现，随之出现胸闷气急，不能平卧，呼气性呼吸困难，严重时因缺氧出现唇、指发绀。每次发作临床表现较重但持续时间短。春秋季好发和症状加重，发作时间多在睡后与晨起，与环境中尘螨数量增多以及床褥枕头上的过敏原物质飞扬于空气中有关。患者如离开过敏场所到室外活动可缓解，或迁居至尘螨少处，或室内进行除尘打扫，经常换衣裤被褥等，可减轻症状或缓解。

(2)过敏性鼻炎：肺螨病患者中部分可有过敏性鼻炎的表现。一旦接触过敏原可突然发作，持续时间与接触过敏原的时间及量的多少有关。表现为阵发性发作，鼻塞、鼻内奇痒、连续喷嚏、大量清水样鼻涕。检查时可见鼻黏膜苍白水肿。

(3)遗传过敏性皮炎：部分肺螨病患者可合并有遗传性过敏性皮炎，后者系尘螨性过敏，婴儿期表现为面部湿疹，成人主要是四肢屈面、肘窝和蝈窝处的湿疹和苔藓样变，迁延多年不愈，好发于冬季。

(4)蛋白尿、结合膜充血、腹泻：少数肺螨病患者可出现蛋白尿、结合膜充血和腹泻等表现。一般认为是对螨的分泌物或螨的蜕皮发生过敏反应。

(二)体征

1.常见体征　无症状的患者多数无异常体征。患者肺部大多可闻及干性啰音，仅少数病人肺部可闻及湿啰音。喘息病人在咳嗽或深吸气时可听到哮鸣音。

2.非典型体征 少数肺螨病患者可有不同程度的皮疹、结合膜充血、清水样鼻涕等。

【实验室检查】

1.血常规 红细胞和血红蛋白均正常，白细胞计数除少数有减少或增加外，均属正常范围。白细胞分类显示嗜酸粒细胞有明显增高。

2.痰液检查 痰液中查螨是诊断肺螨病的主要依据，通常取病人24h痰液或早晨第一口痰进行消化、离心和镜检。Carter等及魏庆云等提供了消化液的不同配置方法，后经实验比较，发现以魏庆云等提供的方法为好，即用碳酸钠60g加水100ml，漂白粉40g加水400ml，与15%氢氧化钠溶液400ml三者充分混匀后过滤即成。应用时，在痰液中加入等量消化液，消化2～3h后，以1500r/min离心10～15min，除去上清液后取沉渣镜检螨类。这种方法配液和操作程序简单，消化痰液时间短，消化后底物清晰，易查出螨类。其后，陈兴保等发现单纯采用5%～7.5%的氢氧化钠作消化液，消化时间相同，也易查出螨类，而且能保持螨类的完整性。

3.血清免疫学检查 免疫诊断技术如间接血凝(IHA)、酶联免疫技术(ELISA)、荧光免疫技术(IFA)等已广泛用于肺螨病的诊断。陈兴保等应用上海医科大学出品的粉尘螨抗原，采用ABC-ELISA检查51例肺螨病患者的尘螨性抗体，阳性率达82.35%；1990年以混合抗原做IFA试验，阳性率达90.90%；以IHA试验检测肺螨病尘螨性抗体的阳性率为86.49%；张小岚等Dot-ELISA试验检测63例肺螨病患者血清，阳性率为90.47%。郭永和等以粉尘螨为主的混合抗原做IFA和ELISA试验诊断肺螨病，阳性率分别为94.80%和82.80%。表明IHA、IFA和ELISA等试验均可用于检查肺螨病。

【器械检查】

X线检查:肺螨病患者胸部X线片可见肺门阴影增浓，不同程度的肺纹理增多、增粗、模糊。双侧或一侧肺内可有散在的小结节状密度增高阴影，以中下肺野为著，小结节影直径2～10mm大小不等，边缘较清楚。部分病例可见肺门阴影增浓。这些影像学征象与螨侵入人体后引起的肺部病变相吻合。螨侵入人体，首先刺激支气管和细支气管，引起细支气管及其周围组织炎症，表现为胸片上的肺纹理增多、增粗、模糊；然后螨经细支气管进入肺实质，引起肺实质内螨性异物性肉芽肿，表现为胸片上的小结节阴影。

【诊断】

目前对肺螨病的认识还不足，临床上常被误诊为支气管炎、肺结核、支气管哮喘、肺部感染、肺吸虫病等疾病。国内外学者报告误诊率为43.70%～77.35%。因此对肺螨病的诊断应从临床学、流行病学、病原学和免疫学等方面进行综合分析，以与其他疾病相鉴别。

综合肺螨病的研究资料，其诊断要点应考虑以下几个方面：①患者具有呼吸系统疾病的一般症状，如咳嗽、痰多、胸闷、痰中带血和哮喘等，经长期抗生素治疗，症状时轻时重，经久不愈。②肺螨病与职业有关，患者有螨接触史。从事粮食、中药材加工和储藏的人群发病率较高。③X线胸片显示肺的阴影增浓，纹理增粗紊乱，常有结节状阴影。④血清特异性抗体阳性，血中嗜酸粒细胞明显增多。⑤痰内检出螨类，是确诊本病的依据。

【鉴别诊断】

(一)常见表现鉴别诊断

1.慢性支气管炎 慢性支气管炎和肺螨病可表现为慢性咳嗽、咳痰及喘息等症状,胸部X线片也较为类似,均可表现为肺纹理增粗、紊乱、模糊。但前者往往有一个反复急性发作、逐渐加重的过程,急性发作期抗生素治疗多有效。后者虽经长期抗生素治疗,症状仍时轻时重,经久不愈。鉴别的关键在于痰液病原学的检查,痰内检到螨类是确诊肺螨病的依据。

2.肺结核 也可表现为咳嗽、痰中带血等症状,同时还可以有低热、盗汗、乏力、消瘦、食欲减退等结核毒血症状。根据患者密切结核接触史,或有螨类接触史,痰找抗酸杆菌、痰检螨类等病原学检测,进行鉴别诊断。

(二)非典型表现鉴别诊断

其他原因的支气管哮喘:尘螨性哮喘发作时间多在睡后与晨起,与环境中尘螨数量增多以及床褥枕头上的过敏原物质飞扬于空气中有关。患者如离开过敏场所到室外活动可缓解,或迁居至尘螨少处,或室内进行除尘打扫,经常换衣裤被褥等,可减轻症状或缓解。有关尘螨的血清免疫学检查,如尘螨性抗体阳性或皮内尘螨津液试验阳性等,有助于尘螨性哮喘的诊断。

【治疗】

(一)杀灭体内病原螨类的药物

杀灭体内的病原螨类是最有效的治疗方法。杀螨药物很多,国外曾采用卡巴砷、乙酰砷胺、枸橼酸乙胺嗪、硫代二苯胺、依米丁等。国内学者对肺螨病曾试用阿苯达唑、吡喹酮、枸橼酸乙胺嗪和甲硝唑等多种药物进行治疗对比,结果发现甲硝唑的疗效较为满意。

1.甲硝唑

(1)用药方法:每日0.6g,分三次服,疗程7天,连服3个疗程(为一个周期),每疗程间隔7天,经1个周期治疗后,如症状未明显缓解,加量至1.2g/天,再服1个周期,如出现轻度胃肠道反应一般不停药。

(2)治疗矛盾:极少数患者反应较重被迫暂停。

(3)对策:反应消失后再继续服用或酌减量。

2.卡巴砷

(1)用药方法:每天0.2～0.4g,分两次服用,连用10天为1个疗程,连服3个疗程,每疗程间隔10日,经3个疗程治疗,近期治愈率达75%。

(2)治疗矛盾:治疗反应严重,轻者有恶心、周身无力和腹胀等;重者可发生粒细胞减少和前庭功能障碍,如眩晕、步态蹒跚等症。

(3)对策:反应过重者换用其他杀螨药物。

(二)辅助治疗

1.免疫治疗 用药方法:主要用尘螨浸液注射,从小剂量开始,递增其浓度,使机体逐步产生免疫耐受性。每周注射1次,15周为1个疗程,有效率可达70%以上。

2.对症治疗 根据患者临床症状进行对症治疗。多数肺螨症患者常伴有细菌性感染,可适当选用敏感抗生素。

(毛金山)

第八节　肺脓肿

【概述】

肺脓肿是由多种病原菌混合感染引起的肺实质性化脓性疾病。临床特征为高热、咳嗽，脓肿破溃进入支气管后咳出大量脓臭痰。X 线显示含气液面的空腔。常见的细菌为肺炎链球菌、金黄色葡萄球菌、溶血性链球菌、克雷伯杆菌以及其他革兰阳性和阴性需氧菌与厌氧菌。儿童以金黄色葡萄球菌感染为多见，其次为肺炎链球菌、各型链球菌、流感嗜血杆菌及大肠杆菌、克雷伯杆菌、绿脓杆菌等。早期为肺实质的化脓性炎症，继之坏死、液化外周肉芽组织包绕而形成脓肿。根据其感染途径不同可分为吸入性和血源性肺脓肿两类。急性肺脓肿感染迁延超过 3 个月者称为慢性肺脓肿。多发生于壮年，男性多于女性。自抗生素广泛应用以来，发病率有明显降低。

【诊断】

(一)症状

急性肺脓肿患者中，有 70%～90%的病例为急性起病.且多数有齿、口咽部的感染灶，或有手术、劳累、受凉等病史。患者畏寒、高热，体温达 39～40℃，伴有咳嗽、咳黏液痰或黏液脓性痰。炎症累及胸膜可引起胸痛，且与呼吸有关。病变范围大，会出现气急。同时还有精神不振、全身乏力、食欲减退等全身中毒性症状。婴幼儿多伴呕吐与腹泻。如感染不能及时控制，于发病的 10～14 日，突然咳出大量脓臭痰及坏死组织，每日可达 300～500ml。臭痰多系厌氧菌感染所致。约有 1/3 患者有不同程度的咯血，偶有中、大量咯血而突然窒息致死。一般在咳出大量脓痰后，体温明显下降，全身毒性症状随之减轻，数周内一般情况逐渐恢复正常。部分患者缓慢发病，有一般的呼吸道感染症状，如咳嗽、咳脓痰和咯血，伴高热、胸痛等。

肺脓肿破溃到胸膜腔，有突发性的胸痛、气急，出现脓气胸。

慢性脓胸患者常有咳嗽、咳脓痰、反复发热和反复咯血，可有贫血、消瘦等表现。

血源性肺脓肿多先有原发病灶引起的畏寒、高热等全身脓毒血症的表现，经数日或数周后才出现咳嗽、咳痰，痰量不多，极少咯血。

(二)体征

体征与肺脓肿的大小、部位有关。病变较小或位于肺脏深部，多无异常体征；病变较大，脓肿周围有大量炎症，叩诊呈浊音或实音，因气管不畅使呼吸音减低，有时可闻及湿啰音；并发胸膜炎时，可闻及胸膜摩擦音或胸腔积液的体征。慢性肺脓肿常有杵状指(趾)。血源性肺脓肿体征大多阴性。

(三)检查

1.实验室检查　急性肺脓肿血白细胞总数达(20～30)×10^9/L，中性粒细胞在 90%以上，核明显左移，常有毒性颗粒。慢性患者的血白细胞可稍升高或正常，红细胞和血红蛋白减少。

痰细菌学检查：经口咳出的痰很易被口腔常存菌污染；咳出的痰液应及时作培养，不然则污染菌在室温下大量繁殖，难以发现致病菌，且接触空气后厌氧菌消亡，均会影响细菌培养的可靠性。所以急性肺脓肿的脓痰直接涂片染色可见很多细菌，如α-溶血链球菌、奈瑟球菌等口腔常存的不致病菌；即使发现肺炎球菌、金黄色葡萄球菌、肠源革兰染色阴性杆菌、绿脓杆菌等，不一定就是肺脓肿的致病菌。环甲膜穿刺以细导管在较深入吸取痰液，可减少口腔杂菌污染的机会。采用经纤维支气管镜双套管防污染毛刷，采取病灶痰液，作涂片染色检查和需氧、厌氧菌培养，则能明确其致病菌。痰液检查应争取在采用抗生素前进行。细菌的药物敏感试验有助于选择有效抗生素。

并发脓胸时，胸脓液的需氧和厌氧菌培养较痰液更可靠。急性原发性肺脓肿不常伴菌血症，所以血培养对诊断帮助不大，而对血源性肺脓肿患者的血培养可发现致病菌。

2.影像学检查

(1)胸部X线检查：吸入性肺脓肿早期为化脓性炎症阶段，X线呈大片浓密模糊浸润阴影，边缘不清，或为团片状浓密阴影，分布在一个或整个肺段。脓肿形成后，脓液经支气管排出，脓腔出现圆形透亮区及液平面，其四周被浓密炎症浸润所环绕。吸收恢复期，经脓液引流和抗生素治疗后，肺脓肿周围炎症先吸收，逐渐缩小至脓腔消失，最后仅残留纤维条索阴影。慢性肺脓肿脓腔壁增厚，内壁不规则，有时呈多房性，周围有纤维组织增生及邻近胸膜增厚，肺叶收缩，纵隔可向患侧移位。并发脓胸时，患侧胸部呈大片浓密阴影；若伴发气胸则可见到液平面。侧位X线检查可明确肺脓肿的部位及范围大小，有助于作体位引流和外科手术治疗。血源性肺脓肿，病灶分布在一侧或二侧，呈散在局限炎症块，或边缘整齐的球形病灶，中央有小脓腔和液平面。炎症吸收后，亦可能有局灶性纤维化或小气囊后遗阴影。

(2)肺部CT：肺脓肿的CT表现常为圆形低密度区，伴有厚壁，边界模糊，不规则。肺脓肿时纵隔和气管不发生移位，而脓胸时则相反。与形成分隔的脓胸不同，肺脓肿位于肺实质内，二者在X线胸片上可能不宜区分，CT则较易鉴别。

3.纤维支气管镜检查　有助于发现病因和及时治疗。如见异物，应取出异物以利气道引流通畅；疑为肿瘤阻塞，则可作病理活检诊断；并应经纤维支气管镜导管尽量接近脓腔，加强脓液吸引和病变部位注入抗生素，以提高疗效与缩短病程。

(四)诊断要点

1.可有醉酒、昏迷、异物吸入、牙槽脓肿、口腔手术等病史。

2.起病急骤，寒颤、高热、咳嗽、胸痛，咳大量臭脓痰，或脓血痰，少数咯血。

3.胸部叩呈浊音，呼吸音减低或增强，可闻及湿啰音或管状呼吸音。

4.急性期外周血白细胞总数增多，中性粒细胞比例增高。

5.胸部X线表现肺部可见大片浓密炎症影，其中有透亮区及液平；血源性肺脓肿可见一侧或两侧肺多个小片状阴影，其中可见小空洞及液面。并发脓胸者可有胸腔积液征。

6.痰需氧及厌氧菌培养可阳性。

根据患者有口腔手术、昏迷呕吐或异物吸入等病史，急性发作临床表现，结合白细胞总数及中性粒细胞增高，X线示浓密的炎性阴影中有空腔、液平面，作出急性肺脓肿的诊断并不困难。有皮肤创伤感染、疖、痈等化脓性病灶或患心内膜炎者，出现发热不退、咳嗽、咳痰等症状，X线胸片示两肺多发性小脓肿，血培养阴性可诊断为血源性肺脓肿。痰、血培养，包括厌氧菌以及药物敏感试验，对确定病因、指导抗菌药物的选用有重要价值。

（五）鉴别诊断

1.细菌性肺炎　早期肺脓肿与细菌性肺炎在症状及X线表现上很相似。细菌性肺炎中肺炎球菌肺炎最常见，小儿金黄色葡萄球菌最常见。常有口唇疱疹、铁锈色痰而无黄脓痰。胸部X线片示肺叶或段实变或呈片状淡薄炎性病变，边缘模糊不清，但无脓腔形成。其他有化脓性倾向的葡萄球菌、肺炎杆菌肺炎等。痰或血的细菌分离可作出鉴别。

2.空洞性肺结核　发病缓慢，病程长，常伴有结核毒性症状，如午后低热、乏力、盗汗、长期咳嗽、咯血等。胸部X线片示空洞壁较厚，其周围可见结核浸润病灶，或伴有斑点、结节状病变，空洞内一般无液平面，有时伴有同侧或对侧的结核播散病灶，痰中可找到结核杆菌。继发感染时，亦可有多量黄痰，应结合过去病史，在治疗继发感染的同时，反复查痰可确诊。

3.支气管肺癌　肿瘤阻塞支气管引起远端肺部阻塞性炎症，呈肺叶、段分布。癌灶坏死液化形成癌性空洞，发病较慢，常无或仅有低度毒性症状。胸部X线片示空洞常呈偏心、壁较厚、内壁凹凸不平，一般无液平面，空洞周围无炎症反应。由于癌肿经常发生转移，故常见到肺门淋巴结大。通过X线体层摄片、胸部CT扫描、痰脱落细胞检查和纤维支气管镜检查可确诊。

4.肺囊肿继发感染　肺囊肿呈圆形、腔壁薄而光滑，常伴有液平面，周围无炎性反应。患者常无明显的毒性症状或咳嗽。若有感染前的X线片相比较，则更易鉴别。

【治疗】

肺脓肿治疗原则是早期应用有针对性的强有力的抗生素，辅以良好的支气管引流。

体位引流有利于排痰，促进愈合，但对脓痰甚多，且体质虚弱的患者应作监护，以免大量脓痰涌出，无力咯出而致窒息。

经积极内科治疗而脓腔不能闭合的慢性肺脓肿，并有反复感染或大咯血的患者，需考虑行手术切除；对支气管阻塞引流不畅的肺脓肿，尤应疑为癌肿阻塞，或有严重支气管扩张伴大咯血者亦需行手术治疗；对伴有脓胸、或支气管胸膜瘘的患者，经抽脓液、冲洗治疗效果不佳时，亦作肋间切开闭式引流。

血播性肺脓肿，常为金黄色葡萄球菌所致，应结合血培养及细菌的药物敏感度进行对败血症的有关治疗。此外，还需积极处理肺外化脓性病灶。

1.一般治疗　卧床休息，给予高热量易消化饮食，保证足够液体入量。高热者应予物理降温，剧咳者口服镇咳药物，痰液黏稠不易咳出者宜口服祛痰剂，并配合雾化吸入糜蛋白酶等。

2.抗菌药物治疗　原发吸入性肺脓肿大多数为厌氧菌感染，几乎均对青霉素敏感疗效满意，故青霉素为首选。早期发现，病程在1个月内的患者治愈率可达86%，青霉素剂量可根据病情决定。较轻患者每次(80～160)万单位肌内注射每日2次；儿童(5～10)万单位静脉滴注每日2次；病情重者宜每日(800～1200)万单位分2次静脉滴注，儿童10～20万单位(kg·d)分2次静脉滴注，以使坏死组织中药物达高浓度以提高疗效。有效者3～10日体温下降、症状好转。如青霉素疗效不佳则可能为脆弱类厌氧菌或伴有其他细菌的混合感染，可改用林可霉素成人1.2～2.4g，分2次静脉滴注；儿童10～20mg/(kg·d)；成人或青霉素加甲硝唑联合用药，或氨苄西林、特美汀(阿莫西林/克拉维酸)及头孢呋辛(西力欣)，均宜静脉滴注。氨基糖苷类抗生素在痰中浓度为血浓度的30%，可抑制50%～70%肠杆菌科细菌及绿脓杆菌；脓痰中的镁、钙离子及脓腔中的酸性以及厌氧环境常影响其抗菌活性，故不单独使用。如抗生素有效，体温下降后可改用肌内注射。疗程宜长，应持续用药 8～12 周，直至肺脓肿完全吸收或仅残留条索阴影。血源性肺脓肿主要为耐青霉素的金黄色葡萄球菌感染，可选用新型苯唑西林钠（青霉素Ⅱ），氯唑西林钠或头孢类抗生素，如头孢唑啉（先锋霉素 V）、头孢呋辛（西力欣），菌必治等。据痰标本的细菌培养和药物敏感试验结果选用高敏感抗生素为最佳方案。

在全身用药的基础上配合局部治疗可提高疗效，如环甲膜穿刺向气管内注入或雾化吸入抗生素，或选取与病变相应部位支气管内留置细导管定时滴入抗菌药，必要时还可经纤维支气管镜吸引脓液和局部滴药。邻近胸膜的较大肺脓肿可在准确定位后经胸壁穿刺抽脓及注入抗菌药物。

3.体位引流　有助于脓液排出，要鼓励患者坚持进行。脓痰黏稠者可应用祛痰和稀化痰液药物，如溴己新每次 16mg，每日 3 次，沙雷太酶或 α-糜蛋白酶加庆大霉素及 0.9%氯化钠溶液超声雾化吸入等均有利于排痰。同时按脓肿位置采用适宜体位进行引流，原则是使病变置于高位，如上叶后段、下叶背段的脓肿可取俯卧头低位，基底段者取头低脚高俯卧位，宜稍向健侧倾斜，并轻轻拍击患部，便于脓液引流咯出，一般每日 2～3 次，每次 15～20 分钟。

对病情重、衰竭和大咯血者暂不宜体位引流；对高血压及脑血管病者慎用；对于某些反复感染者，应排除支气管结构上或造成引流不畅的因素存在，如支气管异物、新生物、畸形狭窄等，应行纤维支气管镜检查明确原因。

4.对症及支持治疗　一般包括解热、化痰止咳、祛痰和必要时吸氧。高热者应适当物理降温。由于本病患者体质消耗很大，应加强支持疗法，提供充足热量、水分、维生素和必需氨基酸等。必要时可静脉输入清蛋白、脂肪乳、新鲜血浆及新鲜全血。注意维持水和电解质及酸碱平衡。

5.手术治疗　急性肺脓肿内科治疗 3 个月以上病变无明显吸收或反复发作的慢性肺脓肿者；大量咯血危及生命，内科治疗无效者；支气管阻塞引流不畅，使感染难以控制者；并发支气管扩张、脓胸或支气管胸膜瘘者可考虑手术治疗。

6.预防积极治疗　口咽部及上呼吸道感染灶，以防感染性分泌物误吸。对口腔及其他手术的患者应注意麻醉深度，及时清除口腔及呼吸道分泌物，慎用镇静、镇痛及镇咳剂，鼓励咳嗽排痰，以防吸入性感染。积极治疗皮肤及肺外化脓性病灶，防止血源性肺脓肿发生。

【病情观察】

治疗中应重点观察患者的体温、咳痰的量及其性状的变化，了解痰液引流情况以及患者对治疗的反应，评估治疗疗效。

【病历记录】

1.门急诊病历　记录患者的主要症状特点，记录发热时间、起病时间、有无发病诱因，记录咳嗽、咳痰尤其是痰的性状及痰量、发热程度、咯血的量和次数。体检记录患者的体征尤其是肺部的体征。辅助检查记录血常规、X 线胸片等检查的结果。

2.住院病历　应重点记录患者的相关症状、体征变化和辅助检查的结果分析以及对药物的治疗反应。病程记录应全面反映患者治疗后的病情变化。

【注意事项】

1.医患沟通 如诊断本病,应主动向患者及家属介绍本病的特征、诊断方法、治疗原则,以便患者及家属能积极配合治疗。治疗过程中,如需调整治疗,应向家属介绍原因、理由,如需支气管镜检查,应向家属讲明利弊、风险,并请家属签字为据。

2.经验指导

(1)本病今已少见。但应注意,一旦发病则起病较急,常有高热、咳大量的脓臭痰的特征,发病前多有劳累、受凉、神志不清、酗酒或口咽部手术史等诱因。如有以上特点,应考虑本病的可能。

(2)X线胸片对本病的诊断很有价值,其特征性的表现为肺实质圆形空腔伴含气液平面。诊断本病者,应进一步行血、痰培养,包括厌氧菌培养以及药物敏感试验,对确定病因诊断、指导抗生素药物的选用有重要价值。

(3)血源性肺脓肿经过治疗,肺部病灶有吸收但体温反弹时,要注意是否合并有肺外脓肿,尤其是应检查肝脏是否有感染灶存在。

(4)抗生素治疗是本病的主要治疗,现多主张联合应用,治疗应尽可能地依据药物敏感试验的结果进行,或根据患者相关的症状,先予以经验治疗;应用时一定要按疗程用药,不能提早停药,同时应注意治疗药物本身的不良反应,亦应预防真菌感染。

(5)脓液引流是本病治疗的重要措施之一,应积极设法引流。现有采用支气管镜冲洗和吸引的方法,可改善引流,疗效较好。

(6)血源性肺脓肿要考虑是否为金黄色葡萄球菌感染,可考虑使用万古霉素,如肾功能损害存在,替考拉宁是较好的替代药物。支持治疗在肺脓肿急性期也是非常重要的治疗手段之一,治疗过程中,应注意加强支持治疗。

(王 波)

第九节 肺结核

【定义及概况】

结核病是由结核分枝杆菌引起的严重危害人民身体健康的慢性传染病。在结核病中尤以肺结核最为常见。排菌的肺结核患者作为传染源具有重要的流行病学意义。目前全球约三分之一人口(17亿人)感染结核菌,现患结核病人数为2000万人。每年新发现病例800万,1/2为传染源。每年死于结核病的人数为280万人,占各种原因死亡数的7%,为传染病单病种死亡最高者。新发现病例的95%、死亡病例的99%集中在发展中国家。估计今后10年每年约有900万新发病例。我国流行病学调查表明:我国肺结核患病率523/10万(593万),痰涂片结核菌阳性的肺结核病人134/10万(151万)。全国三分之一的人口已感染了结核菌,受感染人数超过4亿。世界卫生组织于1993年发布"全球结核病紧急状态宣言",之后又于1998年提出"遏止结核病行动刻不容缓"的警告。由此可见,肺结核病情之严重、防治工作之艰难、全球对本病之重视。

根据我国 1999 年制定的新结核病分类法，我国现将结核病分为五类。①原发型肺结核：为原发结核感染所致的临床病症，包括原发综合征及胸内淋巴结结核。②血行播散型肺结核：包括急性血行播散型肺结核（急性粟粒型肺结核）及亚急性、慢性血行播散型肺结核。③继发型肺结核：是肺结核中的一个主要类型，包括浸润性、纤维空洞及干酪性肺炎等。④结核性胸膜炎：临床上已排除其他原因引起的胸膜炎。包括结核性干性胸膜炎、结核性渗出性胸膜炎、结核性脓胸。⑤其他肺外结核：按部位及脏器命名，如骨关节结核、结核性脑膜炎、肾结核、肠结核等。在诊断肺结核时，可按上述分类名称书写诊断，并应注明范围（左、右侧，双侧）、痰菌和初、复治情况。

【病因】

肺结核由结核菌引起。结核菌属分枝杆菌，品红染色后不被酸性酒精脱色，故临床又称为抗酸杆菌，但抗酸杆菌不仅限于结核菌，还有非典型分枝杆菌。由于后者在我国少见，故临床上习惯将抗酸杆菌作为结核菌对待。

【发病机制】

机体接触结核菌后，依细菌和宿主彼此力量强弱的不同，可出现不同的结果：无感染、感染但不发病、感染随即发病（原发性结核病）、感染当时不发病潜伏下来日后发病（继发性结核病）。关于继发性结核病的发病，目前认为以内源为主，外源（再感染）为辅。首次感染结核菌后，由于机体对其无免疫力，一段时间内结核菌得以繁殖、播散，但随着机体很快产生的免疫力的出现，大部分感染者的病灶可自愈，即原发结核具有很强的自愈倾向。大部分结核菌潜伏下来，成为日后发病的原因。

【病理】

结核病的主要病变性质为：渗出、增殖、干酪、（空洞）等。渗出系由结核菌的毒力、数量和机体免疫及超敏反应状态两方面因素决定。增殖反应中的类上皮细胞结节是结核性炎症的特征性改变。干酪样坏死是结核病质性改变的主要特征。

【临床表现】

（一）典型临床表现

有下列表现应考虑肺结核的可能，应进一步做痰和胸部 X 线检查。①咳嗽、咳痰 3 周或以上，可伴有咯血、胸痛、呼吸困难等症状。②发热（常午后低热），可伴盗汗、乏力、食欲降低、体重减轻、月经失调。③结核变态反应引起的过敏表现：结节性红斑和泡性结膜炎等。④结核菌素（PPD5TU）皮肤试验：我国是结核病高流行国家，儿童普种卡介苗，阳性对诊断结核病意义不大，但对未种卡介苗儿童则提示已受结核分枝杆菌（简称结核菌）感染或体内有活动性结核病。当呈现强阳性时表示机体处于超过敏状态，发病概率高，可作为临床诊断结核病的参考指征。⑤患肺结核时，肺部体征常不明显。肺部病变较广泛时可有相应体征，有明显空洞或并发支气管扩张时可闻及中小水泡音。康尼峡缩小提示肺尖有病变。

（二）非典型临床表现

1.肺结核的特殊临床表现　目前有关肺结核的常见临床表现如咳嗽、低热、盗汗、纳差、乏力等已为人们所了解，但有些少见的特殊表现却值得深入了解，以减少临床误诊或漏诊。

(1)肺门及纵隔压迫症:肺门及纵隔淋巴结结核引起淋巴结高度肿胀可压迫周围组织及器官,从而出现相应的压迫症状。例如压迫支气管或病变波及支气管时,可使支气管受压而出现喘鸣;若波及支气管腔造成阻塞,可引起局限性喘鸣、肺不张或局限性肺气肿;压迫喉返神经出现声带麻痹、声音嘶哑;压迫食管引起吞咽困难;压迫上腔静脉则呈现头颈部及上胸部水肿和静脉怒张等。其中以支气管受压最为多见。

(2)急性呼吸窘迫综合征:极少数患者可由于大量结核杆菌进入肺循环引起肺毛细血管内皮细胞损伤和细胞过敏反应,致使毛细血管通透性增加,液体从肺毛细血管渗出,发生肺间质、肺泡水肿及透明膜形成,从而使肺气体弥散障碍。患者除肺结核本身表现外,同时可伴有呼吸困难、呼吸增快、发绀、血氧分压下降,X线显示双肺透光度显著降低,在短期内阴影迅速扩大融合为斑片状,需紧急处理。

(3)亚急性肺源性心脏病:肺结核长期不愈造成肺组织广泛破坏,纤维增生,肺气肿,肺动脉高压,最终可导致慢性肺心病,这是常见的。而亚急性肺心病较少见,主要由于血行播散型肺结核时大量结核菌进入血循环引起肺毛细血管床栓塞、弥漫性肺间质变及结节形成,压迫或闭塞肺泡毛细血管及广泛破坏肺组织,形成肺气肿、低氧血症,从而造成肺动脉高压而使右心负荷加重,右心室较短时间内扩大以至出现右心衰。这种肺心病除显示双肺粟粒样改变和右室扩大外,尚有电轴右偏、低电压趋向。

(4)伤寒样表现:亦为急性粟粒型肺结核的一种特殊表现。临床表现为稽留热、昏睡、厌食、腹胀、肝脾肿大、白细胞减少等症状,类似伤寒。但肥达反应阴性,而痰结核菌可呈阳性。X线见粟粒样改变有助于诊断。此常致误诊。

临床上关于伤寒另一个更为复杂的问题是若两者并存则漏诊更易。国内一组报告肺结核合并伤寒19例患者,19例均发生伤寒漏诊。漏诊时间:1～2周10例,3～4周8例,4周以上1例。诊断单纯肺结核7例,肺结核伴肺部感染12例。肺结核与伤寒均系传染病,其均有发热及血象不升高等相似特点,两者需进行鉴别诊断。肺结核发热一般属低热,体温在38℃左右,以午后潮热为主,常伴有干咳、胸闷等。但急性粟粒型肺结核或干酪样肺炎,以及肺结核合并呼吸道其他细菌感染时可出现持续高热。典型伤寒的发热则随病程情况不同而异,病程第1周呈阶梯状上升,第2～3周呈稽留热,体温在39℃以上,第4周逐渐减退。在肺结核基础上发生伤寒感染,伤寒往往表现不典型,故易造成伤寒漏诊。

肺结核合并伤寒发生漏诊的原因主要有:①满足于单一诊断,由于肺结核病情掩盖,未做进一步病情分析及鉴别诊断;②未做细菌培养,对于不典型伤寒,尤其伤寒凝集反应始终阴性者,伤寒杆菌培养阳性是唯一确诊手段,应反复多次培养,尤其在抗生素使用之前做细菌培养;③抗生素使用不规范,认为单纯肺结核而使用抗结核药及抗生素,或病原菌未查明前使用广谱抗生素往往是造成漏诊的主要原因。常常临床使用了伤寒敏感抗生素后症状消失而使伤寒漏诊,待血培养阳性报告后才知合并伤寒。

有下列情况应考虑有伤寒合并感染:①一般肺结核经正规抗结核治疗1周后发热不退者,并有以上表现者;②单纯肺结核(干酪型肺炎及粟粒型结核除外)出现稽留热者;③在规则抗结核过程中重新出现高热,除外急性呼吸道感染者;④合并有慢性阻塞性肺疾病(COPD)的肺结核患者,如发现高热应常规排除伤寒。

(5)结核性血液病:当大量结核菌随血流播散至脾引起脾结核时,常伴脾功能亢进、白细胞减少征象;如果进而播散到骨髓,还可引起一系列血液学异常变化,出现类白血病反应、全血细胞减少、血小板减少性紫癜等现象,对此应提高警惕,加强防治。

(6)结核性贫血:一般为轻、中度贫血,多属小细胞低色素及正色素性贫血。与长期活动性肺结核引起感染、缺铁、反复咯血而致失血等有密切关系。其贫血与结核病呈不良循环状态,必须注意及时纠正。

(7)结核性变态反应:结核性变应性关节炎并不少见。结核性风湿病所致关节炎反应部位主要在关节滑膜和皮肤,可表现为低热、多发性四肢大关节疼痛、炎症、红肿,关节腔穿刺可抽出淡黄色渗出液。但细菌培养阴性,骨质无破坏,心脏损害少。另结合结核菌素试验和痰菌检查,可协助诊断。此外,肺结核的特殊表现还有肾上腺皮质功能减退症、贝赫切特(白塞)综合征、抗利尿激素分泌异常综合征等少见病症,需要有所认识,加以分析,帮助诊断,以减少误诊或漏诊。

(8)病程发展有其特殊性:某些患者其病程表现与常见者不同,常常因病情发展较快而作为不支持结核的证据。有一例患者,为青年男性,起病急,以高热 2 天入院,体温达 40℃。胸片显示左肺中野斑片状阴影,痰抗酸染色阴性,诊断为肺炎,予以抗感染治疗,热不退。1 周后胸片复查,右肺中叶出现大片实变阴影。由于仅 1 周时间出现中叶实变,病变发展快,分析病情时除外结核。经 20 天抗感染治疗病情无好转。遂行经皮肺活检,确诊为结核,以干酪性病变为主。此例在开始和诊治过程中并非未考虑到肺结核,但皆因病情发展与传统结核病病程描述差别太大而除外。最终由于按原来思路治疗无效才又重提已经除外了的诊断。临床上这种现象常常是导致诊断延误的重要原因之一。

(9)纵隔结核类似淋巴瘤:当肺门或纵隔淋巴结核病变较大时,易误诊为纵隔淋巴瘤。尤其当肿块融合,形成巨大肿块时,若加强胸部 CT 扫描呈环行增强、中间密度变化不大时,更易诊断淋巴瘤。有一例患者,以高热、左肺门上纵隔旁阴影,疑及纵隔淋巴瘤,但 B 超引导穿刺抽吸出脓液查及结核杆菌而确诊为纵隔旁结核脓肿。实际上,纵隔结核若部位不在典型的肺门部位,则需要鉴别的不仅是淋巴瘤,另如肺癌、结节病也在其中。

(10)肺下叶结核类似肺炎:结核好发于肺上叶尖后段。但是临床上肺结核亦可发生于下肺叶的非结核好发部位,文献统计发生于肺下野的结核多为 2%~3%,亦有报告在 12%左右。肺下野结核因其发病部位不典型,是最常见的肺结核的不典型表现之一。肺下野结核最易误诊为肺炎。肺下野结核的症状与发生于肺上叶者类似,所谓不典型而易导致误诊的原因主要是病灶的部位。既往报道肺下叶结核以青年人多见,但近年来老年比例增高。符合近年来老年结核上升的趋势。

国内一组 130 例肺下野结核报告:发生于下叶背段者 65.4%,后基底段者 20.7%,外基底段者 8.5%,内基底段者 5.4%。以下叶背段为最多见。本组 130 例空洞者 37 例,占 28.5%,下叶背段即占 33 例,占空洞的 89.204。由于吸入性肺脓肿也多发生于下叶背段,故此处的空洞性肺结核常常误诊为肺脓肿。X 线主要影像表现为:①下肺叶纹理异常或在增生、紊乱的肺纹理中夹杂多数大小不等、形态不一、密度不均的小片状或斑片状渗出影,酷似支气管感染,多见于青年;②蜂窝状纹理中夹杂不规则斑片状渗出影,酷似支扩继发感染;③一侧或双侧肺下叶呈多发或段性不规则斑片状、片状渗出影，酷似肺炎；④下叶孤立性球形灶，似肺鳞癌；⑤大片状阴影中间有透亮区，酷似肺脓肿。

实际上，导致肺下野结核易误诊的最主要原因为不典型的发病部位与不典型的X线表现。

除肺下叶结核外，另一种不典型表现的肺结核为大叶性浸润性肺结核。此类型病变以渗出为主，病灶周围炎明显，当肺内多个干酪坏死灶发生病灶周围炎且相互融合占据整个肺野时，即形成本病。临床表现的高热、咳嗽、咳痰，相应病变部位可闻及小水泡音或细湿啰音等酷似大叶性肺炎，极易造成误诊误治。大叶性浸润型肺结核有以下特点可用与肺炎区别：①虽有高热，但白细胞计数正常或轻微增高；②此类患者经普通抗炎治疗后体温虽有下降，但很难降至正常，常残留低热；③抗炎治疗后症状虽有好转，但X线胸片病灶无改变甚或进展；④胸片表现为浓密阴影，但病变区内密度并不均匀，而且病变多在结核病的好发部位；⑤结核抗体检测阳性率较高；⑥PPD试验强阳性。

(11)肺结核类似弥漫性肺疾病和肺泡细胞癌：两肺多发性散在病灶的肺结核患者常易误诊为其他原因的弥漫性肺疾病。有一病例，肺部弥漫性阴影，入院后未经解热药物治疗，体温降至正常达两周。除外感染性质，拟诊为肺泡细胞癌。经纤维支气管镜肺活检，病理发现炎性细胞浸润及少许肉芽及纤维组织。经结核病专科病理片会诊，除外结核，诊断慢性炎症。予以抗感染治疗(未用激素)，病程中又持续发热，体温38～39.5℃，痰抗酸染色查及抗酸杆菌，诊断为肺结核。肺泡细胞癌多表现为咳大量稀薄水样痰，而粟粒性肺结核则无此表现。有时仅凭这一点即可鉴别。

(12)以哮喘为表现的肺结核：以哮喘为肺结核主要表现者较少见。日本学者森田佑二曾报告16例支气管结核以哮喘为主要表现而误诊。我国温州医学院吴兰豹等人报告14例以哮喘为主要表现的肺结核患者。两肺均闻及哮鸣音，其中7例有结核中毒症状。8例胸片发现浸润病灶，6例CT发现结核病灶。14例均误诊为哮喘，误诊时间短者2周，长者达14个月，多数在1～2个月内确诊。所有患者给以支气管扩张剂效果不佳。经抗痨治疗好转，但所需时间较长，哮喘完全缓解需时约1～3个月。

除以上所谓非典型表现常导致诊断困难外，更为困难的是许多肺结核患者并无明显症状。文献表明约20%肺结核患者无临床表现或症状轻微。显然，这部分患者的诊断相对更为困难。

2.胸片正常肺结核　虽患肺结核但胸片正常的原因主要为：①病变在发展中，尚未发展成普通X线可见阴影；②支气管内膜结核，不显影；③病灶密度淡，普通胸片难以发现；④病灶发生在隐蔽部位，如心缘后、锁骨下，普通胸片难以显示。

单纯性支气管结核是指X线胸片上无结核病变或仅有少数稳定病灶，因结核菌直接感染支气管黏膜而引起。因早期缺乏典型的临床X线特征表现而极易漏诊，常误诊为一般的支气管炎。随病情的进展，因支气管阻塞症状易误诊为支气管肺癌、支气管哮喘。而肺结核如临床上缺乏典型的X线表现，未做进一步检查，亦常被忽略。近年这类病例报道逐渐增多，痰培养阳性而X线胸片正常的肺结核及支气管结核并不少见。

另外一种情况是，患者虽患肺结核，但因浸润病灶较早，阴影较淡，致使常规胸部X线平片显影不明显或因普通胸片各组织阴影重叠而使病灶被掩盖。此时若能行胸部CT检查有望能够发现病灶。故对慢性咳嗽>1个月,发热>1周,经抗炎治疗无效或与结核感染者接触后PPD试验阳性者,即使全胸片无明显结核灶存在,亦应高度怀疑是肺或支气管结核。胸片正常的肺结核患者常误诊为支气管炎、咳嗽变异型哮喘,而以抗生素、茶碱类及β_2受体激动剂等药物治疗。故所有疑及肺及单纯支气管结核病人应做痰结核菌培养,及早做纤支镜检查。经纤支镜抽吸、刷检及灌洗,阳性率可提高。在X线上支气管内膜结核无特征性改变,且支气管内膜结核痰菌阳性率的高低又可能与病变程度有关。在病变早期的病灶以浸润为主时支气管未出现狭窄或堵塞,痰菌可以阳性,但X线却无异常;当病变发展到支气管出现狭窄或阻塞时,X线上表现为肺不张或阻塞性肺炎,而此时痰又不易咯出,痰菌阳性率就较低。有作者发现14例胸片正常的肺结核患者中仅1例痰涂阳性。

Marciniuk等就胸片正常肺结核患者的临床表现及其病因进行了研究。胸片由结核科和放射科医生共同分析,剔除胸片异常患者。发现共检出痰培养阳性患者518例中,胸片正常患者25例(4.8%),平均年龄(26±13)岁,男8例,女17例。痰标本培养阳性22例,其中涂片阳性1例,阴性21例,胃液培养阳性3例。结核菌素皮试23例,平均硬结直径19mm,阳性19例,阴性4例(0mm)。确诊时伴有症状23/25例(92%)。1988~1989年胸片阴性而培养阳性的肺结核发病率为1%,而1996~1997年增至10%。追问既往接触史对诊断提供了重要线索。痰培养阳性而胸片检查阴性的肺结核并不罕见,而且发病率有所上升。典型临床表现和/或追踪结核接触史有助于病例检出。对伴有咳嗽时间>1个月,发热时间>1周,或在接触结核感染病例后2年内结核皮试转阳的患者,即使胸片检查阴性,仍应进行痰涂片和培养。

3.无反应性结核病 有部分结核菌感染者,对结核菌表现为无反应性,即感染后发病且病情极为严重,但表明感染标志的结素试验却呈阴性。这种情况常发生于机体同时具有免疫功能低下状态时,是细胞免疫低下状态下一种严重的结核病,称为无反应性结核病。无反应性结核属于结核病的一种特殊类型。早在1908年Pirguet就报告麻疹患者可出现结素暂时阴转。1939年Sigmund将结素阴性的严重干酪急性粟粒性肺结核称为全身无反应性结核病;1954年Brien综述了74个病例,建议将其命名为无反应性结核,被采纳。亦有称之为"结核性败血症"者。目前已正式将此类结核作为特殊类型。结核病的无反应性不仅在结核病免疫学上有特殊性,而且在临床上因其表现不典型而受到关注。本病的发生需要两个条件:一是全身免疫抵抗力极度低下;二是要有大量的结核杆菌侵入血液。其症状不典型,无特征性表现,主要为全身的中毒症状及相关脏器的损害。临床特点:①多器官损害的症状;②肺部症状及体征不明显或出现较晚;③常以肺外症状、体征为首发,肝脾淋巴结多肿大;④病情凶险、进展快、全身中毒症状明显;⑤X线检查表现与普通成人型结核不同,缺乏疏密、浓淡不均的特点,常为密度均匀一致的片絮状阴影;⑥一般实验室检查无特异性,最终诊断根据抗酸杆菌及病理检查,其病理特点为镜下无结核结节形成而几乎全为干酪样坏死,但抗酸染色可见大量的抗酸杆菌。至1999年,国内已陆续有百余例报道,极易误诊。

4.结核合并艾滋病的临床表现 艾滋病合并肺结核患者,其临床表现较之单纯肺结核不同,除有肺结核本身症状和体征外,还有腹泻、全身淋巴结肿大和皮肤损害等很少见于肺结核的临床表现。有观察发现,腹泻占33.3%。后期还可有心悸、呼吸困难等症状。全身淋巴结肿

大、局部或全身皮疹、口腔黏膜斑和消瘦等亦较常见。有报告AIDS合并肺结核患者中有全身淋巴结肿大者约占57.1%，故全身淋巴结肿大者应考虑做HIV检测。

AIDS合并肺结核患者的X线不同于单纯肺结核患者。HIV/TB双重感染者其发生结核的概率为HIV(－)/PPD(＋)者的30倍，而且并发结核病时临床症状复杂多样，其胸部X线表现多不典型，常常给诊断带来困难。1995年，Daley首次提出HIV感染者结核病的"特征性非典型"放射学表现，即这些患者有同原发性结核相一致的"非典型"X线表现：以中下野浸润、胸腔淋巴结肿大和病灶缺乏空洞为特征。此外，播散型肺结核多见，且其血行播散肺结核的病灶与单纯血行播散不同，常呈疏密不一的小结节状阴影，直径多在3～5mm，不同于常见的粟粒状阴影。浸润型肺结核多数呈现均匀一致的片絮状阴影，极似急性细菌性肺炎。缺少一般肺结核渗出、增生、钙化灶混同存在的"多形态"特征性表现。在中下肺及上叶前段等非好发部位亦常见。肺叶、肺段分布差异不显著。因此对X线表现不典型，病变播散快，抗结核治疗差的肺结核患者，应警惕其合并AIDS的可能性大。国内一组168例AIDS合并肺结核分析表明，胸部X线阴影病变形态多种多样，可表现为片状、结节状、索条状阴影的增殖病灶，甚至两肺广泛受累。常有肺门及纵隔淋巴结肿大和胸腔积液，常涉及多肺叶，肺内播散常见。其中149例表现为不同程度的弥漫性浸润性病灶和多发肺内结节，占88%；47例出现空洞，占28%；43例可见胸腔积液，占26%；38例肺门和纵隔淋巴结肿大，占23%；23例呈粟粒性病变，占14%；4例可见气胸，占2%。

与普通肺结核患者不同，PPD试验阴性与弱阳性者占多数。PPD试验阴性率81.0%，由于HIV感染导致免疫抑制可使已感染结核分枝杆菌者表现为结核菌素皮试阴性。AIDS患者的PPD试验阴性已不具有排除感染结核菌可能的价值。因此对判断有AIDS合并肺结核双重感染可能的患者，PPD试验阴性不能作为排除活动性肺结核的一个依据，反之对有明显活动性病变的肺结核患者PPD试验阴性却可作为提示有合并HIV感染可能的参考条件。

5.结核风湿症　结核风湿症又称Poncet病，或结核变态反应性关节炎，本病最早由法国外科医生Poncet描述，其特点是只引起关节的滑膜炎症，不波及干骺端骨骺部分，认为与机体对结核杆菌毒素的过敏状态有关。而后，世界各地相继报告，是一组缺乏典型结核中毒症状而以游走性或慢性多发性关节疼痛为突出临床表现的综合征。因其许多临床表现与风湿病相似，极易误诊为风湿性或类风湿性关节炎。本病好发于青壮年，女性多于男性，具有慢性反复发作倾向，病程长短不一，数月至20年不等。其主要症状多有不同程度的发热，热型为弛张热或不规则热；关节症状特点为多发性、游走性关节疼痛，急性期可伴红肿，关节腔可有积液，与天气变化有一定关系；皮肤可有结节红斑或皮下结节，易误诊为风湿病；体内结核病灶的相应症状；无心脏受累症状。血象大多正常，血沉增快，ASO多正常，少数自身抗体，如ANA可阳性。结核菌素试验80%以上阳性，结核抗体亦多阳性。X胸片可发现结核病变，关节片无骨质破坏，仅见关节周围软组织肿胀。抗风湿药物治疗无效，抗结核治疗有效。结核病灶活动与否同关节症状不吻合。结核病易被忽视，导致误诊误治。故在有关节痛症状的疾病鉴别诊断中不可忽视结核风湿症的存在。凡是关节痛疑有结核病灶，结核菌素试验阳性，抗结核治疗效果好而抗风湿治疗效果欠佳者，均要考虑结核风湿症的可能。

由于曾在少数Poncet病患者关节滑膜中检出结核杆菌，亦有报告该病继发于肘关节结核感染，而且本病均经抗结核化疗治愈，故认为其发病与结核杆菌直接相关。但多数文献报告，Poncet 病关节无骨质破坏、骨质疏松或增生改变，亦无关节强直变形，认为该病的发病机理为Ⅲ型变态反应起主导作用的结核变应性疾病，即结核杆菌抗原与抗体结合形成免疫复合物(IC)，随血循环沉积于关节处，IC 激活补体，使其释放炎性介质，造成局部组织炎性损伤。

结核风湿症的诊断：由于该病是结核病的一个特殊类型，不是一个独立疾病，资料未见相关诊断标准。国内彭维等提出的诊断标准易于掌握，可作为参考。即凡游走性或慢性多发性关节痛，具有下列情形之一者即可确诊：①结核病灶确定，抗痨治疗有效；②结核病灶可疑，结核菌素试验阳性或强阳性；③结核病灶未发现，结核菌素试验强阳性，抗痨治疗效果明显。应特别注意肺外结核，因肺外结核较难确诊，发现有可疑肺外结核灶，伴有关节痛者，应尽快查结核菌素试验。

6.肺结核-嗜酸粒细胞增多综合征(PTES) 肺结核-嗜酸粒细胞增多综合征(PTES)，于 1936 年由 Leitner 首先报道，因而又称 Leitner 综合征。主要表现为肺结核、外周血嗜酸粒细胞增多和肺部一过性炎症阴影。国内也已有本病报告。本病嗜酸粒细胞一般不超过 0.2。

7.结核的类赫氏综合征 结核病化疗中病情暂时性恶化的现象称为类赫氏反应，又称之为“暂时性恶化”、“肺部 X 线表现恶化”、“矛盾反应”、“赫氏反应”，是肺结核化疗初期所发生的与预期结果相悖的现象，这种现象的发生机制与驱梅治疗中出现的治疗后梅毒症状加剧反应相似，所以人们称其为类赫氏反应。文献报道在短程化疗应用以前为 1%～4%，短程化疗应用以来有报道最高发生率达 8.91%～14%，似有扩大诊断之疑。国内 20 世纪 80 年代以来报道的类赫氏反应共约 600 余例。

国内一项 614 例大样本分析发现，结核病类赫氏反应的临床表现主要为：病灶暂时扩大增多 289 例(47%)，胸膜炎 160 例(26.2%)，肺门、纵隔淋巴结肿大 59 例(9.6%)，发热 48 例(7.8%)，腹膜炎、腹腔淋巴结肿大 15 例(2.4%)，心包炎 12 例(2%)，咯血 11 例(1.9%)，颈部淋巴结肿大软化 8 例(1.3%)，痰菌持续阳性 5 例(0.8%)，结核性脑膜炎 4 例(0.7%)，脊柱结核 2 例(0.3%)。化疗第一个月发生 72 例(16%)，第二个月发生 220 例(49%)，第三个月发生 140 例(31.2%)，3 个月后出现 16 例(3.2%)。临床症状第一个月消失 62 例(13.8%)，第二个月消失 264 例(59%)，第三个月消失 105 例(23.2%)，三个月后消失 18 例(4%)。一组对初治肺结核病人强化治疗观察发现矛盾反应出现时间为：发现胸膜炎在抗痨化疗第 14～52 天，平均 34 天；发现病灶增大增多在第 20～60 天，平均 41 天；发现淋巴结肿大，胸腔内者第 20 天，颈部者第 56 天，平均 38 天。因症状、体征变化发现 7 例，常规 X 线检查发现 4 例。发现矛盾反应时，9 例菌阳病人转阴 7 例，2 例仍涂阳。

类赫氏反应的临床特点如下。①病灶恶化与临床表现相矛盾，常病灶恶化而症状轻微或无症状，痰菌阴转。②对激素治疗敏感，常常予以激素治疗，病变很快缩小。③赫氏反应常在化疗开始的 3 个月内发生。国内一组 19 例报告，均发生在化疗的 3 个月内。④其病灶表现为：a.一般表现为原病灶扩大；b.或新出现病灶；c.浆膜腔积液，以胸腔积液最常见，也可为腹腔积液、心包积液或蛛网膜下腔积液；d.淋巴结肿大，单发或多发，胸内或胸外均可见。

鉴于类赫氏反应尚无可操作的临床诊断标准及病理诊断手段，为避免诊断的扩大和便于掌握，赫氏反应应限于肺内，化疗早期新发现的肺外结核应视为合并症。诊断依据为：①只限于发生在化疗初期3个月以内者不限初治与痰菌结果。②化疗方案中多含有异烟肼和利福平者，但也可能发生在其他抗结核药物治疗的患者。化疗方案含异烟肼和利福平者占95%左右。③化疗后症状改善，痰菌转阴或减少，但又出现病灶周围炎、肺门淋巴结周围炎、胸膜炎或心包炎者，但渗出液或淋巴液抽吸物结核菌阴性。④原发热经化疗热退，以后又无其他原因复升者。⑤继续原方案化疗1～2个月症状及矛盾现象消失(本组3个月以后消失的仅为4%)。

矛盾反应与结核真性恶化须结合临床、X线及痰菌综合分析加以鉴别。由于前者只是一种病理转换过程，三项表现不呈平行，不必更改化疗方案；而结核真性恶化三项表现比较一致，如表现为临床表现加重、X线征象恶化、痰菌复阳，应予特别注意，根据药敏试验结果及时调整化疗方案。

8.老年肺结核的不典型问题　据Powell报道美国结核病发病数构成比中＞65岁组在1953年为12.8%，而1979年升至28.6%。Duffield报道英国结核病患病率构成比中＞65岁组在1988年为17.3%，1992年升至22.2%。我国1990年流调结果，在结核病疫情呈下降趋势下，出现老年病人数构成比的增高。

老年肺结核增加的原因如下。

(1)我国现有60岁以上老年人已超过1亿。按目前结核流行趋势，各年龄组结核病的年病死率、发病率及感染率仍将同步下降，但降低速度有所不同，老年组下降最慢，故反而逐渐呈现老年结核病疫情相对高峰现象

(2)免疫功能下降。老年肺结核主要是内源性的，老年初治患者的初次感染大多数早在幼年或青少年时期即已发生，当时未曾明显发病。进入老年期后，由于免疫功能降低(特别是细胞免疫功能降低)及患其他肺部疾病(如肺炎)或全身性疾病(如糖尿病、肝炎)而促使隐匿的或陈旧的病灶复燃。

(3)其他。如经济来源、家庭条件、周围环境、医疗设施和服务不完善、诊疗不及时等，都可能是老年人肺结核疫情下降缓慢的重要因素。

(4)临床表现及有关实验室检查的不断完善，使其更易诊断。

(5)老年性肺结核有其明显的特殊性，与年轻患者比较临床表现不典型。①老年肺结核发热可能不明显，中度以上发热者不及1/4。②咯血者少，仅约1/6的患者曾经咯血(只及青年肺结核咯血的半数)，而咳嗽、咳痰、心悸、胸闷、气短、厌食、瘦弱、水肿相对较多。③有的患者无自觉症状，或症状模糊。④不少被其他并发症或合并症的症状所掩盖，由于老年人本身多同时有数种疾病存在，故常将新发生的肺结核的症状认为是其他疾病之表现，如慢性阻塞性肺病、支气管扩张症、细菌性肺炎、胸内恶性肿瘤等疾病的症状而误诊，以至确诊肺结核时已拖延数月，病情已很严重。⑤有的结核性胸膜腔积液呈血性渗出液，常被一度误诊为“恶性胸水”。⑥老年肺结核排菌者较多，故痰菌涂片阳性率较高。⑦由于老年人细胞免疫功能偏低，结核菌素皮试可能较弱，甚至阴性。Kosela曾给2组结核病人218例做结核菌素皮试，结果老年阳性率为67.6%，显著低于一般成人组的86.2%。对121例老年肺结核结核菌素皮试结果，老年组结核菌素皮试反应的平均直径(6.94±5.86)mm也显著小于老年前期组(9.38±6.11)mm。所以对老年人高度怀疑其结核病时，即使结核菌素试验阴性，也不能轻易排除，但若出现中度阳性的结核菌素反应仍不失其辅助诊断价值。抗结核抗体测定在老年活动性结核常呈较高的阳

性滴定度，对诊断有一定的参考意义，但特异性不够强，部分陈旧性肺结核和健康人也可为阳性。⑧老年肺结核的X线表现可能不典型，主要表现为：a.肺门淋巴结结核和血行播散型结核较前多见。20世纪50年代初，老年人的肺门、纵隔、淋巴结结核和血行播散型肺结核罕见。而近20年来，这两种类型在老年肺结核所占比例相对有所增加。前者需进一步与肺癌淋巴结转移、淋巴瘤及其他纵隔肿瘤相鉴别。而后者的胸片弥漫性粟粒样结节影也未必像年轻患者那样大小、分布、密度均匀，易与细支气管-肺泡细胞癌或血源转移性肺癌相混淆。b.多数老年肺结核仍属浸润病灶，亦多见于在上肺，但位于中、下肺野的也不少。

国内一组对60岁以上老年肺结核178例的分析发现：①症状，咳嗽、咳痰123例，占69.1%；消瘦83例，占46.6%；咯血67例，占37.6%；胸痛49例，占27.5%；盗汗92例，占51.7%；无症状13例。②体征，局部叩诊变浊46例，占25.8%；呼吸音减低24例，占13.5%；可闻及湿性啰音32例，占18%；干性啰音28例，占15.7%。178例肺结核中有血行播散型13例，浸润型113例，纤维空洞型35例，结核性胸膜炎17例。③胸部X线表现与病变分布，肺叶或肺段呈斑片、云絮状阴影69例，占38.8%；呈条索状阴影41例，占23.0%；空洞19例，占10.7%；胸腔积液27例，占15.0%；肺不张9例，占5.0%；粟粒状阴影8例，占4.5%；肺门及纵隔淋巴结肿大5例，占3.0%。178例中病变分布于肺上野74例，中肺野45例，下肺野42例，胸膜腔27例。双侧分布102例，右侧单发47例，左侧单发39例。可见肺下野结核在老年肺结核中占相当比例，也是老年肺结核容易导致误诊的非典型表现的主要表现形式之一。本组病例中入院前有49例被误诊，误诊为肺炎33例(其中肺下叶结核42例中有23例误诊为肺炎)，肺癌4例，肺脓肿8例，支气管扩张4例。

老年肺结核主要误诊原因如下。

(1)并发症掩饰症状：多合并其他疾病而易忽略肺结核本身表现。有报告有合并症者占74.2%。所以老年肺结核患者的诊断尤其应全面考虑，不可片面。

(2)病灶部位及X线表现不典型：特别是当病变位于非好发部位或分布不典型而又缺乏特征性形态时，定性诊断十分困难。

(3)老年肺结核的发病与青年患者不同，其隐袭而缓慢，且病程较长，极易给临床医生造成错觉。许多情况开始并非没考虑到结核诊断，而是由于症状不典型而除外的。

临床上老年肺结核的误诊率高，文献报告在6.7%～70%之间。其误诊原因大致归纳为以下几个方面。①对症状的偏见。肺结核本无特异性症状，又可与其他肺部疾病并存，加之老年对疾病和反应较弱，常导致症状不典型。即便有值得疑及结核病的症状，也可能被医生和(或)病人先人为主地认为是原有肺部疾病的复发、加重、急性发作，而忽略做有关结核病的进一步检查。②X线检查与临床结合不紧密。胸部X线检查虽是寻找肺部病灶的最简单手段，但它并不具有绝对的诊断价值，特别是老年肺结核未必呈现常见于成人的继发性肺结核典型影像。若不结合临床，仔细推敲做进一步检查，便可能将纵隔、肺门淋巴结核认定为恶性肿瘤的淋巴结转移；将急性粟粒性结核误诊为间质性纤维化、癌的淋巴-血行播散或细支气管-肺泡细胞癌；将位于下肺野的结核浸润病灶或结核瘤误诊为肺部感染或原发性肺癌等。③老年人免疫功能减退，病变修复缓慢，抗结核治疗的效果常不如青年肺结核那样明显，在病变不确定而予以抗结核试验治疗时可因起效慢而否定结核，中途停药。还有一种情况是过去有结核病史或陈旧性肺结核者,由于其他疾病(如哮喘、类风湿关节炎、间质性肺炎或恶性肿瘤)而应用糖皮质激素或抗肿瘤药物,致使免疫功能更为减弱,使肺结核复燃甚至蔓延扩展,而临床疏于观察。④临床表现不典型。老年性肺结核病时,伴发病或继发感染掩盖了肺结核病的临床表现,常误诊为慢性支气管炎、肺气肿、肺脓疡等疾病,也因特殊临床表现如肝、脾、淋巴结肿大,关节疼痛,而被误诊为结缔组织病。以及不恰当应用抗结核药物,如链霉素、丁胺卡那及喹诺酮类药物以及肾上腺皮质激素等使临床表现不典型而未引起足够重视。⑤X线表现不典型。老年肺结核病常累及肺下叶,比例高于中青年患者。以渗出为主,病变易误诊为肺炎,老年人多考虑为阻塞性肺炎,对团块状阴影特别是偏心边缘不整的偏心空洞者更容易误诊为肺癌。老年性肺结核多肺段阴影明显多见。⑥重视痰结核菌培养的检查不够。痰结核菌培养是病原学诊断的"金标准",亦可提高结核病的确诊率,所以痰结核菌培养是结核病患者必查项目之一。⑦PPD阴性比例大。PPD作为结核病的辅助诊断方法具有一定意义。当强阳性时对结核诊断具有积极意义。但是老年人细胞免疫功能低下,使本应阳性或强阳性的PPD试验结果呈阴性或一般阳性。对诊断产生误导。

9.肺结核与肺癌并存问题　肺结核与肺癌在临床上主要有两个问题使其表现不典型而容易给诊断造成困难:一是彼此临床表现类似;二是两者并存的问题。在影像学上主要存在以下容易混淆的不典型情况:①结核空洞类似癌性空洞;②结核球类似肺癌和其他肿瘤;③粟粒性肺结核类似肺泡细胞癌。

(1)彼此临床表现类似呈不典型表现:国内一组酷似肺癌的85例肺结核临床分析发现,85例中,男61例,女24例。年龄12～75岁,平均40.9岁。发热者仅29例(35%),盗汗15例(18%)。伴杵状指5例(35%),声嘶2例(2%),颈及锁骨上淋巴结肿大11例(13%),男子乳房增大1例(1%)。胸部X线表现:①部位,发生于结核非好发部位共28例(33%),其中前段6例、舌叶5例、中叶7例、下叶基底段10例。②形态,块影及球形阴影共30例(3596),多发球形或结节状阴影3例。其中病灶边缘不清12例,有叶10例,毛刺7例,分叶加毛刺5刺,胸膜凹陷7例,偏心空洞7例。肺不张28例。粟粒状阴影3例,为非均匀分布,以中下肺野及肺门为多且密度较高。胸腔积液17例,其中血性胸水10例。肺门及纵隔淋巴结肿大各5例。体层摄影显示气管、支气管狭窄、截段、管壁不规则7例,4例做碘造影,其中2例完全阻塞,1例呈线性狭窄。合并肋骨及椎体破坏各1例。行纤支镜检查35例。其中呈乳头状或菜花状8例。痰癌细胞"阳性"2例,胸水找到"癌细胞"5例。

对于一些较大的或多发性球形病灶,或具有某些癌性特征,经抗痨治疗不仅未缩小反而增大者,须仔细寻找卫星病灶。若有小钙化影或卫星灶对诊断有一定帮助。结核患者的如为单侧或以一叶为主的粟粒阴影几乎均被误诊,但由于局部粟粒状阴影多因淋巴结结核破溃沿支气管播散所至,故若此时查痰菌则阳性率很高,对诊断十分有利。有些支气管结核患者纤支镜下所见甚至与肺癌形态极为相似,但活检或刷检结核菌阳性率为100%。对于一些位于特殊部位的包裹性积液,有时酷似肺或胸膜肿瘤,采取透视下变动体位、胸部CT或动态观察等方法,可资鉴别。部分结核患者可以出现声嘶、杵状指、男子乳房发育、锁骨上淋巴结肿大等肺癌常见的一些临床表现,应注意。抗痨治疗中若出现矛盾现象更会使诊断复杂化。

(2)两者并存使诊断不典型:老年肺结核另一特征是常同时共存许多肺部病变,肺癌是其中主要者。病程特点往往是肺结核病在先，特别是痰抗酸杆菌阳性病人，往往忽略肺癌的同时存在，造成很多病人肺癌的延诊或漏诊，确诊时多为晚期，失去了手术时机。一组临床分析表明，肺结核合并肺癌124例患者，占同期11800例肺结核的1.05%。男性94例，占75.8%；女性30例，占24.2%。年龄27～81岁，平均60.8岁。男性病例吸烟者占84.9%，女性吸烟者占12.7%。咳嗽106例，其中阵发性刺激性干咳或呛咳30例，抗炎和止咳治疗效果欠佳。咯血38例，其中咯血丝痰或血染痰33例，抗炎或抗结核治疗无效。胸闷气短44例，其中进行性加重的胸闷气短31例。胸痛35例，其中持续性固定剧烈的胸痛28例，一般的解热镇痛药或弱阿片类镇痛药不能缓解症状。发热33例，其中6例抗炎或抗结核治疗无效或一度缓解。可有声音嘶哑、头痛、骨痛和上腔静脉压迫综合征等表现。皮下结节及颈部淋巴结肿大以及进行性消瘦明显较之单纯肺结核患者为多。

影像学特点表现为在肺结核的影像学特点，如斑片、钙化、硬结、纤维索条影、结核性空洞、结核瘤和纵隔淋巴结钙化等表现的基础上具有以下特点：①如在原发结核病灶的基础上出现团块或结节状阴影，且癌灶中可有纤维化或钙化表现；②若呈孤立团块或结节影，病灶内可见溶解或偏心空洞、分叶或切迹，边缘有短小毛刺等所谓恶性征表现；③短期迅速出现的肺叶不张或一侧肺不张；④片絮状阴影多位于一个肺叶，密度浅淡且均匀一致；⑤胸腔积液者较多，肺内不一定有原发灶，胸腔积液可短期迅速、大量出现。另外结核病变极易向纤维化、瘢痕化转化。而肺结核病变的瘢痕灶、钙化灶、空洞等病变易成为癌变先驱，即所谓在原结核病变基础上形成“瘢痕癌”，亦属肺结核的特殊表现。

肺结核合并肺癌的诊断问题：对于肺结核患者，遇有下列情况时，应警惕是否合并肺癌。①对于老年男性肺结核有长期吸烟史者，应警惕肺癌的存在。②肺结核与肺癌均可有如咳嗽、咳痰、咯血、食欲减退、低热、消瘦等症状。但肺癌有其特征性症状：如刺激性干咳或呛咳、持续固定性尖锐胸痛、进行性胸闷气短、反复咯血，抗炎或抗结核治疗难以纠正的发热以及声音嘶哑、上腔静脉压迫综合征、皮下或浅表淋巴结肿大、进行性消瘦等症状。如果既往曾患有肺结核或现患有活动性肺结核抗结核治疗症状一度好转后进一步加重，出现上述症状应高度警惕合并肺癌。③原发结核病灶基础上出现的肿块，其影像学与单纯肺癌的表现不尽相同，为纤维钙化病灶基础上局部膨胀性生长为结节或团块。肺结核合并以孤立肿块形式存在的肺癌，其肿块的影像学表现与单纯的肺癌基本相同。亦可以片絮状阴影和肺不张为其表现，如抗炎治疗病变无吸收，应考虑肺炎型肺癌或肿物阻塞气管引起的阻塞性肺不张。以胸腔积液为主要表现的病例，有剧烈胸痛和进行性胸闷气短等症状，胸部CT显示胸膜上可有不规则增厚、结节及大量胸水，结合血性胸水、胸膜活检、胸水癌细胞等多方面检查以协助确诊。同时对比既往和目前的胸片，了解病变的动态变化，将为诊断提供极有价值的线索可助于尽早诊断。既往患有肺结核，经规律抗结核治疗，症状缓解病变吸收良好且足疗程已停药者，新近胸片出现异常阴影而无结核中毒症状，或在活动性肺结核规律治疗的过程中，胸片显示病灶逐渐增大，或出现新阴影，或部分病灶吸收而其他部位阴影无变化或逐渐变大，应考虑肺癌与结核并存。

10.肺结核并发真菌感染　肺部真菌感染多为院内感染的表现，其发生率为0～5%；结核病院内感染的临床资料较少，据国内某院统计，肺结核并发院内感染居第3位，为7.25%，而其肺部感染则占2/3。

肺结核合并真菌感染时因症状重叠使症状变得不典型，易彼此掩盖病情。肺结核合并真菌感染对临床最大的影响是常因仅考虑结核而忽略肺部真菌感染。肺结核继发真菌感染的特点有：①肺结核合并真菌感染多见于重症、有空洞肺结核患者，文献报告约一半患者有空洞病变。②老年肺结核患者，占 60%左右。③肺结核病灶广泛，肺组织损害较重，大多数有并发症。④肺部症状常被原发病症状所掩盖。⑤肺部 X 线征象多无特征性改变。⑥白细胞总数及中性轻度增高或正常。⑦真菌感染后多数痰结核菌阴性。一组 84 例病例分析，真菌感染前痰结核菌阳性 77 例，真菌感染后痰结核菌阴性 61 例，这一现象是一个令人感兴趣且迷惑的问题。因此，当肺结核合并真菌感染时可使医生对本来已做出的诊断产生怀疑。此时应想到合并感染的可能。肺结核患者凡在治疗过程中，反复咯血、发热经抗结核、抗炎联合治疗 1 周以上无明显好转者应首先考虑到继发真菌感染。需进行痰、血、尿真菌培养，有条件者可做免疫血清学检查，及时明确诊断给予治疗。

有以下一种表现者应疑有肺结核合并肺部真菌感染：①肺结核在治疗过程中，如出现呼吸道症状和体征加重，用原发病不能解释者。②在应用抗生素治疗过程中病情恶化，特别是长期用抗痨药及抗生素者。③住院时间长而肺结核病变严重者。④痰结核菌阳性阴转，但症状不减轻者。⑤反复咯血或口腔及痰中带有甜酒样气味者。基础病变危重，抵抗力低下是重症肺结核继发真菌感染发病的决定因素，也是影响预后主要不利因素。因而及早发现，有效治疗，控制并发症至关重要。

【实验室检查】

（一）肺结核的病原学诊断

1.标本采集和结核菌的检测　标本来源：痰液、超声雾化导痰、下呼吸道采样、支气管冲洗液、支气管肺泡灌洗液（BALF）、肺及支气管活检标本。痰标本质量好坏，是否停抗结核药直接影响结核菌检出阳性结果和培养分离率。晨痰涂片阳性率比较高，当患者痰少时，可采用高渗盐水超声雾化导痰。涂片检查采用萋尼抗酸染色和荧光染色法。集菌法阳性率高于直接涂片法。涂片染色阳性只能说明抗酸杆菌存在，不能区分是结核菌还是非结核分枝杆菌。由于我国非结核分枝杆菌病发病较少，故检出抗酸杆菌对诊断结核病有极重要的意义。直接涂片方法简单、快速，但敏感性不高，应作为常规检查方法。涂片阴性不能排除肺结核，连续检查≥3 次，可提高其检出率。分离培养法灵敏度高于涂片镜检法，可直接获得菌落，便于与非结核分枝杆菌鉴别，是结核病诊断的金标准。未进行抗结核治疗或停药 48～72h 的肺结核患者可获得比较高的分离率。分离培养法采用改良罗氏和 BACTEC 法，BACTEC 法较常规改良罗氏培养法提高初代分离率 10%左右，又可鉴别非结核分枝杆菌，检测时间也明显缩短。

2.结核菌药物敏感性检测　对肺结核痰菌阴转后复阳、化学治疗 3～6 个月痰菌仍持续阳性、经治疗痰菌减少后又持续增加及复治患者应进行药物敏感性检测。原发耐药率较高地区，有条件时初治肺结核也可行药物敏感性检测。

应用 BACTEC 法进行结核菌药物敏感试验，由于采用液体培养基、^{14}C 同位素测定结核菌代谢产物判断生长情况，明显缩短了检测时间，其结果与常规的改良罗氏培养基的结果有明显的一致性，在国内也常被应用。近来为克服放射污染采用了荧光和比色等技术，同样收到了良好效果。

3.痰、BALF、胸液结核菌聚合酶链反应(PCR)+探针检查 由于结核菌生长缓慢,分离培养阳性率不高,因此需要快速、灵敏和特异的病原学检查和鉴定技术。核酸探针和PCR为结核病细菌学基因诊断提供了可能。

PCR是选用一对特定的寡核苷酸引物介导的结核菌某特定核酸序列的DNA体外扩增技术。它可以在短时间使特定的核酸序列拷贝数增加数百万倍,在此基础上进行探针杂交,提高了检出的灵敏度和特异性。研究结果显示痰液PCR+探针检测可获得比涂片镜检明显高的阳性率和略高于培养的阳性率,且省时快速,成为结核病病原学诊断的重要参考,但是尚有一些技术问题需进一步解决。

4.血清抗结核抗体检查 血清学诊断可成为结核病的快速辅助诊断手段,但由于特异性欠强,敏感性较低,尚需进一步研究。

(二)结核菌素试验(OT)的诊断价值

OT试验阴性的临床意义:OT试验阴性除提示机体没有结核菌感染外,还见于:①结核菌感染时间短(<4周),处于变态反应前期;②应用糖皮质激素等免疫抑制药;③营养不良及麻疹、百日咳等病人;④严重肺结核的各种危重病人;⑤免疫缺陷病人和老年病人。

OT试验阳性的临床意义:OT试验阳性反应仅表示机体结核菌感染,但并不一定患病。我国城市居民的结核菌感染率在70%以上,故用5 IU结素进行检查,其一般阳性结果意义不大。但如用高稀释浓度(1 IU即1:100000T)做皮试呈强阳性者,常提示体内有活动性结核灶。OT试验对婴幼儿的诊断价值比成年人大,因为年龄越小,自然感染率越低,3岁以下强阳性反应者,应视为有新近感染的活动性结核病,须给予治疗。

【器械检查】

(一)胸部X检查

肺结核胸部X线表现可有如下特点:

①多发生在肺上叶尖后段、肺下叶背段、后基底段;

②病变可局限也可多肺段侵犯;

③X线影像可呈多形态表现(即同时呈现渗出、增殖、纤维和干酪性病变),也可伴有钙化;

④易合并空洞;

⑤可伴有支气管播散灶;

⑥可伴胸腔积液、胸膜增厚与粘连;

⑦呈球形病灶时(结核球)直径多在3cm以内,周围可有卫星病灶,内侧端可有引流支气管征;

⑧病变吸收慢(一个月以内变化较小)。

(二)胸部CT对肺结核的诊断价值

胸部CT扫描对如下情况有补充性诊断价值:①发现胸内隐匿部位病变,包括气管、支气管内的病变。②早期发现肺内粟粒阴影。③诊断有困难的肿块阴影、空洞、孤立结节和浸润阴影的鉴别诊断。④了解肺门、纵隔淋巴结肿大情况,鉴别纵隔淋巴结结核与肿瘤。⑤少量胸腔积液、包裹性积液、叶间积液和其他胸膜病变的检出。⑥囊肿与实体肿块的鉴别。

1.发现病灶阳性率高。国内一组对比报告发现,结核病变在各肺段内的分布平片及断层发现248个病变,胸部CT发现324个病变。

2.发现胸片难以发现的病灶

(1)发现肺内隐蔽部位病变。由于胸壁、胸腔各脏器在前后或后前位投影的过多重叠,人们通常认为气管内、肺门旁、肺尖区、胸水隐盖部位、肋膈角内、膈面上、奇静脉、食管窝、脊柱旁、心影后、胸膜缘等部位为普通X线检查的隐蔽部位,这些部位的病变胸部平片上常不易发现。平片及断层对这些部位的病变显示率极低,有统计仅占3%(1/32)。而CT能很好地显示这些部位的病变,表现出明显优越性。

(2)易于微量积液的发现,减少漏诊,CT在侧卧位时可检出15～20cm少量胸腔积液,而在平片上至少250cm以上方能检出。

(3)了解肺门、纵隔淋巴结肿大情况,鉴别纵隔淋巴结结核与肿瘤。

3.对病灶性质分析较准确

(1)评价结核病变的性质。肺结核特点之一是肺内多种性质的病变同时并存。CT密度分辨力高能够正确评价病变性质。CT对结核病变内钙化、纵隔内淋巴结肿大、纵隔内淋巴结钙化及结核并发肺气肿、肺大疱、气胸的显示明显优于普通X线检查。

(2)肺结核的诊断主要依据临床资料、胸部X线检查及细菌学鉴定,其中细菌学鉴定有确诊意义,但我国的3次结核病流行病调查结果显示,活动性肺结核病人中痰菌阳性率均低于30%,因此影像学检查仍被认为是肺结核病诊断中重要的检查手段。CT具有更高的分辨率和横切面图像,可发现胸片不能显示的微小结核病变、估计病变范围和性质,还有助于并发症的发现、疗效观察及鉴别诊断等。

(3)确定肺内病变部位和分布。CT无重叠影响的特性可以对肺内病变准确定位。

(4)更准确识别支气管播散灶。肺内播散病变基本是以终末细支气管为中心的周围肺泡病变,分布与细支气管走行一致,病灶大小相当于腺泡或小叶。胸部CT表现小叶中心性阴影、分支线影征、树发春芽征等提示早期的支气管播散病灶。小叶性阴影是支气管播散的典型表现,边缘模糊,直径0.5～2.0cm,密度较高。这些影像特点是普通X线检查无法比拟的。

鉴于胸部CT检查的上述优势,以下几种情况肺结核病人有必要进行CT检查:①临床怀疑有潜在的结核病变或平片发现异常阴影但难以确诊者。②进一步明确病变性质、范围及可能的并发症。③鉴别诊断的需要,包括结节和肿块的鉴别诊断、肺段肺叶实变的鉴别诊断、纵隔内淋巴结肿大的鉴别诊断等。④胸膜广泛增厚时,检查胸膜增厚的程度、范围、有无钙化及胸膜下肺内病变、了解有无残余积液。⑤当临床遇到难以取得积液样本的少量胸腔积液时,可根据CT值判断积液性质,乳糜液为10Hu、脓胸为30Hu、血液为60～80Hu。⑥发现胸内淋巴结核、肋骨或脊椎结核和包裹性积液等,有助于胸腔积液或肺内病灶的定性。⑦肺门及纵隔多组淋巴结肿大不能除外肿瘤。⑧观察抗结核治疗疗效,为调整用药提供依据。

(三)纤维支气管镜的诊断价值

对于支气管内膜结核纤维支气管镜具有重要价值。纤支镜下在病灶部位或其邻近处做支气管刷检涂片、活检或培养具有较高的阳性率。因此纤支镜检查对不典型肺结核病的诊断及鉴别诊断是一种很有价值的方法。对高度怀疑肺结核的患者应及早做纤支镜检查,有利于及时发现病人。对于那些无明显结核中毒症状,但有咳嗽、痰中带血、胸闷气短等症状超过2周,经抗炎治疗无效，痰菌阴性，无论有无胸片异常都应进行纤支镜检查，对有阻塞性肺炎表现者尽早行纤支镜检查更为必要。对有上述症状而一次纤维支气管镜检查未查到抗酸杆菌者，如镜下疑似本病应在2周后再次检查，以免肺结核病人漏诊。

纤支镜对下叶结核的诊断价值：肺结核大多可根据临床表现、X线影像及痰菌检查而确诊。纤支镜通常并不作为常规检查，但对于痰菌多次阴性或无痰，且X线表现不典型的可疑活动性结核，纤支镜检查十分必要，往往有助于明确诊断。国内一组长期涂阴结核19例，经纤支镜检查均得以确诊。具有并存疾病的成人肺下叶结核，由于临床表现、X线影像均不典型，极易与肺部感染性疾病相混淆，常致误诊，故建议对下列情况应高度警惕，并坚持常规痰检，必要时做纤支镜检：①下肺出现不规则斑片状渗出影，经积极抗炎2周，病灶仍无明显吸收者。②持续不愈的咳嗽或咳嗽逐渐加重而不能以普通感染解释者。③原因不明的反复发热，并伴有不典型结核中毒症状的老年患者。④糖尿病、中风瘫痪长期卧床、肿瘤、哮喘及长期使用免疫抑制剂出现肺下叶片状渗出影者。⑤下肺纹理明显异常并伴有结核中毒症状的青年患者。⑥在COPD基础上下叶出现多数斑片状渗出影的中老年患者。

【诊断】

1.临床症状　全身症状主要有发热、盗汗和消瘦等；呼吸系统症状主要有咳嗽、咯血、胸痛和呼吸困难等。

2.体征　若病变较轻常无症状。渗出明显或有空洞可闻及中小水泡音。空洞靠近胸壁或病变范围大可闻及病理性管状呼吸音。慢性纤维空洞性肺结核可有相应体征。

【鉴别诊断】

1.肺炎　肺炎与肺结核之间从症状、体征到胸部X线表现都有共同之处，是临床上经常遇到的问题。若排菌的肺结核患者，只要能考虑到结核之可能，行痰涂片抗酸染色检查，通常可及时做出鉴别。如果结核病变不典型极似肺炎或为菌阴肺结核时则鉴别相对困难，此时结核菌素试验价值较大，若无因宿主原因导致结素阴性的因素存在，结素阴性之于排除结核或结素强阳性之于诊断结核的意义极大。在表现为片状浸润阴影很难立即对两者进行鉴别时，临床上通常的做法是在尽快完善必要检查的同时进行抗感染治疗，动态观察疗效。如在短时间内病变吸收或消失，则肺炎诊断成立；如无效、加重或等待的辅助检查结果支持肺结核诊断，则可进行抗痨治疗。至于两者间临床表现与X线的不同，已如前述，此不赘言。

2.肺癌　肺结核合并肺癌之特点和异同，可见前述。此处要强调的是肺癌与结核之鉴别应依赖于病理学依据。临床上两者之鉴别需经纤支镜或经皮活检，故有条件者尽快行活检，避免将胸部X片子辗转多家医院反复会诊，以免延误诊断。

3.肺脓肿　肺脓肿多有高热、起病急和大量脓性痰临床表现，且痰多有臭味。胸部X线示脓肿壁厚且其外缘与肺组织边界不清。而结核常缓慢起病、低热盗汗，除非合并感染否则少有大量脓性痰。其X线表现之空洞壁相对较薄，空洞内外缘均清晰。

4.支气管扩张　典型的支气管扩张为反复发生咳嗽、咳痰或咯血。病史可追溯至数年或更长。病变以下肺尤以左下肺多见。除非病情较重，普通胸部X线检查常无明显实质性阴影。胸部高分辨CT(HRCT)对支气管扩张的诊断具有极为重要价值，现认为可代替支气管造影。

5.其他发热性疾病　临床许多疑难性原因不明发热疾病，如伤寒、败血症、亚急性细菌性心内膜炎、淋巴瘤、血管炎等都涉及与结核病的鉴别诊断。问题难在结核病并非罕见疾病，当它以一种不典型表现面目出现时，虽然医生在例行鉴别诊断分析时会想到本病，但往往因其支持点不多在考虑到它之后又将其排除，去寻找其他病因。这种努力必定落空，但这弯路又似乎常常在诊断过程中重复，文献里和临床上不乏这样的教训可鉴。所以以不典型表现出现的常见病作为疑难病例要较少见病作为疑难病的诊断更为困难和普遍。

【治疗】

(一)肺结核的治疗原则

为早期、规律、全程、适量、联合五项原则。整个化疗方案分为强化和巩固两个阶段。多数肺结核患者可采用不住院治疗。为保证不住院条件下取得化学疗法的成功，应推行在医务人员直接面视下督导化疗(DOTs)，确保肺结核患者在全疗程中规律、联合、足量和不间断地实施规范化疗。目前结核化疗采取以标准化治疗为主、个体化治疗为辅的治疗策略。

(二)初治肺结核的治疗

1.初治肺结核的定义　有下列情况之一者即为初治：①尚未开始抗结核治疗的患者；②正进行标准化疗方案用药而未满疗程的患者；③不规则化疗未满1个月的患者。

2.初治方案　强化期2个月/巩固期4个月。常用方案：2S(E)HR2/4HR；2S(E)HRZ/$4H_3R_3$；$2S_3(E_3)H_3R_3Z_3/4H_3R_3$；2S(E)HRZ/4HRE；　2RIFATER/4RIFINAH(RIFATER：卫非特，RIFINAH：卫非宁)。药名前数字表示用药月数，药名右下方数字表示每周用药次数。初治强化期第2个月末痰涂片仍阳性，强化方案可延长1个月，总疗程6个月不变(巩固期缩短1个月)。若第5个月痰涂片仍阳性，第6个月阴性，巩固期延长2个月，总疗程为8个月。对粟粒型肺结核(无结核性脑膜炎者)上述方案疗程可适当延长，不采用间歇治疗方案，强化期为3个月，巩固期为HR方案6～9个月，总疗程为9～12个月。菌阴肺结核患·者可在上述方案的强化期中删除链霉素或乙胺丁醇。

3.对治疗肺结核标准化方案中某些问题的共识

①强化治疗期应用3种药还是4种药。在原发耐药很低的地区，强化期3种药即可收到良好效果。但在原发耐药性较高的地区或人群，强化期需加第4种药以降低耐药性和治疗失败的危险性。目前WHO也推荐强化期应用4种药物。

②采用每日疗法还是间歇疗法。大量研究表明，间歇疗法与每日疗法的疗效类似，而间歇疗法更方便患者、更经济、更利于督导服药。但间歇疗法如漏服药物时导致的后果较之每日疗法更为严重。因此，间歇疗法的条件是必须督导用药(DOTs管理)，并以每周3次用药的间歇方案为宜。

③第4种药是链霉素还是乙胺丁醇。研究表明强化期用乙胺丁醇代替链霉素效果相似。由于链霉素耳肾毒性和注射不方便，目前多选择乙胺丁醇作为第4种药。

(三)复治肺结核的治疗

1.复治定义　有下列情况之一者为复治：①初治失败的患者；②规则用药满疗程后痰菌又复阳的患者；③不规律化疗超过1个月的患者；④慢性排菌患者。

2.复治方案　强化期3个月/巩固期5个月。常用方案：2SHRZE/1HRZE/5HRE；

$2SHRZE/1HRZE/5H_3R_3E_3$；$2S_3H_3R_3Z_3E_3/1H_3R_3Z_3E_3/5H_3R_3E_3$。复治患者应做药敏试验，对于上述方案化疗无效的复治排菌病例可参考耐多药肺结核化疗方案并根据药敏试验加以调整。近年来认为对复治肺结核病人均采用一个统一的标准复治方案并不适宜，应采取以下分类指导原则。①经正规治疗治愈后复发病例，耐药率并不高，继续应用初治方案或 WHO 或我国推荐的标准复治方案均可取得良好效果。②不规律治疗超过 1 个月的非慢性传染源病例采用以上推荐的复治方案也可取得较好疗效。③初治失败的复治病例常因耐多药所致，推荐的标准复治方案效果差，故不宜再采用。应在药敏试验的基础上，选择包含 3 种以上可能无耐药性的药物的个体化方案。④慢性传染源病例绝大多数为耐多药病例，对推荐的标准复治方案效果很差，应逐个分析病史或结合药敏确定个体化方案。

对于某些结核病患者尤其是复治性肺结核患者，若在原初治方案基础上延长 2 个月加一新药的规范化治疗并不能取得理想疗效，应尽早进入个体化治疗。个体化治疗最好有药敏试验作为依据。如无条件做药敏试验，应在确定原治疗无效的前提下立即进入个体化的 3 种以上未用过的敏感药物治疗。个体化治疗应注意以下几点。①严格掌握对象，不能随意扩大范围。②采用联合用药，化疗方案应包括 3 种以上抗结核药物。③初治患者不应使用二线药物，不宜随意使用个体化方案。④不应随意或频繁更换化疗方案及药物。⑤对于未做药敏试验的复治患者，在所用方案应用 3 个月后无效，是开始个体化治疗的较合理时机。⑥不宜单独应用中成药或免疫治疗，而不同时进行抗结核治疗。

3.耐多药肺结核(MDR-TB)的治疗　对至少包括 INH 和 RFP 两种或两种以上药物产生耐药的结核病为 MDR-TB，所以耐多药肺结核必须要有痰结核菌药敏试验结果才能确诊。耐多药肺结核化疗方案：主张采用每日用药，疗程要延长至 21 个月为宜，WHO 推荐一线和二线抗结核药物可以混合用于治疗 MDR-TB。一线药物中除 INH 和 RFP 已耐药外，仍可根据药敏情况选用链霉素、吡嗪酰胺和乙胺丁醇。二线药物是耐多药肺结核治疗的主药。包括：①氨基糖苷类，阿米卡星(AMK)和多肽类卷曲霉素等。②硫胺类，乙硫异烟胺(1314TH)、丙硫异烟胺。③氟喹诺酮类，氧氟沙星(OFLX)和左氟沙星(LVFX)。④环丝氨酸，对神经系统毒性大，应用范围受到限制。⑤对氨基水杨酸钠。⑥利福布丁(RBT)，耐 RFP 菌株中部分对它仍敏感。⑦异烟肼对氨水杨酸盐(帕星肼，PSNZ)，是老药，但耐 INH 菌株中部分对它仍敏感，国内常用于治疗 MDR-TB。

(四)肺结核特殊情况的处理

1.肺结核合并肝损害的治疗　肝脏是药物浓集、转化和代谢的主要场所，药物代谢受肝脏健康状态的限制，药物及其代谢产物也在影响着肝脏，在国家基本药物文本规定的 10 种抗结核药物中经常引起肝损害的药物大约占 7 种。因此在结核病治疗中肝损害经常发生，而且特别容易发生在肝脏基础较差的各型病毒性肝炎、酒精中毒性肝炎、营养不良和老年患者。在因急性肝炎住院的病人中药物性肝病占 10%，在因黄疸住院的病人中药物性肝病占 2%～5%，其中 10%是由抗结核药物所致。抗结核治疗的主要药物异烟肼、利福平和吡嗪酰胺等是导致抗痨治疗肝损害的主要药物。

肝脏是人体新陈代谢和解毒的重要器官，其解毒功能主要依靠肝细胞的各种合成酶和解毒酶完成。脂溶性较强的药物由于与肝细胞的亲和力大，更易造成肝损害。肝脏中参与反应的酶主要是细胞色素 P_{450}、葡萄糖醛酸转移酶、多种还原酶等。经生物转化产生活性较低的水溶性产物而排出体外或转化为有毒物质而损害肝脏。

药物性肝损害的方式：药物在肝脏代谢的过程中，可因药物过敏或药物中毒而发生肝损害。药物代谢所产生的代谢产物可直接或间接损害肝脏组织结构和肝脏功能。而药物所致的变态反应是造成肝损害的另一方面原因。

药物经细胞色素 P_{450} 氧化还原而产生氧自由基或亲电子基，氧自由基通过脂质过氧化造成肝细胞膜的破坏，释放溶酶体酶最后溶酶体膜通透性增加甚至崩溃，水解酶大量外逸导致肝细胞坏死，异烟肼、利福平和吡嗪酰胺均可引起脂质过氧化，特别在三种药物联合应用时由于肝脏代谢负担加重，肝脏的上述反应比单药应用更加明显。异烟肼和吡嗪酰胺最易引起肝损害，并随剂量的增加而加重。异烟肼在肝脏经细胞色素 P_{450} 作用，代谢转化为活性毒性代谢产物乙酰肼，在转化为乙酰肼的过程中，消耗大量谷胱甘肽使机体抗氧化能力减低而加重肝损害。利福平是肝微粒体酶的诱导剂，当与异烟肼联合应用时，即可刺激微粒体酶加速乙酰肼合成，因此肝损害加重。

药物干扰肝细胞正常代谢的某个环节造成肝细胞的脂肪变性和肝细胞坏死或胆汁淤积。如当药物影响蛋白质合成时，即可导致肝细胞脂肪变性和肝细胞坏死。药物通过对肝细胞膜运载胆盐受体的干扰，对细胞膜的流动性、ATP 酶的活性、细胞骨架及细胞脂质膜的完整性的干扰而影响胆汁分泌，造成胆汁的淤积，引起黄疸。

合并肝功能障碍的肺结核患者，其肝功能障碍不同程度上限制了抗结核药物的应用，患者常不得已而间断、中止抗结核治疗，因此难以保证抗痨治疗效果。由于被迫中断治疗，很容易产生对抗结核药物的耐药性。

药物性肝损害的确定，国际药源性肝病协调会议将药物引起的肝损害分为急性肝细胞损害型和慢性肝细胞损害型。依照转氨酶、碱性磷酸酶及两者的比值将急性肝细胞损害型分为急性肝炎、肝内胆汁淤积型和混合型，ALT＞正常上限 2 倍，且 ALT/ALP≥5 时为急性肝炎；ALP＞正常上限 2 倍，ALT/ALP≤2 时为肝内胆汁淤积型；ALT、ALP 均高于正常上限 2 倍，ALT/ALP＞2 而＜5 时为混合型。轻者仅发生点状及灶性坏死或急性弥漫性肝炎，表现为一过性转氨酶增高，重者可出现肝带状、块状坏死，表现脂肪、蛋白代谢障碍，亦可有黄疸和急性肝功能衰竭表现，病情凶险，病死率高。肝炎型 ALT 增高多在停药后恢复，少数出现门脉纤维化、坏死后肝硬化或急性肝萎缩。胆内淤滞型毛细胆管扩张，肝细胞内有胆汁沉着，胆红素增高、胆固醇增高、ALT 增高。

对有肝功能障碍肺结核患者的治疗原则如下。

(1)病因治疗：去除引起肝损害的病因，停止一切可导致肝损害的药物。

(2)抗结核药物选择：单项 HbsAg 阳性患者肝穿刺活检显示，肝内均有不同程度的损害，此类患者需根据具体情况，在保肝治疗的同时，一般可接受正规抗结核治疗或选择较少影响肝功能的药物。但 HBV-DNA(＋)时肝功受损可达 95%，因此，抗结核化疗尽量选用对肝无影响或影响小的药物，并加强肝功能的监测。

在肝功能各项正常时，可接受正规抗结核治疗，但需加强保肝治疗，并进行肝功能监测。一般 2 周检查 1 次，肝功能异常时及时进行药物调整，避免造成肝细胞坏死，必须应用利福平时，可以利福喷丁替代。在结核病治疗中出现无症状的单项转氨酶升高，在保肝治疗的同时，可依情况继续予以化疗。

治疗方案：根据肝功状态和病情轻重，避免应用损肝药物，尽量以利福喷丁(L)替代利福平(R)。利福喷丁疗效与利福平相当，但其肝脏毒副作用小，故适用于有肝损害的结核病患者的治疗。可作为 HBVM 阳性患者的首选药物。可选择乙胺丁醇、氧氟沙星或左氧氟沙星(LEO)等方案。肝功能持续升高时必须停药观察。治疗中出现多项肝功能指标异常，特别在谷草转氨酶(AST，ALT)超过正常上限 2 倍、碱性磷酸酶(ALP)超过正常上限 1.5 倍、胆红素增高，或出现蛋白代谢障碍时需立即停药保肝治疗。

应判断两病之中孰轻孰重。如果结核病比较轻，又没有传染性，相对而言肝炎病情较重或情况比较紧急，就应先进行肝炎治疗。对结核病可定期观察，待肝炎急性期过后或病情稳定后再考虑治疗结核病。如果肝炎与结核病都处于活动状态，而转氨酶在 250U/L 以下时，可两病同时治疗。但使用抗结核药物必须谨慎小心，尽量不用对肝脏损害较大的药物，如利福平、对氨水杨酸钠等，也尽量不用药物配伍后增加毒性的方案，如利福平与异烟肼合用可增加对肝脏的毒性。在这种情况下，可选用链霉素、卡那霉素、乙胺丁醇和卷曲霉素等。ALT＞200U/L 时应避免利福平或异烟肼与吡嗪酰胺合用。在治疗开始的几个月内，最好每隔 1～2 周检查一次肝功能，以后每月检查一次，以监测药物对肝脏的影响。同时尽量减少损肝因素。最常见的损肝因素是饮酒。酒精对肝脏危害很大，可引起酒精性肝病。所以，不但肝病患者，即使是接受治疗的结核患者，也不宜饮酒。

(3)加速肝细胞的解毒，促进肝细胞恢复和再生

1)解毒

①应用还原型谷胱甘肽：目的是补充因药物毒性作用所致的肝内谷胱甘肽缺乏，保护肝细胞，利于药物生物转化。还原型谷胱甘肽是一种Ⅱ相酶，与药物代谢产物结合起到解毒作用。

②葡醛内酯(肝太乐)：在肝内能与一些毒物结合起解毒作用。

③采用强力宁：80～160mg 加入葡萄糖中静滴，每日 1 次。强力宁能抑制氧自由基和过氧化脂质形成，阻止肝细胞损伤，减少过敏介质形成，促进胆红素代谢和利于肝细胞的解毒。需注意肝功能正常后，每周定量递减，避免反跳。

④硫普罗宁(凯西莱)：增强肝脏解毒功能。稳定肝细胞膜和线粒体膜，另外还具有促进肝细胞再生作用。

2)促进肝细胞恢复和再生

①可采用促肝细胞生长肽 80～120mg 加入葡萄糖中静滴，每日 1 次。

②胰高血糖素-胰岛素治疗：有防止肝细胞坏死、促进肝细胞再生和调整氨基酸代谢作用。胰高血糖素 0.2～0.8mg、胰岛素 2～8U(比例 1∶10)加入 10%葡萄糖 200ml 中静滴，每日 1～2 次，连续 10～14 天。

③交替静滴血浆白蛋白和血浆：肝功能衰竭时白蛋白合成障碍，输入白蛋白有助于肝细胞再生，减轻高胆红素血症。输入血浆提高胶体渗透压减少渗液，增加补体，增加抵抗力。

3)促进黄疸消退。早期短程应用激素有助于黄疸消退。由于肝细胞受损，胆红素难以与肝细胞载体蛋白结合，使之不能或减少转化成结合胆红素，造成未结合胆红素在血中浓度增高

而导致黄疸。激素有阻断抗原抗体复合物形成、抑制肥大细胞释放组胺、降低细胞膜通透性、减少过敏介质形成的作用，还可使肿胀胆管炎症消退，利于胆管排泄，防止因胆汁淤积造成肝细胞缺氧性坏死。但看法不一。

2.肺结核合并糖尿病的治疗　我国现有糖尿病患者4000余万人，并且还在以每年0.1%以上的增幅递增。糖尿病病人易发生结核菌感染，是结核病的高发人群，并发肺结核的机会较正常人高4～8倍。其合并发病率也呈逐年上升之势，尤其在农村，糖尿病患病率的增长速度也在加快。有资料表明，我国糖尿病并发肺结核率为19.3%～24.1%，一旦合并发病，其病程缠绵，治疗棘手。肺结核合并糖尿病时，结核进展快，病情重，传染性强，预后较差，病死率高。其抗结核化疗在很大程度上取决于血糖控制情况，若血糖控制好，则病灶吸收、空洞闭合、痰菌阴转与单纯肺结核治疗效果无差异，因此有效地控制血糖是肺结核合并糖尿病预后的关键，故在治疗中应高度重视降糖治疗。

(1)糖尿病和肺结核病要同时治疗：糖尿病和肺结核并发时互相影响，因此必须两病同时治疗。由于糖尿病对肺结核的不良影响要大于肺结核病对糖尿病的影响，所以要首先控制好糖尿病，肺结核病的疗效和预后在很大程度上取决于糖尿病控制的程度。医患双方应密切配合，根据糖尿病类型和病情，采用饮食疗法、中药、口服降糖药物或应用胰岛素治疗。一般而言，轻型或2型糖尿病可以选择口服降糖药物。口服降血糖药物有磺脲类、双胍类及α-糖苷酶抑制剂三类。主要用于两病均轻者，或单纯饮食疗法无效者，或停用胰岛素后的巩固治疗。在结核处于恶化进展期，血糖高且不稳定，口服降糖药的应用受到暂时限制。

凡是症状明显、重型、儿童型、有并发症的糖尿病患者一般主张先用胰岛素，力争短期内尽快控制糖尿病，在血糖平稳和结核病病情好转时，减少胰岛素用量或改用口服降糖药。胰岛素应用：两病并发时应放宽胰岛素的应用，甚至作为首选。只要并发中度以上的肺结核，或轻度肺结核合并肺外结核，或是血行播散型肺结核者都应首选胰岛素治疗，争取在短期内尽快控制糖尿病，以促进结核病好转。胰岛素用量必须个别化，具体用量的计算方法与单纯糖尿病相同。根据中国防痨协会1988年制定的“糖尿病并发肺结核临床应用试行标准”，糖尿病理想控制是治疗后糖尿病症状消失，空腹血糖<7.2mmol/L，餐后2h血糖<9.9mmol/L；较好的控制是治疗后糖尿病症状基本消失，空腹血糖<8.3mmol/L；餐后2h血糖<11.1mmol/L。

(2)糖尿病合并肺结核病的治疗要点：糖尿病结核的抗结核药物治疗尤其应该遵循“早期、联用、规律、适量、全程”的用药原则。要采用利福平、异烟肼、吡嗪酰胺为主的药物组戍化疗方案治疗，疗程要适当延长至12个月。两病并发时肺结核化疗的效果在很大程度上取决于糖尿病控制的情况。有报道，空腹血糖控制在8.3mmol/L以下，餐后血糖控制在11.1mmol/L以下者，其结核病疗效与单纯肺结核的化疗效果相似。抗结核治疗方案抗结核治疗强调规范、足疗程治疗。因糖尿病合并肺结核病变多严重，并且进展快，故应及时采用以杀菌和抑菌药组成的化疗方案，并延长疗程。以异烟肼(INH)、利福平(RFP)、乙胺丁醇(MEB)、吡嗪酰胺(VZA)构成短程化疗方案，其疗程应延长至1年；长效化疗方案应为1.5～2年，复治者应为2年。治疗中应注意的问题：①避免中途停药及过早停药；②重视监督服药；③严格按千克体重计算给药量；④注意保肝；⑤定期复查肝、肾功能。

糖尿病需要终身治疗，结核病也需要长期随访，不稳定或未完全控制的糖尿病，肺结核更需要定期复查。要注意治疗糖尿病和抗结核药物之间的影响：异烟肼可干扰正常碳水化合物代谢，使血糖波动，可以加重糖尿病患者的末梢神经炎；利福平是一种酶诱导剂，可以促进肝脏对降糖药物甲糖宁的代谢灭活，因此利福平与甲糖宁同时应用时应适当加大后者的用量或改用其他降糖药物。抗结核药物乙硫异烟胺有降糖的作用，但与降糖药物合用时，有可能发生低血糖。乙胺丁醇可以与血中钙离子结合，使血钙浓度降低。对氨水杨酸钠会造成尿糖假阳性，在估价糖尿病病情时应加以注意。有糖尿病并发症的患者使用抗结核药物时应注意以下几个方面：糖尿病患者肾功能受损时，必须谨慎使用链霉素、卡那霉素等药物，以免造成肾功能的进一步损害。异烟肼、吡嗪酰胺和乙胺丁醇主要经肾脏排泄，本身无肾毒性，但在肾功能不全时易引起蓄积中毒，应减量使用。糖尿病并发肺结核时，如果肺结核符合手术治疗指征，在有效控制糖尿病和患者胜任手术的情况下，手术治疗似乎应采取更积极的态度，对化疗不能满意控制的病变，手术切除更为适宜，因为在糖尿病终身存在的情况下，肺结核病灶重新活动的机会相当多。

糖皮质激素可使血糖上升及波动，当需要用糖皮质激素辅助治疗结核病时，注意调整胰岛素剂量，并缩短糖皮质激素疗程。

(3)治疗中存在的问题：糖尿病一旦合并肺结核，应及早使用胰岛素控制血糖，不必拘泥于陈规。原因：①口服降糖药本身难免有伤肝、肾之弊，以及胃肠道不良反应，加之抗结核药物中的利福平也有一定的肝损害，选择口服降糖药不利于对肝、肾功能的保护。②糖尿病合并肺结核患者往往因慢性消耗而消瘦，既不利于选择双胍类药物治疗，也因抗结核治疗药利福平可增加磺脲类药物代谢，从而降低其降糖作用。③在糖尿病合并肺结核者中，以中老年居多，而老年2型糖尿病患者采用磺脲类药物降糖较容易发生严重低血糖而致心、脑损害，甚至死亡；空腹血糖应控制在6.17～8.13mmol/L，要防止低血糖发生。④α-葡萄糖苷酶抑制剂对控制餐后血糖有良好的疗效，但因其有明显的腹胀等不适反应，与抗结核治疗中不可避免的食欲下降等胃肠道症状累加，不利于患者的长期治疗。基于以上情况，我们认为及早胰岛素治疗是最佳选择。优点：①能有效迅速控制血糖。②无肝、肾毒性作用。③有利于胰岛B细胞休息，延缓胰岛功能衰竭。④有利于抗结核药物的药效充分发挥。糖尿病患者的胰岛素治疗高度个体化，在临床治疗上主要选择基因重组人胰岛素。根据患者具体情况，灵活选用短效剂、预混剂或中效剂。治疗中密切监测血糖，灵活调整用药剂量，防止发生低血糖。

3.肺结核患者应用激素治疗问题　结核病治疗中与糖皮质激素有关的情况主要涉及两种：一种是需要加用激素治疗的特殊情况；另一种是结核患者合并有需要应用激素治疗的疾病。下面分而述之。

(1)在以下结核病有以下情况时应考虑给予激素治疗：

1)粟粒型结核、干酪型肺炎、重症肺结核。

2)结核性浆膜炎。

3)结核性脑膜炎。

4)抗结核药物引起严重过敏反应时。

5)结核病变态反应表现(综合征)等。

其目的是通过激素的抗炎作用，减少对组织的损伤。上述问题因常见于结核病专著中，故此不详述。

(2)对于肺结核患者合并需用激素治疗的疾病的问题,因在临床上屡有所见,应给予关注。临床最常见的是哮喘合并肺结核患者的治疗。

近年来,肺结核合并哮喘的患者不断增多,治疗哮喘最有效的药物为糖皮质激素。然而,吸入性糖皮质激素的说明书禁忌证一项中,均注明了活动性和静止期肺结核患者慎用,这给临床医师经常遇到的活动性和静止期肺结核合并哮喘患者应用吸入性糖皮质激素治疗增加了顾虑。那么,肺结核(治愈)合并哮喘吸入糖皮质激素是否会增加肺结核复发的危险呢?有些医师和病人担心使用糖皮质激素后,易使机体免疫功能下降,而导致肺结核病的复发,甚至结核病的播散、恶化。

钟福初等对45例为初治菌阳肺结核合并哮喘的患者进行了吸入糖皮质激素治疗的观察,结果如下。痰菌阴转情况的比较:2个月末激素治疗组痰菌阴转41例(91.1%),对照组痰菌阴转34例(91.8%),两组比较无显著性差异($P>0.05$);5个月末激素治疗组痰菌阴转42例(93.3%),对照组痰菌阴转35例(94.6%),两组比较无显著性差异($P>0.05$);6个月结束抗结核治疗后,激素治疗组痰菌阴转44例(97.8%),对照组痰菌阴转36例(97.5%),两组比较无显著性差异($P>0.05$)。而哮喘急性发作期治疗组与对照组患者经解痉平喘治疗,症状均有缓解,可在症状缓解后的治疗过程中,治疗组长期吸入BDP的患者,有1例(2.2%)患者哮喘复发;而未使用BDP的对照组患者,有9例(24.3%)患者哮喘复发,两者比较有显著性差异($P<0.01$)。

结果表明:长期吸入BDP和未使用BDP患者相比,在肺结核疗效方面无显著性差异;但长期吸入BDP的患者,哮喘复发率明显降低。结果提示,对于活动性肺结核合并哮喘的患者.长期吸入BDP不仅不会影响结核病疗效和导致结核病复发,反而能更好地控制哮喘,避免反复发作而并发肺气肿、肺源性心脏病以免危及患者生命。活动性肺结核合并哮喘的患者,在治疗的过程中,长期吸入BDP是很有必要的,也很安全、有效。

杨国儒对30例肺结核(治愈)合并哮喘患者吸入糖皮质激素的安全性进行了为期3年的观察。结果发现,吸入BDP治疗3年后,系列胸片比较肺部病灶无变化,且痰查结核菌3次均阴性,红细胞沉降率正常,亦未见肺部感染的增加,且哮喘控制满意。结果提示,每日吸入BDP600～800μg或其相当量是很安全的,无肺结核病灶的恶化,亦无肺部感染的增加,且对哮喘的控制同样获得了良好的效果。因此,静止期或临床治愈肺结核合并哮喘患者,长期吸入适量的糖皮质激素是安全的,并不增加肺结核复发的危险,亦是治疗中、重度哮喘较为满意的方案。

胡水秀等对合并活动性肺结核的74例哮喘患者进行观察,发现长期吸入二丙酸倍氯米松200～600μg/天,同时规律抗结核,其痰菌阴转率、病灶吸收好转率、空洞闭合缩小率与对照组比较均无显著性差异($P>0.05$),表明长期吸入激素不影响活动性肺结核的疗效,不增加结核的播散和恶化。随访结果显示,治疗组抗结核结束后长期吸入激素,其细菌学复发率较之对照组无增加($P>0.05$),系列X线胸片比较病灶稳定,表明长期吸入激素并不增加肺结核的复发,且哮喘控制良好,未出现明显的全身性不良反应。因此认为,哮喘合并活动性肺结核在抗结核治疗期间以及疗程结束后,长期吸入糖皮质激素以控制哮喘症状,对肺结核具有安全性,不会增加结核的复发及恶化。

张伟对 50 例初治菌阳肺结核合并哮喘患者应用 ICS 的治疗结果与对照组 60 例单纯初治菌阳肺结核患者进行两组抗痨后疗效的比较。结果哮喘应用 ICS 观察组 2 个月末痰菌阴转 45 例(90%),6 个月疗程结束后治愈 48 例(96%);而对照组 2 个月末痰菌阴转 55 例(91.7%),6 个月疗程结束后治愈 58 例(96.6%),两组比较无显著性差异。表明肺结核合并哮喘患者抗痨同时吸入糖皮质激素是安全的。以上研究均提示,肺结核患者同时应用吸入激素对疗效影响不大。但对于需要应用激素的老年 COPD 并发肺结核患者,因其年龄大、病程长,其机体免疫功能低下,且长期应用糖皮质激素后,免疫功能更低,对其应用糖皮质激素要慎重,切忌滥用。若需要应用,宜气吸入治疗。

在抗结核药物足量覆盖的前提下,对于某些肺结核患者糖皮质激素虽有诸多优点,但不良反应也不少,除了激素禁忌证所涉及的情况,还应注意激素停用综合征、症状反跳等。故临床应用激素时应注意下列事项:明确用药指征,必须在有效的抗结核药物治疗下配合使用激素;谨慎确定用量和疗程。大剂量激素使用超过 1 周以上不可骤然停药,严格遵循逐渐停药原则,否则引起病情或中毒症状反跳。此外,要注意防止细菌感染或霉菌感染的发生,对已发生感染的患者,要使用抗生素或抗霉菌治疗。糖皮质激素对治疗结核病的有利一面主要是利用其非特异性抗炎和抗毒作用,然而,皮质激素治疗结核病亦存在不利的一面,如可抑制吞噬细胞的吞噬功能,使结核菌得以活跃繁殖,病变加重。活动性或重症肺结核患者,可能存在内源性皮质激素分泌不足的现象。糖皮质激素在结核病的应用主要是利用其抗炎、抗毒作用,仅用于结核毒性症状严重者,但必须与有效抗结核药物治疗同时使用。

附:咯血治疗

喉以下呼吸道及肺出血经咳嗽动作从口腔排出这一临床现象称为咯血。咯血常由呼吸系统、循环系统或全身其他系统疾病引起。根据咯血量的多少可分为:①血痰,痰中带血丝或血块或呈粉红色痰。②小量咯血,24h 咯血量少于 100ml。③中量,24h 咯血量 100～500ml。④大量咯血(大咯血),24h 咯血量超过 500ml,或一次咯血超过 150ml。但老年人一次咯血量超过 50ml 即应按大咯血处理,因此,咯血的程度要根据病人的一般情况判断。大咯血是呼吸内科危重症之一,可引起窒息或严重失血,国外报告大咯血病死率在 50%以上。病人多死于窒息而非失血本身。因此,国外有学者将凡能引起窒息的咯血称为大咯血。

【治疗】

(一)治疗措施

1.小量咯血　以对症治疗为主,治疗原则包括休息、镇静、止咳、止血。常用药物有地西泮(5mg,3 次/天)、喷托维林(咳必清,25mg,3 次/天)、卡巴克洛(10mg,肌注,2 次/天)、云南白药(0.5g,3 次/天)、氨基己酸(4～6g,静滴,1 次/天)等。

2.中等或大量咯血　治疗措施如下。

(1)严格卧床休息,病灶部位明确者应取患侧卧位,以防血液流向健侧。嘱病人轻轻呼吸和咳嗽,但不可屏气,有出血时应将其咳出,以防凝成血块堵塞气道,引起窒息。

(2)吸氧。

(3)使病人情绪保持稳定,适当应用镇静药,如地西泮等。咳嗽剧烈者,可适当给予镇咳药，如喷托维林(咳必清)、可待因，禁用吗啡，因其能抑制呼吸中枢，抑制咳嗽反射，致血凝成血块滞留于气管内引起窒息。

(4)心电监护。对有心律失常、冠状动脉粥样硬化性心脏病、高血压、电解质紊乱(尤其是低钾、高钾)者，咯血期间应进行心电监护。

(5)控制血压。对血压高者，可用硝苯地平(利血平)0.5～1mg，肌内注射；或硝苯地平10mg，舌下含服；或给予其他降压药物。

(6)药物及其他治疗

①垂体后叶素。垂体后叶素是最常用且止血效果可靠的药物，因而有"内科止血钳"之称。通过使肺小动脉收缩，减少肺内血流量，降低肺静脉压力而达到止血目的。如无禁忌，应首选使用。用法：5～10U 加入 10％葡萄糖 20～40ml，缓慢静脉注射，或 10～20U 加入 10％葡萄糖500ml 缓慢静脉滴注。我们常采用持续静脉滴注方法。咯血停止后减量维持 48～72h 停用。其副作用有呃逆、腹痛、便意、稀释性低钾、低钠血症。禁忌证：妊娠、高血压、冠状动脉粥样硬化性心脏病、明显的前列腺增生。

②普鲁卡因。普鲁卡因通过扩张血管，降低肺循环压力而达到止血目的。此外，该药还有镇静、抗炎作用。在不宜用垂体后叶素时可以选用。用法：300～600mg 加入 10％葡萄糖500ml，静脉滴注，1 次/天。用前须做皮试。

③酚妥拉明。酚妥拉明为 α 肾上腺素能阻滞药，通过扩张血管和强心作用，使右房压、肺动脉压、肺毛细血管楔压、肺血管阻力及全身血管阻力下降，使肺动、静脉压力同时降低而止血。用法：5～10mg 加入 10％葡萄糖 20～40ml 静注，然后以 10～20mg 加入 10％葡萄糖 250～500ml 内静滴，1 次/天，直至咯血停止。用药时应注意监测血压。副作用有直立性低血压、心律失常、心绞痛、恶心、呕吐。有报告酚妥拉明与垂体后叶素联用治疗大咯血疗效优于单独使用，而且，不良反应发生率亦降低。用法：酚妥拉明 20～30mg、垂体后叶素 20～30u 加入10％葡萄糖 500ml 静滴，1 次/天。其机制可能是垂体后叶素收缩肺动脉的同时使全身血管平滑肌收缩的副作用恰被酚妥拉明所拮抗，酚妥拉明又能降低肺动脉压力，故可增加疗效，减少副作用。

④肾上腺皮质激素。该药除具有抗炎、抗过敏和降低毛细血管通透性作用以外，还可使血中含大量组胺和肝素的肥大细胞失去颗粒，从而使血中肝素水平下降，凝血时间缩短，从而达到止血的目的。用法：地塞米松 5mg，加入 10％葡萄糖 10ml 静注，1 次/6h，用药 3～5 天。泼尼松 30mg/天，疗程 1～2 周，对浸润型肺结核疗效较好，但需与抗结核药并用。一般认为，肾上腺皮质激素并非首选，只有在病情危重，内科其他疗法止血难时才考虑应用，用药同时应加强基础疾病的治疗。

⑤东莨菪碱。东莨菪碱具有阻断米走神经节后末梢释放乙酰胆碱的作用，解除血管平滑肌痉挛，扩张周围血管，从而降低肺动脉压、减少肺血流量，达到止血的目的。用法：0.6mg 加入 5％葡萄糖 40ml，缓慢静推，1h 后如仍咯血，重复 1 次或东莨菪碱 0.6mg 加入 5％葡萄糖盐水 500ml 静滴以维持疗效。待奏效后改为东莨菪碱 0.6mg 加入 5％葡萄糖盐水 500ml 静滴，1 次/天。东莨菪碱适用于禁用垂体后叶素的患有冠状动脉粥样硬化性心脏病、高血压的咯血患者。

⑥止血、凝血药物。常用的抗纤维蛋白溶解的药物有氨基已酸(4～6g/天,静滴)、对氨基苄胺(400～600mg/天,静滴)。增加毛细血管抵抗力和增加血小板功能的药物有酚磺乙胺(止血敏,2～3g/天,静滴),抑制毛细血管通透性的药物有卡巴克洛(安络血,10mg,肌注,2次/天),类凝血酶及类凝血激酶样作用的药物有巴曲酶(立止血,1kU静推,2次/天;或1kU皮下注射,1次/天)。其他有云南白药(0.5g,口服,3次/天)。

⑦输血。多次小量输新鲜血或浓缩血小板能起到止血作用。

⑧选择性支气管动脉造影及栓塞治疗。大咯血多来自体循环系统,即支气管动脉或其分支血管破裂出血。选择性支气管动脉造影及栓塞治疗其有效率为68%～93.5%。适应证:a.致命性大咯血,其他治疗无效;b.反应大咯血患者,肺部病变广泛或肺功能不佳无法手术切除者;c.需要手术治疗的咯血患者,但暂时不具备手术条件,必须止血稳定病情者;d.已经手术治疗的患者又复发者;e.大咯血病员拒绝手术者。方法:由股动脉插管,先行支气管动脉造影,确定出血部位,确认导管已进入需栓塞的动脉口,用手推注造影剂1～2ml,在数字减影血量造影(DSA)屏幕上观察血管显示情况。一旦证实已进入需选择的支气管动脉后即可造影,可直接观察到造影剂从血管内渗出进入肺组织间隙或支气管腔内。明确靶血管后,即可用大小为0.5～2mm的明胶海绵或聚四氟乙烯栓塞。有严重出血倾向者,对造影剂过敏者,全身一般情况衰竭者及有肺淤血、某些肺动脉严重狭窄的先天性心脏病患者均不能进行支气管动脉栓塞治疗。并发症有异位性误检、穿刺部位血栓、出血、血肿、脊髓损伤、发热、呛咳、咽喉不适、胸闷、胸痛等。

⑨经纤维支气管镜药物灌注或气囊压迫止血。经药物治疗无效者,可经纤维支气管镜注入生理盐水、药物或气囊压迫止血,其止血效果确切。a.纤支镜检查发现出血部位后,注入4℃生理盐水50ml,留治30～60s后吸出,连续数次,因冷刺激血管收缩而止血。b.注入凝血酶溶液(100U/ml)5ml,或肾上腺素溶液(1∶2000)1～2ml,或去甲肾上腺素2～4mg＋生理盐水10～20ml局部滴入。或先给予去甲肾上腺素2mg(用2%利多卡因1ml稀释),在出血明显减少后用巴曲酶(立止血)2.0kU。c.Kinoshita方法。将纤维支气管镜插入出血叶或段支气管,注入100U/ml的凝血酶溶液5～10ml,或2%纤维蛋白原5～10ml,而后再注入10U/ml凝血酶原5～10ml,保留5min,证明出血已停止时,再拔管观察。该法简单、安全、有效。因凝血酶能直接作用于血液中的纤维蛋白原,使其转变成纤维蛋白加速血液凝固从而达到止血目的。d.气囊套管压迫法。插入纤支镜,找到出血支气管,放置Forgarty气束套管(外径1mm、顶端气囊最大直径4～14mm,充气0.5～5ml),堵塞出血部位而止血。24h后放松气囊,观察数小时无再出血即可拨管。

⑩紧急外科手术。经内科综合治疗无效或有窒息危险的大咯血病人可行紧急外科手术,有明确出血部位者,可考虑行肺叶切除。适应证:a.咯血量≥600ml/h;b.一次咯血量≥200ml,并于24h内反复发生;c.曾有大咯血窒息史。禁忌证:a.风湿性心脏病二尖瓣狭窄咯血;b.肺癌晚期咯血;c.体质极差伴肺功能不佳、全身出血倾向和出血部位难以肯定者。

3.窒息的急救 窒息主要表现为呼吸困难及吸气性喘鸣,严重者出现烦躁不安、四肢发冷、面色苍白、口唇发绀,最后因呼吸衰竭而死亡,因而应及时急救。

①吸氧4～6L/min,同时保持呼吸道通畅。

②体位引流。患者侧卧，患侧在上(病灶部位明确者)，头垂于床侧，术者迅速抱起患者下肢，整个身体与床面成45°～90°，另一助手以压舌板和开口器开启患者紧闭之牙关，挖出口腔及咽喉部积血，并徐徐拍击患者患侧背部，使积血咳出。

③气管插管或支气管镜吸出血块。

④如无自主呼吸，应进行人工机械通气。

4.原发病治疗。

(二)治疗矛盾

高血压病发病的基本机制是全身细小动脉痉挛，导致血压升高，垂体后叶素能引起小动脉收缩，使血压进一步升高，存在治疗矛盾。

冠心病的基本发病机制是冠状动脉粥样斑块形成，使冠状动脉狭窄，心肌缺血。垂体后叶素能引起冠状血管收缩，减少冠脉血流量，导致心绞痛、心肌梗死，尤其是有冠心病、动脉硬化者存在治疗矛盾。

垂体后叶素能增加集合管对水的重吸收，形成高渗尿，致体内水潴留，产生稀释性低钠血症。在肾功能不全者可使病情加重。

垂体后叶素含有宫缩素，能扩张血管，增加血流量，使房水增加，眼压升高；另外，宫缩素也可收缩睫状肌，使晶体凸度加大，前房变浅，引起眼压上升。故在咯血并患有青光眼的患者存在治疗矛盾。

在部分大咯血患者，由于紧张心理，不敢将血液咳出或其他原因导致血块阻塞气道，从而出现低氧血症，甚至呼吸衰竭，此时如应用支气管镜检查，可使血氧分压进一步降低，加重呼吸衰竭。

(三)对策

妊娠、高血压、冠状动脉粥样硬化性心脏病、明显的前列腺增生者不宜使用垂体后叶素。

肾功能不全者在持续滴注垂体后叶素时，应监测电解质和血尿渗透压，及时纠正低钠血症。

青光眼病人应慎用垂体后叶素。

应用其他药物，如普鲁卡因、酚妥拉明、东莨菪碱等。

有一名咯血患者，该患者57岁、男性，入院时心电图正常，经应用垂体后叶素5天后，咯血仍不止，复查心电图提示心肌缺血。若继续应用垂体后叶素存在导致心肌进一步缺血、心绞痛甚至心肌梗死危险，故不宜继续应用该药。因此，停用垂体后叶素，静脉点滴普鲁卡因400mg/天，并加强镇静、减少探视，后咯血逐渐停止，心肌缺血改善。

医生将大咯血患者应用常规机械通气作为禁忌，但血凝块阻塞气道患者如不及时清除血块，则可使患者窒息、死亡。应用支气管镜检查清除血块是治疗措施之一，如何避免或减轻支气管镜检查时缺氧加重，是治疗成功的关键所在。在进行支气管镜检查时应用高频通气，解决了患者血氧饱和度进一步下降的问题。

(陈玉龙)

第四章 呼吸系统气流阻塞性疾病

第一节 慢性阻塞性肺疾病

一、概述

慢性阻塞性肺疾病(COPD)是一种具有气流受限特征的可以预防和治疗的疾病状态,其气流受限不完全可逆、呈进行性发展,并与肺脏对吸入烟草烟雾等有害气体或颗粒引起的异常炎症反应有关。COPD 属于常见的呼吸系统疾病之一,它主要累及肺脏,但也可引起全身或者肺外的不良效应,患病率高,病程长,严重危害患者的身心健康。规范 COPD 治疗药物的安全使用,可有效阻抑病情发展,延缓急性病情加重,改善患者生活质量。

二、病因、发病机制

COPD 发病原因比较复杂,是多种致病因素共同作用的结果,遗传与环境因素都与 COPD 有关。

(一)病因

1.遗传因素　某些遗传因素可增加 COPD 发病的危险性。个人与其兄弟姐妹或父母的肺功能相关,但与配偶无明显相关;同卵双胞胎肺功能的相关性也强于异卵双胞胎。已知的遗传因素为 α_1-抗胰蛋白酶缺乏。欧美研究显示,重度 α_1-抗胰蛋白酶缺乏与肺气肿形成有关。我国人群中 α_1-抗胰蛋白酶缺乏在肺气肿发病中的作用尚未明确,基因多态性在 COPD 的发病中有一定作用。

2.环境因素

(1)吸烟:吸烟是发生 COPD 最常见的危险因素之一。吸烟者呼吸道症状、肺功能受损程度以及患病后病死率均明显高于非吸烟者。被动吸烟亦可引起 COPD 的发生。

(2)职业性粉尘和化学物质:当吸入职业性粉尘,有机、无机粉尘,化学剂和其他有害烟雾的浓度过大或接触时间过长,可引起 COPD 的发生。

(3)室内、室外空气污染:在通风欠佳的居所中采用生物燃料烹饪和取暖所致的室内空气污染是COPD发生的危险因素之一。室外空气污染与COPD发病的关系尚待明确。

(4)感染:感染是COPD发生发展的重要因素之一,主要为病毒和细菌感染,鼻病毒、黏液病毒、腺病毒和呼吸道合胞病毒感染多见,从痰培养结果发现,以流感嗜血杆菌、肺炎球菌、甲型链球菌以及奈瑟球菌较多见。儿童期严重的呼吸道感染与成年后肺功能的下降及呼吸道症状有关。既往肺结核病史与40岁以上成人气流受限相关。

(5)社会经济状况:COPD发病与社会经济状况相关。这可能与低社会经济阶层存在室内室外空气污染暴露、居住环境拥挤、营养不良等状况有关。此外寒冷也常为慢阻肺发作的重要原因和诱因:寒冷空气刺激呼吸道,反射性收缩支气管平滑肌,引起黏膜血液循环障碍、分泌物排出障碍,进而导致继发感染。

(二)发病机制

COPD的病因不甚清楚,发病机制复杂,仍未完全阐明。目前研究认为,弹性蛋白酶-抗蛋白酶失衡、慢性炎症、氧化-抗氧化失衡是COPD形成的主要可能机制。

1.弹性蛋白酶-抗蛋白酶失衡 人体内存在着弹性蛋白酶和弹性蛋白酶抑制因子,主要为α_1-抗胰蛋白酶(α_1-AT),这二者之间的平衡是保护肺组织结构免受破坏的重要环节。在正常情况下,这二者是平衡状态,但如果弹性蛋白酶增加或其抑制因子减少,导致不平衡状态,就可引起肺气肿。有研究表明,肺气肿患者因α_1-AT遗传性缺乏引起的只占很少比例,这说明除弹性蛋白和α_1-AT以外,还有其他的因素参与发病。遗传因素以外的其他原因,如吸烟引起的氧化和水解反应等,也是导致抗蛋白酶的失活的发病机制之一。

2.慢性炎症 烟草、烟雾等慢性刺激物作用于肺部,使肺部出现异常炎症反应。COPD可累及气道、肺实质和肺血管,表现为出现以中性粒细胞、巨噬细胞、淋巴细胞浸润为主的慢性炎症反应。这些细胞释放炎症介质与气道和肺实质的结构细胞相互作用,进而促使T淋巴细胞(尤其是CD_8^+)和中性粒细胞及嗜酸性粒细胞在肺组织聚集,释放白三烯(LTB4)、白介素8(IL-8)、肿瘤坏死因子α(TNF-α)等多种介质,引起肺结构的破坏。氧化、抗氧化失衡和蛋白酶、抗蛋白酶失衡以及自主神经系统功能紊乱,胆碱能神经张力增高等进一步加重COPD肺部炎症和气流受限。COPD的炎症反应不仅局限于肺部,亦产生全身不良效应。患者发生骨质疏松、抑郁、慢性贫血及心血管疾病的风险增加。COPD全身不良效应具有重要的临床意义,会影响患者的生活质量和预后。

3.氧化-抗氧化失衡 人体内存在氧化物毒性氧化作用与抗氧化保护作用之间的平衡,以此维持肺细胞的正常结构和功能。氧化物可由很多途径产生:肺正常细胞呼吸产生、炎症中的巨噬细胞产生、吸入污染物。内源性和外源性的氧自由基都会使抗蛋白酶失活、损伤肺弹性蛋白和胶原、干扰弹性蛋白的合成和修复,从而导致肺气肿。

三、临床特征、分型与诊断

(一)临床特征

1.症状

(1)慢性咳嗽:常为首发症状。初为间断性咳嗽,早晨较重,以后早晚或整日均可有咳嗽,夜间咳嗽常不显著。少数患者无咳嗽症状，但肺功能显示明显气流受限。

(2)咳痰：咳少量黏液性痰，清晨较多。合并感染时痰量增多，可有脓性痰。少数患者咳嗽不伴咳痰。

(3)气短或呼吸困难：气短或呼吸困难是COPD的典型表现。早期仅于活动后出现，后逐渐加重，严重时日常活动甚至休息时也感气短。

(4)喘息：部分患者，特别是重度患者可出现喘息症状。

(5)全身性症状：体重下降、食欲减退、外周肌肉萎缩和功能障碍、精神抑郁和(或)焦虑等。

2.体征　COPD早期体征不明显。随着疾病进展可出现以下体征：

(1)一般情况：黏膜及皮肤发绀，严重时呈前倾坐位，球结膜水肿，颈静脉充盈或怒张。

(2)呼吸系统：呼吸浅快，辅助呼吸肌参与呼吸运动，严重时可呈胸腹矛盾呼吸；桶状胸，胸廓前后径增大，肋间隙增宽，剑突下胸骨下角增宽；双侧语颤减弱；肺叩诊可呈过清音，肺肝界下移；两肺呼吸音减低，呼气相延长，有时可闻干性啰音和(或)湿性啰音。

(3)心脏：可见剑突下心尖搏动；心脏浊音界缩小；心音遥远，剑突部心音较清晰响亮，出现肺动脉高压和肺心病时P2＞A2，三尖瓣区可闻收缩期杂音。

(4)腹部：肝界下移，右心功能不全时肝颈反流征阳性，出现腹水移动性浊音阳性。

(5)其他：长期低氧病例可见杵状指(趾)，高碳酸血症或右心衰竭病例可出现双下肢可凹性水肿。

(二)严重程度分级、分型和临床分期

1.严重程度分级　第一秒用力呼气容积占用力肺活量百分比($FEV_1/FVC\%$)是评价气流受限的一项敏感指标。第一秒用力呼气容积占预计值百分比($FEV_1\%$预计值)常用于COPD病情严重程度的分级评估。根据这些预计值和临床表现，可对COPD的严重程度作出临床严重度分级(表4-1)。

表4-1　COPD的临床严重程度分级

分级	临床特征
Ⅰ级(轻度)	$FEV_1/FVC<70\%$； $FEV_1\geqslant80\%$预计值； 伴或不伴有慢性症状(咳嗽、咳痰)
Ⅱ级(中度)	$FEV_1/FVC<70\%$； $50\%\leqslant FEV_1<80\%$预计值； 常伴有慢性症状(咳嗽、咳痰、活动后呼吸困难)
Ⅲ级(重度)	$FEV_1/FVC<70\%$； $30\%\leqslant FEV_1<50\%$预计值； 多伴有慢性症状(咳嗽、咳痰、呼吸困难)，反复出现急性加重
Ⅳ级(极重度)	$FEV_1/FVC<70\%$； $FEV_1<30\%$预计值或$FEV_1<50\%$预计值； 伴慢性呼吸衰竭，可合并肺心病及右心功能不全或衰竭

2.临床分型　COPD的临床表现可分为支气管炎型[发绀臃肿型(BB)]和气肿型[(无绀喘

息型(PP)](表 4-2),还有不少患者并不符合某一种类型的典型表现。

表 4-2 COPD 的两种分型

	支气管炎型(BB)	气肿型(PP)
临床特征	肥胖、发绀、颈静脉怒张、下肢水肿、反复呼吸道感染及右心衰竭。咳嗽多在呼吸困难前发生,痰多,脓性	消瘦、气促、不发绀、较少发生右心衰竭。咳嗽多发生在呼吸困难之后,痰少,黏液性
支气管黏液腺肥大	显著	不显著
肺气肿程度	不严重	严重
通气功能(FEV_1、MMEF、MBC 等)	减低	减低
肺总量	轻度增高	显著增高
气体分布	不均匀	均匀
弥散功能	正常	减低
PaO_2(mmHg)	<70	>70
$PaCO_2$(mmHg)	>45	<45
血细胞比容(%)	>0.50	多<0.45
胸部 X 线征象	肺气肿不显著,肺野正常或充血,心脏扩大	肺气肿显著,周围肺血管纤细,心脏正常或狭长垂直

注:FEV_1,第一秒用力呼气量;MMEF,最大呼气中段流量;MBC,最大通气量;PaO_2,动脉血氧分压;$PaCO_2$,动脉血二氧化碳分压。

3.病程分期

(1)稳定期:患者咳嗽、咳痰、气短等症状稳定或症状较轻。

(2)急性加重期:通常指患者短期内咳嗽、咳痰、气短和(或)喘息加重,痰量增多,呈脓性或黏脓性,可伴发热等炎症明显加重的表现。在疾病过程中,病情出现超越日常状况的持续恶化,并需改变 COPD 的日常基础用药。

(三)诊断

COPD 的诊断,特别是早期诊断较难,应结合症状、体征、危险因素接触史(尤其是吸烟史)、胸部 X 线检查以及肺功能检查综合判断。不完全可逆的气流受限是 COPD 诊断的必备条件。吸入支气管舒张药后 $FEV_1/FVC<70\%$ 可确定为不完全可逆性气流受限。少数患者并无咳嗽、咳痰、明显气促等症状,仅在肺功能检查时发现 $FEV_1/FVC<70\%$,在除外其他疾病后,亦可诊断为 COPD。

应注意与肺结核、哮喘、充血性心力衰竭、闭塞性细支气管炎、弥漫性泛细支气管炎及职业性肺病的鉴别诊断。

1.肺功能检查　肺功能检查,尤其是通气功能检查对 COPD 诊断及病情严重程度分级评估具有重要意义。

(1)FEV_1/FVC 与 FEV_1 常用于 COPD 病情严重程度的分级评估,其变异性小,易于操作。吸入支气管舒张剂后 $FEV_1/FVC<70\%$，提示为不能完全可逆的气流受限。

(2)肺总量(TLC)、功能残气量(FRC)、残气量(RV)增高和肺活量(VC)减低，提示肺过度充气。由于 TLC 增加不及 RV 增加程度明显，故 RV/TLC 增高。

(3)一氧化碳弥散量(DL_{CO})及 DL_{CO} 与肺泡通气量(VA)比值(DL_{CO}/VA)下降，表明肺弥散功能受损，提示肺泡间隔的破坏及肺毛细血管床的丧失。

(4)支气管舒张试验：以吸入短效支气管舒张剂后 FEV_1 改善率≥12%且 FEV_1 绝对值增加超过 200ml，作为支气管舒张试验阳性的判断标准。其临床意义在于：①有助于 COPD 与支气管哮喘的鉴别，或提示二者可能同时存在；②不能可靠预测患者对支气管舒张剂或糖皮质激素治疗的反应及疾病的进展；③受药物治疗等因素影响，敏感性和可重复性较差。

2.胸部 X 线影像学检查

(1)X 线胸片检查：发病早期胸片可无异常，以后出现肺纹理增多、紊乱等非特异性改变；发生肺气肿时可见相关表现：肺容积增大，胸廓前后径增长，肋骨走向变平，肺野透亮度增高，横膈位置低平，心脏悬垂狭长，外周肺野纹理纤细稀少等；并发肺动脉高压和肺源性心脏病时，除右心增大的 X 线征象外，还可有肺动脉圆锥膨隆，肺门血管影扩大，右下肺动脉增宽和出现残根征等。胸部 X 线检查对确定是否存在肺部并发症及与其他疾病(如气胸、肺大疱、肺炎、肺结核、肺间质纤维化等)鉴别有重要意义。

(2)胸部 CT 检查：高分辨 CT(HRCT)对辨别小叶中心型或全小叶型肺气肿及确定肺大疱的大小和数量，有很高的敏感性和特异性，有助于 COPD 的表型分析，对判断肺大疱切除或外科减容手术的指征有重要价值，对 COPD 与其他疾病的鉴别诊断有较大帮助。

3.血气分析检查　可据以诊断低氧血症、高碳酸血症、酸碱平衡失调、呼吸衰竭及其类型。

4.其他实验室检查　血红蛋白、红细胞计数和血细胞比容可增高。合并细菌感染时白细胞可升高，中性粒细胞百分比增加。

痰涂片及痰培养可帮助诊断细菌、真菌、病毒及其他非典型病原微生物感染；血液病原微生物核酸及抗体检查、血培养可有阳性发现；病原培养阳性行药物敏感试验有助于合理选择抗感染药物。

可行其他有助于病理生理判断和并发症诊断的相关检查。

四、治疗原则与策略

对于 COPD 患者来说，治疗的目的在于改善呼吸，提高生活质量。治疗也应围绕以下几个方面进行：

1.戒烟、避免或防止粉尘、烟雾和有害气体的吸入；

2.解除气道阻塞中的可逆因素，减缓肺功能下降的过程；

3.控制咳嗽和痰液的生成；

4.预防和消除呼吸道感染；

5.控制各种并发症。

应当根据 COPD 的临床严重程度(参照卫生部办公厅印发的《慢性阻塞性肺疾病诊疗规

范 2011 年版》)，见表 4-3 区别严重程度便于分级治疗。

表 4-3　COPD 的分级治疗

分级	0 级：存在危险因素	Ⅰ级：轻度	Ⅱ级：中度	Ⅲ级：重度	Ⅳ级：极重度
特征	正常肺功能暴露危险因素	FEV_1/FVC < 70%　FEV_1 ≥ 80%预计值	FEV_1/FVC < 70%　50% ≤ FEV_1 < 80%预计值	FEV_1/FVC<70%　30%≤ FEV_1 < 50%预计值	FEV_1/FVC < 70%　FEV_1<30%预计值或 FEV_1<50%预计值但有慢性呼吸衰竭
	慢性咳嗽、咳痰	有或无咳嗽、咳痰	有或无咳嗽、咳痰	有或无咳嗽、咳痰	

五、常用药物的安全应用

COPD 是一种严重危害人民健康的常见病、多发病，需要进行长期的规范化治疗。除了戒烟、康复锻炼、增强体质等治疗外，患者还应注意合理用药。治疗 COPD 常用药物有以下几种。

(一)支气管扩张剂

支气管扩张剂主要治疗目的是通过药物松弛支气管平滑肌，使支气管舒张，从而缓解气流阻塞症状。短期按需应用支气管扩张剂可缓解患者的症状，长期规则应用则可预防和减轻患者的症状，增加其运动耐力。由于吸入剂比口服药物不良反应小，因此目前多首选吸入剂进行治疗。短效支气管舒张剂价格便宜，但其效果不如长效制剂。联合使用作用机制不同或作用时间不同的药物治疗比单一用药的作用强，并且不良反应少。目前很多研究证明，联合应用 β_2 受体激动剂、抗胆碱药物或茶碱，COPD 患者的肺功能与健康状况可获进一步的改善。在 COPD 急性发作期同时应用 β_2 受体激动剂和胆碱能受体拮抗剂，由于其疗效叠加，患者 FEV_1%水平显著提高，急性发作期的时间亦大为减少。对于 COPD 稳定期患者，由于气流受限持续存在，药物作用时间长短远较其起效快慢重要，所以首选胆碱能受体拮抗剂。

支气管扩张剂主要包括：β_2 受体激动剂、抗胆碱能药物、茶碱类药物等。

Ⅰ.β_2 受体激动剂

目前临床常用的 β_2 受体激动剂有特布他林、沙丁胺醇等。短期定量雾化吸入，数分钟即起效。长效制剂沙美特罗吸入或班布特罗、福莫特罗口服可用于夜间或凌晨缓解症状。有研究认为，福莫特罗和沙美特罗、噻托溴铵对改善患者肺功能、缓解症状的作用效果均优于短效抗胆碱药(异丙托溴铵)。因此认为，长效支气管舒张剂适用于轻度和中度患者。

沙丁胺醇

【适应证】

用于防止支气管哮喘，哮喘型支气管炎和肺气肿患者的支气管痉挛。制止发作多用气雾吸入，预防发作可口服，COPD 稳定期和急性发作期均可使用。雾化吸入硫酸沙丁胺醇溶液，能迅速缓解 COPD 急性发作患者症状，缩短抗菌药物、茶碱类药物及糖皮质激素的应用时间，安全有效,可作为治疗老年COPD急性发作常规用药之一。此外,沙丁胺醇雾化吸入在COPD急性加重期的临床疗效确切,能明显改善患者的临床症状和肺功能。

Ⅱ.抗胆碱药

抗胆碱能药物是选择性支气管扩张药,在COPD治疗中比β_2受体激动药更见疗效。COPD患者由于存在气道狭窄,同样程度的胆碱能张力会对气道阻力产生更大的效应。因此,抗胆碱能药物会产生更大的支气管舒张效果。目前临床上常用的抗胆碱能药物主要是异丙托溴铵和噻托溴铵。异丙托溴铵作用机制是阻断M胆碱受体。虽然其起作用的时间比沙丁胺醇等短效β_2受体激动剂慢,但持续时间长。且该药不良反应小,长期吸入可改善COPD患者健康状况。

Ⅲ.甲基黄嘌呤类药物

茶碱有兴奋中枢神经系统,改善呼吸肌功能,扩张全身和肺血管,增加水、盐排出,改善心搏血量等治疗作用;与β_2受体激动剂或抗胆碱能药物相比,其支气管扩张作用相对较弱;小剂量茶碱所具有的某些抗炎作用已引起人们的重视。茶碱的血药浓度监测对疗效和副作用的估计有一定意义。某些因素可影响茶碱的血药浓度,如饮酒、吸烟、服用抗惊厥药、利福平等可减少茶碱血药浓度;同时服用西咪替丁、大环内酯类药物、氟喹诺酮类药物、避孕药以及老人、持续发热、心力衰竭和肝功能明显障碍者等可使茶碱血药浓度增加。此外,茶碱类药物与沙丁胺醇或异丙托品等共用时,可达到最大程度的解痉作用。

(二)糖皮质激素

肾上腺糖皮质激素是目前最为有效的抗变态反应药物,已作为一线平喘药物用于临床。其平喘作用机制包括:①抑制参与炎症反应的免疫细胞如T或B淋巴细胞、巨噬细胞、嗜酸性粒细胞的活性和数量;②干扰花生四烯酸代谢,减少白三烯和前列腺素的合成;③抑制炎性细胞因子如IL-1β、TNF-α及干扰素(IFN-γ)等的生成;④稳定肥大细胞溶酶体膜,减少细胞黏附分子、趋化因子等炎性介质的合成与释放;⑤增强机体对儿茶酚胺的反应性,减少血管渗出及通透性。此外,还可能与抑制磷酸二酯酶、增加细胞内cAMP含量、增加肺组织中β受体的密度、具有黏液溶解作用等有关。

根据哮喘患者病情,糖皮质激素类给药方式可有以下两种:

1.*全身用药* 当严重哮喘或哮喘持续状态经其他药物治疗无效时,可通过口服或注射给予糖皮质激素控制症状,待症状缓解后改为维持量,直至停用。常用泼尼松、泼尼松龙及地塞米松。

2.*局部吸入* 为避免长期全身用药所致的严重不良反应,目前多采用局部作用强的肾上腺糖皮质激素如倍氯米松、布地奈德、氟替卡松等气雾吸入。因上述两种方式给药后均需一潜伏期,在哮喘急性发作时不能立即奏效,故应作为预防性平喘用药或与其他速效平喘药联合应用。

(三)祛痰药

在COPD患者的气道内有大量的分泌物,容易引发感染。祛痰药通过溶解痰液,有利于气道引流通畅,达到改善通气目的。

（四）抗氧化剂

研究表明吸烟的COPD患者气道、呼吸、血、尿中均提示氧化/抗氧化失衡的存在，其可能的主要原因是：①吸烟或其他因素导致的体内氧化物生成增加、白细胞释放活性氧增加导致氧化负担加重；②机体抗氧化物损耗或缺乏所导致的抗氧化能力的下降。氧化/抗氧化失衡可导致抗蛋白酶失活、气道上皮损伤、黏液分泌过多、增加中性粒细胞在肺微脉管系统的聚集以及前炎症介质的基因表达，此外，氧化物质还能够直接对肺组织造成损伤。因此使用抗氧化剂是临床对抗COPD患者的氧化/抗氧化失衡的治疗措施之一。

（五）疫苗

主要指流感疫苗和肺炎疫苗。接种流感疫苗可预防流感，避免流感引发的急性加重，减少COPD患者的严重程度和死亡，可每年给予1次（秋季）或2次（秋、冬）。它含有灭活的或活的、无活性病毒，应每年根据预测的病毒种类制备，适用于各级临床严重程度的COPD患者。

建议年龄超过65岁及虽低于此年龄但FEV_1＜40％预计值的患者，可接种肺炎链球菌多糖疫苗等以预防呼吸道细菌感染。肺炎球菌疫苗含有23种肺炎球菌荚膜多糖，已在COPD患者中应用，但尚缺乏有力的临床观察资料。

Ⅰ.流行性感冒裂解疫苗

【制剂与规格】 注射剂：0.5ml。

【药理作用】

本品是一种流行性感冒裂解疫苗，它促进对流行性感冒病毒的主动免疫。注射该疫苗后7天内，就会出现血中血凝素抗体升高，外周血淋巴细胞作好准备对体外疫苗抗原的刺激产生反应。肌内注射灭活疫苗可使上、下呼吸道出现局部IgG抗体。

【适应证】

本品适用于成人及3岁以上儿童。本品适用于以下人群的主动免疫：

1.有以下疾病的成人和儿童：①需定期随诊或住院的慢性心、肺疾病，包括支气管肺发育不良、囊性纤维化和哮喘；②其他慢性疾病，如糖尿病和其他代谢病、癌症、免疫缺陷（包括艾滋病感染）或免疫抑制、肾脏疾病、血红蛋白病和贫血。至今为止，在45岁以上的人群中，慢性心、肺疾病是流行性感冒相关死亡率的最重要的危险因数。

2.年龄≥65岁的老年人。

3.长期用阿司匹林治疗的儿童和青少年（6个月至18岁）。其可能增加流行性感冒后发生瑞氏综合征的风险。

4.感染HIV的艾滋病患者。

5.与以上高危人群有广泛接触的医务人员以及以上高危人群的家人，包括儿童。

6.为社区提供服务的人群可考虑接种疫苗，以在流行期间最大限度地减少不得不终止日常服务的可能性。对那些希望降低获得性感染机会的人亦可接种疫苗。

7.易发生流行性感冒并发症的高危人群，启程去流行性感冒很可能流行的国外旅行前应接种目前可获得的最新的疫苗。

【用法用量】

成人及较大的儿童，建议疫苗接种部位为三角肌。而婴儿及较小的儿童则选择大腿的前外侧。

流行性感冒疫苗接种剂量，按年龄分组：①3～8岁，0.50ml 1或2次*，肌内注射；②9～12岁，0.50ml 1次，肌内注射；③13岁或以上，0.50ml 1次，肌内注射。

注：*9岁以下的儿童首次接种流行性感冒疫苗，建议2次接种时间相隔至少1个月。35个月至6岁的儿童发生高热惊厥的可能性较大，对此年龄段的儿童在疫苗接种前应注意权衡风险及获益。

【注意事项】

禁用：急性呼吸道感染或其他急性感染或严重发热性疾病。已知对硫柳汞过敏的人禁用。

特殊人群用药：对于处于妊娠期的妇女，如果是感染流感病毒的危险人群，应将感染流感的风险与接种疫苗的风险进行慎重评估。

其他注意事项：①本品含有微量的卵蛋白，对那些吃蛋后发生严重过敏反应（荨麻疹、口及喉部水肿、呼吸困难、低血压和休克）的人，不建议接种此疫苗；②对患急性神经系统性疾病的人，疫苗接种可延缓，但当病情稳定后可考虑接种疫苗；③正在接受免疫抑制治疗的患者，在接种该疫苗后可能不会产生正常的免疫反应；④备好无菌盐酸肾上腺素溶液1∶1000以防急性严重过敏反应发生。

【不良反应】

流行性感冒裂解疫苗注射后有局部注射部位的红、肿及全身反应，如发热、头痛、肌痛。注射部位的疼痛是最常见的症状，一般为轻度，且于次日即可缓解。全身症状中，头痛和肌痛最常见，这些症状与局部症状一样，一般为轻度，持续时间短。速发型过敏反应，如风疹、血管水肿或全身严重过敏反应极其罕见。这些反应可能是对疫苗的一些成分过敏，尤其是残留的卵蛋白。有报道在接种流行性感冒疫苗后出现一些眼-呼吸道综合征。此综合征表现为双侧结膜充血和视觉症状和（或）呼吸道症状或面部水肿，通常在注射疫苗后2～24小时发生，症状持续不超过48小时。双侧眼红的发生率小于1%。最常见的症状为声音嘶哑和咳嗽，发生率为1.5%。还有一些与流行性感冒疫苗有关的其他神经系统疾病的报道，包括面瘫、脑炎、脑病、脱髓鞘疾病和内耳迷路炎。尚未明确这些疾病与流行性感冒疫苗的关系。

Ⅱ.23价肺炎球菌多糖疫苗

【制剂与规格】

本品规格为每瓶0.5ml，含纯化的23种血清型肺炎球菌荚膜多糖各25μg。

【药理作用】

23价肺炎球菌多糖疫苗由23种血清型肺炎球菌多糖抗原组成，能诱导机体产生体液免疫。对由23种最常见血清型引起的肺炎球菌感染性疾病产生保护，其免疫覆盖率占引起肺炎球菌感染血清型的90%。用于预防在疫苗中含有的肺炎双球菌型引起的肺炎、脑炎、中耳炎和菌血症等疾病。本品不对疫苗中所含荚膜型以外的肺炎双球菌型产生免疫作用。

【适应证】

用于2岁以上的以下人群的接种：

1.选择性接种　①50岁及超过50岁以上者；②患有可增加肺炎球菌感染性疾病危险的慢

性疾病者,如心血管疾病、肺部疾患、肝及肾脏功能受损者;③免疫缺陷患者,如脾切除者或是由镰状细胞性疾病及其他原因引起的脾功能障碍者;④患其他慢性疾病而可能感染肺炎球菌的高危人群(如酒精滥用)及并存如糖尿病、慢性脑脊髓液渗漏、免疫抑制等因此可引起更严重的肺炎球菌病患者或是反复发作的上呼吸道疾病,包括中耳炎、副鼻窦炎等;⑤霍奇金病患者。

2.群体接种 ①群体接触密切者,如寄宿学校、养老院及其他相似场所;②具有发生流行性感冒并发症高度危险者,特别是肺炎;③当疫苗中含有的某型肺炎球菌在社区人群中发生爆发流行时,社区人群为高危人群。

3.再接种 ①一般无需对成年人常规再接种;②脾切除者;③10 岁以下脾切除或患有镰状细胞性贫血症的儿童。

【用法用量】

上臂外侧三角肌皮下或肌内注射,每次注射 0.5ml。

1.霍奇金病患者如需接种疫苗可在治疗开始前 10 天给予。如果进行放疗或化疗至少应在开始前 14 天给予,以产生最有效的抗体免疫应答。治疗开始前不足 10 天及治疗期间不主张免疫接种。

2.免疫缺陷患者,应于术前两周接种。

3.脾切除者,每 5 年加强免疫 1 次,每次注射剂量 0.5ml。

4.对 10 岁以下脾切除或患有镰状细胞性贫血的儿童,应每隔 3～5 年加强免疫一次,每次注射 0.5ml。

【注意事项】

禁用:①对疫苗中任何成分过敏者禁用本品;②除接种对象项目中所列适用者外,均禁止接种本品。

特殊人群用药:孕期、哺乳期妇女,以及 2 岁以下儿童不应使用本品。

其他注意事项:①疫苗浑浊、有异物、玻璃管制抗生素瓶有裂纹、过期失效等,均不可使用;②本品禁用于静脉和皮内注射;③本品可与其他疫苗,尤其是流感疫苗或属于计划免疫的疫苗进行联合接种,但应在不同部位进行;④本疫苗用于正在进行免疫抑制治疗的患者,则血清中可能不出现所期望的抗体反应;⑤有严重心脏和肺部疾病的患者使用本品时应极为慎重。⑥因对疫苗成分过敏而引起的急性反应,应注射 1∶1000 的肾上腺素。

【不良反应】

可能在注射部位出现暂时的疼痛、红肿、硬结和短暂的全身发热反应等轻微反应,一般均可自行缓解。必要时可给予对症治疗。罕见的不良反应有头痛、不适、虚弱乏力,淋巴结炎、过敏样反应,血清病,关节痛,肌痛,皮疹,荨麻疹。对稳定的特发性血小板减少性紫癜的患者,会极偶然地在接种后的 2～14 天血小板减少复发,并可持续 2 周。在接种肺炎双球菌疫苗的人群中,也罕有神经系统异常的报道,如感觉异常、急性神经根病变等,但与其因果关系尚未被证实。

(六)抗生素

COPD 患者稳定期通常无需抗菌药物治疗。当患者呼吸困难加重,咳嗽伴有痰量增多及脓性痰时，应根据病情严重程度，结合当地常见致病菌类型、耐药趋势和药敏情况尽早选择抗菌药物治疗。

通常COPD轻度或中度患者急性加重时，主要致病菌常为肺炎链球菌、流感嗜血杆菌及卡他莫拉菌等。COPD重度或极重度患者急性加重时，除上述常见致病菌外，常有肠杆菌科细菌、铜绿假单胞菌及耐甲氧西林金黄色葡萄球菌等感染。发生铜绿假单胞菌感染的危险因素有：近期住院、频繁应用抗菌药物、以往有铜绿假单胞菌分离或定植等。根据可能的细菌感染谱采用适当的抗菌药物治疗。详见表4-4。

表4-4　COPD急性加重期抗菌药物应用参考表

病情	可能的病原菌	宜选用的抗生素
轻度及中度COPD急性加重	流感嗜血杆菌、肺炎链球菌、卡他莫拉菌	青霉素、β内酰胺/酶抑制剂（阿莫西林/克拉维酸等）、大环内酯类（阿奇霉素、克拉霉素、罗红霉素等）、第1代或第2代头孢菌素（头孢呋辛、头孢克洛等）、多西环素、左氧氟沙星等，一般可口服
重度及极重度COPD急性加重 无铜绿假单胞菌感染危险因素	流感嗜血杆菌、肺炎链球菌、卡他莫拉菌、肺炎克雷伯杆菌、大肠杆菌、肠杆菌属等	β内酰胺/酶抑制剂、第二代头孢菌素（头孢呋辛等）、氟喹诺酮类（左氧氟沙星、莫西沙星、加替沙星等）、第三代头孢菌素（头孢曲松、头孢噻肟等）
重度及极重度COPD急性加重	以上细菌及铜绿假单胞菌	第三代头孢菌素（头孢他啶）、头孢哌酮/舒巴坦、哌拉西林/他唑巴坦、亚胺培南、美洛培南等
有铜绿假单胞菌感染危险因素		也可联合应用氨基糖苷类、喹诺酮类（环丙沙星等）

（赵　卉）

第二节　支气管哮喘

【定义及概况】

支气管哮喘通常简称为哮喘，但并非所有有哮喘症状的病人都是支气管哮喘，根据中华医学会呼吸学会2008年修订的支气管哮喘诊疗指南，支气管哮喘定义如下：哮喘是由多种细胞包括气道的炎性细胞和结构细胞（如嗜酸粒细胞、肥大细胞、T淋巴细胞、中性粒细胞、平滑肌细胞、气道上皮细胞等）和细胞组分参与的气道慢性炎症性疾病。这种慢性炎症导致气道高反应性，通常出现广泛多变的可逆性气流受限，并引起反复发作性的喘息、气急、胸闷或咳嗽等症状，常在夜间和（或）清晨发作、加剧，多数患者可自行缓解或经治疗缓解。

【病因】

支气管哮喘的发病原因极为复杂，至今尚无满意的分类方法，目前多主张将引起支气管哮喘的诸多因素分为哮喘发病的危险因素包括宿主因素(遗传因素)和环境因素两个方面。

(一)遗传因素

哮喘是一种具有复杂性状的,具有多基因遗传倾向的疾病。其特征为:①外显不全;②遗传异质化;③多基因遗传;④协同作用。通过哮喘遗传学协作研究组(CSGA)对三个种族140个家系的研究表明染色体可能含有哮喘易感因素,且特异性哮喘易感基因只有相对重要,同时也表明环境因素或调节基因在疾病表达方面,对于不同的种族可能存在差异。

(二)环境因素

变应原是哮喘激发的主要因素,包括室内变应原和职业性变应原。屋螨是最大的室内变应原,是世界范围内重要的发病因素。家中饲养的宠物如猫、狗、鸟释放的变应原在它们的皮毛、唾液、尿液与粪便等分泌物中,是引起哮喘急性发作的主要危险因子。真菌也是室内空气中的变应原之一,特别是阴暗、潮湿以及通风不良的地方,常见为青霉、曲霉、交链孢素、分支孢子菌和念珠菌等。其中链格孢酶已被确认为致哮喘的危险因子。常见的室外变应原有花粉与草粉。可引起职业性哮喘常见的变应原有谷物粉、面粉、木材、饲料、茶、咖啡豆、家蚕、鸽子、蘑菇、抗生素、异氰酸盐、邻苯二甲酸、松香、活性染料、过硫酸盐、乙二胺等。药物及食物添加剂:阿司匹林和一些非皮质激素抗炎药是药物所致哮喘的主要变应原。

很多报道认为室外大气中非抗原物质是哮喘发病率上升的一个重要原因。这些物质可引起人体肺功能、气道反应性及免疫系统的变化,导致哮喘患者对抗原的敏感性增强,使哮喘发病率上升及症状加重。

此外感染,包括细菌、病毒、原虫、寄生虫等也是引起哮喘急性发作的主要原因之一,其中呼吸道病毒感染与哮喘发作有密切联系,婴儿支气管病毒感染作为哮喘发病的启动病因尤其受到关注。呼吸道常见病毒有呼吸道合胞病毒(RSV)、腺病毒、流感病毒、副流感病毒、冠状病毒以及某些肠道病毒,合胞病毒是出生后第一年的主要病原。与成人哮喘有关的病毒以鼻病毒和流感病毒为主。

围产期胎儿的环境:由于在整个妊娠期胎盘主要产生辅助性Ⅱ型T细胞(Th2)细胞因子,因而在肺的微环境中,Th2的反应是占优势的,若母亲已有特异性体质,又在妊娠期接触大量的变应原或受到呼吸道病毒特别是合胞病毒的反复感染,即可能加重其Th2调控的变态反应,以致增加出生后变态反应和哮喘发病的可能性。

其他:剧烈运动,气候转变及多种非特异性刺激如吸入冷空气、蒸馏水雾滴等。此外,精神因素亦可诱发哮喘。

【发病机制】

(一)基本发病机制

1.免疫学机制　免疫系统中体液介导和细胞介导的免疫均参与哮喘的发病,Ⅰ型变态反应和IgE合成调控紊乱抗原(变应原)初次进入人体后,作用于B淋巴细胞,使之成为浆细胞而产生IgE,IgE吸附于肥大细胞或嗜碱粒细胞上,其Fc段与细胞膜表面的特异性受体结合,使IgE牢固吸附于细胞膜上,致使机体处于致敏状态。当相应抗原再次进入致敏机体时,即吸附在肥大细胞及嗜碱粒细胞膜上与IgE结合,导致细胞膜脱颗粒,释放一系列化学介质包括组胺、慢反应物质、缓激肽、5-羟色胺和前列腺素等,这些生物活性物质可导致毛细血管扩张、通透性增强、平滑肌痉挛和腺体分泌亢进等生物效应作用，引起支气管哮喘。近来认为炎症细胞尤其是Th1细胞向Th2的漂移可导致多种炎性介质如白介素-4、白介素-5等的产生，使气道病变加重，炎症细胞浸润增加，产生哮喘的临床症状，这是一个典型的变态反应过程。

2.气道炎症　气道慢性炎症被认为是哮喘的本质，活化的Th2细胞分泌的细胞因子可以直接激活肥大细胞、嗜酸粒细胞及肺泡巨噬细胞等多种炎症细胞，使之在气道浸润和聚集。这些细胞相互作用可分泌出50多种炎症介质和25种以上的细胞因子，构成了一个与炎症细胞相互作用的复杂网络，使气道反应性增高，气道收缩，黏液分泌增加，血管渗出增多。此外，各种细胞因子及环境刺激因素可作用于气道上皮细胞，后者分泌内皮素-1及基质金属蛋白酶(MMP)并活化各种生长因子特别是转移生长因子-β(TGF-β)。以上因子共同作用于上皮下成纤维细胞和平滑肌细胞，使之增殖而引起气道重塑。由血管内皮及气道上皮细胞产生的黏附分子(AMs)可介导白细胞与血管内皮细胞的黏附，白细胞由血管内转移至炎症部位，是加重气道炎症的另一个机制。

3.气道高反应性　气道肺表面活性物质可以维持气道稳定性，防止液体在管腔聚集，促进液体清除，在局部形成阻止吸入颗粒物质的屏障，并有调节免疫的重要功能。哮喘时肺表面活性物质功能失常主要的原因是气道内血浆蛋白渗出，导致局部蛋白浓度增高，而多种蛋白(如白蛋白、纤维蛋白)均可抑制肺表面活性物质的功能。

(二)非典型表现发病机制

神经机制：支气管受复杂的自主神经支配，除胆碱能神经、肾上腺素能神经外，还有非肾上腺素能、非胆碱能(NANC)神经系统。支气管哮喘与β-肾上腺素受体功能低下和迷走神经张力亢进有关，并可能存在有α-肾上腺素能神经的反应增加，NANC能释放舒张支气管平滑肌的神经介质，如血管活性肠肽(VIP)、一氧化氮(NO)，及收缩支气管平滑肌的介质如P物质、神经激肽，两者平衡失调，则可引起支气管平滑肌收缩，导致支气管哮喘的发作。

【病理】

广泛的气道狭窄是产生哮喘临床症状最重要的基础。气道狭窄的机制包括：支气管平滑肌收缩、黏膜水肿、慢性黏液栓形成，气道重塑及肺实质弹性支持的丢失。

哮喘发作早期或急性发作时产生的气道狭窄多为气道平滑肌收缩和黏液水肿，此时，很少发现器质性改变，气道狭窄有较大的可逆性，随着病情持续、黏膜水肿进一步发展，且由于炎性细胞特别是嗜酸粒细胞聚集，黏液分泌亢进，可出现慢性黏液栓形成，此时，临床持续且缓解不完全。若哮喘反复发作，即可进入气道不完全可逆阶段，主要表现为支气管平滑肌肥大，气道上皮细胞下的纤维化，及气道重塑、周围组织对气道的支持作用消失。

【病理生理】

阻塞性通气障碍为哮喘的主要病理生理学表现，可见气道黏膜水肿、炎性细胞浸润和气道壁的增厚，黏膜下胶原沉积引起基质成分增加，平滑肌肥大与增生，黏液腺肥大及黏液分泌细胞增生等，形成气道重构。而气道重构可加重气道阻塞。哮喘时气道重构的主要病理学改变为气道壁的增厚。气道壁增厚可累及全部支气管树，但主要以膜性和小的软管性气道为主。气道壁的各个成分均有异常改变，如黏膜上皮脱落及平滑肌收缩时黏膜的折叠，黏膜下胶原沉积引起基质成分增加，平滑肌肥大与增生，外膜新血管形成与局部血容量增加，黏液腺肥大及黏液分泌细胞增生等。以上改变均造成气道壁面积普遍增大。气道重构可加重气道高反应性,导致肺功能持续性与进行性损害。

【临床表现】

(一)常见临床症状和体征

典型的支气管哮喘患者有发作性喘息和呼吸困难,多与接触变应原、冷空气、物理、化学性刺激、病毒性上呼吸道感染、运动等有关。发作时查体在双肺可闻及散在或弥漫性,以呼气相为主的哮鸣音,呼气相延长。上述症状可经治疗缓解或自行缓解。

(二)哮喘的非典型临床表现

体格检查可闻及两肺弥漫性哮鸣音,临床诊断并无困难。近年来对哮喘的认识有了很大的进展,哮喘的本质并不在于支气管平滑肌的异常,而是气道非特异性炎症所引起的气道高反应性,这种高反应性使得平滑肌的刺激阈值降低,容易导致支气管的狭窄使症状发作。但当支气管平滑肌收缩不严重,气流受阻不显著时,可没有明显的喘息症状,两肺听诊也不一定能闻及哮鸣音。但患者可出现支气管激惹现象,表现为反复咳嗽,久治不愈,即所谓"咳嗽变异型哮喘"(CVA)。咳嗽变异型哮喘以干咳为主,双肺无哮鸣音。上呼吸道感染、季节性过敏、运动等可使咳嗽加重。峰流量和 FEV_1 可正常。气管反应性明显增高。抗生素和止咳药物治疗无效。

一般来说双肺哮鸣音是哮喘的典型体征,但并非所有哮喘均如此,除了上面提到的咳嗽变异型哮喘外还有一种特殊类型的重症哮喘——"静息胸"。此种患者入院时病情危重,多出现意识障碍、大汗、重度憋喘、唇甲发绀,查体双肺呼吸动度弱,呼吸音低,无干湿性啰音。分析原因可能为气道被黏液广泛堵塞,通气量下降或患者呼吸肌疲劳,呼吸中枢兴奋性下降,导致呼吸流速减慢,致哮鸣音明显减弱。

【实验室检查】

(一)常见表现

1.痰液检查　常有较多的嗜酸粒细胞,可发现 Curschman 螺旋体。

2.呼吸功能检查

(1)支气管激发或运动试验:用以测定其气道反应性。激发试验只适用于 FEV_1 在正常预计值的 70%以上的患者,在设定的激发剂量范围内,如 FEV_1 下降大于 20%,可诊断为阳性。

(2)支气管舒张试验:用以测定气道受限的可逆性。常用吸入型的支气管舒张药,有沙丁胺醇、特布他林等,如 FEV_1 较用药前增加大于 12%,且其绝对值增加大于 200ml,可诊断为阳性。

3.PEF 变异率 PEF 可反应气道通气功能的变化。

(二)非典型表现

1.变应原皮肤试验能反应人体的特应性体质,70%以上的哮喘患者呈阳性反应。

2.血嗜酸粒细胞计数,哮喘患者可增高。

3.血清免疫球蛋白 E 测定(IgE):约有 50%成年哮喘和 80%以上儿童哮喘患者增高。对哮喘诊断也有一定帮助。

4.呼出气成分如 NO 分压(FeNO)也可作为哮喘时气道炎症的无创性标志物。

【诊断】

几乎所有的哮喘患者都有长期性和发作性的特点，典型的哮喘表现为发作性咳嗽、胸闷及呼吸困难，因此近年认为典型哮喘者多发作 3 次以上。过敏性疾病病史和家族性的哮喘病史对哮喘的诊断很有参考意义。

诊断标准如下。

①反复发作喘息、气急、胸闷或咳嗽，多与接触变应原、冷空气、物理/化学性刺激以及病毒性上呼吸道感染、运动等有关。

②发作时在双肺可闻及散在或弥漫性，以呼气相为主的哮鸣音，呼气相延长。

③上述症状和体征可经治疗缓解或自行缓解。

④除外其他疾病所引起的喘息、气急、胸闷和咳嗽。

⑤临床表现不典型者（如无明显喘息或体征），应至少具备以下 1 项试验阳性：a.支气管激发试验或运动激发试验阳性；b.支气管舒张试验阳性，FEV_1 增加≥12%，且 FEV_1 增加绝对值≥200ml；c.呼气流量峰值（PEF）日内（或 2 周）变异率≥20%。

符合①～④条或④⑤条者，可以诊断为哮喘。

此外另有几种特殊类型的哮喘，临床需引起重视。

1.阿司匹林性哮喘（AIA） 多发生于服用阿司匹林类药物后，潜伏期通常在数分钟至 2h。大多数以血管运动性鼻炎形式发病，常有喷嚏、流涕、鼻塞等先兆症状，继而颜面潮红、结膜充血、大汗淋漓、喘憋唇绀、烦躁不安等。哮喘发作一般持续 1～2h，有时伴皮肤瘙痒、荨麻疹或血管神经性水肿等。根据日本藤田保健卫生大学的资料，AIA 的临床特征包括：①女性患者稍多；②发病年龄多在 20～50 岁左右；③一般无儿童哮喘史，哮喘家族史与特应性哮喘患者接近；④初诊（明确 AIA 诊断前）时重症患者占 60%左右，确诊为 AIA 后通过自我管理的加强，重症患者例数可减少；⑤糖皮质激素依赖者近 50%；⑥多合并有鼻部疾病，包括慢性鼻炎、鼻息肉、鼻窦炎及嗅觉异常，其中鼻息肉与嗅觉异常在其他类型哮喘中较少见，因而较具特征性；⑦末梢血中嗜酸粒细胞比例与另两型哮喘无差异；约 2%的 AIA 患者合并有特应性特征，血 IgE 水平增高。

2.月经性哮喘 指月经前期或月经期哮喘加重的现象，一般常于月经前期出现，因而又称之为月经前期哮喘。月经性哮喘的发病机制尚不清楚，可能与月经周期中体内性激素剧烈波动有关。气道高反应性随月经周期而变化。轻、中度月经性哮喘患者服用袢利尿剂呋塞米有效，有效率为 80%。宜于病情开始恶化即月经期前 3～4 日开始用药，直至病情稳定，月经性哮喘病情恶化至重度时呋塞米无效。有时大剂量类固醇激素也无效，但有人报道肌注黄体酮有效。

3.职业性哮喘 哮喘发作与职业有关者统称职业性哮喘，发病机理主要有三项：①职业接触物作为变应原，引起主要以 IgE 为介导的速发型超敏反应；②职业有害物引起药理介质的释放失调；③职业有害物质的非特异性刺激反应，其中超敏起主导作用。职业性哮喘的临床特点是：患者在就业前不存在哮喘，就业后发生哮喘，患病后每从事有害作业时即引起哮喘发作，而脱离作业或休息后可自行缓解，接触后又可诱发。多见于棉尘肺、霉草肺、蘑菇肺、花粉肺。

4.运动性哮喘（EIA） 运动性哮喘由运动而诱发。运动是一种引发气道狭窄的非药物、非免疫性刺激。其临床特点为:①运动负荷结束后2～10min气道狭窄最明显,30～60min缓解;②偶见迟至运动负荷结束后3～9h发生哮喘;③约半数患者在哮喘后1～3h内发生运动负荷难以诱发气道痉挛的不应期;④运动诱发哮喘常与吸入空气的温湿度相关,干燥冷空气易导致气道痉挛;⑤白三烯受体拮抗剂、β_2受体激动剂和抗变态反应药物对EIA有抑制作用。

【鉴别诊断】

(一)常见表现鉴别诊断

1.慢性支气管炎和肺气肿　慢性支气管炎常发生于吸烟或接触粉尘及其他刺激性烟雾职业的人,其中尤以长期吸烟为最常见的病因。因此患者多为中老年人,大多有长期咳嗽、咳痰史,在寒冷季节时症状加重,病程较长时可合并肺气肿,发生通气功能障碍,而且常易发生胸闷、憋气,双肺可闻哮鸣音,此时与哮喘在症状上较难鉴别,主要靠有无家族、过敏病史鉴别。国内马秀华等利用乙酰甲胆碱作为诱发剂行非特异性支气管激发试验,此方法可作为比较可靠的鉴别手段。但近年来有较多资料认为炎症可通过多种途径使气道反应性增高,尤以病毒感染最受重视。国内丁东杰等通过一组对照研究发现吸入1%异丙基肾上腺素及服用泼尼松后,慢喘支与哮喘两组相比FEV_1改善的阳性率无显著性差异,认为慢喘支本质上是慢单支合并哮喘。这样使慢喘支与哮喘的鉴别更加混乱,值得进一步研究。

2.哮喘型气胸　是老年自发性气胸的一个特殊类型,推测气胸时肺部出现哮鸣音的机制:①COPD患者由于气道高反应性,对物理或化学因子的刺激产生支气管痉挛;②气体进入胸膜腔,肺组织被压缩的同时呼吸道也受压迫,呼吸道受刺激反射性引起支气管痉挛。哮喘性气胸并不少见,国内李志忠等报道在COPD患者并发气胸时发生哮喘的比率高达50.9%,因COPD患者基础肺功能差,当合并气胸后即使含气量很少,亦可在短时间内引起心肺功能衰竭,所以充分认识本病、及时正确诊断至关重要。当COPD患者出现以下情况时应考虑本病:①突发性不明原因的呼吸困难或原有呼吸困难加重,不能用原有疾病解释者;②在原有基础疾病上,症状加重伴大汗淋漓、心力衰竭、休克甚至短时间内意识障碍;③有气管移位或局部性呼吸音或哮鸣音减低或消失;④经吸氧、抗炎、平喘后憋喘症状无缓解,哮鸣音持续存在,排除各种原因导致的左心衰竭、肺栓塞等疾病。

3.心源性哮喘　大多数发生于老年人,特别是原有高血压、冠心病者,也常见于风湿病、心肌病的病人。患者心功能差,肺淤血较重,心衰以左心病变为主,主要表现为咳嗽、咳泡沫样痰,还可出现喘息症状,特点为夜间出现阵发性呼吸困难、不能平卧、咳嗽频繁,为避免误诊应:①详细询问有无高血压、心脏病病史,对老年人咳嗽、咳痰、气喘发作,应注意发作季节、诱因、咳嗽、咳痰及呼吸困难具体情况,了解发作持续时间、程度、缓解方式,特别是夜间是否有"憋醒"现象,如有应考虑心源性哮喘可能;②仔细查体,心源性哮喘大多有心界扩大、心率增快、心律失常、心脏杂音及两肺湿啰音、哮鸣音等体征,对有肺气肿的病人更应仔细听诊;③及时做辅助检查如X胸片、心脏彩超、CT等;④实验性治疗,对按支气管哮喘、慢性支气管炎等治疗效果差,顽固性呼吸困难、咳嗽、咳痰不止的病人,应及时鉴别诊断,必要时可考虑强心、利尿、扩血管等改善心功能的药物治疗,若症状逐渐好转则诊断成立。

4.肺栓塞　是肺动脉被某种栓子堵塞,以致血流不畅的严重病症,肺栓塞的早期症状主要为突发性呼吸困难、咳嗽、咯血、胸痛及呼吸次数增加,但临床亦可见以双肺哮鸣音为主要体征的肺栓塞，经平喘治疗效果不理想，查D-二聚体阳性，经抗凝治疗哮喘缓解。此类病人往往有形成血栓的高危因素，如深静脉血栓、肥胖、高龄、雌激素治疗、妊娠、恶性肿瘤、充血性心功能不全、长期卧床、骨折、手术、先天性或获得性凝血功能障碍、而感染及过敏症状不明显，可借助D-二聚体阳性，核素肺通气/灌注扫描、HRCT血管造影进一步确诊。

5.*大气道堵塞* 最常见的是气管、支气管肿瘤、异物和大支气管内膜结核，其原因考虑为：①气道变窄，基础内径变小，气道阻力增高，气道反应性提高；②气道慢性炎症的持续存在，释放大量炎症介质，呼吸道上皮受损，平滑肌暴露，使气道对各种刺激更为敏感，反应性提高。仔细听诊时发现哮鸣音以吸气相为主，并有吸气延长，如行胸片检查发现纵隔摆动，胸部CT可见气道阻塞。减少误诊的措施为：①对于幼儿突发的呼吸困难应详细询问病史，发病前有无呛咳，40岁以上病人经治疗1个月以上应警惕；②查体时应注意分辨哮鸣音出现的时相，及与体位的关系；③平喘、抗炎治疗症状无改善或加重时，应及时做胸透、胸部CT或肺功能检查，肺功能可分辨出气道阻力大致部位。临床上将气管肿瘤或喉癌长时间误诊为哮喘者屡有所见。

6.*高通气综合征* 是一组由于通气过度，超过生理代谢所需要的病症，通常可由焦虑和某种应激反应所引起，因此过度通气激发实验也可引起同样的临床症状，过度通气导致呼吸性碱中毒，表现为呼吸深快、呼吸困难、气短、胸闷、憋气、心悸、视物模糊、手足麻木，严重者可出现手指甚至上肢强直，口周麻木、晕厥等症状。这组综合征不同于哮喘，它并不由器质性疾病所引起，无过敏、家族史，症状的发生无季节性，虽有憋气但言语连续，无汗，双肺听诊无哮鸣音，因平喘药物治疗有效故易误诊。本病精神因素较重，给予镇静治疗好转。乙酰甲胆碱或组胺均不能诱发本病。

7.*变应性肉芽肿性血管炎* 本病临床少见。国内一组8例报告，主要临床表现过敏性鼻炎、鼻窦炎、哮喘、多发性神经炎、肺内浸润和周围血中嗜酸粒细胞增多等。1990年美国风湿病协会提出本病的6项诊断标准为：①哮喘；②血中嗜酸粒细胞增多(>10%)；③单发性或多发性神经炎；④非固定性肺内浸润；⑤鼻窦炎；⑥血管外嗜酸粒细胞浸润。凡患者有上述6项中4项或更多项者可考虑本病。组织活检可确诊。病情活动期在不同部位做活检，可观察到嗜酸粒细胞浸润、坏死性血管炎、血管外肉芽肿等病变。本病主要须与Wegener恶性肉芽肿相鉴别，前者表现为过敏性鼻炎鼻息肉等，而后者以鼻溃疡、坏死性病变为主，肺内浸润易形成空洞，且肾损害重。

(二)非典型表现鉴别诊断

针对咳嗽变异性哮喘应与以下疾病相鉴别。

1.*胃-食管反流(GER)或胃-食管反流综合征* 慢性咳嗽可以是胃食管反流的唯一临床表现。食管远端黏膜有咳嗽反射感受器，当受到胃反流物刺激时，即可引起咳嗽。24h食管pH值测定是诊断胃食管反流最有价值的方法。胃或十二指肠内容物可通过食管下端括约肌反流入食管。反流物多呈酸性，只要有少量被吸入气管，即可刺激上气道感受器通过迷走神经反射性地引起支气管痉挛，进而出现咳嗽和喘鸣。有报道认为在严重哮喘病人，其GER的发生率可接近50%，尤以夜间更易发生。说明GER至少是使哮喘病人不断发作，症状难以控制的重要诱因，对GER进行针对性治疗，可明显改善哮喘症状。

2.*鼻后滴漏综合征(PNDS)* 该综合征引起的慢性咳嗽在临床上较为常见。常由慢性过敏性、非过敏性和血管运动性鼻炎、鼻咽部的急性炎症、鼻窦炎等引起。表现为咽喉发痒、疼痛、咳嗽,咳黏液脓性痰。部分病人喉部有分泌物流动感。其分泌物常在患者平卧时通过后鼻道进入气管,可引起类似哮喘的咳嗽和喘鸣症状,同时也是部分哮喘患者反复发作及疗效不佳的重要因素,检查咽后壁可见结节状淋巴滤泡。

3.慢性咽炎 慢性咽炎突出的症状为刺激性干咳,由于咽部有痒感及不适感,病人常做咽部的动作且在讲话多时症状更为显著,讲话常须中断,并做吞咽动作以减轻症状。检查可见咽部充血,咽后壁黏膜表面可见许多扩张的毛细血管及少量淋巴滤泡增生。

4.血管紧张素转换酶抑制剂诱发的咳嗽 主要表现为慢性持续性干咳,夜间及卧位时加重。女性或非吸烟者多见。

5.病毒感染后气管高反应性 上呼吸道病毒感染引起的咳嗽极为常见,具有自限性。但少数病人发展成慢性持续性咳嗽。此类病人气管反应性增高,即所谓"感染后咳嗽"。

6.阿诺尔德神经反射性咳嗽综合征 正常人外耳道存在咳嗽反射感受器。耵聍、毛发等机械刺激可引起咳嗽,其信号是沿阿诺尔德神经(迷走神经耳支)传入中枢。外耳或中耳疾病有时可压迫阿诺尔德神经,引起难治性咳嗽。主要表现为干咳,可伴有声嘶。

7.成人百日咳 多呈慢性咳嗽,阵发性加重,夜间明显,伴咽部刺痛和咳嗽时气短。诊断主要靠血清学检查。

8.精神性咳嗽 多见于儿童和青少年,其特点为:干性咳嗽,声音特别响亮,睡眠时消失,止咳治疗无效。成人精神性咳嗽则在睡眠时发生,咳嗽持续时间更长。凡经各种检查排除各种器质性疾患者可考虑本诊断。

9.习惯性咳嗽 病人一般情况良好,无器质性病变,仅为习惯性动作,实际上不是咳嗽,常常是清咽动作。此外,支气管内膜结核和结石、职业性接触粉尘和刺激性气体、支气管憩室、喉运动障碍、结节病、隐原性致纤维性肺泡炎等均可引起慢性咳嗽。

10.嗜酸粒细胞性支气管炎 1989 年 Gibson 等将一组痰含嗜酸粒细胞多,对糖皮质激素敏感,但肺功能正常,无气管高反应征象,最大呼气流量变异率正常的非哮喘慢性咳嗽定义为嗜酸粒细胞性支气管炎。诊断标准:慢性咳嗽,无可逆性气管阻塞症状,肺通气功能正常,最大呼气流量变异率正常,引起 FEV_1 下降 20%的乙酰甲胆碱激发浓度>8mg/ml,痰嗜酸粒细胞>3%。

11.肺结核 对反复发作或迁延不愈的咳嗽咳痰,或呼吸道感染经抗炎治疗 3~4 周仍无改善,同时出现疲乏、食欲不振、体重减轻、午后潮热、盗汗、心率增快和心悸等全身中毒症状者应高度警惕肺结核的可能。应做 X 线检查、痰结核菌检查及结核菌素试验,有条件者可做纤支镜检查。

12.肺癌 肺癌病人可表现为刺激性干咳,系肿瘤浸润支气管内膜和(或)肿瘤压迫支气管导致肺不张所致。支气管腺癌可直接刺激气管感受器引起咳嗽,常不伴胸片异常改变。若病人呈慢性持续性干咳,排除了常见病因,X 线胸片检查未见异常,则需做胸部 CT 和纤支镜检查,以了解是否患肺部肿瘤。

因为咳嗽变异型哮喘主要症状为咳嗽,故对于慢性咳嗽的病人可遵循下列程序进行诊断。①首先详细询问病史、体格检查、耳鼻喉专科检查、常规胸片,再做诱导痰、肺功能+组胺激发试验。若提示咳嗽变异型哮喘或嗜酸粒细胞性支气管炎，可进行特异性治疗，咳嗽减轻或消失即可诊断。②无效或疗效不显著者、经过前述检查未能提出诊断者，选择以下1种（或几种）检查：鼻窦片、鼻咽镜、食管pH值测定、纤维支气管镜、高分辨率CT，若分别有所提示胃-食管反流（GER）综合征、鼻后滴漏综合征（PNDS）或其他疾病，则给予相应的治疗，若咳嗽减轻或消失即可诊断。③无效则再仔细评估病史和检查结果，寻找线索，依照从易到难的原则，选择有关检查，根据疑诊给予特异性治疗，有效即可诊断。有时咳嗽可以是2～3种病因共同引起的。④若全部检查结果均阴性，特异性治疗均无效，可以诊断为特发性咳嗽。

【治疗】

治疗哮喘的药物可分为控制药物和缓解药物。①控制药物：是指需要长期每天使用的药物。这些药物主要通过抗炎作用使哮喘维持临床控制，其中包括吸入糖皮质激素（简称激素）全身用激素、白三烯调节剂、长效 β_2 受体激动剂（LABA，须与吸入激素联合应用）、缓释茶碱、色苷酸钠、抗IgE抗体及其他有助于减少全身激素剂量的药物等。②缓解药物：是指按需使用的药物。这些药物通过迅速解除支气管痉挛从而缓解哮喘症状，其中包括速效吸入 β_2 受体激动剂、全身用激素、吸入性抗胆碱能药物、短效茶碱及短效口服 β_2 受体激动剂等。

（一）抗炎药物

1. *糖皮质激素*　是目前防治哮喘最有效的抗炎药物，几乎可以抑制哮喘气道炎症过程中的每个环节，包括：①抑制炎症细胞在气道黏膜的迁移聚集；②抑制炎症细胞的活化和细胞因子的生成；③抑制转录因子的活化和细胞因子的生成；④减少微血管渗漏；⑤提高气道平滑肌 β_2 受体的反应性。

（1）用药方法：目前临床上使用较为广泛的吸入糖皮质激素（ICS）有氟尼缩松，曲安奈德（TAA），布地奈德（BUD），二丙酸倍氯米松（BDP），丙酸氟替卡松（FP）和糠酸莫米松（MF）。目前常用的是BUD、BDP和FP。对于非发作中度哮喘，表面激素BDP或BUN用量一般为400～600μg/天，对重度哮喘者可使用600～1000μg/天，一般来说，当剂量≤800μg/天，长期使用较安全，当剂量≥1000μg/天时，对于吸入糖皮质激素不能控制的哮喘患者，可应用口服或静脉剂型。口服适用于中度哮喘发作、慢性持续哮喘吸入大剂量激素联合治疗无效的患者和作为静脉应用激素治疗后的序贯治疗。一般使用半衰期较短的激素（如泼尼松、泼尼松龙或甲泼尼龙等）。对于激素依赖型哮喘，可采用每天或隔天清晨顿服给药的方式，以减少外源性激素对下丘脑-垂体-肾上腺轴的抑制作用。泼尼松的维持剂量最好每天≤10mg，泼尼松龙30～50mg/天，5～10天。具体使用要根据病情的严重程度，当症状缓解或其肺功能已经达到个人最佳值，可以考虑停药或减量。地塞米松因对垂体-肾上腺的抑制作用大，不推荐长期使用。对于口服剂量较大或疗程超过两周以上者，为减少突然停药引起反跳现象，需逐步减少用量（每周减5～10mg）。待症状得以控制再改吸入治疗。严重急性哮喘发作时，应经静脉及时给予琥珀酸氢化可的松（400～1000mg/天）或甲泼尼龙（80～160mg/天）。无激素依赖倾向者，可在短期（3～5天）内停药；有激素依赖倾向者应延长给药时间，控制哮喘症状后改为口服给药，并逐步减少激素用量。

（2）治疗矛盾：长期应用可能产生骨质疏松，并对下丘脑-垂体-肾上腺轴有一定抑制作用。ICS在GINA推荐的中、大剂量范围内，量-效曲线平坦，在此范围内增加ICS的剂量其疗效增加非常有限,相反其全身性副作用得以显现。

(3)对策:一旦哮喘得到控制并维持至少3个月以上,应尝试逐步进行维持治疗的降级,以确定控制哮喘所需的最低治疗。降低治疗有助于减少不良反应的风险,并提高患者对治疗方案的依从性。降级治疗时,应逐步减少吸入性皮质类固醇的剂量,大约每3个月减少25%;对于吸入低剂量皮质类固醇的患者,也可撤掉支气管舒张剂。联合治疗的患者应当首先减少吸入性皮质类固醇的剂量,当皮质类固醇减到相当于倍氯米松500μg或相当剂量的其他皮质类固醇,可考虑撤掉联合的药物。在降级治疗阶段,建议对患者至少每3个月评估1次。

目前研究具有激素抗炎效应但不产生相应副反应的激素受体的配体,成为新药开发的热点,主要包括选择性激素受体调节剂、基因选择性化合物、分离型化合物以及软激素等。选择性激素受体调节剂是保留激素的抗炎效应,但在骨代谢、脂肪代谢和糖代谢,预期在体内的抗炎活性比较强。基因选择性化合物是以基因特异性的方式影响基因的表达,与传统激素比较在转录表达方面具有优势。分离型化合物是在靶细胞中可以完全抑制激素受体抑制基因的转录和表达,但对受体激活的基因转录缺乏作用。软激素是指一些激素可以迅速地被酶灭活,这样可以减少激素进入血循环后所带来的全身反应。目前已经应用于临床的新型激素包括环索奈德和糠酸莫米松。

1)环索奈德。是一种新型非卤化的糖皮质激素类药物,它是一种酯类前体药,本身无药理活性,吸入后在肺内酯酶的作用下形成活性物质——去异丁酰基环索奈德,因此具有肺内定向激活的特点。由于环索奈德气雾剂的颗粒小,在咽喉局部的沉积率低,肺内的沉积率可以高达50%,血浆中游离态<1%,因此具有肺内沉积率高、亲脂性、蛋白结合率高、口腔吸收少和机体清除快速的特征,口腔局部的不良反应与安慰剂相仿;其全身副反应也非常低,每天1280μg的高剂量也不影响肾上腺皮质激素的水平,因此扩宽了激素的治疗剂量空间,有助于重度哮喘的控制。

2)糠酸莫米松(MF)。目前在国外已经使用,其甾核母体环结构与丙酸倍氯米松相似,区别在D环上用糠酸酯基团取代BDP的二丙酸结构,是目前抗炎活性最强的ICS之一,MF的全身生物利用度<1%,氟替卡松的全身生物利用度则是13%~17%。目前多项临床研究证实糠酸莫米松治疗哮喘是有效和安全的。Meltzer等对糠酸莫米松治疗哮喘进行了荟萃分析,结果发现每晚吸入一次(200μg或400μg)糠酸莫米松可以控制轻、中度哮喘的病情;对于重度哮喘,每天使用400μg、2次/天可以减少患者口服激素的用量,并且可以提高患者的肺功能,改善患者的生活质量。

2.白三烯受体拮抗剂

用药方法:除吸入激素外,白三烯受体拮抗剂是唯一可单独应用的长效控制药,可作为轻度哮喘的替代治疗药物和中、重度哮喘的联合治疗用药。目前常用的白三烯受体抑制剂是扎鲁斯特(商品名安可来)20mg、2次/天,孟鲁斯特(商品名顺尔宁)10mg、1次/天,异丁司特10mg、2次/天,能竞争性地与白三烯受体结合,具有抗炎及平喘的双重作用,但其抗炎作用较糖皮质激素弱。该药在以下三种情况使用有其优越性:①对阿司匹林哮喘患者或伴有过敏性鼻炎的哮喘患者;②激素抵抗型哮喘或拒绝使用激素的哮喘病人;③严重哮喘时加用抗白三烯药物以控制症状或减少激素的需要量。有证据表明,中、重度哮喘患者联合白三烯调节剂作为辅助治疗措施能够减少吸入激素的用量。对那些用低剂量或高剂量吸入激素仍未能控制的哮喘,白三烯调节剂可有助于改善哮喘的控制。

3.色甘酸钠 该药除了作为肥大细胞膜稳定剂外,还具有抑制炎症细胞活化,降低气道高反应性的作用,在抗原支气管激发试验前给药,可以同时抑制支气管痉挛的速发反应和迟发反应,该药对儿童的效果较好,副作用少,其气道抗炎作用不及吸入性糖皮质激素,剂型为定量雾化剂(5mg/揿)5～10mg,3～4 次/天。但不作为对成人低剂量吸入性糖皮质激素单药治疗的替代疗法。

(二)支气管舒张剂

1.$β_2$ 受体激动剂

(1)用药方法:$β_2$ 受体激动剂可通过口服、肌内、静脉、吸入等途径给药,其中吸入剂因其作用直接、起效迅速、所需药物剂量小、副作用少最为常用。常用的药物有沙丁胺醇(舒喘灵)、特布他林(博利康尼)、非诺特罗(酚丙喘宁)、丙卡特罗(美喘清)等,能选择性地与 $β_2$ 受体结合,从而引起气道平滑肌松弛而舒张支气管,部分 $β_2$ 受体激动剂还能促进黏液分泌与纤毛清除功能。这类药物松弛气道平滑肌作用强,通常在数分钟内起效,疗效可维持数小时,是缓解轻至中度急性哮喘症状的首选药物,也可用于运动性哮喘。如每次吸入 100～200μg 沙丁胺醇或 250～500μg 特布他林,必要时每 20min 重复 1 次。1h 后疗效不满意者应向医生咨询或去急诊。这类药物应按需间歇使用,不宜长期、单一使用,也不宜过量应用,否则可引起骨骼肌震颤、低血钾、心律紊乱等不良反应。选择性较强的 $β_2$ 受体激动剂可减少这些副作用。新一代的 $β_2$ 受体激动剂(LABA)沙美特罗和福莫特罗,作用持续时间长达 12h,适用于治疗夜间哮喘,且均有一定的抗炎作用,可抑制速发和迟发性的哮喘反应,与皮质激素合用时两者具有协同作用。推荐剂量 50μg,2 次/天。福莫特罗:经吸入装置给药,给药后 3～5min 起效,平喘作用维持 8～12h 以上。平喘作用具有一定的剂量依赖性,推荐剂量 4.5～9μg,2 次/天。福莫特罗因起效迅速,可按需用于哮喘急性发作时的治疗。沙美特罗对 $β_2$ 受体的选择性更高(较沙丁胺醇高近 80 倍),因此对心血管系统的副作用较少,但起效时间稍慢(约 15min),吸入型福莫特罗不仅选择性高,而且起效较快(2min)。吸入 LABA 适用于哮喘(尤其是夜间哮喘和运动诱发哮喘)的预防和治疗。

(2)治疗矛盾

①近期有数据表明,在小群个体中可能会出现由于使用长效 $β_2$ 受体激动剂引起的与哮喘相关的死亡风险增高现象。

②哮喘治疗受 $β_2$ 受体多态性影响。Taylor 等早在 1993 年通过研究发现,规则使用短效 $β_2$ 受体激动剂(SABA),哮喘发作次数反而增加,病情也更严重。

(3)对策:2006 年 GINA 中明确指出在哮喘病情控制分级治疗方案中,推荐从第 3 级开始使用 ICS+LABA。强调不应当将长效 $β_2$ 受体激动剂用作哮喘的单药治疗,该药物只能与适当剂量的吸入性糖皮质激素联合使用。口服长效 $β_2$ 受体激动剂不再作为治疗过程中任何步骤的联合用药选择,除非与吸入性糖皮质激素联用。

2.茶碱类药物

(1)用药方法:此类药物是一种目前使用较为广泛的经典药物,常用的是氨茶碱,静脉给药，氨茶碱加入葡萄糖溶液中，缓慢静脉注射[注射速度不宜超过 0.25mg/(kg・min)]或静脉滴注，适用于哮喘急性发作且近 24h 内未用过茶碱类药物的患者。负荷剂量为 4～6mg/kg，维持剂量为 0.6～0.8mg/(kg・h)，氨茶碱常用口服剂量为每次 0.1～0.2g，3 次/天。急性哮喘发作，病情较重且 24h 内未用过茶碱者，可以首次剂量 4～6mg/kg 静注，继之每小时 0.6～0.8mg/kg静滴维持。

(2)治疗矛盾：由于茶碱的"治疗窗"窄，以及茶碱代谢存在较大的个体差异，当血清茶碱浓度在 6～15μg/ml 时为最佳有效浓度，而高于 20μg/ml 则可引起毒性反应，当超过 40μg/ml 时可导致死亡。氨茶碱的全身副作用包括中枢神经和心脏兴奋作用，如焦虑、震颤、烦躁、头痛和心慌等，静注过快或剂量过大还可引起心律失常、血压下降、胸闷、躁动、惊厥甚至死亡。茶碱的药代动力学非常复杂，多种因素影响茶碱的吸收和代谢过程。肝肾功能不全、甲状腺功能亢进、缺氧性疾病、新生儿、老年人、肥胖者，茶碱与大环内酯类抗生素、喹诺酮类、西咪替丁、别嘌呤醇等药物合用时以及高脂饮食均能降低体内茶碱清除率。

(3)对策：为了减少毒副作用，有条件的最好做血清茶碱浓度监测，给每个患者制订一个具体的个体化给药方案。且应用茶碱时应尽量避免与大环内酯类抗生素、喹诺酮类、西咪替丁、别嘌呤醇等药物合用；发热、妊娠、肝肾功能不全、甲状腺功能亢进、缺氧性疾病、新生儿、老年人、肥胖者应用时应适当减量。尽管茶碱具有一定的抗炎作用，但不能取代吸入的糖皮质激素，主要用其气道解痉的作用。多索茶碱的作用与氨茶碱相同，但不良反应较轻。双羟丙茶碱的作用较弱，不良反应也较少。

3.抗胆碱药

(1)用药方法：抗胆碱药物能抑制气道平滑肌 M 受体，阻止胆碱能神经兴奋导致的气道平滑肌收缩，同时亦可抑制节后胆碱能神经兴奋引起的黏液过量分泌，较适用于慢性支气管炎同时存在的哮喘(或称喘息性支气管炎)。目前最常用的是吸入型抗胆碱能药物如溴化异丙托品。因其是气道局部用药，明显地减少了对心血管和其他器官胆碱能受体的作用。溴化异丙托品单剂量吸入约需 15min 才能起效，可维持 6～8h。正在发展的新一代吸入型抗胆碱药物是氧托品，对气道平滑肌的松弛作用更强，维持时间可达 10h，适用于夜间哮喘；而泰乌托品对 M3 受体具有更强的选择性和抑制作用，且维持时间长达 15h，是较有希望的新型平喘药物。常用剂量溴化异丙托品为 20～40μg 雾化吸入，3～4 次/天；泰乌托品 10～20μg，1 次/天。

(2)治疗矛盾：舒张支气管的作用比 $β_2$ 受体激动剂弱，起效也较慢，妊娠早期妇女和患有青光眼或前列腺肥大的患者应慎用。尽管溴化异丙托品被用在一些因不能耐受 $β_2$ 受体激动剂的哮喘患者上，但是到目前为止尚没有证据表明它对哮喘长期管理方面有显著效果。

(三)免疫疗法

免疫疗法分为特异性与非特异性两种。前者又称脱敏疗法，更确切应为减敏疗法。由于有 60%～80%的哮喘发病与特异性变应原有关，因此特异性免疫治疗兼有治疗与预防性治疗的作用。

1.特异性免疫治疗(SIT)　是唯一可以影响变应性疾病自然进程的病因治疗方法，并可防止变应性鼻炎发展为哮喘，适用于有明显的诱因(皮试有少数强阳性变应原)，通常伴有变应性鼻炎、特异性 IgE 抗体增高而常规治疗不满意者，或有季节性哮喘发作患者，或常规治疗虽有效,但由于无法避免接触变应原而常有发作者。

2.非特异性免疫疗法 临床上,非特异性免疫疗法仅作为哮喘治疗的辅助方法,如注射细菌菌苗、核酸酪素、卡介苗及转移因子等。采用基因工程方法研制的人重组抗 IgE 单克隆抗体奥马佐单抗已完成Ⅲ期临床实验,用于治疗中重度过敏性哮喘取得了令人满意的效果。研究发现重度过敏性哮喘患者,加用奥马佐单抗治疗后,临床发作和重度发作次数和急症就医次数明显减少,生活质量、呼气峰流速和哮喘评分明显改善。患者的不良反应和耐受性与安慰剂相似,最常见的不良反应为轻中度药物性麻疹、腹泻、恶心、呕吐、月经过多等。2006 年的 GINA 已经将奥马佐单抗列入重度哮喘治疗的选择方案之一,特别是需要高剂量激素或经过 ICS 和 LABA 等多种药物联合治疗后症状仍未能控制的严重过敏性哮喘患者,但因该药临床使用时间尚短,而且价格昂贵,在临床上推广还存在一定难度。

(四)哮喘的基因治疗

哮喘是一种多基因遗传易感性疾病,基因治疗的对象主要为激素抵抗型和激素依赖型哮喘或难治性重症哮喘,基因治疗虽具有广阔前景,但对其有效性和安全性仍须大量研究证实,也就是说基因治疗是机遇和挑战并存。目前基因治疗的研究有以下方面:①针对 Th1/Th2 平衡的基因治疗;②针对糖皮质激素受体(GR)的基因治疗;③针对嗜酸粒细胞以及相关细胞因子的基因治疗;④针对转录因子 NF2KB 的基因治疗;⑤DNA 疫苗。但基因治疗还存在很多问题,而且需要个体化的治疗,因此,上述有关治疗应用到临床还有很大的差距。

(五)新发展的药物

1.在现有药物类别中发展更有效的药物,如在吸入糖皮质激素中,除了丙酸氟替卡松、糠酸莫米松外,还发展如可以迅速在局部代谢的 Cyclenoside;在甲基黄嘌呤类中发展不良反应较少且支气管扩张作用更强的恩苯茶碱,其支气管舒张作用较茶碱强 5 倍。

2.针对气道炎症及气道痉挛发病机制的药物,如作用于参与气道炎症反应的细胞因子如 IL-3、IL-4、11-5、IL-6、IL-8 和粒细胞巨噬细胞集落刺激因子(GM-CSF)等。

3.选择性磷酸二酯酶(PDE)同工酶抑制剂方面,目前正开发第三代选择性 PDE 同工酶亚型抑制剂(多针对 PDE3、PDE4、PDE5),以减少心血管及胃肠的副作用。如 PDE4 抑制剂硫苯司特、咯利普兰以及 PDE 口服抑制剂扎普斯特等。

4.神经源性炎症抑制剂:如 NK1 受体阻断剂 CP99994、FK888 等,临床试验显示其对高渗盐水和运动引起的气道收缩具有预防作用。

5.我国的中草药如麻黄、洋金花等在国际上发展 β_2 受体激动剂和 M 受体阻滞剂中起到先驱的作用,目前我国正致力于开发抑制变态反应、抑制细胞因子的合成和释放、调整 Th1/Th2 平衡等具有气道抗炎作用的药物。如黄芪、人参、当归、紫苏、地黄、大枣、甘草、雷公藤、信石等以及小青龙汤、加味三斋汤等,这将为哮喘的治疗提供新的途径。

6.抗生素在哮喘治疗中应用的矛盾。炎症有两大类:一类是由化脓性细菌引起的红肿热痛,炎症细胞是中性粒细胞,需要用抗生素治疗;另一类炎症由嗜酸粒细胞、淋巴细胞、肥大细胞和树突状细胞等多种炎症细胞和炎症介质引起,抗生素治疗无效,需要应用糖皮质激素治疗。支气管哮喘属于后者,抑制这种炎症的首选药物是吸入性糖皮质激素(ICS)而不是抗生素。但是有一些哮喘患者却感到静脉滴注抗生素能缓解哮喘症状,这是由于哮喘急性发作时基层医院的医生常常同时给予抗生素、氨茶碱和地塞米松等静脉滴注。治疗有效后，错把氨茶碱和激素缓解哮喘症状的“功劳”记在抗生素上。但并不是哮喘患者完全不能应用抗生素，特别是儿童，目前已认识到病原生物体对哮喘具有重要的影响，病毒是诱发哮喘发作的主要原因(儿童占80%~85%，成人占60%)，而非典型病原体在病毒感染时的共患现象已引起人们的注意。肺炎衣原体是主要的哮喘相关性病原体，肺炎支原体与哮喘也存在一定的关系，因此有人提出应该重新审视抗生素在哮喘治疗中的作用。正确认识哮喘患者滥用抗生素的原因，严格掌握支气管哮喘患者应用抗生素的适应证：①重度哮喘急性发作。②鼻窦炎导致的哮喘加重。③为了减少激素依赖性哮喘患者糖皮质激素的用量：a.口服小剂量大环内酯类抗生素(4~8周)；b.应用小剂量三乙酰夹竹桃(TAO)250mg/天。

7.哮喘的降阶梯治疗。新的GINA指南对哮喘控制后的降级治疗原则有了更明确的规定，降级治疗时，接受联合治疗的患者应当首先减少吸入激素剂量的50%，而长效β_2受体激动剂剂量保持不变，直至将吸入激素减至最低剂量。对吸入低剂量激素能够维持哮喘控制的患者，可以撤掉支气管舒张剂。对单一吸入高剂量激素的患者，达到哮喘控制后，将吸入激素减量50%，维持哮喘控制3个月后再减量，直至减至最低剂量。当吸入最低剂量的激素时，可以每天1次吸入。在降级治疗阶段，对患者至少每3个月评估1次。新的GINA指南对哮喘控制后停药的标准更具体，如果用低剂量的吸入激素达到哮喘控制，并且1年中无症状发生可考虑停药。那么以中度以上慢性持续哮喘为例，从起始治疗到哮喘控制大约需要2年，再以最低剂量吸入激素维持1年无症状，总的疗程至少要3年以上。

【预后】

哮喘的转归和预后因人而异，与是否选用正确的防治方案关系密切。儿童哮喘通过积极规范的治疗，临床控制率可达95%，轻症容易恢复；病情重，气道反应性增高明显，或伴有其他变应性疾病则不易控制。若长期反复发作而并发COPD、肺源性心脏病的患者则预后不良。

(齐　婧)

第三节　重叠综合征

一、概述

近年的研究发现，有相当比例存在慢性呼吸道症状的患者(特别是老年患者)，同时具有哮喘和慢性阻塞性肺疾病(COPD，慢阻肺)的诊断和(或)特征，并存在使用支气管扩张剂后不完全可逆的慢性气流受限。与单纯的哮喘或COPD患者相比较，同时具有哮喘和COPD特征的患者，会具有频繁的急性加重发作、较差的生活质量、更快速的肺功能下降和更高的死亡率，并消耗更多的医疗资源。因此，目前的相关国际组织大多倾向采用哮喘-COPD——重叠综合征(ACOS)来描述这类患者的状况；而且这一主题已得到了广泛地综述和讨论。2016年全球哮喘防治倡议(GINA)组织再次发布了其与全球慢性阻塞性肺疾病防治倡议(GOLD)组织科学委员会共同制定的《哮喘、COPD和哮喘-COPD重叠综合征》诊疗共识，旨在为人们提供一种识别这类患者的方法。

二、哮喘、COPD和ACOS的相关定义

1.哮喘 是一种异质性疾病，通常以慢性气道炎症为特征。患者存在随时间和强度而变化的呼吸道症状，如喘鸣、气短、胸闷和咳嗽等，并伴有可逆性的呼气气流受限。

2.COPD 是一种常见的可预防和可治疗性疾病，其特征是存在持续的气流受限。这种气流受限为进行性的，且与患者气道和肺部对有毒颗粒或气体增强的慢性炎症反应相关。急性加重和合并病可影响患者疾病的整体严重程度。

3.ACOS 在获得更多相关临床表型和潜在机制方面的可用证据之前，还难以提出ACOS的具体定义。目前，该术语只是针对相关患者临床特点的适用性描述，即患者存在持续性气流受限，且具有数个通常与哮喘相关和数个通常与COPD相关的特征。因此，在临床实践中，可以通过同时存在哮喘和COPD特征，来识别ACOS患者。

三、诊断方法

1.患者是否存在慢性气道疾病 诊断这类患者的第一步是明确其是否存在慢性气道疾病的风险或显著可能性，并排除可导致其呼吸症状的其他潜在原因。这需要通过详细的病史询问、体格检查和辅助检查来完成。

提示慢性气道疾病的临床病史包括：①存在慢性或反复咳嗽、咳痰、呼吸困难或喘鸣史，或反复出现急性下呼吸道感染；②先前经医生诊断为哮喘或COPD；③先前存在吸入药物治疗史；④吸烟史和(或)其他物质滥用史；⑤暴露于环境危害，如暴露于职业或家庭空气污染物。

慢性气道疾病患者的体检或放射学检查可能是正常的，特别是在早期阶段。但典型患者通常存在肺充气过度、听诊异常(哮鸣音或湿啰音)，以及慢性肺疾病或呼吸功能不全的其他特征性证据。

胸片或CT扫描可存在肺充气过度、气道壁增厚、空气滞留、透光度增强、肺大疱或肺气肿的其他特征。并可能存在某种其他诊断的证据，如支气管扩张、肺部感染(如结核)、间质性肺疾病或心力衰竭等。

2.成年哮喘、COPD和ACOS患者的综合诊断 若认定患者存在慢性气道疾病或其显著可能性，接下来就要综合分析其到底是哮喘、COPD还是ACOS。具体方法包括：①通过对病史、查体和辅助检查结果的仔细评估，收集患者有利于哮喘或COPD诊断的特征及其数量；②对所获得的特征及数量进行比较和分析。如患者的特征和哮喘列特征全部符合，则为最好识别的典型哮喘；如和COPD列的特征全部符合，则为典型的COPD。如果患者的特征和哮喘、COPD不完全相符，但有≥3个哮喘列的特征，则可能为哮喘；同样，如果有≥3个COPD

列的特征，就可能为COPD。③评估哮喘或COPD相关诊断的置信水平，或这两者的特征是否提示为ACOS。通过评估诊断置信水平进行决策，可以引导医生选择最安全的治疗选项。一般而言，患者特征和疾病的特点符合越多；病史、查体和辅助检查结果越支持相应疾病，则其诊断为相应疾病的置信水平就越高；反之亦然。也就是说，当患者的诊断有疑问，置信水平较低时，可先不处理，或仅处理那些必须治疗的症状；而当患者的哮喘或COPD诊断置信水平较高时，医生就可以将注意力更多地放在选择初始治疗的安全性和效果方面。

3.肺功能检查　肺功能检查是评估疑似慢性气道疾病患者的必备项目，应在初诊或随后的诊疗过程中进行；如果可能的话，还应在治疗试验之前和之后进行。早期证实或排除慢性气流受限的诊断，可以避免不必要的治疗试验，或其他辅助检查的延误。但肺功能检查对于区分存在固定气流阻塞的哮喘、COPD和ACOS的价值有限。呼气峰流速(PEF)测量，虽然不能替代肺功能检查，但如果能每隔1～2周使用同一测量仪反复进行，也可能通过显示过度的变异性，而有助于哮喘的诊断。但PEF正常并不能排除哮喘或COPD。此外，ACOS也可能有高水平的肺功能变异。

四、治疗

1.综合治疗　由于ACOS患者通常被排除在哮喘或慢阻肺的随机对照试验之外，这类患者对治疗的反应大部分未知。原则上，ACOS与哮喘和慢阻肺有相同的治疗目标：症状的控制和缓解、发作次数减少、肺功能下降率减低和治疗的副作用有限。治疗可能包含以下组成成分：患者教育、戒烟、避免过敏原、接种流感疫苗、肺康复和任何疾病的治疗。

ACOS患者可能从ICS/LABA的组合治疗中获益。一项基于人群的纵向研究显示在年龄超过65岁合并哮喘诊断的慢阻肺患者中，这些患者组成了28%的慢阻肺患者，相比于仅用LABA，ICS/LABA联合治疗的使用与全因死亡率的复合终点风险明显降低相关(Hr 0.84，95% CI:0.77～0.91)。然而，ACOS中ICS/LABA的获益应在随机对照试验中进行确认。

LAMA可考虑用于伴明显呼吸困难的ACOS患者中(mMRC呼吸困难分级>1)。一项为期12周的随机对照试验显示添加噻托溴铵18μg每天一次到ICS对伴有伴随哮喘(或ACOS)的慢阻肺患者有效。相比于安慰剂组(10.7%)，噻托溴铵组的慢阻肺发作的患者比例更低(5.7%)。另一项在ICS控制不充分的哮喘患者中的交叉试验显示关于所有的评估结果，例如清晨和晚上的呼气流量峰值、应用支气管扩张剂前的1s内用力呼气容积(FEV_1)和控制哮喘的天数，添加噻托溴铵优于ICS剂量加倍，不次于添加沙美特罗。

2.个体化治疗　为使治疗效果达到最优化，每名患者需要进一步的调查研究来检测需要特异性干预的特征。这种方式符合目前趋势，其中应确认分享临床特点、预后和更重要的是对现有治疗方式的相同反应的患者子集。

作为个体化治疗的一个案例，ICS可考虑用于伴明显痰嗜酸性粒细胞的ACOS患者(嗜酸性粒细胞计数>3%)。在一项交叉试验中，嗜酸性粒细胞性支气管炎慢阻肺患者的痰嗜酸性粒细胞预测从高剂量ICS治疗中短期临床获益。另一项研究显示对泼尼松的反应者中支气管肺泡灌洗液嗜酸性粒细胞计数和嗜酸性粒细胞阳离子蛋白质浓度明显更高，相比于慢阻肺患者中的非反应者。

另一项个体化治疗是目前患 ACOS 的吸烟者可能比已戒烟的 ACOS 患者需要更高剂量的 ICS。一项随机、双盲、平行小组研究显示伴轻度哮喘的吸烟者对低剂量的 ICS 有不良反应。这种不灵敏性可以通过给予高剂量的 ICS 来克服。

老年 ACOS 患者可能需要特别关注和谨慎治疗。尽管当技术人员被适当训练和使用严格的质量控制，呼吸量测定能在超过 90%的患有阻塞性气道疾病的老年患者中充分执行，但它仍受该人群合作差的限制。随着缺乏肺功能数据，诊断或严重程度评估通常在老年人中被延迟。因此，开始 ICS 和(或)LABA 和随访监测来评估症状改善可能是必要的。此外，应重复教育和检查副作用，因为老年患者通常对处方药的依从性差、因与其他合并症的处方药相互作用产生更多的副作用。

（齐　婧）

第四节　支气管扩张

支气管扩张指支气管及其周围肺组织的慢性炎症及支气管阻塞引起管壁损坏，以致支气管变形和管腔扩张，临床表现为慢性咳嗽伴大量脓痰和反复咯血。真正的支气管扩张是永久性的，应该区别于肺炎、气管、支气管炎和肺不张等疾病病程中可逆转的改变。

在抗生素前时代，支气管扩张是一种常见的致残和致命的疾病，但在发达国家，在近几十年，其发病率低并且在逐渐减少。其原因是随着生活水平的提高和医疗条件的改善，麻疹、百日咳等疫苗的接种普及，呼吸道感染时及时用抗生素治疗，以及采用消除诱发因素等预防措施。目前世界各国的发病率尚不清楚，有报道在医疗条件较差和儿童时期呼吸道感染高发人群，支气管扩张的发病率较高。

【病因和发病机制】

支气管扩张的主要发病因素是支气管-肺感染和支气管阻塞，二者互为因果，导致支气管扩张。其发病原因主要包括以下三个方面：

1. 支气管-肺感染和支气管阻塞　婴幼儿百日咳、麻疹、支气管肺炎是支气管-肺感染导致支气管扩张的最常见原因。由于此时期支气管尚未发育成熟，管腔较细，管壁相对薄弱，感染损伤支气管壁层组织，尤其是平滑肌和弹性纤维受到破坏，使支气管弹性减弱，咳嗽时支气管管腔压力增高以及在胸腔负压的持续牵引下，逐渐形成支气管扩张。支气管黏膜活检显示中性粒细胞和 T 淋巴细胞浸润，痰液中弹性蛋白酶、IL-8、TNF-α 和前列腺素均增加，提示炎症反应在支气管扩张发病中也起重要作用。

细菌性肺炎导致继发的支气管扩张通常是金黄色葡萄球菌、肺炎克雷伯菌、假单孢菌属及厌氧菌等坏死性炎症后发生的。链球菌肺炎、流感嗜血杆菌感染一般不导致支气管扩张。肉芽肿性疾病，如结核、结节病、组织胞浆菌病以及球孢子菌病等也是支气管扩张的常见原因。结核主要与上叶支气管扩张有关，也是引起中叶综合征的最常见原因。右肺中叶支气管细长，周围有多簇淋巴结，常因炎症导致淋巴结肿大压迫支气管，引起右中叶不张，称为中叶综合征。支气管肿瘤、异物和管外原因引起支气管狭窄、阻塞，也可引起支气管-肺感染、肺不张，肺组织收缩而胸腔负压增大导致支气管扩张。支气管阻塞并不导致支气管扩张，但气道清除能力障碍和导致的继发感染可能使得其发生。异物如鸡骨头、笔帽或花生等吸入后可在多年后发生支气管扩张，这种支气管扩张一般是局限的。过敏性支气管肺曲菌病（ABPA）具有近侧的圆柱状，节段性的支气管扩张，远端的支气管和细支气管较一般感染性的支气管扩张正常的多。

2.支气管先天性发育缺损和遗传因素　囊性纤维化、Mounier-Kuhn 综合征（巨大气管-支气管）、Williams-Campbell 综合征（支气管软骨缺损）、Kartagener 综合征（内脏转位、鼻窦炎、支气管扩张）、Young 综合征（阻塞性精子缺乏和慢性肺部感染）以及固定纤毛综合征（纤毛超微结构和功能异常）等与遗传缺陷有关的临床综合征常有较明显的支气管扩张。

3.免疫缺陷　支气管扩张也可能是先天（X 染色体连锁的血丙种球蛋白缺乏症，IgG2 亚型缺乏症）或后天获得性（慢性肉芽肿性疾病）免疫缺陷状态的一种临床表现。获得性免疫缺陷综合征（AIDS）病人也可出现支气管扩张。其他可同时伴有支气管扩张的疾病还有类风湿性关节炎、溃疡性结肠炎、Crohn 病、系统性红斑狼疮、支气管哮喘和泛细支气管炎等。

【病理】

典型病理改变为支气管黏膜表面溃疡形成，纤毛柱状上皮细胞鳞状化生或萎缩，支气管壁弹力组织、肌层及软骨等遭受破坏，管腔逐渐扩张，一般可达到正常的 4 倍，支气管扩张处常充满了脓性分泌物，支气管壁的坏死可能导致局部的肺脓肿。在慢性支气管扩张中，可发生支气管管壁的纤维化。随着病情的进展，支气管动脉显著扩大和扭曲，高压力循环的支气管动脉的氧化血就会分流至低压力的肺循环中，分流的比例与支气管扩张的程度相关。

30%的支气管扩张是双侧的，下叶最常被侵犯，左下叶是右侧下叶的 3 倍，尤其在儿童。这是由于右侧支气管引流更顺畅，而左侧支气管由于左肺动脉穿越的缘故有些轻微压缩，左侧支气管比右侧狭窄。50%～80%的左下叶支气管扩张病人病情严重需要切除。舌叶同样受影响。在左下叶支气管扩张，段的损伤是不相等的（后基底段几乎都侵犯，而背段在 75%的患者中没有侵犯）。如果支气管扩张是由吸入性因素所致，可能发生多在右侧，以下叶或上叶后基底段多见。中心性的支气管扩张是 ABPA 一个典型特征。上叶侵犯也常是 ABPA、肺囊性纤维化、肺结核性支气管扩张的特征。

【分类】

支气管扩张的分类方法有多种：可按发生机制或致病因素、影像学的特点、病理检查的大体和显微特征等分类。现多采用 Reid 分类：

1.柱状支气管扩张　指支气管均一的扩张，直径并不显著增加，并不是逐渐地减少，而是突然终止。

2.曲张型支气管扩张　扩张支气管在形状及大小上皆不规则，似曲张的静脉，不像正常支气管向外周逐渐变细，反而外周是扩张的，末端呈球状。

3.囊状支气管扩张　支气管扩张呈气球样外观，是最严重的形式，支气管分级明显减少，囊状是扩张支气管树的终末改变。第 5 级亚支是终末支（正常肺有 20 级亚支），远端支气管分支破坏和纤维化。

4.支气管扩张的其他病理学分类 包括滤泡样支气管扩张、牵拉型支气管扩张、先天性支气管囊肿病、支气管肺隔离症等。

【病理生理】

1.肺功能 没有特征性的肺功能改变,肺功能的损害取决于病变的范围而不是支气管扩张的类型。在绝大多数弥漫性病变的病人,肺功能测试显示气流阻塞特征,FVC、FEV_1、FEV_1/FVC、FEF 25%～75%均降低,残气量增加。异常的最大呼气流速容积和其他测试有助于测定有无弥漫性小气道疾病。在有些伴有肺不张或纤维化的病人,呈现阻塞性-限制性通气功能的混合异常或明显的限制性通气功能障碍。弥散也有较小的损害。其他异常还有死腔通气增加等。二氧化碳潴留只发生在伴有严重阻塞性肺疾病的病人。部分病人有气道高反应性存在。

2.气管支气管的清除功能 由于受累支气管的正常纤毛上皮减少、遗传性的纤毛缺陷和支气管树黏液毯的异常,导致气管支气管清除功能减退。

3.血流动力学改变 可出现广泛的体循环-肺循环吻合支形成,造成支气管动脉的扩张和左-右的分流。在少数伴有严重的慢性支气管炎和肺气肿的病人最终可发生肺心病。

【临床表现】

(一)常见表现

1.症状和体征 多为慢性起病,大部分患者童年时期有麻疹、百日咳或支气管肺炎迁延不愈的病史,以后常有反复发作的呼吸道感染。许多支气管扩张的儿童常有遗传的结构和功能的异常。典型症状为慢性咳嗽、大量脓痰、反复咯血。75%的病人有呼吸困难和喘息,50%病人有胸膜炎样胸痛,脓性痰在90%的病人存在,早晨明显。痰量与体位改变有关,如起床或就寝时明显增多。痰液通常为黏液或黏液脓样。感染急性发作时,痰液呈黄绿色脓性,痰量每日可达数百毫升。合并厌氧菌感染时痰液有臭味。将痰液收集于玻璃瓶中静置后分层:上层为泡沫,下悬脓液成分,中为混浊黏液,底层为坏死组织沉淀物。50%～70%的患者可出现反复咯血。部分患者仅表现为咯血,平时无明显咳嗽、咳痰等呼吸道症状,健康状况良好,称为“干性支气管扩张”。病变多位于引流良好的上叶支气管。若有反复继发感染,可引起全身毒血症症状:发热、盗汗、食欲减退、消瘦、贫血,甚至气促、紫绀等。病情进一步发展可引起周围肺组织化脓性炎症和纤维化。

早期支气管扩张可无异常体征。病情.进展或继发感染时,患侧肺部可闻及固定的、持久的粗湿啰音,有时可闻及哮鸣音,出现并发症时可有相应的体征。慢性咳嗽、咳痰患者常有杵状指、趾,全身营养状况差。急性加重的标准:在下列9个症状中出现4个为急性加重。

①痰量变化;②气促加重;③咳嗽加重;④发热(体温>38.0C);⑤喘息加重;⑥不适、疲劳、嗜睡或运动耐受力减退;⑦肺功能减退;⑧与症状相适应的X线胸片改变;⑨胸部听诊呼吸音改变。

2.实验室检查和其他检查

(1)胸部平片:早期轻症患者常无特殊发现,或仅有一侧或双侧下肺纹理局部增多及增粗现象。支气管柱状扩张典型的X线表现是轨道征,囊状扩张特征性改变为卷发样阴影。在严重病例可看到蜂窝样改变。当支气管扩张片段中充满了潴留的分泌物时,可出现"指套征"样改变。

(2)支气管造影:柱状支气管扩张的特征是规则的扩张支气管外观。曲张型支气管扩张表现为支气管的扩张,扩张范围明显比柱状支气管扩张明显,形状不规则,犹如下肢静脉曲张的外观。囊状支气管扩张的支气管外观有如气球样,囊内充满造影剂,可显示出气液平面。

(3)胸部CT:胸部CT对支气管扩张的诊断、病情范围及严重程度的判断非常有用,其敏感性和特异性分别可达96%和93%。柱状支气管扩张显示出一致的扩张气道,异常增厚的支气管壁显示出"轨道征"。在横断面上,支气管扩张为环状结构,直径比伴行的肺动脉分支明显增宽,为"印戒征"。在曲张型支气管扩张,支气管的直径明显比柱状要大,扩张病变显示出病灶性,而非单独支气管的扩张。囊状支气管扩张在CT上的改变包括扩张支气管直径的显著增加,支气管中的气液像,"囊肿线"征象和"串珠征"。

(4)支气管镜检查:支气管镜检查对于诊断支气管扩张不具有价值,但在确定阻塞病变导致的局限性的节段支气管扩张,或对没有见到黏膜内病变反复咯血的支气管扩张病人定位出血的部位很有帮助。支气管镜下的支气管造影检查确定局限性的支气管扩张很有帮助。

(5)细菌学检查:对支气管扩张病人应行痰涂片革兰染色和痰培养,以指导临床选用抗生素。在结核性支气管扩张或化脓性支气管扩张抗菌治疗效果不佳时,应检查结核菌,以了解有无结核病存在。铜绿假单孢菌、洋葱假单孢菌和厌氧菌是支气管扩张病人的重要致病菌。

(6)其他:长期的慢性感染可导致贫血,年轻病人应该进行血清免疫球蛋白的测定。心电图检查有助于确定有无肺心病存在。

(二)非典型表现

1.支气管扩张非典型的临床表现　①早期的一些患者可以无明显的咳嗽、咳痰,也无咯血,仅仅表现为受凉或抵抗力差时容易发生某一部位的肺部感染。②有部分患者也可以仅表现为反复咯血,平素可无明显咳嗽、咯脓痰等呼吸道症状,健康状况良好,称为干性支气管扩张症。

2.非典型的影像学表现　胸片表现可以多种多样,有部分早期病人胸片可无明显异常,尤其病变重叠在心脏后边,普通胸片上肺野更是看不到任何的异常。其他可以在胸片上看到肺纹增多增浓,有部分病人可以表现为片状实变影,甚至有的在支气管扩张的急性期可以表现为大片的实变影,和普通肺炎难以鉴别。胸部CT表现:尤其是HRCT,Grerier等的研究结果表明,HRCT诊断支气管扩张的敏感性为96%,特异性为93%。在支气管扩张的HRCT诊断中也要注意某些技术上的伪影可影响诊断的正确性,其中主要包括呼吸及心跳所导致的活动伪影。当血管走行与扫描层面平行时,由于呼吸活动可使其形成"双重血管",好像支气管扩张中的"轨道征"。而心脏搏动则可在左下叶形成星状伪影,也可误认为支气管扩张。因此每次扫描时间最好不要大于1秒,以减少呼吸及心搏所致之伪影。

【诊断和鉴别诊断】

(一)诊断

根据反复咳嗽、咳痰、咯血的病史和肺部闻及固定而持久的局限性粗湿啰音的体征,再结合童年的呼吸道感染病史或全身疾病史,可做出初步诊断。进一步影像学检查可明确诊断。

(二)鉴别诊断

支气管扩张主要有两方面的鉴别诊断:①是鉴别有着相同症状、体征和放射学改变的其他疾病。②鉴别是否支气管扩张为其他疾病的继发改变。

1.慢性支气管炎　与支气管扩张有着相似症状、体征和异常肺功能改变,支气管扩张也可以同时伴随小气道疾病。如果有慢性支气管炎和肺气肿,支气管扩张区域会进展。胸部平片出现管型和环型影更多提示为支气管扩张。HRCT 和支气管造影可能是区别两者的唯一方式。

2.过敏性支气管肺曲菌病(ABPA)　有发作性的喘息、支气管阻塞、反复的发热、外周血嗜酸细胞的增加,间歇的肺部浸润和咯出含嗜酸细胞和曲霉菌的黏液痰栓。有时有不规则的近侧支气管扩张。而支气管扩张病人的痰更多,且为脓性,病变的部位多在远端支气管。在病程长的 ABPA 可以合并有柱状支气管扩张常使得鉴别诊断困难。

3.弥漫性泛性细支气管炎　有慢性咳嗽、咳痰、活动时呼吸困难及慢性鼻窦炎,胸片和 CT 上有弥漫分布的边界不太清楚的小结节影,类风湿因子、抗核抗体、冷凝集试验可阳性。确诊有赖于病理学检查。

4.Swyer-James 综合征　可出现咳嗽、气喘、咯血等症状。影像学检查可见单侧肺叶、肺段透亮度增加,受累区域发现血管影减少。血管造影显示病侧肺动脉腔极度缩小。支气管造影示扩张的支气管呈串珠样外观。

5.肺隔离症　如果一个患者反复发生下叶基底段单侧的慢性浸润影,含有囊腔,肺隔离症需要考虑。诊断主要依靠发现有异常的动脉来自胸或主动脉的分支供应。

6.其他　大量的先天性疾病,获得性的阻塞性支气管病变、破坏性的肺实质疾病和遗传的异常可导致支气管扩张,在评价该类疾病时需要注意考虑。

【并发症和预后】

主要并发症是化脓性病变和咯血,反复发作的支气管肺炎和慢性支气管感染的恶化在某些病人仍然多见,转移性的脑脓肿已很少见。大量咯血有时可以导致窒息。支气管扩张合并肺气肿可发生慢性呼吸衰竭。

目前大约 50%的肺囊性纤维化病人可活到 30 岁。儿童时期的支气管扩张在 10 多岁或 20 多岁时往往好转或保持稳定,即使在抗生素前时代,许多支气管扩张病人也可长期生存。

【治疗】

支气管扩张的治疗目的是控制症状和预防病情进展。

(一)促进痰液排出

1.祛痰剂　可用必嗽平、强力稀化粘素、沐舒坦等药物。痰液黏稠时可用雾化吸入导痰。

2.体位引流　体位引流是根据病变的不同部位采取不同的体位以利于痰液的排出,有时较抗菌药物治疗更为重要。其原则应使病肺处于高位,引流支气管开口朝下,促使痰液顺支气管引流至气管而咳出。每日 2~4 次,每次 15~30 分钟。若病变在下叶嘱患者俯卧,前胸靠床沿,两手撑地,头向下进行深呼吸后用力咳痰。若病变在上叶,则采取坐位或其他适当姿势以利于引流。同时旁人协助用手轻拍患部,以提高引流效果。

3.纤维支气管镜吸痰　如体位引流痰液仍难以排出,可经纤支镜吸痰,并用生理盐水冲洗稀释痰液，或局部注入抗生素。

4.支气管舒张药物　部分患者由于支气管反应性增高或炎症的刺激，可出现支气管痉挛，影响痰液排出。对于该类患者，在不咯血时，可口服茶碱类药物扩张支气管，以利于痰液排出。必要时可使用β_2受体激动剂或抗胆碱能药物雾化吸入。支气管扩张剂对于合并小气道疾病的患者效果较好。

（二）控制感染

控制感染是支气管扩张急性感染期的主要治疗措施。抗生素的选择最好依痰培养或痰涂片结果而定。可选用β-内酰胺类、氨基糖苷类或氟喹诺酮类等药物。铜绿假单胞菌和厌氧菌是常见病原体，铜绿假单胞菌容易形成生物被膜，降低抗生素通透性，影响疗效，经验性治疗时应覆盖假单胞菌。近年发现大环内酯类抗生素可抑制或破坏生物被膜中的胞外多糖，增强抗生素对被膜中微生物的作用。有研究显示红霉素500mg每日二次，能减少铜绿假单胞菌感染所致痰量增多，改善肺功能。喹诺酮类抗生素也有类似作用。因此在严重感染患者中常用抗假单胞类的β-内酰胺类联合大环内酯类或喹诺酮类，也可用喹诺酮类联合大环内酯类或再加用氨基糖苷类。如有厌氧菌感染，选用甲硝唑、替硝唑或克林霉素。在部分病人，冬天时可以使用上述提到的抗生素来进行预防性治疗。

（三）咯血的治疗

咯血是支气管扩张的主要并发症。小量咯血，以对症治疗为主，包括休息、镇静、止咳，常用药物有可待因、安络血、VitK等，经过上述治疗，小量咯血一般可以止住，不会危及生命。但出现大咯血时，若治疗不及时，常常危及生命。大咯血的主要治疗措施包括以下几项：

1.一般处理　大咯血患者要求绝对卧床休息，如明确病变部位应取患侧卧位，以减少病变播散，在患处可以放置冰袋降低局部体温，使血管收缩以利于止血。鼓励患者咯出呼吸道的积血，以免造成呼吸道阻塞。解除患者的紧张情绪，如病人过度紧张可予以小量镇静剂。咳嗽剧烈者，可适量给予镇咳剂，但肺功能不全者禁用吗啡和哌替啶，以免抑制中枢咳嗽反射。饮食以易消化的流质或半流质为佳，注意保持大便通畅。

2.药物治疗　垂体后叶素直接作用于血管平滑肌，具有强烈的血管收缩作用，使肺小动脉收缩，肺循环血量减少，降低肺静脉压，促进血小板凝集形成血栓而止血，是治疗咯血的首选药物。大咯血时可用5～10U溶于25%葡萄糖液20～40ml，缓慢静注。而后可用10～20U加入5%葡萄糖液250～500ml静滴。副作用为头痛、面色苍白、心悸、恶心、腹痛和血压升高。高血压、冠心病、肺心病、心功能不全、妊娠及对本药有严重副反应者禁用。一般止血药物的作用多为改善出凝血机制，增强毛细血管及血小板功能，主要适用于因出凝血功能障碍引起的咯血，也可作为大咯血的辅助治疗。常用的有止血芳酸、6-氨基已酸、止血敏、安络血、维生素K、鱼精蛋白、云南白药等。血管扩张药物能扩张血管，减少肺血流量，使肺动脉压、肺毛细血管楔压和肺静脉压同时降低，血液分流至周围血管，起到“内放血”的作用，降低肺动脉和支气管动脉的压力，达到止血的目的。尤其适用于垂体后叶素禁忌的高血压、冠心病、肺心病及妊娠患者。常用药物有酚妥拉明、普鲁卡因、阿托品、消心痛、冬眠灵、山莨菪碱等，使用该类药物时应监测血压，防止血压下降和体位性低血压的发生。

3.支气管镜局部止血　对于药物治疗效果不佳的大咯血患者，应及时行支气管镜检查。

常用的方法有支气管内填塞、采用4℃冰盐水支气管灌洗、经支气管镜局部应用肾上腺素和凝血酶。

4.介入治疗　对于经内科治疗无效的急性大咯血患者，可采用支气管动脉栓塞术（BAE）、其他伴随动脉造影与栓塞术和肺动脉栓塞等介入治疗。

5.输血　当咯血量过大，患者出现贫血，或因凝血障碍咯血不止时，需要及时补充血容量和凝血因子。输血以少量多次输入新鲜血为宜，一般不作为咯血的常规治疗。

（四）手术治疗

反复大咯血和感染，其病变范围比较局限，在一叶或一侧肺组织，病变范围不超过2叶，药物治疗不易控制，年龄40岁以下，全身情况良好者，可根据病变范围做肺叶或肺段切除术。如病变较轻，症状不明显，或病变较广泛累及双侧肺，或伴有严重呼吸功能损害者不宜手术。

【预防】

积极防治麻疹、百日咳、支气管肺炎、肺结核等呼吸道感染（尤其在幼年期）对预防支气管扩张的发生具有重要意义。此外，加强锻炼，增强机体免疫功能，治疗慢性鼻窦炎和扁桃体炎，防止异物误吸进入支气管，对预防该病也有重要作用。

（王同生）

第五节　肺不张

【概述】

肺不张系指一个或多个肺段或肺叶的容量或含气量减少。由于肺泡内气体吸收，肺不张通常伴有受累区域的透光度降低，邻近结构（支气管、肺血管、肺间质）向不张区域聚集，有时可见肺泡腔实变，其他肺组织代偿性气肿，肺小叶、段（偶为肺叶）之间的侧支气管交通可使完全阻塞的区域仍可有一定程度的透光。

最常见的病因是支气管阻塞引起的阻塞性肺不张，其他尚有萎缩性肺不张及压迫性肺不张。

肺不张可分为先天性和后天获得性两种。先天性肺不张是指婴儿出生时肺泡内无气体充盈，临床上有严重的呼吸困难与发绀，患者多在出生后死于严重的缺氧，临床绝大多数肺不张为后天获得性。

【诊断】

（一）症状与体征

症状及体征由于病因及范围大小不同，症状也不同。现按不同范围的肺不张分别叙述如下：

1.一侧或双侧肺不张　常由多种原因，如胸肌、膈肌麻痹，咳嗽反射消失及支气管内分泌物梗阻等综合而发生一侧或双侧的肺不张起病很急，呼吸极为困难，年长儿能自诉胸痛和心悸，可有高热，脉速及发绀。发生于手术后者，多在术后24小时内发生，明显的胸部体征如下:①同侧胸廓较扁平,呼吸运动受限制;②气管及心尖搏动偏向病侧;③叩诊时有轻微浊音,但在左侧可被上升的胃所遮蔽;④呼吸音微弱或消失;⑤膈肌移高。

2.大叶性肺不张　起病较慢,呼吸困难也较少见。体征近似全侧肺不张,但程度较轻,可随不张的肺叶而有所不同。上肺叶不张时,气管移至病侧而心脏不移位,叩诊浊音也仅限于前胸;下叶不张时,气管不移位而心脏移向病侧,叩诊浊音位于背部近脊椎处;中叶不张时,体征较少,难于查出。由于邻区代偿性肺气肿,叩诊浊音往往不明显。

3.肺段不张　临床症状极少,不易察觉,常在影像学检查中发现。肺不张可发生于任何肺叶或肺段,但以左上叶最为少见,只有先天性心脏病时扩大的左肺动脉压迫左上叶支气管可引起左上叶肺不张。小儿肺不张最常见于两肺下叶及右肺中叶;下呼吸道感染时肺不张多见于左下叶及右中叶;结核性肿大淋巴结多引起右上及右中叶不张。"中叶综合征"指由于结核、炎症、哮喘或肿瘤引起的中叶不张,长期不消失,反复感染,最后可发展为支气管扩张。

(二)检查

1.胸部X线检查　诊断肺不张最重要的手段。胸部X线片通常即可明确叶或段不张的存在及其部位。单侧肺不张肺野磨玻璃样、胸廓内陷、肋间隙变窄,膈面上抬、纵隔向患侧移位;左下叶肺不张所形成的脊柱旁三角形影在正位胸片中可因全被心影所遮盖而不易显示,但在侧位片上可清楚显示:胸部下后方三角形增高阴影,其前缘为向后移位的斜裂,呈平直或稍向后凸出的包裹性积液表现不同。右肺中叶不张常使右心缘显示不清楚,但在前后位一个由肺门向外伸展的狭三角形致密影(基底部在肺门,尖部可达胸壁,上下边缘锐利),在侧位片上可清楚显示自肺门区向前、向下斜行的带状致密影(上缘可稍凸但下缘无突出现象),这与中、下叶叶间积液(呈椭圆形或梭形,上、下缘有不同程度的凸出,叶间裂可凸出,位置正常)及中叶实变(体积较大,上窄下宽,位置正常)的X线表现相似,应注意鉴别。

右肺上叶不张诊断一般不难,而左肺上叶不张以左侧位显示较为清楚,整个斜裂向前移位并稍向前弯曲,不张的肺叶密度增高,体积缩小。

2.支气管镜检查　肺不张最有价值的诊断手段之一,适用于大部分病例。多数情况下可在镜下直接看到阻塞性病变并取活检。如果使用硬质支气管镜,则可扩张狭窄部位并取出外源性异物或内源性的结石。如异物或支气管结石被肉芽组织包绕,则在镜下不易明确诊断。

3.淋巴结活检与胸腔外活检　如果肺不张由支气管肺癌或淋巴瘤所致,而纤维支气管镜活检为阴性时,斜角肌下与纵隔淋巴结活检对诊断甚有帮助。如果有明确的肺门或纵隔肿大,淋巴结活检常有阳性发现,如果放射学改变只有远端的肺组织萎陷,则难以取得阳性结果。结节病、结核、真菌感染引起肺不张时,斜角肌下和纵隔淋巴结活检偶有阳性发现。胸腔外活检(肝脏、骨骼、骨髓、周围淋巴结)对某些疾病如结节病、感染性肉芽肿、淋巴瘤和转移性支气管肺癌有时能提供诊断帮助。

4.胸液检查与胸膜活检　肺不张时形成胸腔积液有多种原因。胸液可能掩盖肺不张的放射学征象。胸液检查与胸膜活检对恶性病变及某些炎症感染性病变有诊断价值。血胸见于胸部创伤或动脉瘤破裂,而血性胸液提示肿瘤、肺栓塞、结核或创伤。

5.剖胸探查　相当多的肺不张患者因诊断性或治疗性目的最终需行剖胸手术。支气管结石35%需要开胸得以确诊。由支气管肺癌、支气管狭窄、慢性炎症伴肺皱缩、局限性支气管炎以及外源性压迫所致的肺不张中也有部分病例需剖胸探查方能确诊。

6.其他检查

(1)痰或支气管抽吸物检查:因支气管肺癌引起的肺不张进行痰或支气管抽吸物细胞学检查有重要意义,阳性率可超过50%,以小细胞肺癌最高,其次为鳞癌,而腺癌最低,应送痰检查4～6次为宜;偶尔在淋巴瘤患者痰中可查到肿瘤细胞。

痰液检查对其他原因引起的肺不张诊断意义较小,因为咳出的分泌物主要来自未发生不张的肺。应做细菌、真菌和结核杆菌的涂片检查与培养,并常规做细胞学检查。变应性气管肺曲菌病(ABPA)时可培养出曲菌,但需注意实验室常有曲菌的污染。如果咳出痰栓,并在镜下发现大量的菌丝,即可确立诊断。

(2)血液检查:哮喘及伴有黏液嵌塞的肺曲菌感染,血嗜酸粒细胞增多,偶尔也可见于霍奇金病、非霍奇金淋巴瘤、支气管肺癌和结节病。阻塞远端继发感染时有血中性粒细胞增多、红细胞沉降率增快。慢性感染和淋巴瘤多有贫血。结节病、淀粉样变、慢性感染和淋巴瘤可见血细胞蛋白增高。

血清学试验检测抗曲菌抗体对诊断变态反应性支气管肺曲菌病(ABPA)的敏感性与特异性较高,组织胞浆菌病和球孢子菌病引起支气管狭窄时特异性补体结合试验可为阳性。

血及尿中检出5-羟色胺对支气管肺癌引起的类癌综合征有诊断价值。

(3)皮肤试验:皮肤试验对肺不张诊断意义不大。支气管结石所致肺不张时结核菌素、球孢子菌素或组织胞浆菌素皮肤试验可为阳性,并为诊断提供线索。如肺不张由肺门淋巴结肿大压迫所致,结核菌素皮试在近期转为强阳性;特别是在儿童或青少年,有一定的诊断价值。变应性支气管肺曲菌病时皮肤试验典型的为立即反应,某些患者表现为双相反应。

(三)诊断要点

通常根据临床表现和X线征象作诊断,X线征象为肺容积缩小(表现为肋间隙变狭,横膈升高,气管、心脏和纵隔移向患侧,未累及的肺过度膨胀)以及肺组织实变和无气。如果病变仅限于一个肺段则阴影呈三角形,顶端指向肺门。小面积的肺不张由于周围肺组织膨胀,使该肺不张呈盘状表现,大多见于下叶亚段肺不张。当整个肺叶受累(肺叶不张),因肺叶无气,叶间裂移位,由于支气管、血管和淋巴管聚拢,使肺叶密度增高,确切的X线表现取决于哪一叶肺受累,以及其他肺组织对肺容积缩小的代偿。后前位和侧位胸片有助于诊断。

不论患者年龄大小均需寻找阻塞原因。借纤维支气管镜检查,可以见到支气管段和亚段分支。CT可帮助澄清发生肺不张的原因。有经验的医生能够鉴别肺不张是由于支气管内堵塞或由于液体或气体引起的压迫性肺不张,以及慢性炎症引起的瘢痕收缩性肺不张。

(四)鉴别诊断

对短期内形成支气管阻塞伴发热、呼吸困难的肺不张应与肺炎、肺梗死鉴别,无明显症状缓慢形成的肺不张应与叶间积液、包裹性积液鉴别,而弥散的肺小叶不张呈斑片状阴影时还需注意与支气管肺炎和肺结核鉴别。

【治疗】

肺不张的治疗主要是原发病治疗。急性肺不张(包括手术后急性大面积的肺萎陷)须尽快去除基础病因。并发感染时应使用抗生素。以下情况应考虑手术切除不张的肺叶或肺段:

①缓慢形成或存在时间较久的肺不张，常继发慢性炎症使肺组织机化挛缩，此时即使解除阻塞性因素，肺脏也难以复张；②由于肺不张引起频繁的感染和咯血。

（一）急性肺不张

1.异物吸入　体位引流，鼓励咳嗽，即刻行支气管镜摘取异物。

2.呼吸道分泌物潴留　体位引流，拍背咳痰，经常翻身，纤维支气管镜灌洗吸痰。

（二）慢性肺不张

1.继发支气管扩张和肺纤维化，反复感染和咯血者，应做手术治疗。

2.肿瘤或其他肉芽病变阻塞管腔引起肺不张，根据病情做手术切除、局部放疗或激光治疗或经纤维支气管镜置入支气管支架，保持气道通畅。

【病情观察】

根据患者的病史、体征，结合相关的辅助检查明确诊断者，患者应收住院，予以原发病治疗。密切观察肺不张症状，是否出现呼吸困难、阵发性咳嗽、胸痛、发绀、心动过速，有时伴有休克现象；发病缓慢者，因胸负压对胸膜及纵隔的牵引而产生胸痛及咳嗽；部分伴有感染者，可出现发热、咳脓性痰等。大块肺不张当支气管阻塞时，患侧肋间隙狭小或凹陷，呼吸运动减弱或消失，高度浊音或实音，呼吸间及语音减弱或消失。注意观察阻塞性肺不张肺容量减少的典型体征（触觉语颤减弱、膈肌上抬、纵隔向患侧移位）、叩浊、语音震颤和呼吸音减弱或消失。

【病历记录】

1.门急诊病历　记录患者胸痛、呼吸困难等的发病方式和时间，胸痛的性质和位置，是否随呼吸加重，咳嗽的性质，有无咯血、发热等。如为急诊，可先予紧急处置后，再仔细询问病史；对反复发作者，需记录以往发作及诊治经过。体检记录血压、发绀、呼吸频率、肺部啰音、胸膜摩擦音等。辅助检查记录X线胸片、心电图、肺通气/灌注扫描等检查结果。

2.住院病历　重点记录本病的诊断依据、鉴别诊断要点、诊疗计划，并请上级医师把关、认可。病程记录应能全面反映治疗后相关症状、体征的变化和辅助检查的结果分析、上级医师的查房意见等。

【注意事项】

1.医患沟通　如诊断本病，主治医师应如实告诉患者及家属本病的特点、发生过程、诊断方法、治疗手段等，以便患者及家属能理解、配合，支持可能采取的治疗方法。实施治疗的过程中，应与患者及家属保持随时沟通，告知治疗的利弊、风险，并请患者家属签字同意为据。

2.经验指导

（1）肺不张在临床中是十分常见的表现，它可作为一个独立事件发生，也可伴发其他疾病出现。因此，应注意辨认。肺不张的诊断包括两部分，首先确立肺不张的存在；其次明确肺不张的病因。

（2）肺段不张的诊断比较复杂，因为单纯肺段不张少见，并且临近肺段可伴有代偿性肺气肿和炎症或浸润性改变。盘状或条状肺不张是亚肺段性不张在X线上所显示的一种特殊形态，在临床上并不少见。这种不张大多由于该部位呼吸障碍与横膈运动减弱有关，此外，因少量分泌物使支气管阻塞引起亚肺段不张。

（3）在诊断肺不张的同时，特别需注意肺不张的支气管根部有无肿块和肺门、纵隔淋巴结肿大，有无胸腔积液等。对于不明原因的肺不张与肺实变、胸腔积液等其他病变难以鉴别时，应进行胸部 CT 检查，注意观察支气管腔内外病变情况。体层摄片对下述情况帮助较大：描述萎陷肺叶的位置与形状，有无支气管空气征，有无钙化及其位置，阻塞病变的性状，有无管腔内引起阻塞的包块。CT 检查对于此类问题的诊断价值更大，特别是对下述情况明显优于体层摄影，包括：明确支气管腔内阻塞性病变的位置甚或性质，探查肿大的纵隔淋巴结，鉴别纵隔包块与纵隔周围的肺不张。支气管造影主要用于了解非阻塞性肺不张中是否存在支气管扩张，但目前已基本为 CT 所取代。如怀疑肺不张由肺血栓栓塞所致，可考虑行肺通气-灌注显像或 CT 肺血管造影。

(4)对于黏液栓引起的阻塞性肺不张，纤维支气管镜下抽吸既是诊断性的也是治疗性的。纤维支气管镜下活检与刷检对引起阻塞的良性和恶性肿瘤、结节病及特异性炎症也有诊断价值。

(5)肺不张的病因诊断非常重要，一定要十分重视。一些临床状况可提示支气管阻塞和肺不张的可能性。哮喘患者持续发作喘息，发生肺不张，如 X 线胸片有弥漫游走片状阴影，咳丝状黏痰，则提示变态反应性支气管肺曲菌病诊断。因 ABPA 伴黏液嵌塞主要见于哮喘患者，而外科手术后 48 小时出现发热和心动过速(手术后肺炎)常由肺不张引起。心脏手术后最易发生左下叶肺不张。胸壁疾病患者不能进行有效的咳嗽，是肺不张的易患因素，这种患者一旦出现呼吸系统症状，应考虑到肺不张的可能性。单根或多根肋骨骨折均可发生肺不张，特别是存在有慢性支气管炎时。

(6)胸部影像学特征往往能提示病因。大部分患者肺下叶不张是由于支气管扩张引起的，尤其是青少年，其中经常能见到增粗条索状致密阴影，有时甚至可见到管状和小囊状透亮区域。肺上叶不张常见于结核和肺癌，可随结核病灶性质和癌肿浸润范围及有无继发感染，萎缩上叶可呈不同的 X 线表现，如在后者可形成“S”形 X 线征象。此外，萎缩的肺上叶如体积又增大，下缘从凹面向下弧形变为平直甚至向下凸出，应考虑有新的或复发炎症。整个左肺上叶不张以肺癌较为常见，而其他病变如支气管结核等往往不累及舌叶而涉及上叶其他各段。

(7)40 岁以上的患者如并发肺不张时，应首先排除肺癌引起的肺不张，特别是右上肺叶不张的肺裂呈横“S”形时或纵隔向有大量胸膜腔积液的一侧移位，这些往往是肺癌的特征，但也必须除外胸膜纤维化对纵隔的牵拉。

(毛金山)

第六节　上气道梗阻

上气道梗阻(UAO)是指气管隆嵴以上的气道因异物、肿瘤、气管内膜结核、喉头水肿、气管软骨病变及声门狭窄等多种原因导致上气道发生阻塞，气流严重受阻的临床综合征。

【发病机制】

为各种原因导致的声门或气道狭窄(管径缩小)气流受阻，从而导致呼吸困难，严重者导致窒息死亡。有研究证明，只有当病变使气管阻塞达到正常管腔内径的 1/3～1/2，才会产生明显的症状。气管狭窄内径≥10mm 时患者往往无症状，当气管内径≤5mm 时，患者在平静时也会有呼吸困难。

【分类及原因】

按病程来分，可分为急性和慢性上气道梗阻两大类。

1.急性上气道梗阻　是一种严重的、具有潜在致命性的临床急症之一，主要与上气道急性感染、各种原因引起的上气道水肿、咽部周围出血、异物吸入、急性喉炎、喉功能不全(以婴幼儿和小儿常见)和急性误吸、创伤有关。

2.慢性上气道梗阻　主要包括上气道良、恶性肿瘤，炎性肉芽肿，气道淀粉样变，复发性多软骨炎，韦格肉芽肿及喉、气管结核等，临床进展较慢，常在管腔内径被阻塞50%以上时才出现气道阻塞的症状。

【临床表现】

上气道阻塞的临床表现并无特异性，可表现为刺激性咳嗽、咳痰、喘憋及呼吸困难等，这些症状均非特异性表现，故常易误诊、漏诊。

慢性上气道梗阻早期几乎没有症状，一旦出现症状往往阻塞已比较严重。临床须仔细问诊、系统体格检查。

常见的临床特点为：

1.呼吸困难以吸气困难为主，呈进行性加重、活动可引起呼吸困难明显加重，且常因体位变化而出现阵发性发作。不同的病因有不同的伴随症状，如急性会厌炎首发症状以咽痛和吞咽疼痛多见。气管软化症于呼气或咳嗽时出现气道狭窄或闭塞，表现为呼气性呼吸困难，"犬吠"样咳嗽为其特征性表现。

2.查体哮鸣音为呼气和吸气双相，以气管旁最明显，吸气性软组织凹陷，严重时出现锁骨上、肋间和胸骨上窝凹陷，即吸气"三凹征"。声带病变时出现声音嘶哑，鼻咽部堵塞时出现张口呼吸。

3.抗感染、解痉平喘、激素抗炎等治疗无效。

【诊断】

急性上气道梗阻都有突然发生的呼吸困难、相关体征或较明确的病史，较易诊断；慢性发生者因其早期无明显症状和体征，X线检查不易发现，临床误诊及漏诊率较高。诊断要点如下。

1.存在上气道炎症、损伤，气管插管和气管切开史以及烧伤、异物吸入、药物过敏等病史。

2.临床以气促、呼吸困难为主要表现，活动后明显加重，有时症状的加重与体位有关。经支气管舒张药、全身或局部激素以及氨茶碱等药物治疗无效。

3.肺功能检查：上气道病变位于上气道开口处且病变程度较轻时可表现为肺通气功能正常。最大呼气流量-容积曲线环是诊断上气道阻塞的首选检查方法。上气道梗阻患者流量-容积环(FPV环)的特点是呼气相和(或)吸气相流量显著受限，而呈现特征性平台状。

4.影像学检查

(1)颈部X线平片：吸气相颈部X线平片对喉气管炎和会厌炎具有鉴别价值。喉气管炎的典型X线征象为"尖塔"征。声门下区狭窄多见于喉气管炎患者，但亦可见于会厌炎。会厌炎在颈部X线侧位片可显示肿胀的会厌和咽下部扩张。上气道X线平片对上气道阻塞的诊断有一定价值，但准确性及敏感性较差，应结合患者具体病史和体征进行判断。

(2)胸部CT扫描及上气道三维图像重构：上气道CT扫描可清晰观察气管及喉部横断面，对气道阻塞进行较为精确的定位，判断病变的大小和形态、气道狭窄的程度及其与周围组织的关系，增强扫描尚有助于明确病变的血供情况。近年来新成像技术不断发展，如螺旋CT可用于气道三维图像重构，显示气管的冠状和矢状切层图像，更有利于对病变整体形态的观察，起到仿真内镜的作用，对于无法耐受纤维支气管镜检查的患者可作为一种无创检查方法。

(3)胸部MRI检查：具有很好的分辨能力，可预计气道闭塞的程度和长度，以及评价纵隔情况。

5.内镜检查：纤维喉镜或纤维支气管镜检查可直接观察上气道，了解声带、气管环的变化以及呼吸过程中病变的动态特征，且可进行组织活检行病理学检查，故对诊断具有决定性作用。镜下可发现气管、支气管壁增厚和(或)狭窄、气管内结节或新生物、肿瘤浸润、气管黏膜充血、气管软骨环塌陷等不同表现。

【鉴别诊断】

1.支气管哮喘　对过敏原高反应性，呈发作性和可逆性的特点，哮鸣音发生在呼气相，吸入支气管舒张药和糖皮质激素往往能收到良好的临床效果，肺功能表现为呼气相的阻塞性通气功能障碍，如Is末用力呼气量(FEV_1)、最大呼气流量(PEF)、最大呼气中段流量的下降等，支气管舒张和激发试验阳性。

上气道阻塞不具备上述特点，喘息发作往往无明显的诱因、无季节性、无过敏史、无发作性等，查体哮鸣音为呼气和吸气双相，且以气管旁最明显，有吸气困难的三凹征表现等，对支气管舒张药效果差。肺功能检查流量-容积环的特点是呼气相和(或)吸气相流速显著受限，而呈现特征性平台状。

2.慢性阻塞性肺疾病　多有吸烟史，病程长，常在气候变换时病情加重。临床表现为慢性咳嗽、咳痰，可伴有喘息、气促，急性加重时肺部可闻及干、湿啰音。X线检查可有慢性支气管炎、肺气肿等表现。肺功能检查FEV_1、MMV下降，残气量(RV)、残总比(RV/TLC)增加等表现。根据临床特征不难与上气道梗阻相鉴别，但应注意COPD合并上气道梗阻的少见病例发生。

【治疗】

治疗方案应根据患者的病因、呼吸困难程度、全身状况及客观条件综合判断，及时处理。对某些急性上呼吸道梗阻患者，须争取时间、迅速解除气道阻塞，以免造成窒息死亡。

1.对症支持治疗　如保持正确体位、吸氧和开通静脉通道等。

2.病因治疗　明确病因者积极进行病因治疗，如由炎症及局部水肿引起，使用足量抗生素和糖皮质激素。如为异物，应尽早取出。如为咽后脓肿，切开引流术可立即解除阻塞。如为肿瘤、外伤等原因可通过外科手术缓解症状。

3.建立人工气道　积极进行病因治疗，同时密切监测病情变化，若病情未见好转，全身情况较差时，特别是在窒息状态时，由于时间紧迫，宜尽早实施抢救建立人工气道。以快速、安全、损伤少为原则，根据患者病情可选择气管插管、气管切开术、环甲膜切开术3种常用的方法。具体应根据患者的情况和器械条件，迅速确定抢救方案，以免错过抢救时机。

(1)气管插管:是最简单、最快速的手段,也是最安全和损伤性最小建立气道的方法。但有一定的失败率,特别是对于插管困难、声门暴露差的患者。主要并发症包括喉头水肿、出血及误入食管等。对于咽喉部梗阻、合并气道损伤者如口鼻腔和咽喉部的外伤、烧伤等,气管插管为绝对禁忌证。

(2)气管切开术:是一种切开颈段气管前壁并插入气管套管的急救手术,对术者操作技术的要求较高,并要求较充裕的时间,为提高成功率,切开术可在气管插管下进行。

(3)环甲膜穿刺或切开:在情况十分紧急,来不及或没条件进行气管插管或气管切开时,可用一根粗注射针头,经环甲膜直接刺入喉腔,暂时缓解呼吸困难。环甲膜切开术的适应证较为广泛,对于颈部后仰困难、口鼻咽部梗阻的患者尤其适合。主要的并发症包括出血、喉返神经损伤而引起永久性神经性声音嘶哑等。

4.气管内支架放置术 是目前治疗上气道狭窄的一种较新的技术。按支架材料不同有不同的操作方法,其原理是通过网状支架支撑狭窄部位。

适应证:①上气道恶性肿瘤所致气道狭窄的姑息治疗。②某些外伤、气道烧伤的后遗症及气道软骨软化症的对症治疗。

术前须对上气道狭窄进行影像学等评估,术者须能熟练操作支气管镜,同时准备必要的抢救器械,做好气管插管准备。

【注意事项】

1.慢性上气道梗阻临床表现隐匿,不具特异性临床表现,往往易被误诊和漏诊。而某些急性上气道梗阻如血管神经性水肿、急性误吸、急性窒息,可在数分钟或数小时内致死,而经及时有效治疗后可以完全康复,因此,临床医师应提高对上气道梗阻的认识、提高查体等基本功和掌握其治疗原则。

2.临床上对于无明显诱因的喘息发作或刺激性咳嗽的患者,特别是症状与体位有相关,支气管舒张药效果不好、查体发现呼气和吸气双相的哮鸣音,且以气管旁最明显,伴有吸气困难的"三凹征"等表现时要考虑到上气道梗阻的诊断。

3.重视肺功能检查在上气道梗阻中的作用,流量-容积环是一种简便、快速的检查手段,并且可根据曲线的变化估计病变的程度,对上气道阻塞进行定位诊断,还可用于上气道阻塞患者病情的随访。

(郑云爱)

第五章　肺循环及肺血管疾病

第一节　肺水肿

肺水肿是各种原因导致的肺血管外液饰增多甚至渗入肺泡内，而引起的生理功能紊乱。

【病因和发病机制】

1.高压性肺水肿　又称为心源性肺水肿、高静水压性肺水肿或继发性肺水肿，是微血管屏障正常时发生的肺水肿，因此，也称之为屏障功能正常的肺水肿。

(1)心源性肺水肿：充血性心力衰竭是高压性肺水肿最常贝的病因。①常见的原因有左心功能不全(如急性心肌梗死、心律失常、心肌病、缩窄性心包炎、主动脉瓣狭窄或关闭不全、二尖瓣关闭不全、腱索或室间隔破裂及体循环高血压)。②左心室流出道梗阻(如二尖瓣狭窄、左心室黏液瘤)。③左心房压力及肺微血管压力因容量负荷加重而升高，导致肺血管床过度灌注，引起液体滤过量超过淋巴系统清除能力。

(2)高原肺水肿：是指高海拔地区发生的肺水肿，易发生在3000m以上的高原，过量运动或劳动为诱发因素，多见于25岁以下的年轻人。发病机制尚不清楚，可能与缺氧性肺血管收缩有关。

(3)气道阻塞所致的肺水肿：发生在上呼吸道阻塞，如喉痉挛、气管插管阻塞、吸入异物及自缢或绞刑等。气道阻塞时需要用力吸气，产生很大的胸腔负压，可致微血管旁静水压降低，促使液体滤入肺泡。

(4)复张性肺水肿：胸腔穿刺排气或抽液速度过快、量过多时，可骤然加大胸腔负压，降低微血管周围静水压，增加滤过压力差而引起。

2.高通透性肺水肿　由肺血管内皮屏障对液体和蛋白质的通透性增加所致。又称为非心源性或原发性肺水肿，由此导致的临床综合征称之为急性肺损伤或急性呼吸窘迫综合征(ALI或ARDS)。

原因：①感染、脓毒血症和炎症反应(特别是革兰阴性杆菌败血症和出血性胰腺炎)可损害毛细血管内皮和肺泡上皮，增加通透性引起肺水肿。②吸入有害气体、化学物质以及高浓度氧气，吸入淡水(溺水)，高温(大火、爆炸引起的肺实质灼伤)和机械性损伤(肺挫裂伤)等理化因素可直接引起肺损伤，导致肺血管通透性增加，引起肺水肿。③血浆胶体渗透压降低(如肝、肾疾病)可引起低蛋白血症，常伴有微血管周围的胶体渗透压下降，很少产生肺水肿。只有同时伴有微血管内静水压力升高时，才诱发肺水肿。

肺淋巴回流障碍可诱发肺间质甚至肺泡水肿。

【临床表现】

1.高压性肺水肿 通常由心力衰竭引起,多伴有心脏病史。

(1)肺水肿间质期:症状常有咳嗽、胸闷、轻度呼吸急促、劳力性呼吸困难及夜间阵发性呼吸困难。肺底可闻及细小湿啰音或哮鸣音,无发绀或轻度发绀,相关心脏病体征,PaO_2 和 $PaCO_2$ 均轻度降低,本期易漏诊。

(2)肺泡水肿期:表现为面色苍白,发绀,严重呼吸困难,咳大量白色或血性泡沫痰,两肺满布湿啰音。血气分析提示低氧血症加重,甚至出现 CO_2 潴留和混合性酸中毒。晚期出现低血压、休克、心率快及少尿等情况。

2.高通透性肺水肿 有或无心脏病史。ALI 或 ARDS 临床表现可以差别很大,取决于潜在疾病和受累器官的数目与类型,而不取决于正在发生的肺损伤。

(1)急性肺损伤:病因可从患者的暴露史(有毒气体或化学物质、药物、溺水、创伤及高海拔)及临床疾病(脓毒血症、肺炎、误吸及胰腺炎)中获得提示。

(2)呼吸窘迫:ALI/ARDS 主要表现为气急和呼吸次数增加,多在 25~50/min,甚至伴有吸气时鼻翼扇动或"三凹征"等呼吸困难体征。

【诊断】

1.诊断要点 ①有引起肺水肿的基础疾病或病史。②起病急、进展快。③常有咳嗽、胸闷,呼吸困难甚至发绀,严重者咳大量白色或血性泡沫痰,两肺满布湿啰音;晚期出现低血压、休克。④X 线片提示肺淤血。

2.胸部影像学检查 X 线平片是诊断肺水肿最实用的方法,无创,廉价方便,但对于早期肺水肿不敏感,且不能鉴别高压性和高通透性肺水肿。

(1)肺水肿前期:双上肺纹理增粗增多,肺门影模糊增大。

(2)肺间质水肿期:①肺纹理和肺门阴影边缘模糊。②肺血流重新分布现象,即由正常时上肺血管比下肺血管细变为上肺野血管增粗。③支气管"袖口征",支气管轴位投影可见管壁环形厚度增宽,边缘模糊,称为"袖口征"。④间隔线阴影,其病理基础是小叶间隔水肿。可分为 KerleyA、B、C 线,以 B 线最常见,长度<2cm,与胸膜垂直。⑤胸膜下水肿,类似胸膜增厚,不随体位改变而变化。叶间胸膜下水肿表现为叶间裂增厚。⑥常合并心影增大,可有少量胸腔积液。

(3)肺泡性肺水肿:①肺泡实变阴影,早期呈结节状阴影,0.5~1cm 大小,边缘模糊,很快融合成斑片或大片状阴影,有含气支气管影像,密度均匀。②分布和形态呈多样性,可呈中央型、弥漫型和局限型。中央型表现为两肺中内带对称分布的大片状阴影,肺门区密度较高,形如蝶翼称为蝶翼征。局限型,可见于一侧或一叶,多见于右侧。除片状阴影外,还可呈一个或数个较大的圆形阴影,轮廓清楚,似肿瘤改变。③肺水肿最初发生在肺下部、内侧及后部,很快向肺上部、外侧及前部发展,病变常在数小时内有显著变化。④胸腔积液较常见,多为少量积液,呈双侧性。⑤心影增大。

3.血气分析 早期常见低氧低碳酸血症,肺泡水肿期低氧血症加重,甚至出现二氧化碳潴留。

4.肺功能 肺顺应性下降,弥散功能下降,小气道闭合容积可能增加。

5.血流动力学监测 可用来鉴别肺水肿的病因,心源性肺水肿肺毛细血管楔压

$>$15mmHg，5～10mmHg 为非心源性肺水肿，并可指导补液。但测量肺血管压力的检查昂贵且有创伤性，可能伴有并发症或病死率增加。

【鉴别诊断】

1.与其他引起喘息的疾病鉴别，如支气管哮喘、慢性阻塞性肺疾病。

2.与其他引起劳力性呼吸困难的疾病鉴别，如肺栓塞、肺动脉高压。

3.两种肺水肿的鉴别诊断：根据病史、症状、体征和 X 线表现常可对高压性肺水肿和高通透性肺水肿做出明确诊断。

【治疗】

治疗原则：消除诱因，迅速纠正缺氧，改善通气和组织供氧，维持呼吸循环及酸碱平衡，为病因治疗争取时间。

1.消除诱因　避免和消除引起肺水肿的各种诱因，如高血压、心力衰竭等。输液速度快者应停止或减慢输液速度；尿毒症者可加强透析；感染诱发者应积极控制感染；毒气吸入者应立即脱离现场。

2.体位　坐位可减少静脉回心血量，适用于输液超负荷或心源性肺水肿，禁用于休克和贫血患者。

3.纠正缺氧　鼻导管或面罩给氧，使氧饱和度在 90%以上。病情严重，一般给氧效果不佳者，可机械通气治疗（有创或无创机械通气）。

4.吗啡　每次 5～10mg 皮下注射或静脉注射可减轻焦虑，降低周围血管阻力，松弛呼吸道平滑肌，改善通气。对心源性肺水肿效果最好，禁用于休克、呼吸抑制和慢性阻塞性肺疾病合并肺水肿者。

5.利尿　呋塞米或托拉塞米 20～100mg 注射可迅速利尿，能够减少循环血量和升高血浆胶体渗透压，减少微血管滤过液体量，但不宜用于血容量不足者。

6.扩血管药　静脉滴注硝普钠（15～30μg/min）可扩张小动脉和小静脉；α 受体阻滞药可阻断儿茶酚胺、组胺和 5-羟色胺等介质的血管收缩作用，扩张肺和体循环的小动脉和小静脉，降低心脏前、后负荷，减轻肺水肿。

7.强心药　主要用于快速心房颤动或心房扑动诱发的肺水肿、2 周内未用过洋地黄类药物者。用法：毛花苷 C0.2～0.4mg 溶于葡萄糖液体内缓慢静脉注射，2～4h 后可重复应用。

8.氨茶碱　静脉注射氨茶碱 0.25g，可有效地扩张支气管，改善心肌收缩力，增加肾血流量和钠排除。但应注意注射速度，预防对心脏的不利影响。

9.肾上腺糖皮质激素　可应用于高原肺水肿、中毒性肺水肿和心肌炎并发的肺水肿。用法：地塞米松 20～40mg/d 或氢化可的松 400～800mg/d 静脉注射，连续 2～3d。

【注意事项】

1.治疗高压性肺水肿的主要手段为氧疗、应用吗啡以及血管舒张药、利尿药和正性肌力药物。后 3 类药物的应用目的是降低肺血管床渗出部位的静水压，同时维持充分的氧供养。具体的选择应依患者的状况和肺水肿的原因而定。

2.治疗高通透性肺水肿的主要手段包括去除病因、减轻肺水肿、保证组织供氧。为减轻肺水肿和改善氧供，应尽早使用无创或有创通气加 PEEP，设计个体化的机械通气策略。

（郑云爱）

第二节 肺血管炎

血管炎是以血管壁的炎症性改变为主要病理表现的一组疾病。血管炎症可导致血管破坏,故有时又称坏死性血管炎。血管炎包括的疾病很广泛,既可以是原发性血管炎,也可以伴随或继发于其他疾病;侵犯的血管可以动脉为主,也可以同时累及动脉、静脉和毛细血管;可以小血管为主要侵犯对象,也可以是以较大血管为主的疾病;血管炎可以是系统性的,引起多系统、多器官的功能障碍,也可以局限于某一器官。肺血管炎,顾名思义,就是指肺血管受侵犯的血管炎,通常是系统性血管炎的肺部受累,少数可以是局限于肺血管的炎症;一些肺血管炎比较少见,诊断比较困难,应该引起临床足够重视。

一、概论

【分类】

1837 年 Schonlein 最早将血管炎作为一有特殊临床病理表现的独立疾病提出。此后随着人们对血管炎认识的不断深入,对血管炎的定义和分类不断进行修改和补充,出现了很多分类标准。之所以学者们对血管炎的分类各有侧重,未能统一,是因为:①这些血管炎病因大都不很清楚;②临床病理及血清学指标缺少特异性;③不同器官以及器官的不同部位其病理表现并不完全一样,且可能处于不同进展阶段以至于组织活检常为非特异表现或出现假阴性;④每一种血管炎其具体临床表现差异较大,严重程度不等;⑤其他一些非血管炎性疾病如肿瘤、药物毒副反应、心内膜炎等临床表现类似血管炎表现,这些因素给血管炎的临床诊断和分类造成很大困难。

美国风湿病学会 1990 年通过对 807 例患者的研究讨论提出了 7 种原发性血管炎的分类标准,包括 Takayasu 动脉炎(大动脉炎)、巨细胞动脉炎(颞动脉炎)、结节性多动脉炎(未区分经典型和显微镜下型)、韦格纳肉芽肿(目前建议采用坏死性肉芽肿性血管炎这一名称)、Churg-Strauss 综合征(变应性肉芽肿性血管炎)和超敏性血管炎。需要指出,这些分类标准并不能包括这些原发性血管炎所有临床病理表现,因而对具体血管炎患者的诊断并不总是十分合适。但这些标准为临床医师评价及描述这些血管炎的流行病学资料以及治疗提供可比研究。

此后,1994 年在美国 Chapel Hill 会议上,来自 6 个不同国家、不同中心和不同专业学者经过认真讨论,对原发性血管炎的一系列命名和分类标准进行了总结。Chapel Hill 会议关于系统性血管炎的命名及其定义如下:

(一)大血管的血管炎病

1.巨细胞(颞)动脉炎　主动脉及其分支的肉芽肿性动脉炎,特别易发于颈动脉的颅外分支。常累及颞动脉,多发于 50 岁以上患者,多伴有风湿性多肌痛。

2.Takayasu 动脉炎　主动脉及其主要分支的肉芽肿性炎症,多发于 50 岁以下患者。

（二）中等大小血管的血管炎病

1.结节性多动脉炎（经典的结节性多动脉炎）中动脉及小动脉的坏死性炎症，不伴有肾小球肾炎，无微小动脉、毛细血管或微小静脉的炎症。

2.川崎病：累及大、中、小动脉的血管炎，并伴有皮肤黏膜淋巴结综合征。常累及冠状动脉，并可累及主动脉及静脉，多见于儿童。

（三）小血管的血管炎

1.韦格纳肉芽肿　累及呼吸道的肉芽肿性炎症，涉及小到中血管的坏死性血管炎（如毛细血管、微小静脉、微小动脉、小及中等动脉），坏死性肾小球肾炎多见。

2.Churg-Strauss 综合征（变应性肉芽肿性血管炎）　累及呼吸道的高嗜酸性粒细胞肉芽肿性炎症，涉及小到中等大小血管的坏死性血管炎，并伴有哮喘和高嗜酸性粒细胞血症。

3.显微镜下多血管炎　累及小血管（毛细血管、微小静脉或微小动脉）的坏死性血管炎，很少或无免疫物沉积，也可能涉及小及中等动脉。坏死性肾小球肾炎很多见，肺的毛细血管炎也常发生。

4.过敏性紫癜　累及小血管（毛细血管、微小静脉、微小动脉）的、伴有 IgA 免疫物沉积为主的血管炎，典型的累及皮肤、肠道及肾小球，伴有关节痛或关节炎。

5.原发性冷球蛋白血症血管炎　累及小血管（毛细血管、微小静脉、微小动脉）的、伴有冷球蛋白免疫物沉积和冷球蛋白血症的血管炎。皮肤及肾小球常被累及。

6.皮肤白细胞碎裂性血管炎　局限性皮肤白细胞碎裂性血管炎，无系统性血管炎或肾小球肾炎。

Chapel Hill 会议还讨论了非肉芽肿性小血管炎累及上或下呼吸道，伴或不伴有坏死性肾小球肾炎，且无抗肾基底膜抗体或免疫复合物的这一类病人，并建议对这一类疾病的诊断采用显微镜下多血管炎（显微镜下多动脉炎）一词，因这些患者肺血管炎主要是肺泡毛细血管炎。

【流行病学】

至今我国尚缺乏原发性系统性血管炎的发病率和患病率的资料。肺血管炎在临床并不常见，以继发于弥漫性结缔组织病较为多见；随着对血管炎认识的不断提高，抗中性粒细胞胞质抗体（ANCA）相关血管炎，包括坏死性肉芽肿性血管炎（Wegener 肉芽肿）、Churg-Strauss 综合征和显微镜下多血管炎，临床上发病率呈增高趋势。原发性系统性血管炎中 Taka-yasu 动脉炎和白塞病可累及肺动脉；而 ANCA 相关性血管炎主要侵犯肺实质。

血管炎各年龄段均可发现，但一些具体病种有年龄和性别倾向。川崎病和过敏性紫癜以青少年儿童多见；Takayasu 动脉炎以青中年女性多见；巨细胞动脉炎多见于老年人；结缔组织病的继发性血管炎则以育龄期女性多见。坏死性肉芽肿性血管炎和 Churg-Strauss 综合征中青年男性患者占多数，而显微镜下多血管炎老年患者不少见。

原发性系统性血管炎的发病率有明显的地域和种族差异：巨细胞动脉炎主要见于欧美的白种人，而 Takayasu 动脉炎在日本、中国等亚洲国家和南美洲地区较为常见；ANCA 相关性血管炎中欧美国家以坏死性肉芽肿性血管炎为主，日本和中国则以显微镜下多血管炎较多见；白塞病的高发区为土耳其等地中海周围的国家，其次为中国、韩国和日本，欧美人则明显少见。

【病理】

血管炎病理特点是血管壁的炎症反应，常常贯穿血管壁全层，且多以血管为病变中心，血管周围组织也可受到累及，但支气管中心性肉芽肿病是个例外。大中小动静脉均可受累，亦可出现毛细血管炎症。炎症常伴纤维素样坏死、内膜增生及血管周围纤维化。因此肺血管炎可导致血管堵塞而产生闭塞性血管病变。炎症反应细胞有中性粒细胞、正常或异常淋巴细胞、嗜酸性粒细胞、单核细胞、巨噬细胞、组织细胞、浆细胞和多核巨细胞，且多为多种成分混合出现。如以中性粒细胞为主时，即表现为白细胞碎裂性血管炎；以淋巴细胞为主时，则是肉芽肿性血管炎的主要表现。但不同血管炎的不同病期，浸润的炎症细胞种类和数目也会有变化。如在白细胞碎裂性血管炎急性期过后也会出现大量淋巴细胞浸润，而在肉芽肿性血管炎晚期，炎症细胞可以单核细胞、组织细胞及多核巨细胞为主而非淋巴细胞。

【病因和发病机制】

近年来，血管炎的治疗取得了很多进步，但血管炎的病因和发病机制仍不十分清楚。目前认为在遗传易感性基础上，在环境因素作用下，通过免疫异常介导的炎症反应所致，参与血管炎发病的因素见表5-1。

表5-1 参与血管炎发病机制的细胞和因子

细胞	细胞因子和趋化因子
T淋巴细胞	肿瘤坏死因子(TNF)
B淋巴细胞	干扰素 γ(IFN-γ)
单核细胞/巨噬细胞	白介素(IL)-1，IL-1Ra
血小板	IL-2
NK细胞	IL-4
嗜酸性粒细胞	IL-6
中性粒细胞	IL-10
内皮细胞	IL-12
生长因子	IL-15
血管内皮生长因子(VEGF)	IL-17
血小板来源生长因子(PDGF)	IL-18
粒细胞集落刺激因子(G-CSF)	IL-8
巨噬细胞集落刺激因子(M-CSF)	RANTES
自身抗体	黏附因子/细胞受体
抗中性粒细胞胞质抗体(ANCA)	β_2-integrin
抗内皮细胞抗体(ACEA)	E-selectin
补体成分	ICAM-1
药物	VCAM-1
感染性因素(病原体)	Fcγ受体

如前所述，有些血管炎的发生率有种族差异，部分血管炎有家族聚集现象，均提示遗传因素是其发病原因之一。近年研究发现了不同血管炎的多个易感基因，但是其研究结果在不同人群之间不一致。血管炎的发生率也存在地域差异，提示可能有环境因素参与，包括感染及药

物等。许多研究提示病毒(乙型肝炎病毒、丙型肝炎病毒、EB 病毒、巨细胞病毒、细小病毒 B19、HIV 病毒等)和细菌(金黄色葡萄球菌及结核分枝杆菌等)感染与不同类型血管炎可能相关,如乙型肝炎病毒与结节性多动脉炎、丙型肝炎病毒与原发性冷球蛋白血症血管炎、金黄色葡萄球菌与坏死性肉芽肿性血管炎(Wegener 肉芽肿)、结核分枝杆菌与 Takayasu 动脉炎及白塞病,但均缺乏直接证据。研究提示接触硅物质与坏死性肉芽肿性血管炎(Wegener 肉芽肿)发病有关。丙硫氧嘧啶、甲巯咪唑、肼屈嗪等药物可引起 ANCA 阳性,部分患者出现血管炎表现。白三烯受体拮抗剂与 Churg-Strauss 综合征发病有一定关系。

如表 5-1 所示,参与血管炎发病机制因素可能是多方面的,具体包括病理性免疫复合物在血管壁的形成和沉积、体液免疫反应(抗中性粒细胞胞质抗体、抗内皮细胞抗体)、细胞免疫反应和肉芽肿形成,由病原微生物、肿瘤以及毒物导致血管内皮细胞功能受损。大量证据显示免疫细胞之间、淋巴细胞和内皮细胞之间以及细胞因子和黏附因子之间的相互作用,在血管炎的发病机制中都起一定的作用。参与不同类型血管炎发病的因素和具体机制也不相同。

致病免疫复合物的形成及沉积在血管壁,通过经典途径激活补体而导致血管壁炎症。已经证实经典型结节性多动脉炎、原发性冷球蛋白血症血管炎和过敏性紫癜等主要影响小到中等血管的血管炎的主要发病机制为免疫复合物沉积。

越来越多研究表明抗中性粒细胞胞质抗体(ANCA)在血管炎发病机制中起重要作用。ANCA 是一种以中性粒细胞和单核细胞胞质成分为靶抗原自身抗体,通常以乙醇固定的底物用间接免疫荧光法检测,根据荧光染色模型分为胞质型(c-ANCA),其靶抗原为蛋白酶3(PR3),在乙醇固定过程中,初级颗粒破裂,PR3 释放,因其电荷性不强,因此间接免疫荧光染色就表现为粗糙颗粒样胞质内染色类;核周型(p-ANCA)ANCA 主要针对颗粒中丝氨酸蛋白酶,如髓过氧化物酶(MPO)、弹力蛋白酶、乳铁蛋白等成分,这些成分多带阳性电荷,在间接免疫荧光染色中,随着颗粒破裂释放,易与带负电荷的细胞核结合,表现为核周型。目前认为,针对 PR3 的 c-ANCA 主要在活动性坏死性肉芽肿性血管炎(Wegener 肉芽肿)患者血清中检测到,且特异性较高,大多数情况下 PR3-ANCA 滴度与病情活动呈正相关。而针对 MPO 的 p-ANCA在显微镜下多血管炎(包括特发性新月体肾小球肾炎)和 Churg-Strauss 综合征中更常出现。因此,坏死性肉芽肿性血管炎(Wegener 肉芽肿)、显微镜下多血管炎(包括特发性新月体肾小球肾炎)和 Churg-Strauss 综合征(变应性肉芽肿性血管炎)被称为 ANCA 相关性小血管炎(AAV)。而针对其他成分的不典型 p-ANCA,则在许多疾病如炎症性肠病、自身免疫性肝病、结缔组织病、慢性感染及类风湿关节炎中均可出现,甚至在一小部分正常人中亦可出现。有时在间接免疫荧光染色中 ANA 也可出现类似 p-ANCA 的染色模型,被误认为 p-ANCA阳性。因此,在评价 p-ANCA 阳性结果时,需结合其所针对的抗原以及临床表现进行具体分析,很多情况下,不典型 p-ANCA 仅提示存在慢性炎症反应,对血管炎诊断并无特异性。因此,仅 PR3-ANCA 和 MPO-ANCA 阳性对系统性血管炎诊断较为特异,需要结合临床表现和病理学结果进行具体分析。

ANCA 抗原大多数都是中性粒细胞在宿主防御反应中用以杀菌成分。但为何会针对这些自身抗原产生免疫反应以及感染在其中起何作用目前尚不很清楚。确实反复细菌感染可导致血管炎加重;而且坏死性肉芽肿性血管炎患者鼻腔金葡菌带菌状态会导致血管炎复发。研究表明复方磺胺异嗯唑对治疗局限型坏死性肉芽肿性血管炎是有效的，而且对多系统受累的患者可以减少复发。

在动物模型中，已经证实 MPO-ANCA 具有致病性；而 PR3-ANCA 的致病性尚不明确。ANCA 在血管炎中的发病机制有几种假说。一种理论认为一些前炎症因子如 IL-1、TGF-β、TNF 或病原成分可以激活中性粒细胞，导致胞质颗粒中的一些成分移位到细胞表面，中性粒细胞表面表达 PR3 和 MPO，能够与 ANCA 相互作用。这些细胞因子还导致内皮细胞过度表达黏附因子。ANCA 也可诱导中性粒细胞释放活性氧自由基及溶酶体酶，导致局部内皮细胞受损。这些中性粒细胞可以穿过受损的内皮细胞，聚集在血管周围。还有人认为血管内皮细胞本身可以表达 ANCA 抗原。总之，ANCA 可以促使中性粒细胞黏附于血管内皮细胞，间接导致内皮细胞损伤，促进中性粒细胞移位，进入血管周围组织。

抗内皮细胞抗体（AECA）可见于坏死性肉芽肿性血管炎、显微镜下多血管炎、Takayasu 动脉炎、川崎病以及伴血管炎的系统性红斑狼疮和类风湿关节炎，检出率约为 59%～87%。在动物模型中，AECA 可诱发鼠血管炎的发生，表现为肺肾小动脉和静脉周围淋巴样细胞浸润，以及部分血管壁外有免疫球蛋白沉积，是 AECA 致病的直接证据。AECA 通过补体介导的细胞毒作用或抗体依赖性细胞介导的细胞毒作用导致内皮细胞的破坏和溶解。AECA 能与内皮细胞结合，通过 NFKB 途径诱导内皮细胞活化，促进其表达黏附分子，以及上调细胞因子分泌，从而使得白细胞易于在该部位募集，并黏附于内皮细胞表面造成细胞损伤。

近年研究表明 T 淋巴细胞介导的细胞免疫反应也是血管炎的主要发病机制之一，包括辅助性 T 淋巴细胞（Th1、Th2 和 Th17）、调节性 T 淋巴细胞（$CD_4^+CD25^{high}Foxp3^+$）和细胞毒性 T 淋巴细胞均参与。部分血管炎患者外周血和（或）病变部位激活的 CD_4^+ T 细胞增加，它们表达 CD25、CD38、CD45RO 和 HLA-DR 明显增加，提示这是一类被活化的记忆 T 细胞。T 细胞参与血管炎发病机制最直接的证据是证实患者的外周血中有抗原特异性的 T 淋巴细胞，应用体外淋巴细胞增殖试验，抗 PR3-ANCA 阳性的坏死性肉芽肿性血管炎患者的淋巴细胞对纯化的 PR3 的反应更多且更强，故认为患者体内存在 PR3 特异性的 T 淋巴细胞。Th1 淋巴细胞及其产生的 INF-γ 和 IL-2 是肉芽肿性血管炎发病机制中的主要因素，INF-γ 是巨细胞动脉炎和 Takayasu 动脉炎病变关键的细胞因子，与巨细胞形成、内膜增厚、组织缺血以及新生血管形成有关。有人提出坏死性肉芽肿性血管炎的病理过程可能是一个"Th1/Th2 的二相转换"，开始为 Th1 型反应为主的肉芽肿形成阶段，T 淋巴细胞主要表达和分泌 Th1 型细胞因子（INF-γ 和 IL-2）；随后 Th1 型细胞因子诱导和刺激中性粒细胞和单核细胞的活化并表达 ANCA 靶抗原，使 ANCA 发挥作用，转变为以 Th2 型为主的体液免疫反应，表达 IL-4 相对增多，导致广泛的血管炎症病变。

【临床表现】

肺血管炎的全身症状包括发热、乏力、消瘦和盗汗等，尤其是系统性血管炎和弥漫性结缔组织病患者。有肺动脉受累的 Takayasu 动脉炎可出现呼吸困难。坏死性肉芽肿性血管炎和显微镜下多血管炎可出现咳嗽、呼吸困难、胸痛及咯血，弥漫性肺毛细血管炎所致的弥漫性肺泡出血患者可出现大咯血。白塞病患者也可出现咯血，尤其是肺动脉瘤破裂而出现致命性大咯血。Churg-Strauss 综合征常伴有反复发作呼吸困难及哮喘病史。

体征和受累器官相关联。如白细胞碎裂性血管炎其皮疹及溃疡多较明显，关节畸形提示存在类风湿关节炎。鼻及上呼吸道溃疡提示可能存在坏死性肉芽肿性血管炎或淋巴瘤样肉芽肿，前者还可（浅层）巩膜炎及球后肉芽肿。白塞病多伴有口腔、外阴痛性溃疡及眼色素膜炎。结节性多动脉炎及 Churg-Strauss 综合征常出现周围神经受累，而巨细胞动脉炎早可出现中枢神经系统受累体征。肺部的体征也因病变性质及其严重程度而异。

【诊断和鉴别诊断】

在所有血管炎中，均或多或少出现一些皮肤病变、全身及肌肉关节症状，实验室检查出现一些炎症反应指标异常。出现这些异常应该注意排除血管炎。血管炎的全身表现包括发热、食欲减退、体重下降和乏力等。肌肉关节表现包括风湿性多肌痛样症状、关节痛或关节炎、肌痛或肌炎等。实验室检查常出现正细胞性贫血、血小板增多症、低白蛋白血症、多克隆丙种球蛋白增高、红细胞沉降率增快及 C 反应蛋白增高等，这些均提示炎症急性相反应。

要诊断血管炎，首先要对不同血管炎临床表现有充分的认识，结合具体病人的临床、实验室、组织病理或血管造影异常加以诊断，并注意与一些继发性血管炎进行鉴别诊断。

1.*感染性血管炎*　许多不同病原体感染均可引起血管炎样表现，包括细菌（如链球菌、葡萄球菌、沙门菌、耶尔森菌、分枝杆菌及假单胞菌等）、真菌、立克次体、伯氏疏螺旋体以及病毒感染（如甲、乙、丙型肝炎病毒、巨细胞病毒、EB 病毒、带状疱疹病毒及 HIV 病毒等），根据其临床表现以及相应实验室检查大多容易鉴别。感染性疾病引起的过敏性血管炎多以皮肤病变为主。

2.*肿瘤或结缔组织病继发血管炎*　当患者出现血管炎样表现（尤其是以皮肤病变为主）时，如果同时伴有肝脾肿大、淋巴结肿大、血细胞减少或外周血涂片异常时，应注意排除肿瘤继发血管炎可能。恶性淋巴瘤和白血病容易出现这种表现，而实体瘤相对少见。此外，一些结缔组织病也可出现继发血管炎表现，常见的有系统性红斑狼疮、类风湿关节炎、干燥综合征以及皮肌炎等，需注意加以鉴别。

血管炎确诊需靠组织活检病理和（或）血管造影所见，应该尽可能进行这些检查以明确血管炎的诊断。因为血管炎一旦确诊，多需长期治疗，而治疗药物毒副作用较多。表 5-2 列出血管炎诊断常见活检部位及血管造影的敏感性，但这种敏感性在不同的研究者及不同的研究人群中是有差异的。

表 5-2　血管炎诊断检查的敏感性

检查	阳性率
肌活检（有症状或肌电图异常部位）	33%～66%
腓肠神经活检（有症状或肌电图异常）	约 75%
经皮肾活检	13%～100%
鼻黏膜活检	20%～55%
睾丸活检（有症状）	约 70%
肝活检	0～7%
内脏血管造影	83%～88%

一般来说，应对有症状且比较方便易取的部位进行活检，对无症状部位如肌肉、睾丸或周围神经进行盲检阳性率较低；皮肤、肌肉、鼻黏膜及颞动脉活检耐受性好，且容易获取；尽管对于确诊某一血管炎皮肤活检缺乏特异性，但结合临床、实验室及放射学表现，往往可以对血管炎作出诊断。睾丸受累不多见，且睾丸活检需进行全麻，患者有时难以接受。若患者有周围神经受累的临床表现或肌电图及神经传导速度测定异常，则进行腓肠神经活检很有帮助，但活检常有下肢远端局部感觉障碍后遗症。超声引导下经皮肾活检并不危险，但血管炎表现不多见，其最常见的组织病理改变为局灶节段坏死性肾小球肾炎。对于诊断肺血管炎，经支气管镜肺活检阳性率不高，应行开胸活检或胸腔镜肺活检。

对于怀疑血管炎，却无合适的活检部位，应行血管造影，血管炎血管造影典型表现为节段性动脉狭窄，有时出现囊样动脉瘤样扩张及闭塞。一般采用腹腔血管造影，有时尽管并无腹部表现血管造影亦可出现异常，在肾脏、肝脏以及肠系膜血管均可出现异常。血管造影出现囊样动脉瘤表现提示病情多较严重。有效的治疗可以逆转血管造影异常。但血管造影特异性不高，多种原发性系统性血管炎及继发性血管炎均可引起类似血管造影异常，如结节性多动脉炎、坏死性肉芽肿性血管炎、Churg-Strauss 综合征、类风湿关节炎及系统性红斑狼疮血管炎以及白塞病等。另外，其他一些疾病，如左房黏液瘤、细菌性心内膜炎、血栓性血小板减少性紫癜、抗磷脂综合征、腹部结核、动脉夹层、肿瘤及胰腺炎等均可引起血管造影异常。在巨细胞动脉炎、大动脉炎、Buerger 病其血管造影有一定特点，受累血管分布不同且没有囊样动脉瘤表现。

【治疗】

血管炎的主要治疗药物为糖皮质激素及免疫抑制剂（以环磷酰胺最为常用），尤其对病变广泛且进展较快的患者更应积极治疗。

二、各论

（一）主要影响大血管的血管炎

1.*巨细胞动脉炎*　其常见临床表现包括头痛、颞动脉区压痛、间歇性下颌运动障碍、肌痛、视力受损及脑血管意外等；多见于 60 岁以上老年患者，女性多见。多伴贫血、红细胞沉降率和 C 反应蛋白明显升高，对皮质激素治疗有良好的疗效。颞动脉活检可见淋巴细胞及巨细胞浸润伴内膜增生及弹性层破坏，且病变多呈跳跃性分布。巨细胞动脉炎常伴风湿性多肌痛表现如发热、乏力、体重下降及近端肢带肌无力及僵硬。此外，亦有报道本病亦可累及大动脉如主动脉和肺动脉。

2.*多发性大动脉炎*　又称 Takayasu 动脉炎。主要累及主动脉及其分支，如无名动脉（头臂干）、左颈总动脉、左锁骨下动脉、胸主动脉、腹主动脉以及肾动脉等。其病理多表现为单个核细胞浸润和肉芽肿形成，引起受累血管狭窄、闭塞和动脉瘤形成，从而出现发热、无脉、肢痛、腹痛、失明、脑血管意外、高血压、心力衰竭以及动脉瘤等一系列临床表现。病情活动常伴血白细胞、红细胞沉降率及 C 反应蛋白升高。体检时常可发现无脉或两侧桡动脉搏动强度不等，在颈部或胸背腹部可听到血管杂音，血管彩超、CT 血管成像（CTA）、磁共振显像（MRI）及动脉造影可进一步明确诊断。

肺动脉受累较常出现，有报道达 50%，可伴肺动脉高压，也可出现显著临床表现，如咯血、胸痛等。有研究表明，即使在无明显肺部症状患者，其肺活检及血管造影亦有肺动脉受累表现。

在疾病活动期需予中等一大剂量皮质激素治疗，必要时加用免疫抑制剂。动脉狭窄、闭塞和动脉瘤形成者需寻求球囊扩张伴支架植入等介入治疗或外科手术治疗的可能。国内有报道本病结核菌感染伴发率高，注意排除结核感染可能，但不主张对所有患者均予抗结核治疗。

（二）主要影响中等大小血管的血管炎

结节性多动脉炎：是一累及多系统的全身性疾病，是原发性系统性血管炎的原型，主要病理表现为中、小肌性动脉中性粒细胞浸润，伴内膜增生、纤维素样坏死、血管闭塞及动脉瘤形成等，以致受累组织出现缺血和梗死。较常出现关节肌肉、肝和肠系膜血管、睾丸、周围神经系统及肾脏动脉受累。肺脏及其肺血管是否受累曾有不同意见。目前大多数意见认为结节性多动脉炎很少累及肺。因此若出现肺血管受累证据应注意与显微镜下多血管炎、Churg-Strauss 综合征及坏死性肉芽肿性血管炎鉴剧。

（三）主要影响小血管的血管炎

1.*坏死性肉芽肿性血管炎*　又称为 Wegener 肉芽肿。其临床主要表现为上下呼吸道坏死性肉芽肿性炎症、系统性坏死性血管炎及肾小球肾炎，也可累及眼、耳、心脏、皮肤、关节、周围和中枢神经系统。若病变仅局限于上、下呼吸道，则称为局限型。本病各年龄均可发病，但以中年男性多见。

肺部病变可轻可重，严重者可出现致命的弥漫性肺泡出血。2/3 病人可出现胸部 X 线异常，可单侧受累，也可双侧受累。主要表现肺部浸润影或结节，有的伴空洞形成；由于支气管病变可引起肺不张，也可出现胸膜增厚及胸腔积液。病理活检往往表现为肺组织坏死，伴肉芽肿炎症，浸润细胞包括中性粒细胞、淋巴细胞、浆细胞、嗜酸性粒细胞以及组织细胞，血管炎症可导致血管阻塞及梗死。1/3 患者可出现肺毛细血管炎而咯血，此外，有些患者还可出现肺间质纤维化、急慢性细支气管炎和闭塞性细支气管炎等。

大量临床研究表明，90%以上病情活动的坏死性肉芽肿性血管炎患者血清中出现 ANCA 阳性，多为胞质型（C-AN-CA），其针对的靶抗原是蛋白酶 3（PR3-ANCA），病情静止时约 40%的患者阳性，因此 PR3-ANCA（C-ANCA）不但有重要诊断意义，而且与疾病的活动性有关，可作为监测疾病活动度的一项重要指标。

随着细胞毒药物，尤其是环磷酰胺的应用，坏死性肉芽肿性血管炎的死亡率已明显下降。对有重要器官功能受损的活动期患者，诱导缓解期通常给予每天口服环磷酰胺 1.5～2mg/kg，也可用环磷酰胺 1.0g 静脉冲击治疗，每 2～3 周 1 次，多与皮质激素联合应用。疾病缓解后需要应用环磷酰胺或硫唑嘌呤维持治疗 2 年或以上，过早停药则复发率高。无重要器官严重受累的轻型患者可予甲氨蝶呤诱导缓解和维持治疗。局限型、上呼吸道携带金黄色葡萄球菌或容易复发患者可加用复方磺胺异噁唑。危重型（如弥漫性肺泡出血、急进性肾功能不全等）则需要血浆置换、甲泼尼龙静脉冲击治疗等。难治性病例可试用利妥昔单抗等生物制剂治疗。

2.Churg-Strauss 综合征　又称变应性肉芽肿性血管炎。是以支气管哮喘、嗜酸性粒细胞增多和肉芽肿性血管炎为主要特征的一种全身性疾病，以中年男性多见，常伴有变应性鼻炎、鼻息肉和支气管哮喘史。肺、周围神经、心脏、胃肠道和皮肤均较常受累。早期文献报道与坏死性肉芽肿性血管炎相比，本病肾脏受累少见且病变较轻；目前认为约半数患者有肾脏受累，严重时亦可出现肾功能不全。Churg-Strauss 综合征呼吸系统表现除支气管哮喘外，还可出现咳嗽、咯血，胸部影像学可见游走性斑片状浸润影或结节影，空洞罕见。约半数患者 ANCA 阳性，多为 MPO-ANCA(p-ANCA)，与肾脏损害、多发性但神经炎和肺泡出血等血管炎表现相关；而嗜酸性粒细胞增高则与心脏病变有关。糖皮质激素是主要治疗药物，若存在肾脏、胃肠道、中枢神经系统和心脏等严重病变，提示预后不良，需积极联合免疫抑制剂治疗。

3.*显微镜下多血管炎*　又称为显微镜下多动脉炎，是从结节性多动脉炎中分离出来的一种独立的血管炎。其临床表现为坏死性微小动脉、微小静脉及毛细血管炎症，主要累及肾脏、皮肤和肺脏，是肺出血-急进性肾炎综合征常见原因之一，多伴有 ANCA 阳性。组织病理特点为受累血管没有或很少有免疫球蛋白和补体成分沉积；受累血管可出现纤维素样坏死及中性粒白细胞和单核细胞浸润，可伴血栓形成；肾脏则表现为局灶节段性肾小球肾炎，有时伴新月体形成；肺脏受累则表现为坏死性肺毛细血管炎。

本病中老年常见，男性略多。起病时多伴乏力、体重下降、发热和关节痛等全身症状。肾脏受累常见，表现为蛋白尿、(镜下)血尿、细胞管型尿和肾功能不全，很多患者表现为快速进展性肾小球肾炎(RPGN)。皮肤受累以紫癜或结节多见，也可出现眼、胃肠道及外周神经受累。肺部表现为肺部浸润影及肺泡出血，有时可出现大咯血，肺间质纤维化也不少见。约 80%患者 ANCA 阳性，是重要诊断依据之一，其中约 60%抗原是髓过氧化物酶阳性(MPO-ANCA，p-ANCA)，肺受累及者常有此抗体，另有约 40%的患者为抗蛋白酶-3 阳性(PR3-ANCA，c-ANCA)。治疗原则同坏死性肉芽肿性血管炎，5 年生存率约 60%，死亡多出现在第 1 年，肾衰及感染是死亡主要原因。

4.*过敏性紫癜*　又名 Henoch-Schonlein 紫癜，儿童多见，成人亦可发病，是一种白细胞碎裂性血管炎。多伴有上呼吸道前驱感染，随后出现臀部及下肢紫癜，关节炎及腹痛，有些患者亦可出现镜下血尿及蛋白尿(肾小球肾炎)，呼吸道受累相对少见，可表现为肺泡出血及肺门周围片状浸润影。血清 IgA 可升高，组织活检病理免疫荧光也可见到 IgA 沉积。皮肤及关节病变仅需对症处理，胃肠道(腹痛、消化道出血和穿孔)、肾脏(高血压、蛋白尿和肾功能异常)及其他脏器严重病变(如肺泡出血、神经系统病变等)则需要大剂量皮质激素治疗，必要时加用免疫抑制剂。

5.*原发性冷球蛋白血症性血管炎*　反复发作的(皮肤)紫癜、关节痛/关节炎、肾脏及其他内脏器官受累，伴有血清冷球蛋白含量增高及类风湿因子阳性是本病临床特点。白细胞浸润性血管炎，血管壁有免疫球蛋白和补体沉积是其组织学特点。肺也可受侵犯常表现为弥漫性间质性浸润，肺血管也呈现上述炎症性改变。与丙型肝炎病毒感染有关。

(四)白塞病

白塞病既可累及大血管，又可累及小血管；既可累及动脉，又可累及静脉。其临床主要表现为反复发作口腔痛性溃疡、外阴溃疡和眼色素膜炎三联症，可伴关节炎、结节红斑或脓疱样丘疹和下肢静脉血栓性静脉炎，亦可累及消化道、心血管、(中枢)神经系统、肾脏以及肺脏。活动期患者可出现针刺反应阳性。受累部位可出现 IgG 及补体沉积。

10%患者可出现肺脏受累，表现为反复发作肺炎及咯血，有时可出现致命性大咯血。咯血原因可能是由于肺小血管炎或支气管静脉破裂，也可能是由于肺动脉瘤破裂或动静脉瘘所致。白塞病伴有重要脏器，如眼、神经系统、胃肠道以及肺脏等受累者应予积极免疫抑制治疗，联合应用大剂量皮质激素和免疫抑制剂（硫唑嘌呤、环孢素及环磷酰胺等），严重时可应用 α 干扰素、抗肿瘤坏死因子 α（TNF-α）制剂。病情活动所致的咯血单纯手术治疗效果不佳，容易复发或出现新的动脉瘤，需要免疫抑制性药物治疗；危及生命的大咯血可予介入栓塞或支架治疗。

（五）继发于结缔组织病的血管炎

1.系统性红斑狼疮　系统性红斑狼疮肺部受累主要表现为胸膜炎、胸腔积液，也可出现肺不张、急性狼疮性肺炎、弥漫性肺间质病变以及血管炎等。肺血管炎主要是一种白细胞碎裂性血管炎，可伴纤维素样坏死，但在红斑狼疮中的具体发生率各家报道不一。有部分患者可出现肺动脉高压，多为轻-中度。北京协和医院的资料表明严重者亦可出现重度肺动脉高压甚至右心衰竭，此类患者预后差。上述胸膜、肺实质及肺血管病变对大剂量皮质激素和免疫抑制剂治疗通常有效。

2.类风湿关节炎　除关节受累外，亦可出现血管炎表现，如单发或多发性单神经炎、皮肤溃疡和肢端坏疽等。其肺部受累主要表现为胸膜炎或胸腔积液、肺内结节和肺间质病变，极少部分患者可出现肺血管炎及肺动脉高压。上述关节外表现常常需要大剂量皮质激素联合免疫抑制剂（环磷酰胺最常用）治疗。

3.系统性硬化　主要临床表现为指端硬化及躯干四肢皮肤硬化。患者常伴有明显雷诺现象、肺间质病变和（或）肺动脉高压。可出现小动脉和（微）细动脉的内膜增生，向心性纤维化致使小动脉狭窄和闭塞；但炎症细胞浸润和纤维素样坏死并不常见。因此，严格意义上来说，属于血管病而不能称之为血管炎。对（皮质）激素及免疫抑制剂治疗大多无效。

4.干燥综合征　是以外分泌腺上皮受累为主的一种自身免疫疾病。国外及国内的流行病学资料表明干燥综合征并非少见病。有观点将之称为自身免疫性上皮炎，因其不仅可以影响唾液腺（和泪腺）引起口干与眼干，还可累及肾小管上皮引起肾小管酸中毒，累及肝胆管上皮、胰管上皮及胃肠道腺体上皮引起消化道症状，累及肺细支气管上皮引起肺间质纤维化及肺动脉高压。

干燥综合征血管炎及高丙种球蛋白血症亦是肺间质纤维化及肺动脉高压的重要致病机制。治疗上强调在肺间质病变早期予以积极皮质激素及免疫抑制剂治疗。

（六）其他偶发性肺血管炎

此类疾患均为肺部（病变）为主的疾病，也可能有肺血管炎的表现。

1.淋巴瘤样肉芽肿病　是一种以血管为中心的肉芽肿病，肺无例外均被侵犯。1972 年首次由 Liebow 等所描述。组织形态学主要表现为上下呼吸道、皮肤、中枢神经系统中以血管为中心破坏性的浸润性病变。浸润细胞主要为淋巴母细胞、浆细胞、组织细胞以及含有不正常核分裂象的不典型大淋巴细胞，并形成肉芽肿性病变。

此病较少见，至 1979 年文献才有 507 例报告。与坏死性肉芽肿性血管炎不同，上呼吸道和肾脏极少受累，下呼吸道症状较多见如胸痛、呼吸困难及咳嗽等。但胸部 X 线所见也是多发结节状阴影伴有空洞形成，与坏死性肉芽肿性血管炎很相似；胸腔积液多见，但肺门淋巴结罕有侵及。中枢和周围神经系统常被侵及，出现脑梗死和周围神经病变等。实验室检查常难帮助诊断，皮肤病损活检可能有帮助，需依靠病理组织学检查以确定诊断。

未经治疗的淋巴瘤样肉芽肿一般迅速恶化，最终多死于中枢神经系统病变。约半数患者经环磷酰胺和皮质激素治疗可能缓解，平均生存期为4年，治疗不能缓解时将发展为血管中心性T细胞性淋巴瘤。但也可有良性类型的存在，后者主要表现为多形性淋巴细胞浸润的血管炎和肉芽肿形成，很少有组织坏死，治疗反应良好，也曾被称为"淋巴细胞血管炎和肉芽肿病"。

2.坏死性结节病样肉芽肿病　1973年首先由Liebow报道。其组织学特点是肺内融合的肉芽肿性病变，其形态与结节病相似，但伴有肺动脉与静脉的坏死性肉芽肿性血管炎病变，约半数患者不伴肺门淋巴结肿大，和典型结节病不同。本病预后良好，常可自然缓解，可能此病是结节病的一种变型。

3.支气管中心性肉芽肿病　临床症状可有发热、乏力、咳嗽和哮喘等，嗜酸性粒细胞计数可以增高，胸部X线片显示浸润性或结节状阴影，也可出现肺不张，与其他全身性（系统性）血管炎疾病不同处为多无多器官受累，半数患者与曲（霉）菌或其他真菌接触有关；肺部以支气管为中心，由淋巴细胞和浆细胞浸润使小气道破坏，肉芽肿形成是基本组织（病理）学改变，病变附近的小动静脉可受侵犯，因此肺血管炎是继发性的病理过程。预后较佳，可以自然缓解，只需对症治疗，症状重者方需皮质激素治疗。

（王同生）

第三节　肺动静脉瘘及肺血管畸形

肺动静脉瘘（PAVF）又称为肺动静脉瘤、肺血管瘤，动静脉血管瘤病、海绵状血管瘤、肺动静脉畸形（PAVM）等。肺动静脉瘘和伴有分流的PAVM这两个名称可以互换使用，但目前更倾向于使用PAVM。

肺动静脉瘘是一种少见的肺血管异常，其特征为肺动脉与静脉之间的毛细血管被异常的薄壁血管所代替，形成异常的管状交通，造成不同程度的右到左分流，这些交通支对机体产生的影响依赖于血管受累的程度。如果畸形血管仅累及外周动脉和静脉，分流量较小，通常不影响肺循环的血流动力学，或仅产生轻微的影响；如果受累血管为较大的静脉和动脉，或者较多的肺毛细血管被畸形血管所代替，则可导致严重的血流动力学改变。

【病因】

肺动静脉瘘可以是先天性的，也可以是获得性的。先天性肺动静脉瘘有两种情况：①海绵状血管瘤，通常由肺动脉发出1个或多个扭曲和扩张的分支供血；②毛细血管扩张，形成一个毛细血管巢，通常合并存在遗传性出血性毛细血管扩张症（HHT），约80%的肺动静脉瘘患者伴有HHT。获得形式的肺动静脉瘘通常发生于青年肝硬化患者，但也见于甲状腺癌转移以及肺血吸虫病的患者。血吸虫患者，血吸虫卵或其代谢产物或降解产物会导致肺血管发生慢性血管炎，继而形成新的血管，导致肺动静脉瘘的发生。

60%～90%的先天性肺动静脉瘘合并存在HHT。HHT是一种常染色体显性遗传病，为局限于第9号染色体q3区发生基因突变所致。此基因编码内皮因子，为转化生长因子-α结合蛋白，存在此种突变者50%以上存在肺动静脉瘘。其他已经证实的基因突变有位于染色体12q部位的激活素受体样激酶基因，为调控血管生长和修复的基因，此种突变者5%伴随有肺动静脉瘘。

【临床表现】

肺动静脉瘘患者临床表现的轻重取决于右向左分流的程度，大多数患者可能没有临床症状或体征，分流量较大者会出现严重发绀、杵状指、运动耐力下降以及呼吸困难。有时在胸部听诊时可听到杂音。大多数病灶位于肺底部，多发生在靠近胸膜处，这样直立位时由于下肺血流量增多，可以出现低氧血症，而在仰卧位时由于通过病灶处的血流减少则而会使呼吸困难得到改善。

伴有HHT的肺动静脉瘘患者可表现为典型的三联征，即鼻出血、毛细血管扩张和家族病史。常见的临床特征是鼻出血、呼吸困难、咯血、毛细血管扩张、发绀、杵状指(存在右到左分流时出现)，以及胃肠道出血。

【并发症】

肺动静脉瘘可以导致严重的并发症，而神经系统的并发症最常见，包括卒中(10%～19%)、短暂性缺血发作(6%～37%)、脑脓肿(5%～9%)、偏头痛(38%～59%)，以及癫痫发作(8%)。由于在病灶部位失去了毛细血管的滤过作用，因而正常情况下能够被毛细血管床阻挡的细小栓子，会通过畸形血管进入到体循环。从而造成矛盾性栓塞。矛盾性栓塞是最常见的非感染性脑血管事件的原因。不常见但是可威胁生命的并发症包括血胸和咯血。表5-3列举了肺动静脉瘘的各种并发症。

表5-3　肺动静脉瘘的并发症

神经系统	心血管系统	呼吸系统	血液系统
脑脓肿	肺动脉高压	咯血	红细胞增多
脑血管意外	高动力性心衰	血胸	
偏头痛	矛盾性栓塞		
癫痫发作			

【诊断】

肺动静脉瘘主要依靠临床表现、右到左分流的证据以及影像学表现进行诊断。吸入100%的氧可以计算分流率，心脏声学造影可以判断分流部位，放射性核素显像可以计算分流率，二者对检测具有临床特征的肺动静脉瘘有接近100%的敏感性，心脏声学造影以及放射性核素显像的特异性高于吸入100%氧的分流率计算方法。

1.吸入100%的氧计算分流率　分流率(Qs/Qt)的计算公式如下：

$$Qs/Qt=(CcO_2-CaO_2)/(CcO_2-CvO_2)$$

CcO_2为终末毛细血管氧含量，CvO_2为混合静脉血氧含量。上述方程是计算分流率最准确的方法，但是由于它需要检测混合静脉血氧饱和度，因此需要插入右心导管，故难以临床实施。临床上，可以使用简化的分流率计算方法：

$Qs/Qt=(PAO_2-PaO_2)/(PAO_2-PaO_2+1670)$

PAO_2 为肺泡氧分压，PaO_2 为动脉氧分压。

此种方法非常容易进行且最为经济，故为首选的诊断方法。患者吸入100%的氧气20分钟后，检测动脉氧分压（PaO_2），通过分流方程计算分流率。如果分流率超过5%，则需进行进一步的检查。但它并不是一个无错误的方法。如果存在面罩密闭不严和吸氧的时间不足，可以影响结果的准确性；吸入100%氧检查本身也会引起肺不张和少量分流。

2.心脏声学造影　心脏声学造影是检测肺动静脉瘘最敏感的方法。它是无创性的检查，目前被广泛使用。采用团注的方法，将经过充分摇动形成了细小气泡的盐水经外周静脉注入，同时进行超声心动图检查。在正常情况下，气泡将被肺脏毛细血管所捕获而停留在肺内，但是如果存在动静脉分流，在3～5个心动周期后气泡会在左心房内显影，而当存在心内分流时，气泡在3个心动周期内显影。心脏声学造影不能定量判断分流率。由于它的敏感性过高，临床上轻微的、无意义的分流也可以检测出来。

3.放射性核素显像　放射性核素显像是将^{99m}锝白蛋白聚合物注入体内，正常情况下虽有极少量碎片和游离^{99m}锝通过肺毛细血管进入体循环，但因放射性极少，全身显像仅见两肺显影。如果体循环中脑、脾、肾也显影，说明存在右向左分流。其阴性结果是必要的除外诊断依据。放射性核素显像也是一个敏感的方法，而且能够计算出分流率，但是它不能区分心内分流还是肺内分流。

4.CT扫描　造影剂增强CT对肺动静脉瘘的诊断比传统的肺动脉造影更敏感，而且能很好地显示瘘的部位和结构。CT可见供血动脉与畸形血管相连，呈条状或结节状。引流静脉与畸形血管和肺静脉相连向左心房走行。毛细血管扩张型则呈弥漫分布的小结节影，明显强化。三维螺旋CT在分析特殊部位的动静脉瘘方面更精确，且避免了造影剂的注射。其缺点在于如果伴有血管肿瘤则会出现假阳性的结果。

5.肺动脉造影　肺动脉造影仍是诊断肺动静脉瘘的“金标准”，特别是当计划进行治疗干预时需要进行肺动脉造影。在动静脉瘘的诊断方面，数字减影血管造影已经大部分取代了传统的造影技术。血管造影可以对肺动静脉瘘的形态、复杂性和大小等提供详细的信息。

【治疗】

（一）经导管栓塞术

经导管栓塞术（TCE）对肺动静脉瘘可以起到根治的作用，而从根本上避免了外科手术的需要。通常将导管从股静脉插入，栓塞治疗前，先行肺动脉造影充分了解病变部位、形态、类型和累及的范围和程度，而后选择性地进入到肺动静脉瘘的供血动脉，然后实施栓塞术。

目前常用的栓塞材料为不锈钢螺圈和可分离球囊。螺圈的大小需要严格评价，因为螺圈过大很难与供血动脉形成紧密的嵌合，且会对邻近正常肺动脉造成压迫，而过小的螺圈可能导致矛盾性螺圈栓塞。对囊状动静脉瘘一般应选择大于栓塞动脉直径50%的螺圈。而对多发弥漫型动静脉瘘进行栓塞时，一般应选择大于栓塞动脉直径30%的弹簧圈。目前，已经开发出新型的可取出式钢螺圈，从而解决了选择合适钢螺圈的问题。如果钢螺圈的尺寸不合适或没有放置到合适的位置，能够将螺圈退出，然后重新放置直至合适为止。钢螺圈通过导管进入到紧邻动静脉瘘的供血动脉，需要再次进行肺动脉造影以观察动静脉瘘的血流。如用一枚钢螺圈进行栓塞不足以使血流消失，可用多枚钢螺圈进行栓塞，重复多次直到供应动静脉瘘的血流停止。另一种栓塞材料是可分离球囊，使用球囊导管，选择合适的栓塞部位后，将球囊充气，重复造影以保证血流被充分阻断。如果没有血流通过，可将球囊与导管分离。

TCE 的指征包括有症状的动静脉瘘患者，另外，无论有无症状，动静脉瘘的供血动脉直径大于 3mm 者其均应进行治疗，以预防并发症的发生。

TCE 最常见的并发症是操作相关并发症，如造影剂过敏、操作部位的局部出血等，胸膜炎性胸痛可见于 13%的患者，呈自限性。有报道在操作后 4～6 周，可发生晚期胸膜炎伴发热以及肺部浸润，主要见于较大肺动静脉瘘栓塞后。少见的并发症有心绞痛和钢螺圈移位到肺静脉，或出现矛盾性钢螺圈栓塞。

栓塞后再通不常见，在 TCE 至少 1 年后，CT 发现肺动静脉瘘仍持续存在是再通的表现，再通率为 5%～10%。在实施栓塞术时应将导管头送至供血动脉远端尽可能接近瘤囊处，然后在该部位释放栓塞物。若栓塞部位距离瘤囊过远，就可能栓塞到正常的肺动脉分支；如果栓塞部位离瘤囊过近，则因供血动脉远端残留过长，该供血动脉可能与支气管动脉形成侧支，从而引起术后再通。一旦发生栓塞后再通，则需要进行再次治疗。

（二）外科手术

外科手术是治疗肺动静脉瘘的经典方法，但随着 TCE 治疗技术的发展，外科手术在很大程度上已经被栓塞治疗所取代。对于肺动静脉瘘破裂入胸腔、栓塞治疗失败、对造影剂过敏以及不接受栓塞治疗者可以进行手术治疗。手术切除畸形血管是根治性治疗措施，可根据病变范围、大小、数量及类型进行局部切除、肺段切除、肺叶切除、结扎法以及全肺切除。严重的肺动静脉瘘是双侧肺移植的适应证。

【随访与筛查】

所有 HHT 患者都应该进行常规筛查，以便发现潜在的右向左分流情况，及早进行处理。HHT 的家族成员也应该进行肺动静脉畸形的筛查。可以使用常规的无创性技术进行筛查，如最简单的吸入 100%氧的方法进行分流判断。也可使用放射性核素和心脏声学造影的方法进行筛查，但其费用和可用度是主要的限制因素。

在肺动静脉瘘行栓塞术后 1 个月和 1 年，需要进行随访筛查。一般来说，肺动静脉瘘在栓塞治疗 1 年后会消失或形成一个纤维索条。而动静脉瘘持续存在的任何证据均提示再通，而且是再栓塞的指征。因此，螺旋 CT 扫描应在每 3～5 年时进行检查，以便发现进展的或新形成的小的肺动静脉瘘。

（王同生）

第四节　肺动脉高压

肺动脉高压（PAH）是由不同发病机制，多源性疾病与各种病因导致的不同病理过程，由于肺动脉循环血流受限导致肺血管阻力增加，最终发生右心衰竭。已经阐明的肺动脉高压发生机制，涉及分子和基因水平、血管平滑肌、内皮细胞以及血管外膜等多个方面。血管收缩/血管舒张状态的失衡是目前药物治疗的基础，但也越来越多地认识到肺动脉高压还与平滑肌细胞增殖与凋亡(有利于前者)失平衡有关。肺动脉高压是一个排他性诊断，引起肺动脉高压的病因很多，其治疗靶点是潜在的病因治疗。

【诊断标准】

PAH 诊断的金标准是需要完善的右心导管来证实。PAH 的血流动力学界定是平均肺动脉压(mPAP)≥25mmHg；肺毛细血管楔压(PCWP)，左心房压，或左心室舒张末期压≤15mmHg；并且肺血管阻力(PVR)＞3wood 单位。明确诊断后还需要通过病史和相应的检查了解有无相关的基础疾病。其诊断流程包括：判断是否存在引起肺血管病变的基础；证实存在肺动脉高压；肺动脉压力增高的分类；制定合理的治疗方案。目前最新的肺动脉高血的临床分类是 2008 年在美国加州 DanaPoint 举行的第 4 届肺动脉高压会议上提出的(见附录一)。

1.临床表现

(1)症状：早期通常无明显症状，最常见的临床表现为劳力性呼吸困难，虚弱、乏力，胸痛，晕厥，浮肿等。随着右室功能衰竭的进一步加重和三尖瓣反流量的增加，患者可逐渐出现下肢肿胀、腹水、食欲减退、血容量增多，疲乏可进行性加重。世界卫生组织采用纽约心功能分级系统(NYHA)对肺动脉高压进行功能分级来评价活动耐量(见附录二)。

相关疾病的症状，例如：端坐呼吸和夜间阵发性呼吸困难，提示肺动脉高压由左心疾病所致；雷诺现象、关节疼痛、手指肿胀及其他结缔组织病症状合并呼吸困难时应考虑到结缔组织病相关性肺动脉高压；有鼾声呼吸与呼吸暂停时可能为呼吸睡眠障碍相关性肺动脉高压。

(2)体征：肺动脉高压没有特异性体征，容易漏诊。常见体征包括：胸骨左缘上抬或膨隆；在胸骨左缘可触及收缩期搏动；肺动脉瓣区第二心音增强(P_2 亢进)；由于主肺动脉扩张可闻及喷射性喀啦音；第四心音；吸气时第三心音(S_3)增强；肺动脉瓣区舒张早期逐渐减弱的杂音；三尖瓣反流性杂音；病情进一步加重可出现右心衰竭的体征：颈静脉搏动与怒张；肝脏增大、下肢浮肿等。

2.辅助检查

(1)超声心动图(UCG)：用以筛查肺动脉高压疾病，评价左室形态功能除外左心疾病，肺静脉高压；观察瓣膜的功能，明确瓣膜病、先心病；发现血栓等。

UCG 在临床诊断肺动脉高压上的意义如下。

①定性判断肺动脉压力增高。例如右心室肥大、肺动脉内径增宽和膨胀性下降、三尖瓣和肺动脉瓣反流、肺动脉瓣运动异常等。

②定量测定肺动脉高压。包括三尖瓣反流压差法、右室射血间期法。据报道，UCG 估测肺动脉压较右心导管测得值平均低 11mmHg。

③诊断肺动脉高压的参考标准(附录三)。文献报道其估测肺动脉压的敏感度，特异度均较高，符合性达 90％。但与超声医师的经验有关。

(2)影像学

①胸片：轻到中度 PAH 患者胸片可正常，较重患者胸片可见：中到高度的肺动脉段突出，

肺门动脉明显；整个肺野清晰，纹理纤细，与扩张的肺门动脉形成鲜明对比；右心房、右心室扩大。

②普通 CT 与高分辨 CT：显示主肺动脉及左右肺动脉均扩张，与周围肺血管的纤细对比鲜明；观察到右心肥厚与扩张；高分辨 CT 能有助于排除肺间质纤维化、肺泡蛋白沉积症等肺部疾病。

③肺动脉造影术：用于 PAH 的诊断，当通气灌注扫描有问题时，造影可明确慢性栓塞性肺动脉高压及栓塞部位。

④右心导管：是评价肺动脉压力增高血流动力学的"金标准"。右心导管术在诊断 PAH 的作用有：A 准确测定肺动脉压力、循环肺血管阻力及肺毛细血管楔压；B 药物试验估测肺血管反应性及药物疗效；C 鉴别诊断：PAH 的肺动脉压力增高应属肺毛细血管前压力增高，而肺毛细血管楔压应正常，即使晚期 PAH 患者其肺毛细血管楔压略增高，亦不应该＞16mmHg，如＞16mmHg，高度提示此患者为肺静脉压增高所致肺动脉高压。

⑤急性肺血管反应性试验（见附录四）：评估意义在于：肺血管反应性与肺动脉高压患者的生存率密切相关，对药物有反应的患者预后较好；评价是否适合钙离子拮抗剂治疗。反应者比不反应者更有可能从口服钙离子拮抗剂中获得长久益处。

（3）其他检查

①化验检查：风湿全套，肝功能与肝炎病毒标记物，HIV 抗体，血气分析。

②心电图：不仅能反应右心肥厚与右心缺血及右房扩大，而且可帮助判断病情、对治疗的反应及估计预后。

③肺通气灌注扫描：是排除慢性栓塞性肺动脉高压的重要手段，PAH 患者可呈弥漫性稀疏，或"马赛克"征或基本正常。

④多导睡眠监测：因 10%～20%的睡眠呼吸障碍患者合并有肺动脉高压，可疑患者应行睡眠监测。

⑤骨形成蛋白 2 型受体基因：大多数遗传性肺动脉高压患者和至少 26%散发性 PAH 患者有此基因突变，进行患者基因诊断可简化 PAH 的诊断程序。

⑥经胸腔镜肺活检：有时可依靠病理发现临床难以明确的早期间质性肺炎而排除 PAH；对 PAH 进行病理分型，病情程度分级，判断病变是否可逆，帮助评估预后；提高医师对 PAH 的认识，从而使更多的 PAH 患者受益。但对心功能差的患者应避免手术。活检时应注意取材深入肺内 1cm，肺组织应大于 2.5cm×1.5cm×1cm。

【治疗原则】

1.*一般措施* 避免可诱发 PAH 病情加重的因素，如：感冒、中等强度以上的体力活动、高原、怀孕等。

2.*抗凝治疗* PAH 患者肺动脉原位血栓形成以及静脉血栓栓塞事件发生的危险性均增加。应用华法林抗凝治疗可改善 PAH 患者的预后。目前抗凝治疗一般采用华法林，国际标准比值（1NR）控制在 2.0～3.0 如应用华法林有禁忌，可间断使用低分子量肝素。

3.*利尿治疗* 对于合并右心衰竭的 PAH 患者，适量使用利尿剂可减轻肝淤血、降低容量负荷，改善患者的一般状况。但应避免时间较长的过度利尿。使用利尿剂原则为由小剂量开始，根据体征和肾功能的情况掌握剂量。

4.洋地黄制剂　短期静脉注射可增加心排血量，长期使用疗效尚不肯定。每日服用0.125～0.25mg地高辛对出现右心衰竭者可能有益，但因患者有低氧血症，应警惕洋地黄中毒。地高辛有时用于右心衰竭合并心输出量低的患者和心房颤动患者。

5.氧疗　低氧血症有强大的肺血管收缩作用，吸氧以维持氧饱和度在90%以上为宜。

6.钙拮抗剂　当急性血管反应试验显示肺血管阻力、肺动脉压力比基础值分别降低30%和20%以上者长期服用钙拮抗剂方能有效。常用药物为硝苯地平和地尔硫草。可根据患者基础心率而定，心率<80次/分可选用硝苯地平，心率>80次/分应选用地尔硫草。硝苯地平剂量为90～180mg/d(可用至240mg/d)，地尔硫草的剂量为360～720mg/d(可用至900mg/d)。大剂量钙拮抗剂副作用一般不严重，常见的为低血压和水肿。

7.前列腺素

(1)依前列醇：心功能Ⅲ～Ⅳ级(NYHA)的肺动脉高压患者持续静滴依前列醇不仅能改善运动耐量和血流动力学指标，且能提高生存率。本品半衰期只有3分钟，故需采用持续静脉泵入。该药价格极为昂贵，估计在法国每年药费约需10万美元。

(2)伊洛前列环素：可通过静脉、口服、吸入来治疗PAH，血浆$t_{1/2}$为20～25分钟，单次吸入后持续时间约60分钟。吸入治疗PAH是安全、有效、易耐受的方法，用于治疗心功能Ⅱ～Ⅲ级的PAH患者。但其$t_{1/2}$相对较短，吸入30～90分钟后作用消失，每日需多次吸入。不良反应有咳嗽和全身血管扩张的相关症状。

(3)贝前列环素：是第一个具有口服活性的前列环素类似物，口服后药物$t_{1/2}$为35～40分钟，主要的不良反应与扩张体循环血管有关，通常发生在用药起始阶段，长期应用可以耐受。

8.内皮素受体拮抗剂　波生坦和安立生坦是一种口服的双重内皮素受体拮抗剂，可明显改善包括艾森曼格综合征在内的成年肺动脉高压患者血流动力学参数和运动耐量。

9.磷酸二酯酶抑制剂　西地那非、伐地那非作为一种特异型磷酸二酯酶抑制剂，目前推荐用于较早期的世界卫生组织肺动脉高压功能分级Ⅲ级患者。是一种高选择性的肺血管扩张药，有效地降低肺动脉压力和肺循环血管阻力，提高心输出量和心脏指数，改善心功能，不会对体循环造成不良影响。

10.联合治疗　药物联合治疗可以使药物的治疗作用相互叠加，互相促进，从而疗效增加，开展药物联合治疗可能寻找到长期有效的肺动脉高压治疗方案，目前还没有足够的证据。但已经有研究将波生坦与吸入伊洛前列素联合应用对降低肺动脉压力有较好效果。

11.有创治疗　房间隔造口导致右向左分流可使心房血氧饱和度下降，改善肺动脉高压患者的症状。对于经过充分内科治疗后，患者症状仍无明显好转，可推荐患者进行房间隔造口术或肺移植手术治疗。

肺移植也是目前治疗肺动脉高压的有创方法之一，虽然可以降低肺动脉压力但远期预后并不乐观，术后死亡原因可能与感染及慢性排异有关。

附录

一、最新的肺动脉高压临床分类(DanaPoint,2008)

1.动脉型肺动脉高压(PAH)
  (1)特发性肺动脉高压
  (2)可遗传性肺动脉高压
    ①BMPR2
    ②ALK1,endoglin(伴或不伴遗传性出血性毛细血管扩张症)
    ③不明基因
  (3)药物和毒物所致的肺动脉高压
  (4)相关性肺动脉高压
    ①结缔组织病
    ②HIV 感染
    ③门脉高压
    ④先天性心脏病
    ⑤血吸虫病
    ⑥慢性溶血性贫血
  (5)新生儿持续性肺动脉高压
  (6)肺静脉闭塞性疾病(PVOD)和/或肺毛细血管瘤病(PCH)
2.左心疾病所致的肺动脉高压
  (1)收缩功能不全
  (2)舒张功能不全
  (3)瓣膜病
3.肺部疾病和/或低氧所致的肺动脉高压
  (1)慢性阻塞性肺疾病
  (2)间质性肺疾病
  (3)其他伴有限制性和阻塞性混合型通气障碍的肺部疾病
  (4)睡眠呼吸暂停
  (5)肺泡低通气
  (6)慢性高原缺氧
  (7)发育异常
4.慢性血栓栓塞性肺动脉高压
5.原因不明和/或多种因素所致的肺动脉高压
  (1)血液系统疾病:骨髓增生疾病,脾切除术
  (2)系统性疾病,结节病,肺朗格汉斯细胞组织细胞增多症,淋巴管肌瘤病,多发性神经纤维瘤,血管炎
  (3)代谢性疾病:糖原储积症,高雪氏病,甲状腺疾病
  (4)其他:肿瘤性阻塞,纤维纵膈炎,透析的慢性肾衰竭

ALK-1(活化素受体样激酶1基因)

BMPR2(骨形成蛋白受体2)

通过现代治疗 PAH-年的死亡率是 15%。评估不良预后的因素包括：早期的功能分级、缺乏运动能力、右房压高、显著的右心室功能不全、右心衰竭、低心排指数、脑利钠肽升高和硬皮病谱疾病。

二、世界卫生组织对于肺动脉高压分级-纽约心脏功能分级(NYHA)

Ⅰ级(轻度)：体力活动不受限。一般的体力活动不会引起呼吸困难、乏力、胸痛加剧、或近乎晕厥。

Ⅱ级(轻度)：体力活动轻度受限。静息状态下无症状，但一般的体力活动即会引起呼吸困难、乏力、胸痛加剧、或近乎晕厥。

Ⅲ度(中度)：体力活动明显受限。静息状态下无症状，但轻微的体力活动即会引起呼吸困难、乏力、胸痛加剧、或近乎晕厥。

Ⅳ级(重度)：不能从事任何体力活动，并可能出现右心衰竭的体征。静息状态下可出现呼吸困难和(或)乏力，并且任何体力活动几乎都可以加重这些症状。

目前，NYHA 功能分级仍然是决定特发性肺动脉高压生存率的重要因素。

三、超声心动图诊断肺动脉高压的参考标准

(通过三尖瓣反流峰速和多普勒估测肺动脉收缩压)

除外肺动脉高压：三尖瓣反流速率≤2.8m/s，肺动脉收缩压≤36mmHg，无其他超声心动图参数支持肺动脉高压。

可疑肺动脉高压：三尖瓣反流速率≤2.8m/s，肺动脉收缩压≤36mmHg，有其他超声心动图参数支持肺动脉高压；或三尖瓣反流速率 2.9～3.4m/s，肺动脉收缩压 37～50mmHg，伴或不伴有其他超声心动图参数支持肺动脉高压。

肺动脉高压可能性较大：三尖瓣反流速率>3.4m/s，肺动脉收缩压>50mmHg，伴或不伴有其他超声心动图参数支持肺动脉高压。

运动多普勒超声心动图不推荐用于肺动脉高压的筛查。其他一些可以增加肺动脉高压可疑程度的超声心动图参数包括肺动脉瓣反流速率的增加和右心射血时间的短暂加速；右心腔内径增大，室间隔形状和运动的异常，右心室壁厚度的增加和主肺动脉扩张都提示肺动脉高压，但这些参数均出现在肺动脉高压较晚期。

四、急性肺血管反应性试验

肺动脉高压患者，如有可能，在确定长期应用血管扩张药前都应做右心导管检查，以明确是否存在肺血管收缩，是否存在固定的肺血管结构改变，以判定预后以及评估应用血管扩张药的安全性。

结果判断：①良好反应：患者肺动脉和体动脉血管床扩张，心排血量增加，肺动脉压明显下降，体动脉压下降轻微；②不良反应者：体动脉扩张，肺动脉固定不变，心排血量不增加，体动脉压急剧下降；③另一类不良反应者：体动脉扩张，心排血量增加，肺血管扩张不充分，肺动脉高压进一步加重。阳性判断标准(各文献报道不一致)：肺动脉平均压至少下降 10mmHg，绝对值下降至≤40mmHg，CO 升高或不变(ACCP 和欧洲指南)；肺动脉平均压至少下降 10%和肺血管阻力下降 30%；或肺动脉平均压和肺血管阻力下降 20%。

表 5-4 肺血管反应试验常用药物及用法

药物	给药途径	半衰期	剂量范围[a]	增量[b]	持续时间[c]
依前列醇	静脉	3min	2～12ng/(kg・min)	2ng/(kg・min)	10min
腺苷	静脉	5～10s	50～350μg/(kg・min)	50μg/(kg・min)	2min
NO	吸入	15～30s	10～20ppm		5min

a 推荐的起始剂量和最大耐受量(因副作用,如低血压、头痛、面部潮红等限制的最大剂量)

b 每一步增加的剂量

c 每一步给药所持续的时间

d 对 NO 来讲,建议剂量范围内的一步法

(霍 晋)

第五节 肺动脉血栓栓塞症

肺动脉血栓栓塞症(肺栓塞)是体静脉和右心系统血栓栓子脱落堵塞肺动脉引起肺循环障碍的临床和病理生理综合征,是发病率高、病死率高及误诊率高的重要心肺疾病。近年,已将深静脉血栓形成与肺栓塞合称为静脉血栓栓塞病,这一术语的启用反映对肺栓塞认识的深化,对指导本病的诊断与治疗具有重要意义,并应在临床实际工作中始终须遵循的指导原则。由于对静脉血栓栓塞病的病因学、诊断学和治疗学研究的进展,美国肺栓塞的病死率已明显下降。而我国随着将静脉血栓栓塞病的防治研究列入国家重要课题和实施,必将会进一步推动我国肺栓塞防治研究事业的发展。

一、定义

1.静脉血栓栓塞病(VTE) 是深静脉血栓形成(DVT)与肺栓塞(PE)的统称,是同一疾病的两种不同的表现。一般说,DVT 是源,肺栓塞是果。

特发性静脉血栓栓塞病(IVTE):是一慢性疾病状态,与遗传性血栓形成倾向有关。在缺少已知癌症、易栓症或 VTE 的一时性危险因素下所发生的血栓形成;也有定义为无外科、创伤情况下发生的血栓形成。IVTE 约占 VTE 的 25%～50%,对其识别有重要的临床意义。

2.肺栓塞(PE) 栓子堵塞肺动脉引起的病理生理学改变以及临床表现。

3.肺梗死 肺栓塞引起肺组织坏死者。

4.大块肺栓塞(PE) 栓塞 2 个肺叶动脉或以上者,或小于 2 个肺叶动脉伴血压下降者(<90mmHg 或下降>40mmHg/15min 以上),大块肺栓塞一般属危险度分层的高危险组。

5.非大块肺栓塞(non-MPE) 肺栓塞面积不及大块肺栓塞,其中一亚组为次大块肺栓塞,即伴有右心室功能减退,而血压正常的患者,具有不同的治疗和预后意义。

6.肺动脉血栓形成 肺动脉原位血栓形成,临床上与肺栓塞很难区别。

二、流行病学

约100余年前，Virchow提出了著名的DVT发病三要素，即血流停滞、血液高凝状态及血管壁损伤，然而，当今对三要素的理解已不仅仅停留在字面上，赋予了新的内涵。如静脉损伤不只限于静脉组织结构的破坏，而涉及到深层次的内皮及其功能损害所引起的一系列分子水平的变化。VTE发病诱因，常见的有年龄、吸烟、肥胖、个人或家族VTE病史、制动(包括“飞行血栓病”)、创伤、手术、有创性检查及介入性治疗，如冠状动脉造影术、经皮冠状动脉血运重建术及射频消融术等，静脉插管、慢性心肺疾病、泌尿道感染、恶性肿瘤、动脉粥样硬化、高同型半胱氨酸血症、抗磷脂抗体综合征、妊娠、口服避孕药(发病率增加2倍)等。在过去的10多年，我们已经知道许多VTE遗传性和获得性血栓形成倾向的危险因素，像某些凝血、纤溶机制的遗传缺陷，如凝血因子VLeiden基因变异引起激活蛋白C抵抗，凝血酶原基因突变，以及抗凝血酶Ⅲ、蛋白C或蛋白S缺乏等，对诊断特发性VTE具有重要意义。VTE在美国经年龄和性别调整后的发病率为117/100000人(年)，60岁以上明显增多，年发病数为630000人，其中约2/3为DVT，1/3为肺栓塞。每年新发肺栓塞患者约200000人，是第三位常见的急性心血管病。肺栓塞年死亡约50000人，病死率仅次于肿瘤和心肌梗死。有症状的肺栓塞患者约10%死于症状发生后1小时内，2周病死率为10%，3个月为15%，1年为25%。直接死于肺栓塞者20%，其中25%初始症状是猝死，其他多死于基础心肺疾病和恶性肿瘤。肺栓塞的主要死亡原因为右心衰竭、复发性肺栓塞及慢性肺动脉高压。5%～10%急性肺栓塞患者来院时血流动力学不稳定，其病死率为25%，稳定患者为4%。半数血流动力学稳定的肺栓塞患者超声心动图发现有右心功能不全，该组患者的死亡危险为15%，无右心功能不全者几乎无死亡。另外，经过治疗的肺栓塞患者中4%可发展成慢性肺动脉高压。近来报道，3个月全病死率为17.4%，血流动力学不稳定者为58.3%，死亡患者中死于肺栓塞者为45.1%，心源性猝死和呼吸衰竭各为11.8%。3个月内肺栓塞复发率为7.9%。我国尚无确切的流行病学资料，据“急性肺栓塞尿激酶溶栓、栓复欣抗凝多中心临床试验”，21家医院2年的统计，共诊治297例急性肺栓塞患者，其中不少医院收治的患者成几倍或十几倍增长。阜外心血管病医院在1972年建立放射性核素肺灌注扫描以前未诊断过一例无心肺疾病的肺栓塞。1977～1981年5年间共收治肺栓塞患者14例；1982～1986年间收治38例；1987～1991年间37例；1992～1996年间80例；1997～2001年间244例；2002年1年为103例，其中急性肺栓塞71例。由北京首都医科大学朝阳医院负责的“十五”科技攻关专题“肺栓塞规范化诊治研究”的参加单位约200家，自2001年1月到2004年6月共人选患者已超过540例，多数参加单位收治的病例数成3～10倍以上的增长。以上肺栓塞收治的增多趋势除可能与肺栓塞发病率增高有关外，更主要的是与对肺栓塞的诊断意识和技术水平的提高，检出例数增多有关。

三、病理与病理生理学改变

1819年Laennce首先描述了肺梗死。Virchow阐述了栓子来源于深静脉系统，绝大多数的肺栓塞是以下肢静脉病开始，以肺疾病终结。栓子最多来自骨盆或四肢静脉，有人统计“母血栓"85%来自下肢,源于腹腔和盆腔、胸腔和上肢以及头颈静脉者各占5%。栓子也可来源于肺循环本身,右心和左向右心内分流的左心附壁血栓,三尖瓣、肺动脉瓣心内膜炎,起搏器导管及中心静脉高营养输液管感染等,栓子也可能是转移的恶性肿瘤、羊水、寄生虫、骨髓及空气等。

(一)病理改变

肺栓塞的栓子最多见的为血性栓子,其他的还有少见的空气、脂肪、羊水等。栓子可从微血栓到巨大的骑跨型血栓。始发血栓主要是由细胞成分和纤维蛋白组成的机化体。长度从数毫米到充满大静脉整个管腔,脱落部分主要由纤维蛋白、红细胞及血小板组成。肺栓塞可发生于单侧,也可发生于双侧,后者多于前者,右肺多于左肺,下肺多于上肺,发生于肺动脉主干者约10%。栓塞多发生在下肺叶可能与该处血流较多有关。肺内可见新、老,大小不等的血栓,59%的患者有新鲜血栓,血栓机化和内膜偏心性纤维化约占31%,也可见血管腔内纤维间隔形成,隧道再通。血栓堵塞的远端肺血管完全正常,而非堵塞的血管,由于压力升高,剪切力增加引起进行性血管重塑,即小血管病。因此慢性栓塞性肺动脉高压有两个肺血管床分隔空间:正常肺血管床和继发性小血管动脉病(甚至可见丛样病变形成)。肺梗死不多见,仅占尸检肺栓塞的10%~15%,且多发生于原有心、肺疾病,支气管循环障碍或肺静脉高压患者。阜外心血管病医院系心血管疾病专科医院,肺梗死发生率较高,约占尸检肺栓塞的77%。显微镜下可见肺泡组织破坏,充满血液,常累及邻近胸膜,发生血性或浆液性胸腔渗液。梗死处的坏死组织逐渐被吸收,常不遗留瘢痕或仅有少量条状瘢痕形成。

(二)病理生理改变

肺栓塞一旦发生,血管腔堵塞,血流减少或中断,引起不同程度的血流动力学和呼吸功能改变。轻者可几无任何变化;重者肺循环阻力突然增加,肺动脉压升高,心排血量下降,休克、晕厥,甚至死亡。

1.*血流动力学改变*　肺栓塞的血流动力学改变主要决定于栓塞肺血管的多少和患者的心肺基础功能状态。栓子堵塞肺血管后,受机械、反射或体液因素的影响,肺循环阻力增加,肺动脉压升高。肺动脉平均压(MPAP)大于20mmHg(1mmHg=0.133kPa)者占原无心肺疾病患者的70%。其血流受损的程度与栓塞的大小成比例,肺血流受损>25%~30%,MPAP可略升高;肺血流受损>30%~40%,MPAP可达30mmHg以上,右心室平均压增高;肺血流受损>40%~50%,右心室充盈压增加,心脏指数下降,MPAP可达40mmHg;肺血管床面积堵塞50%~70%,可出现持续性肺动脉高压;堵塞达85%可致猝死。急性肺动脉栓塞肺动脉高压的发生率约为80%,但MPAP一般不超过35~40mmHg,也有报道最高达62mmHg者。

肺血管床堵塞50%以上,MPAP大于30~40mmHg的重症患者可发生右心室扩大、右心功能不全,右心房压增加,颈静脉充盈,右心排血量下降(也可正常或增加),继发引起左心排血量减少,血压下降。栓塞前有心肺疾病的患者,肺栓塞更易引起右心衰竭和死亡。

急性肺栓塞引起的肺血管阻力增加,除机械性堵塞因素外,近年,研究证实体液因素的作用。血小板和白细胞是肺血管活性物质两个重要的来源。血小板致密颗粒储存并可释放5-羟色胺和二磷酸腺苷,收缩肺血管;α颗粒释放血小板生长因子,直接收缩肺血管,并激活其他肺血管活性介质的释放;血小板脂膜可产生花生四烯酸的代谢物:血栓素A_2,前列环素H_2和

12-脂氧化酶产物等。血栓素 A_2 和前列环素 H_2 有相似的受体，收缩血管平滑肌，增加离体灌流肺血管阻力；而12-脂氧化酶产物不直接收缩肺血管，但能增加中性粒细胞的游走和激活，因此，它可能是通过释放白细胞产物，介导其作用。血小板活化因子也是由血小板所释放，可激活中性粒细胞，生产血管活性物质。12-脂氧化酶产物和血小板活化因子可能是血小板与中性粒细胞相互作用的主要机制。中性粒细胞酶生产血小板活化因子和收缩肺血管的花生四烯酸代谢产物，如血栓素 A_2、白三烯(LT)B_4 及其他白三烯肽类(LTC_4、LTD_4 和 LTE_4)，至于白三烯肽类介导的栓塞后肺血管阻力增加的机制尚不清楚。慢性患者血管内皮功能不全、内皮素、炎症因子及其他分子机制参与了肺血管重塑，使肺血管阻力和压力进一步升高。

2.*呼吸功能改变*

(1)较大的肺栓塞可引起反射性支气管痉挛，同时由于血栓本身释放的5-羟色胺、缓激肽、组胺、血小板活化因子等也促使气道收缩，增加气道阻力，使肺通气量减少，引起呼吸困难。

(2)栓塞后肺泡表面活性物质减少，24 小时内最明显，因其不能维持肺泡张力，发生肺不张，肺顺应性下降；肺泡表面活性物质减少，又促进肺泡上皮通透性增加，引起局部或弥漫性肺水肿，通气和弥散功能进一步下降。

(3)肺栓塞后，栓塞部分形成死腔样通气，不能进行气体交换；未栓塞部分的肺血流相对增加，肺不张及肺浸润或肺血管收缩也都可引起肺内分流，致肺通气/灌注比严重失衡，静脉血混合可占心排血量的10.5%～25.6%。心排血量减少和混合静脉血氧分压下降进一步加重了低氧血症。

由于上述原因致使通气阻力增加，肺泡含气量减少，死腔通气和肺内分流增多，患者发生不同程度的低氧血症(最低可达44mmHg)，低碳酸血症和碱血症(呼吸性)。动脉血气也可正常。

3.*右心功能不全和心室间相互依存*　肺血管堵塞和血管收缩物质的释放，反射性肺动脉收缩及低氧血症等因素进一步增加肺血管阻力和肺动脉压，是右心室功能不全的最重要原因。肺动脉压突然升高，右心室后负荷增加，结果右心室壁张力也随之增加，伴右心室扩张和功能不全。当右心室扩张时室间隔移向左室，同时心包的束缚左心腔充盈不足；加之，右心室收缩功能减弱，右心排血量下降，进一步减少了左心室前负荷；另外，由于右心室膨胀，冠状静脉压增加，左室舒张扩张性下降，左室充盈不足，体动脉血量和压力下降，有可能影响冠状动脉灌注，发生心肌缺血。但也有实验显示，肺栓塞除非引起了心源性休克，否则冠状动脉血流量通常并不减少。大块肺栓塞引起的右心室壁张力增加和右心室心肌氧耗增多，可导致心肌缺血、心肌梗死和心源性休克，甚至死亡。

四、临床类型及表现

肺栓塞的临床表现多种多样，实际是一较广的临床谱，主要决定于堵塞的肺段数。从轻症患者的2～3个到严重患者15～16个肺段不等，88.9%的肺栓塞患者有临床症状而血流动力学稳定，5%～10%血流动力学不稳定。临床表现基本包括以下几种类型：①猝死：多由肺动脉主干突然堵塞引起。②急性肺源性心脏病：突发呼吸困难、紫绀、濒死感、低血压、休克、右心衰竭等，见于栓塞2个肺叶以上的患者；③肺梗死：突然气短、胸痛、咯血及胸膜摩擦音或胸腔积液，常为外周肺血管堵塞所致，病情并不一定很严重；④"不能解释"的呼吸困难：栓塞面积相对较小，是提示死腔增加的唯一症状，此型较为常见；⑤慢性反复性肺血栓栓塞：发病隐匿、缓慢，发现较晚，主要表现为重症肺动脉高压和右心功能不全，是临床进行性的一个类型。

(一)症状和体征

肺栓塞的症状和体征都是非特异性的。

1.症状　根据ICOPER(1995年1月～1996年12月)2454例肺栓塞登记统计分析，最常见的症状有：①呼吸困难(82%)，尤以活动后明显；②胸痛(49%)，有两种性质，多数为胸膜性疼痛，少数为心绞痛发作；③咳嗽(20%)；④晕厥(14%)；⑤咯血(7%)，无症状者占6.9%。值得指出的是，临床有典型肺梗死三联征患者(呼吸困难、胸痛及咯血)不足1/3。

2.体征　急性肺栓塞常见的一般体征有发热、呼吸变快(>20次/分，占60.1%)、心率增加(>100次/分，占40.3%)及紫绀等。呼吸系统常见的体征有气管向患侧或严重侧移位，肺野可闻及哮鸣音和干湿啰音，也可有肺血管杂音和胸膜摩擦音等。心脏方面的体征有肺动脉第2音亢进及三尖瓣区返流性杂音，后者易与二尖瓣关闭不全相混淆；也可有右心性第3及第4心音，分别为室性和房性奔马律；以及心包摩擦音等。最有意义的体征是反映右心负荷增加的颈静脉充盈、搏动及下肢深静脉血栓形成所致的肿胀、压痛、僵硬、色素沉着和浅静脉曲张等。

(二)实验室检查

1.胸部X线检查　可提示肺栓塞的阳性征象达80%。常见的有区域性肺血管纹理稀疏、纤细，肺透亮度增加，栓塞部位区域性肺血减少(Westermark征)，未受累部分肺纹理相应增多(即肺血分布不匀)。肺梗死时可发现肺周围浸润性阴影，形状不一，常累及肋膈角处，也可出现盘状肺不张及周边楔形阴影(Hampton驼峰征)，系继发性肺小叶血液填充影，患侧或严重侧膈肌抬高及胸腔积液(少量-中量)。上腔静脉和奇静脉影扩大，肺门动脉扩张，右肺下动脉横径可增宽(Palla征)，也可正常或变细，后者也有诊断意义，心影扩大。X线胸片也可"完全正常"。

2.心电图改变　为非特异、非诊断性的。变化常为一过性的和时序性的，动态观察有助于对本病的诊断。常见的心电图改变有QRS电轴右偏或右移，$S_{Ⅰ}Q_{Ⅲ}T_{Ⅲ}$型，右胸前导联及Ⅱ、Ⅲ、aVF导联T波倒置，ST段下降或升高，顺钟向转位，完全性或不完全性右束支传导阻滞。有时心电图改变不够典型、轻微。急性肺栓塞心电图改变是一柄"双刃剑"，用得好有助于肺栓塞的诊断，反之，将是误诊其他心脏病，如冠心病的"陷阱"，应密切结合临床加以判断。

3.放射性核素肺显像　是安全、无创及有价值的肺栓塞诊断方法。肺灌注显像的典型所见是呈肺段分布的灌注缺损，不呈肺段性分布者诊断价值受限。肺灌注显像的假阳性率较高，以下情况均可引起放射性核素肺灌注缺损：①血管腔外受压(肿瘤、气胸、胸腔积液)；②支气管动脉-肺动脉吻合(慢性肺部炎症、支气管扩张等)；③局部肺泡缺氧引起的肺血管收缩(慢性阻塞性肺疾病)；④肺血管阻力增加(左心充血性心力衰竭)；⑤肺组织纤维化(肺囊肿、陈旧性肺结核)；⑥肺切除术后。

为减少肺灌注显像的假阳性率，可做肺通气显像以提高诊断的准确性。肺通气/灌注显像的常见结果：①肺通气显像正常，而灌注呈典型缺损，高度可能是肺栓塞；②病变部位既无通气，也无血流灌注，最可能的是肺实质性疾病，不能诊断肺栓塞(肺梗死除外)；③肺通气显像异常，灌注无缺损，为肺实质性疾病；④肺通气与灌注显像均正常，可除外症状性肺栓塞。诊断通常是根据肺显像的结果评价肺栓塞为高度可能、中度可能、低度可能或正常，结合临床表现可提高肺栓塞诊断的准确性。自从螺旋 CT 的广泛使用，似乎核素肺显像的应用受到挑战，然而，由于两者检查的技术方法和反映的实质不尽相同，故各有利弊，其诊断作用常是相辅相成的。对周边型栓塞性肺动脉高压的诊断核素显像的阳性率可能更高。

4.*超声心动图*　经胸与经食管二维超声心动图能直接或间接显示肺栓塞征象。直接征象有右心房室内血栓、肺动脉主干及其左右分支栓塞(约占 10%)；间接征象有右心室扩大，心室间隔左移，左心室腔变小，呈“D”字形，右心室运动减弱，肺动脉增宽，三尖瓣返流及估测肺动脉压增高等，对肺栓塞的鉴别诊断意义较大，并且是急性肺栓塞危险度分层的主要依据。

5.*CT 扫描*　CT 肺动脉造影有相当高的诊断价值，其优点是迅速、方便，非诊断性结果＜10%，诊断的敏感性为 90%～97%，特异性为 90%～96%。检查的直接征象为半月形、环形充盈缺损(附壁)，完全梗阻及轨道征，马鞍形骑跨血栓；间接征象为主肺动脉，左、右肺动脉主干扩张，血管断面细小、缺支，堵塞区与正常血运区或实变组织与非实变组织间于肺灌注期可呈马赛克征，肺梗死灶及胸膜改变等。螺旋 CT，特别是多排螺旋 CT 肺动脉造影(MDCTPA)已被认为是肺栓塞的首选检查方法。

6.*磁共振肺动脉造影术(MRPA)*　也用于肺栓塞的诊断，影像所见与肺动脉造影相似。其诊断的敏感性为 85%，特异性为 96%，而肺段及亚肺段栓塞诊断的敏感性较低，其漏诊率分别为 20%和 60%，但其优点是无碘过敏问题。

7.*肺动脉造影*　仍然是诊断肺栓塞最可靠的方法。有价值的征象是：①肺动脉内充盈缺损；②肺动脉分支完全阻塞(截断现象)；③肺野无血流灌注；④肺动脉分支充盈和排空延迟。肺动脉造影检查有一定危险性，特别是并发肺动脉高压的患者，致残率为 1%，死亡率为 0.01%～0.5%，因此，当前已较少应用肺动脉造影术诊断肺栓塞，故在决定实施肺动脉造影术前，应权衡利弊，慎重考虑。

8.*下肢静脉检查*　肺栓塞的栓子约 70%～90%来自下肢深静脉，有下肢 DVT 的患者约半数可能发生肺栓塞，因此，DVT 被认为是肺栓塞的标志，故下肢静脉检查对诊断和防治肺栓塞十分重要。一侧小腿或大腿周径比另一侧长 1cm 即有诊断意义。由于近半数下肢静脉病患者物理检查正常，故常需借助其他仪器检查加以明确。

(1)静脉造影：可清楚地显示静脉堵塞的部位、性质、程度、范围和侧枝循环以及静脉功能状态，但可致局部疼痛、过敏反应及静脉炎加重，甚或栓子脱落，再次发生肺栓塞，因此，传统静脉造影术目前已较少应用。

(2)放射性核素静脉造影：与传统静脉造影符合率达 90%。

(3)血管超声多普勒检查：是临床最常用的方法，准确性为 88%～93%。

(4)肢体阻抗容积波图：与静脉造影的符合率为 77%～95%，诊断的敏感性为 65%～86%，特异性为 95%～97%，对小腿静脉堵塞诊断的敏感性较低。

9.动脉血气检查 是肺栓塞可能有用的筛查方法。肺血管床堵塞15%～20%时可出现低氧血症,发生率约76%,PaO_2 也可完全正常;93%有低碳酸血症;86%～95%有 $P_{(A-a)}O_2$ 增大,后二者正常可能有助于排出较大的肺栓塞。

10.血浆D-二聚体测定 D-二聚体是交联纤维蛋白特异的降解产物,诊断的敏感性很高,但特异性不强,因手术、外伤及心肌梗死等D-二聚体含量也可增加,故其意义是小于500μg/L者提示无急性肺栓塞存在,有排除诊断的价值。

五、诊断

首要的是提高对肺栓塞的诊断意识,其次,有所谓典型肺栓塞征象的患者不多;心电图和胸部X线所见常是一过性的和非特异性的。患者通常仅有一两个提示可能有肺栓塞的症状,如突发“原因不明的”气短,特别是劳力性呼吸困难伴静息呼吸次数>20次/分,一侧或双侧不对称性下肢肿胀、疼痛者更需考虑有肺栓塞的可能。根据PISA-PED500例急性肺栓塞前瞻性研究结果,具有3个症状(突发呼吸困难、胸痛、晕厥)之一,并至少伴一个以下异常者:心电图右心室负荷过重和胸部X线平片显示异常(肺血减少、肺门动脉扩大、肺梗死),肺栓塞诊断符合率为80.1%,298例无肺栓塞者仅22例(7%)符合。本方案临床诊断的敏感性为84%,特异性为95%,正确率为88%,排除率为90%。亦可根据以下特征得分预测肺栓塞的可能性:DVT的临床征象(下肢轻微肿胀和深静脉压痛)3分;除肺栓塞外其他诊断的可能性很小3分;心率>100次/分1.5分;4周内制动或外科手术1.5;既往有DVT或肺栓塞史1.5分;咯血1分;癌症1分,如得分<2分预测为低可能性;2～6分为中度可能性;>6分为高度可能性。以上资料表明,根据一般临床和实验室检查结果,诊断肺栓塞的可靠性还是比较大的,尤对基层医疗单位更有价值。

正常核素肺通气/灌注显像多可排除肺栓塞的诊断。高度可能性的肺通气/灌注显像或阳性CTPA检查所见都可确诊肺栓塞。肺通气/灌注显像为低或中度可能或正常,或第一代CTPA检查呈亚肺段缺损者为非诊断性的,应继续做下肢加压血管超声多普勒检查。因其有发生肺栓塞较高的风险,当下肢静脉超声检查证实存在DVT时,可确诊肺栓塞;如检查结果阴性,一周后需重复血管超声多普勒检查。

溶栓后、出院前或抗凝治疗3～6个月通常需重复影像学检查,以评估抗凝或溶栓治疗的效果,并为以后可能需要确定VTE是否复发时的基线参考,约50%的肺栓塞患者残留的血栓可持续多年,若不做基线检查作对比,可能被误认为VTE复发。

急性肺栓塞危险度分层与患者预后的评估和治疗策略的选择密切相关。危险度分层除临床直观观察判断外,主要以超声心动图检查为依据,从患者预后的观点,将急性肺栓塞分为三组:①低危险肺栓塞组:血压正常,也无右心室功能不全,住院病死率<4%;②次大块肺栓塞组:右心功能不全,动脉血压正常,住院病死率为5%～10%;③大块肺栓塞组:右心功能不全伴血压下降或心源性休克,住院病死率近30%。超声心动图右心功能不全是急性肺栓塞早期死亡独立、强力的预测因子。中或重度右心室收缩功能降低、肺动脉高压、卵圆孔开放及游离

漂浮的右心血栓都是死亡或肺栓塞复发的高危标志。低危险组患者通常施以抗凝治疗，高危险组给予溶栓或外科手术治疗，而中度危险组治疗的选择目前意见尚不一致，是抗凝，还是溶栓，文献报道不一。根据我们的临床观察，在审慎的评估利弊后，用 UK20000U/2 小时静脉滴注方案，选择溶栓是可取的。心脏生物标记物(肌钙蛋白、B-型脑钠肽)在区分肺栓塞患者低与中度危险时有重要作用[14]，而对肺栓塞引起的休克患者生物标记物测定对危险度分层已无必要。血流动力学稳定的肺栓塞患者肌钙蛋白和/或 B-型脑钠肽增加，应进一步借助超声心动图进行危险度分层。生物标记物正常患者一般不需超声心动图检查，因右心室功能几乎总是正常的。

发生一侧 DVT 者仅占 23%，而双侧者为 77%，表明 VTE 存在血栓形成倾向，因此，十分重要的检查是识别遗传性血栓形成倾向或易栓症。该症是独立的首位的 VTE 发生或复发的危险因素，并决定患者的预后和防治策略的制定。因此，已成为某些中心的实验室常规检查项目，以确定首发 VTE 患者是否存在遗传性血栓形成倾向，特别是血栓形成的原因尚未被查明以前。虽对多数 VTE 患者并不影响其初始的抗凝治疗，但对决定患者抗凝治疗的强度与时间或预防策略的制定上有重要意义。

六、鉴别诊断

肺栓塞的临床类型不一，需与其鉴别的疾病各不相同，以肺部表现为主者常被误诊为其他胸肺疾病；以肺动脉高压和肺心病为主者则易误诊为其他心脏疾病。其中最常误诊的疾病有冠状动脉供血不足、急性心肌梗死、心肌炎、肺炎、胸膜炎、支气管哮喘、肺不张、急性呼吸窘迫综合征、主动脉夹层及高通气综合征等，应需仔细鉴别。

七、治疗

目前绝大多数的肺栓塞都是可以治疗的，其治疗随临床类型不同而不同。近年肺栓塞的治疗研究进展较快，治疗更趋规范化。接受治疗的患者病死率为 5%～8%，不治疗者为 25%～30%。

(一)急性肺栓塞的治疗

1.治疗目的

(1)缓解症状，渡过危急期，防止死亡。

(2)缩小或消除血栓(深静脉血栓和肺栓塞)。

(3)控制栓塞引起的心肺功能紊乱和减少慢性肺动脉高压的发生。

(4)预防复发。

2.具体治疗

(1)一般处理：密切监测呼吸、心率、血压、心电图及动脉血气等变化。使患者安静，绝对卧床 2 周左右，已建立有效抗凝治疗者卧床时间可适当缩短，吸氧，胸痛重者可给止痛剂，保持大便通畅，勿排便用力，应用抗生素控制下肢血栓性静脉炎和预防肺栓塞并发感染。

(2)急救措施：合并休克者给予多巴胺 5～10μg/(kg・min)、多巴酚丁胺 3.5～10.0μg/(kg・min)或去甲肾上腺素 0.2-2.0μg/(kg・min)，迅速纠正引起低血压的心律失常，如心房扑动、心房颤动等。维持平均动脉血压＞10.7kPa(80mmHg)，心脏指数＞2.5L/(min・m^2)及尿量＞50ml/h。同时积极进行溶栓、抗凝、介入及手术等治疗，争取病情迅速缓解。需指出，急性肺栓塞 80%死亡者死于发病后 2 小时以内，因此，治疗抢救须抓紧进行。

(3)溶栓治疗：溶栓药可直接或间接地将纤维蛋白溶酶原转变成纤维蛋白溶酶，迅速降解纤维蛋白，使血块溶解；另外，还通过清除和灭活纤维蛋白原、凝血因子Ⅱ、Ⅴ、Ⅷ及系统纤维蛋白溶酶原，干扰血凝；纤维蛋白原降解产物增多，抑制纤维蛋白原向纤维蛋白转变，并干扰纤维蛋白的聚合，参与形成凝血病。溶栓治疗可以迅速溶解血栓和恢复肺组织灌注，逆转右心衰竭，增加肺毛细血管血容量及降低病死率和复发率。溶栓主要用于 2 周内的新鲜血栓栓塞，但愈早愈好，两周以上也可能有效。指征是：①大块肺栓塞；②肺栓塞伴休克；③原有心肺疾病的次大块肺栓塞引起循环衰竭者；④危重复发性肺栓塞。关于 VTE 抗血栓形成疗法，推荐治疗急性肺栓塞的具体溶栓方案是：①链激酶(SK)-负荷量 250000 IU，继以 100000 IU/h，24 小时；②尿激酶 2014 年欧洲心脏病协会推荐方法为：负荷量 4400 IU/kg，静脉注射 10min，随后以 4400 IU/kg/h 持续静脉滴注 12～24h；或者采用 2h 溶栓方案：300 万 IU 持续静脉滴注 2h。我国“急性肺栓塞尿激酶溶栓、栓复欣抗凝治疗多中心临床试验”采用的方案是 UK 20000 IU/(kg・2h)静脉滴注，总有效率为 86.1%，无大出血发生，方案安全、有效和简便易行；③重组组织型纤溶酶原激活剂(rt-PA)100mg/2h；④瑞替普酶分别给予两次负荷剂量，10U 静脉注射(＞2 分钟)，间隔 30 分钟。1997～1999 年国内有 22 家医院参加的“急性肺栓塞尿激酶溶栓、栓复欣抗凝治疗多中心临床试验”，其方案是 UK 20000 IU/(kg・2h)静脉滴注，有效率为 86.1%，无大出血发生。初步证明该方案安全、有效且简便易行。由王辰教授负责的“十五”科技攻关专题“肺栓塞诊治规范化的研究”随机、开放试验结果证明，UK 20000 IU/(kg・2h)方案与美国 UK 方案、rt-PA50mg 方案和 100mg 方案都一样有效，rt-PA100mg 组大出血发生数略高，建议国人前三种方案均可采用。因肺栓塞溶栓治疗不同时并用肝素，故一般不需做凝血检查。溶栓治疗结束后常规继以肝素和华法林治疗。溶栓疗法大出血发生率为 10，颅内出血 3%，致死者约 1%。溶栓治疗的绝对禁忌证有活动性胃肠道出血，两个月内的颅内出血，颅、脊柱术后。相对禁忌证主要的有：10 天内外科大手术、分娩，近期胃肠道出血，肝肾功能衰竭，严重创伤及高血压患者(收缩压≥180mmHg，舒张压≥110mmHg)；次要的有：心肺复苏(近有报道心肺复苏无效者可试用)，左房血栓，感染性心内膜炎，肝肾疾病，出血性疾病，妊娠及糖尿病出血性视网膜炎等。

(4)抗凝治疗：是急性肺栓塞的基础治疗，不管初始治疗的选择如何。抗凝可防止栓塞发展和再发，使自身纤溶机制溶解已存在的血栓。对血流动力学不稳定的患者，单纯抗凝的疗效及远期结果不如溶栓并用抗凝疗法好。抗凝治疗 1～4 周，肺动脉血块完全溶解者为 25%，4 个月后为 50%。常用的抗凝药物有肝素和华法林。肝素是一种酸性氨基葡聚糖，分子量约 5000～30000D，平均为 15000D。通过催化凝血酶Ⅲ，结合和灭活重要的凝血酶(Ⅱa 因子)、

Xa 因子和Ⅸa 因子，同时肝素也通过凝血酶抑制Ⅴ因子和Ⅷ因子的激活，达到抗凝作用。首先给予负荷剂量 2000～5000 IU 或按 80 IU/kg 静脉注射，继之以 18 IU/(kg·h)持续静脉滴注，根据部分凝血活酶时间(APTT)调整剂量(对照值的 1.5～2.0 倍)，由肝脏代谢。亦可应用低分子量肝素(LMWH)，其平均分子量为 4000～5000D，有非常好的生物利用性，较长的血浆半寿期，因此比较安全和有效。LMWH 的使用剂量与体重高度相关，需根据体重给药，皮下注射，每日 1～2 次，从肾脏排泄。也可应用磺达肝葵钠，是一有抗 Xa 活性的合成戊糖，已被美国食品药品管理局批准用于 VTE(包括肺栓塞)的初始治疗。对血流动力学稳定的急性症状性肺栓塞患者，该药与普通肝素一样安全有效。皮下注射 2.5mg，每天 1 次，无需监测，但由于其消除随体重减轻而降低，对体重＜50kg 的患者慎用。严重肾功能不全的患者(肌酐清除率＜30ml/min)，因其将在体内蓄积，增加出血的风险，禁用磺达肝癸钠。对于中度肾功能不全的患者(肌酐清除率 30～50ml/min)应减量 50％使用。因按体重固定剂量给药不需调整剂量和实验室凝血监测，肾脏排泄，严重肾脏病患者磺达肝葵钠禁忌，与肝素不同该药不引起血小板减少。肝素一般用到临床情况平稳，通常 7～10 天。肝素达到有效治疗水平后，加用口服抗凝剂。华法林是多数 VTE 的首选药物，可减少 80％～90％VTE 复发危险。大出血发生率每 100 人每年约 0.5～2.5 人，颅内或致死性出血每 100 人每年为 0.1％～0.2％。出血与年龄、国际标准化比率(INR)增加、有无合并症、合用抗血小板药物及维生素 K 环氧化物还原酶复合物 1(VKORCl)编码基因多态性作用等有关。华法林成人首次剂量为 3.0mg，以后调整剂量，维持 INR 在 2.0～3.0 之间，然后停用肝素。口服抗凝药的疗程通常为 6 个月到 1 年，特发性 VTE 患者或并发肺动脉高压和肺心病者，疗程延长或终生抗凝。长期抗凝治疗的患者至少每年应评估一次抗凝效益/风险比，以决定是否继续抗凝治疗。有诱发因素的 VTE 患者复发的危险最小；无诱发因素首次 VTE 或有主要易发因素的患者属中度复发危险；首次 VTE 事件同时存在主要易发因素的患者，或复发无诱因因素事件的患者或活动性恶性肿瘤的患者都有最高的复发风险。低或中度 VTE 复发危险者(＜10％/每年)一般建议抗凝治疗 3～6 个月；VTE 复发高危险者(＞10％/每年)应长期或无限期抗凝；癌症患者用 LMWH 比华法林更能降低 VTE 复发的危险性。至于华法林抗凝强度亦应根据 VTE 复发的危险性适当调整，但对出血风险的影响不大。

近年来大规模临床试验为非维生素 K 依赖的新型口服抗凝药(Non-vitamin K-dependent new oral anticoagulants，NOACs)用于 PE 或 VTE 急性期治疗提供了证据，包括达比加群、利伐沙班、阿哌沙班和依度沙班。

1)达比加群：达比加群是直接凝血酶抑制剂。RE-COVER 试验比较了 VTE 患者达比加群(150mg，每日 2 次)与华法林的治疗作用，主要观察事件为有症状、客观确诊的 VTE 患者的 6 个月复发率，共纳入 2539 例，21％仅有 PE，9.6％同时有 PE 和 DVT，两组均给予肠道外抗凝剂，平均 10 天，有效性终点方面达比加群不劣于华法林，大出血事件无统计学差异，但达比加群的所有出血事件更少。

2)利伐沙班：为直接 Xa 因子抑制剂。依据 EINSTEIN-DVT 和 EINSTEIN-PE 试验，以依诺肝素/华法林为对照，验证了利伐沙班单药口服(15mg，每日 2 次，3 周；继以 20mg，每日 1 次)在控制 VTE 复发方面的有效性不劣于依诺肝素/华法林的标准治疗，两者主要安全性事件(大出血或临床相关的非大出血)发生率相当，而利伐沙班大出血发生率更低。

3)阿哌沙班：是直接 Xa 因子抑制剂。依据 AMPLIFY 研究，阿哌沙班单药口服治疗(10mg，每日 2 次，7 天；继以 5mg，每天 2 次)在减少复发症状性 VTE 或 VTE 相关死亡等有效性事件方面不劣于传统的依诺肝素/华法林治疗。安全性方面，阿哌沙班大出血发生率及大出血合并临床相关的非大出血的复合事件发生率更低。

4)依度沙班：是直接 Xa 因子抑制剂。Hokusal-VTE 研究比较了依度沙班与华法林的作用。依度沙班在主要有效性事件(复发症状性 VTE 或致死性 PE)方面不劣于华法林，且主要安全性事件(大出血或临床相关的非大出血)发生率更低。

以上试验结果提示 NOACs 治疗 VTE 的的疗效不劣于标准的肝素/华法林方案，且更安全。目前，NOACs 可以替代华法林用于初始抗凝治疗。利伐沙班和阿哌沙班可作为单药治疗(不需合用肠外抗凝剂)，但急性期治疗的前 3 周(利伐沙班)或前 7 天(阿哌沙班)需增加口服剂量；达比加群和依度沙班必须联合肠外抗凝剂应用。以上 4 种新型口服抗凝药均不能用于严重肾功能损害患者。

(5)外科治疗：肺动脉血栓剥脱术：用于伴有休克的大块肺栓塞，收缩压低到 100mmHg 以下，中心静脉压增高，肾功能衰竭，药物治疗失败或不宜药物治疗的患者，还有矛盾性栓塞、持续右心血栓、及血流动力学或呼吸紊乱需心肺复苏的患者。在专业化的中心外科血栓剥脱术已证明是安全和有效的技术。

(6)介入治疗：有经皮导管血栓切除术、导管碎栓术及导管引导下的溶栓治疗。用猪尾旋转导管碎裂巨大血栓或吸取血栓，并用局部溶栓药，48 小时后肺动脉平均压明显下降。介入治疗的适应证为：①动脉低血压(收缩压＜90mmHg 或下降＞40mmHg)；②伴周围低灌注和低氧性休克；③需心肺复苏的循环虚脱(晕厥)；④超声心动图示右心室后负荷增加和/或肺动脉高压；⑤肺泡-动脉氧分压差增大(＞50mmHg)；⑥重症肺栓塞溶栓、抗凝治疗禁忌或失败的患者。

(7)DVT 的治疗：约 70%～90%急性肺栓塞的栓子来源于 DVT 的血栓脱落，特别是下肢深静脉尤为常见，因此，对肺栓塞患者的治疗绝不能忽视 DVT 的检查和处理，以防 DVT 和肺栓塞的再发。DVT 的治疗包括卧床、患肢抬高、抗凝(为基本治疗，多用肝素和华法林)、溶栓(个体化)、介入、外科手术及抗感染等。有些在急性肺栓塞的治疗中多已兼顾，但具体用法仍有些不同。如栓子确认来源于下腔静脉系统，为防止血栓脱落再发肺栓塞，可于下腔静脉安装滤器。其指征为抗凝治疗禁忌或失败或有并发症，或肺血栓栓塞复发，或有高危近端静脉血栓形成，或有肺动脉高压的慢性复发性肺栓塞及慢性肺栓塞外科手术的患者(后者目前也有提出异议者)。

(二)慢性栓塞性肺动脉高压的治疗

慢性栓塞性肺动脉高压是一预后恶劣的进行性疾病，MPAP＞50mmHg 生存时间达 2 年者不及 20%，MPAP＞30mmHg 者抗凝治疗下 3 年病死率为 90%，但也有报道，MPAP 50mmHg 的患者诊断后平均生存时间为 6.8 年，患者多死于右心衰竭。

1.*手术治疗* 肺动脉血栓内膜剥脱术疗效颇好,手术死亡率已降到10%以下。我国少数医院业已开展。手术的指征是:①肺血管阻力大于300dyn·s·cm^{-5};②手术可及的较大肺动脉栓塞;③心功能Ⅱ~Ⅳ级;④肝肾等主要脏器功能正常。

2.*介入治疗* 最近Feinstein报道了18例慢性栓塞性肺动脉高压球囊扩张肺动脉成形术的效果,平均随访36个月,结果:纽约心脏病学会心功能分级从3.3级下降到1.8级(P<0.001);6分钟行走距离从209码增加到497码(P<0.001);肺动脉平均压从43.0±12.1mmHg下降到33.7±10.2mmHg(P=0.007);11例患者发生再灌注肺水肿,3例需用机械通气治疗。扩张肺动脉段的选择:①完全堵塞;②充盈缺损;③血管内蛛网征。有报道也可用肺动脉内支架置入术。

3.*抗凝治疗* 常用的药物为华法林,长期或终生抗凝。

4.*血管扩张药等治疗* 栓塞性肺动脉高压除机械堵塞因素外,体液因素和血管重塑也可参与部分作用,具有一定可逆性。临床试验已证明内皮素受体拮抗剂(波生坦)及5型磷酸二酯酶抑制剂(西地那非)等血管扩张药治疗此型肺动脉高压有效。

5.*心力衰竭的治疗* 当右心房压升高,有明显右心衰竭时可应用地高辛、利尿剂、抗醛固酮制剂及静脉滴注多巴胺等。

八、预防

肺栓塞的预防根本在于对DVT的防治,一旦发生DVT不仅患者肢体不适或致残,且可招致致命的肺栓塞,因此预防和控制DVT是防治肺栓塞的首要任务。在预防措施中对DVT有关卫生知识的宣教特别重要,与冠心病和心肌梗死不同,一般公众对DVT和肺栓塞的了解甚少,因此重要的是对公众的宣传,提高对该病的认识。DVT作为一个内科问题,内科医师应该重视和积极参与对DVT的学术讨论和医疗工作,并去鼓励人们改变生活行为方式和实施其他有效的预防措施。

(一)DVT的预防策略

1.*改变生活方式* 避免肥胖、少动、长时间航空旅行以及戒烟和控制血压。

2.*机械措施* 穿血管加压弹力袜,气压靴。

3.*药物*

(1)注射用药:①LWMH,依诺肝素,内科患者40mg/d,全髋、全膝置换术患者30mg/12h,或40mg/d,术前2~12小时开始应用,达肝素钠5000U/d;②普通肝素,术前开始5000U/8h,维持APTT正常上限;③磺达肝葵钠,Xa间接抑制剂2.5mg/d,ARTEMIS研究发现磺达肝葵钠2.5mg皮下注射,每天1次,减少内科住院患者VTE危险47%。

(2)口服药:华法林,多于术后开始,INR维持在2.0~3.0。

(3)小剂量阿司匹林,“第七届美国胸科医师学会抗血栓形成和溶栓疗法会议”反对对任何VTE患者单独使用阿司匹林作为预防用药。

(4)机械与药物联合方法。

总之，在 DVT 预防策略方面，基本有两大类，个体化方法和根据危险因子分层的常规预防建议，详见表 5-5。

表 5-5 手术患者 VTE 危险分层和推荐的预防方法

危险分层	推荐预防方法
低危：<40 岁，无附加危险因素的小手术早期活动	
中危：有附加危险因素的小手术 40～60 岁，无附加危险因素的非大型手术 <40 岁，无附加危险因素的大手术	小剂量普通肝素 q12h， LMWH，加压弹力袜， 间歇气压装置
高危：>60 岁，无附加危险因素的非大手术 >40 岁，有附加危险因素的大手术	小剂量普通肝素 q8h， LMWH＋间歇气压装置
极高危：>40 岁，既往有 VTE、恶性肿瘤 或高凝状态的大手术、下肢骨科手术、 骨盆骨折和脊髓损伤等	LMWH，华法林 (INR2～3)或调整剂量 肝素＋间歇气压装置

目前为预防手术后 DVT 多用 LWMH，通常用 7～10 天，高危患者延长至 30 天左右。

九、总结

越来越多的资料证实，我国肺栓塞也是一较多发的疾病，随着肺栓塞诊治水平的提高和普及，肺栓塞的病死率也将会逐渐下降。肺血栓栓塞症绝大多数来源于全身静脉系统，因此将其统称为静脉血栓栓塞病具有重要的理论和实际临床意义。近半数静脉血栓栓塞病患者为特发性的，他们是一慢性疾病状态，对其识别具有重要的防治价值。不难看出，肺栓塞的诊治必须与 DVT 紧密结合，在制定肺栓塞的防治策略时不仅要考虑肺栓塞的危险度分层，更要考虑 DVT 的性质和疾病状态，例如是特发性的，还是继发性的；是初发的，还是复发的，特别是在抗凝疗法的时间和强度方面，多决定于 DVT 的发病情况，决不能忽视。

（霍　晋）

第六节　肺源性心脏病

【概述】

肺源性心脏病简称肺心病，由于各种不同病因（主要是由于支气管-肺组织或肺动脉血管病变）损伤肺的结构和功能，从而引起右心损害的一种心脏病。

【分类】

肺源性心脏病的病因是原发于肺脏的疾病，包括气道的改变、肺血管改变和胸廓运动障碍；原发于呼吸中枢的通气调节异常，肺内气体交换出现障碍导致肺循环阻力增加，出现肺动脉高压，从而使右心室负荷增加，进一步发展为右心功能不全，晚期出现右心衰竭。

按病程长短和起病缓急分为急性肺心病和慢性肺心病两类。其中慢性肺心病多见。

一、急性肺源性心脏病

急性肺源性心脏病简称急性肺心病。来自静脉系统或右心的栓子脱落或其他异物进入肺循环，引起肺动脉干或其分支的广泛栓塞，并伴发广泛肺细小动脉痉挛，导致肺循环阻力增大，脉动脉压急剧升高，超越了右心所能负荷的程度，引起右心室扩张和右心衰竭。

（一）病因

常见的病因是严重的肺动脉栓塞。其栓子的来源主要有如下几种：

1.周围静脉血栓　最常见的是下肢深部静脉血栓、盆腔静脉血栓或血栓性静脉炎的血栓脱落，脱落的栓子堵塞了肺动脉导致肺动脉栓塞，从而引起急性肺源性心脏病。

2.右心栓塞　如长期心房颤动右心房的附壁血栓、心室间隔局、下壁心肌梗死波及右心室内膜下、室间隔缺损或先天性动脉导管未闭、心内膜炎时肺动脉瓣的赘生物等均可脱落引起肺动脉栓塞。

3.癌栓　癌细胞可产生激活凝血系统的物质（如组蛋白、组织蛋白酶和蛋白酶），而导致血液高凝状态，致血栓形成，癌细胞经血液循环转移至肺，引起肺小动脉栓塞浸润，造成肺动脉管腔进行性狭窄与堵塞。恶性肿瘤本身的癌栓也可脱落。

4.脂肪栓塞　股、胫等长骨骨折所致者最常见，上述患者大量脂肪球进入静脉导致脂肪栓。此外严重创伤常可发生乳糜微粒集聚所致的脂血症，引起脂肪栓。

5.其他　心血管手术，肾周造影，人工气腹等因操作不当，空气进入右心腔或静脉所致的气栓；妊娠期或分娩的羊水栓塞；急性寄生虫病有大量成虫或虫卵进入肺循环使大量肺动脉栓塞。均可引起肺动脉压急骤升高，发生急性右心衰竭。

（二）发病机制

脱落的血栓运行到肺部对肺循环影响的大小，视血管阻塞的部位、面积、肺循环原有的储备能力以及肺血管痉挛的程度而定。当肺动脉两侧的主要分支突然被巨大的血块栓子阻塞以及血块表面的血小板崩解释放的体液因子，如组胺、5-羟色胺、多种前列腺素、血栓素 A_2 等进入肺循环，可引起广泛肺细小动脉痉挛，或因大量的栓子同时发生肺小动脉栓塞造成肺循环横断面积阻塞过半时，均可使肺动脉压急升，右心室排血受阻，发生右心室扩张与右心室衰竭。此外，可因在左心回流减少、左心排血量突然减少、血压下降、冠状动脉供血不足等影响左心功能。

（三）临床特征

小的肺栓塞即可引起临床症状，有发热、短暂气急、胸痛、心悸和血压下降等。当大块或多发性肺栓塞时，临床表现为突然呼吸困难、胸痛、胸闷、心悸和窒息感，但可以平卧。剧烈咳嗽或咳鲜红色血痰，数日后咳暗红色血痰。中度发热、恶心、呕吐。病情严重者昏厥、休克，甚至死亡。

病变广泛时可有发绀，呼吸频率增快。肺大块梗死区叩诊浊音，呼吸音减弱或伴有干、湿啰音。心率增快，肺动脉瓣第二心音亢进，并有收缩期和舒张早期杂音。三尖瓣区亦有收缩期杂音及舒张期奔马律。可有心律失常，如房性、室性期前收缩、心房扑动、颤动等，亦可发生心跳骤停。右心衰竭时，颈静脉怒张，肝大，有压痛，可见黄疸、双下肢水肿等。

（四）诊断

1.*血液检查*　血液白细胞数可见正常或增高，血沉增快。血清乳酸脱氢酶、肌酸磷酸激酶增高，血清胆红素可增高，PaO_2 多数降低。

2.*心电图和心电向量图检查*　心电图典型的改变仅见于大块或多数肺动脉栓塞患者，栓塞后数小时发生，1～2 天内最明显，数天以后恢复正常。典型的心电图改变有：电轴显著右偏，极度顺钟向转位和右束支传导阻滞。Ⅰ导联 S 波深，ST 段压低，Ⅲ导联 Q 波显著和 T 波倒置，肺型 P 波，Ⅰ、Ⅱ、Ⅲ、aVL、aVF 导联 ST 段降低，右侧心前区导联 T 波倒置。可出现房性和室性心律失常。

3.*X 线检查*　早期，X 线检查可无特殊表现，发病 12～36 小时后，肺部可出现肺下叶卵圆形或三角形浸润阴影，其底部连及胸膜，亦可有胸腔积液阴影。一侧肺门血管阴影加深及同侧膈上升。两侧多发性肺动脉栓塞时，其浸润阴影类似支气管肺炎。重症患者可出现肺动脉段明显突出，心影增大及奇静脉与上腔静脉阴影增宽。如作选择性肺动脉造影，则可准确地了解栓塞所在部位和范围，为手术治疗提供依据。

根据突然发病、剧烈胸痛、与肺部体征不相称的呼吸困难、发绀和休克，尤其发生在长期卧床、手术或分娩后以及心力衰竭患者，结合肺动脉高压体征、心电图、心电向量图和 X 线检查的结果可以诊断。选择性肺动脉造影则可以确诊栓塞的部位和范围。严重肺梗死与心肌梗死相鉴别。

（五）治疗原则与策略

病情急剧，须积极抢救。卧床休息，吸氧；剧烈胸痛可皮下注射哌替啶 50～100mg 或罂粟碱 30～60mg。休克者行抗休克处理。血管扩张药可适当选用异丙肾上腺素、多巴胺、间羟胺等。如肺动脉高压明显而又无血压下降者，可用硝普钠、硝酸甘油静脉滴注或其他钙离子拮抗剂。右心衰竭时可选用毛花苷 C 或毒毛花苷 K 静脉注射。抗凝及溶栓治疗。个别病例可考虑外科手术取出血栓。

（六）常用药物的安全应用

急性肺源性心脏病的药物治疗分为对症和对因治疗，根据临床症状选择相应的治疗药物，选择相应血管扩张药物降低肺动脉高压，选择抗凝和溶栓药物进行抗栓治疗，对于休克患者可采用抗休克治疗。当出现心力衰竭时可选用强心药物进行强心治疗。右心衰竭时选用强心药，具体如下：

Ⅰ.强心苷药

地高辛

【其他名称】　狄戈辛、强心素、异羟基洋地黄毒苷。

【制剂与规格】　片剂：0.25mg。注射剂：2ml：0.5mg。

【药理作用】　本药是毛花洋地黄中提纯制得的中效强心苷，有两方面的药理作用：

1.*增加心肌收缩力和速度*　本药能够抑制细胞膜上的 Na^+-K^+-ATP 酶，减少钠、钾的交换，使细胞内 Na^+ 增加，导致肌膜上 Na^+、Ca^{2+} 交换趋于活跃，使细胞内 Ca^{2+} 增多，作用于收缩蛋白，增加心肌收缩力和速度。

2.影响心肌电生理　通过对心肌细胞的直接作用以及间接通过迷走神经的作用，降低窦房结的自律性，提高普肯耶纤维的自律性，减慢房室结传导速度，缩短心房及普肯耶纤维有效不应期。

【适应证】

为中效强心苷，起效及排泄均较快。临床用于各种急慢性心力衰竭、心房扑动、心房颤动及室上性心动过速等。

【用法用量】

剂量需个体化。一般剂量口服：成人 1 日 1～1.5mg，分次服，维持量为每日 0.125～0.5mg，分 1～2 次服用。静脉注射：1 次 0.25～0.5mg，极量为 1 次 1mg。病情缓而又易中毒者，可逐日以 5.5μg/kg 给药。

【注意事项】

禁用：①与钙注射剂合用；②任何洋地黄类制剂中毒；③室性心动过速、心室颤动；④梗阻性肥厚型心肌病（若伴收缩功能不全或心房颤动仍可考虑）；⑤预激综合征伴心房颤动或扑动。

慎用：①低钾血症。②不完全性房室传导阻滞。③高钙血症。④甲状腺功能低下。⑤缺血性心脏病。⑥心肌梗死、心肌炎。⑦肾功能损害。

特殊人群用药：①新生儿对本药的耐受性不定，肾清除减少。早产儿与未成熟儿对本药敏感，应按其不成熟程度适当减少剂量，且婴幼儿应在血药浓度及心电监护下调整剂量。②老年患者应根据肾功能情况慎重选择给药剂量，并注意监测肾脏功能及血药浓度。③孕妇仅在确实需要时才可用药，FDA 对本药的妊娠安全性分级为 C 级。④本品可通过胎盘，故妊娠后期母体用量可能增加，分娩后 6 周须减量。本品可排入乳汁，哺乳期妇女应用须权衡利弊。

其他注意事项：①不宜与酸、碱类配伍。②禁止与钙制剂合用。③用药期间应注意随访检查。血压、心率及心律；心电图；心功能监测；电解质尤其钾、钙、镁；肾功能；疑有洋地黄中毒时，应作地高辛血药浓度测定。过量时由于蓄积性小，一般于停药后 1～2 天中毒表现可以消退。④应用时注意监测地高辛血药浓度。⑤应用本品剂量应个体化。⑥表观分布容积减小或电解质平衡失调者，对本品耐受性低，必须减少剂量。

【不良反应】

①常见的不良反应包括：促心律失常作用、胃纳不佳或恶心、呕吐（刺激延髓中枢）、下腹痛、异常的无力、软弱。②少见的反应包括：视力模糊或"色视"，如黄视、绿视、腹泻、中枢神经系统反应如精神抑郁或错乱。③罕见的反应包括：嗜睡、头痛及皮疹、荨麻疹（过敏反应）。④在洋地黄的中毒表现中，促心律失常最重要，最常见者为室性期前收缩，约占心律失常不良反应的 33%。其次为房室传导阻滞，阵发性或加速性交界性心动过速，阵发性房性心动过速伴房室传导阻滞，室性心动过速、窦性停搏、心室颤动等。儿童中心律失常比其他反应多见，但室性心律失常比成人少见。新生儿可有 P-R 间期延长。

【药物相互作用】

①与两性霉素 B、皮质激素或失钾利尿药如布美他尼、依他尼酸等同用时，可引起低血钾

而致洋地黄中毒。②与制酸药(尤其三硅酸镁)或止泻吸附药如白陶土与果胶、考来烯胺和其他阴离子交换树脂、柳氮磺吡啶或新霉素同用时,可抑制洋地黄强心苷吸收而导致强心苷作用减弱。③与抗心律失常药、钙盐注射剂、可卡因、泮库溴铵、萝芙木碱、琥珀胆碱或拟肾上腺素类药同用时,可因作用相加而导致心律失常。④有严重或完全性房室传导阻滞的洋地黄化患者,不应同时应用钾盐。但噻嗪类利尿药与本品同用时常须给予钾盐,以防止低钾血症。⑤β受体阻滞剂如普萘洛尔与本品同用可导致房室传导阻滞而发生严重心动过缓,但并不排除普萘洛尔用于洋地黄所引起的快速心律失常,或单用洋地黄不能控制心室率的室上性快速心律。⑥与奎尼丁同用,可使本品血药浓度增高,甚至达到中毒浓度,因此需监测本品血药浓度和按需要调整剂量。奎尼丁主要抑制地高辛的主动排泌,也有减少非肾性清除及减少从组织置换的作用;结果,大多数患者的已稳定的血浆地高辛浓度平均增加2倍,地高辛的$t_{1/2}$不变或稍延长。此外,奎尼丁可减低地高辛的正性收缩作用,而奎尼丁具有负性收缩作用。这样它们总的相互作用是增大了地高辛中毒的危险性,并减低了地高辛对心脏的疗效。如果二者合用,地高辛的首次剂量应减半,以后根据病情及血浆中地高辛浓度来调整剂量。⑦与维拉帕米或地尔硫䓬同用,可以提高本品的血药浓度,可引起严重心动过缓。二者合用时,应减少地高辛剂量。⑧螺内酯抑制地高辛的主动肾分泌的25%,可延长本品半衰期,需调整剂量或给药间期,随访本品的血药浓度。⑨依酚氯铵与本品同用可致明显心动过缓。⑩卡托普利、胺碘酮亦可使本品血药浓度增高。⑪吲哚美辛可减少本品的肾清除,使本品半衰期延长,有洋地黄中毒危险,需监测血药浓度及心电图。⑫与肝素同用,由于本品可能部分抵消肝素的抗凝作用,需调整肝素用量。⑬洋地黄化时静脉用硫酸镁应极端谨慎,尤其是也静注钙盐时,可发生心脏传导变化和阻滞。⑭红霉素及四环素可减少肠道细菌代谢,而使周身可利用的地高辛增多。⑮胺碘酮降低地高辛的肾性与非肾性清除,并延长其$t_{1/2}$,但对表观分布容量无影响。也有人认为胺碘酮使地高辛的吸收增多。当应用胺碘酮时,应立即将地高辛量减半。⑯硝普钠及肼屈嗪使肾清除地高辛增多,可能是由于肾血流量加大致肾曲管排泌增多之故,使血浆地高辛浓度稍下降,其临床意义尚不明。哌唑嗪可使稳定状态的血清地高辛浓度上升50%以上,其机制尚不明。氯化钾或保钾利尿药引起的高钾血症,可降低洋地黄对Na^{+}、K^{+}-ATP酶的亲和力,使组织与地高辛的结合减少。

【药物过量】

在用药过程中如出现畏食、恶心、呕吐、腹泻、频发性室性期前收缩、房室传导阻滞、心率减慢、头痛、眩晕、视觉异常等症状应考虑为强心苷中毒。防治措施:①轻度中毒者停用本品及利尿治疗,如有低钾血症而肾功能尚好,可给以钾盐。②发生促心律失常者可用氯化钾静脉滴注,对消除异位心律往往有效;苯妥英钠能与强心苷竞争性争夺Na^{+}、K1--ATP酶,因而有解毒效应。成人用100～200mg加注射用水20ml缓慢静注,如情况不紧急,亦可口服,每次0.1mg,每日3～4次;利多卡因对消除室性心律失常有效,成人用50～100mg加入葡萄糖注射液中静脉注射,必要时可重复;阿托品对缓慢性心律失常者可用。成人用0.5～2mg皮下或静脉注射。③心动过缓或完全房室传导阻滞有发生阿斯综合征的可能时,可植入临时起搏器。④应用异丙肾上腺素,可以提高缓慢的心率。⑤依地酸钙钠以其与钙螯合的作用,也可用于治疗洋地黄所致的心律失常。⑥对可能有生命危险的洋地黄中毒可经膜滤器静脉给予地高辛免疫 Fab 片段,每 40mg 地高辛免疫 Fab 片段,大约结合 0.6mg 地高辛或洋地黄毒苷。

毛花苷丙

【其他名称】 毛花洋地黄苷,西地兰。

【制剂与规格】 片剂:0.5mg。注射剂:2ml:0.4mg。

【药理作用】

由毛花地黄中提取的一种速效强心苷,作用机制同地高辛,但作用较地高辛快。口服 2 小时起效,作用维持 3~6 天,静脉注射开始作用为 5~30 分钟,维持 2~4 天。排泄快,蓄积性较小。

【适应证】

一种速效强心苷,作用较地高辛快,临床用于急性和慢性心力衰竭、心房颤动和阵发性室上性心动过速。

【用法用量】

适用于紧急情况,静脉注射:全效量 1~1.2mg,首次剂量 0.4~0.6mg,用葡萄糖注射液稀释后缓慢注射;2~4 小时后可再给予 0.2~0.4mg。

【注意事项】 参见地高辛。

【不良反应】 参见地高辛。

【药物相互作用】 参见地高辛。

【药物过量】 参见地高辛。

去乙酰毛花苷

【其他名称】 去乙酰毛苷花丙,去乙酰毛花苷丙,西地兰 D。

【制剂与规格】 注射剂:1ml:0.2mg;2ml:0.4mg。

【药理作用】

为毛花苷丙的脱乙酰基衍生物,药理作用同地高辛,比较稳定,作用迅速。静脉注射经 5~30 分钟起效,1~2 小时达最大效应。

【适应证】

①主要用于心力衰竭。由于其作用较快,适用于急性心功能不全或慢性心功能不全急性加重的患者。②亦可用于控制伴快速心室率的心房颤动、心房扑动患者的心室率。

【用法用量】

静脉注射成人常用量:用 5%葡萄糖注射液稀释后缓慢注射,首剂 0.4~0.6mg,以后每 2~4 小时可再给 0.2~0.4mg,总量 1~1.6mg。小儿常用量:按下列剂量分 2~3 次间隔 3~4 小时给予。早产儿和足月新生儿或肾功能减退、心肌炎患儿,肌内或静脉注射按体重 0.022mg/kg,2 周~3 岁,按体重 0.025mg/kg。本品静脉注射获满意疗效后,可改用地高辛常用维持量以保持疗效。

【注意事项】 参见地高辛。

【不良反应】 参见地高辛。

【药物相互作用】 参见地高辛。

【药物过量】 参见地高辛。

洋地黄毒苷

【其他名称】 狄吉妥辛、DIGOTIN。

【制剂与规格】 片剂:0.1mg。注射剂:0.2mg/ml。

【药理作用】

由玄参科植物毛地黄(亦称“洋地黄”或“紫花洋地黄”)的叶中提取制得。强心药物能加强心肌收缩力、减慢心率、抑制传导。容易发生蓄积,过量可产生毒性反应。作用机制同地高辛。

【适应证】

主要用于治疗急、慢性心力衰竭、房颤、房扑或室上性心动过速。由于其作用慢而持久,适用于慢性心功能不全患者长期服用,特别适用于伴有肾功能损害的充血性心力衰竭患者。

【用法用量】

口服 0.1mg,1 日 3 次,2～3 天(全效量:0.7～1.2mg);以后维持量 0.05～0.1mg,1 日 1 次。小儿 2 岁以下 0.03～0.04mg/kg,2 岁以上 0.02～0.03mg/kg。维持量为全效量的 1/10。剂量应个体化。洋地黄毒苷口服生效时间为 2～4 小时,最大效应为 8～12 小时,半衰期为 6 天。静脉注射:常用量,一次 0.05～0.2mg;极量,一次 0.4mg。

【注意事项】

禁用:①任何强心苷制剂中毒。②Ⅱ度、Ⅲ度房室传导阻滞。③室性心动过速、心室颤动。④窦性心动过缓。⑤肥厚性心肌病(梗阻型)。⑥预激综合征、电复律前 3 天。⑦急性心肌梗死初 1～2 天均不宜用。

慎用:①低钾血症。②不完全性房室传导阻滞。③高钙血症。④甲状腺功能低下。⑤缺血性心脏病。⑥心肌梗死。⑦心肌炎。⑧肾功能损害。

特殊人群用药:参见地高辛。

其他注意事项:①给药前具体了解近 2 周应用洋地黄的情况。②治疗量和中毒量之间相差很小,每个患者对其耐受性和消除速度又有很大差异,故需根据病情、制剂、疗效及其他因素来摸索不同患者的最佳剂量。

【不良反应】

治疗指数低。稍大于治疗量,即出现过量表现,如畏食、恶心、呕吐、黄视以及室性期前收缩、房室传导阻滞等各种心律失常。

【药物相互作用】 参见地高辛。

【药物过量】

畏食、恶心、呕吐、黄视以及室性期前收缩、房室传导阻滞等各种心律失常等。防治措施:一旦确诊洋地黄过量,立即停药。轻者口服钾盐。伴心律失常者静滴钾盐。传导阻滞、窦缓者可用阿托品静注;室性期前收缩用苯妥英钠静滴或口服,或利多卡因静脉给药。

Ⅱ.非强心苷类正性肌力药

氨力农

【其他名称】 安诺可、氨吡酮、氨基双吡酮、氨利酮。

【制剂与规格】 片剂:100mg。胶囊:75mg;100mg。注射剂:50mg;100mg。

【药理作用】

新型的非强心苷、非儿茶酚胺类强心药，为磷酸二酯酶抑制药，兼有正性肌力作用和血管扩张作用，正性肌力作用主要是通过抑制磷酸二酯酶Ⅲ，增加心肌细胞内环磷腺苷浓度，使细胞内钙含量增加，增强心肌收缩力，增加心排血量。血管扩张作用可能是直接作用于小动脉或者经本药改善心功能后减轻交感神经过度激活引起，降低心脏前、后负荷，降低左心室充盈压，改善左室的功能，增加了心脏指数，但对平均动脉压和心率没有明显影响。本药还可使房室结功能和传导功能增强，对伴有传导阻滞的患者比较安全。本药还具有抗血栓形成、改善周围血微循环、改善肺顺应性和增加冠脉血流量等的作用。

【适应证】

用于各种原因引起的急、慢性心力衰竭。对洋地黄苷、利尿剂或血管扩张剂治疗无效的顽固性心力衰竭是一种较好的药物。

【用法用量】

口服：每次 100～200mg，1 日 3 次，1 日最大量不超过 600mg。静脉滴注：每次 0.5～3mg/kg；滴注速度为每分钟 5～10μg/kg（先以 0.5～1mg/kg 静脉注射 5～10 分钟，然后继续以每分钟 5～10μg/kg 静脉滴注），1 日最大量不超过 10mg/kg。疗程不超过 2 周。

【注意事项】

禁用：①对本药或亚硫酸氢盐过敏者。②重度瓣膜狭窄。③肥厚性梗阻型心肌病患者。④严重低血压。⑤严重失代偿性循环血容量减少。⑥室上性心动过速和室壁瘤。⑦严重肾功能不全。

慎用：①肝、肾功能不全者。②急性心肌梗死或其他急性缺血性心脏病患者。③低血压患者。

特殊人群用药：尚无应用于孕妇、哺乳妇女及儿童的经验，使用时应慎重。

其他注意事项：①用药期间应监测心律、心率及血压，必要时调整用药剂量。②急性心肌梗死或其他急性缺血性心脏病患者慎用。③合用强利尿剂时，可使左室充盈压过度下降，需注意水、电解质平衡。④对房扑、房颤患者，因可增加房室传导作用导致心室率增快，宜先用洋地黄制剂控制心室率。⑤肝肾功能损害者慎用。⑥本品粉针剂使用时必须先用注射氨力农溶剂溶解，再以生理盐水稀释后使用，不能用含右旋糖酐或葡萄糖的溶液稀释。⑦与呋塞米混用立即产生沉淀。

【不良反应】

①可有胃肠反应、血小板减少（用药后 2～4 周）、室性心律失常、低血压及肝肾功能损害。②偶可致过敏反应，出现发热、皮疹，偶有胸痛、呕血、肌痛、精神症状、静脉炎及注射局部有刺激。③长期口服副作用大，甚至导致死亡率增加，口服制剂已不再应用，只限用于对顽固性心力衰竭短期静脉应用。

【药物相互作用】

①与丙吡胺同用可导致血压过低。②与常用强心、利尿、扩血管药合用，尚未见不良相互作用。③与硝酸酯类合用有相加效用。④本品加强洋地黄的正性肌力作用，故应用期间不必停用洋地黄。

米力农

【其他名称】

甲腈氨利酮、甲氰吡酮、鲁南力康、米利酮、乳酸米力农。

【制剂与规格】

片剂：2.5mg；10mg。注射剂：50mg；100mg。

【药理作用】

本药为氨力农的同类物，系磷酸二酯酶抑制药，作用机制与氨力农相同，但其作用较强，为氨力农的10～30倍。

【适应证】

本药可用于各种原因引起的急性心力衰竭及慢性难治性心力衰竭的短期治疗。

【用法用量】

口服：1次2.5～7.5mg，每日4次。静脉滴注：每分钟12.5～75μg/kg。一般开始10分钟50μg/kg，然后以每分钟0.375～0.75μg/kg维持。每天最大剂量不超过1.13mg/kg。疗程不超过2周。

【注意事项】

禁用：①对本药或氨力农过敏者。②心肌梗死急性期。③严重低血压。④严重室性心律失常。⑤严重梗阻性主动脉瓣或肺动脉瓣疾病。⑥梗阻性肥厚型心肌病（可加重流出道梗阻）。

慎用：①急性缺血性心脏病。②血容量不足。③低血压。④心动过速。⑤肝、肾功能不全。⑥心房颤动或扑动。⑦电解质紊乱。⑧近期发生过心肌梗死。

特殊人群用药：①儿童用药不明确。②老年人无需采用特殊剂量。③孕妇使用本药应权衡利弊，FDA对本药的妊娠安全性分级为C级。

其他注意事项：参见氨力农。

【不良反应】

较氨力农少见。④少数有头痛、室性心律失常、无力、血小板计数减少等。②长期使用可增加慢性心衰患者死亡率。③可有低血压、头痛、胸痛、肌无力、失眠、震颤、血小板减少、低血钾和室性心律失常，较少见。④长期口服因副作用大，可导致远期死亡率升高，已不再应用。

【药物相互作用】

参见氨力农。

【药物过量】

低血压、心动过速等。防治措施：停药或降低给药剂量后症状可以迅速消失。

二、亚急性肺源性心脏病

【定义及概况】

亚急性肺源性心脏病是指由肿瘤肺转移性多发型微型瘤栓所引起的肺动脉高压而导致的右心衰竭。本病于1874年由Treisier首先提出，以后被许多学者尸检证实而引起临床注意，

1937 年，Bioll 与 Robetose 发现其临床表现、病理变化和病程介于急性和慢性肺心病之间，故命名为亚急性肺源性心脏病（简称亚急性肺心病）。以往认为本并十分罕见，近年来，随着诊疗技术的进展和尸检率的增加，报告日渐增多，虽然目前我国尚未有此病确切的发病率的统计，但根据资料报告，此病也是一种常见疾病。文献认为，亚急性肺心病是一种独立的临床续发病症。这种并非罕见的亚急性肺心病应引起临床高度重视并争取早期诊断与治疗。

【病因】

病因为多发性微型肺癌栓。目前已报道可引起亚急性肺心病的原发疾病包括胃癌、乳腺癌、绒毛膜上皮癌、宫颈癌、前列腺癌、肺癌、肝癌、结肠癌等。此外，有报告原发性血小板增多症也可导致亚急性肺心病。

【发病机制】

亚急性肺心病的发生常与致病肿瘤类型有关，临床以胃癌居多，胃癌、乳腺癌、前列腺癌、肺癌、肝癌也可引起，这些肿瘤的原发癌细胞转移到肺小动脉及淋巴管的途径是直接转移，或转移至肝脏和侵入肝静脉，通过腔静脉系统而产生肺小动脉癌栓，或通过胸导管再逆向转移至纵隔淋巴结，最终到肺内淋巴结内所致。多发性肺小动脉及淋巴管栓塞可导致肺动脉高压和心功能障碍。

此外，有报告多发性微型肺血管栓塞除来自原发肿瘤的癌栓外，偶有来自四肢深部血栓性静脉炎的血栓，后者多见于长期卧床患者，可能与恶性肿瘤患者血液高凝状态影响局部静脉血流有关。

原发性血小板增多症亦可导致亚急性肺心病，其发生可能与血小板增多致血液高凝状态有关。

【病理】

亚急性肺心病患者多为 45 岁左右，男性多见。病理变化方面，由于广泛肺小动脉癌栓，刺激血管内膜增生，导致管腔堵塞。尸检资料指出，微型肺癌栓通常不侵蚀血管壁，但可有血管内膜增生，血管腔可在癌栓的基础上继发血栓而完全堵塞，血栓机化后可再通。

【病理生理】

亚急性肺心病时肺小动脉多发性微小栓塞可导致弥散障碍，因而出现低氧血症。

引起低氧血症的另一原因是，肺小动脉被堵塞后可使流经毛细血管的血流量减少，导致通气/血流比例失调，引起低氧血症。

亚急性肺心病的病理变化主要为肺小动脉多发性微小栓塞，导致血管内膜增生和管腔堵塞，当 60%～80%的肺血管被累及时，可引起肺动脉高压，心肺功能障碍。

低氧血症引起血管痉挛可使肺血管阻力增加，也是导致肺动脉高压的促发因素。

由于肺动脉压在较短时间内升高，右心后负荷增加，出现心功能障碍。临床出现呼吸困难、咳嗽、心悸、发绀等表现。

【临床表现】

1.呼吸困难　临床表现有进行性、顽固性呼吸困难，亚急性肺心病的呼吸困难与一般肺转移癌表现不同，常与心肺体征呈现矛盾性或不一致性，即患者呼吸困难表现重，而临床体征相对较少，肺部多无肺气肿征，两肺呼吸音低，有时可闻及散在哮鸣音或湿性啰音。

2.心脏表现　右心浊音界不扩大,肺动脉瓣第二音增强,可伴有早期右心衰竭症状。

【实验室检查与器械检查】

1.X线检查　X线胸片可显示肺门阴影增大,有线头影向四周辐射,双肺可见广泛斑点状阴影,心影多正常。

2.心电图检查　心电图检查常显示右心室进行性劳损和肥大,可有肺型P波。

3.右心导管检查　右心导管检查显示肺动脉压增高,右心腔压力增高。

4.肺动脉造影　肺动脉造影显示中心肺动脉扩大,末梢血管因充盈延缓而难以辨认。

【诊断】

诊断要点主要有:根据患者有原发肿瘤病史,临床表现有进行性、顽固性呼吸困难,且心肺体征呈现矛盾性或不一致性,即患者呼吸困难表现重,而临床体征相对较少,即应考虑亚急性肺心病可能,应进行胸部X线、心电图检查,必要时应进行右心导管或肺动脉造影检查,以明确诊断。鉴于如何识别微型肺栓塞是癌栓还是血栓,常需要肺穿刺活检来鉴别。

资料认为亚急性肺心病的诊断条件如下。

1.进行性呼吸困难伴有或早期右心衰症状,其在癌肿患者而无其他原因解释时,心肺症状与体征常呈不一致性,病情进展迅速,对各种治疗无效。

2.胸部X线显示:广泛斑点影和或条索阴影;右心导管检查显示:肺动脉高压;肺动脉造影显示:中心肺动脉扩张与末梢动脉充盈不良难以辨清。

3.心电图显示:右心室劳损或肥大;血气分析显示:低氧血症或通气灌注及弥散功能减低。

4.肺活检常为有力的诊断依据。

近年来报道在肺血管癌性淋巴管炎患者,通过位于楔部的漂浮导管所采取血样进行肺细胞诊断本病是很有前途和值得探讨的方法。

【鉴别诊断】

1.急性肺源性心脏病　根据突然发病剧烈胸痛、与肺部体征不相称的呼吸困难、发绀、心悸、晕厥和休克,尤其发生于长期卧床、手术后、分娩、骨折、肿瘤、心脏疾病(尤其合并心房纤颤)、肥胖及下肢深静脉炎等患者,应考虑肺动脉大块栓塞引起急性肺源性心脏病的可能;对可疑病人进一步检查,结合肺动脉高压的体征,急性右心衰竭的临床表现及心电图、X线检查结果,可以初步诊断。高分辨CT或(和)放射性核素肺灌注扫描检查和选择性肺动脉造影可以诊断栓塞的部位和范围。

2.慢性肺源性心脏病　约有80%的肺心病由慢性支气管炎、慢性阻塞性肺气肿引起,部分由支气管哮喘、支气管扩张、胸廓畸形、矽肺引起。此外,肺结核、肺血管疾病亦可导致肺心病。这些疾病,一般均有其病史特点。当病情日趋严重,轻微活动后即感心悸、气急、乏力较前明显,上腹部隐痛等,可能是肺心病的早期表现,应进一步详细检查,以肯定诊断。慢性肺心病患者一旦出现肺心功能衰竭,诊断一般不难。但在慢性肺心病早期,诊断尚有一定难度。因此,必须密切结合病史、体征及实验室检查结果,全面分析,综合判断。诊断慢性支气管炎、肺气肿或其他肺胸疾患病史。肺动脉高压,右心肥大体征。参考胸部X线、心电图、超声心动图检查结果。详细询问病史,对于肺心病的诊断具有重要意义。

根据慢性肺胸疾患病史,肺动脉高压及右心肥大体征,结合胸部X线、心电图检查,一般对肺心病可以确诊。必要时可进行超声心动图、心向量图、肺阻抗血流图检查,以明确诊断。

【治疗】

1.本病无特殊治疗方法。

2.原发肿瘤的早期诊断和治疗非常重要,早期原发肿瘤治疗已有乐观前景。

3.抗凝治疗。适合于血栓患者。

4.可给予氧疗及机械通气治疗。

【预后】

本病一旦出现肺部症状,治疗较为困难,预后差,平均生存期约为12周。

三、慢性肺源性心脏病

【定义及概况】

慢性肺源性心脏病是由于肺组织、肺动脉血管或胸廓的慢性病变引起肺组织结构和功能异常,使肺循环阻力增加,肺动脉高压,进而使右心扩张、肥厚,伴或不伴右心衰竭的心脏病,简称为慢性肺心病。

【病因】

慢性肺心病的病因如下。

(一)支气管、肺疾病

最为常见,约占80%～90%。病变原发于支气管,引起气道阻塞,肺泡过度膨胀或破裂形成肺大疱者,称为阻塞性肺病,如慢性支气管炎、阻塞性肺气肿等。病变发生于肺实质或间质引起肺泡弹性减退或肺泡扩张受限者,称为限制性肺疾病,如重症肺结核、弥漫性肺间质纤维化、支气管扩张、矽肺等。

(二)严重的胸廓畸形

较少见,如脊柱结核;脊柱后凸、侧凸;类风湿性脊柱炎、广泛的胸膜增厚粘连;胸廓改形术后,使胸廓活动受限,肺脏受压;支气管扭曲变形,或可发生肺纤维化,肺不张,代偿性肺气肿等,引起肺泡通气不足,动脉血氧降低,肺血管收缩,从而发生肺循环高压和慢性肺心病。

(三)肺血管疾病

甚少见,如结节性多动脉炎、广泛或反复发生的多发性肺小动脉栓塞和肺小动脉炎等,均可引起血管内膜增厚,管腔狭窄、阻塞或血管扩张度降低,从而发生肺动脉高压、右心负荷加重,并发展为慢性肺心病。

(四)神经肌肉疾病

较罕见,如脑炎、脊髓灰质炎、格林-巴利综合征、重症肌无力和肥胖通气不良综合征等。由于呼吸中枢的兴奋性降低,或神经肌肉的传递功能障碍,或呼吸肌麻痹,呼吸活动减弱,导致肺泡通气不足。

(五)其他

如高原性低氧血症引起的肺心病。此外,还有原发性肺泡通气不足及先天性口咽畸形等亦可导致慢性肺心病。

我国肺心病的病因，根据 1973～1983 年全国大量资料分析表明，以慢性支气管炎、阻塞性肺气肿为最常见，占 84.01%。其次为重症肺结核，占 5.91%；支气管哮喘，占 4.44%；支气管扩张，占 2.81%。其他如胸廓畸形，占 1.74%；矽肺，占 1.24%。

【发病机制】

肺动脉高压是指肺动脉压力持续性的升高，静息时超过 25mmHg 或活动时超过 30mmHg，同时平均肺动脉楔压和左室舒张末压不超过 15mmHg。研究证实，慢性缺氧和机械应力是肺动脉高压形成中两个重要的刺激原，而肺血管收缩（HPV）和肺血管重构在低氧性肺动脉高压形成过程中起关键性作用。

（一）肺血管收缩

多数学者认为 100～1000μm 横径的肺肌型微动脉对缺氧敏感收缩反应最明显，而其中以 200～300μm 横径的肺肌型微动脉更显著。

1.肺血管对低氧的感受　机体对缺氧的代偿性反应都是由于细胞感受缺氧的刺激通过信号转导而发生的，如颈动脉体工型细胞在缺氧时产生神经介质再通过反射引起肺通气增强及心血管活动增强；肺泡缺氧可通过肺动脉内皮细胞产生的血管活性物质调节血管张力，缺氧也可直接作用于肺血管平滑肌细胞使其膜钾通道关闭而收缩血管；气道上分布的神经上皮小体（NEB）在低氧时释放的介质可影响肺通气和肺循环；肾小管周围间质细胞因缺氧刺激产生的红细胞生成素可增强骨髓造血功能等。

目前认为，细胞感受缺氧刺激的物质都是蛋白质，对细胞的氧感受器有几种学说，包括血红素蛋白学说、离子通道学说、NADPH 氧化酶学说、线粒体学说、氨基酸羟化酶学说等。

不同细胞对缺氧的感受和信号转导途径有区别。肺血管对低氧的感受器有赖于肺动脉平滑肌细胞发生的与氧分压成比例的氧化还原状态的调整，低氧时呈还原状态，常氧时呈氧化状态；通过膜结合的 NADPH 酶，生成活性氧族，自由基和过氧化氢（H_2O_2），然后 H_2O_2 改变离子通道的氧化还原门控机制或激活鸟苷酸环化酶发出增加氧张力的信号。

2.缺氧引起肺血管收缩的机制

（1）PASMC 直接感受缺氧刺激导致收缩反应。缺氧主要通过以下几个方面直接引起肺血管张力升高：①直接作用于膜上的钙通道，使钙内流增加。②直接引起肺血管平滑肌细胞膜去极化而产生动作电位。③通过抑制三羧酸循环和氧化磷酸化下降，钾电导降低。④使平滑肌细胞内氧自由基减少。

钾通道在控制平滑肌细胞膜电位方面起重要作用。目前发现的钾通道多达 24 种，但在血管平滑肌上，已发现并进行研究的主要有 5 种，即 K^+ 通道（电压依赖性 K^+ 通道）、Kca 通道（Ca^{2+} 依赖性 K^+ 通道）、KATP 通道（ATP 依赖性 K^+ 通道）、KIR（内向整流 K^+ 通道）和 K^+ 通道（串联孔 K^+ 通道）。研究表明，缺氧使 PASMC 膜上某些电压门控性钾通道，如 Kv112、Kv211、Kv311 等关闭，从而使膜电位负值下降，导致钙内流和细胞收缩。

（2）体液调节因素在低氧肺动脉平滑肌细胞收缩中起作用。在肺动脉高压的发病过程中，缩血管物质与舒血管物质之间的平衡发生改变，肺血管的收缩作用处于主导地位，在肺动脉高压发病机制中也起着重要作用。血管内皮细胞上存在着特异性的血管内皮生长因子受体，与血管内皮生长因子产生应答。血管内皮生长因子能特异性地作用于血管内皮细胞，是内皮细胞的特异性有丝分裂原，也是一种有效的血管形成和血管通透性诱导因子，在血管增生中起重要作用。在缺氧状态下，血管内皮细胞和平滑肌细胞的血管内皮生长因子及其受体过度表达，并有血管内皮生长因子水平升高，在肺动脉高压形成中发挥十分重要的作用。

内皮素是目前已知的最强的血管收缩物质，分为内皮素-1、内皮素-2、内皮素-3 三种异构肽，是由其前体分子巨内皮素在内皮素转换酶(ECEs)的作用下转换生成。内皮细胞和上皮细胞是肺内内皮素-1 的主要合成细胞。在细胞因子的作用下，血管平滑肌细胞也参与合成和释放内皮素-1。已知内皮素受体有内皮素 A 受体、内皮素 B 受体两种，其中内皮素 A 受体主要分布于肺血管平滑肌，对内皮素-1 的亲和力高，介导血管收缩和增殖；而内皮素 B 受体主要分布于远端阻力血管的血管平滑肌及肺血管内皮细胞，对内皮素-3 具有较高的亲和力，分布在内皮细胞上的内皮素 B 受体主要调节肺内内皮素 1 的清除，通过释放 NO 和前列环素扩张血管，抑制内皮素转换酶的表达。内皮素-1 与内皮素 A 受体结合后，通过 G 蛋白和磷酸肌醇系统激活蛋白激酶 C，增加胞内钙离子，使肺血管平滑肌收缩；另外内皮素-1 可以促进细胞内游离钙离子的增加，C-fos、C-myc 及 RAS 基因表达增强，从而促使细胞增殖。内皮素还可以使肺动脉成纤维细胞具有趋化活性，有可能使肺间质成纤维细胞移入血管外膜，使肺血管平滑肌细胞增生肥厚，促进血管壁的增生。因此，内皮素在肺血管张力的维持和血管重构方面均起重要作用，一氧化氮、前列环素和内皮素 A 受体拮抗剂可拮抗内皮素的上述作用。缺氧使内皮细胞释放的内皮素增多，肺血管内皮细胞合成和释放的一氧化氮和前列环素减少，引起肺动脉压升高和肺血管重构。

(二)肺血管重构

在慢性缺氧、机械应力等刺激因子及生长因子作用下，肺动脉平滑肌细胞(PASMCs)由收缩型向合成型转化，并从中膜迁移至内膜大量增殖，使肺动脉中膜增厚和非肌性血管肌化，导致血管内腔变窄，血流阻力增加，减弱了肺血管对血容量和阻力改变的缓冲作用。此外，合成型 PASMCs 合成分泌细胞外基质(ECM)增多，使肺血管弹性回缩力和顺应性降低，血流阻力增加，这一系列肺血管结构改变称为肺血管重构。PASMCs 增殖以及胶原等 ECM 在管壁大量堆积是导致肺血管重构的两个最主要的原因。现认为肺血管重构不但是肺动脉高压持续发展的关键因素，而且是对血管扩张降压药物产生抵抗的主要原因。

(三)血液黏度增加和肺微动脉中原位血栓形成

在低氧状态下，低氧诱导因子-1 活性和表达增加，并与促红细胞生成素基因增强子 3′端结合，共同构成促红细胞生成素基因的低氧反应顺式作用元件，引起促红细胞生成素基因高水平的转录和翻译，促使干细胞分化为原始红细胞并促使它们增殖和分化，加速有核红细胞的成熟以及血红素和血红蛋白的合成，并使骨髓内的网织红细胞和红细胞释放入血液，从而引起红细胞增多，血液黏度增加，增加肺循环的阻力，加重肺动脉高压。另外，血液黏度增加、炎症反应、凝血及纤溶功能异常等因素的共同作用可引起肺微动脉中原位血栓形成，血栓的形成可作为机械因素参与肺动脉高压的形成；同时，肺循环中血小板的激活可以释放血栓素 A_2 及花生四烯酸产物，引起肺血管收缩和细胞增殖，参与肺动脉高压的形成。

(四)肺血管数量减少

长期反复发作的肺泡和气道炎症可累及临近的肺小动脉，引起血管管壁增厚、管腔狭窄甚至纤维化而闭塞，重度肺气肿时肺泡内压力增高也可压迫肺泡毛细血管造成管腔闭塞，肺泡壁的破裂也可造成肺泡毛细血管床的毁损，肺脏血管炎症长期反复发作也可引起肺血管管腔狭窄甚至闭塞，慢性肺血栓栓塞或肺微动脉中原位血栓也可以阻断局部肺动脉，引起肺血管数量减少。以上种种因素都可引起肺血管数量减少、血流不畅而引起肺循环压力升高。

1.心功能改变　临床上，在肺动脉高压早期，右心室呈向心性肥大，向心性肥大主要引起心室舒张功能障碍，尚能代偿，随着病情进展，特别是急性加重期，肺动脉压力持续升高且严重，右心失代偿，发生右心室扩大和右心功能衰竭。

肺动脉高压、肺循环阻力增加时，右心发挥代偿功能，以克服肺动脉阻力的增加，并可能在多种生长因子如内皮素、血管内皮生长因子等作用下发生右心室重构及右心室肥大。心钠素(ANP)又称心房利钠肽，具有强大的利尿、舒张血管和抑制肾素血管紧张素活性，由心房肌细胞、肺组织等合成和分泌。研究证明，ANP 在肺动脉高压时明显升高，ANP 水平与右室功能及右室前、后负荷有明显相关性，。而血清脑钠素(BNP)是血管利钠肽中的另外一种血管活性多肽，除了与左室的功能有关外，还是心力衰竭、心肌梗死等心血管事件的预测因子，高水平 BNP 的心肌梗死、心力衰竭病人预后较差。

2.非典型表现发病机制

(1)左心病变。慢性肺心病是以右心室肥厚为主的心脏病，但也可以出现左心病变，其发生机制有：①一般认为，慢性肺心病为高心输出量心脏病，心输出量高不仅增加右心负荷，同时，也增加左心负荷。②慢性肺心病可导致缺氧和二氧化碳潴留，不仅可使右心受损，也可影响左心。③在解剖上，左右心肌纤维相连，右心室肥厚也可影响到左心。有研究通过超声心动图对肺心病及冠心病患者的心脏解剖与功能检查发现，肺心病患者反映左心收缩功能的 mVcf 正常，而 SV、LVEF 减低及 PEP/LVET 增加却反映左心泵血功能减低，此乃由于肺心病患者因肺动脉阻力增大，压力增高及右心功能减低，右心输出量减低而影响左心前负荷，以致在心室充盈压减低，并非左室收缩功能不全。此外，反映左心舒张功能的指标加快充盈期充盈量及充盈比数等减低，二尖瓣前叶斜率减慢，乃由于胸腔内压增大，以及右室增大而限制了左室扩张，妨碍了左室的充盈，并非左室舒张功能不全。

(2)左心衰竭。目前对 COPD 合并左心衰竭的原因有不同的争议，有人认为是由伴发的高血压、冠心病等具有引起左心衰竭的疾病存在。国内较多临床研究表明，COPD 合并心衰甚至失代偿期测肺动脉嵌楔压均属正常范围，认为左心室肥大病人应首先考虑左心病变。

COPD 合并心衰时由于缺氧、高碳酸血症、酸中毒、相对血流量增多等因素，如持续性加重，则可发生左右心肥厚，甚至导致左心衰竭。

近年来研究显示，慢性肺心病急性加重期部分患者血流动力学检查可发现左室射血分数降低，左心室功能曲线异常和舒张末压增高。认为左心功能异常较为常见。其机制可能为严重低氧血症心肌供氧减少，使心内膜下组织中乳酸堆积，高能磷酸化物质减少。高碳酸血症和酸中毒抑制左心功能，$PaCO_2$ 增高时，心肌代谢需要增加，使心排出量增加，支气管-肺动脉吻合支形成，发生左向右分流，导致左心排血量增加，室间隔矛盾运动阻碍左心射血。此外，慢性反复呼吸道细菌或病毒感染，亦可侵犯心肌引起心肌炎。这些因素均可导致左心衰竭。

(3)肺水肿。慢性肺心病并发肺水肿由于肺淤血，支气管充血、水肿，渗出增加，分泌物增加，肺部啰音增加，心率增快，出现奔马律，致使患者出现劳力性呼吸困难、阵发性夜间呼吸困难，患者咳嗽咳痰加重，临床表现类似于感染加重。慢性肺心病并发急性支气管-肺感染时，由于支气管阻塞加重，通气阻力增加，短期内缺氧和高碳酸血症加重，在原有肺循环异常的基础上，使肺毛细血管损伤加重，肺毛细血管通透性增加，出现肺水肿。另外，发热心率加快，心室充盈不足，使肺静脉压急剧升高，也可导致肺水肿。

(4)肺性水肿。水肿是慢性肺心病患者的常见表现，多由于右心功能不全，体循环淤血所致，然而，慢性肺心病由于缺氧、二氧化碳潴留，使血管通透性增加，血浆外渗，也可导致水肿，这种水肿称为肺性水肿。

(5)慢性肺心病伴发冠心病。根据国内部分临床资料统计，慢性肺心病伴发冠心病的发生率在10%～20%之间，最近报道有增高趋势。慢性肺心病并发冠心病可能机制为，慢性肺心病长期缺氧，导致 PaO_2 降低、SaO_2 降低，PaO_2 及 SaO_2 降低的血流经冠状动脉，必将引起心肌本身缺氧。研究显示，对死于越南战争20岁左右的美国士兵尸检显示，约40%粥样斑块累及冠状动脉一分支或多分支。因此认为，冠状动脉粥样斑块的形成可能是人的一生中的早期事件。如果没有动脉硬化、缺氧等因素，不会出现冠心病临床表现。而在慢性肺心病时，由于缺氧，使本已存在的冠状动脉异常的基础上出现冠心病症状。

(6)肺动脉瓣关闭不全。慢性肺心病伴有显著肺动脉高压，可导致肺动脉扩张，可出现肺动脉瓣关闭不全。在一组住院的73名慢性肺心病患者中，发现肺动脉瓣关闭不全5例，占同期住院肺心病患者的6.8%。病史及临床表现5例年龄均在43岁以上。临床诊断均为慢性支气管炎、阻塞性肺气肿、肺源性心脏病、重度充血性心力衰竭和呼吸功能衰竭。慢性支气管炎病史都很长，最短者12年。肺动脉瓣区可闻及舒张期杂音，属于反流性杂音，即“Graham-Steell”杂音，有作者称之为“肺动脉高压性杂音”。许多文献描述这种杂音为一种性质柔和、吹风样的、传导不广的舒张中期杂音。也可为伴有震颤的、响亮、粗糙的全舒张期杂音。后者可能与以下因素有关。①长期慢性阻塞性肺疾病使肺动脉压极度升高，肺动脉显著扩张，瓣膜出现了明显的关闭不全。②肺循环阻力增加，造成肺动脉压升高，与右室舒张压差增大，使杂音呈高频、高调性质。③右心室肥大扩张，心脏顺钟向转位，使肺动脉圆锥接近于胸壁，与听诊器之间的距离缩短。④肺动脉瓣环过度扩张，瓣叶失去支持而部分翻转。这些因素使肺动脉高压所致的肺动脉瓣关闭不全的杂音响度增加、时限延长。

【病理】

(一)肺血管病变

1.长期反复发作的慢性阻塞性肺疾病和支气管周围炎，可累及邻近肺小动脉，引起血管炎。肺动脉内膜增厚，管腔狭窄或闭塞，内膜弹力纤维增多，呈网状或多层状或出现断裂或消失。中膜平滑肌肥大，呈现增厚的变化。慢性支气管周围炎症常累及其伴行的肺动脉，使得肌型动脉的肌层纤维发生水肿、变性、坏死、白细胞浸润和弹力层断裂。外膜胶原纤维增生，出现瘢痕，并可延及中膜使外弹力膜中断，中膜肌层消失。肺细动脉除内膜增厚外，尚有纤维组织增生和玻璃样变性，内弹力膜亦出现程度较重的类似肌型动脉的病变。

2.随肺气肿的加重，肺泡内压增加，压迫肺毛细血管，造成毛细血管管腔狭窄或闭塞。

3.肺泡壁破裂造成毛细血管网的毁损，肺泡毛细血管床减损70%时肺血管阻力增加。

4.肺血管重构。肺细小动脉和肌型微动脉的平滑肌细胞肥大或萎缩，细胞间质增多，内膜弹力纤维及胶原纤维增生，非肌型微动脉肌化，使得血管壁增厚硬化，管腔狭窄，血流阻力增大。缺氧可使无肌型微动脉的内皮细胞向平滑肌细胞转化，使动脉管腔狭窄。

5.微小动脉原位血栓。尸体解剖发现部分慢性肺源性心脏病急性发作期患者存在多发性肺微小动脉原位血栓形成，引起肺血管阻力增加，加重肺动脉高压。

（二）心脏病变

肺动脉高压早期，右心室尚能代偿，舒张末期压力仍正常。随着病情的进展，特别是急性加重期，肺动脉压力持续升高，超过右心室的代偿能力，右心失代偿，右心输出量下降，右心室收缩末期残留血量增加，舒张末压增高，促使右心室扩大和右心室功能衰竭。大体病理学主要表现为心脏重量增加，右心肥大，右心室肌壁增厚，心腔扩大，肺动脉圆锥膨隆，心尖圆钝。右心室肌壁厚度一般大于0.5cm。因此，一般认为心脏重量超过300g。右心室肌壁厚度＞0.5cm，结合肺心病和右心衰竭的病史，即可诊断肺心病。然而，由于肺心病时右心室扩张，右心室肌壁厚度受影响，或因年龄关系，心脏重量有所减轻，故不能单凭心脏重量和右心室肌壁厚度来诊断肺心病，必须结合下列心脏病变予以综合诊断：①右心室流出道延长，正常平均为5.97cm，肺心病为6.65cm。②右心室流出道增长，正常平均值为10.19cm，肺心病为13.3cm。③肺动脉瓣口周径扩大，正常平均值为6.31cm，肺心病为7.7cm。④三尖瓣口周径扩大，正常平均值为10.97cm，肺心病为12.2cm。⑤室上嵴至肺动脉瓣根部距离变短，正常平均为0.96cm，肺心病为0.89cm。⑥节制索至肺动脉瓣根部的距离延长，正常平均为2.5cm，肺心病为4.85cm。以上这些测量数据均说明肺心病患者肺动脉圆锥和右心室腔扩张的存在。

镜检见心肌纤维呈不同程度肥大。心肌纤维增宽，核大深染，呈不规则、方形或长方形。心肌纤维出现灶性肌溶性病变、肌浆凝集或溶解，核淡染、溶解或消失，形成网状空架，最后由纤维结缔组织所代替。此外，还可见到心肌纤维混浊肿胀、空泡变性，中性粒细胞浸润、间质水肿和灶性纤维坏死。电镜下心肌纤维线粒体肿胀，内浆网扩大，肌节溶解或长短不一，糖原减少或消失。

超微结构改变：电镜发现右心室心肌细胞比左室心肌细胞肥大，两心室都有心肌细胞线粒体肿胀、嵴断裂、减少，并出现双层增粗的嵴重叠现象。线粒体空泡化，出现多个粗电子致密颗粒，肌丝间糖原明显减少，甚至几乎消失。肌浆网、T小管不同程度地扩张，肌丝散在灶性溶解、消失，尤其在间盘及Z线附近易见，Z线增粗，少数Z线呈波浪状占据1个肌节，有的Z线断裂。部分可见左心室、右心室肌节长短不一，出现收缩带。20%肺心病患者左、右心室的肌膜下空隙扩大、肌膜有断裂。左、右心室的大部分心肌细胞核染色质不同程度地溶解，向周边凝集。心肌细胞核比肺泡上皮、内皮细胞核的此种病变明显。心肌间质毛细血管内皮细胞都不同程度地出现肿胀、胞质透明，线粒体肿胀、空泡化，有的内皮细胞发生坏死，血管周围空隙明显增宽。

非典型表现病理变化

左心病变：国外资料显示，若以左心室肌壁厚度≥1.5cm为标准，则有78%的肺心病患者伴有左心室肥大，国内资料远低于这个数字，其左心肥大的发生率约为30%，Sulkowski等在观察慢性肺心病的形成过程中注意到双侧心室同时发生变化，发现在该病早期阶段心肌毛细血管数目增加，并且认为，缺氧和内皮细胞在这些病变的发生中起了一定作用。对心肌毛细血管内皮进行超微结构分析显示，内皮细胞对血管周围纤维化的形成过程可能具有一定影响。

【病理生理】

1.呼吸衰竭 慢性肺心病的呼吸肌功能改变主要是呼吸肌疲劳。呼吸肌疲劳是指在负荷下活动而导致呼吸肌产生力量和(或)速度的能力下降，这种能力的下降可通过休息而恢复。肺心病病人的呼吸中枢驱动不足、营养不良、肌肉初长和形状的改变、负荷增加、代谢紊乱及能量供应不足均可导致呼吸肌疲劳。呼吸肌疲劳后其收缩不能产生足够的肺泡通气，进而影响气体交换，成为肺心病急性加重期发生呼吸衰竭的重要原因。

2.肺性脑病。

3.心力衰竭 慢性肺心病影响心功能的主要因素是由于组织缺氧引起心排血量代偿性增加，长期缺氧引起红细胞增多，血液黏稠和血容量增加。低氧血症和高碳酸血症引起肾血流量减少，肾小球滤过率下降，激活肾素-血管紧张素-醛固酮系统，导致水钠潴留和血容量进一步增加，出现后负荷增加。后负荷增加和肺动脉高压是导致右心室肥厚的主要原因。在缺氧和心脏前后负荷增加的情况下，心肌损害加剧，最终因过重的后负荷导致心肌收缩力下降，出现右心衰竭。

【临床表现】

(一)常见表现

1.症状

(1)呼吸系统症状

1)咳嗽与咳痰：患者常有长期的咳嗽和咳痰病史。每逢冬春季节或气温骤降时出现急性发作，咳嗽加剧，痰量增多并呈淡黄色或黄色。COPD患者的痰量一般较多，为白色泡沫性或黏液性痰，出现黄色或绿色成分时常提示有呼吸道感染。经有效治疗后，咳嗽可减轻，咳痰减少，痰由黄转白，由黏稠变稀薄。但有时因患者极度衰竭，可无力咳嗽。此时虽不咳痰，却提示病情危重。

2)呼吸困难：患者主观感到空气不足，客观表现为呼吸用力，伴有呼吸频率、深度与节律的改变。早期可在劳动时出现气短、乏力和劳动耐力下降，随着病程的进展逐渐明显，以至轻微活动甚至静息状态下也出现呼吸困难。有报道，当 FEV_1 小于预计值50%时，常出现劳力性呼吸困难；当 FEV_1 小于预计值25%时，可出现静息性呼吸困难。尽管出现呼吸困难多提示患者肺功能受损，但多数研究表明，COPD患者呼吸困难的感觉程度与静息肺功能存在较差的相关性。

COPD患者因肺组织弹性减弱及气道阻力增大而以呼气性呼吸困难为主，胸廓疾患、肺纤维化、COPD并发气胸的患者可表现为混合性呼吸困难。

肺心病患者误用镇静药或并发肺性脑病后，常出现呼吸节律的改变，有时可无明显呼吸困难，仅表现为昏睡或昏迷。患者突然发生气急，应考虑有无痰液阻塞气道、是否出现气胸或肺栓塞。

3)咯血

4)胸痛：可能与炎症波及壁层胸膜或右心室缺血有关。常于咳嗽或活动后感觉胸骨下隐痛及紧迫感。胸痛若同时伴有突发性呼吸困难，应考虑是否发生自发性气胸或肺栓塞。

(2)循环系统症状：缺氧和 CO_2 潴留均可导致心率增快、心律失常、血压升高等。患者常主诉心悸，尤以活动后明显。肺心病患者以右心衰竭为主，通过慢性持续性淤血可引起各脏器的功能改变，如胃肠道淤血引起食欲不振、恶心、呕吐等，肝脏淤血引起上腹部饱胀、腹痛甚至黄疸等，肾脏淤血引起少尿、夜尿增多等。

(3)神经精神症状：多数与缺氧和 CO_2 潴留有关。肺心病并发急性呼吸衰竭的神经精神症状较慢性明显。急性严重缺氧可出现谵妄、抽搐、昏迷。慢性者则常有注意力不集中、记忆力减退、智力或定向功能障碍、精神抑郁等。CO_2 潴留出现头痛、扑翼样震颤以及中枢抑制之前的兴奋症状如烦躁、失眠、睡眠习惯的改变如白天嗜睡等。$PaCO_2$ 大于 12.0kPa 时，可出现昏迷，即所谓“二氧化碳麻醉”。$PaCO_2$ 增高引起的昏迷与其发生速度有关。慢性呼吸衰竭患者耐受性较高，$PaCO_2$ 达到 13.0kPa，仍可保持神志清醒。

2.体征

(1)一般项目：肺心病急性发作期可出现发热，常由急性呼吸道感染所致。部分患者因年老体弱、机体反应性差，体温可正常。肺心病患者在缓解期体温多可正常。

呼吸频率常增快。呼吸困难严重时，辅助呼吸肌多参与呼吸运动，出现点头或提肩呼吸。有时可见鼻翼扇动、端坐呼吸。呼吸肌疲劳时会出现呼吸浅快、腹式反常呼吸，如吸气时出现腹壁内陷。

当发生呼吸衰竭时，可有皮肤多汗、球结膜充血水肿，眼底检查可发现视网膜血管扩张和视乳头水肿等颅内压增高的表现。

(2)发绀：亦称发绀，是缺氧的典型体征，因动脉血还原血红蛋白增加，致耳垂、口唇、口腔黏膜、指甲呈现青紫色的现象。缺氧并不一定有发绀，因发绀是由血液中还原血红蛋白的绝对值增多引起，重度贫血患者(血红蛋白量小于 50g/L 时)，即使全部血红蛋白处于还原状态，也不足以引起发绀。慢性肺心病患者因长期低氧血症，外周血血红蛋白显著增高，可出现明显发绀。经吸氧，动脉血氧饱和度增加后，发绀可明显减轻。肺心病也可因右心衰竭，引起周围循环血流障碍而导致肢体末梢与下垂部位发绀，这些部位(如肢端、耳垂等)的皮肤温度较低，经按摩或温水加温后，发绀可消失。

(3)肺部体征：多数有肺气肿征，可见桶状胸、肋间隙增宽、呼吸动度减弱、双侧语音震颤减弱。叩诊呈过清音、肺下界下移及移动度变小。听诊双肺呼吸音减弱、呼气时间延长、语音共振减弱。

双肺部可闻及散在的干、湿性啰音。当感染或气道慢性炎症控制后，肺部干、湿性啰音可减少或消失，但有部分肺心病患者即使在缓解期，双肺部仍可闻及湿啰音。

(4)心脏体征：肺心病患者因有肺动脉高压和右心室肥厚及扩大，常出现肺动脉瓣区第二心音亢进和三尖瓣区收缩期杂音。因肺气肿的存在，心浊音界缩小或消失，心音遥远。剑突下可见心脏收缩期搏动，于深吸气时搏动增强，提示有严重肺气肿或肺气肿伴有右心室肥大。

因肺气肿胸腔内压升高，可阻碍腔静脉内血液回流，引起颈静脉充盈，此时静脉压多数正常。发生右心衰竭时，颈静脉怒张、肝颈静脉回流征阳性，肝脏肿大伴压痛，双下肢水肿，有时出现腹水，此时静脉压显著升高、循环时间延长。右心室扩大引起三尖瓣相对性关闭不全时，可于剑突下闻及收缩期吹风样杂音及舒张期奔马律，杂音可随病情的好转而减弱或消失。

慢性肺心病患者可有一过性心律失常，24h 动态心电图观察，其发生率可高达 93.4%。其原因除缺氧和 CO_2 潴留外，尚与酸碱失衡、电解质紊乱、应用支气管扩张剂如氨茶碱和 β_2 受体激动剂等有关。

（二）非典型表现

1.左心衰竭　临床上左心衰竭并不少见，有作者观察一组病例 100 例患者合并心力衰竭者 64 例，其中左心衰竭 16 例，右心衰竭 28 例，全心衰竭 20 例中 16 例患者为左心衰竭。左心功能不全常以劳力性呼吸困难为主要表现，而部分肺心病可合并有左心功能不全，此类患者的呼吸困难既可以是肺源性，也可以心源性为主，后者易被临床忽视。当感染和气道痉挛（气道慢性炎症）已控制，患者呼吸困难仍无明显缓解，有时以夜间阵发性呼吸困难为主要表现时，应考虑到左心功能不全的存在。

2.肺水肿

(1)患者出现劳力性呼吸困难，阵发性夜间呼吸困难，患者咳嗽咳痰加重，临床表现类似于感染加重。也可出现严重呼吸困难、端坐呼吸、伴频繁咳嗽、吐红色泡沫痰。

(2)肺部啰音增加。两肺湿啰音：肺心病并发肺水肿由于肺淤血，支气管充血、水肿，渗出增加，分泌物增加。

(3)心率增快，出现奔马律。

3.肺性水肿

(1)患者除水肿外，无心功能不全的其他表现如颈静脉怒张、肝淤血肿大、腹水、静脉压升高等。

(2)肺性水肿应用纠正心功能不全的药物效果欠佳，在鉴别诊断时应予注意。

(3)患者缺氧、二氧化碳潴留明显。

4.体征酷似右心衰竭，但并非右心衰竭　此种情况主要见于慢性阻塞性肺疾病所致的慢性肺心病，因肺气肿胸腔内压力增高，影响静脉回流，可出现颈静脉充盈，又因膈肌下降，肝下缘可在肋缘触及，临床上酷似右心功能不全，但此时静脉压多无明显升高，肝脏并非淤血，前后径并不增大，亦无压痛。

5.肺动脉瓣关闭不全

(1)患者有明显发绀、呼吸困难、桶状胸、肺部叩诊呈过清音，颈静脉怒张，肝大，下肢水肿。

(2)心脏杂音。有报道 5 例患者均有 P_2 亢进，4 例三尖瓣区可闻及收缩期吹风样杂音，1 例可闻及隆隆样舒张中期杂音。2 例在肺动脉瓣区闻及双期杂音，其余 3 例为舒张期杂音，无收缩期杂音。肺动脉瓣区舒张期杂音最响部位在胸骨左缘第三肋间，个别患者在第四肋间仍然较响，但第二肋间响度明显低于第四肋间，杂音性质均为高调吹风样，2 例杂音轻者性质柔和、时限短，存在于舒张早中期，而 3 例伴有震颤者杂音粗糙，为全舒张期杂音。4 例患者杂音向剑突区传导，2 例向心尖方向传导，但其心尖搏动内侧即减弱消失。3 例卧位时杂音响度明显，坐位减轻，2 例无明显变化，4 例吸气时杂音增强。杂音随治疗好转而减弱者 4 例。

(3)在临床上，无论杂音响度如何，大都可随肺部感染的控制、通气和换气功能的改善、心力衰竭的纠正而减轻，因而与瓣膜器质性杂音不同。

6.酷似心肌梗死

(1)肺心病患者可出现胸闷、心前区疼痛。

(2)肺心病出现酷似心肌梗死图形多在急性发作期,持续时间短,随病情好转而消失。

(3)肺心病出现酷似心肌梗死图形还可与红细胞压积、血液黏稠度升高,使心肌广泛缺血有关。

(4)即使患者出现多部位心肌梗死图形,但心肌酶谱正常。

7.伴发冠心病　出现乳头肌功能失调或严重心肌缺血,可在心尖区闻及Ⅱ级以上收缩期杂音,患者还可出现持续心房颤动,Ⅱ～Ⅲ度房室传导阻滞,右束支或双右束支传导阻滞,阵发性室性心动过速。

8.右冠状窦瘤　慢性肺心病可形成右冠状窦瘤,剧烈咳嗽后可破入右心室。

(1)症状:有患者在咳嗽气喘的基础上,出现剧烈咳嗽后气喘、心悸加重、不能平卧。

(2)体征:胸骨左缘第Ⅲ、第Ⅳ肋间可闻及粗糙的收缩期Ⅳ～Ⅴ级吹风样连续性杂音,向下传导。

9.肺血管疾病所致慢性肺心病　肺血管疾病如结节性多动脉炎、肺血栓栓塞等是引起肺心病罕见的病因,这部分病例临床表现不典型。临床特点如下。

(1)患者一般较年轻。

(2)病史较短,主要症状为活动后呼吸困难,并逐渐加重,而无反复咳嗽咳痰病史。

(3)主要体征为肺动脉瓣第二音(P_2)亢进,$P_2 > A_2$。

【实验室检查和器械检查】

(一)X线表现

1.常见表现

(1)肺动脉高压表现:右下肺动脉扩张,横径≥15mm,其横径与气管横径比值≥1.07;或经动态观察右下肺动脉横径较原增加2mm以上;左下肺动脉横径≥13mm。肺动脉段突出≥3mm;中央肺动脉扩张,外周肺血管纤细;右前斜位肺动脉圆锥突出≥7mm;或圆锥部面积≥250mm²。

(2)右心室增大表现:后前位见心尖上翘或圆突,肺动脉段突出,心腰部相反搏动点下移,心膈面增宽。右侧位见心前缘向前隆凸,心前间隙变小或消失,有时可见扩大的右心室将左心室向后推与脊柱阴影重叠。

(3)右心房增大表现:后前位心右缘向外膨隆;右前斜位心后下部闭塞;左前斜位右心房段延长并向前隆凸。

(4)心胸比率及肺血管纹理改变:分小心脏和大心脏两型,小心脏型心胸比率正常或缩小,多见于PP型阻塞性肺气肿患者。大心脏型心胸比率增大,多见于BB型阻塞性肺气肿、肺结核、肺间质纤维化、胸廓畸形等所致的肺心病。肺纹理细而小显示肺血流减少,多见于小心脏型;肺纹理粗或细而多者显示肺血流增多,多见于大心脏型。

2.非典型表现

(1)左心室增大表现:肺心病患者可出现左心室增大,在后前位X线片上显示心影向左下扩大。

(2)肺动脉瓣关闭不全：心脏X线检查的共同特点是右室增大，肺动脉段明显突出。有报道5例慢性肺心病肺动脉瓣关闭不全2例可见搏动。

(二)心电图检查

1.常见表现　主要改变如下。

(1)P波改变：较QRS波群改变敏感。凡出现下列一项者称为肺型P波，对诊断有意义。

1)P波电压≥0.22mV。

2)P波电压≥0.2mV，尖峰型，结合P电轴>80°。

3)当低电压时，P电压>1/2R，尖峰型，结合P电轴>80°。

V_1导联P波终末电势($PtfV_1$)≤-0.02mms，可作为判定肺心病右心房肥大的诊断标准之一，与肺型P波的诊断价值一致。

V_1导联P波起始指数(IPI-V_1)≥0.03mms为异常，对肺心病诊断有一定参考价值。

(2)QRS波群改变：出现下列一项或一项以上者，具有诊断意义。

1)额面平均心电轴≥90°。

2)V_1的R/S≥1。

3)V_5的R/S<1。

(4)RV_1+SV_5>1.05mV。

(5)aVR的R/S或R/Q≥1。

(6)V_1～V_3呈QS或qr型，能除外心肌梗死者。

Doll-Bilger指数，即V_3或V_6之a/b，肺心病右心室肥厚时该指数<1，可作为肺心病诊断标准参考条件之一。

2.非典型表现

(1)酷似心肌梗死：当肺心病合并急性肺部感染、右心衰竭时，右心负荷急剧增加，横膈明显下降，心脏更加垂位，心脏沿长轴顺钟向转位，及沿轴心尖向后转位，心电图上出现过渡区左移，使常规胸导联探查电极的位置相对偏于心脏的上方，如果其始QRS向量向下，便可与这些导联轴相对垂直或指向其负侧。右胸导联上的R波可以变得很小，甚至缺如。此时在心电图上除特有的$Q_{Ⅲ}$波外，还出现$QS_Ⅰ$、aVL、V_1～V_4图形。

Ⅰ、V_1、V_4可呈qs型，V_2、V_3呈rs型或似Qs型，V_5呈rs型，r/s<1。ST段抬高。T波倒置或双向。

(2)伴发冠心病：慢性肺心病伴发冠心病时可出现以下心电图改变：①有肺型P波而QRS电轴正常或左偏。②左束支或左前支或双束支传导阻滞伴有“肺型P波”。③QRS电轴右偏或右室肥厚的同时，左心导联有较恒定的缺血型ST-T波改变。

慢性肺心病者ST-T改变主要在Ⅱ、Ⅲ、aVF及右胸导联上。其ST段下移较轻，T波倒置较浅，并在感染、缺氧加重时出现，T在病情改善后常能恢复或减轻。肺心病合并冠心病患者由于左心室受累肥厚减少抵消了右室肥厚产生的右向力，故心电轴正常或左偏。心电轴假性左偏(无理电轴，不定型)。

(三)超声心动图检查

1.常见表现　诊断符合率为60.6%～87%，较心电图和X线检查的敏感性高。其主要改变有右室流出道增宽(≥30mm),右室内径增大(≥20mm),右室与左室内径比值>1/2,右室前壁厚度≥5mm,或有搏幅增强。右肺动脉内径增大(≥18mm),或主肺动脉内径≥20mm。右室流出道与左房比值>1.4。肺动脉瓣曲线出现肺动脉高压征象,即"a"波低平或<2mm,有收缩中期关闭征等。另外,室间隔厚度≥12mm,搏幅<5mm,或呈矛盾运动征;或剑突下区探查右房内径≥25mm者(剑突下区),亦进一步支持诊断。右室等容舒张期延长,右室电机械延迟时间缩短及两者比值增加等时相变化反映右心压力负荷过重比较敏感,可作为早期诊断指标。

2.非典型表现　右冠状窦瘤:超声心动显示右径室右房内径增大,室间隔运动异常,主动脉右冠状窦增大,可见通向右室腔的破口。主动脉及分支内径增宽,右冠状破口处探及收缩期为主高速分流束,进入右室腔,主、肺动脉可见红、蓝双色血流信号。

(四)心向量图检查

心向量图检查较心电图敏感,阳性率可达80%~95%,主要表现为右心增大图形。可分为定性指标与定量指标。

1.定性指标

(1)后环型。QRS环呈逆钟向运转,环体最大向量沿+270°轴后伸。

(2)右后型。QRS环明显向右后偏移,逆钟向或8字形运转。

(3)右后前型。QRS环主要位于右后和右前象限,呈顺钟向或逆钟向运转。

(4)右前型。QRS环全部或几乎全部位于右前方,呈顺钟向运转。

2.定量指标

(1)横面QRS环右后面积>总面积20%。

(2)横面QRS环向前加右后面积>总面积70%。

(3)横面QRS环右下或右上面积>总面积20%。

(4)横面右/左比值>0.58。

(5)横面S/R向量比值>1.2。

(6)横面S向量角<-110°,伴S向量>0.6mV。

(7)额面QRS最大向量方位>+60°。

(8)横面P向前向量>0.06mV。

凡符合定性指标中的一型和定量指标中的一项即可诊断。仅有后环型一项者为可疑肺心病。

(五)右心导管检查

通过右心导管测量肺动脉压,对是否存在肺动脉高压提供直接证据。凡肺动脉收缩压>4kPa(30mmHg)、平均压>2.67kPa(20mmHg),即为肺动脉高压,提示肺心病可能。

(六)血气分析

呼吸衰竭时,PaO_2<60mmHg,$PaCO_2$>50mmHg,此多见于慢性阻塞性肺疾病所致的慢性肺心病。如由原发性肺血管病变所引起者,每表现为PaO_2降低,$PaCO_2$则不一定升高。至于pH正常、降低或升高,则视机体对酸碱代偿情况不同而异。常见酸碱失衡类型有呼吸性碱中毒、呼吸性酸中毒、呼吸性酸中毒合并代谢性碱中毒、呼吸性酸中毒合并代谢性酸中毒等。

（七）放射性核素肺灌注扫描

1.常见表现　COPD所致慢性肺心病的V/Q显示在通气显像时，可见中央气道的放射性沉积增多，呈不规则分布的“热点”，末梢肺实质内的放射性分布量少，且不均匀，呈散在减低区或缺损区，肺灌注显像示双肺体积增大，放射性分布呈非节段性、斑片状减低区或缺损区。

COPD所致慢性肺心病肺动脉高压时肺血流灌注特征是，在静息半卧位，静脉注入^{99m}Tc-MAA观察肺血流分布状态，若双肺任一侧见有肺尖部的肺血流再分布现象，即提示肺动脉高压。

2.非典型表现　肺血管疾病所致慢性肺心病，放射性核素^{67}镓肺灌注扫描显示双肺灌流缺损。

（八）血液检查

红细胞及血红蛋白可升高。合并感染时，白细胞总数及中性粒细胞增高。

（九）其他检查

血液流变学检查、血电解质测定，可了解红细胞变形性、血液高凝状态、PaO_2、$PaCO_2$、酸碱失衡及电解质紊乱，对肺心病具有辅助诊断意义及指导治疗价值。

【诊断】

（一）诊断确立

慢性肺心病患者一旦出现肺心功能衰竭，诊断一般不难。但在慢性肺心病早期，诊断尚有一定难度。因此，必须密切结合病史、体征及实验室检查如心电图、X线、超声心动图检查结果，全面分析，综合判断，确定诊断。

（二）非典型表现诊断

1.并发肺水肿　肺心病患者多为老年人，伴有脑动脉硬化，若发生急性左心衰竭时，脑缺血更为加重，从而使脑细胞缺氧，老年患者常并发水、电解质紊乱，可导致一系列的精神异常表现，如神志恍惚、躁动不安、失眠、自语等，与肺性脑病加剧相似，如不仔细观察精神障碍与心功能间的关系，不及时监测水、电解质的变化，可能导致误诊。总之，肺心病并发肺水肿时早期表现不典型，临床应予注意。

2.肺血管疾病所致慢性肺心病　肺血管疾病是导致慢性肺心病较常见的原因之一。患者通常较为年轻，无慢性支气管炎、慢性阻塞性肺气肿、肺结核、支气管扩张病史，常以活动后气急、右心衰竭为主要表现，亦可出现呼吸衰竭。放射性核素^{67}镓肺灌注扫描显示双肺节段性或广泛性血流灌注缺损。

【鉴别诊断】

（一）应与慢性肺心病鉴别的疾病及鉴别要点

1.慢性阻塞性肺气肿　慢性肺心病多由慢性阻塞性肺气肿发展而来，两者临床均可表现为活动后气急，劳动能力下降，因此，需要进行鉴别。若慢性阻塞性肺气肿患者出现P_2亢进，$P_2>A_2$，剑突下明显收缩期搏动，剑突下心音较心尖部强，表明肺气肿发展主肺动脉高压、右心室肥大，提示慢性肺心病，需进行胸部X线、心电图检查，以助诊断。凡心电图检查具备以下①、②项者，说明肺气肿有所进展，具备多项者，可诊断为早期慢性肺心病。①P波由丘形变为尖峰形；②P波电压高达0.2mV以上，甚至形成肺型P波者；③QRS电轴渐右偏至达+90°；

④V5 导联 R/S 由＞1 发展至＜1。通过右心导管测肺动脉压，如收缩压＞30mmHg(4kPa)或平均压＞20mmHg(2.67kPa)，对确诊有决定意义。

2.扩张型心肌病　扩张型心肌病右心衰竭引起肝肿大、肝颈静脉回流征阳性、下肢水肿及腹水，与肺心病相似。尤其是伴有呼吸道感染者，可出现咳嗽、咳痰、肺部啰音，明显的呼吸困难及发绀，容易误诊为慢性肺心病。但扩张型心肌病多见于中青年，无明显慢性呼吸道感染史及显著肺气肿体征，无突出的肺动脉高压征，心电图无明显顺钟向转位及电轴右偏，而以心肌广泛损害多见。心脏大多呈普遍性增大。超声心动图检查可见各心室腔明显增大，二尖瓣开放幅度减低，室间隔和左室后壁运动幅度减低，可资鉴别。

3.冠状动脉粥样硬化性心脏病(简称冠心病)　冠心病与慢性肺心病均多见于中老年患者。冠心病患者可发生全心衰竭，并出现肝肿大、下肢水肿及发绀，这些表现均与慢性肺心病相似，且慢性肺心病患者心电图 $V_1 \sim V_3$ 可呈 QS 型，酷似心肌梗死心电图改变，故两者易于混淆。但冠心病患者多有心绞痛或心肌梗死史，心脏增大主要为左心室大，心尖区可闻及收缩期杂音。X 线检查显示心左缘向左下扩大。心电图显示缺血型 S-T、T 图形，如 S-T 段明显压低或下垂型，T 波深倒，或异常 Q 波。出现心律失常者以持久性心房颤动，Ⅱ、Ⅲ度房室传导阻滞，反复性室性心动过速多见，可与慢性肺心病鉴别。值得注意的是，慢性肺心病伴发冠心病者临床并非罕见。

4.风湿性心瓣膜病(风湿性心脏病)　风湿性二尖瓣狭窄，当心脏舒张时，左心房血流通过狭窄的二尖瓣口进入左心室，发生湍流场，产生隆隆样舒张期杂音。慢性肺心病时，右心室肥大，心脏呈顺钟向转位，三尖瓣左移，可出现三尖瓣相对狭窄引起的舒张中期杂音。酷似风湿性二尖瓣狭窄时的舒张期杂音。此外，二尖瓣狭窄时，左心房通往左心室的血流受阻，引起左心房、肺动脉及右心室压力升高，导致右心室肥厚、扩大，并发生右心衰竭，与慢性肺心病相似。但风湿性心脏病多发于青少年，有风湿活动史，X 线表现为左心房扩大为主。心电图在Ⅰ、Ⅱ、aVL 导联上可显示 P 波增宽，P 波中部出现切迹，使 P 波外形呈 M 形，即二尖瓣型 P 波。超声心动图检查二尖瓣曲线呈“城垛”样改变，EF 下移速度减慢，二尖瓣曲线增粗，且反光增强，二尖瓣振幅曲线降低，二尖瓣前后叶同向运动，二者距离变小，左心房内径增大。而慢性肺心病好发于 40 岁以上患者，常有慢性肺胸疾患和阻塞性肺气肿、右心室肥厚体征，X 线检查左心房不大。心电图在Ⅱ、Ⅲ、aVF 导联上常出现肺型 P 波。且慢性肺心病三尖瓣相对狭窄时的舒张期杂音在心衰纠正后减弱，而风湿性二尖瓣狭窄在心衰纠正后舒张期杂音增强。

风湿性二尖瓣关闭不全，常于心尖区闻及吹风样收缩期杂音。慢性肺心病因右心室显著增大，三尖瓣相对性关闭不全，可产生收缩期杂音，尤其是心脏显著顺钟向转位时，在二尖瓣区部位可听到响亮的三尖瓣收缩期杂音，与风湿性二尖瓣关闭不全鉴别较为困难。但风湿性二尖瓣关闭不全收缩期杂音最响点在心尖区，并向左腋下传导，心衰时杂音减弱，心衰控制后杂音增强。X 线显示左心室、左心房增大，心电图以左室肥厚为主要表现。超声心动图检查左房后壁曲线在收缩早期由于左房后壁扩张而产生一向下的凹陷(C 凹)，左心房内径增大，左房后壁运动幅度增加，左室流出道增宽，室间隔运动幅度增大(＞8mm)，与左心室后壁呈逆向运动。左心室内径增大，室壁活动增强。慢性肺心病则以右心肥厚为主，其杂音最响点一般在胸骨体下端左侧，并向剑突下传导，深吸气时因进入右心血流增加，杂音可明显增强。

5.缩窄性心包炎 缩窄性心包炎起病隐匿,病情进展缓慢,体检心脏多无增大,而临床表现为心悸、气急、发绀、颈静脉怒张、肝肿大、腹水、水肿、心电图低电压等,与慢性肺心病相似。但患者往往有结核性或化脓性心包炎病史,脉压小,X线检查心缘变直,心搏微弱或消失,可有心包钙化和上腔静脉影增宽,可资鉴别。

6.艾森曼格综合征 艾森曼格综合征患者有气急、发绀、右心衰竭,X线显示右心室增大、肺动脉段突出等,应与慢性肺心病鉴别。但本病多见于儿童或青少年,有先天性心脏病史,一般发绀较严重,杵状指较明显。由动脉导管未闭引起者,下肢发绀常较上肢明显;室间隔缺损引起者,可闻及短促的肺动脉瓣第二音分裂;房间隔缺损引起者,第二心音分裂往往明显而宽阔。体检及X线检查无肺气肿体征。右心导管检查及血氧分析可明确诊断。

7.原发性肺动脉高压 原发性肺动脉高压系指原因不明的致丛性肺动脉病,即由动脉中层肥厚、细胞性内膜增生、向心性板层性内膜纤维化、扩张性病变、类纤维性坏死和丛样变形等构成的疾病。本病临床少见,但误诊率高,其中约有12%误诊为慢性肺胸疾患。临床有肺动脉压升高、右心室肥厚、右心衰竭等表现,与继发于慢性阻塞性肺疾病和其他肺胸疾病的慢性肺心病相似。但原发性肺动脉高压最多发生于20～45岁年龄组,女性多见,一般无慢性肺胸疾患史,临床表现以晕厥、胸痛及精神症状多见,杵状指明显,多数患者肺动脉瓣区可闻及收缩期喀喇音。而慢性肺心病患者有慢性肺胸疾患史,以活动后心悸、气急、乏力及劳动力下降为主要表现,晕厥、胸痛为不常见表现,较少出现杵状指及肺动脉瓣收缩期喀喇音。只要详细询问病史,认真查体,辅以必要的实验室检查,一般可以鉴别。

8.亚急性肺源性心脏病(简称亚急性肺心病) 亚急性肺源性心脏病通常在短期内发生进行性右心衰竭、发绀、下肢水肿,应与慢性肺心病进行鉴别。亚急性肺心病患者体内有原发肿瘤存在,且多为腹腔脏器的肿瘤,尤其是胃癌。患者常有剧烈的干咳、高度呼吸困难。胸部X线检查可见粟粒状及淋巴管炎样(网状型)阴影。心电图监测显示右心室劳损和肥大。肺功能显示弥散功能降低。血气分析显示低氧血症。右心导管检查显示肺动脉高压,肺动脉造影显示中心肺动脉扩张、末梢动脉充盈不良,难以辨认。常于短期内死于右心衰竭。

(二)非典型表现鉴别诊断

1.慢性肺心病左心病变与主要影响左心的冠心病鉴别 慢性肺心病是以右心室肥厚为主的心脏病,但也可以出现左心病变。此外,反映左心舒张功能的指标加快充盈期充盈量及充盈比数等减低,二尖瓣前叶斜率减慢,乃由于胸腔内压增大,以及右室增大而限制了左室扩张,妨碍了左室的充盈(也并非为左室舒张功能不全所致);而冠心病人的左室收缩与舒张功能均有明显的减低。左室容量、体积及重量,肺心病人均在正常范围内,冠心病人却均较高。

2.心电图酷似心肌梗死的慢性肺心病与心肌梗死鉴别 慢性肺心病患者其心电图表现为心前导联r波振幅无明显进行性增高,甚至出现QS波。并且rs或QS波不仅可见于右心前导联,以及可出现于V_3、V_4导联,偶可扩展到V_5、V_6导联时,类似于前壁心肌梗死,要注意鉴别诊断。有以下几点有助鉴别:①慢性肺心病时,在发生上述心电图改变时常伴有QRS波低电压和P波改变,并常伴有心脏垂直位和心电轴右偏。若出现心电轴左偏(假性心电轴左偏除外),多提示伴有冠心病或心肌梗死。②将心前导联电极安放在比正常低一肋间的位置再进行描记,若为慢性肺心病,则心前导联的r波振幅将与正常时一样,呈进行性增高;而前间壁心肌梗死时仍保持 QS 波形。③慢性肺心病及前壁心肌梗死时，心前导联的 T 波虽可明显倒置，但肺心病患者不伴有明显的 ST 段抬高；若先有 ST 段的抬高，继之发生 T 波倒置，则为心肌梗死。此外，心肌酶谱检查有助于鉴别。

此外，慢性肺心病伴发心肌梗死临床症状多不典型，常无心前区疼痛，而 COPD 是慢性肺心病的主要原因之一，咳嗽、胸痛、呼吸困难等征易掩盖急性心肌梗死（AMI）的症状和体征，当慢性肺心病并发 AMI 时误诊率达 51.6%，应予警惕。

3.肺性水肿与心源性水肿鉴别　慢性肺心病急性加重期可出现心力衰竭与呼吸衰竭，而Ⅱ型呼吸衰竭时既可有低氧血症，又有高碳酸血症；而慢性肺心病肺性水肿是因低氧和高碳酸血症，特别是高碳酸血症所致，因此两者应进行鉴别。慢性肺心病心源性水肿是由体循环淤血，静脉压增高引起。若为心源性水肿，除低氧血症与高碳酸血症外，患者有肝颈静脉回流征阳性、颈静脉怒张、淤血性肝肿大等右心衰竭的其他表现。而肺性水肿患者则仅表现为低氧和高碳酸血症，无颈静脉怒张、肝肿大。

4.慢性肺心病并发急性肺水肿鉴别诊断　注意排除感染加重，慢性肺心病并发肺水肿、肺淤血，使气管、支气管黏膜充血、水肿、肺渗液增加，咳嗽、吐痰加重，肺部啰音增多，这些临床表现类似感染加重，致夜间出现劳力性呼吸困难、端坐呼吸、奔马律及肺部湿性啰音等左心衰竭的表现，如不仔细鉴别诊断，易导致误诊。慢性肺心病病人反复感染等属于临床常见病，导致肺水肿的病人少见，临床应予注意。

注意排除肺性脑病，慢性肺心病患者多为老年人，伴有脑动脉硬化，若发生急性左心功能衰竭时，脑缺血更为加重，从而使脑细胞缺氧，老年病人常并发水、电解质紊乱，可导致一系列的精神异常表现，如神志恍惚、躁动不安、失眠、自语，与肺性脑病加剧相似，如不仔细观察精神障碍与心功能间的关系，不及时监测水、电解质的变化，可导致误诊。急性左心功能衰竭时，心排血量减低，心率加快，在血压下降时与肺性脑病加重所致循环衰竭的表现不易鉴别。

总之，慢性肺心病并发肺水肿时早期表现不典型，容易导致误诊。

【治疗】

（一）控制呼吸道感染

1.治疗措施　当患者呼吸困难加重、咳嗽伴痰量增加、有脓性痰时，应积极选用抗菌药物治疗。

（1）抗菌药物选择

1）根据临床经验选用抗生素。在痰培养和药敏试验结果出来之前及条件、设备、入院前已经使用抗生素等情况下需要凭借临床经验选用抗生素，这就要求临床医生对肺部常见感染的病原谱和常用抗菌药物的抗菌谱有全面透彻的掌握。CPHD 经验性治疗依据：①年龄、既往病史；②感染方式、种类、范围及有无合并症；③感染的严重程度；④治疗情况、已经经过哪些治疗。特别注意多种病菌混合感染。

2）G^- 菌感染。可将 β-内酰胺类抗生素和氨基糖苷类抗生素联合应用，也可单用或合用第 3 代头孢类抗生素；但对多种抗生素耐药的 G^- 菌感染应选用第 3 代头孢类抗生素，必要时可合用氨基糖苷类抗生素。

3）G^+ 菌感染。应选用青霉素和/或耐酶青霉素、第 2 代头孢菌素、氨基糖苷类和氟喹诺酮类抗菌药物。

4)厌氧菌感染。首选甲硝唑,亦可合用青霉素G、克林霉素、第3代头孢菌素。

5)真菌及其他感染。真菌选用氟康唑,军团菌感染选用红霉素或阿奇霉素,支原体、衣原体感染选用四环素和大环内酯类抗生素。

联合用药主要适用于严重感染、混合感染、二重感染及不明原因的感染,一般限于2种药物合用,最多不超过3种,通常杀菌剂和抑菌剂、快效和慢效抑菌剂合用。过去认为繁殖期杀菌剂和快效抑菌剂合用会发生拮抗作用,如青霉素与红霉素合用,红霉素迅速与细菌蛋白质的生物合成,使细菌处于静止期,影响青霉素发挥繁殖期杀菌作用。但近年临床资料表明红霉素与β-内酰胺类抗生素联合应用无拮抗作用。因此,应注意合用药物的拮抗作用、各自发挥作用的理化环境及相互的配伍禁忌。

(2)给药途径与方法

1)胃肠道给药。口服给药是常用的给药途径,但在CPHD的治疗中胃肠道给药由于对胃肠道的刺激作用及难在短期内达到有效血药浓度,一般只作为辅助给药途径。

2)注射给药。主要通过静脉注射,偶尔也通过肌内注射或动脉注射,静脉注射没有吸收过程,可以迅速而准确地进入体循环。给药方法:头孢类抗生素宜每日给药2～3次,每次30min内滴完;β-内酰胺类抗生素宜将1次量30min内滴完;氨基糖苷类抗生素可以引起呼吸肌麻痹,宜将1次量1～2h内滴完;大环内酯类抗生素静脉滴注时容易引起血栓性静脉炎,宜以葡萄糖液稀释(1mg/ml)缓慢静滴。

2.治疗矛盾与对策

(1)治疗矛盾之一:抗菌治疗与细菌耐药

据部分城市大医院的耐药监测,我国细菌耐药与发达国家比较呈现一些特征:G杆菌耐药最为突出,包括肠杆菌科细菌产ESBLs和AmpC酶对Ⅲ代头孢菌素耐药,假单胞菌对碳青霉烯类耐药,不仅比例高,而且相当普遍。大肠杆菌对环丙沙星耐药率超过60%,为我国所独有。肺炎链球菌对青霉素耐药呈上升趋势,而高耐药菌株尚不多。但是肺炎链球菌对大环内酯类耐药类多数报道超过60%,且大多数属于高水平耐药(MIC＞32μg/ml)。流感嗜血杆菌对氨苄西林耐药在我国尚比较少,不构成临床治疗难题。耐甲氧西林金黄色葡萄球菌(MRSA)在大城市综合性医院分离株中高达60%～80%。

由于在CPHD患者痰细菌培养意义十分有限,侵袭性诊断技术不可能为临床普遍采用,经验性治疗势在必行,这就给抗生素选择增加了极大难度,需要参考病情严重程度、相关危险因素、当地耐药情况、抗菌治疗史及其治疗反应、肝肾功能等综合分析,抗菌治疗方案应当有序有节,既要达到有效足够覆盖,又要留有余地,并避免增加抗生素的选择性压力。除了药物选择外,按照抗生素药动学/药效学(PK/PD)原理安排剂量、给药间歇时间和静脉滴注时间都是非常重要的环节。

Ⅱ、Ⅲ代头孢菌素足以覆盖其常见病原菌,在有合并症和经常应用抗生素的患者可以选择呼吸喹诺酮(即3代或4代喹诺酮),而新大环内酯类虽然对流感嗜血杆菌和非典型病原体有效,但不足以治疗肺炎链球菌,应当注意掌握。

在重度和可能存在肠杆菌科或非发酵菌(如铜绿假单胞菌、不动杆菌)感染危险因素的住院CPHD,其经验性抗生素选择应参考用药史和所在地区耐药情况,换用不同类型和耐药率相对较低的药物,头孢吡肟、含酶抑制剂复方制剂(哌拉西林-他唑巴坦、头孢哌酮-舒巴坦)可能是优先考虑的选择。

对策:

对于肠杆菌科产 ESBL 和 AmpC 酶耐药菌,碳青霉烯类具有明显优势;但对非发酵菌耐药率正在增加,应当控制使用。

头孢他啶对铜绿假单胞菌仍保持较高敏感率,可以作为目标治疗的选择;舒巴坦对不动杆菌有良好活性,可与环丙沙星或氨基糖苷类甚至碳青霉烯类联合使用。

对于肠杆菌科细菌,环丙沙星应严格限制使用。氨基糖苷类可以作为联合用药选择之一,但仅限于铜绿假单胞菌和严重的其他 G^- 杆菌感染。

(2)治疗矛盾之二:肾功能损害与抗菌药物等应用

慢性肺心病合并肾功能损害是一种严重并发症,多见于重症慢性肺心病患者及肺性脑病患者。肺性脑病患者氮质血症发生率高于非肺性脑病者。当慢性肺心病患者血清尿素氮(BUN)高于 10.7μmol/L,或肌酐高于 177μmol/L,而能排除肾前肾后因素者,为合并肾功能损害。而慢性肺心病急性发作的主要原因常为呼吸道感染,应用抗菌药物是主要治疗手段,但很多抗菌药物均可影响肾功能,因此存在治疗矛盾。

对策:

①尽可能使用对肾脏影响小的药物。

②β-内酰胺类抗菌药物。头孢菌素 1 代、2 代对肾功能有影响。头孢 3 代如头孢哌酮对肾功能影响小。头孢曲松肾毒性等副作用少,半衰期长,临床使用方便。编者观察了头孢曲松对慢性肺心病呼吸道感染的治疗作用。研究对象为老年慢性肺心病下呼吸道感染病例,静脉点滴罗氏芬 1~2g,每日 1 次,疗程 5~8 天。临床总有效率 81.8%,未发现不良反应。

③必须应用时按肾功能情况调整剂量,如按内生肌酐清除率计算药物剂量。见表 5-6。

表 5-6 慢性肺心病肾功能损害者抗菌药物剂量调整表

药物	肾衰竭者,不同肾小球滤过率时剂量的调整(按正常人数量的百分比)		
	50ml/min	10~50ml/min	10ml/min
阿米卡星	75%	35%~75%	25%~35%
妥布霉素	75%~100%	35%~75%	25%~35%
头孢克洛		50%~100%	25%~33%
头孢羟氨苄	q8h	q8~q12h	q24~48h
头孢拉定		50%	25%
林可霉素	q6h	q6~q12h	q12~24h
氨苄西林		q12~24h	q24~48h
羧苄西林		q12~24h	q24~48h
青霉素		q12h	q12~18h
万古霉素	q24~72h	q72~240h	q240h
磺胺甲嘧唑	q12h	q18h	q18~24h

亚胺培南：肾小球滤过率为31～70ml/min者，0.5g，q6～8h，每日最高剂量1.5～2.0g。滤过率为21～30ml/min者，0.5g，q8～12h，每日最高剂量1.0～1.5g。滤过率为20ml/min者，0.25～0.5g，q12h，每日最高剂量0.5～1g。

头孢吡肟：内生肌酐清除率为11～30ml/min时，2g，q24h；肌酐清除率≤10ml/min时，1g，q24h。

氟康唑：应根据肌酐清除率调整用药剂量，肌酐清除率＞50ml/min者可用常规剂量；清除率为21～50ml/min者，用1/2量；清除率为11%～20%者，用1/4量。

阿昔洛韦：肌酐清除率为每分钟25～50ml者，每次5mg/kg，静脉滴注，q12h。清除率为每分钟10～25ml者，每次5mg/kg，静脉滴注，q24h。清除率为每分钟0～10ml者，每次2.5mg/kg，静脉滴注，q24h。

更昔洛韦：肌酐清除率50～70ml/min者，诱导剂量为5mg/kg，2次/天，维持剂量为5mg/kg，1次/天，静脉点滴。肌酐清除率50～69ml/min者，2.5mg/kg，2次/天，静脉点滴。维持剂量为2.5mg/kg，1次/天。肌酐清除率25～49ml/min者，诱导剂量为2.5mg/kg，静脉点滴，1次/天，维持剂量为1.25mg/kg，1次/天。肌酐清除率10～24ml/min者，诱导剂量为1.25mg/kg，静脉点滴，1次/天。维持剂量为0.625mg/kg，1次/天。

④改善心功能，如利尿、小剂量强心剂或试用血管扩张药物，但慎用硝普钠。

⑤控制蛋白饮食，适当使用纠正酸中毒的药物。

⑥替代治疗。透析疗法可代替肾的排泄功能，当血肌酐高于707μmol/L，且患者开始出现尿毒症临床表现，经治疗不能缓解时，便应做透析治疗。血液透析和腹膜透析的疗效相近，但各有其优缺点，在临床上可互为补充。在透析之前应让患者做好思想准备，以及对血液或腹膜透析作出抉择。

3.*治疗矛盾之三：合并肝功能损害时抗菌治疗矛盾*　肝功能衰竭是慢性肺心病的并发症之一。慢性肺心病伴血清谷丙转氨酶(ALT)超过正常2倍，或出现黄疸，或血胆红素＞34.24μmol/L和(或)有低蛋白血症者，可认为有肝功能损害。由于各家医院所采用的肝功能损害的标准尚未统一，故其发生率有较大差异。安徽医科大学统计发生率为60%，华西医科大学报道为42.6%，而江西医科大学则为6.6%。临床表现为ALT、AST、LDH升高，黄疸、肝淤血表现(肝肿大、肝区压痛)和肝硬化。抗感染治疗是慢性肺心病急性加重期的主要治疗措施之一，但一些抗菌药物如大环内酯类、β-内酰胺类及抗霉菌药物对肝功能有一定影响。

对策

①禁用一些药物，如头孢哌酮。

②慎用药物，如克拉霉素。

③尽可能使用对肝功能无影响或影响小的药物。可常规剂量应用的药物，如头孢吡肟。

④若发现肝功能损害，如ALT升高，应用联苯双酯、肝得健(基础磷脂、维生素B族、烟酰胺、维生素E)等。若ALT高于2×正常值高限，可用还原型谷胱苷肽(泰特)0.6～1.2g静滴，直到ALT降到正常。

⑤调整药物剂量，见表 5-7。

表 5-7 肝功能损害时抗菌药物剂量调整表

药物	肝功能损害时剂量的调整
氯林可霉素	中度及重度患者减量
红霉素	中度及重度患者减量
磺胺甲噁唑	重度患者减量
头孢他啶	减量

头孢曲松：可导致肝酶升高，严重肝功能损害者用药期间查血药浓度。

（二）保持呼吸道通畅

1.抗胆碱药

（1）异丙托溴铵。又名溴化异丙托品，为阿托品的异丙基衍化物。

药理作用：本品对气道平滑肌具有较高的选择性，有较强的直接松弛作用，同时具有抑制气道黏液分泌的作用，因此特别适用于慢性支气管炎患者。异丙托溴铵对心血管系统的作用不明显，给犬静脉注射本品，扩张气道的剂量只有抑制唾液腺与加快心率剂量的 1/20～1/10，气雾吸入时只有 1/100～1/500。

临床应用：异丙托溴铵 40μg 或 80μg 的疗效相当于气雾吸入 70～200μg 异丙肾上腺素或 200μg 沙丁胺醇的疗效。但雾化或气雾吸入异丙托溴铵起效较慢，出现峰值时间为 30～120min，作用维持 4～6h。与沙丁胺醇联合使用时克服了起效慢的缺点。异丙托溴铵对慢性阻塞性肺病患者的疗效比 $β_2$ 受体激动剂及茶碱类为好。本品与后两类药物合用可获相加作用，疗效明显提高。气雾吸入 40～80μg/次，每日 3～6 次。

不良反应。较少见，少数病人有口干、口苦感，在老年病例不会引起尿潴留。

（2）噻托溴铵。一种长效、高效和特异性的抗毒蕈碱药物。临床上通常称为抗胆碱能药物。通过和支气管平滑肌上的毒蕈碱受体结合，噻托溴铵可抑制副交感神经末端所释放的乙酰胆碱的胆碱能（支气管收缩）作用。其对 M_3 受体亚型的选择性高于 M_2。在呼吸道中，噻托溴铵竞争性且可逆性的抑制 M_3 受体，引起平滑肌松弛。此作用呈剂量依赖性，并可持续 24h 以上，其解离半衰期显著长于异丙托溴铵。作为四价铵抗胆碱能药物，噻托溴铵在吸入给药时是局部（支气管）选择性的，由此可达到治疗效果而不至于产生全身性抗胆碱能作用。由于半衰期长，噻托溴铵每日只需一次吸入。本品主要从肾脏代谢。老年患者以及肝功能不全患者可以按推荐剂量使用噻托溴铵。

用法用量：噻托溴铵粉吸入剂（思力华，每粒含噻托溴铵粉 18μg）胶囊，采用 Handihaler 装置吸入，每日 1 次。

不良反应及注意事项：不良反应基本同异丙托溴铵，如口干和鼻干、泪液和唾液分泌减少等。但不良反应发生率显著低于异丙托溴铵。长期使用有可能出现鼻咽部的上皮改变。轻度肾功能不全患者可以按推荐剂量使用噻托溴铵。但中到重度肾功能不全患者（肌酐清除率≤50ml/min），应对噻托溴铵的应用予以密切监控。

2.茶碱类　茶碱类为甲基黄嘌呤类的衍生物，是一类常用的平喘药物。

茶碱能直接松弛气道平滑肌，但其作用强度较β肾上腺素受体激动剂弱。作用机制尚未最后阐明，已知的作用环节有：①抑制磷酸二酯酶，使气道平滑肌细胞内cAMP分解减慢，cAMP水平提高，从而使平滑肌张力降低，气道扩张。但近年发现，茶碱扩张气道的有效血药浓度仅为抑制组织内磷酸二酯酶活性的5%～10%，不足以产生明显作用。②促进内源性肾上腺素释放，间接导致气道扩张。③阻断腺苷受体，对抗内源性腺苷诱发的气道收缩。④抑制Ca^{2+}平滑肌内质网释放，使细胞内Ca^{2+}降低。此外，还有抗炎作用，可抑制血管渗透性增高和炎症介质释放，并有免疫调节作用。另一方面，茶碱类解除呼吸肌（尤其膈肌）疲劳和兴奋呼吸中枢的作用，对慢性阻塞性肺病的晚期患者有重要的治疗意义。

茶碱的安全范围窄，血药浓度超过治疗水平（>20μg/ml）时，常发生不良反应。多见的有恶心、呕吐、不安、失眠、易激动等反应；严重者（血药浓度>35μg/ml）可出现心动过速、心律失常、发热、失水、谵妄、精神失常、惊厥、昏迷等症象，甚至呼吸、心跳停止而死亡。一旦发现毒性症状，应立即停药，并进行对症治疗。

3.肾上腺素受体激动剂　本类药物能激动β肾上腺素受体，激活气道靶细胞膜上的腺苷酸环化酶，催化细胞内cAMP的合成，进而激活cAMP依赖蛋白激酶，引起细胞特殊的磷酸化反应，从而产生一系列药理效应。

$β_2$受体兴奋可产生：①支气管平滑肌舒张；②抑制肥大细胞、中性粒细胞等释放炎症介质；③抑制血管内皮通透性增高，减轻气道黏膜水肿；④促进黏液分泌和纤毛活动，从而促进黏液-纤毛系统的气道清除功能；⑤促进肺泡细胞合成和分泌表面活性物质。这些作用均有利于哮喘和慢性支气管炎喘息症状的治疗，其中支气管平滑肌舒张作用是其主要作用。

本类药物有多方面的作用，控制慢性支气管炎喘息症状较其他类型的药物更强，尤其是$β_2$受体选择性激动剂在治疗量对呼吸道选择性高，不良反应少，是慢性支气管炎喘息症状首选的对症治疗药物。但是这类药物也有其缺点。$β_2$受体也分布在骨骼肌慢收缩纤维，并参与机体代谢，因此可能引起骨骼肌震颤，血乳酸及丙酮酸增高、低血钾等代谢紊乱。长期应用本类药物还可产生耐受性，即“低敏感性”现象。可能与$β_2$受体数量下调有关。由于本类药物不能有效抑制气道内的炎症，因此仅能控制症状而不能根治，需要配合其他抗炎药物治疗。

本类常用药可分成中效、长效选择性$β_2$受体激动剂和非选择性β受体激动剂三类。

(1)中效选择性$β_2$受体激动剂：①沙丁胺醇，又名舒喘灵。是第一个新一代的具有高度选择性的$β_2$受体激动剂，为临床上最常用的平喘药物，对支气管平滑肌的舒张作用比异丙肾上腺素和奥西那林强而且作用持久，对心血管和中枢神经系统影响很小，故更安全有效。

药理作用：本品为选择性$β_2$受体激动剂。体外试验表明。呼吸道平滑肌/心肌作用的等效浓度之比（选择指数），沙丁胺醇为250，间羟舒喘灵为138，异丙肾上腺素为1.4，说明本品对呼吸道的选择性较高。以增高哮喘病人一秒钟用力呼气量（FEV_1）/心率的剂量比为指标，静脉注射较小剂量[0.1μg/(kg·min)]，沙丁胺醇就能明显提高FEV_1，随着剂量增大，才使心率加快，选择性指数为8，而异丙肾上腺素在增加FEV_1的同时即能加速心率，选择性较差。本品可以口服、气雾吸入或静脉滴注，用药后均有明显的支气管扩张作用而显示平喘疗效，其作用与异丙肾上腺素相近，但作用持续时间长。

临床应用：本品一般以气雾吸入给药，可迅速缓解喘息症状。口服给药用于频发性或慢性喘息的症状控制和预防发作。静脉注射或滴注的平喘效果并不比气雾吸入强，而作用持续时间短，不良反应较多见，因而不常采用。本药仅用于病情紧急需要即刻缓解气道痉挛者。气雾吸入给药，除直接作用于气道平滑肌外，小部分吸收入支气管静脉到右心室，然后再进入肺循环，所以这种给药方法作用最快，对心脏作用最小。而口服给药心脏和骨骼肌不良反应增加，因此目前推荐气雾吸入方式给药。气雾剂含 0.2%沙丁胺醇，每次吸入 0.1～0.2mg，每日 3～4 次，但 24h 内不宜超过 6～8 次。对于慢性频发患者，可口服本品 2～4mg/次，每日 3～4 次。

不良反应：常见的不良反应如下。a.骨骼肌震颤。好发部位为四肢和面颈部。轻者感到不适，重者可影响生活和工作，在交感神经功能亢进者尤易发生，有些病例在开始用药时明显，随着用药时间延长而逐渐减轻或消失。口服给药时约 30%病例始终有不同程度的肌震颤。其机制是由于兴奋了骨骼肌慢收缩纤维的 β_2 受体，使之收缩加快，干扰快慢收缩纤维之间的融合之故。b.心脏反应。一般治疗量时少见，如超过治疗量的数倍至数十倍，可见窦性心动过速，但无严重心律失常或中毒致死的病例报告。c.代谢紊乱。可引起血乳酸和丙酮酸升高，并出现酮体。在糖尿病患者应用时尤应注意。过量应用或与糖皮质激素合用时，可能引起低血钾，从而导致心律失常，必要时补充钾盐。总之，本品安全性较大，一般不进行血药浓度监测。

②特布他林，又名间羟舒喘灵、叔丁喘宁、间羟叔丁肾上腺素、博利康尼、喘康速，为间羟酚类的代表药。为高选择性 β_2 受体激动剂，支气管舒张作用较强，但不及沙丁胺醇。本品与儿茶酚类不同，不易被 COMT 等酶灭活，药物性能稳定，作用时间延长；可以气雾吸入、口服、皮下注射或静脉滴注等多种途径给药。口服后生物利用度只有 10%，65%以原型由肾排泄，皮下注射给药的生物利用度为 95%。

本品作用及应用同沙丁胺醇，可多种途径给药。气雾吸入 0.25～0.5mg/次，每日 3～4 次；口服每次 2.5～5mg，一日 2～3 次，口服后 30min 生效，2～4h 达最大效应，维持药效 4～7h。缓释型制剂也已用于临床，缓释片 5～7.5mg/次，早晚各 1 次。在哮喘及慢性支气管炎喘息急性发作病例，本品皮下注射 0.25mg/次，儿童 5μg/(kg・次)，能迅速控制症状，不良反应较少见，可替代肾上腺素。

(2)长效选择性 β_2 受体激动剂

①福莫特罗。是一种新型速效、长效高选择性 β_2 受体激动剂。该药对 pz 受体有很强的亲和力，药物和 β_2 受体的牢固结合可增加药物的作用时间。能抑制肥大细胞释放组胺和白三烯，对支气管平滑肌的舒张作用，比沙丁胺醇、特布他林和非诺特罗强得多，并有明显的抗炎作用。作用时间也较一般 β_2 受体激动剂明显延长。能预防豚草抗原所激发的致敏犬的急性气道反应，也能抑制支气管肺泡灌洗液中的嗜酸粒细胞增多，对组胺所致的微血管渗漏与肺水肿也有明显的保护作用。气雾吸入后 2～3min 即可迅速起效，无论成人或儿童的作用时间均可达 12h 以上，但有个体差异。对支气管收缩剂如乙酰甲胆碱、组胺等诱发的支气管痉挛有保护作用。临床试验表明，应用福莫特罗 1 年，并无任何低敏感现象发生。

常用剂量：气雾吸入每次 4.5～9μg，每日 2 次，6h 内不宜超过 24μg，24h 内不宜超过 72μg；成人口服为每次 40～80μg，每日 2 次；儿童口服 1.5μg/(kg・次)，每日 2 次。

不良反应：与其他 β_2 受体激动剂相似，有震颤、心悸、心动过速，用量过大者及口服者易出现。

②沙美特罗。沙美特罗为新型长效高选择性β_2受体激动剂，其分子结构的主要特点是在沙丁胺醇分子的基础上，保留其活性的头部结构，而将其侧链延长，再接上一个苯环组成尾部结构。这延长的亲脂性侧链并不影响β_2受体激动区内在的活性，但可以紧贴细胞膜与β_2受体的外位点结合，使分子的活动头部自由地与受体的活性位点相互作用，从而激动β_2受体。其长效作用是由于药物分子持续在肺内与β_2受体活性位点邻近区结合，使之不易脱离细胞膜受体的结果。其支气管舒张作用与沙丁胺醇相似，但作用时间延长。

本品除扩张气道作用外，还能抑制肥大细胞释放组胺、白三烯和前列腺素D_2等过敏介质，抑制血浆外渗和炎症细胞浸润，减弱支气管的高反应性。每日2次吸入本品50μg，其疗效与吸入4次沙丁胺醇200μg或特布他林500μg相等。吸入后13～17min起效，3～4h达高峰，作用可维持12h以上。

本品每日吸入2次，其平喘疗效优于沙丁胺醇、特布他林及茶碱类药物，适用于需长期用药的慢性病人。对夜间哮喘的疗效更好，每日2次规则用药，明显减少夜间因症状发作引起的觉醒，疗效比缓释剂茶碱(300mg)合用酮替酚(1mg)的疗效更好。在轻、中度哮喘患者，吸入量为50μg/次，每日2次；重症患者可吸入100μg/次，每日2次。

不良反应：同其他β_2受体激动剂，用量加大时发生率增加，一般可以耐受。

③班布特罗，又名帮备。班布特罗是近年用于临床的长效β_2受体激动剂。为特布他林的前体药物。口服班布特罗一次剂量的20%被体内吸收，吸收后经血浆胆碱酯酶的水解以及氧化，缓慢代谢成活性物质特布他林。服用的班布特罗剂量的10%转化成特布他林。服药2～6h体内的特布他林达到最高血药浓度，有效作用至少持续24h。治疗4～5天后达到血浆稳态，血浆半衰期约为13h，活性代谢物特布他林的血浆半衰期约为17h。本品及其代谢产物(包括特布他林)主要经肾脏排泄。用法：每天睡前服用一次，成人起始剂量为每次10mg，视患者情况，1～2周后部分患者可能需增至每天睡前服用一次20mg。肾功能不全者建议起始剂量为5mg，每天一次。副作用与其他β_2受体激动剂相似，主要为震颤、头痛、强直性肌痉挛及心悸等，发生程度与剂量相关，但较特布他林、沙丁胺醇要轻。对肝硬变、肝功严重异常者，由于班布特罗在体内代谢成特布他林的途径可发生很大差异，故宜慎用，建议直接给特布他林或其他β_2受体激动剂。

(3)长效β_2受体激动剂与糖皮质激素的复方吸入制剂。目前临床上已开发应用了多种长效β_2受体激动剂与糖皮质激素的复方干粉吸入制剂。长效β_2受体激动剂主要应有福莫特罗和沙美特罗，而糖皮质激素主要有布地奈德、二丙酸倍氯米松和丙酸氟替卡松。临床上常用的主要产品有信必可和舒利迭。信必可的成分为福莫特罗/布地奈德，而舒利迭为沙美特罗/丙酸氟替卡松，二者均可应用于COPD患者的慢性喘息症状控制，但各有特点。信必可起效快，在控制气道炎症的同时有迅速的平喘作用，采用都保吸入装置。而舒利迭起效较慢，但对β_2受体的选择性更高。采用准纳器吸入装置。

使用方法：均为1～2吸，2次/天。长期吸入(3mg以上)可能具有一定的改善肺功能的作用。

治疗矛盾：茶碱、肾上腺皮质激素等药物应用与胃黏膜损伤。

慢性肺心病急性加重期临床可表现为呼吸衰竭与心力衰竭，呼吸衰竭时可出现缺氧或伴有二氧化碳潴留，胃黏膜屏障功能降低的同时伴有胃酸分泌增加，胃酸酸度增加，易致胃黏膜病变出血。心力衰竭主要为右心衰竭，出现体循环淤血，包括胃肠道淤血，局部缺血、缺氧，胃黏膜屏障功能减弱，上皮修复功能降低，易致黏膜急性充血水肿、糜烂、渗血及急性胃溃疡出血。由此可见，慢性肺心病急性加重期呼吸衰竭与心力衰竭均可导致胃黏膜损伤。表现为上腹不适、腹胀、食欲减退。如使用茶碱、肾上腺皮质激素等药物，可导致胃黏膜损伤或使已有胃黏膜损伤的患者损伤加重，甚至出现上消化道出血。

对策

①调整饮食：给予流质饮食或半流质饮食。

②调整给药途径：如肾上腺皮质激素吸入。

③调整给药时间：如餐后给药。

④应用保护胃黏膜药物

a.甲氰咪呱。徐海荣等对甲氰咪呱预防肺心病上消化道出血的疗效进行了观察。研究对象为因肺心病失代偿期住院病人共 266 例，随机分成两组。患者入院时均无呕血、黑便，且大便隐血阴性。既往无上消化道疾病病史。治疗方法为对照组常规给氧，补液、抗炎、止咳化痰、解痉平喘等治疗。治疗组常规治疗与对照组相同，另加用 50％葡萄糖 20ml＋甲氰咪呱 0.4g 静脉推注，2 次/天。结果显示，对照组 135 例中有 16 例在住院中发生上消化道出血，其中 4 例呕血，同时解黑便、大便隐血强阳性，9 例无呕血但有黑便和大便隐血阳性，3 例无呕血和黑便，但大便隐血强阳性。治疗组 131 例，在住院中无 1 例出现呕血或黑便或大便隐血阳性。两组比较有显著差异，显示甲氰咪呱预防肺心病并发上消化道出血有效。甲氰咪呱系 H_2 受体阻滞剂，与壁细胞膜上的 H_2 受体结合，抑制壁细胞分泌盐酸，使胃液的酸度降低，在缺血缺氧状态下胃黏膜 H^+ 反渗减少，减轻对胃黏膜屏障的损伤，从而预防肺心病并发上消化道出血。甲氰咪呱价格低廉，疗效确切，副作用相对较少。用法：甲氰咪呱 0.4g＋50％葡萄糖 20ml，静脉推注，2 次/天。

b.雷尼替丁。亦为 H_2 受体阻滞剂，与壁细胞膜上的 H_2 受体结合，抑制壁细胞分泌盐酸，使胃液的酸度降低。用法：0.15g＋5％葡萄糖 20ml，静脉推注，2 次/天。

c.硫糖铝。硫糖铝覆盖在胃黏膜表面，阻止胃酸、胃蛋白酶的侵袭，还可促进内源性前列腺素的合成和刺激表皮生长因子分泌。用法：1.0g，3 次/天。

（三）纠正缺氧和二氧化碳潴留

1.*氧疗* 缺氧不伴二氧化碳潴留，高浓度吸氧（＞35％），使 PaO_2 提高到 60mmHg 以上，SaO_2 在 90％以上。缺氧伴明显二氧化碳潴留，低浓度（35％）持续给氧。

2，*呼吸兴奋剂* 有关呼吸兴奋剂应用问题。

呼吸兴奋剂通过刺激呼吸中枢和/或外周化学感受器，增强呼吸驱动，进而增加呼吸频率和潮气量，改善肺泡通气。因使用方便、经济，目前仍有应用。但使用呼吸兴奋剂的同时，病人氧耗量亦增加并与通气量成正比。而且，若存在气道阻塞、胸肺顺应性降低等因素时，反而增加呼吸功，加重呼吸困难。故须掌握其适应证。

COPD 所致慢性肺心病引起的慢性呼吸衰竭，应用呼吸兴奋剂的疗效取决于气道阻力、胸肺顺应性、中枢反应性低下的程度等因素。当气道阻力增加、胸肺顺应性降低时，呼吸兴奋剂增加通气量的益处可能被氧耗量的增加所抵消，甚至得不偿失。因而必须注意呼吸道分泌物的引流、支气管扩张剂的使用，以保持呼吸道通畅。

多沙普仑既可刺激颈动脉体化学感受器，又能直接作用于呼吸中枢。一般每次用量为0.5～2mg/kg静脉滴注，起始速度为1.5mg/min，每日总量不超过2.4g。该药对脑神经元的兴奋作用较弱，因而安全范围大，不易致惊厥。滴速过快可出现血压升高、心率增快、恶心、呕吐等副作用。长期使用可发生肝损害和消化道溃疡。

(1)治疗矛盾。呼吸衰竭时应用呼吸兴奋剂与患者神经精神症状加重。呼吸衰竭是慢性肺心病急性加重期的主要表现之一。呼吸兴奋剂通过兴奋呼吸中枢而改善患者呼吸情况。近年来尽管在一些医院呼吸兴奋剂已少用，但在一些基层医院仍用得比较多，尤其是一些呼吸专科经验不多的年轻医生。有一名慢性肺心病呼吸衰竭患者在医院急诊科留观，值班医生是一名从事呼吸内科时间不长的医生，在短时间内给该患者应用了大量呼吸兴奋剂尼可刹米，结果患者入住呼吸内科查体时见烦躁不安、多汗，不能配合检查及静脉输液等治疗，复查动脉血气不仅 $PaCO_2$ 较在急诊科时无下降，反而 PaO_2 降低。病情明显加重。

(2)对策

①正确掌握呼吸兴奋剂应用的适应证。呼吸衰竭是慢性肺心病急性加重期的主要表现之一，可分为Ⅰ型呼吸衰竭或Ⅱ型呼吸衰竭。导致呼吸衰竭的原因主要是肺通气功能障碍，其原因可为气道不通畅如支气管痉挛、分泌物阻塞，也可以是由于呼吸中枢抑制引起。因此，在慢性肺心病呼吸衰竭治疗中，保持呼吸道通畅、氧疗与抗感染治疗至关重要。尽管在呼吸衰竭的治疗措施中包括呼吸兴奋剂的应用这一点，但并不等于只要是呼吸衰竭就应用呼吸兴奋剂。我们认为，在慢性肺心病呼吸衰竭的病例只有出现呼吸过缓、呼吸微弱或陈-施氏呼吸等真正是呼吸明显抑制的情况下才是应用呼吸兴奋剂的指征。否则，只能是事与愿违，即不仅达不到欲通过兴奋呼吸而改善缺氧和清除二氧化碳的目的，反而出现了呼吸兴奋剂的副作用，如前已述及的应用大量呼吸兴奋剂尼可刹米后出现的烦躁不安、多汗等。学者在研究高频通气治疗慢性肺心病Ⅱ型呼吸衰竭时，欲增加高频通气期间机体对二氧化碳的清除，于是在高频通气的同时静脉点滴尼可刹米，结果不仅没有达到增加二氧化碳的清除目的，反而影响了氧分压的提高。

②终止呼吸兴奋剂与对症处理。如果患者出现应用呼吸兴奋剂的副作用，应终止呼吸兴奋剂的应用，加强呼吸衰竭的其他治疗措施，随着药物的排泄，其临床表现多会消失。必要时可根据不同呼吸兴奋剂的副作用给予相应对症处理。如烦躁不安、抽搐患者可应用氟哌定醇5mg静脉注射，但必须有气管插管机械通气等设施。

③重视抗感染、氧疗、保持呼吸道通畅等综合治疗。包括合理选用抗菌药物、正确氧疗及应用舒张支气管药物。只要这些措施得当，一般不需应用呼吸兴奋剂。事实上，近年来我们在治疗慢性肺心病急性加重期呼吸衰竭，包括Ⅱ型呼吸衰竭患者，只应用重视抗感染、氧疗及舒张支气管药物，并不应用呼吸兴奋剂，亦取得了良好的临床疗效。关键在于如何针对不同病例的实际情况有机地结合这些措施。

3.机械通气

(1)无创通气(NIV)。无创通气的有效性、安全性及可依从性已得到临床认可，与有创通气比较,对饮食、谈话影响小,减少了气管插管或气管切开的并发症如呼吸机相关肺炎的发生率,从而缩短住院时间,节省医药开支。

适应证:①中至重度呼吸困难,伴辅助呼吸肌参与呼吸并出现胸腹矛盾运动。②中至重度酸中毒(pH≤7.35)和高碳酸血症($PaCO_2$>45mmHg)。③呼吸频率>25 次/min。

接受无创通气的患者需要具备一些基本条件:①意识清醒能够合作。②血液动力学稳定。③无面部和上呼吸道外伤。④无严重心律失常、消化道出血、误吸等。

治疗措施

1)高频通气。慢性肺心病及呼吸衰竭时常需应用机械通气,但一般都需行气管切开或气管插管,而且很易诱发气胸,而 HFV 却克服了 CMV 的以上不足,可用鼻导管供气。高频通气对自主呼吸的反射无抑制现象,保证了高频通气改善患者呼吸生理状态的机制,是一种简单实用的临床方式。

HFV 是低潮气量,高频率条件下,使肺得到理想的通气而提高 PaO_2 及降低 $PaCO_2$。HFV 提高 PaO_2 主要是因为增加了肺内气体弥散作用,改善了通气灌注的均匀性,但是由于 HFV 可产生自动呼气末正压(PEEP)效应,加之Ⅱ型呼吸衰竭时气道阻力加大,肺毛细血管床破坏及通气血流比例严重失调,常在 PaO_2 上升之同时 $PaCO_2$ 也逐渐上升,有研究采用较低驱动压,减慢了呼吸频率,控制了 PEEP 的影响,同时对呼吸肌包括膈肌及肋间肌有正性肌力作用,使每分钟通气量增加。

高频喷射通气(HFJV)对于慢性肺心病Ⅰ型呼吸衰竭有肯定疗效,对于Ⅱ型呼吸衰竭,其改善缺氧效果明显,但应用高频通气后 $PaCO_2$ 可降低、保持在通气前水平,或较通气前升高,似无确定规律可循。学者曾对高频喷射通气在慢性肺心病呼吸衰竭中的应用进行了研究,大部分病例疗效确切,也出现少数病例 $PaCO_2$ 升高。对患者无创伤、无须气管插管与气管切开,且耐受良好是其优点,对于不能耐受双水平气道正压通气者可以应用,其简单易于操作,尤其适用于基层医院。

方法是将内径 2mm 的导管与喷针连接,经鼻腔插入 7～9cm,通气频率一般 60～75 次/min,I/E 为(2～1):3,驱动压 0.75～1kgf/cm²。通气 1h 后应复查动脉血气,酌情调整参数。

治疗矛盾:高频通气与 $PaCO_2$ 升高。高频喷射通气期间个别病例可出现 $PaCO_2$ 升高,加重原有的高碳酸血症,对治疗存在不利影响。

对策:①如原使用较高频率,可将频率降低,最低为 60 次/min。②酌情增加呼气时间。③静脉点滴多巴酚丁氨 20mg、酚妥拉明 10mg,有利于高频喷射通气期间清除 CO_2,适用于呼吸衰竭伴心力衰竭者。

值得指出的是,高频喷射通气期间应用呼吸兴奋剂对 CO_2 清除没有确切意义,反而可使部分病人 PaO_2 减低,其原因不甚清楚,可能是应用呼吸兴奋剂后呼吸功增加,耗氧量增加所致。

2)双水平气道正压通气。临床常用双水平气道正压通气(BiPAP)辅助通气。BiPAP 可以对吸气相和呼气相气道压分别进行调节,在吸气时提供较高的压力(10～20cmH_2O),帮助患者克服肺-胸廓弹性回缩力和气道阻力;在呼气时提供较低的压力(4～8cmH_2O)防止小气道闭塞,以减轻气道阻力和促进气体在肺内均匀分布。一些拥有 BiPAP 功能的无创呼吸机由于较好地解决了人机同步和漏气补偿，用于治疗 COPD 取得了明显疗效。BiPAP 的主要缺点是不能保证有效通气量，对自主呼吸较差的病人应慎用。经鼻或鼻面罩无创性通气的主要作用是辅助通气泵功能，减轻呼吸肌疲劳，因而适用于慢性呼吸衰竭的长期和家庭治疗。

选择适合于每个患者的鼻/面罩对保证顺利实施机械通气十分重要。其优点是无创伤性、操作简便快捷、患者易耐受、摘下面罩可说话进食、并发症少、减少医疗费用和住 ICU 天数。缺点有增加死腔、连接漏气、胃肠胀气、影响排痰和清除呕吐物、颜面压迫损伤。

在使用无创机械通气过程前须与患者及家属讲清楚无创机械通气的治疗意义和可能出现的不适，尽量排除患者的紧张心理，取得患者配合，并根据患者的脸型，选择合式的鼻面罩及鼻罩，教会家属以及自己紧急拆除的方法。起初的 3～6h 医生最好在患者床头边严密观察，吸气正压通气压力从小开始，可从 10cmH_2O 逐渐增加，呼气正压通气压力一般 3～8cmH_2O 左右，根据血气分析（$PaCO_2$）来调节压力，吸气正压通气的压力应小于 30cmH_2O，呼气正压通气压力不宜超过 15cmH_2O，以防发生气压伤。在应用过程中，根据血气分析 PaO_2 来调节 FiO_2。

治疗矛盾：患者不合作或不能耐受面罩或有恐怖感；鼻（面）罩不合适，漏气大；气道内存在大量分泌物或不能有效咳嗽。

对策：充分做好患者思想工作，使患者明确使用呼吸机的目的、意义，取得患者合作。选择合适鼻（面）罩，减少漏气，应用祛痰药，使痰液变稀，鼓励患者咳嗽，清除呼吸道分泌物。

（2）有创通气

适应证：①不能耐受 NIV 或 NIV 失败。②严重呼吸困难，辅助呼吸肌参与呼吸，并出现胸腹矛盾呼吸。③呼吸频率>35 次/min。④危及生命的低氧血症，严重酸中毒（pH<7.25）和（或）高碳酸血症（$PaCO_2$>60mmHg）。⑤呼吸停止。⑥嗜睡、神志障碍。⑦出现低血压、休克等心血管系统并发症。⑧存在其他并发症，如代谢紊乱、脓毒症、肺炎、肺栓塞、气压伤、大量胸腔积液。⑨NIPPV 失败。

1）人工气道的建立。气管插管和气管切开是重建呼吸道最为可靠的方法。

气管插管：紧急情况下多选择经口插管，其操作速度快于经鼻插管。经口插管比经鼻插管容易进行，在大部分急救中，都采用经口方式，经鼻插管不通过咽后三角区，不刺激吞咽反射，患者易于耐受，插管时间保持较长，但有文献报告鼻窦炎发生率较高。气管插管位置正确时，双肺可闻及呼吸音，而胃内无气泡声。可摄胸片证实导管位置。判断气管内导管位置的最可靠方法是监测呼气末 C09，若无法探测到 CO_2 则表明误插入食管。

气管切开适应证有：①需长期机械通气者。②已插入气管插管，但仍不能顺利吸除气管内分泌物。③因上呼吸道阻塞、狭窄、头部外伤等，不能行气管插管者。④对咽部做放射性治疗者，为避免喉以下呼吸道的放射性损伤而采取的预防措施。目前使用的气管插管或气管切开管的气囊多为低压高容型，对气管黏膜的损伤较小，不再提倡定期气囊放气。一般认为，气囊的压力维持在 25cmH_2O 以下较为安全。建立人工气道后，应注意在无菌条件下行气道内分泌物的吸引和气道的湿化。临床可参照痰液的性质调整湿化液量。若痰液黏稠结痂，提示湿化不足；痰液稀薄，容易吸出，表明湿化满意。

2）机械通气适应证。对 COPD 所致的慢性呼吸衰竭，经积极抗感染、氧疗、扩张支气管、祛痰等综合处理后，病情未缓解或加重时应考虑使用机械通气。临床主要根据患者的一般情况(神志、呼吸频率及节律、自主排痰能力)及动脉血气指标的动态变化来判定。当出现神志障碍、呼吸频率过快或过慢、呼吸节律不规则、无力咳痰,吸氧条件下 PaO_2<45mmHg、$PaCO_2$>75mmHg、pH<7.20~7.25 时,提示需及时使用有创通气。由于此类患者长期存在低氧血症,选择上机的 PaO_2 值一般较急性呼吸衰竭为低。此外,患者发病前动脉血气指标的水平对于决定是否上机有重要参考价值。

COPD 患者因病情反复发作,需多次接受机械通气治疗,原则上选择气管插管,尽量避免气管切开。由于 COPD 急性发作期病人几乎均存在内源性呼气末正压(PEEPi),故可在呼气末加用一定的正压(通常为 3~5cmH_2O),以减少呼吸肌克服 PEEPi 做功,促进人机协调。慢性呼吸衰竭患者多伴有慢性呼吸性酸中毒,因肾脏的代偿,体内 HCO_3^- 增加,若 CO_2 排出过快,容易从酸中毒转变为代谢性碱中毒。故机械通气时原则上使 $PaCO_2$ 逐渐下降,在 1~2 天达到或稍低于患者急性发作前的水平即可。

对 COPD 所致的慢性呼吸衰竭,一般采用辅助通气模式,以压力支持通气(PSV)较为常用。PSV 时,每次吸气的潮气量、吸气流量、呼吸频率和吸气时间皆受患者的自主呼吸调节,同步性好,易被患者接受。压力支持从低压(10cmH_2O)开始,逐渐增加压力,最高压力以≤30cmH_2O 为妥。PSV 的主要缺点是没有通气量的保证,临床可采用同步间歇指令通气(SIMV)+PSV,必要时设置指令性分钟通气(MMV)功能以保障机械通气的安全。

3)机械通气禁忌证。严格讲没有绝对机械通气禁忌证,但对于一些特殊情况,应采用相应机械通气或者采取相应特殊的通气方式,否则会造成严重不良后果。

伴有肺大疱的呼衰患者:由于机械通气为正压,通气易造成肺大疱破裂引起气胸、纵隔气肿等并发症。

张力性气胸及纵隔气肿未行引流者:原则上有气胸的病人只要自主呼吸能维护基本通气,临床症状不很严重,则不进行机械通气。如果必须进行机械通气,在机械通气前必须行闭式引流尤其是张力性气胸、纵隔气肿,否则机械通气会加重气胸,造成适得其反的结果。

大咯血或严重误吸引起窒息:大咯血或误吸引起窒息原则不宜立即进行机械通气,因为机械通气会将血块或误吸物质压入小气道引起阻塞性肺不张,应先吸出血液或误吸物后再进行机械通气。对于有持续出血者应采取头低位通气,防止血液流入小气道。

急性心肌梗死过去认为急性心肌梗死禁忌机械通气,现在认为心梗伴有肺水肿、呼衰,在治疗原发病基础上可进行机械通气,可采用低压通气并注意病情变化。

低血压休克原则上低血压休克未纠正前应列为禁忌,当必须进行机械通气时,应采取低压通气及应用升压药维持血压。

活动性肺结核病灶范围不大可进行机械通气,如合并咯血、肺大疱或多次气胸应慎用,如果必须进行机械通气,可参照上述几种情况处理。

4)常用通气模式

①间歇指令性通气(IMV)/同步间歇强制通气(SIMV)

a.概念:IMV-按预置频率给予 CMV,实际 IMV 的频率与预置相同,间隙期间允许自主呼吸存在;SIMV-IMV 的每一次送气在同步触发窗内由自主呼吸触发,若在同步触发窗内无触发,呼吸机按预置参数送气,间隙期间允许自主呼吸存在。

b.调节参数：FiO_2、VT、RR、I/E。SIMV还需设置触发灵敏度。

c.特点：支持水平可调范围大(0～100%)，能保证一定的通气量，同时在一定程度上允许自主呼吸参与，防止呼吸肌萎缩，对心血管系统影响较小；自主呼吸时不提供通气辅助，需克服呼吸机回路的阻力。

d.应用：具有一定自主呼吸，逐渐下调IMV辅助频率，向撤机过渡；若自主呼吸频率过快，采用此种方式可降低自主呼吸频率和呼吸功耗。

②压力支持通气(PSV)

a.概念：吸气努力达到触发标准后，呼吸机提供-高速气流，使气道压很快达到预置辅助压力水平以克服吸气阻力和扩张肺脏，并维持此压力到吸气流速降低至吸气峰流速的一定百分比时，吸气转为呼气。该模式由自主呼吸触发K并决定RR和I/E，因而有较好的人机协调。而VT与预置的压力支持水平、胸肺呼吸力学特性(气道阻力和胸肺顺应性)及吸气努力的大小有关。当吸气努力大，而气道阻力较小和胸肺顺应性较大时，相同的压力支持水平送入的VT较大。

b.调节参数：FiO_2、触发灵敏度和压力支持水平。某些呼吸机还可对压力递增时间和呼气触发标准进行调节。前者指通过对送气的初始流速进行调节而改变压力波形从起始部分到达峰压的“坡度”(“垂直”或“渐升”)，初始流速过大或过小都会导致人机不协调；后者指对压力支持终止的流速标准进行调节。对COPD患者，提前终止吸气可延长呼气时间，使气体陷闭量减少；对ARDS患者，延迟终止吸气可增加吸气时间，从而增加吸入气体量，并有利于气体的分布。

c.特点：属自主呼吸模式，患者感觉舒服，有利于呼吸肌的休息和锻炼；自主呼吸能力较差或呼吸节律不稳定者，易发生触发失败和通气不足；压力支持水平设置不当，可发生通气不足或过度。

d.应用：有一定自主呼吸能力，呼吸中枢驱动稳定者；与IMV等方式合用，可在保证一定通气需求时不致呼吸肌疲劳和萎缩，可用于撤机。

③辅助/控制通气(A/CV)

a.概念：自主呼吸触发呼吸机送气后，呼吸机按预置参数(VT，RR，I/E)送气；患者无力触发或自主呼吸频率低于预置频率，呼吸机则以预置参数通气。与CMV相比，唯一不同的是需要设置触发灵敏度，其实际RR可大于预置RR。

b.调节参数：FiO_2、触发灵敏度VT、RR、I/E。

c.特点：具有CMV的优点，并提高了人机协调性；可出现通气过度。

d.应用：同CMV。

5)机械通气的调节

A.通气参数的设置。在设置机械通气参数时，需要掌握下列几方面的资料：患者的一般状况；呼吸衰竭发生前的基础肺功能状况；导致呼吸衰竭的基础疾病；机械通气相关的情况；病情变化和监测结果。

①吸氧浓度(FiO_2)。在应用呼吸机时，开始为迅速缓解低氧血症可应用较高氧浓度，此后根据测定PaO_2的结果调节。一般以$PaO_2 \geq 60mmHg$时尽量应用低浓度吸氧，如吸氧浓度

>60%才能维持 PaO_2>60mmHg 以上时应考虑应用PEEP。

②呼吸频率和潮气量(VT)。呼吸频率一般设置为12～20次/min,潮气量为8～15ml/kg。肺心病患者80%～90%为COPD所致,由于肺过度充气程度较高,初始通气时应给予较小的潮气量,如8～10ml/kg为宜,呼吸频率可稍快;待患者适应后,随着肺过度充气程度的减低,逐渐改为深慢呼吸。对于肺纤维化、尘肺、胸廓畸形等肺心病患者,以限制性通气障碍为主,应用小潮气量、较快呼吸频率,可降低吸气压,减少弹性阻力及呼吸功消耗。呼吸频率应注意以下几点。a.应与VT相配合,以保证一定的MV。b.应根据原发病而定:慢频率通气有利于呼气,适应COPD肺心病患者,一般为12～20次/min;而在肺纤维化等限制性通气障碍的慢性肺心病患者以较快的频率辅以较小的潮气量通气,有利于减少克服弹性阻力所做的功和对心血管系统的不良影响。c.应根据自主呼吸能力而定;如采用SIMV时,可随着自主呼吸能力的不断加强而逐渐下调SIMV的辅助频率。

③压力。一般吸气压力设置为20～30cmH_2O,并根据血气分析结果进行调整。一般预先设定压力后,其他因素如吸气容积、吸气时间、吸气流速和吸呼比都是可变的,当顺应性或气道阻力发生变化时,潮气量将发生相应的变化。因此,对于肺、胸廓病变特别是顺应性明显降低的肺心病者,应用PCV模式将难以保证通气量的稳定和需要。PSV模式,5～10cmH_2O的压力支持水平,可抵消呼吸机管路的通气阻力,COPD患者的压力支持水平一般选择15～25cmH_2O。吸气压力越高越易产生气压伤,对循环功能压影响越大;在保证正常肺泡通气及血气情况下,尽量使用最小吸气压及最短吸气时间。

④吸气流速。定容型通气模式需要和可以设置吸气流速,临床上常用的吸气流速:成人为40～100L/min,平均约60L/min。吸气流速取决于VT、患者的吸气用力和通气驱动。吸气流速是决定吸气时间的主要因素,也是I:E比值的决定因素,对每一患者应调节适当的吸气流速,使I:E比值维持在理想的水平,同时也使潮气量和呼吸频率保持在适当的水平。吸气流速可影响:气体在肺内的分布;CO_2 排出量;无效腔与潮气量比值(VD/VT)和静-动脉分流占血流量比值(Qs/Qr),因此也影响 $PaCO_2$;与吸气峰压和Ti相关。近年提倡应用较高的吸气流速或减速波形以增加人机协调。较高的流速率(>60L/min)可缩短吸气时间,因而可使呼气时间延长,降低吸:呼比值(I:E),适用于慢性阻塞性肺部疾病(COPD)患者的通气治疗,避免气体陷闭;然而,增加吸气流速也会产生副作用,即增加吸气压力,并影响气体分布。限制性通气功能障碍者则要使用相对高的流速。

⑤吸气时间或吸呼气时比。吸呼时比(I:E):通常为1:(1.5～2),COPD者可调至1:(3～5),延长吸气时间即会增加平均气道压,改善动脉血氧合,但在厂不变情况下,必然减少呼气,可能引起气体陷闭和PEEPi。当I:E≥1时,称为反比通气。应用延长吸气时间策略或反比通气时,虽可改善氧合,但会导致人机对抗和血流动力学的损害。

⑥触发灵敏度调节。辅助通气、辅助-控制通气、IMV、SIMV、PSV等方式均要正确设置触发灵敏度。一般压力触发以-2～-4cmH_2O为宜,流量触发以1～3L/min为宜。触发灵敏度过高则气道内任何微小压力改变均可触发机器通气,造成人机对抗。触发灵敏度过低,会加重呼吸肌疲劳。

⑦吸气暂停时间。以利于吸入气体在肺内更充分的交换,一般不超过呼吸周期的20%。

较长的吸气末正压时间有利于气体在肺内的分布，减少死腔通气，但使平均气道压增高，对血流动力学不利。

⑧呼气末正压(PEEP)。PEEP是指呼气末压力高于外界环境压力，在有自主呼吸时称为CPAP，该压力存在于整个呼吸周期，并影响整个吸气过程(升高峰压和平台压)和呼气过程(升高呼气初期和中期的压力，使呼气末的压力维持在预设的水平)，因此PEEP不是单纯呼气末才存在的压力。

应用PEEP的好处是：增加肺泡内压和功能残气量，使肺泡-动脉氧分压差减少，改善通气/血流(V/Q)比例，有利于氧向血液内弥散，增加氧合；对容量和血管外肺水的肺内分布产生有利影响；使萎陷的肺泡复张，并在呼气末保持肺泡的开放；增加肺顺应性，减少呼吸功。应用PEEP的不利影响有：减少回心血量和心输出量，因而减少重要脏器的血流灌注；增加中心静脉压和颅内压。

目前推荐“最佳PEEP”：最佳氧合状态；最大氧运输量(DO_2)；最好顺应性；最低肺血管阻力；最低Qs/QT；达到上述要求的最小PEEP。目前临床上较常用的选择PEEP的方法有以下几种。a.对于COPD或肺感染导致呼吸衰竭患者，如果$FiO_2<0.5$，能保留$SaO_2>90\%$的目标值，可不加或仅加3～5cmHz0的PEEP；若不能达目标值，可加用PEEP，先加2～3cmH_2O，以后逐渐增加，每次增加2～3cmH_2O，直至SaO_2达目标值或达PEEP 10～15cmH_2O。每次增加PEEP，应视患者的血压和气道平台压的改变，若血压无变化，气道平台压的增加少于PEEP的增加，则可继续增加PEEP；若血压降低，或气道平台压的增加大于PEEP的增加，则不宜再增加PEEP。一般情况下，很少需要PEEP>15cmH_2O。b.因气流阻塞产生PEEPi，可加用约75%PEEPi的PEEP以减轻吸气负荷。

慢性肺心病患者存在支气管炎症，引起气道阻塞及肺组织破坏，导致支持小气道的肺弹力纤维张力降低，呼气时小气道产生动力性压缩而闭陷。上述原因引起呼气气流受阻，呼气时间短于肺弹性回缩达平衡所需时间，致呼气末肺容积增加，称动力性肺过度充气(DPH)，从而产生PEEPi；PEEPi的存在给需机械通气治疗的慢性肺心病急性发作期患者带来许多不利影响。

临床上可采取如下措施以达到降低PEEPi的目的：a.降低气道阻力。应用支气管扩张剂；经常咳痰，避免气道分泌物滞留；应用大口径的气管插管或气管内导管。b.降低病人的通气需求，减少碳水化合物的摄取，治疗焦虑、寒战、疼痛、发热；适当应用镇静剂。c.改变机械通气方式和参数，降低潮气量、呼吸频率，增加吸气流速以延长呼气时间，使滞留在肺内的气体充分交换。

B.通气参数的调节

①提高PaO_2的方法：a.增加FiO_2，当$FiO_2<40\%$时，应首选尽快纠正严重缺氧，使PaO_2和SaO_2达目标值以后，再逐渐降低FiO_2。b.合理应用PEEP，对换气功能障碍者，$FiO_2>60\%$、$PaO_2<60$mmHg，应选择PEEP。c.使用定压型通气，延长吸气时间(包括屏气时间)，当$FiO_2>60\%$，PEEP使平台压超过压力-容积曲线的UIP，或PEEP超过15～20cmH_2O，可逐渐延长吸气时间，甚至反比通气。d.增加氧输送量(纠正严重贫血、休克、心衰及心律失常，增加心输出量)。e.适当应用镇静剂和肌松剂，特别是呼吸频率显著增快，辅助呼吸肌明显活动

时，镇静剂和肌松剂可显著降低氧耗量，提高氧分压。f.酌情增加潮气量，若无明显肺过度充气或相对过度充气而潮气量＜10ml/kg，应提高潮气量，增加肺泡通气量；在强调保护性肺通气的今天，增加潮气量应慎重。g.体外膜肺，可能是改善顽固性低氧血症的唯一手段。

②降低 $PaCO_2$ 的方法：对于慢性呼吸性酸中毒患者来说，$PaCO_2$ 只要能降至 60mmHg 以下，pH≥7.30，已可认为达到目标值。$PaCO_2$ 下降的速度不宜过快，在 2～3 天内使其降至目标值即可。a.增加通气量，以增加潮气量为主。b.适当延长呼气时间，特别是严重气道阻塞时。c.改用定压型通气模式，可改善气体分布，减少呼吸无效腔。d.降低 PEEP，PEEP 过高(尤其是使用明显依赖流速的 PEEP 阀)时，影响 CO_2 的排出，特别是应用自主性通气模式时。

(6)呼吸机撤离。在使用机械通气的原发病得到控制，患者的通气与换气功能得到改善后，逐渐地撤除机械通气对呼吸的支持，使患者恢复完全自主呼吸(简称撤机)。

A.撤机指征。病人一般情况良好，病情稳定，感染控制，循环稳定，营养状况良好。

呼吸功能改善，自主呼吸增强经常发生人机对抗，自己排痰能力增强，吸痰时停机无呼吸困难、发绀及二氧化碳潴留，循环稳定，降低呼吸机参数自主呼吸能代偿。血气分析稳定；无水、电解质、酸碱紊乱；肝肾功能正常。

生理指标：①最大吸气压≥－20cmH_2O。②肺活量＞10～15ml/kg。③自主呼吸潮气量＞5ml/kg，深吸气＞10ml/kg。④FEV_1＞10ml/kg。⑤静息 MV＞0.1L/kg，最大通气量＞2 倍的静息 MV。⑥FiO_2～1.0 时，P(A-a)＜300～500mmHg，PaO_2＞300mmHg。⑦FiO_2＜0.4 时，PaO_2≥60mmHg，$PaCO_2$＜50mmHg。⑧Qs/QT＜15%。⑨死腔/潮气量＜0.55～0.6。⑩肺顺应性＞25ml/cmH_2O(静态，正常 60～100ml/cmH_2O)。⑪肺动脉氧分压＞40mmHg。⑫PEEP＜5cmH_2O。

B.撤机的方法

直接撤机：自主呼吸良好，不能耐受插管或出现明显并发症可直接停机。临床一般不采用此种方法。

间断停机：一般用于简单呼吸机，无 PSV、IMV、SIMV、CPAP、PRVC、VSV、PAV、MVV 等通气方式的呼吸机。采取停机时间为，先白天停机，然后晚上停机，先从数分钟开始逐渐延长停机时间，间隔时间由长变短，最后完全停止。

采用 IMV、SIMV、PSV、BIPAP 等通气方式：这是目前临床应用最多的方法，可单用一种方式，也可两种联合应用。逐渐减少上述各种参数，最后完全停机。这种方法停机过程中不易发生呼吸肌疲劳，更符合生理，成功率高。

C.治疗矛盾与对策

治疗矛盾之一：机械通气与休克。

休克是慢性肺心病患者的并发症之一，慢性肺心病并发休克是动脉血压降低，常规机械通气可使心输出量下降、血压降低，其机制有：①正压通气使静脉回流受阻，回心血流量下降。②肺泡压升高，血管床受压，右心室负荷加重。③正压通气使心脏、大血管受压，心脏舒张受限等造成低血压休克，心输出量下降。

对策：①调节呼吸机参数，降低气道压及胸内压，减少对心输出量的影响。早期一定程度的血压下降，通过神经反射调节，血压可恢复，无需特殊处理。②密切观察监测血压、中心静脉压、心输出量、血容量等。

治疗矛盾之二：机械通气与胃肠胀气及消化道出血。

慢性肺心病患者由于缺氧及二氧化碳潴留，加之应用茶碱等药物，可导致上消化道出血，而机械通气如果气囊封闭不好、面罩加压呼吸、气管插管过浅、过度通气及其他原因引起碱中毒等可引起胃肠胀气。对消化道出血存在不利影响。

对策：对症处理；胃肠减压；应用制酸剂，如甲氰咪胍、雷尼替丁；止血剂等。

治疗矛盾之三：PEEPi 与右心衰竭、气压伤。

首先，PEEPi 可致胸腔内正压，使右心充盈量下降并致冠状动脉及心内膜下供血减少，在肺动肺高压共存下更易致右心衰及严重心律失常；其次，在机械通气时高水平 PEEPi 易造成气压伤。且 PEEPi 的存在使肺过度充气，呼吸肌收缩效应下降，吸气肌触发机械通气阈负荷增加，易产生无效呼吸而加重呼吸肌疲劳，致机械通气效果不佳及撤机失败。PEEPi 在肺心病患者广泛存在，且危害较大。

对策：监测并根据其数值重新评价患者胸肺顺应性。用适当的机械通气方式及其他减少 PEEPi 的方法，提高机械通气治疗效果。

治疗矛盾之四：慢性肺心病患者并发自发性气胸与机械通气。

前已述及，约有 80％的慢性肺心病患者由 COPD 发展而来，COPD 患者可伴有肺大疱，在急性加重期，由于气道阻力增加或用力情况下，可并发自发性气胸。如因呼吸衰竭需继续应用机械通气者，存在治疗矛盾。

对策：闭式引流，排出胸腔内积气。应用双水平气道正压通气，压力调节。应用高频喷射通气，不应使用太高驱动压。

治疗矛盾之五：慢性肺心病伴发冠心病急性心肌梗死与机械通气。

慢性肺心病伴发冠心病急性心肌梗死可分为两种情况：一种是慢性肺心病呼吸衰竭在机械通气前已经存在急性心肌梗死；另一种是部分慢性肺心病呼吸衰竭进行机械通气后出现急性心肌梗死，其原因大多与机械通气后血流动力学不稳定（如低血压、休克等）、高热、烦躁、呼吸机与患者呼吸对抗等高代谢状态或过高呼吸功有关。诊断依赖于心电图与心肌酶检查。

过去认为，急性心肌梗死禁忌机械通气，现在认为心梗伴有肺水肿、呼衰，在治疗原发病基础上可进行机械通气。

对策：增加通气支持水平，降低平均气道压和过高的 PEEP，尽力保持机械通气期间血流动力学稳定。给予扩张冠状动脉药物，必要时可给予少量抗凝剂。定时做全导联心电图，密切观察心电图演变。

（四）纠正酸碱失衡

1.治疗措施

（1）积极治疗肺部感染，通畅气道。

（2）纠正低氧血症。

（3）补充碱性药物。原则是当 pH＜7.2 时，可以适当补 5％碳酸氢钠，一次量为 50～60ml，以后再根据动脉血气分析结果酌情补充。

（4）碱中毒处理原则。慢性肺心病的碱中毒可见于呼吸性酸中毒合并代谢性碱中毒、呼吸

性碱中毒、呼吸性碱中毒合并代谢性碱中毒、代谢性碱中毒和呼碱型三重酸碱失衡。呼吸性碱中毒一般不需要特殊处理。但应注意以下几点：①此型失衡常伴有缺氧，处理应在治疗原发病的同时，注意纠正缺氧。②也可见于原有呼吸性酸中毒治疗后，特别是机械通气治疗时二氧化碳排出过快，即高碳酸血症后碱中毒，因此，慢性肺心病治疗中应注意不要二氧化碳排出过多。代谢性碱中毒大部分为医源性的，临床上应注意预防。常用的药物治疗是补氯化钾、补盐酸精氨酸。

2.治疗矛盾与对策

(1)治疗矛盾之一：呼吸性酸中毒合并代谢性酸中毒与碱性药物应用。

慢性肺心病严重缺氧伴有呼吸性酸中毒合并代谢性酸中毒发生率国内资料为5.30%～13.10%，第三军医大学第二附属医院资料仅为2.80%，发生率较低。多见于慢性肺心病急性发作病人伴有严重缺氧、休克或肾功能障碍时。虽然其发生率不高，但病死率极高，据第三军医大学第二附属医院1976年1月～1992年2月资料统计，伴有此型酸碱失衡的慢性肺心病病人病死率为48%。补充碱性药物碳酸氢钠是常用药物，但慢性肺心病病人呼吸功能严重损害，气道不通畅时，非但起不到升高pH值、纠正酸中毒的目的，反而加重二氧化碳潴留。因为补入体内 $NaHCO_3 \rightarrow + Na^+ + HCO_3^-$，$HCO_3^- + H^+ \rightarrow HCO_3^- \rightarrow CO_2 + H_2O$。二氧化碳入血，加重二氧化碳潴留。

对策：①积极治疗肺部感染，通畅气道。②纠正低氧血症。③正确补充碱性药物。慢性肺心病呼吸性酸中毒合并代谢性酸中毒的主要治疗措施为积极治疗呼吸道感染、通畅气道，解除二氧化碳潴留，当pH<7.2时，为了减轻酸血症对机体的危害，可以适当补5%碳酸氢钠，一次量为50～60ml，以后再根据动脉血气分析结果酌情补充。只要pH在7.2以上，不必再补充碱性药物，因为酸血症对机体的危害是pH在7.2以下。④伴有肾功能损害者应治疗肾功能损害。

(2)治疗矛盾之二：慢性肺心病Ⅱ型呼吸衰竭二氧化碳排出后脑脊液碱中毒。

慢性肺心病呼吸性酸中毒治疗后因二氧化碳排出后碱中毒，且脑脊液(CSF)碱中毒较血液碱中毒更为明显，维持时间更长。其发生机制是呼吸性酸中毒时，血液和CSF中的 $PaCO_2$ 升高，可引起代偿性血液、CSF中 $PaCO_2$ 升高，当血液、CSF中 $PaCO_2$ 迅速下降时，血液及CSF中的 HCO_3^- 却不能在短时间内下降，相对维持在一较高水平，其结果是血液 $HCO_3^-/H_2CO_3>20:1$，而CSF中 $HCO_3^-/H_2CO_3>14.8:1$。血液和CSF同时发生二氧化碳排出后碱中毒。但由于血-脑屏障存在，CSF调节时间更长，约需48～72h完成，因此，临床上常出现血液pH纠正至正常后，CSF碱中毒继续存在，患者仍有神经精神症状。

对策：①正确掌握与实施机械通气的允许性高碳酸血症方案，勿使二氧化碳清除过快。②减少CSF中 HCO_3^- 的生成，乙酰唑胺0.25g，每日3次。③如仍在应用机械通气，可应用地西泮静脉注射。

(五)纠正水电解质紊乱

慢性肺心病患者当出现电解质紊乱(主要是缺乏时)，其处理原则为：①积极治疗原发病，控制感染，纠正酸碱平衡紊乱。②口服及静脉补充电解质。③避免过度或大量多次利尿。④改善缺氧和/或右心功能不全。⑤去除其他影响因素，如肾上腺糖皮质激素过度使用。

在肺心病的治疗中,必须强调的几点:①临床上对低钠血症的诊断应力求明确低钠血症的类型,特别是缺钠性低钠血症与稀释性低钠血症的鉴别,因为此两型低钠血症的治疗原则不尽相同。同时也应注意肺心病低钠血症常与肺性脑病同时存在,在治疗上应注意兼顾。②顽固性低钾血症经单纯补钾,低钾血症不易纠正者,应想到有低镁血症的可能,应测定血镁浓度,必要时可试用硫酸镁治疗。③酸中毒时,高血钾是一种假象,体内总体钾量并不一定增高,相反却可能存在细胞内钾降低、总体钾降低,因此在纠正酸中毒后应重视及时补钾,以免造成酸中毒纠正后的低钾血症发生。

(六)右心衰竭的治疗

1.治疗措施

(1)处理心力衰竭诱因:关于慢性肺心病心力衰竭诱因的处理,控制呼吸道感染为其主要措施之一。关键在于如何正确使用抗菌药物。自20世纪70年代以来,引起慢性肺心病呼吸道感染的致病菌种类发生较大变化,抗菌药物的应用方面亦取得新的进展。

(2)减轻右心负荷:减轻右心前后负荷,是慢性肺心病心力衰竭治疗的主要策略之一。利尿剂作为一种减轻心脏前负荷的药物在慢性肺心病心力衰竭治疗中的应用,具有肯定意义。自从20世纪70年代应用血管扩张剂治疗心力衰竭获得满意疗效以来,给慢性肺心病心力衰竭的治疗带来新的启示。经过大量基础与临床研究,应用血管扩张剂治疗慢性肺心病心力衰竭已取得满意效果。

1)血管紧张素转化酶抑制剂。血管紧张素Ⅱ可使心肌细胞内DNA、RNA及蛋白质合成增加,从而引起心肌细胞生长,导致心肌肥厚。血管紧张素Ⅱ也参与缺氧性肺血管收缩。研究显示,慢性肺心病急性发作期血管紧张素Ⅱ升高。血管紧张素转化酶抑制剂通过抑制肾素-血管紧张素系统,既可发挥一般的扩血管作用,又有防止与逆转心肌肥厚与重构的作用。

①卡托普利。卡托普利在体内结合到血管紧张素转化酶的活性中心,使其不能将血管紧张素Ⅰ转化成血管紧张素Ⅱ,从而抑制肾素-血管紧张素-醛固酮系统,使外周阻力下降,肺动脉压降低,同时可降低抗利尿激素水平,减轻水钠潴留,使心脏前后负荷降低,右室射血量增加,右心功能得以改善。文献报告治疗慢性肺心病心力衰竭有效率为82.98%～94.4%。卡托普利还能扩张冠状动脉,改善心肌供血,增加心肌收缩力,因而适用于慢性肺心病伴发冠心病患者。用法:12.5～25mg,口服,每日3次,疗程7～14天。副作用有粒细胞减少、皮疹、咳嗽等,大剂量可引起症状性低血压。

②依那普利。在体内水解后形成二酰胺,抑制血管紧张素转化酶,降低肺动脉压,减轻右心后负荷,增加右室射血分数,从而使慢性肺心病右心衰竭得以改善。起效比卡托普利慢,但作用维持时间长。用法:5～10mg,每日1次。副作用与卡托普利相似。

2)血管紧张素转化酶受体阻滞剂。血管紧张素$Ⅱ_1$型受体阻断剂:既往研究已证明,血管紧张素转换酶抑制剂(ACEI)具有阻抑心肌肥厚及改善心功能等心脏保护作用,通常认为,ADEI是通过抑制血管紧张素Ⅱ(angio-tensin-Ⅱ,AngⅡ)的生成而发挥作用,氯沙坦为血管紧张素$Ⅱ_1$型受体阻断剂,药理学实验显示它具有高效能、专一、稳定和作用持久的特点,具有扩张冠状动脉和抗氧自由基的作用,可使心脏左心室的充盈压下降、左室射血分数和血流动力学改善,并对糖脂代谢有良性作用。对治疗扩张型心肌病复杂型室性心律失常也具有明显疗效。有研究结果显示，慢性肺心病患者应用氯沙坦 12 周后心脏左室射血分数增加，左室舒张功能改善，心率、血压下降，但均在正常范围。肝肾功能保持正常，对血糖、血脂无明显影响。氯沙坦改善心功能的机制，首先氯沙坦可阻抑心肌肥厚，干预心室重构，改善心肌顺应性，因而可降低 LVEDP。先前实验结果表明，用 AT_1 阻滞剂亦抑制了胶原的合成。其次，氯沙坦可扩张血管，降低心脏负荷并可能与抑制交感活性有关。该研究结果显示，慢性肺心病患者应用氯沙坦 12 周后心脏左室射血分数增加，左室舒张功能改善，心率、血压下降，心力衰竭患者在常规使用洋地黄、利尿剂的基础上再度受益，可有效地改善心功能，提高生活质量。用法：氯沙坦 50mg，1 次/天。

3）α 受体阻滞剂。酚妥拉明。通过阻滞 α-肾上腺素受体，扩张肺小动脉，降低肺嵌楔压和右心室舒张末期压，使肺血流阻力降低，减轻右心室后负荷，降低心肌耗氧量，增加心肌收缩力。对慢性肺心病心力衰竭有效率为 80%～95%。用法：10mg 加 5% 葡萄糖液 250ml 内静滴，0.1～0.15mg/min，1 次/天，疗程 7～10 天。必要时可酌情增加剂量，但每日剂量不应大于 40mg。用药过程中应注意监测血压、心率、尿量等。副作用少。

4）硝酸酯类。硝酸甘油。主要扩张小静脉，使血液储存在静脉系统内，回心血量减少，从而减轻心脏前负荷，心脏容积减小，舒张末期压力降低，心壁张力降低，心室射血时间缩短。目前已了解硝酸酯类进入血管平滑肌细胞、内皮细胞或血小板，通过细胞外途径复杂的生化反应过程，最终分解为一氧化氮（NO）。近年研究发现，NO 是各种硝酸酯类血管扩张剂的最终效应分子，NO 能激活鸟苷酸环化酶，使细胞内环磷酸鸟苷（cCMP）水平升高，后者抑制了细胞 Ca^{2+} 内流和胞内 Ca^{2+} 释放，使胞浆游离 Ca^{2+} 水平下降，平滑肌细胞松弛，血管扩张。NO 可扩张肺小动脉，降低肺血管阻力。同时，又能明显改善心肌缺血，恢复心功能，使心力衰竭患者心输出量增加。有报道其治疗慢性肺心病心力衰竭总有效率达 92.3%～96.3%，并认为可选择性地作用于肺血管。NO 还能舒张支气管平滑肌，并作为支气管扩张剂治疗支气管哮喘。

用法：3～10mg 加入 5% 葡萄糖 250ml 内静滴，10～15μg/min，1 次/天，根据血压调整滴速。疗程 5～7 天。

5）前列腺素 E_1。前列腺素 E_1 静脉滴注可有效地改善血液黏度，抑制血小板聚集，扩张肺血管，使肺血容量增加，降低肺动脉高压，改善右心室前后负荷，使心功能得到改善。前列腺素 E_1 还通过改善心血管微循环障碍，缓解低氧血症。

副作用：有血管痛、血管发红，减慢滴速后症状缓解。

用法：前列腺素 E_1 5μg 加入 5% 葡萄糖液或 0.9% 氯化钠液 250ml 静脉滴注，1 次/天，滴速每分钟 20～40 滴，10 天为一个疗程。

6）硝普钠。为强有力的血管扩张剂，直接作用于血管平滑肌，均衡地扩张小动脉和小静脉，不但外周阻力降低，而且体循环和肺循环的阻力也同时下降，从而改善心肌和肺组织缺氧，并能使左心室排血量增加，缓解心衰症状。研究显示，硝普钠与氨溴索（沐舒坦）联用治疗慢性肺心病心衰短期疗效满意，心功能以及临床症状和体征改善明显，而长期应用的效果和预后有待进一步探讨。

用法：硝普钠使用时宜用 5% 葡萄糖溶液 500～1000ml 稀释，起始滴速以 10 滴/min 为宜，观察血压变化，可酌情逐渐增加滴速，掌握在 30 滴/min 以内，若用微量泵注入，其剂量和速度更容易掌握。

7)利尿剂。通过抑制肾脏钠、水重吸收而消除水肿,减少循环血容量,减轻右心前负荷。肺心病心力衰竭时应用利尿剂的原则是选择作用缓和的药物,排钾与保钾利尿剂联合应用,剂量宜偏小,疗程要短,间歇用药。一般轻度水肿可不用利尿剂;中度水肿可用氢氯噻嗪 12.5～25mg,1～3 次/天,安体舒通 20mg,每日 2 次,或氨苯蝶啶 50～100mg,1～3 次/天。强效快速利尿剂一般应避免使用,仅个别重度水肿口服利尿剂无效者,可考虑应用呋塞米肌内或静脉注射。

(3)增强心肌收缩力

1)多巴胺类β受体激动剂:多巴酚丁胺:为人工合成的β_1受体激动剂,通过兴奋心脏β_1受体而增加心肌收缩力。降低心肌耗氧量,提高心排血量,使器官血流灌注增加,从而改善器官淤血、水肿。无明显加快心率与致心律失常作用。但用大剂量时可使心率加快。临床用于治疗肺心病心力衰竭可获满意疗效,在应用利尿剂、强心苷效果不满意时,可考虑使用。用法:20～60mg 加入 5%葡萄糖 250～500ml 静滴,5～10μg/(kg·min),1 次/天,7 天为一个疗程。副作用少,少数病例有恶心、心悸,停药后消失。

2)磷酸二酯酶抑制剂

①米力农。通过选择性地抑制心肌细胞磷酸二酯酶Ⅲ,增加细胞内环磷酸腺苷(cAMP),使 Ca^{2+} 内流增加,细胞内 Ca^{2+} 水平增高而增强心肌收缩力。米力农治疗慢性肺心病心力衰竭患者心输出量明显增加,且对心率无明显影响,总有效率 90%以上。用法:5mg 加入 5%葡萄糖 250ml 静滴,1 次/天,或先以 50μg/kg 溶于 5%葡萄糖 10～20ml,缓慢静脉注射(10～15min),继而用 5mg 加入 5%葡萄糖 250ml,以 0.5μg/(kg·min)速度静滴,1 次/天,疗程 5～7 天。副作用:可有致心律失常作用,用药过程中注意监测心律,注射速度不宜过快。长期应用可使β受体下调,心肌损害加重,死亡率增加,因此,宜短期应用,心衰控制后即予停药。

②氨力农。米力农同类药,作用较米力农弱,治疗慢性肺心病心力衰竭有效率为 82.3%～94.3%。用法:50mg 溶于生理盐水 20ml,缓慢静注(5～10min),继之以 10～15μg/(kg·min)静滴 3～6h,连用 3～7 天。有致心律失常作用。宜短期应用。

3)洋地黄。洋地黄用于治疗慢性肺心病心力衰竭评价不一,主要是因为慢性肺心病缺氧而使得对洋地黄的敏感性增高,易致中毒,如心律失常,甚至猝死。因此,对肺心病心力衰竭使用洋地黄应持慎重态度。然而,对肺心病心力衰竭一概反对使用洋地黄亦是不合适的。在下列情况仍应考虑使用洋地黄:①经抗感染、利尿等治疗右心功能未能改善者。②合并室上性快速心律失常,如室上性心动过速、心房颤动(心室率＞100 次/min)者。③合并急性左心衰竭者。宜选择速效制剂,小剂量使用。如西地兰或毒毛旋花子苷 K,剂量为常规剂量的 1/2～2/3。这种速效制剂、小剂量使用方法通常疗效好且副作用小。同时,要注意纠正缺氧、低钾血症,以防止洋地黄中毒。应该注意,使用洋地黄治疗慢性肺心病心力衰竭时,不应将心率是否减慢作为评价疗效的唯一标准,因慢性肺心病肺功能减损、缺氧均可使心率增快。

(4)其他药物

1)环磷腺苷(cAMP)。cAMP 是细胞内参与调节物质代谢和生物学功能的重要物质,在细胞内可以直接或间接激活一系列蛋白激酶,促进钙离子内流,增强磷酸化作用,促进兴奋-收缩偶联,提高心肌收缩力,增加心输出量。同时,cAMP 可促进心肌细胞存活,增强心肌细胞抗缺血、缺氧及抗损伤能力,并可扩张外周血管,降低心脏射血阻抗,减轻心脏前后负荷。有研究显示,22 例慢性肺心病心衰患者在常规治疗效果不明显的情况下,应用 cAMP,结果总效率达 95.5%,说明 cAMP 治疗确有效果。该药疗效确切且无明显不良反应,值得临床推广和进一步研究。

2)低分子肝素(LWMH)。具有明显的抗 Xa 因子活性,但其抗 Xa 因子的特性较少,因此,发生出血的概率较低,同时低分子肝素具有蛋白结合率低、生物利用度高及半衰期较长的特点,与肝素相比其抗血栓和抗凝血的作用更易预测、更有效,使用更为方便。临床观察表明,低分子肝素与多巴胺联合治疗慢性肺心病难治性心衰疗效确切,方法简便,治疗效价比高,可在基层医院推广。

用法:4100 IU 皮下注射,1 次/天。

3)1,6-二磷酸果糖。慢性肺心病患者由于缺氧、心率加快、心肌活动增加使需氧量增加,缺氧可抑制细胞能量代谢的中间过程,如三羧酸循环、氧化磷酸化作用以及有关酶的活动,降低能量产生的效率。FDP 是糖代谢中间产物,提供外源性的 FDP 能绕过糖酵解关键限速酶磷酸果糖激酶(PFK),而直接参与无氧酵解,产生 ATP,FDP 可反馈刺激细胞内酸中毒而失活的 PFK 活性,FDP 可激活丙酮酸激酶,这两种酶活性的增加使得糖酵解过程加速,ATP 生成增加。此外,FDP 还可使红细胞内 2,3-二磷酸甘油酸含量持续增加,从而大大有助于血红蛋白和组织间氧交换,由于这些机制,FDP 能有效地改善细胞能量代谢,使细胞内 ATP 含量升高。研究证明,FDP 可改善冬眠心肌的舒张功能,同时减低缺血心肌磷酸激酶的下降幅度,即提高了心肌对缺血的耐受性。FDP 具有增加心肌磷酸肌酸含量的作用,磷酸肌酸的主要功能是在细胞内运输能量,其量增加有助于提高能量运输效率,FDP 可改善缺氧细胞对葡萄糖的利用,维持红细胞正常二磷酸甘油酸的浓度,有利于红细胞的释氧作用,以上这些成为治疗和改善心肌缺血的基础,故可使慢性肺心病合并心衰病人心功能得以改善。不良反应有口唇及肢麻、口干、头晕、头胀、皮疹,一般无需停药。

用法:FDP 10g 溶于注射用水 100ml 静脉滴注,每次 10～15min 滴完,2 次/天,7 天为一个疗程。

4)川芎嗪。川芎嗪是从中药川芎中提取的一种生物碱,它不但有抑制病毒和细菌作用,而且具有扩张血管,改善微循环中血液流变性,缓解高凝状态的作用。动物试验表明,川芎嗪还可抑制 LTC4、D4、PGF2a 和组胺所致的气管平滑肌痉挛,改善炎症病灶。川芎嗪抑制血小板花生四烯酸代谢,对血小板血栓素 A2 样物质的生物合成和活性均有抑制作用。早期使用对改善心肺功能,缓解慢性肺心病心力衰竭的症状、体征有积极作用。

用法:川芎嗪注射液 200mg 加入 10%葡萄糖 250ml 中静脉滴注,每日 1 次,10 天为 1 个疗程。

5)慢性肺心病心力衰竭伴红细胞增多、血液黏滞性高者,可应用丹参注射液;伴低钾、低镁者,可应用天冬氨酸钾镁。因缺氧致心肌严重损害,使心衰不易纠正者,可应用辅酶 Q10。

2.治疗矛盾与对策

(1)治疗矛盾之一:慢性肺心病心力衰竭时利尿消肿与分泌物黏稠、电解质紊乱。

心力衰竭是慢性肺心病肺心功能失代偿期的主要临床表现之一，以右心衰竭为主。应用利尿剂是慢性肺心病心力衰竭时的治疗措施之一。利尿剂通过抑制肾脏钠、水重吸收而消除水肿，减少循环血容量，减轻右心前负荷。但利尿过快可使分泌物变得更加黏稠不易咳出及电解质紊乱，如上述。临床上，有的慢性肺心病患者对利尿剂特别敏感。有一例慢性肺心病伴心力衰竭患者在静脉注射呋塞米 20mg 后 24h 内尿量达 5000 余毫升，致明显的低钾、低钠、低氯血症。另一名 68 岁男性慢性肺心病伴呼吸衰竭及心力衰竭患者仅双下肢中度水肿，入院当晚值班医生给予呋塞米 20mg 肌内注射，当晚尿量明显增加，第二天痰液变得更加黏稠不易咳出，呼吸困难加重，后应用呼吸机 1 周，患者死亡。至今仍有一些基层医院医生，尤其是未经呼吸专科培训的医生将呋塞米作为治疗慢性肺心病心力衰竭水肿的首选药物，认为可以取得在短期内消除水肿的效果，殊不知这一治疗措施的副作用。

对策

1)应用血管扩张剂

酚妥拉明。通过阻滞 α-肾上腺素受体，扩张肺小动脉，降低肺嵌楔压和右心室舒张末期压，使肺血流阻力降低，减轻右心室后负荷，降低心肌耗氧量，增加心肌收缩力。对肺心病心力衰竭有效率为 80%～95%。用法：10mg 加 5% 葡萄糖液 250ml 内静滴，0.1～0.15mg/min，1 次/天，疗程 7～10 天。必要时可酌情增加剂量，但每日剂量不应大于 40mg。用药过程中应注意监测血压、心率、尿量等。副作用少。

卡托普利。文献报告治疗肺心病心力衰竭有效率为 82.98%～94.4%。卡托普利还能扩张冠状动脉，改善心肌供血，增加心肌收缩力，因而适用于肺心病伴发冠心病患者。用法：12.5～25mg，口服，3 次/天，疗程 7～14 天。副作用有粒细胞减少、皮疹、咳嗽等，大剂量可引起症状性低血压。

依那普利。依那普利是一种治疗肺心病心力衰竭有效的药物。它在体内水解后形成二酰胺，抑制血管紧张素转化酶，降低肺动脉压，减轻右心后负荷，增加右室射血分数，从而使肺心病右心衰竭得以改善。起效比卡托普利慢，但作用维持时间长。学者观察了血管紧张素转化酶抑制剂依那普利对肺心病心力衰竭的治疗作用。病例对象为伴有心力衰竭的肺心病住院患者 23 例。总有效率为 91.3%。显效时间为 3～4 天。用法：5～10mg，1 次/天。

实际上，在治疗慢性肺心病心力衰竭水肿时，不宜将利尿剂作为常规治疗措施。在治疗慢性肺心病心力衰竭患者中，于氧疗、抗感染、平喘等综合治疗的基础上应用血管扩张剂，并不应用利尿剂，亦取得了缓解心力衰竭、消除水肿的良好效果。这种治疗措施可以避免利尿剂导致的痰液黏稠及电解质紊乱的副作用。

2)选择作用缓和的利尿剂药，排钾与保钾利尿剂联合应用，小剂量，疗程要短，间歇用药。一般应避免使用强效快速利尿剂，仅个别重度水肿口服利尿剂无效者，可考虑应用呋塞米肌内或静脉注射。

3)应用祛痰剂。氨溴索（溴环己胺醇，沐舒坦，美舒咳）。氨溴索为溴己新的活性代谢产物，能促进肺表面活性物质的分泌及气道液体分泌，促进黏液溶解，显著降低痰黏度，增强支气管黏膜纤毛运动，促进痰液排出。其祛痰作用明显超过溴己新，且毒性小，耐受良好。用法：30mg/次，口服 3～4 次/天。15mg/次，1 次/天，静脉注射。亦可雾化吸入。

(2)治疗矛盾之二:肺心病合并心力衰竭、伴有高血压病与支气管舒张剂。

β_2 受体兴奋剂:β_2 受体兴奋剂沙丁胺醇,在兴奋支气管 β_2 受体的同时,可兴奋心脏 β_2 受体使心率加快。对合并心力衰竭、伴有高血压病患者存在不利影响。

茶碱:在 COPD 急性加重期的病人,静脉使用茶碱时,虽然血药浓度仍在安全浓度范围之内,但也出现心悸的副作用。其原因是病人本身心率较快,使用茶碱进一步增加心率,使病人出现心悸。此时患者尽管不一定有心律失常,但主诉有心悸,常希望医生设法控制心悸。有时病人会主动提出不愿使用茶碱的要求,成为治疗矛盾。

对策

①谨慎使用。茶碱勿静脉推注。

②检测血茶碱浓度,根据血药浓度调整茶碱用量。

③换用其他舒张支气管药物,如异丙托溴铵气雾剂:40~80μg(每喷 20μg),雾化吸入,2 次/天。或噻托溴铵气雾剂:18μg 吸入,1 次/天。

(3)治疗矛盾之三:慢性肺心病伴发冠状动脉粥样硬化性心脏病及其他心脏病急性左心衰竭。

冠状动脉粥样硬化性心脏病及其他心脏病急性左心衰竭主要治疗措施为强心、利尿等。主要应用药物包括西地兰、呋塞米、吗啡等。这些药物在没有慢性肺心病的患者可以常规应用,然而,在慢性肺心病伴发冠状动脉粥样硬化性心脏病及其他心脏病急性左心衰竭时应用这些药物存在治疗矛盾。

利尿剂通过抑制肾脏钠、水重吸收而消除水肿,减少循环血容量,减轻右心前负荷。呋塞米为高效利尿剂,其作用机制主要是抑制髓袢升支髓质部对 Na^+、Cl^- 的重吸收,管腔液 Na^+、Cl^- 浓度升高,而髓质间液 Na^+、Cl^- 浓度降低,使渗透压梯度降低,肾小管浓缩功能下降,抗利尿激素的作用也减弱,从而导致水、Na^+、Cl^- 的和 H^+ 的排泄增多。呋塞米存在明显的剂量-效应关系,随剂量增加利尿效果明显增加。但在慢性肺心病患者利尿过快可出现以下副作用:①电解质紊乱,如低钾、低钠、低氯血症;②血液浓缩,呼吸道黏膜脱水,痰液黏稠不易咳出,而使病情加重;③代谢性碱中毒,使脑血管痉挛,氧离曲线左移,加重组织缺氧。

对策:洋地黄减量使用。注意补充电解质,尤其是氯化钾。

(樊富荣)

第六章　支气管和肺肿瘤

第一节　原发性支气管肺癌

原发性支气管肺癌简称肺癌，为当前世界各地最常见的恶性肿瘤之一，是一种严重威胁人民健康和生命的疾病。半个世纪以来，世界各国肺癌的发病率和死亡率都有明显增高的趋势。世界卫生组织 2000 年报告显示肺癌占恶性肿瘤死亡的 19%，居恶性肿瘤死因的第一位。肺癌发生率一般随年龄而增加，以 35 岁～75 岁多见，发病高峰为 55～65 岁。从性别来看，男女发病率比为 2∶1～3∶10 在癌症死亡中肺癌已是男性的第一死亡原因，女性为第三或第四死亡原因。从地区分布来看，城市高于农村。

【病因和发病机制】

1.*吸烟*　吸烟是肺癌已知的主要原因。肺癌病人中约 75%有重度吸烟史，尤其是鳞癌和小细胞癌者往往与吸烟有密切关系。国内的调查表明 80%～90%的男性肺癌与吸烟有关，女性约 19.3%～40%与吸烟有关。吸烟者比不吸烟肺癌发病率高 10～13 倍。戒烟使患肺癌的危险性随着戒烟年份的延长而逐渐下降，戒烟持续 15 年才与不吸烟者相近。被动吸烟也容易引起肺癌，以腺癌多见。纸烟含有各种致癌物质，其中苯并芘为致癌的主要物质。病理学证明，吸烟与支气管上皮细胞纤毛脱落、上皮细胞增生、鳞状上皮化生、核异形变等密切相关。

2.*大气污染*　工业化城市上空的大气中，含有大量工业燃料燃烧及机动车排出的废气，其中苯并芘、SO_2、NOX 和飘尘等的含量较高，均具有致癌作用。室内用煤、接触煤烟和烹调过程中所释放的油烟雾也可能有致癌作用。

3.*职业危害*　几种职业因素，如石棉、铬、镍、砷、铍、煤烟、煤焦油、芥子气、异丙油以及接触电离辐射为肺癌的明确病因，而丙烯、镉、氯乙烯、玻璃纤维、人工纤维及滑石粉等也可能导致肺癌的发生。接触石棉与吸烟在肺癌的发生中有明显的协同作用。世界各地放射性矿区肺癌的发病率升高则说明放射线与肺癌发生相关。

4.*其他因素*　营养失调如维生素 E、B_2、A、维 A 酸、β-胡萝卜素以及微量元素如锌、硒的缺乏或不足者易发生肺癌。有结核病者患肺癌的危险性是正常人群的 10 倍。此外，病毒感染、真菌毒素、机体免疫功能低下、内分泌失调及家族遗传等因素，对肺癌的发生可能也起一定的综合作用。

【病理】

（一）按解剖学部位分类

1.中央型肺癌　发生在段支气管至主支气管的癌肿称为中央型肺癌，约占3/4，以鳞状上皮细胞癌和小细胞未分化癌较多见。

2.周围型肺癌　发生在段支气管以下的癌肿称为周围型肺癌，约占1/4，以腺癌较多。

（二）按肺癌的组织病理学分为两大类

1.非小细胞肺癌（NSCLC）主要包括鳞癌、腺癌和大细胞癌，其次还有腺鳞癌、类癌、支气管腺体癌（腺样囊性癌、黏液表皮样癌）等。

2.小细胞肺癌（SCLC）包括燕麦细胞型、中间细胞型、复合燕麦细胞型。

【临床表现】

肺癌的临床表现与其部位、大小、类型、发展阶段、有无并发症或转移有密切关系。主要临床表现包括以下几方面：

（一）常见表现

1.由原发肿瘤引起的症状和体征

（1）咳嗽：为常见的早期症状，以刺激性咳嗽或咯少量黏液痰为主，多为持续性，且音调较高。

（2）咯血：多为痰中带血或间断血痰，以中央型肺癌多见。侵蚀大血管可引起大咯血。

（3）胸闷、气短：与肿瘤引起支气管狭窄、肿大的淋巴结压迫支气管或隆突、肺部广泛受累、膈肌麻痹、大量胸腔积液和上腔静脉阻塞等有关。

（4）体重下降：常为肺癌的晚期表现，与肿瘤消耗、并发感染和食欲减退等有关。

（5）发热：多为低热，继发感染可出现高热。

2.肿瘤局部扩展引起的症状和体征

（1）胸痛：肿瘤侵犯胸膜可产生不规则的钝痛或隐痛，于深吸气或咳嗽时加重；侵犯肋骨、脊柱可引起局部压痛；肿瘤压迫肋间神经，疼痛沿肋间分布。

（2）呼吸困难：肿瘤压迫大气管，出现呼吸困难。

（3）咽下困难：肿瘤侵犯或压迫食管，可引起咽下困难，尚可引起气管-食管瘘，导致肺部感染。

（4）声音嘶哑：癌肿直接压迫或转移致纵隔淋巴结压迫喉返神经，可发生声音嘶哑。

（5）上腔静脉阻塞综合征：癌肿侵犯纵隔压迫上腔静脉时，上腔静脉回流受阻，产生头面部、颈部和上肢水肿以及胸前部淤血和静脉曲张，可引起头痛、头昏或眩晕等症状。

（6）Horner综合征：位于肺尖部的肺癌称肺上沟癌，可压迫颈部交感神经，引起病侧眼睑下垂、瞳孔缩小、眼球内陷、同侧额部与胸壁无汗或少汗。也常有肿瘤压迫臂丛神经造成以腋下为主、向上肢内侧放射的烧灼样疼痛，以夜间为甚。

3.肺外转移引起的症状和体征

（1）转移至中枢神经系统：可发生头痛、呕吐、眩晕等。

（2）转移至骨骼：特别是肋骨、脊柱、骨盆等，可有局部疼痛和压痛。

（3）转移至肝：可有厌食、肝区疼痛、肝大、黄疸和腹水等。

(4)转移至淋巴结:如锁骨上淋巴结,尤其是右侧,是肺癌转移的常见部位,可无任何其他症状。

4.癌肿作用于其他系统引起的肺外表现 包括内分泌、神经肌肉、结缔组织、血液系统和血管的异常改变,又称副癌综合征。

(1)肥大性肺性骨关节病:多侵犯上、下肢长骨远端,发生杵状指(趾)及肥大性骨关节病。关于肺癌骨关节病变的机理,可能为原发病灶发生的内分泌样物质及毒素刺激骨膜增生所致。经抗肿瘤化疗或手术切除病灶后上述症状缓解或消失。

(2)库欣综合征:小细胞肺癌或支气管类癌可分泌异源性促肾上腺皮质激素(ACTH)引起皮质醇增多症,是引起库欣综合征的最常见细胞类型,约20%～5%的小细胞肺癌病人会有这一表现。

(3)抗利尿激素分泌失调综合征:一般来说,引起抗利尿激素分泌的肿瘤约80%是小细胞肺癌。不适当的抗利尿激素分泌导致水潴留、尿排钠增多以及稀释性低钠血症等,可引起厌食、恶心、呕吐等水中毒症状,还可伴有逐渐加重的神经并发症。

(4)异位促性腺激素:合并异位促性腺激素的肺癌不多,大部分是大细胞肺癌,主要为男性轻度乳腺发育和增生性骨关节病等。

(5)神经肌肉综合征:患者表现小脑皮质变性、脊髓小脑变性、周围神经病变重症肌无力和肌病等。发生原因不明,与肿瘤部位和有无转移无关。可发生于肿瘤前数年,也可与肿瘤同时发生,在手术切除后尚可发生,或原有的症状无改变。可发生于各型肺癌,但多见小细胞未分化肺癌。

(6)高钙血症:可由骨转移或肿瘤分泌过多甲状旁腺素相关蛋白引起,常见于肺鳞癌。临床表现为嗜睡、厌食、恶心、呕吐、烦渴、多尿和精神紊乱等症状。肺癌切除后血钙水平可恢复正常,肿瘤复发又可引起血钙增高。

(7)类癌综合征:可能与5-羟色胺分泌过多有关。典型特征是皮肤、心血管、胃肠道和呼吸功能异常。主要表现为面部、上肢、躯干的潮红或水肿、胃肠蠕动增强、腹泻、心动过速、喘息、瘙痒和感觉异常等。主要见于燕麦细胞癌和腺癌。

5.辅助检查

(1)胸部X线检查

1)中央型肺癌:①直接征象:多为一侧肺门类圆形阴影,当肿物增大侵犯肺实质时,可见肿物边缘有切迹分叶和毛刺;或为单侧不规则的肺门部肿块,为肺癌本身与转移性肺门或纵隔淋巴结融合而成的表现;肿物与不张的肺组织和阻塞性肺炎并存时,可呈现横S形的X线征象。②间接征象:由于肿物在气管内生长,可引起气管狭窄,形成局限性肺气肿、肺不张、阻塞性肺炎和继发性肺脓肿的征象。

2)周围型肺癌:早期周围型肺癌直径<2cm,常呈结节状或局限性斑片状阴影,边缘不清,密度较淡,易误诊为炎症或结核。动态观察,阴影逐渐增大,密度增高,呈圆形或类圆形,边缘清楚常呈分叶状,有切迹或毛刺,常有胸膜皱缩征。如发生癌性空洞,其特点为空洞壁较厚,多偏心,内壁不规则,凹凸不平,一般无液平。

3)细支气管肺泡癌:有结节型和弥漫型两种。结节型多表现为单个的圆形阴影,与周围型肺癌不易区别。弥漫型则为两肺大小不等的结节样阴影，边界清楚，密度较深，有时类似血行播散型肺结核、矽肺等，应予鉴别。

(2)胸部CT：胸部CT具有普通X线检查无法相比的优点，分辨率高，能发现更小和特殊部位的病灶，能够显示直径<1cm的早期病灶及普通胸片不能发现的隐藏部位病灶。CT能显示病灶周围脏器组织侵犯的程度，能显示纵隔和肺门淋巴结的肿大，有助于临床分期，对肿瘤的分期和定位非常重要。

(3)胸部MRI：能较好地区分软组织和周围血管影，对明确纵隔淋巴结肿大有一定意义，但对肺内组织分辨率并不比CT强。

(4)细胞学检查：痰细胞学检查对肺癌诊断有很大帮助。如果痰标本收集方法得当，3次以上系列痰标本可使中央型肺癌的诊断率提高到80%，周围型肺癌的诊断率达50%。

(5)纤维支气管镜检：纤维支气管镜已被广泛地应用于中央型和周围型肺癌的诊断。对于纤支镜可见的支气管内病变，刷检的诊断率达92%，活检诊断率达93%。纤支镜检查缺点是活检得到标本量较少，偶尔在处理黏膜下深部病变时，活检钳不能夹到恶性细胞，也可出现假阴性结果，若加用纤支镜针吸检查可提高诊断率。经支气管肺活检可提高周围型肺癌诊断率。

(6)组织病理检查：除了纤维支气管镜直视下标本检取外，还包括颈部锁骨上和腋窝淋巴结肿大的穿刺或活检术，肺部肿块的经皮穿刺活检术(可在CT或B超引导定位下进行)。胸腔积液和胸膜病理学检查及胸腔镜下肺内孤立病灶切除等，对诊断有重要意义。对高度怀疑肺癌病例以上不能检查确诊应剖胸探查。

(7)血清学检查：部分肺癌患者血清和切除的肿瘤组织中，含有一种或几种活性物质如激素酶抗原和癌胚蛋白等。癌胚抗原(CEA)、细胞角蛋白21-1片段(Cyfra21-1)、组织多肽抗原(TPA)、鳞癌细胞抗原(SCC-Ag)、碳水化合物抗原(如CA-50、CA-125、CA-199)等被认为对非小细胞肺癌的诊断有一定意义。特异性烯醇化酶(NSE)在小细胞肺癌中的阳性率可达100%，敏感性为70%，可考虑作为小细胞肺癌血清标志物。但上述检查都缺乏特异性，仅供参考意义。

(8)基因诊断：肺癌早期或癌前病变时即已发生多种基因异常，如原癌基因的激活和或抑癌基因的突变或缺失等，这些异常改变往往先于临床症状的出现，并在一定程度上成为早期肺癌的分子标志物，应用基因检测技术对肺癌高危人群，特别是有家族倾向或重度吸烟伴气道阻塞者的痰(或血液)进行相关基因的检测有助于肺癌的早期诊断，是提高肺癌患者生存率的关键所在。目前研究较多的有p53、p16、Rb、K-ras、C-myc、FHIT基因和nm23转移抑制基因等。

(二)非典型表现

1.*无自觉症状肺癌* 一部分肺癌患者，开始并没有肺癌的常见表现，如咳嗽、咯血、喘鸣、胸背痛、胸闷、体重减轻和发热等。其中，无呼吸系统症状约占13.3%，甚至无任何症状约占5.9%。而经详细检查发现各约半数已有转移，病灶直径可达2～7cm，甚至发现原发灶直径在1cm或更小时已有肺外转移。这些病人往往是因其他疾病就诊或健康体检而被发现的。故对高危人群，尤其对40岁以上、长期重度吸烟和职业史者，应定期进行防癌或排癌的检查，对有可疑征象时更应该做定期体检。

2.肺癌少见的肺部表现

(1)肺癌并发 ARDS:肺癌并发 ARDS 并非罕见,多见于老年患者,是导致肺癌死亡的主要原因之一。肺癌合并肺部感染可能是主要诱发因素。此外,还可能由于治疗后大量瘤细胞坏死,释放蛋白酶破坏肺血管内皮屏障,或手术与化疗过程大量输血或输入晶体液,加重心、肺负担,造成老年及肺功能不全患者出现呼吸功能失代偿。ARDS 常为多脏器功能衰竭的始动环节,老年肺癌患者的脏器功能多处于衰竭边缘,合并多脏器功能衰竭时,死亡的危险性增加。随着肺癌发生率增加,大量抗肿瘤药及免疫抑制剂的应用,肺癌合并 ARDS 的病例将会不断出现。提高对该病的认识,及时有效地机械通气,辅以积极抗感染及皮质激素治疗是缓解症状、降低病死率的重要手段。

(2)肺癌与气胸并存:凡是恶性肿瘤所致的气胸或肺癌与气胸并存,排除其他肺部疾病所致,称为癌性气胸。癌性气胸少见,占气胸的 0.4%～1.0%,占肺癌的 0.1%～4%。本文报告的 3 例均可排除其他肺部疾患,考虑为原发性肺癌所致,且发生在晚期阶段。关于癌性气胸的发生机制一般认为有以下几点:①肺癌病变阻塞细支气管导致局部肺气肿、肺大疱;②癌肿本身侵犯或破坏脏层胸膜;③癌肿坏死向胸腔破溃;④化疗或放疗使肺表面大量癌细胞坏死,在胸内压突然增加时诱发气胸。我们认为存在以下情况时应警惕癌性气胸:①气胸患者尤其是肺癌的高危人群,临床上经有效的胸腔排气及抗感染治疗效果不佳;②气胸与大量血性胸腔积液并存,病程较长;③气胸侧萎陷肺叶内有异常阴影,肺复张后仍不消失;④老年气胸久治不愈,有胸痛、咳嗽或痰中带血。

(3)以发作性喘息为主的气管肿瘤:气管肿瘤包括原发性和继发性两类,原发性气管肿瘤约占呼吸系统肿瘤的 1%,以恶性肿瘤多见。原发性气管癌系原发于气管至隆突范围的恶性肿瘤,不包括转移至气管和隆突者。气管和支气管的结构基本相同,但原发性气管癌的发病率远远低于原发性支气管癌,这是由于气管的管腔大,咳嗽及有效的纤毛运动使致癌物质难以在气管内沉积所致。因气管腔较大,且有环状软骨支撑,肿瘤早期无明显症状,随着瘤体的增大,逐渐出现刺激性咳嗽、痰中带血、活动后胸闷、气短等非特异性症状,一般当瘤体占气管内径的 2/3～3/4 以上时才出现严重的呼吸困难。这些患者共同的临床特征常为发作性喘息,发作时可闻及哮鸣音,早期平喘治疗有一定的效果,且胸片无异常,常误诊为支气管哮喘。故对发作性喘息、伴痰中带血,尤其是以体位改变而诱发或缓解者,体检时在大气道附近可闻及哮鸣音,尤其是吸气性哮鸣音者应高度警惕原发性气管癌的可能,应及时进行胸部 CT 和纤维支气管镜检,以免延误诊断。

3.非典型 X 线表现

(1)以囊肿型薄壁空洞为表现的肺癌:囊肿型薄壁空洞肺癌是肺癌的一种特殊类型,较少见。其 X 线表现为圆形或椭圆形空洞,类似囊肿外观,壁薄但多不均匀,外缘光滑或略呈分叶状,内缘多凹凸不平,可见壁结节,腔内常见液平或有完整间隔构成多房性空洞,远处多有阻塞性肺炎改变。它的形成机制尚无统一认识。一部分学者认为,可能由一薄层恶性细胞向既存的空洞内生长覆盖形成;一部分学者认为先天性肺囊肿反复感染,囊壁癌变形成;另有部分学者认为癌肿发生于细小支气管形成活瓣性阻塞,远端发生肺大疱,癌肿沿支气管侵入肺大疱形成肿块。本病易误诊为肺结核、肺脓肿、肺囊肿等病,注意空洞周围的特点及空洞周围肺野改变有助于鉴别。

有报道肺大泡患者患肺癌的可能性是无肺大泡者的7倍。肺大泡合并肺癌好发于高龄男性人群，其组织学类型最大的特征：一是低分化肺癌较多，二是大多为鳞癌。临床上症状出现较晚，发现时多已属晚期，并给确诊带来一定的困难，预后较差。肺大泡患者合并肺癌，可能与癌组织可造成支气管的狭窄和闭塞有关，从而引起末梢肺的膨胀而形成肺大泡。同时，肺大泡的囊泡内容易潴留人体吸入的物质，这些物质长期刺激则有可能发生癌变，或者在囊泡壁的疤痕炎症基础上癌变。

(2)巨大空洞性肺癌：临床上巨大空洞性肺癌甚为罕见，胸片检查极易误诊为肺脓肿。CT片示内壁不规则，有大小不等、不规则结节状影，且近肺门部位有团块影，此点较符合癌性空洞，但其内条索分隔使空洞呈多房性，并有液平则与结核性空洞不易鉴别。癌性巨大空洞发生机制，可能是由于肿瘤内血管栓塞而致肿瘤缺血、坏死液化，或癌细胞分泌蛋白溶解酶使肿瘤液化，这些液化坏死物质经支气管排出，引流支气管活瓣性阻塞，继而空腔扩大形成空洞。

(3)小结节空腔性鳞癌：有些肺癌尤其是鳞癌，病灶小而空腔大，呈囊腔样，壁薄且较均匀，光滑，缺乏恶性病灶的特征，临床上非常罕见。临床上对单个小结节病灶的良、恶性鉴别难度较大，但正电子发射断层显像却有较好的效果，通过对多种组织及病变的糖代谢状况的差异来区分良、恶性病变。

(4)肺炎样表现的肺癌：肺癌常因肿物或淋巴结肿大压迫支气管，造成远端支气管引流受阻，继而出现阻塞性肺炎，特别是上叶前段肺炎。这些患者在临床上往往表现为同一部位的反复发作性肺炎，经多种抗生素治疗，绝大多数病情可以好转，肺部阴影有吸收，甚至少数病例可以完全吸收。但亦有少部分肺癌患者，其肺癌病变组织在X线上表现为密度较淡的云絮样改变，呈浸润性病变，常误诊为肺炎或肺结核。小细胞肺癌有时亦表现为局限性斑片影，但继续发展则形成块状阴影。

(5)纵隔型肺癌：纵隔型肺癌是肺癌的一种特殊而少见的类型，表现为纵隔肿块或类似肿块，但原发于肺内，影像学上与纵隔占位性病变十分相似，临床呼吸道症状有时也不典型，一般出现一些压迫邻近器官的症状时才被发现，而且极易误诊为纵隔肿瘤如胸腺瘤和淋巴瘤等。纵隔型肺癌的形成可能与下列原因有关：①中央型肺癌合并肺不张，不张的肺明显缩小紧贴纵隔，使纵隔增宽。②靠近纵隔胸膜的周围型肺癌在胸部X线片上表现类似纵隔肿瘤。③原发性肺癌较小或位置较隐匿，伴有纵隔淋巴结转移使纵隔增宽。其中以中央型肺癌多见，好发部位为两肺上叶，病变多邻近前上纵隔和肺门部，常伴有肺不张、肺门上提和横膈抬高。

4.*多原发性肺癌* 肺内多原发肺癌是指肺内发生两个或两个以上的原发性肺癌。依据Martini等的诊断标准：肺癌部位各异，彼此孤立，均由原位癌起源，肺癌共同的淋巴引流部位无癌肿侵犯，无肺外转移癌。肺癌的发生可同时，也可异时；肺癌的组织学相同或不同。一般6个月以内为同时性，6个月以上为异时性。同期同侧多肺癌的临床表现与其他的原发肺癌并无差异，而且两个或两个以上病灶同时存在于一侧肺更易误诊或漏诊。临床医生应加强多原发肺癌的认识，及时地采用以外科手术为主的多学科综合治疗，其疗效与肺单原发相似。

5.*以肺外症状为首发表现* 有些肺癌在出现呼吸道症状之前，往往以肺外表现为首发症状，如果对其认识不足，常导致肺癌的误诊和漏诊，延误患者的治疗，故对肺癌高危人群出现以下表现要警惕肺癌的可能，须常规摄胸片或胸部 CT 等检查。

(1)低血糖：病人表现为出汗、颤抖、心悸、饥饿、焦虑、紧张、软弱无力等交感神经过度兴奋症状和脑功能障碍神经性低血糖症状。其原因是胰岛素分泌增加的结果，见于肺鳞癌，切除肿瘤后可减轻。

(2)癌性肾病：肺癌的肺外表现很多，但以肾病综合征、肾小球肾炎为表现的较少见。据国内文献报道其发生率小于 1%，患者病初仅表现蛋白尿、低蛋白血症、水肿和血脂高等，而进行常规治疗效果不好，通过胸片、胸部 CT 等检查以发现肺癌。其发病机制目前还不清楚。

(3)溶血性贫血：临床中以肺外表现为首发症状者并不少见，但以溶血性贫血为始发表现的肺癌较少见。患者以黄疸、贫血起病，血常规及血生化检查支持溶血性贫血诊断，但糖皮质激素治疗无效，一般 3 周左右后才出现咳嗽、咳痰等呼吸道症状。血常规及骨髓涂片检查符合癌细胞浸润骨髓所致的骨髓病性贫血，血小板进行性下降，外周血找到大量的畸形及破碎红细胞，结合凝血功能检查，弥散性血管内凝血(DIC)诊断成立，而胸部 CT 检查结合痰检癌细胞可诊断肺泡细胞癌。肺癌诱发 DIC，DIC 所致的全身广泛微血管栓塞使红细胞通过障碍，导致微血管病性溶血。肺癌骨转移时，骨髓中有大量癌细胞浸润，正常造血组织受排挤，造血物质被癌组织利用及癌组织产生的毒素，出现造血功能障碍，导致骨髓浸润性贫血。

(4)闭经：肺癌引起肺外症状或综合征表现复杂，易误诊。少数肺癌患者以闭经为首发表现，在肺癌病灶切除后很快消失，且月经周期也正常。故对不明原因的闭经或内分泌失调者应做详细的全身检查。发生原因可能与肺癌产生某些特殊的激素抗原和酶有关，尚有待于进一步研究证实。

(5)获得性多毛症：肺癌以获得性多毛症为首发的实属罕见。在 1865 年至 1993 年的 128 年中，世界文献中收集到肿瘤伴发获得性多毛症病例共 41 例，其中最常见的是肺癌。毛发呈胚胎时期样，纤细柔软，似羊毛，低色素或无色素，从未见黑色或深色。毛发的分布最常见于脸部，特别在眉弓、眼睫毛处、前额、耳、鼻等部位，也见于腋下、肢体、躯干，但手掌、脚掌、耻骨和生殖器周围通常没有。除多毛外患者还可伴其他症状，如烧灼性舌炎、舌的乳头状增生、味觉和嗅觉改变、腹泻、皮肤硬化、黑棘皮病和脂溢性角化症等。伴肿瘤的获得性多毛症首先必须与因遗传或种族因素所致的多毛症鉴别；其次还需区别于药物引起的多毛现象，如使用环孢菌素、链霉素、青霉素、干扰素、可的松等。对多毛症的患者，如找不到明确的病因，应重点检查最常发生肿瘤的部位如肺、结肠、直肠和乳房等，以便早日确诊。

(6)黑棘皮病：黑棘皮病是一种少见的皮肤病，以皮肤色素沉着及绒毛状或乳头状增生为特征，可发生身体的任何部位。其病因尚不明了。发生于恶性肿瘤的黑棘皮病，多数可能由肿瘤分泌某些物质所致，这些物质作用于细胞水平，具有胰岛素样活性。国内将黑棘皮病分为五型：良性型、药物型、假性型、综合征型和恶性型等。其中恶性型黑棘皮病皮损严重，多于成年后发病，常合并内脏肿瘤。肺癌经有效治疗后皮损有不同程度改善，口服赛庚啶可能有效，其机理可能是抑制肿瘤产物的释放。一般来说，伴发恶性黑棘皮病的肿瘤患者预后差，患者平均存活少于 2 年。

(7)Trousseau 综合征：该综合征是由于内脏肿瘤引起的上、下肢端特发性血栓性静脉炎，故又称癌性血栓性静脉炎综合征、迁移性血栓静脉炎、特发性复发性血栓静脉炎。最常见的原发肿瘤为胰腺癌，也可见于胃癌、肺癌等。四肢是最常见侵犯部位，表现为局部疼痛红肿、皮下有红色高出皮肤的短索样、有压痛的结节。症状可反复发作，呈游走性，持续数月或数年。其发病机理不完全明了，可能是由于肿瘤释放出凝血活酶样物质，造成节段性静脉血栓形成。预后与原发病的恶性程度有关。临床上如反复出现无其他原因可解释的肢端静脉炎时，应考虑到 Trousseau 综合征可能。

(8)其他：肺癌患者可出现肺源性骨关节增生病、神经肌肉症状、高钙血症等临床表现，但少部分患者可以这些症状为首发表现。亦有少数患者以抗利尿激素分泌失调综合征为首发表现。这类患者通过限水、利尿、补充高渗钠等治疗，电解质紊乱往往纠正不理想，而化疗后电解质紊乱得以纠正。

6.*以肺外转移为主要表现* 肺癌发生血行转移较为常见，特别是未分化型肺癌如小细胞肺癌、大细胞肺癌可早期出现，肺腺癌及肺鳞癌则较晚。肺癌血行转移的亲器官性不明显，可为全身各部位，最常见的是脑、肝脏、骨骼及肾上腺等。不常见的是肾、胃、肠道、对侧肺、胰腺、甲状腺、脾、脑垂体、心肌、皮肤及骨骼肌等。肺癌伴心包积液者，并非完全由肺癌转移所致，50%患者可由特发性、感染性、免疫性和放射性心包炎引起。值得注意的是，有些肺癌在出现呼吸道症状之前往往以肺外器官转移为首发表现，这常给临床诊断带来困难，甚至造成误诊。

(1)中枢神经系统：约 10%肺癌患者出现脑转移，其中约一半患者在出现肺部症状前出现神经系统症状，因而常被误诊为脑血管意外或脑瘤。肺癌引起中枢神经系统的症状主要由脑、脑膜或脊髓转移引起。常见症状为颅内压增高、中枢定位症状等，脑神经受累也可见。如头痛、恶心、呕吐、精神状态改变、癫痫发作、偏瘫、小脑功能障碍、失语等。脑膜侵犯较少见，其症状与脑转移相似。脊髓转移可产生脊髓压迫，导致截瘫。

(2)皮肤转移：肺癌出现皮肤转移发生率 1%～12%。肺癌皮肤转移系血行转移，因此较其他部位肿瘤皮肤转移多见，它是男性皮肤转移癌的主要来源，在女性居第二位，仅次于乳腺癌。其病理类型以大细胞肺癌多见，肺鳞癌和小细胞肺癌发生率低，肺腺癌居中。转移灶可发生于皮肤的任何部位，以胸腹、背部、上肢(如食指等)、颜面(如鼻尖)、头皮常见，下肢、颈部肩部少见。皮肤转移可能是肺癌的最先临床表现，但大多数在皮肤转移的同时，还可发现其他脏器的转移。因此，肺癌皮肤转移是肺癌的晚期表现，此时患者很少生存半年以上。

(3)眼球转移：肺癌眼内转移罕见，其 85%～88%发生在脉络膜，肺癌脉络膜转移率仅为 0.046%。脉络膜转移以眼部症状首诊者高达 34%，可见本病极易误诊和漏诊。眼内转移癌有以下特点：①发病率低。眼动脉与颈内动脉呈交叉，脱落的癌栓易直接向上达颅内而不易流入眼动脉。②多为单眼，以左眼常见。左颈总动脉直接从主动脉弓发出，癌栓直上较右侧绕过无名动脉更易到颈总动脉。③以脉络膜转移癌为多。可能与脉络膜血供丰富管腔较大血流速度慢，癌栓易沉积于此有关。④眼球突出。80%～90%的患者主诉视力下降，伴眼痛、头痛，继发青光眼及视网膜脱落。⑤原发癌多为肺癌(尤其是肺腺癌)及乳腺癌。可能与腺癌易于发生血循环转移有关。往往在眼部出现症状之后才发现，从开始出现眼症到确诊肺癌多在数周，可达数年。⑥本病预后差，放疗是目前认为较好的控制局部肿瘤以挽救视力的方法。

(4)肩胛骨转移：骨转移为恶性肿瘤晚期常见的并发症，20%～40%的肺癌患者晚期可发生骨转移。由于肺循环的血流丰富，癌细胞可随体循环血流到达全身骨骼系统，或通过淋巴系统转移到全身骨骼，也可以直接侵犯肋骨、胸骨和脊柱等。肺癌骨转移主要分布在中轴骨，表现为溶骨性破坏，转移的部位以肋骨最多见，其次为脊椎骨，再者为骨盆、股骨和肩胛骨，但首先以肩胛骨转移出现症状者少见，容易误诊。当发现肩胛骨区疼痛，无论是否扪及肿物均应申请X线检查，不应满足于颈椎病、肩周炎等诊断，特别是原有肺部慢性疾病者和老年患者有长期吸烟史者，近期咳嗽加剧和咳嗽性质变化者。当发现肩胛骨有肿物时，为明确是否为转移性肿瘤，还需行全身骨扫描或局部穿刺检查。

此外，肺癌还可见一些罕见部位的转移。如Johnson等报告发生广泛转移的肿瘤，除小细胞肺癌及黑色素瘤外，很少累及前列腺。在腹股沟部位发生癌转移结节临床上极为罕见。有的转移至奇异的部位，如齿槽、腮腺的Warthin瘤内亦有报告。

【诊断和鉴别诊断】

(一)诊断

肺癌的诊断主要依据好发人群出现咳嗽、咯血或痰中带血、胸闷、胸痛等症状，以及胸片或CT上发现肿块影，并根据肿块影部位不同选择经纤维支气管镜或经胸壁针刺活检。肺癌的最后确诊依赖于细胞学和组织病理检查结果。肺癌诊断后应进行准确分期，以指导临床医生制定合适的治疗计划。

然而，大多数临床确诊时已属中、晚期，失去了手术根治的机会，早期确诊率只有约15%，因而早期诊断、早期治疗显得尤为重要。肺癌早期或癌前病变时即已发生多种基因异常，这些异常改变往往先于临床症状的出现，并在一定程度上成为早期肺癌的分子标志物，应用基因检测技术对肺癌高危人群，特别是有家族倾向或重度吸烟伴气道阻塞者的痰(或血液)进行相关基因的检测有助于肺癌的早期诊断，是提高肺癌患者生存率的关键所在。

(二)鉴别诊断

1.肺结核

(1)肺结核球：应与周围型肺癌相鉴别。结核球多无症状，多位于结核好发部位。病灶边界清楚，直径很少超过3cm，可有包膜，阴影密度高，有时含有钙化点，周围有纤维结核灶，在随访中多无明显改变。

(2)肺门淋巴结结核：易于中央型肺癌相混淆，应加以鉴别。肺门淋巴结结核多见于儿童，常有发热等结核中毒症状，结核菌素试验多呈强阳性。抗结核药物治疗有效。中央型肺癌有特殊X线征象，通过CT、MRI和纤支镜检查等加以鉴别。

(3)急性粟粒性肺结核：应与弥漫性细支气管-肺泡癌相鉴别。粟粒性肺结核的发病年龄相对较轻，有发热等全身中毒症状，胸片上病灶为大小一致分布均匀密度较淡的粟粒结节。而细支气管-肺泡癌多有大小不等的结节状播散病灶，边界清楚密度较高，进行性发展和增大，且有进行性呼吸困难。

2.肺炎　应与癌性阻塞性肺炎相鉴别。肺炎起病急骤，先有寒战高热等症状，然后出现呼吸道症状，抗菌药物治疗多有效，病灶吸收迅速而完全，而癌性阻塞性肺炎的炎症吸收较慢，或炎症吸收后出现块影，且多为中央型肺癌表现，经X线征象，通过CT、MRI和纤支镜检查等加以鉴别。

3.肺脓肿　应与癌性空洞继发的感染相鉴别。原发性肺脓肿起病急，中毒症状明显，常有寒战、高热、咳嗽、咯大量脓臭痰，周围血白细胞总数和中性粒细胞比例增高。X线胸片上空洞壁薄，内有液平，周围有炎症改变。癌性空洞常先有咳嗽、咯血等肿瘤症状，然后出现咯脓痰、发热等继发感染的症状。胸片可见肿块影有偏心空洞，壁厚内壁凹凸不平。结合纤支镜检查和痰脱落细胞检查可鉴别。

4.结核性胸膜炎　结核性胸膜炎的胸液多为透明草黄色有时为血性。癌性胸液则多为血性，但肿瘤阻塞淋巴管时，可引起漏出性胸液。胸水常规结核菌和病理检查，有助于诊断。凡40岁以上患者，突然出现大量胸腔积液，即使有结核病史，仍应想到肺癌的可能，应反复做胸液或痰脱落细胞学检查。

5.纵隔淋巴瘤　颇似中央型肺癌，常为双侧性，可有发热等全身症状，但支气管刺激症状不明显，痰脱落细胞检查阴性。

6.肺部良性肿瘤　许多良性肿瘤在影像学上与恶性肿瘤相似。其中以支气管腺瘤错构瘤等更难鉴别。

【治疗】

肺癌的治疗应根据患者的情况病变分期、肿瘤大小、范围和组织病理类型等因素制定合理的治疗方案。治疗方法有手术治疗、放射治疗（简称放疗）、化学药物治疗（简称化疗）、中医中药及免疫治疗相结合的综合治疗。

（一）NSCLC治疗

NSCLC治疗原则手术为首选治疗方案，根据情况术后再加其他治疗。隐性肺癌应严格追踪观察，争取尽早定位后给予治疗。Ⅰ期应做肺叶切除，可取得较好疗效。Ⅱ期应做肺叶和肺门淋巴结清扫，术后可行放疗和化疗。Ⅲ期最好先做非手术治疗后再手术，术后根据情况再行其他治疗。Ⅳ期应采取以全身治疗为主的综合治疗。

1.手术治疗　NSCLCⅠ、Ⅱ期手术治疗效果良好，对Ⅲa病人是否首选手术有争论，T_3是原发肿瘤已有局部周围组织受侵，均属切除范围。但由于只能切除肉眼可见的病变，很难完全切净，远期效果不理想，术后多主张行放疗、化疗。Ⅲb期病人一般认为无手术指征，但由于袖式手术的开展，对某些T_4病变如隆突受侵已能完全切除，所以也有人首选进行手术治疗。

2.放射治疗　NSCLC的放疗分为术前放疗、术后辅助放疗、根治性放疗和姑息性放疗。根治性放疗应用于病灶局限、因解剖原因不便手术或患者不愿意手术者。有报道少部分患者5年无肿瘤复发，若辅以化疗，则可提高疗效。姑息性放疗的目的在于抑制肿瘤的发展，延迟肿瘤扩散和缓解症状。对控制骨转移性疼痛、骨髓压迫、上腔静脉阻塞综合征、支气管阻塞及脑转移有肯定疗效，可使60%～80%的咯血症状和90%的脑转移症状获得缓解。一般认为，术前放疗可使原发肿瘤体积缩小，使肿瘤与周围结构粘连程度减小，从而使手术切除率提高；也有可能使手术范围缩小；另外，放疗使肿瘤血管闭塞，使术中出血减少，手术难度降低。但更多的临床研究表明，术前放疗并不能提高手术切除率和生存率。目前比较一致看法，常规术前放疗肯定无优点，但对一部分经筛选的病人术前放疗可能有益。术后放疗能否提高局部肿瘤控制率和生存率也有争议，一般认为术后放疗对病理证实手术切缘阳性、肺门和纵隔淋巴结转移或肿瘤残留于胸腔内的病例能提高生存率；对于晚期不能手术的NSCLC病人，放疗有良好的姑息效果，但不能达到根治。

放疗以SCLC效果最好，其次为鳞癌和腺癌，其中放疗剂量以腺癌最大，小细胞癌最小，一般以40～70Gy为宜，肺鳞癌50～65Gy，肺腺癌60～70Gy，小细胞肺癌50～60Gy，分5～7周照射。放疗的常见不良反应有白细胞减少、放射性肺炎、放射性肺纤维化和放射性食管炎，严重的心、肺、肝、肾功能不全为放疗的禁忌证。

3.化疗

(1)化疗原则：化疗在NSCLC患者的应用分为术后辅助化疗、术前诱导化疗和晚期患者的姑息性化疗。术后辅助化疗的价值基本肯定。Ⅰ期术后是否化疗尚有争论，一般认为，有高危复发因素者应进行化疗；Ⅱ～Ⅲ期术后辅助化疗结合放疗是必要的，一般术后给予4～6个周期化疗，不宜超过8个周期；而术后残端阳性者，术后应首先给予局部放疗，然后再辅以全身化疗，可减少或推迟手术或放疗后的局部复发和远处转移。术前辅助化疗主要应用于Ⅲa期患者，病变已侵犯到胸内其他器官或淋巴结，潜在的远处转移机会大，且手术很难完全切除。Ⅲb和Ⅳ期病人已失去手术机会，化疗在这些病人是姑息性的，但也有延长生存期缓解症状和提高生存质量的作用。

(2)常用药物：NSCLC化疗常用药物有顺铂(DDP)、环磷酰胺(CTX)、阿霉素(ADM)、长春新碱(VCR)、卡铂(CBP)、鬼臼乙叉甙(VP-16、足叶乙甙)、丝裂霉素(MMC)、长春地辛(VDS)、表阿霉素(EPI)、异环磷酰胺(IFO)、氟胞苷(健择Gemzar)、紫杉醇(TAX)、泰素帝、拓扑异构酶Ⅰ抑制剂如喜树碱衍生物(CPT11)和拓扑替肯、去甲长春花碱(诺维本，NVB)等。

(3)联合化疗：一般认为，应采用多药联合化疗。多数研究表明，多药联合化疗优于单个药物治疗。目前对NSCLC有效的方案：

1)一线方案　CAP(CTX＋ADM＋DDP)
MVP(MMC＋VDS＋DDP)
NP(NVB＋DDP)等。

2)二线方案　TP(TAX＋DDP)
CT(TAX＋CBP)
Texotere＋DDP
GC(Gemz＋DDP)
CIE(CBP＋IFO＋VP-16)等。

3)解救方案　在其他方案耐药时可应用。如：
Gemz＋TAX
MNP(MMC＋NVB＋DDP)等。

上述治疗NSCLC方案中，目前以NP、TP、GC为较好的方案。

(二)SCLC的治疗

SCLC由于其细胞来源生物学行为对化疗的敏感性和治疗效果等显著不同于NSCLC，因此在治疗上差别很大。SCLC治疗原则是全身化疗为主，放疗和手术等局部治疗应作为辅助治疗。无论是局限期或广泛期SCLC均应及时进行化疗，以控制肿瘤的播散。

1.手术治疗　虽然对SCLC不主张手术切除，但有时在化放疗后，对残留病灶进行外科治疗可能对患者有益。可减少肿瘤负荷，去除潜在的耐药细胞，减少复发。近年来，很多人对

SCLC 的手术治疗有兴趣，原因是：①有效的辅助化疗可以提高Ⅰ、Ⅱ期 SCLC 患者的生存率；②化疗及或放疗后手术切除残存的耐药细胞及可能存在的非小细胞成分，能在相当程度上提高治愈率。

2.放射治疗　SCLC 对放疗最敏感，但单纯放疗效果不太满意，若适时辅以化疗则可提高疗效。放疗的目的在于阻止肿瘤的发展，延迟肿瘤扩散和减轻症状，对肿瘤远处转移引起的症状，如剧烈的疼痛、上腔静脉压迫、胸腔积液、侵犯臂丛神经引起的症状，可获得缓解或减轻。约有 3/4 的咯血患者可获得止血效果。SCLC 是一种全身性疾病，治疗以全身化疗为主，放疗常配合化疗应用。另外，放疗对局限期 SCLC 经很多研究者证实有良好效果。SCLC 对放疗敏感，但由于治疗时已有胸外转移，仍需要先期化疗及放疗后的维持化疗。病变广泛的病人可从胸部放疗得到局部的效果，但不一定改善存活率。放疗的另两个独特治疗作用是处理隆突的累及和治疗颅脑转移。由于血脑屏障的存在给需要化疗杀伤的瘤细胞提供了避难所，所以约 50%以上病人有中枢神经系统受累，给治疗造成困难。颅脑照射可减少中枢神经系统转移，但对存活率影响不大，因为肿瘤同时也播散到了其他部位。因此，预防性颅脑照射只适用于对化疗完全反应的病人，可在化疗后 2～4 个月进行。

3.化疗　一般认为，SCLC 化疗疗效与剂量强度相关，但剂量增大时药物的毒副作用会增加。骨髓或外周干细胞移植支持治疗下的大剂量化疗，总的看来能提高化疗的有效率，但能否延长病人生存期有待进一步观察。

(1)常用化疗方案

1)一线方案　CAP(CTX＋ADM＋DDP)

CE(CBP＋VP-16)

COME(CTX＋VCR＋MTX＋VP-16)

CAO(CTX＋ADM＋VCR)

CAE(CTX＋ADM＋VP-16)等。

2)二线方案　VIP(VP-16＋IFO＋DDP)

IME(IFO＋MTX＋VP-16)

CTE(CBP＋TAX＋VP-16)等。

3)其他：正在临床试用的新药，如：拓扑替肯＋TAX，初步试用有效率达 92%。

另一些方案，如：拓扑替肯＋卡铂＋紫杉醇；紫杉醇＋诺维本；紫杉醇＋顺铂＋足叶乙甙等。

(三)肺癌的介入治疗

1.支气管动脉灌注化疗(BAI)　适用于中央型肺癌，特别是鳞癌，如失去手术指征、全身化疗无效的晚期肺癌患者可先考虑 BAI。其局部化疗的副作用小，可暂时缓解症状，减轻痛苦，提高生活质量。非小细胞肺癌可选择：丝裂霉素 2mg＋顺铂 60mg(或卡铂 300mg)；小细胞肺癌可选择：卡铂 300mg(或顺铂 60mg)＋VP-16100mg。每 4 周一次，共 2～3 次。

2.经纤维支气管镜介导治疗

(1)YAG 激光切除治疗：凡纤维支气管镜能直接窥见的支气管肿瘤及中央型肺癌引起顽固性咯血者，YAG 激光可解除肿瘤引起的气道阻塞及控制出血。

(2)经纤维支气管镜行腔内放疗:是近距离的局部放疗,由计算机测量控制支气管内放疗量和范围。较适用于不能手术的气管、主支气管肿瘤,以便为手术治疗和外照射做准备。

(四)免疫治疗及其他治疗

为增强机体免疫功能,提高化疗耐受性,改善生活质量,可试用免疫调节剂,如干扰素、白介素、转移因子和肿瘤坏死因子等,对肺癌的治疗能提高一定疗效。

氩氦靶向治疗是在超声、C形臂X线机、CT引导和胸腔镜引导下经皮穿刺氩氦靶向治疗肺癌及手术联合直视下氩氦刀冷冻,对肺癌的治疗都取得了较好的效果。

此外,肺癌的其他治疗还包括基因治疗(如p53基因、p21基因、反义基因、免疫基因、自杀基因等)及电化学治疗等。

(五)中医、中药治疗

中药对肺癌的治疗常以清热解毒为主,清热化痰为辅。可在一定程度上减轻病人的症状。配合化疗、放疗,可提高放疗和化疗效果并减少不良反应,提高机体抗病能力。对巩固疗效、促进机体功能恢复是有帮助的。

(六)肺癌的对症治疗

1.上腔静脉阻塞综合征(SVCS) 肺癌的纵隔淋巴结转移压迫上腔静脉,产生上腔静脉阻塞综合征,引起头颈部肿胀、发绀、胸壁静脉怒张以及呼吸困难等症状。SVCS是肺癌的严重合并症,其发生率约15%～20%,往往由于迅速发展的呼吸困难、脑水肿等危及患者生命,需要采取迅速有效的治疗措施。应用放疗相当有效,可缓解症状,延长生存期,约有10%～20%患者生存期超过2年。对症状、体征严重的病人先选用放疗,适当配用脱水剂,然后根据不同病理选用化疗方案。对症状、体征相对轻一些的患者可考虑选用化疗再放疗。

20世纪90年代后期,血管内支架置入术治疗上腔静脉狭窄逐渐应用于临床。该方法治疗肺癌合并SVCS,术后上腔静脉立即恢复血流,侧支循环血流迅速消失,上腔-静脉压恢复正常,24小时内颅内压高压、侧支循环和颈静脉怒张消失,患者呼吸困难和水肿亦在数天内得到缓解,提示有较理想的近期疗效。随访中未再出现SVCS症状表现,远期疗效也佳。可见,血管内支架置入方法是治疗肺癌并SVCS的有效手段。该项治疗的并发症包括支架转移、穿孔、假性动脉瘤、血栓脱落致肺栓塞和肺水肿、感染、抗凝或溶栓所致的出血及呼吸困难,发生率约为10%以下。

2.脑转移 肺癌脑转移的发生率较高,为20%～50%,是肺癌治疗失败的常见原因。其中以SCLC更为常见。脑转移的病人从有颅脑症状开始,如不积极治疗,常在3个月死亡。对原发灶已控制,脑单个转移灶一般可行手术治疗,但真正行手术的病人仅占20%左右。放疗是治疗脑转移的主要手段,宜采用全脑照射,剂量为30Gy/次,共10次,2周;以后对局限肿瘤加15Gy/次,5共次,1周。放疗期间应使用脱水剂和皮质激素以减轻脑水肿。脑转移灶放疗后局部复发或出现新转移灶时可再治疗,对这类病人以减轻症状为主,不必多考虑脑损伤问题。

3.骨转移 骨转移是肺癌最常见的远处转移,产生剧烈疼痛和病理性骨折。可用放疗做姑息性治疗,常采用快速照射,如5Gy/次,共5次,或3Gy/次,共10次。止痛效果出现迅速,并能持续数月。若多处骨转移,可结合放射性核素内照射和外放射,仍能取得较佳姑息疗效。对症治疗可采用骨磷、密钙息等阻止骨溶解的药物,有止痛效果。

4.恶性胸水　肿瘤侵犯胸膜引起肿瘤在胸膜腔内种植,产生恶性胸水,常为血性,以肺腺癌更多见。对胸水较多引起症状者,应在无菌操作下行胸腔穿刺抽液,一次抽液不宜超过1000ml,以避免纵隔摆动、复张性肺水肿等并发症。近年来,使用24小时胸腔持续引流胸水,此方法更安全,一次能把胸水抽净。抽胸水后可胸腔内注入药物,包括抗癌药物,如顺铂、丝裂霉素、氮芥等,也可使用滑石粉以及免疫生物制剂如干扰素、白介素-2等。在处理胸水的同时,如病人情况许可,应采用全身化疗。

【预后和展望】

肺癌的预后取决于能否早期发现和及时正确的治疗。隐性肺癌早期切除可获治愈。一般认为鳞癌预后较好,腺癌次之,小细胞未分化癌最差。然而,40年前SCLC还是很难治愈的、恶性程度很高的肿瘤,目前由于SCLC生物行为的认识和新药的增多,能治愈的病人已经愈来愈多。SCLC成为在一定程度上可治愈的肿瘤之一,并正在从“不治之症”变为“可治之症”。NSCLC治愈率的提高在很大程度上取决于早期发现、早期诊断和早期治疗。毋庸置疑,由于肺癌病因发生、发展以及生物学行为的复杂和不均一性,全面根治肺癌的进程可能需要几代人的共同努力才能完成。

（邓　飞）

第二节　支气管-肺良性肿瘤及瘤样病变

一、支气管腺瘤

支气管腺瘤是起源于支气管黏液腺体、腺管上皮或黏膜下kulchitsky细胞的一组良性肿瘤,包括支气管类癌、腺样囊性癌和黏液表皮样癌。

【临床表现】

支气管腺瘤症状随肿瘤生长部位和支气管腔有无阻塞、局部浸润和远处转移而异。①发生在肺的边缘部多无症状,常在X线检查时发现。②若发生于较大的支气管,初期即出现刺激性干咳,反复咯血。③肿瘤增大,可发生局部阻塞性肺气肿和局限性固定哮鸣音。④管腔全部阻塞,可出现肺不张。⑤阻塞远端的肺继发感染,可发生肺炎、肺脓肿或支气管扩张。⑥若发生恶变转移,其症状与其他癌肿转移相似。⑦少数支气管类癌患者可出现阵发性皮肤发红、腹痛、腹泻、哮喘和心动过速等类癌综合征或向心性肥胖、高血压、水肿、乏力、低血钾性碱中毒及色素沉着等异位ACTH综合征表现。

【辅助检查】

1.胸部X线检查

(1)周围型:占25%,发生在肺的周围,在肺野内表现为球形或不规则形肿块阴影,边缘光滑,密度均匀,不形成空洞,没有钙化。

(2)中央型:占75%,发生在大的支气管内,成息肉状向腔内生长,肿瘤较大时可表现为一侧肺、肺叶或肺段阻塞性肺炎或肺不张。

2.电子计算机X线体层显像(CT) 可以显示肿瘤的形态、阻塞的部位及范围。可见支气管内息肉状或球形软组织影,边缘光滑锐利、密度均匀。也可显示管壁增厚,管腔狭窄,围绕支气管的软组织肿物影。

3.支气管镜检查 见支气管腔内新生物呈息肉状或肉芽肿状。

【诊断】

支气管腺瘤发病年龄较轻,常有较长时间的呛咳、咯血及反复肺部感染。胸部X线片征象呈圆形致密阴影。尤其是分层摄影和CT扫描可清晰地显示肿瘤的部位、形态、大小、支气管阻塞情况及有无区域淋巴结转移。支气管镜检查是诊断本病的重要方法之一,不仅能确定肿瘤部位,且可活检提供病理学诊断。

【鉴别诊断】

1.周围型支气管癌 发病的年龄比腺瘤大,生长快。X线片上腺瘤的结节状或圆形灶边界较肺癌锐利,但有时难于区别。诊断困难时,应及时剖胸探查,以免失去根治的机会。

2.肺结核球 好发于两肺上叶尖后段或下叶背段,周围常有卫星灶,病灶中常有向心性或密集的钙化灶。

3.肺错构瘤 呈圆形或分叶状阴影,边缘清楚,病灶内有钙化点,有时呈爆米花样。

【治疗】

手术切除是治疗支气管腺瘤的主要的方法。切除范围取决于肿瘤生长部位和受累及远端肺组织情况。原则应彻底切除肿瘤,清扫可疑的区域淋巴结,尽可能保留正常肺组织,避免全肺切除,可提高生存率,减少并发症;对于因禁忌证无法手术的中央型腺瘤,可以在气管镜介导下进行肿瘤切除或置入支架缓解症状。

二、肺错构瘤

肺错构瘤是最常见的肺部良性肿瘤,生长在肺实质,国内报:道约占肺内球形病灶的8%。过去认为肺错构瘤是肺正常组织的不正常组合所构成的瘤样畸形,现在认为是一种真性良性间叶性肿瘤。

【临床表现】

肺错构瘤可发生于任何年龄,以40~70岁居多,男性多于女性。临床多无症状,多为体检时发现。如肿瘤位于支气管内或靠近肺门、大支气管,则可能出现支气管刺激症状或支气管阻塞、反复感染及压迫症状,表现为咳嗽、发热、痰中带血、胸痛等。

【辅助检查】

1.胸部X线检查 典型表现为肺野外带的单个圆形或椭圆形结节或肿块,肿瘤边缘光滑,分叶、毛刺少见,周围无浸润。肿瘤内可见钙化,多在中心且分布均匀,典型者呈“爆米花”样,脂肪组织较多者,瘤体内见低密度区。

2.电子计算机X线体层显像(CT) 圆形或类圆形结节,无分叶或浅分叶,边缘光滑,与周围肺组织分界清楚。

3.支气管镜检查 对诊断支气管腔内型肺错构瘤具有很大价值,对肺内型错构瘤没有诊断意义。

【诊断】

肺错构瘤多为偶然经胸部X线检查发现,典型的"爆米花"样钙化虽然不是此瘤的特征性表现,但有助于和恶性肿瘤鉴别。支气管镜对大气道内错构瘤诊断有帮助,经胸针吸活检有助于与良、恶性病变鉴别,多数病例需要手术活检确诊。

【鉴别诊断】

1.肺癌 一般病程短,症状重;X线片示大小不等的结节状或块状阴影,边缘不光滑,常有毛刺或分叶;转移早,预后差。

2.肺结核球 多见于肺上叶尖后段或下叶背段;发病年龄小,常有结核病史,PPD试验呈阳性。X线片示结核球密度不均匀,伴卫星灶。

【治疗】

外科手术治疗是肺错构瘤最重要的治疗方法。肺错构瘤极少恶变,但有些病灶难于与周围型肺癌鉴别,因而对于有肺癌高危因素、疑为肺错构瘤的中老年患者应行剖胸手术探查,并切除病灶。大多数肺错构瘤病例可采用肿瘤局部摘除、肺楔形切除术,原则上应尽量保留正常的肺组织,减少术后并发症的发生。

三、肺炎性假瘤

肺炎性假瘤是一种较少见的非特异性肺内炎性增生性病变,其肺实质为肺内慢性炎性增生性肉芽肿病变。国内资料报告占肺内良性肿瘤第一或第二位。

【病因和发病机理】

其病因尚不清楚,很可能是肺部细菌或病毒感染后引起的局限性非特异性炎症病变及机化。有作者报告在本病中分离到Epstein-Barr病毒,并在研究中已发现本病患者肺泡灌洗液中的中性粒细胞数及其趋化因子(C5、C5a、ARG)均增高;经TBLB病理显示肉芽肿内有浆细胞、黄色组织细胞及淋巴细胞,因此推测本病与感染的慢性免疫和炎性反应有关。

由于肺炎性假瘤的X线表现往往难与肺癌及其他良性肿瘤相鉴别,临床医师在肺部孤立性病变的鉴别诊断中,常涉及本病,因而已受到临床医师的重视。

【病理】

肺炎性假瘤常表现为单个孤立性病灶,呈球形或椭圆形,直径多在3～5cm左右,范围1.2～16cm。肿块质地较硬,无包膜,与周围正常肺组织分界清楚。切面呈灰白、或黄色、或褐色,瘤内出血、坏死及钙化不多见。瘤多数位于肺内,罕见位于支气管内。有些病例可累及肺门及胸膜。炎性假瘤也可存在于其他脏器。如皮肤、软组织、肝、胃、小肠、脑脊髓、腮腺及乳腺等。

炎性假瘤的病理组织学表现复杂,常含多种炎性细胞和间质细胞,如浆细胞、淋巴细胞、黄色瘤细胞、肥大细胞及组织细胞等，病变周围通常发生成纤维细胞增殖，肉芽肿、淋巴细胞炎性反应、淋巴样增殖及肺泡纤维化。不同病例，甚至同一病例的不同部位，组织结构及细胞成分有很大差异。炎性假瘤病理诊断依据细胞类型不同而有多种名称，如浆细胞瘤、黄色瘤、组织细胞瘤、纤维组织细胞瘤、孤立性肥大细胞肉芽肿、硬化性血管瘤、炎性纤维母细胞瘤等。最常见的组织学主要有四种类型：肺泡上皮乳头状增生型、组织细胞增生型、硬化性血管瘤型、浆细胞型，但在不同病例中这四种类型比例不一。①肺泡上皮乳头状增生型（或假乳头瘤型）：以肺泡上皮呈乳头状增生为特征。②组织细胞增生型：主要是组织细胞和纤维母细胞无一定比例的增生，但细胞无异形性。③硬化性血管瘤：主要表现为血管增生和上皮乳头状增生。④浆细胞型（或淋巴瘤样型）：为肺实质内淋巴细胞、浆细胞增生，但主要是成熟的淋巴细胞增生并可形成淋巴滤泡。上述各类型的细胞虽然增生，但分化良好，无恶性肿瘤的证据。炎性假瘤对邻近组织只有压迫作用，而无浸润破坏现象。

免疫组化显示 Vimentin 强阳性，平滑肌肌蛋白阳性，Desmin 仅有灶性阳性。病灶的小气道可显示角蛋白、上皮膜抗原阳性，S-100、Leu7 及Ⅷ因子有关的抗原阴性，浆细胞 K、免疫球蛋白阳性。

有文献报告，肺炎性假瘤多数为良性病变，但可发生恶变，显示为恶性纤维组织细胞瘤。

【临床表现】

1.*典型表现*　炎性假瘤可发生于任何年龄，多数在 40 岁以下，平均 28.3 岁，56%发生于儿童。无明显的性别差异。部分患者有呼吸道感染症状，其中以间歇性轻微咳嗽最常见。痰液多为白色泡沫样，偶为少量脓痰。多数患者有痰中带血，但不发生大咯血，主要因为炎性假瘤不直接侵犯周围大血管，是由肉芽肿面的新生毛细血管出血所致。一般不发热或仅有低热。也有病人表现为胸痛、喘息、脓胸、气胸及呼吸困难。其他如关节痛、乏力及体重下降等。一般病程较长，数月至数年，有的长达 16 年。当发现肺内炎性假瘤时，病人常有呼吸道感染，少见肺梗死及隐球菌感染。

2.*非典型表现*　肺炎性假瘤并不少见，但其误诊率较高，因其不典型表现，易误诊为肺癌、肺结核、肺脓疡及其他良性肿瘤，周桂华等报道 19 例肺炎性假瘤术前误诊率为 84.2%。

临床上可有胸痛、痰血、胸闷、气急、低热、盗汗等症状，类似肺结核；或者表现为消瘦、咳嗽、咯血痰、胸痛等类似于肺癌的症状；个案报道一例肺炎性假瘤外穿出现右颈部红肿疼痛、发热而误诊为右颈部脓肿。

X 线有时表现形态不规则，呈现梭形、多角形或带形；偶并发中叶综合征或类似于纵隔肿瘤；病灶内有时有钙化灶，易误诊为结核球和错构瘤；偶可见空洞或密度不均匀；病灶边缘可有细长毛刺、分叶状、“扫帚征”；有时伴有胸膜粘连带、肺门淋巴结肿大、肺不张；个案报道肺炎性假瘤出血 X 线胸片表现为含气液管状影而误诊为膈疝。

CT 可见细长毛刺或分叶，病灶边缘模糊，密度不均匀，内有空洞或含气支气管影，有时病灶内可见条状高密度影，合并肺门淋巴结或纵隔淋巴结肿大；偶表现为两肺野多发散在直径 0.5～1.0cm 大小结节状密度增高影，易误诊为肺泡细胞癌或肺癌晚期、肺内转移癌。

【诊断和鉴别诊断】

主要依据X线检查,炎性假瘤常表现为密度较低而均匀、边缘清楚及轮廓完整的球形阴影,约钱币大小,偶有钙化及空洞,少数为多发结节,多数位于肺的外周,可累及胸膜。部分病例的病灶可缓慢增大。病变也可累及肺门,引起支气管阻塞及发生肺不张。少数累及肋骨,引起骨质破坏。食管受侵时有咽下困难。也有累及纵隔、心包及胸椎,甚至有病变发生于后纵隔者。

目前对肺炎性假瘤尚无特异性诊断方法,对病变较大、靠近胸壁的病例,可经胸壁针吸活检辅助诊断。但到目前为止,术前做出肯定性诊断较困难。若患者年龄在40岁以上,应注意与周围型肺癌相鉴别。肺癌病变密度不均匀,边缘有毛刺,增长较快,可出现脐样切迹。肺癌可出现肺门及纵隔淋巴结肿大,而炎性假瘤无此征象。有时与肺癌仍难以鉴别,必要时应开胸探查。

【治疗】

由于炎性假瘤与肺癌及其他肺部肿瘤难以鉴别,术前难以区分为良性或恶性肿瘤,药物治疗无效。手术切除是首选方法。可行肺楔形切除或肺段切除。术后预后良好,局部复发罕见。预后与肿瘤纤维化程度、瘤体的大小无关。如病灶内有坏死,奇特的巨大细胞,或50个高倍视野中,有≥3个有丝分裂瘤细胞,病人的预后就较差。

四、肺硬化性血管瘤

肺硬化性血管瘤是肺部少见的良性肿瘤。1956年Liebow和Hubbell首次报告本病。1988年Kimur报告196例,自1986～1990年总计报告299例,Chan于1982年报告中国14例女性患本病。关于本病的来源目前尚有争论,有认为来源于间胚叶,因其Vimentin抗体染色为阳性。又从电镜观察到肿瘤的实性区及覆盖于间隙的细胞是颗粒状肺泡细胞、Clara细胞及未分化的上皮细胞,细胞边缘有微绒毛,细胞连接间有典型桥粒,具有复杂的板层体,粗内质网中存在PE-10(表面活化剂脱辅基蛋白抗体),因此提示本瘤可能是源于Ⅱ型肺泡细胞。

本瘤未见到血管肿瘤所见的典型杆状或管状的Weibel-palade体及饮液细胞泡等,因此为非血管内皮来源,与软组织硬化性血管瘤完全不同。

【病理】

病灶呈球形或椭圆形,外有很薄的纤维素样假包膜,与周围肺组织分隔。瘤体表面光滑,偶见表面凹凸不平呈结节状。质软或韧。切面色黄或灰,有散在红棕色出血区,内杂有微小裂隙,有时可见坏死和钙化。瘤体大小0.8～8.2cm,多数<3.5cm,少数有多发,也可形成卫星式病灶分布。多数发生于右肺,位于胸膜下,病灶可伸延入叶间隙。镜下瘤细胞形态可为单一或多态形。细胞核缺乏、或圆形、或椭圆形,少数病例中细胞核成戒指状。有丝分裂非常罕见。胞浆透亮,周边清晰。硬化性血管瘤有四种主要病理类型,即实性区、乳头状、血管样和硬化区。各种类型所占比例不等,但实性区均具备。一般至少有三种类型混合。

1.实性区　丰满的梭形或多边形细胞排列成片状或巢块,内有规则的腔隙,腔隙周为柱状肺泡细胞衬着。瘤细胞和腔隙内均有散在的红细胞。

2.出血区 内含有大的扩张的血液充填空隙，及小的不规则的小通道。典型的圆形瘤细胞可以在空隙中见到。

3.乳头状区 较小的柱状瘤细胞聚集呈乳头状结构突入实性区的腔隙内，乳头状结构中心有圆形瘤细胞束，伴胶原纤维或玻璃样变，即为硬化区。

4.硬化区 此区大小不等，含致密纤维组织和不同程度的玻璃样变，弹力纤维稀少。在上述各区内有分布不规则的出血，含铁血黄素细胞、泡沫状组织细胞、肥大细胞和其他炎性细胞。

免疫组化显示细胞角蛋白抗体、上皮膜抗原、Vimentin、胚胎性碱性磷酸酶、EMA、S100蛋白、αSMA 等均阳性。也有报告表面活化剂脱辅基蛋白抗体阳性。

1.发病年龄自 15～83 岁，年均 42 岁，多数为女性。女性比男性多 6.5 倍。

2.多数病例无症状，常为体检发现。主要症状为咯血，咯血量多少不等。其次为咳嗽、胸痛、背痛、呼吸困难及胸膜炎。

3.辅助检查

(1)X 线胸片显示为孤立性圆形肿块，密度较均匀，边缘光滑，偶见凹凸不平及分叶状。胸CT 或体层可见肿物内有钙化斑。病灶多见于右肺，偶可见肺门淋巴结肿大，但无瘤转移。瘤体旁有时可见新月状透明影，称气新月影。形成原因可能为瘤内有扩张或破裂的瘤组织与小支气管相通时，气体可进入瘤体造成了气空隙。或瘤体与压缩肺组织形成假包膜间有半圆形空隙。上述空间隙均 2mm 左右。气新月影也可见于肺包虫囊、肺真菌、肺脓肿、结核空洞，外伤性血肿等。

(2)支气管的动脉造影见瘤周有瓜皮样网状血管影，为本瘤的特征。或见与肿瘤有一致性的扩张血管影像。

【治疗】

按肿瘤的大小、部位可选择肺段、肺叶或全肺切除术。不宜采用摘除术，术后一般无复发或转移。国外文献报告在术后有 3～25 年复发者。

五、支气管乳头状瘤

支气管乳头状瘤病是呼吸系统少见的良性肿瘤，有一定恶交倾向。目前认为，其发病与人乳头状瘤病毒感染有关。文献报道，在全世界其发病约占所有肺部肿瘤的 0.38%，占肺部良性肿瘤的 7%～8%。

【临床表现】

咳嗽、咯血、胸闷，多与气道刺激和阻塞有关。

【诊断】

常见症状与气道刺激和阻塞有关，表现为咳嗽、咯血、胸闷。胸部 X 线检查可能发现阻塞性肺炎、肺不张等气道阻塞的表现。支气管镜检查有助于诊断。

【治疗】

肿瘤位于大气道内可以通过气管镜摘除，无法经气管镜介入治疗时可以考虑手术。部分成年人孤立性乳头状瘤可能恶性变，术后注意随访，以便及早发现复发或恶变。

六、肺部其他良性肿瘤

（一）气管平滑肌瘤

支气管平滑肌瘤是起源于支气管平滑肌的良性肿瘤，部分来自肺组织内血管壁的平滑肌和胚胎迷走的平滑肌，很少见。支气管平滑肌瘤女性多见，约为男性的 1.5 倍。发病年龄可自婴幼儿到 60 岁以上老人，中年较为多见。肿瘤常位于肺外周，直径大多在 2～6cm 之间。肿瘤从支气管黏膜下的肌层组织生长，向支气管管腔突出，肿瘤外观呈灰白色圆形结节，有包膜，其上覆盖正常的黏膜上皮。底部有蒂与支气管壁相连。切面呈粉红色分叶状或灰白、灰红鱼肉样组织，肿瘤由分化良好、交错排列的细胞束所组成。细胞呈椭圆形或长梭形，大小一致，胞核亦呈卵圆形或长梭形，核膜明显，无核分裂相。肿瘤表面覆盖复层柱状上皮或鳞状上皮细胞。上皮与肿瘤之间由增厚的玻璃样变的基底膜分开。肿瘤周围的支气管组织正常。

【临床表现】

早期由于肿瘤向支气管内生长，刺激黏膜出现干咳。肿瘤不断生长，引起支气管部分或完全阻塞后，局部可听到哮鸣音。肺部继发感染时，可出现发热、咳嗽、咯脓痰、胸痛、反复发作的局限性肺炎、肺不张，以及支气管扩张等症状。若黏膜发生溃疡时，则有痰中带血。

1.气管、支气管或叶支气管的平滑肌瘤　早期瘤体虽小，但可产生症状，如因肿瘤的刺激易出现咳嗽。当肿瘤增大，可表现为部分或完全性支气管阻塞症状，病人可出现咳嗽加重，气短、局限性喘鸣。极易被误认为支气管哮喘。上述喘鸣可因体位改变而诱发或消失，支气管扩张剂治疗无效。因此当患者无心血管疾病，而有哮喘性喘鸣、咯血、端坐呼吸及阵发性夜间气短时，应警惕该病的存在。其他常见如发热、反复性肺炎等。可有咯血，甚至咯血量较多。平滑肌瘤为良性病变，若病变影响到肺组织，并出现不可逆的肺组织损伤时，预后严重，故需在肺损伤发生前确诊，及早治疗。

2.肺平滑肌瘤　多数无症状，在体检中发现。当瘤体较大或邻近支气管受压，可出现咳嗽、胸痛、胸闷、咯血丝痰、乏力等，偶见大量咯血。

【诊断及鉴别诊断】

支气管镜检查常发现表面光滑的圆形结节，咳嗽时上下活动，摘取活组织作病理检查，可明确诊断。外周病变表现为单个结节。体层 X 线摄片或胸部 CT 扫描，可见肿瘤在支气管腔突出。发生在较大的、或肺段支气管时，可阻塞管腔引起肺不张和阻塞性肺炎。位于肺的平滑肌瘤表现为肺实质肿物，边界清楚，质地均匀、致密，罕有空洞或钙化。痰液检查对诊断无帮助。本病的临床症状，支气管镜检查及 X 线所见与支气管腺瘤相似，极易混淆。组织学方面的区别则极明显。

【治疗】

平滑肌瘤为良性瘤，故以保守性切除为宜。由于支气管、肺平滑肌瘤的临床、X线和支气管镜检查所见，往往与肺癌及其他支气管肺肿瘤相似，故多需术中冷冻切片明确诊断，再行肿瘤局部切除术。手术切除预后良好。

（二）支气管软骨瘤

支气管软骨瘤来源于气管、支气管和细支气管壁的软骨，称为支气管软骨瘤。几乎全部由软骨构成，表面有纤维包膜。属于罕见的良性肿瘤。软骨瘤呈椭圆形，外观呈光滑分叶状，无蒂，或呈息肉样突出于支气管腔中，质地较硬，包膜透明。瘤内有钙化，甚至骨化，生长非常缓慢。经纤维支气管镜活检，不易钳取组织。肿瘤切面呈灰白色，因有软骨，所以可见钙化，切开肿瘤时有摩擦感。显微镜下见肿瘤含有玻璃样软骨和纤维软骨组织，表面覆盖上皮，为纤维组织所隔开，内有正常软骨及钙化，无腺体及其他组织。

【临床表现】

肿瘤生长缓慢，临床症状不明显，当肿瘤增大影响支气管分泌物引流时，可造成阻塞远端的肺组织继发性感染。在有症状的病人中，如肺内有多发结节时，应注意与转移性平滑肌肉瘤鉴别。

非常罕见软骨瘤病人具有Camey三联征，其包括胃上皮样平滑肌瘤、肺软骨瘤和肾上腺外的嗜铬细胞瘤。某些病例只有其中两种瘤组织。多数发生于30岁以下女性，男性只占10%。

【诊断和鉴别诊断】

胸片或胸部CT可显示单个或多个圆形结节，边界清。其与错构瘤均可显示瘤内有钙化点，故难以鉴别，但后者还含有脂肪、淋巴、上皮或腺体样组织。

【治疗】

鉴于肺内、气管及支气管腔内软骨瘤和恶性肿瘤在临床上不易区别，故多主张采取积极手术治疗。支气管袖状切除为其根治疗法。

（三）肺纤维瘤

肺纤维瘤是肺部极少见的一种良性肿瘤。可发生于气管、支气管壁、或深部肺组织内，与邻近的血管及支气管不相连。肺纤维瘤呈白色块状，大小不等，肿物的质硬，边缘光整，无包膜，与邻近的血管和支气管不相连接。肿块切面呈灰白色，有较多的胶原组织，显旋涡状，主要有梭形纤维细胞及胶原束构成。纤维细胞核长，内有分布不均匀的染色质。瘤中心有明显的玻璃样变。

【临床表现】

以男性多见，好发年龄20～40岁，但也有文献报告女性多见。患者多无症状，常在X线胸片检查时偶尔发现。支气管腔内的纤维瘤可引起阻塞性肺炎或肺不张。

【诊断和鉴别诊断】

胸片显示肿物为圆形致密阴影，边缘整齐。胸CT表现相似于胸片，肿物密度均匀，无分叶及毛刺。CT值为软组织密度（35～50HU）。增强CT扫描有轻度强化，少数纤维瘤可见沙粒状钙化。

支气管镜可显示支气管腔内纤维瘤，经支气管镜行肿物活检，病理可明确诊断。肺内深部组织的肿瘤可行经皮肺穿刺肿物活检明确诊断。

纤维瘤与肺平滑肌瘤、恶性纤维肉瘤在CT图像上难以鉴别，只有通过肿物活检后病理确诊。恶性纤维肉瘤在镜下细胞生长活跃，核分裂不规则，并有异形细胞增多。

【治疗】

发现该肿瘤应行手术根治疗法。

（四）肺脂肪瘤

支气管及肺脂肪瘤是肺部脂肪组织形成的良性肿瘤，发生率极低，为所有肺肿瘤的0.1%，1980年Giudice报告了支气管脂肪瘤50例。国内也陆续有报告。临床上包括支气管脂肪瘤及胸膜下脂肪瘤。脂肪组织是支气管壁的正常组织，在气道内有时可见到1mm直径的脂肪。管壁内的脂肪一直可延伸到细支气管，存在于支气管黏膜上皮下，也可位于软骨和肌肉之间，或围绕着黏液腺。胸膜下也有脂肪组织。脂肪瘤来自于脂肪组织，因此可有支气管树、肺及胸膜下脂肪瘤。由于大的支气管黏膜下层脂肪较多，因此发生于支气管树的脂肪瘤达80%以上，很少发生于肺。

【病理】

经常在大的支气管内发现脂肪瘤。且较多见于左主支气管及叶支气管内，右侧相对少见。肉眼见瘤体呈典型的脂肪瘤，质软，色淡黄，表面光滑，有薄的包膜，支气管内型的瘤体较小，一般在3cm以内，肺脂肪瘤的瘤体较大，一般在3～6cm。脂肪瘤部分呈哑铃状生长，能穿透支气管壁，如息肉样充填于支气管腔内，并有蒂与支气管黏膜相连。由于脂肪瘤的缓慢生长，正常的支气管壁逐渐衰退，肌肉萎缩，并为结缔组织替代。偶可见支气管脂肪瘤可完全充填在支气管内，形成支气管样的瘤。

镜下见多数脂肪瘤为成熟的脂肪细胞组成。有少量纤维组织，可伴有黏液变性。也有报告脂肪瘤内有其他类型的细胞，如骨、软骨细胞及纤维组织，瘤组织内有部分间叶组织。偶尔肺脂肪瘤中有少数伴有奇特核的巨大细胞，散在于成熟的脂肪组织中，但经一年以上随诊未见疾病进展。有时可见到形态一致的成纤维细胞和不等量的胶原纤维，此称之为梭形细胞脂肪瘤，易误认为脂肪肉瘤。

【临床表现】

1.男性多于女性，约高出4～5倍。国外报告年龄50～60岁多见，国内报告年龄自32～65岁，平均年龄为51岁。

2.症状：多数肺脂肪瘤无症状，而在体检或其他疾病胸部透视或摄片时被发现。当瘤周肺组织出现炎症时，可产生呼吸道的相应症状。支气管脂肪瘤当瘤体微小时亦无症状，一旦出现症状后，可持续数周至数十年。症状与肿瘤部位、病史的长短、支气管阻塞程度有关。肿瘤生长于中央支气管者，常有咳嗽、咯血和阻塞性肺炎。阻塞远端的支气管受炎症的破坏可变形、扩张。疾病早期可表现为干咳、气喘或胸闷，易被误诊为慢性支气管炎。随着肿瘤的增大，可产生反复阻塞性肺炎，久之出现肺不张、支气管扩张，或肺实变。体检可发现有局限性喘鸣音。一般因脂肪瘤内缺乏血管，故不易引起咯血，如伴发炎症时，可出现血痰。位于正气道带蒂的脂肪瘤，有时在体位改变时，可突然完全阻塞气道，引起突发的呼吸衰竭而导致死亡。胸膜下脂肪瘤一般无症状。

3.辅助检查

(1)影像学检查:支气管内脂肪瘤在常规的胸片检查往往显示正常,故可长期被延误诊断。直至瘤体增大,阻塞管腔,出现阻塞性肺炎、肺不张或全肺不张。气管、支气管断层片对支气管脂肪瘤诊断有帮助,可明确瘤的部位及阻塞程度。胸片可显示肺实质脂肪瘤,边界清楚,光滑,密度均匀,阴影较淡,内可见肺纹理,此为肺脂肪瘤的特征性表现。

胸部CT也能清楚显示支气管脂肪瘤的部位及性质。胸部CT对肺实质内的脂肪瘤诊断准确性极高,一般见为孤立性结节,位于肺周边,肿物轮廓清楚,光整,极少分叶。CT值一般在50HU以上,并显示脂肪瘤的壁有纤维组织环绕,瘤中间可有纤细的纤维索条分隔。有时当改变体位时,CT检查可见肿块形态有轻度的改变。

影像学检查时,有时易将脂肪瘤与含较多脂肪的错构瘤相混淆,但如能仔细寻找瘤内有无钙化对鉴别诊断极有意义,因脂肪瘤无钙化,而错构瘤常含有低密度软组织和钙化。

(2)支气管镜检查:发生于较大支气管的脂肪瘤,支气管镜下可见到息肉状的肿物,表面光滑,色淡黄或灰黄,带蒂的肿物易活动。活检常不易成功,且所得脂肪组织难与正常支气管壁的脂肪区别。不过支气管镜下所见瘤的形态,结合胸部CT往往可以明确诊断。

【治疗】

脂肪瘤一旦确诊后,应尽早手术切除,以免日久造成对肺及支气管的永久性的损害。支气管内脂肪瘤可行支气管镜下切除,或行支气管切开取脂肪瘤。并发肺不张或支气管扩张者应行肺段或肺叶切除。肺脂肪瘤大多位于脏层胸膜下,因此可行肿瘤摘除,对肺组织损伤极少。

(五)肺良性透明细胞瘤

【病因和发病机理】

Liebow和Castleman首次于1963年报告了肺良性透明细胞瘤。1991Gal又报告了40例,其中男19例,女21例,因此本病并非罕见。Gaffer等对该瘤进行了一系列研究。对于本瘤的来源目前尚无明确定论。已发现部分病例瘤内细胞有黑色素颗粒,免疫组化显示本病HMB-45阳性,与黑色素瘤、腱鞘肉瘤相似结果,因此有可能与黑色素瘤有关。在部分瘤内见到嗜银颗粒及神经内分泌颗粒,暗示来源于Kulehitsky细胞。也有作者推测本瘤可能来源于上皮源性肿瘤。

【病理】

肺良性透明细胞瘤瘤体多数在2~4cm之间。文献报告范围0.7~6.5cm,呈球形,色暗红或灰褐色,表面可有包膜,或包膜不完整或无包膜。瘤体与周围肺组织分界很清楚,表面光整,质韧,如橡皮样,切面黄色,似鱼肉,较脆,少数见小囊腔,内有杂染黄色及红色出血区。位于肺实质内的瘤体与大血管或支气管不相连通。光镜见瘤细胞为一致性大透明细胞,排列成腺泡或乳头状,多数呈小巢状或小岛样。细胞浆嗜伊红色,有小空泡。胞浆主要特点是含有丰富的糖原,PAS染色阳性。用酒精固定标本后,糖原可被淀粉酶消化。大透明细胞常被毛细血管包绕,瘤细胞可伸延至薄壁的血管窦中。瘤细胞核呈圆形或椭圆形,大小较一致,少数见到核仁,偶见多核,未见有丝分裂。一般无坏死灶。在肿瘤周边及引流淋巴结区内可见非干酪性结节样肉芽肿。电镜下见瘤细胞有丰富清澈的胞浆,内有游离及膜固着的糖原,因此有"糖肿瘤"

之名称。

免疫组化特点为瘤细胞及胞浆 HMB-45 阳性。其他组织蛋白酶 β、α_1 抗胰蛋白酶及 Vimentin 也显示阳性。部分病例 S-100 蛋白、Synaptophysin 及 Leu7 阳性。

【临床表现】

1.发病年龄自 8～69 岁，平均为 47.4 岁，男、女性别无区分。

2.症状轻微，如轻咳、咯少量痰、偶有血丝痰及咯血、胸痛、胸闷、乏力及发热等。此瘤生长非常缓慢。

3.普通胸片显示肺实质内孤立性圆形结节影，边界清晰，密度均匀一致，结节一般＜3cm，也有报道大小达 6cm。

【诊断和鉴别诊断】

本病经胸片发现后，行经皮肺穿刺活检或手术后病理学检查一般能明确诊断。但仍需与以下疾病鉴别：

1.*转移性癌* 尤其肾癌，其病灶可在肾性肿瘤检出前，已转移到肺，有文献报告时限早达 18 个月余。但转移性肾癌细胞胞浆内有大量脂肪，游离的单颗粒糖原为少量，HMB-45 阴性，细胞具有恶性细胞特点，故可以鉴别。

2.*透明细胞癌* 其一般无膜固着糖原，电镜显示瘤细胞可能为分化差的腺癌或鳞癌，以此可与良性透明细胞瘤鉴别。

【治疗】

本病治疗主要采取肿物摘除或切除术，预后良好，不易复发。

（六）肺畸胎瘤

【病因和发病机理】

肺内畸胎瘤原发于肺，是很罕见的肺良性肿瘤。国外文献报告已达 100 例。支气管内畸胎瘤更为罕见。国内已有恶性畸胎瘤报告。畸胎瘤考虑来源于原始生殖细胞，为迷走的胚胎性组织（第三咽囊）沿支气管下行，被肺胚芽包绕形成的肿瘤。

【病理】

位于肺实质或支气管腔内的畸胎瘤大体所见与纵隔畸胎瘤相似。肺内畸胎瘤瘤体直径约 5～10cm，也可为 18～10.5cm。支气管腔内瘤体较小，有蒂与支气管壁相连，3/4 发生在左上叶。肿瘤表面有包膜，光滑，可分叶。切面见有囊腔，多数为多房性囊腔，少数为单囊。囊壁厚薄不一，腔内充满皮脂、胶冻样物及毛发，为浅黄或棕色。囊壁上见有隆起结节，向腔内突出，大小不一，似绒毛状颗粒，质韧或软。囊壁主要成分为外胚层，如皮肤、毛发、其他皮肤附件、神经细胞及牙齿。其次为内胚层组织，如胰腺、呼吸上皮、肠上皮、甲状腺等。中胚层如横纹肌、平滑肌、血管、软骨和生血组织。囊腔与支气管相通。

支气管内畸胎瘤多呈息肉状，向支气管内突入，缓慢生长，表面有粗毛穿出，渐阻塞支气管，引起其远端支气管扩张及肺化脓性感染。

【临床表现】

1.男性多于女性，或相近。发病年龄 16～72 岁，40 岁以下占 85%。

2.症状以咳嗽（95%）、咯血痰或咯血（80%）为主，其次为胸痛、发热、咯出毛发样物和胸闷、气短。也可有杵状指。

3.辅助检查

(1)普通胸片：可显示团块状阴影，肿物边缘清晰，可有分叶状，密度不均匀，内有蜂窝状及条索状透亮区。约15%病例肿物内可见钙化或牙齿，对确诊有帮助。肺畸胎瘤合并感染时，可形成肺脓肿、肺炎或肺不张，巨大的瘤体也可引起纵隔移位。

(2)胸CT：可显示畸胎瘤的特点：①厚壁囊肿；②囊肿内钙化出现率30%～60%，脂肪出现率50%～60%。当肿块内出现脂肪及脂肪液平时，对良性畸胎瘤的诊断非常具有特异性。该肿瘤囊性部CT值一般近似水的CT值。

畸胎瘤伴继发感染时，肿物可突然增大，边缘可模糊；感染控制后，肿块又可缩小，边界再显示清楚。

【治疗】

手术切除是治疗本病的唯一方法。恶性畸胎瘤也应行手术治疗。

(七)混合瘤

混合瘤常含有上皮和间质两种成分，常常发生在气管，支气管内及肺实质中一般罕见。1991年Sakamoto报告了40例，平均年龄48岁，范围26～71岁，男性多见。

【病理】

瘤体大小4.5cm×2.5cm×2.5cm，呈樱桃或羽毛状，通常呈灰白色、坚实和无蒂。切面坚固、灰白、有少许黏液。瘤发生于表皮下组织，被呼吸道复合组织及鳞状上皮覆盖。瘤内腺体呈小管状，伴有大量嗜伊红性物质。鳞状细胞有不典型增生，上皮成分是混合性，伴有黏液软骨样组织。有局灶性纤维化。奥辛兰染色(粘多糖)显示有丰富的基质。

免疫组化显示S-100蛋白、角蛋白、纤维性神经胶质酸性蛋白、肌动蛋白抗体和vimentin呈阳性。病理诊断方面主要是与腺样囊腺癌及恶性肿瘤鉴别。腺样囊腺癌是圆柱形多形性腺瘤，瘤中心充满了PAS阳性物质。内无软骨灶，但有周围神经的侵犯，并沿气管及支气管布散性生长。免疫组化S-100蛋白为阴性，纤维性神经胶质酸性蛋白为阳性。在梭形细胞中肌动蛋白抗体阳性。细胞浆中角蛋白抗体呈强阳性反应。

另尚需与单态性瘤鉴别，本瘤病理为单一的上皮细胞，呈索状，S-100蛋白为灶性阳性。与嗜铬细胞瘤非常相似，必须与之鉴别。

【临床表现】

气管内混合瘤经常存在间断发作性咳嗽、气短或哮喘。其他症状有活动后呼吸困难、咯血、喘鸣、声哑、吞咽困难、反复呼吸道感染。病程缓慢，有报告达9年以上。周围肺实质内的混合瘤一般在常规胸片中发现，少数病例可发生骨转移。

【治疗】

本病临床诊断困难，且常难以与肿瘤相鉴别，大多需经手术切除后确诊，故疑为本病即应手术治疗。

(八)肺化学感受器瘤

肺化学感受器瘤又称非嗜铬副神经节细胞瘤。是肺内罕见的良性肿瘤。近年来许多学者认为有低度恶性。主要来源于副交感神经系统，最常见为颈动脉体处的化学感受器，也可见于颈静脉、主动脉弓及迷走神经旁，较少见于四肢、腹膜后、眼眶、中耳、鼻咽部和鼻窦等处。气管或肺内的化学感受器瘤非常罕见，一般发生于右肺。

【病理】

肉眼见肿瘤直径为1～7cm，肿瘤呈多发性，多数为圆形，有分叶，切面呈灰粉色。如是恶性化学感受器瘤，瘤组织完全被包绕，并压迫肺动脉，沿支气管侵蚀性布散，或转移至隆突下，纵隔及支气管旁淋巴结。

瘤的镜下特点：①有丰富血管，与肺动脉关系密切。②为一致性的圆形或多角形细胞构成同心巢。肿瘤细胞大，形态可不规则，排列成片状或束状。核位中心，呈圆形或卵圆形，染色质较细，呈细点彩状。核仁不清楚，未见核分列。胞浆双染、嗜伊红性、或胞浆清晰。在缺血区有呈浓染的多核。也有其他类型的细胞如柱状及假腺细胞状，形成假玫瑰花样，因此需与类癌、神经内分泌癌及神经母细胞瘤鉴别。另一种类型为由分化差的梭型细胞组成，称之为肉瘤样型。多数瘤有典型的同心巢和支柱型，或有Ⅱ型肺泡细胞型。凡有支柱型存在，预后往往较好。

电镜下化学感受器瘤细胞缺乏张力丝，细胞间桥粒样连接多见。细胞浆内有糖原、板层体及核内包涵物。并有多形性神经分泌颗粒，大小约40～400nm。电镜免疫组化显示细胞角蛋白和桥粒的特殊蛋白缺乏。

免疫组化显示瘤细胞内的支柱细胞S-100蛋白、GFAP(、神经生长因子受体均阳性。虽然S～100蛋白在类癌、神经节细胞瘤、神经节母细胞瘤和神经母细胞瘤也显示阳性，但在化学感受器瘤的支柱细胞内S-100蛋白量较丰富，瘤的其他部分也存在，并预示瘤的预后好。类癌以主细胞为主，免疫组化显示嗜铬粒蛋白、神经丝、PGP9.5阳性，细胞角蛋白和桥粒特殊蛋白阳性，而化学感受器瘤阴性，故两者可鉴别。

【临床表现】

化学感受器瘤主要见于女性，男∶女＝2∶9，病人平均年龄为56岁。多数患者无症状。少数患者常表现为咯血、呼吸困难及声音嘶哑。也有表现为胸痛、乏力、发热、吞咽困难、喘鸣及高血压等。X线检查呈大小不等的结节状阴影，可呈圆形，边缘光滑，分叶状，质地均匀及致密，肿瘤生长缓慢。少数呈现为粟粒样浸润。

【治疗】

本病对放疗、化疗不敏感。虽为良性或低度恶性肿瘤，也可转移至肺、骨、肝脏及淋巴结等。主要以手术切除治疗为主。

文献报告在尸检中发现多发的微小瘤。多数为女性发病，年龄50～60岁。常见于慢性低氧血症、肺水肿、二尖瓣狭窄、丛原性的肺动脉病、肺血栓栓塞和慢性阻塞性气道病等病人。这种瘤类似于脑的蛛网膜样颗粒作用，可转移肺泡腔内过多的液体进入肺静脉，从而预防肺水肿发生。瘤细胞为圆形或椭圆形的间质细胞巢，其不侵入肺泡毛细血管及肺泡。细胞形态类似蛛网膜粒。超微结构显示瘤细胞成锯齿样排列，有桥粒或桥粒样连接。免疫组化Vimentin及肌球蛋白抗体阳性而细胞角蛋白、S-100蛋白、NSE及肌动蛋白阴性。目前推测其可能不属于化学感受器瘤。

（九）肺黏液瘤

肺黏液瘤的组织学结构颇似原始的间皮，含有黏蛋白基质，多见于皮下组织、骨、肌肉或泌尿生殖器。发生于肺脏者极少见。

【病理】

肿瘤瘤体呈光滑、轻度分叶的块状，表面有极薄的包膜。切面见棕黄色胶胨样物质。与正常肺组织分界清楚。肿瘤由具有致密的胞浆及粗突的星形细胞所构成。核呈卵圆形，有细小规则的染色体及核仁。在星形细胞间，含有多量黏性、细颗粒状的嗜碱物质，极似黏蛋白。未见核分裂。肿瘤呈浸润或膨胀式生长，但不转移。

【临床表现】

本病常无临床症状，偶在 X 线检查时发现。黏液瘤 X 线征象为圆形，边缘整齐，轻微分叶的块状阴影。肺切除标本做病理检查才能明确诊断。

【治疗】

手术切除彻底治疗效果佳。若不能完全切除，则有复发倾向。

（十）气管乳头状瘤

支气管乳头状瘤为支气管良性肿瘤，为少见病，其病因可能与慢性炎症有关，少数发生恶性变。本病可分三种类型：单发支气管乳头状瘤、支气管多发的鳞状乳头状瘤及炎性息肉。肉眼所见，肿物生长呈疣状，并突入支气管腔内。有报告瘤可来自终末支气管，或瘤呈囊性肿块。

【病理】

组织学显示瘤细胞呈鳞状上皮细胞形。含有结缔组织基质，常常有大量淋巴细胞浸润，瘤表面完全被有纤毛或无纤毛的柱状上皮细胞或鳞状上皮细胞覆盖，也可夹杂多层的间变鳞状上皮细胞及分化较好的鳞状上皮细胞。有时呈混合性乳头状瘤，其伴有多形性支气管黏液腺囊性瘤。来自终末支气管或细支气管的瘤可以布散到邻近的肺泡腔，甚至肺泡腔内充满瘤细胞，或延伸至上皮层。

【临床表现】

临床表现根据其类型不同而异：

1.单发支气管乳头状瘤　非常罕见，可发生于气管或叶段支气管，瘤灶约 1.5cm。Fantone 于 1982 年报告了 59 例，常见发生于中年吸烟男性，也见于儿童。组织学经常显示为鳞状上皮细胞形，其中 1/3 患者为癌细胞或为浸润性癌。Basheda 于 1991 年报告 33 例中 10 例有不典型增生，但无有丝分裂，或核不规则。如病理为乳突状的鳞状细胞乳头状瘤，则往往是属于癌性的病变，但本病尚无乳头瘤病毒感染证据。临床表现主要是咯血，发生肺不张及支气管阻塞性病变时可继发感染。

2.多发性鳞状乳头状瘤　多见于青少年，发生于喉、气管及支气管，为上气道病毒性疾病。通常病变早期位于喉，后期可布散到支气管树及肺内，病灶呈无蒂或有蒂乳头状，衬在扁平鳞状上皮细胞上生长。常可引起咯血、喘鸣、1/3 的病例有呼吸困难、肺不张和阻塞性肺炎。胸片可显示多发结节性病灶，并有空洞形成。少数可发生恶变。根据儿童期有喉乳头状瘤病史及支气管镜活组织检查可明确诊断。

3.炎性乳头瘤 常见为单发，为多倍体性肿块，病灶内有丰富的肉芽组织，显然与支气管受慢性刺激有关。常见于慢性支气管炎、支气管结石、支气管扩张、烧灼、异物吸入等。临床主要表现为支气管受阻塞症状。

【治疗】

单发支气管乳头状瘤可行支气管内瘤切除术。多发性鳞状乳头状瘤如病灶局限，可行手术切除。曾报告应用干扰素治疗，但不能达到治愈或长期存活。炎性乳头瘤治疗以手术切除及控制感染为主。

（郑云爱）

第三节 气管、支气管低度恶性肿瘤

原发性肺部低度恶性肿瘤包括支气管类癌、腺样囊性癌和黏液表皮样癌。该类肿瘤发病率低，恶性程度不高，国内、外对此类疾病的分类尚无统一认识。1982 年世界卫生组织将黏液表皮样癌和腺样囊性癌归属于支气管腺体癌，而类癌归属于来源于支气管上皮的一种类型。国内王德元、林震琼等建议对此类肿瘤统称为“原发性支气管低度恶性肿瘤”。作者通过对比资料发现，支气管类癌、腺样囊性癌和黏液表皮样癌是一组生物学行为类似而又不同于原发性支气管肺癌的肿瘤，其本质属恶性肿瘤，多数病例有侵袭和转移，但又能长期生存。因此认为将这 3 种肿瘤通称为“原发性支气管低度恶性肿瘤”，既符合肿瘤学的命名原则，揭示了他们的共同本质，有利于研究和总结，又有别于原发性支气管肺癌和真正良性的支气管腺瘤，有利于指导临床。

原发性支气管低度恶性肿瘤的发病率低，文献报道在所有原发性支气管肺部恶性肿瘤中的构成比为 2%～5%。国内一组 109 例原发性支气管低度恶性肿瘤报道中，类癌 47 例（43.1%），黏液表皮样癌 32 例（29.4%），腺样囊性癌 30 例（27.5%）。此类肿瘤可发生于任何年龄，年龄分布较肺癌年轻，多在 40 岁以下，其中黏液表皮样癌的发病年龄更小，多在 35 岁以下。

虽然均被称为原发性低度恶性肿瘤，但原发性支气管类癌、腺样囊性癌和黏液表皮样癌的病理学特征各不相同，类癌来源于支气管嵴的神经分泌细胞，黏液表皮样癌和腺样囊性癌来源于支气管腺体，故易于鉴别。类癌与小细胞肺癌属于同一细胞来源而分化程度不同的肿瘤细胞群谱，临床易于混淆。一般来说，类癌行嗜银染色镜检，80%可明确诊断；电镜检查见嗜银细胞，免疫组化神经特异性烯醇化酶（NSE）试验阳性可确诊类癌。

目前认为此类肿瘤的治疗以手术治疗为主，切除范围取决于肿瘤的部位和远端肺组织情况，因其为低度恶性肿瘤，在肿瘤完整切除后多数不再复发，即便是姑息性切除术后也能带瘤生存多年。术后是否辅以放、化疗，意见尚不统一，但手术切除不彻底或有残留者术后放疗有一定疗效。

一、腺样囊性癌

腺样囊性癌又称圆柱瘤和圆柱癌、腺样囊性基底细胞癌。这是由于肿瘤的上皮性成分和结缔组织性成分交织成圆柱状而得名。腺样囊性癌主要发生在唾液腺，且可发生肺转移。因而在诊断原发性支气管腺样囊性癌时，须注意唾液腺等好发部位有无原发灶。

【病因和发病机理】

腺样囊性癌的病因不明，属于低度恶性肿瘤，淋巴结转移出现晚，生长缓慢，可在支气管下层浸润生长很长距离，而在大体组织上看不出来。肿瘤来源于支气管黏膜的腺管或腺体的黏液分泌细胞。发生于黏膜下，常可在黏膜下平面围绕着支气管蔓延很远的距离，同时侵及支气管壁及壁外组织，瘤体外常无完整的包膜。光镜下表现为腺管、筛管、实性 3 种组织学亚型。Hiroak 等认为腺管型分化较好，而实性型分化最差。

【临床表现】

该病可发生于任何年龄，但以 40 岁上下居多，男女发病率相似。病史相对较长，早期无明显症状，有的为体检时发现肺部阴影而就医，当肿瘤长大到一定程度时才出现症状，主要症状为刺激性咳嗽，偶伴痰血。如肿瘤增大至管腔持续性阻塞，则可出现肺不张伴阻塞性肺炎。X 线表现为密度一致、边缘清楚的团块状阴影，可有分叶。动态观察生长缓慢。CT 发现病变多为边缘规则、密度均匀的阴影，中心型多见，可伴有肺不张，与肺癌较难鉴别。

【诊断和鉴别诊断】

腺样囊性癌好发于气管和主支气管，叶支气管次之，约占 65%，周围型较少见。症状无特异性，与肺癌难于鉴别。由于内窥镜下肿瘤多呈息肉状，生长缓慢，少见出血和表面溃烂。纤支镜检查阳性率低：有作者认为误诊的原因主要是活检组织少，因此，纤支镜检查尤其是肿瘤多部位活检对明确诊断非常重要。由于 CT 是断层扫描技术，放射科医师凭借其肺 CT 的二位横断面图像想像气管、支气管树的三维结构图像是很困难的。螺旋 CT 具有更快速的容积扫描和高 Z 轴分辨率，可以三维立体显示气管、支气管树。弥补了横断面图像的气管、支气管树长轴显示不足的缺点，如气道狭窄的长度、病变段的上下界，纵隔肿块对气管、支气管树的纵向压迫等。尤其对于气管、支气管高度狭窄无法导入检查仪器的病人更为有意义，为腺样囊性癌术前评价提供了依据。由于腺样囊性癌来源于支气管黏膜的腺管或腺体的黏液分泌细胞。在螺旋 CT 的表现多以中央型居多。影像表现有 3 种：腔内外型肿物，病变累及气管、支气管的半周并沿黏膜下长段浸润，形成明显的移形状管壁增厚和管腔狭窄，病灶密度较低，未见有明显的钙化成分；周围型肿物，表现为肺门区肿物影，支气管明显狭窄，肿物边缘不整、有分叶、远端可见阻塞性改变，包括肺气肿肺不张和炎症等；单纯腔内型，以管腔狭窄为主。需要鉴别诊断的有：①与黏液表皮样癌的鉴别：支气管腺样囊性癌多位于气管，管壁增厚与管腔狭窄同时存在，CT 平扫密度较低，增强后强化不明显；而黏液表皮样癌多位于远端大气道，即叶和段支气管，管壁基本不增厚，腔内型肿物居多，CT 增强有明显强化，并且，病灶内部常常可见钙化，其钙化出现率高于其他类型肺癌。②与其他良性疾病的鉴别：由于支气管腺样囊性癌生长缓慢，因而，其并发肺气肿出现的机会较高度恶性肿瘤多且持续时间长，直到晚期才发展为肺不张。因此，对中青年病人，长期出现阻塞性肺气肿时，不仅要考虑到单纯性支气管哮喘的可能，同时，也应该除外气管、支气管肿瘤的存在。两者的临床鉴别主要在于该病的吸气时间长于呼气，渐进性呼气困难和喘鸣音等，而早期的CT检查和三维成像对避免误诊非常重要。

【治疗】

目前认为根治手术切除是治疗支气管腺样囊腺癌的最有效治疗方法，但由于肿瘤可沿着支气管黏膜下层浸润性生长，实际浸润范围远较肉眼所见广泛，达到彻底切除比较困难。因此，建议对中心型患者术中采取支气管残端冰冻检查，如残端阳性，提示手术应扩大根治性切除。该肿瘤对化疗不敏感，对放疗有一定敏感性，对支气管残端阳性者可行辅助放疗。

二、黏液表皮样癌

原发性支气管黏液表皮样癌是一种罕见的低度恶性肿瘤，肿瘤来源于支气管黏膜的腺体及其导管，因其组织学表现与来自涎腺的黏液表皮样癌类似，且为占位性病变，容易被临床医师误诊为其他疾病。

【病因和发病机理】

病因不明，参照1991年WHO关于涎腺肿瘤的分类，根据黏液细胞、表皮样细胞和中间型细胞的比例和肿瘤细胞核的异型性及分裂像的多少将该肿瘤分为高分化（50%以上为黏液细胞和分化好的表皮样细胞、偶见核分裂像，核异型性不明显）、低分化（黏液细胞罕见或低于10%，肿瘤主要有未分化的中间型细胞和低分化的表皮样细胞构成）和中分化（介于二者之间）三种。其组织学表现与来自涎腺的黏液表皮样癌基本一致：由黏液细胞、表皮样细胞和中间型细胞构成管状、腺样、囊腺样或夹杂有黏液细胞的实片状结构，部分表皮样细胞水肿变性可形成透明细胞，部分病例可见灶状或全部嗜酸性化生。

高分化者呈低度恶性，主要局限在支气管，并呈息肉状向腔内生长，管壁略受侵犯，生长速度缓慢，镜下观察：肿瘤细胞成分单一，常排列成腺样，核分裂像和坏死灶罕见，电镜观察：多见球型细胞，细胞表面有微绒毛，胞质内富含线粒体和糖原，有显著的腺腔形成，常见未分化细胞，中间细胞及鳞状细胞少见。低分化者呈高度恶性，其生长与支气管密切相关，在壁内侵袭生长，并侵及邻近肺组织，而不形成息肉样，镜下观察：常见不典型及多形瘤细胞，核分裂像易见，很少形成腺腔，可有坏死及转移，电镜观察：球形细胞少见，细胞表面缺乏微绒毛，胞质内线粒体和糖原不丰富。常见未分化细胞和中间细胞，鳞状细胞少见。

【临床表现】

发病年龄18～72岁，但超过半数的病人发病年龄在30岁以下，明显小于支气管肺癌的发病年龄。黏液表皮样癌好发于叶支气管，主支气管次之，较小支气管少见。因多为支气管内的肿瘤，浸润性生长，故管腔外瘤体可巨大。肿瘤较小时患者可无症状，临床偶然发现。

1.症状、体征　当其生长到一定体积时可出现症状，常见症状为咳嗽、咳痰，呼吸困难、偶有咯血、胸痛及低热，当肿瘤继续增大时可出现间歇性呼吸道感染、反复性阻塞性肺炎、高热等。如管腔呈持续性阻塞,则可出现肺不张、肺脓肿等。若出现胸膜炎可有持续性胸痛。据统计,仅有2%的低度恶性肿瘤与15%的高度恶性肿瘤有淋巴结转移,46%的高度恶性肿瘤可侵犯肺实质,但也较支气管肺癌预后好。低度恶性肿瘤生长缓慢,较少转移,手术后大多预后良好。

2.X线表现　肿块可位于气管内、主支气管内、段支气管和亚段支气管内,以段支气管最为多见。根据形态不同可分为圆形、卵圆形或分叶状。在胸部X线平片上可表现气管内或支气管内结节,或肺内孤立结节,可有钙化,可为肺门肿块阴影、肺门块影伴远端肺不张或肺炎、或不见块影仅见肺炎及肺不张。如为周围性病变,则表现为单发圆形或类圆形阴影,与肺癌的X线表现不易区别。

3.CT表现　CT扫描可显示气管、支气管内肿块,肿块为卵圆形或分叶状,且最大径方向与含有肿块的相应气道分支相平行,肿块内常可见斑点状钙化,发生率高于支气管肺癌,注射对比剂后增强扫描肿块轻度强化,可伴阻塞性肺炎、肺气肿或肺不张。另外肿块周围可见低密度气体影提示肿块位于气管或支气管腔内。肿块内少见坏死灶。在病变的定位及钙化、坏死及伴随表现的显示方面,CT较胸片有明显优势。

【诊断和鉴别诊断】

由于黏液表皮样癌在肺部原发者少见,故在诊断时首先要排除涎腺肿瘤转移的可能,其次要和黏液腺癌、黏液型的细支气管肺泡癌及鳞癌、腺鳞癌鉴别。黏液腺癌和黏液型的细支气管肺泡癌两者都含有黏液细胞,都分泌AB、PAS染色阳性的黏液,特别容易和高分化的黏液表皮样癌混淆,但此两者都不含表皮细胞和中间型细胞。黏液腺癌容易形成黏液湖和不完整但异型性不大的腺上皮岛;黏液型的细支气管肺泡癌细胞往往沿着细支气管壁生长,核往往异型性不大,位于基底部,且一般不浸润间质;黏液表皮样癌常位于支气管黏膜下,呈浸润性生长,在黏液腺周围存在着多少不等的表皮细胞或中间型细胞。鳞癌虽然也存在表皮细胞,而且部分鳞癌细胞含有糖原或退变成透明状或空泡状,特别类似于黏液表皮样癌中的黏液细胞,但这类细胞往往PAS阳性而AB染色阴性,同时黏液表皮样癌中几乎见不到角化的表皮细胞,换句话说,如果见有角化的表皮细胞,首先可不考虑黏液表皮样癌。腺鳞癌往往有明确的腺癌和鳞癌成分,虽然混合存在,但并非在同一细胞巢中出现,一般不会出现在表皮细胞间穿插散在黏液细胞以及表皮细胞围绕黏液腺体生长的现象。

对原发于支气管的低度恶性肿瘤的早期诊断和定位具有重要意义。该肿瘤80%发生于主支气管、叶支气管,大多数为中心型,在纤支镜下易于看到。内窥镜下支气管腔内新生物多呈息肉状,表面光滑,很少溃烂,边缘清楚,血管不丰富多呈灰白色,无出血倾向。该肿瘤新生物邻近支气管环正常,隆突锐利,可与支气管肺癌区别。

影像学上支气管黏液表皮样癌应与支气管类癌和囊腺癌相鉴别。类癌富含血管,CT增强扫描可见显著强化,而支气管黏液表皮样癌仅有轻度强化。囊腺癌易向气管外蔓延,常发生于下段支气管、主支气管、叶支气管,而支气管黏液表皮样癌最好发于段支气管,大多数表现为管腔内的光滑的卵圆形分叶状肿块,向气道外蔓延。

由于该肿瘤新生物表面黏膜覆盖完好,很少有细胞脱落,故痰细胞学检查及刷检阳性率很低。资料显示痰细胞学检查及刷检的阳性率在10%以下。纤支镜活检的阳性率为35%～50%。因此早期诊断的关键是提高纤支镜活检的阳性率。

【治疗和预后】

目前认为手术治疗为最有效的治疗手段。多数在完整切除后不再复发，手术切除率80%～90%，切除率与发现的早晚关系密切。术后3年生存率85%左右，此癌虽可发生淋巴和血行转移，但发生率远较腺样囊腺癌低。

三、支气管类癌

支气管类癌是一种较为少见的原发性低度恶性同时伴有神经内分泌分化的肿瘤。

【病因和发病机理】

长期以来，类癌一直和腺样囊性癌、黏液表皮样癌等一起作为低度恶性肿瘤而通称为“支气管腺癌”。实际上类癌起源于K细胞，而后两者来自支气管腺体。为此，世界卫生组织(WHO)肺组织肿瘤学分类中将类癌作为一种独立的类型，以区别于其他良性及恶性肿瘤，近十几年来，通过免疫组化研究和电镜观察，多数学者认为支气管类癌起源于支气管上皮组织的嗜银细胞，生长缓慢，为低度或潜在恶性，有淋巴转移和术后复发的可能。Bensch等发现支气管类癌细胞浆内含“神经内分泌颗粒”，具有摄取胺的前质和脱羧基作用，属于APUD细胞系列，可分泌5-羟色胺、组织胺等20多种胺和多肽类激素引起类癌综合征。1972年Arrigoni等通过对201例支气管类癌的电镜观察，将其分为典型和不典型两种类型。不典型类癌既不同于类癌，又异于小细胞癌，其恶性程度介于类癌和小细胞癌之间。从组织发生学上不典型类癌可向小细胞癌分化发展，故光镜下易误诊为小细胞癌。因此，病理上准确识别对临床有实际意义。支气管类癌还有一种罕见的亚型，即肺嗜酸细胞性类癌。它是胞浆具有嗜酸性颗粒的细胞所组成的支气管肿瘤。临床表现与普通类癌区别不大，但有一些特征性的内分泌症状，如腹泻、流泪及低血压等。诊断依靠病理。病理诊断的标准是：光镜下肿瘤胞浆内有瞩目的嗜酸细胞颗粒。电镜下瘤细胞外型尚规则，细胞间可见简单连接，胞浆丰富，可见不等量的线粒体、粗面内质网及核糖体等胞器，部分瘤细胞内可见特征性的神经内分泌颗粒，颗粒圆形，有单层界膜，膜下有空晕，高电子密度，直径多为0.2μm左右，电镜下还见到这样一个现象，即神经分泌颗粒丰富的瘤细胞内线粒体含量甚微，而线粒体丰富的瘤细胞内则少见或未见神经分泌颗粒，瘤核大多规则，呈圆形及卵圆形，见轻度核膜皱褶，异染色质边聚集，可见核仁。病理上需要鉴别主要是支气管嗜酸性腺瘤。以上电镜下特点为鉴别要点。免疫组化的NSE^+、Syn^+亦可有助于鉴别。类癌与小细胞肺癌属于同一细胞来源而分化程度不同的肿瘤细胞群谱，临床易于混淆。一般来说，类癌行嗜银染色镜检，80%可明确诊断；电镜检查见嗜银细胞，免疫组化神经特异性烯醇化酶(NSE)试验阳性可确诊类癌。

【临床表现】

支气管类癌好发于中年人，男女发病率相似，起源于支气管黏膜的嗜银细胞(Kulchitsky型细胞)，病变常见于段以上支气管，因此，支气管类癌的症状和体征取决于肿瘤发生部位。

1.症状、体征　周围型常无症状，多为体检时发现，中心型产生阻塞性症状，常出现咳嗽、咯血和反复感染症状。有反复咯血达20年的报道，易于和支气管扩张等疾病混淆。文献报道少数类癌，特别是在发生了肝转移以后，可出现阵发性皮肤潮红、腹泻及哮喘，称之为类癌综合征。

2.X线表现　支气管类癌X线胸片典型的表现是肺门附近或周围孤立的圆形或类圆形阴影，密度均匀一致、边缘清晰。也有相当多的出现边缘不清晰或毛糙，甚至出现浅分叶者。偶有钙化发生，与肺癌难以鉴别。因此，支气管类癌的X线胸片缺乏特征性，误诊率较高。

3.CT表现　CT显示肺内部规则的软组织肿块影，边境清晰，明显分野，密度均匀，无毛刺。大小有直径3～5cm不等，CT值平均为35±7HU。肺门及纵隔无淋巴结肿大，无腹水征。

支气管类癌较少发生淋巴结转移，Wilkin等报告麻省总院治疗111例类癌，其中9例发生区域淋巴结转移，占80%；张志庸等报告18例类癌，3例发生淋巴结转移，占16.7%。

【诊断及鉴别诊断】

支气管类癌的诊断常较困难，对肿瘤组织进行显微镜检查是唯一正确的诊断方法。根据胸部X线平片、断层和胸部CT特别是螺旋CT可明确病变部位。痰瘤细胞的检查阳性率低。因大多数肿瘤位于段支气管以上支气管内，所以术前做出正确的诊断多需要借助纤维支气管镜检查。但值得注意的是由于肿瘤表面有正常支气管黏膜上皮，加之取材过浅，活检阳性率亦较低。常需反复进行。由于肺类癌缺乏明显的影像学特征，痰瘤细胞的检查阳性率低，纤维支气管镜检查在早期活检阳性率亦低，当出现下述情况时，应当作为诊断肺类癌的参考依据：①肺内单发境界清楚的类圆形肿块，经过较长时间追踪观察，病灶大小进展缓慢者；②当患者有咳嗽、胸痛、血痰并伴有类癌综合征及异位ACTH综合征，经拍片发现肺内占位性病灶者；③肺内孤立性病灶有浅分叶，不伴肺不张、阻塞性肺炎、胸水及肺门淋巴结转移者；④尿中5-羟吲哚醋酸测定的值明显升高及X线检查可疑者。

类癌与小细胞肺癌属于同一细胞来源而分化程度不同的肿瘤细胞群谱，临床易于混淆。一般来说，类癌行嗜银染色镜检，80%可明确诊断；电镜检查见嗜银细胞，免疫组化神经特异性烯醇化酶(NSE)试验阳性可确诊类癌。

【治疗】

支气管类癌的治疗包括完整地切除肿瘤保留，尽可能多的正常肺组织。由于支气管类癌为低度恶性肿瘤，淋巴结及远处转移少，手术预后较好，因此，对支气管类癌应行积极的手术治疗，以肺叶切除术为首选，尽量避免行全肺切除术。术后有残留的可考虑行局部放疗。还有报道使用激光可治疗支气管类癌，国内学者也有报道。可见，Nd-YAG激光配合光敏治疗中心型类癌可视为一种痛苦小、方法简便的有效方法，值得临床进一步研究。类癌合并内分泌综合征者较少，多数为异位ACTH分泌，临床表现为库欣综合征；偶见伴发类癌综合征者，且皆为伴有肝转移的患者，此时预后不良。

（郑云爱）

第四节　肺部其他恶性肿瘤和淋巴瘤

肺部其他恶性肿瘤中仅占肺部恶性肿瘤的0.8%～2%，由于这些少见恶性肿瘤无特殊的症状和影像学表现，周围型多见，早期不易确诊，一般经手术后才确诊。大部分起源于肺间质内，本节简要介绍各型特点。

一、肺淋巴瘤

肺淋巴瘤有两种形式：①原发性肺淋巴瘤，仅有肺部淋巴侵犯而不伴有纵隔、肺门及其他部位淋巴瘤。②继发性肺淋巴瘤，已知有肺外淋巴瘤的肺内侵犯。原发性肺淋巴瘤罕见，大多为原发纵隔的转移瘤。原发性肺淋巴瘤的预后好于继发性肺淋巴瘤。

（一）原发性肺淋巴瘤

原发性肺淋巴瘤起源于支气管黏膜相关的淋巴组织，包括支气管黏膜下组织和动、静脉周围的淋巴组织，为淋巴结外淋巴疾病，其发病率占肺部恶性肿瘤的0.5%以下。

【临床表现】

咳嗽、气短、胸痛、咳血痰。

【辅助检查】

原发性肺淋巴瘤的影像学表现无特异性，大致分为结节肿块型、肺炎肺泡型、间质型和粟粒型4种类型。

【病理分期】

原发性肺淋巴瘤临床病理可分为4期。

ⅠE期：仅累及肺或支气管（单侧或双侧）。

Ⅱ1E期：累及肺和肺门淋巴结。

Ⅱ2E期：累及肺和纵隔淋巴结。

Ⅱ2EW期：累及肺和邻近的胸壁或膈肌。

Ⅲ期：累及肺和胸廓外的淋巴结。

Ⅳ期：广泛累及肺和其他组织或器官。

【诊断】

①影像学上显示肺及支气管受累，未见纵隔淋巴结肿大；②没有胸外淋巴瘤病史；③通过临床检查、白细胞计数、CT或淋巴管造影及骨髓穿刺等检查，排除了胸外淋巴瘤或淋巴细胞白血病；④发病后3个月仍未发现胸外淋巴瘤的征象。同时满足了上述4点可诊断为原发性肺淋巴瘤。

【鉴别诊断】

原发性肺淋巴瘤应与转移性肿瘤、结节病和肺结核等疾病相鉴别。

【治疗】

对于原发性肺淋巴瘤，手术为其首选的治疗方法，术中彻底切除肺内肿瘤，同时清扫肺门及纵隔淋巴结。手术后接受正规的全身多药联合化疗，也可同时行生物治疗。

（二）继发性肺淋巴瘤

继发性肺淋巴瘤是指肺组织以外的淋巴瘤发生肺部浸润。浸润途径可以为直接侵犯或经淋巴道、血行浸润或播散至肺组织，其中多数来源于纵隔的淋巴瘤，少数来源于其他部位的淋巴瘤。

二、肺肉瘤

肺肉瘤主要包括血管肉瘤、肺静脉肉瘤、肺动脉肉瘤和滑膜肉瘤。

（一）血管肉瘤

血管肉瘤又称上皮样血管内皮细胞瘤。

【临床表现】

无症状或者干咳、胸痛、气短和咯血。常见杵状指。

【辅助检查】

影像学表现为两肺双侧多发性的小结节，可有钙化。

【鉴别诊断】

需与间皮瘤、腺癌、软骨肉瘤或平滑肌肉瘤相鉴别。

（二）肺静脉肉瘤

肺静脉肉瘤发生在一个肺静脉，并伴有平滑肌肉瘤特征。女性好发。症状多见呼吸困难、咯血和胸痛。

（三）肺动脉肉瘤

肺动脉肉瘤好发于右肺动脉、左肺动脉和肺动脉瓣膜。

【临床表现】

1.症状　呼吸困难、胸背痛、咳嗽、咯血、体重减轻、不适、晕厥、发热和罕见的猝死等。

2.体征　收缩期喷射性杂音、发绀、外周性水肿、颈静脉怒张、肝大和杵状指。

【辅助检查】

影像学表现为近段肺动脉分支呈实性延伸。

【鉴别诊断】

需与慢性血栓疾病相鉴别。

【治疗】

手术治疗是短期缓解的唯一治疗方法。

（四）肺滑膜肉瘤

肺滑膜肉瘤是一种间叶性梭形细胞肿瘤。

【临床表现】

症状：呼吸困难、胸痛、咳嗽、低热和体重减轻。也可以症状不明显，偶尔发现肺部肿瘤。

【鉴别诊断】

需与梭形细胞癌、恶性间皮瘤、小细胞癌、胸腺癌等疾病相鉴别。

三、胸膜肺母细胞瘤

胸膜肺母细胞瘤是一种好发于儿童的、与发育不良有关的罕见恶性肿瘤，常累及胸膜和肺。

【临床表现】

多无症状或出现咳嗽、胸痛、呼吸困难。

【辅助检查】

影像学表现呈单侧或少见的双侧充满空气的局限性囊肿，少见气胸，间隔增宽或有一个囊内肿块是本病的另一个特征性表现。

【鉴别诊断】

本病需与肉瘤样内皮瘤、滑膜肉瘤和骨骼肌肉瘤相鉴别。

【治疗】

以手术切除为主，辅以放疗、化疗。

四、恶性畸胎瘤

畸胎瘤是一种生殖细胞癌。源自一种由生殖细胞系的组织构成的肿瘤，可分为成熟性和不成熟性两种。不成熟性畸胎瘤是恶性的，由肉瘤和癌组成。畸胎瘤最常见于肺的上叶，主要位于左侧。

【临床表现】

最常见的症状是胸痛，其次是咯血、咳嗽和脓胸。有毛发的痰是最特异的症状。

【辅助检查】

影像学检查，病变是典型的囊性肿瘤，常有局部钙化。

【鉴别诊断】

需要仔细进行临床检查以除外肺转移性畸胎瘤。值得注意的是经过化疗的肺其他部位原发的畸胎瘤在肺内转移灶，可有完全成熟的成分组成。因而，此时肺畸胎瘤成熟与否很难鉴别。

【治疗】

手术治疗是首选的治疗方法，术后化疗也有一定的疗效。

五、支气管恶性黑色素瘤

黑色素瘤是起源于黑色素细胞的恶性肿瘤。原发于肺非常罕见。诊断原发性支气管恶性黑色素瘤，需先除外其他原发部位，参考标准如下：①既往无皮肤病变（特别是黑色素瘤）手术史；②无眼肿瘤手术史；③单发肺肿瘤；④形态为原发肿瘤特征；⑤切除时无其他器官的黑色素瘤；⑥尸检无其他器官原发黑色素瘤。

一旦确诊原发肿瘤应尽量手术切除，预后中等。

（和雪改）

第五节　肺转移性肿瘤

转移性肿瘤是指身体其他部位肿瘤，经某种途径转移到肺的肿瘤病变。多发生在原发肿瘤发现后2年内，偶可有5～10年后发生的病例。以血行播散为最常见。颈部、纵隔及腹腔肿瘤可通过淋巴逆流致肺转移。消化道肿瘤肺转移呈上升趋势，占据首位，妇科肿瘤为第二位。一般症状很少，肺部弥漫性转移后可有咳嗽、呼吸困难。并发胸膜转移，有大量胸膜腔积液，癌性淋巴管炎或有上腔静脉压迫时，可有相应的症状和体征。肺转移灶的诊断主要依据X线胸片和CT检查，其次有磁共振(MRI)和PET。可具有多种表现，单个肺结节，常来自直肠癌、结肠癌、肾脏癌、睾丸癌、宫颈癌、黑色素瘤、骨肉瘤；弥漫性肺结节影如大小不等，提示为反复多次分批转移，可见于大多数恶性肿瘤，弥漫性淋巴管炎常表现为线型和结节网状影，见于胸部邻近脏器的肿瘤如乳腺、胃、胰腺癌转移；棉絮状转移灶来源于绒癌；微小转移灶常提示来自甲状腺、肾脏或骨肉瘤、胃癌等转移；空洞出现多见于上皮来源肿瘤，如头颈部、宫颈、结肠癌及一些肉瘤；偶有气胸可能为骨、滑膜细胞肉瘤。大部分转移灶是在肺外肿瘤随访胸片时发现，少数肺部转移灶可先于原发病灶而发现，如肾、甲状腺、胰腺癌。细胞学检查阳性率低，仅淋巴管型或腔内型阳性率40%～60%，对结节大于2cm以上或弥漫型可做纤维支气管镜肺活检(TBLB)，阳性率可达到66%～88%。细针经皮肺穿刺(FNBA)，可在CT引导下实施，相对较安全，依不同的组织类型，FNBA敏感性为65%～97%，对于肺结节太小以至FNBA无法探及者和位于肺外周部分的肺结节通常可通过电视辅助的胸腔镜诊断并同时切除。转移性肺癌80%为两肺多发，治疗的基本原则为化疗为主的综合性治疗，预后根据原发灶的病变性质而定。对某些孤立性、生长缓慢的转移性瘤可通过手术切除达到长期生存。

（和雪改）

第七章　间质性肺疾病和其他弥漫性肺疾病

第一节　特发性间质性肺炎

【定义及概况】

特发性间质性肺炎(IIP)是弥漫性肺实质疾病(DPLD)中的一组疾病。特发性意指原因未明,为一组原因不明的进行性下呼吸道疾病,病理过程一般为进展缓慢的弥漫性肺泡炎和/或肺泡结构紊乱,最终导致肺泡结构破坏,形成肺泡腔内完全型纤维化和囊泡状的蜂窝肺。

多年来,对IIP概念的理解一直存在差异,IIP的分类也经历了一个不断演化和修订的过程。1969年Liebow等首次提出了一组原因不明的弥漫性间质性肺炎的概念,经典的病理组织学类型有5种,即:①寻常型(普通型)间质性肺炎(UIP);②脱屑性间质性肺炎(DIP);③闭塞性细支气管炎间质性肺炎(BOIP);④淋巴样间质性肺炎(LIP);⑤巨细胞间质性肺炎(GIP)。1998年Katzenstein等在已有研究的基础上对这种弥漫性的间质性肺疾病以特发性肺纤维化(IPF)命名,又重新提出了新的病理类型,包括:①普通型间质性肺炎(UIP);②脱屑性间质性肺炎(DIP)/呼吸性细支气管炎并间质性肺疾病(RBILD);③急性间质性肺炎(AIP);④非特异性间质性肺炎(NSIP)。2000年ATS和ERS发表了有关IPF诊断和治疗的多国专家的综合意见,IPF的分类和诊断达成了新的国际共识,UIP是与IPF相一致的组织病理类型,因此IPF即特指UIP,而DIP、RBILD、NSIP和AIP等为不同的独立疾病实体,它们与UIP/IPF一起同属于IIP。时隔2年,2002年ATS又发表了对ATS/ERS分类的修订意见,对IIP的亚型重新界定,指出IIP除了包括UIP/IPF、NSIP、DIP、RBILD和AIP外,还应包括特发性LIP和隐原性机化性肺炎(COP)。COP与特发性闭塞性细支气管炎机化性肺炎(BOOP)为同一概念。具体分类为:①UIP/IPF;②NSIP;③COP;④AIP;⑤RBILD;⑥DIP;⑦LIP。

我国目前缺少IIP流行病学资料。美国的资料显示间质性肺疾病的总患病率为男性80.9/10万,女性67.2/10万。该病儿童罕见,发病率随年龄增长而增加。临床上以IPF/UIP最为常见,在不同的研究人群,IPF的患病率为(6～14.6)110万,但75岁以上的老年人患病率超过175/10万,约占所有的IIP的60%以上。NSIP次之,而其余类型的IIP相对少见。IIP的最后确诊,除了IPF可以根据病史、体征、支气管肺泡灌洗检查及胸部HRCT作出临床诊断外,其余IIP的确诊均需依靠病理诊断。

目前对于IIP的认识还处于逐步提高的过程中，治疗首选糖皮质激素，10%～15%的病人有较好疗效，免疫抑制剂(环磷酰胺、硫唑嘌呤、秋水仙碱)有一定疗效，抗纤维化药物正在临床研究中，也可使用中药治疗，治疗应个体化。对老年病人X线胸片显示广泛肺纤维化呈蜂窝肺者，以吸氧和对症治疗为主。对治疗无反应的终末期病人可考虑肺移植治疗。

【病因和发病机制】

IIP致病原因、发病机制均未阐明，但已有足够证据表明与免疫炎症损伤有关，另外，已有一些关于家族性肺纤维化的报告，因此遗传因素或先天性易感因子的存在可能与本病的发病有关。

IPF是IIP中最常见的类型，研究相对深入。IPF病因不清，病毒、真菌、环境因素以及有毒物质均可能参与发病，其发病过程可概括为肺泡的免疫和炎症反应、肺实质损伤和受损肺泡修复(纤维化)三个环节，而慢性炎症是基本的病理基础。原因不明的抗原进入机体后，先激活肺内B细胞，产生IgG抗体；随之，抗原、抗体结合形成的免疫复合物刺激活化肺泡巨噬细胞，使其分泌、释放多形核白细胞趋化因子和促成纤维细胞活化增殖的细胞因子，多形核白细胞趋化因子趋化、吸引中性粒细胞，使之从循环血迁移至肺泡结构中聚集并活化。被活化的多形核白细胞通过释放自由基产物损伤肺泡壁的实质细胞，并通过释放胶原酶、弹性硬蛋白酶等各种蛋白水解酶而损伤肺泡壁的基质成分，从而导致肺泡结构的破坏。肺泡巨噬细胞释放的促成纤维细胞增殖因子，促使成纤维细胞活化增殖，分泌胶原增多，过多的胶原沉积在肺实质内，最终导致肺纤维化。总之，这些原因不明的抗原可与固有的肺免疫细胞相互作用产生炎症及免疫反应，也可直接损害上皮或内皮细胞。IPF是持续存在的炎症、组织损伤和修复相互作用的结果。

【病理和病理生理】

1.UIP/IPF的病理　低倍镜下病变呈斑片状分布，主要累及胸膜下及肺实质，间质炎症、纤维化和蜂窝肺改变轻重不一，新旧病变交杂分布，病变间可见正常肺组织。早期病变是肺泡间隔增宽充血，淋巴细胞、浆细胞和组织细胞与散在的中性粒细胞浸润，伴有Ⅱ型肺泡上皮和细支气管上皮增生，部分肺泡内可见巨噬细胞。纤维化区有数量不等的胶原纤维沉积，炎症细胞相对较少，肺泡间隔毛细血管床减少乃至完全消失，其间可形成假腺样结构，内覆增生的Ⅱ型肺泡上皮。蜂窝肺改变的区域是由大小不等的囊性纤维气腔所构成，被覆有细支气管上皮细胞。在纤维化区和蜂窝肺区可见有呼吸性细支气管、肺泡管以及重建的囊壁内有大量增生之平滑肌束，形成所谓“肌硬化”。除了上述提及的老病灶(胶原沉积的瘢痕灶)外，同时还有增生活跃的肌纤维母细胞和纤维母细胞，基质呈黏液样，位于肺间质，突向被覆呼吸上皮的腔面，此结构称为纤维母细胞灶。总之，纤维母细胞灶、伴胶原沉积的瘢痕化、不同时相病变的共存和蜂窝肺病变是诊断UIP的重要依据，也是与IIP其他类型相区别的要点。

2.NSIP的病理　NSIP病理学特点为在增厚的肺泡壁内含有不同程度的炎症和纤维化，病灶可呈斑片状分布但在时间上基本一致：不同部位的病变似乎都是由发生于一个狭窄的时间段内的损伤引起，并且共处于炎症-纤维化进程中的同一阶段；在同一标本上见不到UIP的新老病灶共存的现象。然而在不同病例之间，纤维化程度可能有很大差异。根据其间质炎症细胞的数量与纤维化的程度，Katzenstein 和 Fiori 将 NSIP 分成 3 型：①富于细胞型，约占 50%，主要表现为间质的炎症，很少或几乎无纤维化，其特点为肺泡间隔内淋巴细胞和浆细胞的混合浸润，其炎性细胞浸润的程度较 UIP 和 DIP 等其他类型的间质性肺病更为突出。与 LIP 相比，此型肺泡结构没有明显的破坏，浆细胞的浸润数量更为突出。间质炎症常常伴有肺泡呼吸上皮的增生。②混合型，约占 40%，间质有大量的慢性炎细胞浸润和明显的胶原纤维沉着。此型与 UIP 不易鉴别，区别的要点是本病全肺的病变相对一致，无蜂窝肺，部分可见纤维母细胞灶，但数量很少。③纤维化型，约占 10%，肺间质以致密的胶原纤维沉积为主，伴有轻微的炎症反应或者缺乏炎症。很少出现纤维母细胞灶，病变一致是不同于 UIP 的鉴别要点。

3.COP 的病理　COP 主要的病理变化是呼吸性细支气管及以下的小气道和肺泡腔内有机化性肺炎改变，病变表现单一，时相一致，呈斑片状和支气管周围分布。病变位于气腔内，肺结构没有破坏，增生的纤维母细胞/肌纤维母细胞灶通过肺泡间孔从一个肺泡到邻近的肺泡形成蝴蝶样的结构，蜂窝肺不常见。

4.AIP 的病理　AIP 的病理改变可分为急性期（亦称渗出期）和机化期（亦称增殖期）。前者的病理特点为肺泡上皮乃至上皮基底膜的损伤，炎性细胞进入肺泡腔内，在受损的肺泡壁上可见Ⅱ型肺泡上皮细胞再生并替代Ⅰ型肺泡上皮，可见灶状分布的由脱落的上皮细胞和纤维蛋白所构成的透明膜充填在肺泡腔内，另可见肺泡隔的水肿和肺泡腔内出血。此期在肺泡腔内逐渐可见纤维母细胞成分，进而导致肺泡腔内纤维化。机化期特点是肺泡腔内及肺泡隔内呈现纤维化并有显著的肺泡隔增厚。但有别于其他间质性肺炎的是其纤维化是“活动的”，即主要由增生的纤维母细胞和肌纤维母细胞组成，伴有轻度胶原沉积。此外还有细支气管鳞状上皮化生和小动脉血栓。从病理上看 AIP 与 ARDS 机化期的病理改变相同。

5.DIP 的病理　DIP 病理学特点为肺泡腔内均匀散布大量的巨噬细胞，而肺泡间隔的炎症或纤维化相对较轻。肺泡结构通常无明显破坏，蜂窝样改变或成纤维细胞灶极少见。肺泡腔内的巨噬细胞过去被误认为是从肺泡壁脱落的上皮细胞，故称之为脱屑型。病变呈弥漫分布，镜下每个视野所见大致相同，但常以细支气管周围更显著。若肺泡腔内巨噬细胞聚集现象仅限于细支气管旁区域，而较远的肺泡未被累及时，则称为 RBILD。Katzenstein 认为这两者实际上是同一疾病的不同表现而已，而且 DIP 是一个错误命名，改称 RBILD 更为合适。

6.RBILD 的病理　RBILD 的病理变化与 DIP 类似，不同点在于本病相对局限在呼吸性细支气管及其周围的气腔，其内有大量含色素的巨噬细胞聚集，远端气腔不受累，并且有明显的呼吸性细支气管炎，肺泡间隔增厚和上皮化生等亦类似于 DIP 的表现。

7.LIP 的病理　LIP 的病理学特点为肺间质中弥漫性的淋巴细胞、浆细胞和组织细胞浸润，具有生发中心的淋巴滤泡常见。Ⅱ型肺泡上皮有增生，肺泡腔内巨噬细胞增多。肺泡内的机化和巨噬细胞的聚集少见或轻微。

IIP 的病理生理变化主要是肺容量下降、肺泡-毛细血管功能单位的损伤、肺间质纤维化致弥散功能障碍及限制性通气功能障碍，早期即可出现低氧血症，运动时血流通过毛细血管较快，血红蛋白与氧不能充分结合，导致缺氧更加明显。晚期，通气血流比例严重失调，严重的缺氧伴二氧化碳潴留引起肺动脉小血管收缩，肺循环阻力增加导致肺动脉高压甚至右心衰竭。

【临床表现】

(一)症状

1.常见症状

(1)干咳:IIP患者多为干咳，可因活动或用力呼吸而诱发，可咳少量白黏痰或白色泡沫样痰，继发感染时可有脓痰。

(2)呼吸困难:这是IIP患者的共有表现，也是最具特征性的症状，多为隐袭性，最初只发生于运动后，渐进性加重，进展速度因人而异，亦称劳力性或运动性呼吸困难。由于IIP的早期即可出现低氧血症，使病人有呼吸困难的感觉，运动时血流通过毛细血管较快，血红蛋白与氧不能充分结合，导致缺氧更加明显，症状亦随之加重。晚期，蜂窝肺形成，通气血流比例严重失调，患者静息时亦有呼吸困难。由于缺氧可以通过外周化学感受器的刺激而兴奋呼吸中枢，患者常有呼吸浅快及明显的易疲劳感，但很少有阵发性夜间呼吸困难或端坐呼吸，一般喜平卧或侧卧位，这一点与心源性的呼吸困难有显著的区别。

(3)其他:本病少有肺外器官受累，但可出现全身症状，如消瘦、乏力、肌肉酸痛、关节痛、食欲不振等。急性缺氧者有精神错乱、狂躁、昏迷、抽搐；慢性缺氧者有智力和定向功能障碍。

2.非典型症状

(1)咯血:较少见，多见于IIP反复发生支气管与肺部感染，使支气管各层组织尤其是平滑肌纤维和弹力纤维遭到破坏，削弱了管壁的支撑作用，支气管周围纤维增生牵拉致支气管扩张引起。病因不同，咯血量差别较大，但大多为痰中带血。

(2)胸痛:多见于合并胸膜病变者。

(3)其他:临床上应警惕某些常见症状可能有IIP可能:①患者只觉疲劳而无呼吸困难；②患者只有干咳而无其他呼吸道症状；③患者只有全身表现(如发热、体重下降)；④异常的胸部X线表现，而无任何症状。

(二)体征

1.呼吸频率增快、心动过速　常是IIP患者的最早表现。安静时稍快，稍事活动即明显增加(呼吸频率每分钟大于24次)，晚期静息甚至吸氧情况下仍快，部分患者辅助呼吸肌活动加强，呈点头或提肩呼吸。

2.发绀　多出现在重症患者，反映疾病已进入晚期，动脉血氧饱和度低于85%时即可在血流量较大的口唇、甲床出现发绀。

3.杵状指(趾)　主要见于IPF患者，出现早，程度重，发生率64%～90%，一般不伴有肺性骨关节病。

4.Velcro啰音　肺部听诊有捻发音或表浅、连续、细小、高调的湿啰音，常被描述为爆裂性啰音或Velcro啰音，多于吸气末增强或出现，这种啰音与慢性支气管炎或支气管扩张等湿啰音完全不一样，来自于末梢气道，分布广泛，以中下肺或肺底多见，是值得强调的体征，但并不特异。

5.肺动脉高压、肺心病和右心功能不全　晚期IIP患者往往存在严重的缺氧伴二氧化碳潴留引起肺动脉小血管收缩，肺循环阻力增加导致肺动脉高压甚至右心衰竭，出现体循环淤血体征，如颈静脉怒张、肺动脉瓣听诊区第2心音亢进、心界扩大、肝大、下肢水肿。二氧化碳潴留可致外周血管扩张皮肤潮湿、温暖多汗、血压升高。严重的缺氧、酸中毒可引起心肌损害，出现血压下降、心律失常甚至心跳骤停。

【实验室检查和器械检查】

1.胸部影像学检查　X线表现有4种类型：①磨砂玻璃影。双肺底部密度均匀的模糊阴影，有时可见空气支气管征，反映肺泡渗出和浸润，往往提示病变早期或急性期。②网状型。两肺底网状阴影，提示肺间质水肿和纤维化，如病情发展则逐渐出现粗网状影，到晚期出现环状条纹影，甚至蜂窝状改变。③网状结节影。④结节影。近年来高分辨CT(HRCT)的出现为间质性肺疾病的诊断提供了敏感性和特异性均很高的检查手段，是评价IIP患者必不可少的组成部分。HRCT对IIP的诊断基于以下影像学表现与病理检查结果的联系：网状影提示规则的纤维化或小的囊腔；蜂窝肺提示囊性区域；磨玻璃影对应病理上的活动性肺泡炎。

UIP患者HRCT的敏感性为62%～78.5%，特异性达90%以上。具有UIP的典型临床表现和HRCT特征性表现的患者无需外科肺活检。HRCT也为非UIP疾病提供了线索，但对于非UIP患者的HRCT敏感性为88.8%，特异性仅40%。因此，HRCT首要的目的是区分UIP和非UIP患者。

典型UIP的HRCT表现包括双肺网状影伴胸膜下囊状改变(蜂窝影)和(或)牵拉性支气管扩张，一般没有实变影和结节影；分布上以基底部和胸膜下为著，从肺脏基底部到肺尖病变的程度逐渐减轻，外带多于内带。不支持UIP的表现包括：明显的上叶或支气管血管周围病变，广泛的磨玻璃影，小叶中心性微结节影，明显的小叶间隔增厚，气体陷闭征象以及无蜂窝样改变。

NSIP的HRCT典型表现包括：双侧、对称性、周边或支气管血管束周围分布(可用于与UIP进行鉴别)，下肺受累为主；磨玻璃影多见(91%的NSIP患者可出现)；可见网状影伴有牵拉性支气管及细支气管扩张；实变及蜂窝肺少见。

COP的HRCT显示实变、磨玻璃影及轻度的支气管扩张。病变分布于胸膜下、支气管周围。下叶受累为主。

AIP的典型HRCT表现为弥漫分布的磨玻璃影合并马赛克征及实变。晚期可见肺内结构的变形，牵拉性支气管扩张及囊腔形成。

2.肺功能检测　表现在通气功能障碍和气体交换功能降低。通气功能障碍表现在限制性通气功能障碍，肺活量减少，随病情进展，残气量和肺总量也减少。最为明显和有意义的是第一秒肺活量(FEV_1)与用力肺活量(FVC)之比($FEV_1\%=FEV_1/FVC$)增高如达到90%则支持IIP的诊断。另外，在残气量减少的情况下，最大呼气流速容量曲线(MEFV)的最大峰值及V_{50}、V_{25}均有增大时对IIP的诊断和排除阻塞性通气障碍(尤其是小气道阻塞)的肺病是有意义的。在IIP早期可见V_{50}、V_{25}低下的小气道功能障碍，而在纤维化后V_{50}、V_{25}均增加。气体交换功能障碍在IIP的早期即可出现，如标志着弥散功能的肺一氧化碳弥散量(DL_{CO})下降，DL_{CO}与肺泡通气量(VA)之比值(即气体交换因子)亦可降低。在中晚期均可见低氧血症而气道阻力变化不大，且可因呼吸频率加快、过度通气而出现低碳酸血症。肺功能检测在提示IIP的早期诊断上是很有价值的，且可做动态观察。运动负荷测试肺功能的变化对IIP的早期诊断是有意义的。动态观察 VC、FEV_1、DL_{CO}、PaO_2、$PaCO_2$ 变化对判断 IIP 的预后是有意义的。影响生存率的指标为 VC 在 80%以下，FEV_1%在 90%以上，DL_{CO} 在 50%以下，PaO_2 在 8kPa 以下。现认为判断 IIP 的短期疗效指标为呼吸频率及 PaO_2 的改善。

3.支气管-肺泡灌洗液检查(BALF) 在不能应用支气管肺活检(TBLB)或开胸活检的情况下，BALF 的检查亦可直接取得肺局部病变的信息，故称之为“液体的肺活检”。不但能从灌洗液的细胞分类和淋巴细胞亚型上且还可通过对上清液的生物化学和免疫学介导物质的检查来明确间质性肺疾病之病因，如过敏性肺泡炎、结节病、慢性铍肺时淋巴细胞显示肯定性增加，而结节病和慢性铍肺时 OKT4>OKT8；急性/活动性 IPF 患者 BALF 中细胞总数明显增高，细胞分类计数中嗜中性粒细胞百分比明显增高，晚期有嗜酸粒细胞百分比增高。因此，尽管 BALF 细胞学检查不能对 IIP 做出诊断，但具有诊断提示和缩小鉴别诊断的作用。

4.经支气管镜肺活检(TBLB) 是目前较安全和诊断率比较高的肺活检方法，但因受取材部位和标本量的限制，不能全面反映肺部病变的范围和程度，不足以评估肺组织纤维化和炎症的程度，或取得肺组织但病理学为非特异性炎症或非肺间质纤维化，必须重复活检多次，故其诊断价值受到一定的限制。可将 TBLB 结合特殊的组织病理技术或染色与其他疾病相鉴别。

5.外科肺活检 包括开胸肺活检和经胸腔镜肺活检，因取得组织较大(2cm×2cm)，病理检查阳性率较高，可达 95%以上，因此目前仍被认为是确诊 IIP 类型的最好方法。外科肺活检的临床指征：①相对年轻的患者，年龄小于 50 岁；②有发热、体重下降、盗汗、咯血的病史；③明显的间质性肺疾病的家族史；④有周围肺血管炎的相关症状和体征；⑤非典型的 IPF 的征象：如上叶病变；结节、斑片影伴随亚段的间质性病变；肺门或纵隔淋巴结大；胸膜渗出或瘢痕，KerleyB 线等；⑥不可解释的肺外表现，肺动脉高压，心脏扩大；⑦迅速进展，病情恶化；⑧确定或排除某些职业病。

TBLB 不能明确诊断的病例有 90%可在开胸肺活检后明确诊断，但开胸手术本身加重患者的负担，不易被接受。近年来，有用特殊的胸腔镜在电视帮助下直接观察并做肺活体组织手术，诊断率优于 TBLB 和经皮肺活检。

6.血液检查 部分患者可见血沉加快，丙种球蛋白、乳酸脱氢酶和血管紧张素转换酶升高，还可出现一些结缔组织相关抗体阳性，但都缺乏特异性，但对排除其他弥漫性肺疾病有一定帮助。有研究表明，患者血中的 KL-6(一种高分子质量糖蛋白)、乳酸脱氢酶(LDH)、表面活性蛋白(SP-A 和 SP-D)有助于判断疾病的预后。

【诊断】

IIP 诊断是一个动态的过程，病理组织学改变是分类的基础。IIP 的最后确诊，除了 IPF 可以根据病史、体征、支气管肺泡灌洗检查及胸部 HRCT 作出临床诊断外，其余 IIP 的确诊均需依靠病理诊断。因此，IPF 的诊断标准可分为有外科(开胸/胸腔镜)肺活检资料和无外科肺活检资料。

有外科肺活检资料者，肺组织病理学表现为 UIP，除外其他已知病因所致的间质性肺疾病(如药物、环境因素和风湿性疾病等)所致的肺纤维化；肺功能异常，表现为限制性通气障碍和(或)气体交换障碍；胸片和 HRCT 可见典型的异常影像。

原则上缺乏肺活检资料不能确诊 IPF，但如患者免疫功能正常，且符合以下所有的主要诊断条件和至少3～4条次要诊断条件，可临床诊断为IPF。主要诊断标准：①除外已知间质性肺病的病因，如某些药物的毒性作用、环境污染和结缔组织疾病所致的ILD；②异常的肺功能改变，包括限制性通气功能障碍和(或)气体交换障碍；③胸部HRCT表现为双侧肺底部网状阴影，少伴磨玻璃样改变，晚期出现蜂窝肺；④TBLB或支气管肺泡灌洗无其他疾病的证据。次要诊断标准：①年龄＞50岁；②隐匿起病或不可解释的运动后呼吸困难；③疾病持续时间≥3个月；④双侧肺底部可闻及吸气性爆裂音。

总之，对IIP来说，诊断需依靠病史、体格检查、胸部X线检查(特别是HRCT)、支气管镜和肺功能测定来进行综合分析，必要时需做TBLB或外科肺活检以明确诊断。虽然IIP的病理分型有各自的特点作为依据，但仍有一些病人的病理分型很难。诊断步骤包括下列3点：①首先明确是否是弥漫性间质性肺病(ILD或DPLD)；②明确属于哪一类ILD或DPLD；③如何对IIP进行鉴别诊断。

【鉴别诊断】

(一)常见表现鉴别诊断

1.肺水肿　在慢性左心衰竭肺水肿时，病人出现劳力性呼吸困难、呼吸浅快，胸片上表现两肺透亮度下降，类似磨玻璃影。血气分析与IIP也相似。但肺水肿病人有原发性心脏病存在如高血压病、冠心病等，尚具有左心功能不全的其他表现，如夜间阵发性呼吸困难、端坐呼吸、大汗、心悸，查体时可有心界向左下扩大、心率快、心尖部第一心音低钝、心脏杂音、奔马律等。胸片上尚有心腰部消失、胸腔内少量积液等表现。超声心动图检查可敏感地反映心脏结构和功能的改变。

2.肺内恶性肿瘤　肺内肺外癌肿的肺内淋巴转移、原发性细支气管肺泡癌、弥漫性非霍奇金淋巴瘤、白血病的肺内浸润等恶性病变在影像学上类似IIP。另一方面间质性肺疾病容易发生癌变。因此，对每一拟诊为间质性肺疾病的病例，应首先与肺内恶性肿瘤相鉴别。临床上这类病人多有消瘦、浅表淋巴结肿大、衰竭等表现，符合恶性肿瘤的临床经过。痰脱落细胞学检查简单、可靠并可反复送检，是一种行之有效的鉴别方法。临床上鉴别有困难时可进行纤维支气管镜检查及肺活检以求确诊。

3.肺结核　慢性纤维空洞性肺结核及血行播散性肺结核需与IIP相鉴别。慢性纤维空洞性肺结核可发生广泛的纤维化，但其好发于肺结核的好发部位，如上叶的尖后段及下叶的背段，病变区域浸润、空洞、钙化、纤维化等多种病变并存，与IIP两肺中下野的磨玻璃影有明显的区别。血行播散性肺结核多表现为高热、盗汗等急性中毒症状，胸片上在各个肺野呈均匀分布的粟粒状结节影，肺外脏器也有结核播散病灶。痰内可以查到抗酸杆菌，血沉明显增快，PPD试验强阳性有助于结核的诊断。

(二)非典型表现鉴别诊断

1.病程发展特殊

(1)结缔组织疾病的肺部表现可以先出现于系统症状之前约数月或数年，尤其是类风湿性关节炎、系统性红斑狼疮和多发性肌炎-皮肌炎，当只有肺部表现时，易被误诊为IIP。有两例多发性肌炎-皮肌炎伴间质性肺疾病，均因呼吸困难、发热、咳黄痰入院，胸CT及肺功能检查支持IIP的诊断，逐渐出现肌肉痛，经肌肉活检证实存在多发性肌炎-皮肌炎。另两例系统性红斑狼疮伴间质性肺疾病者亦因呼吸困难、发热、咳嗽入院，胸CT及肺功能检查提示间质性肺疾病，继而发现雷诺现象、间断出现精神异常、面颊部皮肤色素沉着粗糙，追踪1个月后查及狼疮细胞而确诊。

(2)结缔组织疾病的肺部表现，肺脏是结缔组织疾病容易侵犯的脏器之一，可与系统症状几乎同时出现，病情发展快，预后差。有一例患者，女性，27岁，以发热、四肢乏力起病，1个月后相继出现颜面皮疹、谵妄、神志错乱(有自残行为)、呼吸困难等，曾先后诊为风湿热、布氏杆菌病、散发性脑炎等治疗，效差，入院时发病仅3个月，精神症状明显，颜面大片皮疹脱屑，双下肢肌肉萎缩(自残致双足烫伤、左下肢及骶尾部割伤)，杵状指，肺部闻及Velcro啰音，胸部CT显示双肺弥漫性病变，以周边为主，伴双侧少量胸腔积液，头颅磁共振显示左侧皮层下白质区局灶性缺血灶，肺功能检查不配合，实验室检查支持胶原系统疾病，于入院第3天查及狼疮细胞，遂给予糖皮质激素冲击治疗2天，精神症状及呼吸困难等明显好转。

2.影像的非典型表现　极少数间质性肺疾病患者的影像学表现可以以单侧肺受累为主，而非双肺弥漫性病变，形态以大片状炎症浸润表现为主，可见网格状、索条状及毛玻璃状改变。有一例患者，为老年男性，因呼吸困难半年，进行性加重伴发热、咳嗽10天入院。左下肺可闻及湿啰音及爆裂音。胸CT显示左下肺片状浸润影，伴纤维化改变，局部累及胸膜，纵隔淋巴结不大。在当地医院诊为肺部感染给予抗生素治疗无效。因患者有类风湿性关节炎病史9年，入院后复查胸CT(前后相差11天)示左肺可见弥漫性大片状炎症浸润表现为主，网格状、索条状及毛玻璃状改变，其内并可见斑点状钙化灶，左下肺可见部分肺不张、胸膜增厚、少量液性密度影；右肺外带胸膜下可见斑片状改变。纵隔内可见多个直径1～1.5cm的淋巴结。肺功能检查显示限制性通气功能减退、残气容积增加、弥散功能降低。遂考虑类风湿性肺。给予地塞米松注射液15mg/天冲击治疗，当天呼吸困难明显缓解，体温正常，10天后改泼尼松片60mg/天口服，复查胸CT较前明显好转，肺功能明显改善。综上该患者三次CT检查均相差10天左右，病情变化快，影像演变快，且以单侧肺受累、大片状炎症浸润表现为主，实属罕见。

3.合并其他问题者

(1)丙肝并肺间质纤维：青年男性，因外伤手术输血后发病已4年，2年来病情渐加重，肝穿刺活检组织学表现慢性活动性肝炎。近3个月来活动气短、干咳，胸片显示肺间质纤维化，听诊两肺底Velcro啰音，应用泼尼松、干扰素治疗，2个月后自觉症状好转，复查胸片肺间质纤维化阴影有部分吸收。两者之间是否存在联系，尚无定论，但应引起临床重视。

(2)盐酸胺碘酮的毒副作用：本药对肺的毒性反应最早由Rotmensch等于1980年报道。其临床表现为多种多样，从肺浸润、过敏性肺炎到肺纤维化都可见到，临床表现多为急性起病，有呼吸困难、限制性通气功能障碍。实际上病人在服用盐酸胺碘酮期间任何呼吸道症状的出现，均应考虑本药对肺的毒性反应的可能性。少数病人可以急性起病，可有发热、咳嗽、气短，X胸片上显示腺泡样局限性阴影，类似肺炎的临床表现。病情延长后可演变为肺纤维化。某女，50岁，风湿性心脏病、心房纤颤，应用盐酸胺碘酮治疗已2年，现仍每日0.2g维持，就诊时有2个月发热、干咳，活动后有明显气短，曾更换多种抗生素无效，胸片显示双肺弥漫性间质纤维化，尤以肺外带严重，经纤支镜肺活检证实为纤维素性肺泡炎，无闭塞性支气管炎，肺听诊

velcro 啰音，诊断为间质性肺疾病，给予泼尼松 20mg，3 次/天，停止抗生素使用。1 个月后，复查症状明显好转，Velcro 啰音亦明显减少，双肺网格影亦有较明显吸收。

（3）Sweet 综合征和 BOOP 并存：Sweet 综合征又称急性发热性嗜中性粒细胞增多性皮肤病，临床上较少见，其特征为：①疼性隆起的皮肤红斑，常见于面、颈及手臂，病理显示真皮层有成熟中性粒细胞浸润；②临床呈发热感染征象，末梢血象中性粒细胞增多；③部分病人有多关节炎、眼结膜炎、浅表虹膜炎；④皮质激素治疗有效。病例：某女，38 岁，3 个月来干咳、气短，面部、四肢皮肤散在类圆形红斑块，有触痛，双膝关节痛，轻度水肿，同时低热，夜间出汗，在外就医诊断为结核性风湿症，已用抗结核药 2 个月，虽有部分红斑消退，但低热仍持续，并又有新的红斑出现，同时干咳、气短、乏力较前加重。胸片显示双肺细网格影以肺野外带为著，并散在斑片影；肺功能测定 DL（CO）18ml/（mmHg・min），VC2.1L，$FEV_1$80%；经纤支镜肺活检证实肺间质纤维化并闭塞性细气管炎及肺泡有中性粒细胞浸润，诊断为 BOOP；皮肤红斑活检显示真皮层成熟型中性粒细胞浸润，故诊断为 Sweet 综合征和 BOOP 并存，这种病例 Chien 和 Bourke 分别报道过，并且使用皮质激素取得了良好的疗效。该病人应用泼尼松 20mg，3 次/天，1 个月后胸片检查间质肺病变有明显吸收，肺功能亦有改善，DL（CO）24ml/（mmHg・min），VC2.8L，$FEV_1$83%，皮肤红斑大部消退。

（4）系统性肥大细胞增生症（SMCD）：本症状临床表现有两类病情：一类由肥大细胞释放介质引起，包括组胺、ECF、NCF、肝素、环氧化酶和脂氧化酶的代谢产物等所引起的面部潮红、心率快、哮喘、腹痛、腹泻、晕厥等；另一类为肥大细胞在各脏器浸润所致，如肝、脾、淋巴结肿大，皮肤荨麻疹、骨骼病变以及间质性肺疾病等。病例：女，29 岁，3 个月来间歇发作性面部潮红、间或晕厥，有时并发腹痛、腹泻、哮喘等。查体：面颊、躯体部皮肤有荨麻疹，双肺哮鸣音，肝肋下 4cm、脾肋下 2cm，胸片显示双肺纹理增粗、模糊，肺野外带弥漫性细网格影及颗粒样肺泡病变、十二指肠球部溃疡，肝穿刺涂片除肝细胞外，有大量肥大细胞和少量嗜酸粒细胞，外周血片白细胞分类正常，未见到肥大细胞，骨髓穿刺涂片显示肥大细胞占有核细胞的 38%，按此诊断为 SMCD，给予抗组胺制剂阿司咪唑（息斯敏）、甲氰咪胍治疗，2 个月后病人憋喘、腹痛、腹泻、荨麻疹等病情减轻，复查胸片双肺网格影及肺泡病变有明显吸收。Avil 曾经报道一例非常典型的病例，女，21 岁，在 13 岁时因轻伤后摄片发现双侧股骨及枕骨溶骨性病灶、行股骨活检证实为 SMCD，此后常有肥大细胞释放介质的临床病情，16 岁时查体发现肝脾大，行肝活检及脾切除（因血小板减少）示肝脾有弥漫性肥大细胞浸润，17 岁时发现左侧卵巢肿大，行手术切除卵巢示弥漫性肥大细胞浸润，术后 2 年复查胸部 CT 示弥漫性间质性肺疾病，应用细针穿刺证实肥大细胞浸润，后采用泼尼松及 α-干扰素治疗，未见病情改善。

（5）肺淋巴管癌（PLC）：此病为癌症细胞浸润于肺间质所致，由其他部位的原发肿瘤血行转移至肺小血管形成瘤栓，再进而通过血管扩展到邻近的间质及淋巴管而形成癌灶，再沿淋巴转移至肺门或纵隔淋巴结，故影像学可见肺门淋巴结肿大和肺野的间质病变征象。一病例，男，64 岁，发热、咳嗽、少量白黏痰 9 个月余，胸部无异常体征，胸片及 CT 片显示肺门、纵隔淋巴结肿大，肺间质病变而诊断为结节病，应用泼尼松、异烟肼等治疗 2 个月后，咳嗽、气促加重，胸片显示淋巴结肿大、肺间质病变均加重，并出现胸水，穿刺为血性，癌细胞阳性，同时患者出现便秘、大便带血、腹胀、纳差和消瘦、乏力，行纤维结肠镜检查见结肠下直肠有结节状肿物及溃疡，活检为低分化腺癌，进而明确大肠癌并肺淋巴管转移的诊断。关于新生物的肺浸润，虽然在临床的病情和影像学上与间质性肺疾病相似，但18版《希氏内科学》将其纳入鉴别诊断，《哈里逊内科学》则将其纳入间质性肺疾病的主要类型，还有学者则将新生物（肺泡细胞癌、转移癌、淋巴癌）纳入间质性肺疾病，据于润江教授报道亦将其纳入间质性肺疾病，作者认为应属于间质性肺疾病的原因。

(6)肾移植后并发巨细胞病毒(CMV)间质性肺炎：肾移植用于晚期肾衰病人，由于免疫学问题未完全解决移植2周后有免疫排异反应，发生肺的非特异性间质炎症，有肺泡充血、水肿、透明膜形成及肉芽肿、纤维化等改变，和应用免疫抑制剂（环孢素A、硫唑嘌呤、激素等）所致的免疫功能降低而易造成机遇性感染，常见有CMV、疱疹病毒、卡氏肺囊虫感染，2个月后则可并细菌、霉菌感染均可促使肺间质病变加重。肾移植后CMV的感染率常高达40%左右，且死亡率亦较高，CMV感染的诊断可依据痰中查到带有包涵体的细胞，和应用单克隆抗体间接免疫荧光法或PCR法检测标本中的病毒。曾报道一例病人：其在肾移植前检查CMV-IgM阴性、PCRCMV-DNA阴性，肾移植后6周，病人出现发热，白细胞3.6×10^9/L，淋巴0.38，病人频咳、白泡沫痰、呼吸急促，双肺底少量Velcro啰音，胸片显示网状影及颗粒状肺泡病变的间质性肺疾病征象，PCR法检测血、尿CMV均阳性而诊断为CMV肺感染，应用干扰素、丙氧鸟苷、免疫球蛋白、抗生素等治疗，呼吸道症状和体温有缓解。

【治疗】

（一）药物治疗

IIP各型的肺部组织病理学表现各不相同，但也有共同点，即不同程度的炎症和纤维化。因此，IIP的药物治疗主要集中在抗炎和抗纤维化治疗。

1.抗炎治疗 IIP共同病理特征包括弥漫性肺泡炎、肺实质炎和肺间质纤维化，其发病机制与免疫过程有一定的关系，而糖皮质激素能抑制炎症反应和免疫过程。免疫抑制剂（环磷酰胺、硫唑嘌呤、甲氨蝶呤等）也有抑制炎症反应的作用，故糖皮质激素和免疫抑制剂/细胞毒药物等是治疗IIP的基本药物。

(1)用药方法：2002年，中华医学会呼吸病学分会制定的"特发性肺（间质）纤维化诊断及治疗指南（草案）"关于IPF的治疗推荐糖皮质激素联合环磷酰胺或硫唑嘌呤。具体方法为：口服泼尼松或其他等效剂量的糖皮质激素，一日0.5mg/kg，共4周，然后改为0.25mg/(kg·天)，共8周，继之减量至0.125mg/kg或0.25mg/kg，隔日1次口服；口服环磷酰胺或硫唑嘌呤，开始一日25～50mg，每7～12天增加25mg，直至最大日剂量一日150mg。一般治疗3个月后观察疗效，如果患者耐受好，未出现并发症和不良反应，可继续治疗6个月以上。6个月后，根据疗效，可停用或改用其他药物。满12个月，若病情恶化也应停止或改用其他药物治疗。

(2)治疗矛盾：IIP治疗是基于对其发病机理的基本认识，即炎症导致损伤和纤维化，这一发病过程从理论上提示可有多个治疗位点，但实际上主要限于抗炎治疗。因为抗炎治疗的疗效不一，且长期应用糖皮质激素等药物副作用较大等，限制了其应用。IPF定义出台之前或未执行该定义时，文献报道IPF患者对上述抗炎治疗方案的有效率仅为10%～30%。当从其他病理类型中正确区分出UIP型后，研究显示IPF真正的治疗有效率更低(0～10%)。而非

IPF 的 IIP 的治疗反应不同，如 RBILD、DIP、COP 对糖皮质激素有较好的反应，预后和 IPF 很不相同。而 LIP 还需要一定的免疫抑制剂甚至细胞毒类药物。

(3)对策：由于 IIP 各型对糖皮质激素的反应不同，因此，对 IIP 的治疗要尽可能争取明确诊断，区别对待。对 IIP 中的某些疾病类型如 COP、DIP、RBILD、NSIP 等对糖皮质激素疗效较为理想。当对激素无效或有严重的激素不良反应者，可单独用免疫抑制剂细胞毒药物(硫唑嘌呤或环磷酰胺)或与糖皮质激素联合应用，如 LIP。IPF 不能自然缓解，建议对没有禁忌证的所有 IPF 病人都进行治疗，但对某些可能引起严重并发症的临床因素要充分评估(如年龄大于 70 岁，极度肥胖，合并其他疾病如心脏病、糖尿病、骨质疏松、严重肺功能损害以及终末期蜂窝肺)，否则其副作用可能超过其"疗效"。近年来，对 IPF 的基础和临床研究，比较一致地认为 IPF 发病过程中炎症相对其他间质性肺炎较轻，而纤维化则占主导地位，因此，无论是皮质激素或免疫抑制剂的疗效都不满意，对 IPF 的治疗已经不推荐应用大剂量皮质激素，但也还没有真正有效果的疗法，可考虑应用抗肺纤维化药物，另外 IPF 也是肺移植的适应证之一，国内开展尚少。

2.抗纤维化治疗　肺纤维化可继发于各种急、慢性肺病。慢性和(或)反复发作的肺实质炎症导致病理性肺纤维化是多种间质性肺炎进展为慢性纤维化的共同归宿。目前研究认为，IPF 的间质性炎症相对较轻，而纤维化则占主导地位。因此，抗纤维化治疗是 IPF 治疗的重要组成部分，在临床上备受关注。现今研究发现，以下药物可用于抗纤维化治疗，但尚处于研究阶段，疗效尚未确定。

(1)用药方法：N-乙酰半胱氨酸(NAC)和超氧化物歧化酶(SOD)，此类药物能清除体内氧自由基，作为抗氧化剂用于肺纤维化治疗，推荐 NAC 大剂量口服，600mg，3 次/天。红霉素具有抗炎和免疫调节功能，对肺纤维化治疗作用是通过抑制多核粒细胞来实现的，推荐小剂量(一日 0.25g)长期口服；秋水仙碱可抑制胶原合成和调节细胞外基质，起到抗纤维化作用，口服 0.6mg/天。吡非尼酮是正在开发中的新型抗纤维化药物，具有广谱抗肺、肝、肾、心和腹膜纤维化作用，其作用机制包括：抑制脂质过氧化，减少 TGF-β、血小板衍生生长因子(PDGF)和肿瘤坏死因子 α(TNF-α)的生成，从而减轻炎症反应。推荐吡非尼酮口服一日 40mg/kg。临床前研究的大量数据表明，和目前常用的抗纤维化药物相比，吡非尼酮抗肺纤维化更佳，对 IPF 具有潜在的治疗价值，且不良反应较少。另外中药制剂也应用于抗纤维化治疗，如川芎嗪注射液 1200～1600mg/天加入 1000ml 生理盐水中静脉滴注，连续 3 周，休息 1～2 周后重复数疗程；大蒜注射液 300～500mg/天加入 500ml 生理盐水中静脉滴注，连续 3 周，休息 1～2 周后重复数疗程；丹参及当归注射液均有抗纤维化作用，并显示了较好的疗效。

(2)治疗矛盾：疗效不确定，某些药物副作用大等。上述药物大多处于临床观察阶段，治疗的效果并不令人满意。

(3)对策：通过对试验动物的基础研究，人们对肺纤维化又有了一些新的认识，如成纤维细胞增殖和功能异常中肌成纤维细胞的重要性，如肺泡上皮细胞凋亡异常等。人们对纤维化过程中非常重要的 $TGF-\beta_1$ 的调控的研究，也逐渐接近了能抑制或减缓肺纤维化的可能。如重组 IFN-γ1b(每次 200U，3 次/周)用于 IPF 治疗的研究，及相继进行的吡非尼酮、ACEI 或他汀类药物以及抗氧化物(NAC)等治疗 IPF 的临床研究。也有学者在探索通过基因治疗以期对某些细胞因子干预来阻断或对抗纤维化的进程。疾病晚期行肺移植手术治疗也在考虑之中。

原则上,治疗3个月或以上时才能客观地认定治疗反应,在没有并发症和副作用的情况下,上述联合治疗至少要进行6个月,并对治疗反应进一步评估;开始治疗6个月后,如果病情出现恶化,应停止治疗,或改变治疗方案(如继续当前剂量的泼尼松,或换用其他细胞毒制剂,或改用其他治疗方案,或行肺移植)。如果病情稳定或改善,则用同等剂量继续联合治疗;开始治疗12个月后,如果病情出现恶化,应停止治疗,或改变治疗方案(如换用其他细胞毒制剂,或改用其他治疗方案,或行肺移植)。如果病情稳定或改善,则用同等剂量继续联合治疗;开始治疗18个月后,应根据治疗反应和病人的耐受性将治疗方案个体化。如果确有继续改善或稳定,则可继续应用。

疗效判定标准:

1)治疗反应良好或改善。指经3～6个月治疗后,出现下列两项或以上者:①症状减少,特别是运动能力增强,或咳嗽频度和严重性下降。②胸片或HRCT上异常影像减少。③肺生理改善,表现为下列两项或以上者:a.TLC或VC增加≥10%,或至少增加≥200ml。b.单次呼吸法DL_{CO}增加≥15%,或至少增加≥3ml/(min·mmHg)。c.SaO_2改善或正常(增加≥4%);或心肺运动试验中PaO_2增加≥4mmHg。

2)治疗稳定(可以认为是良好)。指经3～6个月治疗后,出现下列两项或以上者:①TLC或VC增加10%,或增加<200ml。②DL_{CO}增加<15%,或增加<3ml/(min·mmHg)。③SaO_2无改变,或改变<4%;或心肺运动试验中PaO_2增加<4mmHg。

(3)治疗失败。指经3～6个月治疗后,出现下列两项或以上者:①症状增多,特别是呼吸困难和咳嗽。②胸片或HRCT上异常影像增多,特别是出现了蜂窝肺或肺动脉高压的迹象。③肺功能恶化,表现为下列两项或以上者:a.TLC或VC下降≥10%,或下降≥200ml;b.单次呼吸法DL_{CO}下降≥15%,或至少下降≥3ml/(min·mmHg);c.SaO_2下降≥4%;d.静息状态下以及心肺运动试验中PaO_2增加≥4mmHg。

(二)肺移植

肺移植是目前唯一能改善UIP/IPF患者生活质量和延长生存期的治疗手段,可减少75%的死亡危险。因此目前国外认为应尽早考虑对患者建议进行肺移植手术。手术以单侧肺移植为首选。肺移植术后的1年存活率为69%～74%,5年存活率为42%～47%。手术的禁忌是体重指数(BMI)大于30,因其术后病死率增加,2年存活率仅25%。术前应用糖皮质激素有可能增加骨质疏松、伤口延迟愈合及体重明显增加等副反应,但并非肺移植的禁忌。

【预后】

本病预后不良,大部分患者因肺纤维化导致肺动脉高压、肺源性心脏病和右心衰竭,存活时间仅3～5年。

(单桂英)

第二节　结缔组织病相关性间质性肺疾病

结缔组织病是一类自身免疫性疾病,可侵犯多个脏器,所致肺部病变复杂,包括胸膜、肺间质、肺实质、气道、肺血管及引发恶性病变6大类。间质性肺炎或纤维化是结缔组织病所致肺部病变中出现频率最高的并发症。

【病因与发病机制】

肺间质病变是结缔组织病肺内病变的一部分，肺间质受累病理改变有以下类型。

1.弥漫性肺泡损伤(DAD)　见于大多数结缔组织病。

2.普通型间质性肺炎(UIP)　见于几乎所有的结缔组织病。

3.闭塞性细支气管炎伴机化性肺炎(BOOP)　多见于系统性红斑狼疮、皮肌炎、类风湿关节炎。

4.淋巴细胞性间质性肺炎(LIP)　最常见于干燥综合征。

5.非特异性间质性肺炎(NSIP)　常见于所有的结缔组织病。

6.淋巴样增生　多见于干燥综合征和类风湿关节炎。

7.肉芽性间质性肺炎。

8.淀粉样变。

9.弥漫性肺泡出血(DAH)　是结缔组织病致死性的病变，最常见于系统性红斑狼疮。

10.嗜酸细胞性肺炎。

【临床表现】

1.类风湿关节炎累及肺间质

(1)类风湿关节多见于女性，呈慢性、多发性对称性关节炎表现。

(2)关节外表现有皮下结节、眼部炎症、心包炎、淋巴结肿大、脾大、皮肤血管炎、费尔蒂(Felty)综合征及胸膜、肺的病变。

(3)肺间质纤维化：50～60岁男性更多见，干咳，活动后呼吸困难，呼吸频率加快，双肺可闻及Velcro啰音，可有杵状指。

(4)CT早期毛玻璃样阴影和混合性肺泡-间质浸润影，病程进展出现网状影或网状结节影，晚期可见蜂窝肺。

(5)肺功能可表现为肺顺应性下降、肺活量减少，DL_{CO}在早期即可出现异常。

2.系统性红斑狼疮累及肺间质

(1)多为隐匿出现，有轻度咳嗽或胸部不适，可有安静或活动后呼吸困难。双下肺啰音、发绀，杵状指少见。

(2)肺功能异常，主要为限制性通气功能障碍、DL_{CO}降低和低氧血症。

(3)胸部X线片异常表现为肺容积减少，弥漫性的网状结节影及蜂窝肺。

3.进行性系统性硬化症累及肺间质

(1)呼吸困难、咳嗽，运动耐量明显降低，可闻及Velcro啰音。

(2)病情进展可出现肺动脉高压、肺源性心脏病。

(3)影像学表现为双侧基底部网状或网状结节浸润影，疾病进展出现肺实质改变、肺容积缩小和蜂窝肺。

(4)肺功能改变为肺容量降低、一氧化碳弥散能力降低，可有低氧血症，肺泡-动脉氧分压差增大，运动后低氧血症明显。

4.多发性肌炎和皮肌炎累及肺间质

(1)病程逐渐发展,隐袭进展,有时发生急性、致命性的呼吸衰竭。

(2)渐进性干咳和呼吸困难是主要症状。

(3)肺内可闻及 Velcro 啰音。

(4)影像学可见片状影、实变影、网状影等。

5.混合性结缔组织病累及肺间质

(1)咳嗽、呼吸困难,肺部可闻及 Velcro 啰音。可发生呼吸衰竭。

(2)影像学可见网状或网状结节影,肺容量减少。

6.干燥综合征累及肺间质

(1)表现为咳嗽、呼吸困难。

(2)HRCT 为混合性的间质和肺泡浸润、弥漫性的蜂窝肺,牵张性支气管扩张。

(3)肺功能呈限制性通气功能障碍,支气管肺泡灌洗液(BALF)中淋巴细胞明显增高。

7.强直性脊柱炎累及肺间质 最常见的间质病变为肺尖纤维化及纤维空洞样改变,常与结核或真菌感染混淆。

【诊断】

1.符合结缔组织病诊断标准。

2.肺间质受累证据 起病缓急不同,咳嗽(干咳为主),进行性呼吸困难。查体肺内有 Velcro 啰音。病程进展出现肺动脉高压、右心功能不全、呼吸衰竭等症状、体征。

3.血气分析 低氧血症、低碳酸血症,肺泡动脉氧分压差增大。

4.肺功能 呈限制性通气功能障碍,弥散功能不同程度减低。

5.肺 HRCT 肺内结节、条索影、网格影,可出现蜂窝肺改变。

6.肺活检 不同类型肺间质病理改变。

【鉴别诊断】

1.其他病因导致肺间质疾病,如环境、职业、吸入因素、药物、肉芽肿性疾病及家族性肺纤维化。

2.特发性间质性肺炎。

【治疗】

1.积极治疗原发病 根据原发病不同选用合适的治疗方案。

2.糖皮质激素 可用于肺间质受累者。对糖皮质激素治疗失败或难以耐受药物不良反应者可换用或联合免疫抑制药或细胞毒性药物,如硫唑嘌呤、环磷酰胺,具体应用可参考特发性间质性肺炎治疗方案。

3.其他治疗 如低氧血症者可吸氧,胸膜受累出现大量胸腔积液者,可行胸腔穿刺治疗。

【注意事项】

1.结缔组织病为全身疾病,每一种结缔组织病都有其特有的肺部和全身症状。

2.不同结缔组织病累及肺间质有截然不同的预后,如系统性红斑狼疮预后良好,系统性硬化症肺间质受累预后较差。干燥综合征应用糖皮质激素、硫唑嘌呤、环磷酰胺治疗有较好的疗效。

3.有5%的干燥综合征可发展成恶性淋巴瘤，其发病率是普通人群的50倍。

4.肺内表现可迟于或先于原发病出现。

（单桂英）

第三节　药物性间质性肺疾病

由于大量药物的应用引起的肺纤维化称为药物性间质性肺纤维化。

【病因】

引起肺纤维化的主要药物：主要为抗肿瘤药物（博来霉素、丝裂霉素、甲氨蝶呤、白消安等），免疫抑制药，抗癫痫药（苯妥英钠、卡马西平等），心血管药物（胺碘酮），口服降糖药物，口服避孕药物，三环类抗抑郁药等，其他（呋喃妥因、柳氮磺吡啶、海洛因）。

【发病机制】

发病机制尚不完全清楚。

1.药物毒性作用　主要为细胞毒引起的肺损伤，肺毛细血管内皮细胞和肺泡上皮细胞受损，形成肺泡壁和间质炎症，最终导致肺纤维化。抗肿瘤药物、免疫抑制药造成的肺损伤多为细胞毒反应。

2.机体对药物变态反应　即过敏反应，大部分药物的分子较小，以半抗原进入体内后与大分子结合成完全抗原，引起免疫反应，以Ⅲ型变态反应为主。

【临床表现】

1.症状

(1)急性型：发热、咳嗽、呼吸困难，病情进展快，可有皮疹、头痛等肺外表现。

(2)慢性型：起病较隐袭，进展缓慢，以干咳为主，后咳少量黏痰，进行性呼吸困难。

2.体格检查　可有发绀，杵状指少见，双肺可闻及Velcro啰音，后期发生Ⅰ型呼吸衰竭。

【诊断】

1.诊断主要依靠详细询问用药史，结合临床表现和辅助检查，尤其是要排除能引起肺纤维化的其他疾病。

2.血嗜酸性粒细胞增加，痰液中可检出嗜酸性粒细胞。

3.影像学：两肺呈毛玻璃阴影，可呈小结节状或网织结节状阴影，病变进展可出现蜂窝肺，肺容积缩小。

4.肺功能：限制型通气功能障碍及弥散功能降低。

5.肺活检：区分本病是细胞毒反应还是过敏性反应有一定价值。

【鉴别诊断】

1.急性型主要和嗜酸粒细胞性肺疾病相鉴别。

2.慢性型要和特发性间质性肺纤维化(IPF)鉴别。

【治疗】

治疗的关键是早期发现，立即停药。

1.急性型或过敏性原因所致者首选糖皮质激素治疗。

2.慢性型者，肺内弥漫性间质纤维化较明显，激素治疗时间稍长，可按特发性肺间质纤维化的激素治疗原则进行。

3.症状较重者可用激素冲击治疗，每日甲泼尼龙 100mg，连用数日后减量，改为口服泼尼松龙维持治疗。中度症状者应用泼尼松龙 40～60mg/d，轻症者 30mg/d。症状缓解后逐渐减量。急性型疗程 1～3 个月，慢性型总疗程不少于 1 年。

4.呼吸衰竭：氧疗、对症处理。

【注意事项】

1.一旦怀疑药物性肺间质病，立刻停用可疑药物。

2.不同药物引起的肺纤维化支气管肺泡灌洗液(BALF)中细胞成分的变化不一致，不能以此作为诊断依据。

（单桂英）

第四节　嗜酸细胞性肺疾病

嗜酸细胞性肺疾病是一组与肺嗜酸细胞浸润有关的变态反应性疾病，发病与寄生虫感染、真菌感染、药物过敏等因素有关，但多数病因不明确，发病机制亦不清楚。本病在不同的时期和文献有不同的名称，可称为嗜酸细胞肺浸润症、嗜酸细胞性肺炎、嗜酸细胞浸润性肺炎、肺嗜酸细胞增多症、嗜酸细胞增多综合征等，有待今后进一步统一。

嗜酸细胞性肺疾病可能与下述病因有关：①寄生虫接触史：蛔虫、钩虫、圆线虫、旋毛虫、鞭虫、阿米巴肝吸虫、日本血吸虫等。热带型嗜酸细胞性肺炎主要与丝虫感染引起的过敏反应有关。②药物和化学制剂接触史：青霉素类、呋喃坦啶、磺胺制剂、阿司匹林、乙酰水杨酸、安妥明、苯妥英钠、色甘酸二钠、甲氨蝶呤、博莱霉素、铝、镍等。③曲霉菌接触史：即过敏性支气管肺曲霉菌病，与曲菌感染有关。④花粉。相当一部分患者找不到确切的病因。

本组疾病临床表现轻重不一，部分病例可无症状，仅在 X 线检查时发现，如有症状也很轻微，表现为咳嗽、咯少量黏液痰、偶有痰中带血，全身症状多为低热、乏力、盗汗、纳差等。有些患者临床症状较重，如喘憋、呼吸困难、咯血、高热、胸痛等。除慢性嗜酸细胞性肺炎外，胸部 X 线改变常为一过性，多为双侧受累或多叶受累，呈周边分布的云絮状片状阴影，边界模糊，与肺段和肺叶的分布不完全一致，特殊的周边分布，又称为“肺水肿反转征”。单纯嗜酸细胞性肺炎的肺浸润为一过性或游走性，短期内减少或消失，而同时其他部位又可出现新病灶。外周血嗜酸细胞常有明显增高，但急性嗜酸细胞性肺炎出现在恢复期。本组疾病多有血清总 IgE 增高。除了少数寄生虫引起外，通常对糖皮质激素治疗反应良好。

本组疾病的分型尚未统一。根据其临床特点本组疾病可分为以下六种类型：①单纯嗜酸细胞性肺炎(Loffler 综合征)；②急性嗜酸细胞性肺炎；③慢性嗜酸细胞性肺炎；④热带型嗜酸细胞性肺炎；⑤变应性支气管肺曲菌病；⑥过敏性肉芽肿性血管炎（Churg-Strauss 综合征）。

一、单纯嗜酸细胞性肺炎

此病最早由 Loffler 于 1932 年报道，故又称为吕佛勒综合征。其特点为游走性肺部浸润阴影伴外周血嗜酸细胞增高，临床症状轻微，多数仅表现为轻咳，病程呈自限性，常于 3～4 周自行痊愈。

【病因和发病机制】

本病与寄生虫蛔虫移行有关，也有报道认为与药物或化学物质有关，但有 30% 的患者查不出病因。患儿多有个人或家族过敏史。本病在某些地区呈季节性流行，故推测环境中过敏物质亦为可能的病因。幼儿，尤其是患有异食癖者，与宠物玩耍，很容易感染犬蛔虫和猫蛔虫。我国近年来养宠物的家庭日渐增多，应提高此病的认识。

【病理变化】

病理变化主要位于肺间质、肺泡壁及终末细支气管，可见嗜酸细胞浸润，极少累及血管。

【临床表现】

（一）常见表现

1.症状和体征　本病可无症状，只在 X 线检查时偶尔发现，或者仅有微热、疲倦和干咳，咯少量黏痰，痰中可见嗜酸细胞。胸部检查无阳性体征。

2.实验室检查　外周血嗜酸细胞增高 10%～20%，甚至可达 70%，病程较短，多为数周左右。

3.影像学检查　胸部 X 线可见密度较低、边缘模糊云絮状斑片影，成非节段性分布，多在下肺野，大小、形状和位置均不固定，呈游走性浸润，于短期内消失或在另一部位再发。

（二）非典型表现

1.少数重症者可出现高热，刺激性咳嗽，类似急性肺炎表现。

2.一过性气喘，肺部可闻喘鸣音，应与支气管哮喘相鉴别。

3.X 线表现为空洞阴影，病灶吸收过程由内向外进行，当中央部位浸润阴影消失而周围病变尚未吸收时，可出现假性空洞阴影。

4.双肺呈弥漫性颗粒状阴影，需与粟粒性肺结核鉴别。

【诊断】

本病诊断并不困难，主要根据外周血嗜酸细胞增高结合肺部呈一过性或游走性浸润阴影，患者无临床症状或仅有轻微呼吸道症状。

【治疗】

本病一般不需特殊治疗，去除引起过敏反应的原因后，经常可以不治而愈。如症状重或反复发作者，肾上腺皮质激素可使肺部阴影很快吸收消散，血嗜酸细胞降低。但药物引起的肺部嗜酸细胞增多症，皮质激素并无明显疗效。

二、热带性肺嗜酸细胞浸润症

【病因与发病机制】

发病与丝虫感染有关，微丝蚴进入肺循环，穿破肺血管进入肺组织导致局部和全身炎症反应。

【临床表现】

起病隐袭，可有夜间咳嗽，咳少量黏稠、玻璃透明状痰。部分患者有胸闷、喘息等类支气管哮喘症状。多数有微热、乏力、食欲缺乏和体重减轻等全身表现。肺部可闻及喘鸣音或干、湿啰音。肝、脾及淋巴结可肿大。

【诊断】

①有疫区居留史或有丝虫感染病史。②有长期发热，反复发作性咳嗽伴有喘息等呼吸道症状。③X线胸片示两肺均匀分布的小片状、小结节状浸润阴影。④血嗜酸性粒细胞分类计数和绝对值明显增高。⑤血清抗丝虫抗原补体结合试验阳性。⑥抗丝虫治疗效果良好。

【鉴别诊断】

1.肺嗜酸细胞浸润症各组亚型。

2.支气管哮喘。

【治疗】

选用枸橼酸乙胺嗪（海群生），剂量 6～8mg/kg，分 3 次口服，应用 10～14d。数日内症状明显减轻，血嗜酸性粒细胞恢复较慢。

【注意事项】

疾病反复发作，出现肺间质纤维化，预后差。

三、急性嗜酸细胞性肺炎

1989 年 Allen 和 Badesch 先后报道了以急性发病的嗜酸细胞性肺炎病例，临床症状重，进展迅速，但用糖皮质激素能很快缓解，与慢性嗜酸细胞性肺炎和吕佛勒综合征有着显著不同的特点，故将其命名为急性嗜酸细胞性肺炎。自首次报道以来，欧美和日本相续有不少报道，目前国内有个别病案报道，但仅凭临床表现、影像学检查和治疗反应诊断，缺乏支纤镜检查结果，依据不足。

【病因和发病机制】

本病的病因未明，可能与吸入或接触某种抗原引起的变态反应有关。有关的变应原包括寄生虫（如犬弓蛔虫）、霉菌（如皮肤毛孢子菌）、病毒、药物（如扑热息痛、海洛因、抗疟药氯喹、抗肿瘤药氟达拉宾、消炎止痛药普拉洛芬等）、香烟、烟雾等。不少研究发现急性嗜酸细胞性肺炎的发病与吸烟有密切关系。亦有肌注黄体酮或膀胱内注射卡介菌（BCG）诱发急性嗜酸细胞性肺炎的报道。

【病理变化】

以肺嗜酸细胞浸润为特征的肺泡炎，包括肺泡腔、肺泡间隔、小叶间隔及细支气管周围等部位，肺泡腔还可见纤维素样渗出，严重时有肺泡腔内出血。肺泡Ⅱ型细胞脱落，间质水肿。部分患者合并胸腔积液，胸液内嗜酸细胞增加。

【临床表现】

（一）常见表现

1.症状和体征　好发于既往健康的年轻人，平均年龄小于 30 岁。在伊拉克战争中，18 万 3 千名军事人员中计有 19 名发生急性嗜酸细胞性肺炎，中位年龄 22 岁（19～47）。四季均可发病。起病迅速，典型表现为发热、咳嗽（干咳为多）、气促、胸痛等。严重者出现急性呼吸衰竭。查体可闻及细湿啰音或高音调爆裂音。病程较短，一般持续 3～7 天，有自愈倾向。亦有病情迅速加重，24 小时内即需人工通气者。

2.实验室检查

（1）外周血白细胞总数增加，可达（15～20）$\times 10^9$/L，以中性粒细胞为主。急性期外周血嗜酸粒细胞正常或轻度增加，但在症状改善后，分别于病程第 5～10 天、20～30 天 2 次出现嗜酸粒细胞迟发性增高。这种迟发性嗜酸粒细胞增高是急性嗜酸粒细胞性肺炎的一个重要特征。大多数患者血沉、C 反应蛋白、IgE 水平增高。

血气分析表现为严重的低氧血症，吸入空气条件下，$PaO_2 \leqslant 60$mmHg（8kPa），$P_{(A-a)}O_2 >$ 40mmHg，$PaCO_2$ 降低，常有呼吸性碱中毒。

支气管肺泡灌洗液（BALF）检查嗜酸细胞比例明显增高，通常＞25%，甚至高达 90%以上，平均 40～50%，这是诊断急性嗜酸粒细胞性肺炎的一个可靠依据。另外，细胞总数、淋巴细胞、中性粒细胞亦有轻度增高。

3.影像学特征　X 线胸片呈双肺弥漫性斑片状浸润影，常伴双侧或单侧少量胸腔积液，半数患者可见 KerleyB 线。CT 表现为双肺弥漫性磨砂玻璃样片状影，小叶间隔增厚。

（二）非典型表现

1.呼吸系统　咯血，哮喘样症状。

2.肌肉关节　肌肉痛，关节痛。有的患者以风湿性关节炎起病，也有的患者主要表现为类风湿性关节炎。

3.消化系统　腹痛，纳差。

4.胸片影像学检查　表现为结节影。

【诊断和鉴别诊断】

（一）诊断

凡是急性起病的年轻患者，特别是男性患者，表现为发热、咳嗽、气促等症状，肺部可闻细湿啰音或高音调爆裂音，双肺呈弥漫性斑片状浸润影，无论外周血嗜酸细胞是否增高，均应考虑急性嗜酸细胞性肺炎的可能。确诊有赖于支纤镜检查，如肺活检发现肺泡隔或肺泡腔内以嗜酸细胞为主的炎症细胞浸润，或 BALF 显示嗜酸细胞比例明显增高，则可明确诊断。

Allen1989 年提出如下几条作为急性嗜酸细胞性肺炎的诊断标准：①急性起病，病程不超过一周；②吸入空气情况下，PaO_2＜60mmHg(8kPa)；③双肺弥漫性浸润阴影；④BALF嗜酸细胞比例明显增高(≥25%)；⑤无全身和肺部感染；⑥无支气管哮喘和其他变应性疾病史；⑦经糖皮质激素治疗病情缓解或自然缓解。以上标准可供临床诊断时参考。

（二）鉴别诊断

需要与以下疾病鉴别：

1.慢性嗜酸细胞性肺炎　患者症状表现为发热、咳嗽、气促等症状，病程持续数个月，多见于中年女性，影像学检查特征为周围浸润性阴影，病理学检查亦显示肺部嗜酸细胞浸润为主，伴肺泡间隔纤维化。糖皮质激素治疗有效，但容易复发。

2.吕弗勒综合征　其特征为游走性肺部浸润性阴影，外周血嗜酸细胞增高，一般无临床症状或症状轻微，无需特殊治疗。

3.热带嗜酸细胞性增多症　本病与丝虫感染有关，热带地区多发，临床表现为咳嗽、气喘等，肺部可闻及哮鸣音，血清T IgE显著增高，血清丝虫特异性IgE及IgG滴度增高，血清补体结合试验或凝聚试验有助于诊断。海群生治疗有效。

4.闭塞性细支气管炎伴机化性肺炎　临床表现为发热、咳嗽，体检可闻及高调的爆裂音，糖皮质激素治疗有效。但支气管肺活检病理检查为细支气管及肺泡广泛性肉芽肿增生，类似机化性肺炎的改变。BALF检查以淋巴细胞为主，嗜酸细胞无明显增加。

【治疗】

糖皮质激素反应良好，一般应用强的松30～40mg/d，服用2周后减量直至停药，一般治疗时间为3个月。或者先用甲基强的松龙60～120mg/6h，症状控制后改为口服。治疗数小时后症状即可缓解，1～2周内肺部浸润阴影可完全消失。有些患者可以自行缓解。本病预后良好，治愈后不复发。

四、慢性嗜酸细胞性肺炎

慢性嗜酸细胞性肺炎(CEP)是指无明显病因的慢性肺部嗜酸细胞浸润性疾病。1960年最先报道此病，但到1969年Carrington等人将此病正式命名为CEP。CEP可见于任何年龄，女性发病人数是男性的2倍，特别是年龄为30～40岁的女性。60岁后CEP发病无明显性别差异。

【病因和发病机制】

本病的病因尚不清楚，可能是一种自身免疫性疾病，也有学者认为可能与寄生虫(钩虫、蛔虫等)及药物所致的变态反应有关。现有的临床研究资料表明，约1/3至1/2的患者有特异体质、过敏性鼻炎或鼻息肉病史；2/3以上的患者原无支气管哮喘史，而在患本病前数月发生支气管哮喘，或在患CEP同时出现支气管哮喘的症状。在本病的发生及发展中还可观察到嗜酸细胞及IgE水平的变化，如在疾病活动时IgE升至高峰，而疾病缓解后IgE水平则下降，提示嗜酸细胞及IgE的变化在本病发病中可能具有重要作用。IL-5所起的作用似乎没有急性嗜酸细胞性肺炎那样明显。

【病理变化】

肺泡腔及间质内含有大量的嗜酸细胞，聚集的嗜酸细胞可发生坏死，形成“嗜酸性脓肿”，但常不出现组织坏死。在肺泡腔及巨噬细胞内还可见到游离的 Charcot-Leyden 结晶体。可见基底膜断裂，肺间质纤维母细胞增生及轻度的胶原增多，有的病例可表现为闭塞性细支气管炎或非坏死性机化性小血管炎。

【临床表现】

(一)常见表现

1.*症状和体征*　CEP 无特异性临床表现。起病常隐匿，常见症状为发热，可为低热或高热，伴乏力、体重下降及夜间多汗。患病初期多为干咳，后期咳少量黏液痰。疾病进展后可出现进行性气促，严重者还可发生呼吸衰竭或急性呼吸窘迫综合征(ARDS)。半数以上患者可闻及喘鸣音及细湿啰音。部分患者可出现淋巴结及肝脏肿大。在未经治疗的患者中，上述症状可以持续存在。值得注意的是，40%的过敏性肉芽肿血管炎(CSS)病例可先出现肺浸润、哮喘及嗜酸细胞增多，后出现系统性血管炎的表现，提示在某些患者 CEP 可能为 CSS 的一部分。

2.*实验室检查*　CEP 患者周围血白细胞总数常中度升高，60%～90%患者的白细胞分类显示嗜酸细胞增多，甚至高达 90%。但周围血嗜酸细胞比例正常不能除外 CEP。可出现血小板增加，正常细胞正常色素性贫血，血沉增快。血清 IgE 水平升高。痰液及 BALF 中嗜酸细胞增多，甚至在周围血嗜酸细胞正常时，痰及 BALF 中亦可出现此种改变，因此，BALF 检查对疾病的确诊具有重要价值。肺功能变化主要为中、重度限制性通气障碍和弥散功能降低，伴哮喘时可有阻塞性通气障碍。急性期可出现低氧血症。

3.*影像学检查*　影像学检查在 CEP 诊断中有十分重要的作用，特别是高分辨薄层 CT 可为鉴别诊断提供依据。普通 X 线胸片的主要特征为：

(1)段性均匀的肺实变阴影，病变边缘模糊。

(2)肺内病变发生于外 2/3 肺野，即位于外周。通常为双侧，以中上肺野多见。因此如发现位于外周的、双上肺的实变阴影，高度提示 CEP。

(3)肺内病变为非游走性。如未进行治疗肺内阴影可持续数周，而在糖皮质激素治疗后 48 小时病变即可迅速消失。

(4)病变可在同一部位复发。

CT 检查能更准确地显示肺内病变的部位，特别是临床怀疑而普通 X 线胸片表现不典型的病例。CT 检查结果显示 85%以上病例的病变位于外周，治疗后肺内病变的改善也从最外周开始。有时普通胸片显示病变部位于中心，而 CT 检查则显示病变实际上位于外周。在患病的前几周，影像表现为分布于外周的实变影，如有磨砂玻璃样改变，常与实变区相连，偶可独立存在。如患病时间在 2 个月以上，可出现与胸膜平行的条状带。

Takeshi 等对 111 例嗜酸细胞肺炎患者高分辨率 CT(HRCT)影像学诊断的准确性进行了分析研究，发现 HRCT 对慢性嗜酸细胞肺炎及变态反应性支气管肺曲菌病和急性嗜酸细胞性肺炎的诊断准确率明显高于其他嗜酸细胞性肺部疾病，其中对 CEP 的诊断准确率可达 78%。

（二）非典型表现

1.在临床出现症状之前，外周血、骨髓及 BALF 中嗜酸细胞数量即可增加。

2.外周血嗜酸细胞正常（1/3 病例）。

3.以支气管哮喘为先期表现，或同时伴有哮喘表现。

4.表现为咯血、胸痛。

5.以类风湿性关节炎开始起病。

6.影像学改变肺部病变表现为结节状阴影、弥漫性磨砂玻璃样改变、肺不张及病变内空洞形成。

7.累及胸膜，反复出现胸腔积液。

8.少部分病例出现纵隔及肺门淋巴结肿大。

9.普通 X 线胸片显示肺内病变部位位于肺野内侧带。

【诊断和鉴别诊断】

（一）诊断

虽然本病的临床表现是非特异性的，但根据分布于外周的肺实变阴影及 BALF 中嗜酸细胞增多可做出诊断，仅有极少数病例需开胸肺活检，激素试验性治疗可进一步确诊。

（二）鉴别诊断

需要鉴别的疾病：

1.肺部感染性疾病　如肺结核、真菌感染等。患者无哮喘样症状，外周血和痰检查嗜酸细胞不高，通过病原体检查可以确诊。

2.结节病　临床上有发热、咳嗽、气急等症状，影像学检查有肺部浸润和肺门淋巴结肿大。患者无哮喘样症状，常有多器官损害，外周血嗜酸细胞不高，肺活检病理检查可以鉴别。

3.闭塞性细支气管炎伴机化性肺炎(BOOP)　临床表现为发热、咳嗽，体检可闻及高调的爆裂音，影像学检查有类似之处，糖皮质激素治疗有效。但无哮喘症状，支气管肺活检病理检查为细支气管及肺泡广泛性肉芽肿增生，类似机化性肺炎的改变。BALF 检查以淋巴细胞为主，嗜酸细胞无明显增加。

4.急性嗜酸细胞性肺炎　临床症状重，进展迅速，但用糖皮质激素能很快缓解，急性期外周血嗜酸细胞正常或轻度增加，但在症状改善后出现嗜酸细胞迟发性增高。

5.吕弗勒综合征　其特征为游走性肺部浸润性阴影，外周血嗜酸细胞增高，一般无临床症状或症状轻微，无需特殊治疗。

6.热带嗜酸细胞性增多症　本病与丝虫感染有关，热带地区多发。临床表现为咳嗽、气喘等，肺部可闻及哮鸣音，与慢性嗜酸细胞性肺炎有类似之处。血清 IgE 显著增高，血清丝虫特异性 IgE 及 IgG 滴度增高，血清补体结合试验或凝聚试验有助于诊断。海群生治疗有效。

【治疗】

主要使用糖皮质激素，口服强的松的初始剂量为每日 30～40mg，或甲基强的松龙每日 24～48mg，2 周后逐渐减少口服剂量。口服激素后 6 小时内体温即可下降，治疗 1～2 天后气急、喘鸣、咳嗽等症状即可好转，低氧血症纠正，所有临床症状在治疗 2～3 周后可完全消失，肺部 X 线异常约在 2 个月内恢复正常，肺内可遗留纤维化改变。多数学者认为激素治疗至少需维持6个月，约25%的病例需长期使用维持剂量，强的松的口服维持剂量为每日2.5～10mg，有的患者甚至需用初始剂量的强的松维持1年以上。病情可多次复发，但复发后糖皮质激素依然有效。单纯吸入糖皮质激素效果不佳。

本病预后良好，偶见未经治疗自愈者。罕见病例发展至肺纤维化和蜂窝肺。

五、变态反应性支气管肺曲菌病

变态反应性支气管肺曲菌病（ABPA）是机体对寄生于支气管内的烟曲霉菌（Af）发生变态反应为主要特点的疾病，临床主要表现为慢性支气管哮喘、肺内游走性阴影以及支气管扩张。致病因素主要是吸入Af的孢子。烟曲霉菌在支气管内引起的变态反应包括Ⅰ、Ⅲ和Ⅳ型变态反应。

【诊断标准】

1.病史特点　发病年龄较广，临床上20～40岁多见，平均年龄33.4～36.4岁，性别无明显差异。其中多数患者有特异性体质，对多种食物及药敏过敏。

2.临床表现　常伴有反复发作的支气管哮喘症状，部分患者有痰栓或支气管塑形痰咳出，还可以表现为低度发热、咯血、咳脓痰等。发作时双肺可闻及哮鸣音，肺浸润局部可闻及细啰音。

3.辅助检查

（1）胸部影像学：较典型的胸部X线改变有：肺内游走性病变包括片状实变影、肺叶或肺段肺不张及“牙膏”样、“指套”样阴影（多提示中心性支气管扩张）等；肺内永久性病变包括支气管扩张和双上肺纤维斑痕伴空洞形成；HRCT：常见病变：中心型支气管扩张、支气管黏液栓、肺实变、小叶中心性结节伴树芽征、支气管壁增厚、局限性肺不张以及呼气期气体陷闭征。

（2）实验室检查：血清总IgE水平是诊断和随诊ABPA最有价值的指标，其下降30%～35%表示疾病缓解，而IgE水平双倍增高代表ABPA复发；IgE-Af、IgG-Af升高是诊断ABPA的特异性指标，IgG-Af/IgE-Af呈2倍以上增高可以进一步确诊ABPA，同其他疾病鉴别。Af皮肤试验呈现阳性为本病特点之一，1分钟出现，10～20分钟达高峰，1～2小时消失，为Ⅰ型速发型；部分患者6小时后出现红斑和硬结，为Ⅲ型变态反应；外周血嗜酸细胞血症：外周血嗜酸细胞绝对值常大于1000个/μl，但是不是诊断必备条件；痰培养真菌阳性支持ABPA诊断，但是并不是诊断条件之一；肺功能常表现为阻塞性通气功能障碍，但是缺乏诊断价值。

4.ABPA的自然病程　分为五期。

Ⅰ期：急性期：表现为典型的发作症状，辅助检查可伴或不伴肺部浸润影，血清总IgE>1000 IU/L，IgG-Af/IgE-Af升高。

Ⅱ期：缓解期：无症状，影像学正常或明显缓解；IgE下降35%～50%，停用激素3个月后无急性发作称为完全缓解。

Ⅲ期：急性复发加重期：症状同急性期；一过性或游走性肺内阴影；IgE基线值双倍升高。

Ⅳ期：激素依赖：患者进入此期后，哮喘症状必须依靠口服糖皮质激素来控制，即使症状缓解也难以停药。

Ⅴ期：肺间质病纤维化期：患者均出现不可逆的肺损害，最终多因呼吸衰竭而死亡。如患者一秒钟用力呼气容积已<0.8L，则预后极差，多数在7年内死亡。

5.诊断标准

(1)主要标准

①哮喘史。

②Af抗原试验速发反应阳性。

③血清总IgE水平升高(>1000μg/L)。

④Af沉淀抗体阳性。

⑤影像学检查发现肺部浸润影。

⑥外周血嗜酸粒细胞计数升高。

⑦IgE-Af、IgG-Af水平升高。

⑧中心性支气管扩张。

(2)次要指标

①痰曲霉菌阳性。

②棕色痰栓。

③Af抗原试验迟发反应阳性。

满足其中6项诊断标准则可确诊ABPA；根据是否存在支气管扩张分为ABPA-S(单纯血清型)和ABPA-CB(支气管扩张型)。

ABPA-S最少诊断指标：支气管哮喘、Af抗原试验速发反应阳性、中心型支气管扩张、血清总IgE水平升高、IgE-Af、IgG-Af水平升高。

ABPA-CB最少诊断指标：支气管哮喘、Af抗原试验速发反应阳性、一过性肺浸润影、中心型支气管扩张、血清总IgE水平升高、IgE-Af、IgG-Af水平升高。

6.鉴别诊断

ABPA临床上需与以下疾病鉴别诊断：支气管哮喘、变应性肉芽肿性血管炎、肺炎、肺结核、过敏性肺炎、支气管扩张和肺泡蛋白沉积症等。

【治疗】

ABPA的治疗主要分为两大部分：首先应用糖皮质激素控制免疫反应以及监测疾病复发；其次应用抗真菌药物可能会降低气道定植真菌的负担。

1.全身糖皮质激素　目前尚无大宗临床实验，常规推荐泼尼松[0.5～0.75mg/(kg·d)]口服6周，继之每6周减5mg或者泼尼松[0.5mg/(kg·d)]口服2周，继之每2周减5mg两个方案，有试验证明大剂量长疗程的糖皮质激素方案会增加缓解率降低糖皮质激素依赖的发生率。

从治疗开始每月复查血清总IgE 1次，通常血清总IgE水平在治疗后下降35%～50%，血清总IgE 2倍以上升高提示疾病复发，即使无症状也应加用口服糖皮质激素；

每年复查1次肺功能，并随诊2年。

2.吸入糖皮质激素治疗　应用吸入糖皮质激素可控制支气管哮喘症状，一般常于糖皮质激素减量至10mg以下时应用。

3.抗真菌药物的应用　尚无大宗临床实验证实抗真菌药物在 ABPA 中的作用，目前多推荐对于糖皮质激素治疗后首次复发或者存在糖皮质激素依赖患者，常规剂量推荐伊曲康唑，200mg，2 次/日，16 周，继之伊曲康唑，200mg，1 次/日，16 周，最近也有报道可以应用伏立康唑治疗 ABPA。

4.其他治疗　色甘酸钠及其他支气管扩张剂的应用仅限于单独或联合糖皮质激素来控制哮喘症状，对控制疾病的复发并无帮助。

5.治疗检测　血清总 IgE 水平、胸部 X 线检查及肺功能是监测 ABPA 病情变化的 3 项重要指标。血清总 IgE 水平通常在接受糖皮质激素治疗后下降，在 ABPA 缓解期仍可高于正常，高于基线值 2 倍则诊断复发，定期的胸部 X 线检查则有益于发现那些仅表现为肺部浸润的复发。当病变进入终末期时，ABPA 患者已存在不可逆的通气和弥散功能障碍，定期检测肺功能对于了解 ABPA 病变是否向终末期进展有重要意义。

六、支气管中心性肉芽肿病

见于有过敏性疾病及肺曲霉菌感染患者，多有哮喘史，血嗜酸性粒细胞增多，肺内有曲霉菌感染，表现为喘息、咳嗽、咳痰、发热等症状。双肺闻及哮鸣音，部分可闻及细湿啰音。X 线片表现呈游走性浸润影、“指套”样阴影，同时肺内可见到肿块影。治疗同 ABPA。

另一类患者无过敏性疾病及肺曲霉菌感染，临床表现同上。

七、变应性肉芽肿血管炎

【病因与发病机制】

病因不清，多认为是变态反应或结缔组织病所致的全身性血管炎。病理特点为全身性坏死性血管炎，累及小动脉、小静脉及毛细血管，常出现嗜酸细胞性中心坏死，周围形成肉芽肿，有大量嗜酸性粒细胞浸润。

【临床表现】

男性多见，发病前 8 个月或更长时间存在哮喘、鼻炎、鼻窦炎病史，继而出现嗜酸性粒细胞增多及多器官浸润。发病初期有发热、周身不适等一般症状及呼吸道过敏反应，如支气管哮喘、变应性鼻炎、鼻窦病变。疾病进展出现体重减轻、皮肤损害（紫癜、红斑、丘疹、溃疡、结节）、内脏损害（心脏、胃肠道、肝、肾）、神经损害等表现。p-ANCA 可阳性，C 反应蛋白、IgE 增高，循环免疫复合物阳性。肾损害时尿中可见蛋白和镜下血尿。

【诊断】

1.参照 1990 年美国 Churg-Strauss 综合征诊断标准　①支气管哮喘。②血嗜酸性粒细胞增多，分类计数＞10%。③单发性或多发性单神经病变，或多神经病变。④游走性或一过性肺浸润。⑤鼻旁窦病变。⑥活检证实有肉芽肿性血管炎，并伴有不同程度的嗜酸性粒细胞浸润。凡具备 6 项标准中的 4 项或 4 项以上者可诊断。此标准的敏感性为 85%，特异性为 100%。

2.临床分期

(1)前驱期:表现为过敏性疾病,如变应性鼻炎、鼻息肉,支气管哮喘。持续时间不等。

(2)发展期:外周血嗜酸性粒细胞增多和嗜酸性粒细胞组织浸润为特点,表现为 Loffler 综合征、慢性嗜酸细胞性肺炎、嗜酸细胞性肠炎、高嗜酸粒细胞综合征等。可持续数年。

(3)血管炎期:表现为典型的变应性肉芽肿血管炎。

【鉴别诊断】

1.韦格纳肉芽肿　无支气管哮喘,外周血无嗜酸性粒细胞增多,鼻腔病变为双侧鼻黏膜溃烂,多为凝固性或液化坏死性肉芽肿。

2.结节性多动脉炎　只累及中小型动脉,病理组织活检有助于鉴别诊断。

3.嗜酸性粒细胞增多综合征　累及多脏器,尤其是心脏,常以哮喘和血管炎出现。外周血中嗜酸性粒细胞显著增多,平均为 $20\times10^9/L$,骨髓穿刺可见骨髓中嗜酸性粒细胞明显增多。部分患者可自行缓解,部分患者对糖皮质激素反应差,需要应用羟基脲治疗。

【治疗】

1.应用糖皮质激素可取得良好效果,必要时可联合免疫抑制药如环磷酰胺或硫唑嘌呤。

2.病情危重应静脉给药,给予甲泼尼龙 500～1000mg/d 静脉滴注冲击治疗或地塞米松 20～30mg/d 静脉滴注。3d 后改为口服泼尼松 1～2mg/kg,病情控制后逐渐减量并以小剂量维持治疗。

3.对糖皮质激素无效或用量太大,可加用免疫抑制药如环磷酰胺。

4.发生哮喘时按照哮喘治疗指南治疗。

【注意事项】

1.未经治疗者常死于充血性心力衰竭和心肌梗死。

2.孟鲁司特等白三烯受体拮抗药有可能诱发 Churg-Strauss 综合征,尚未确定。

3.血嗜酸性粒细胞增多可监测疾病的活动性。

4.哮喘,血管炎、坏死性肉芽肿,外周血嗜酸性粒细胞增多被称为“CSS 三联征”。

(和雪改)

第五节　外源性变应性肺泡炎

外源性变应性肺泡炎(EAA)也称变应性肺炎、过敏性肺泡炎,是由易感个体反复吸入有机粉尘引起的以远端支气管、肺泡和肺间质肉芽肿样改变为特征的免疫性肺疾病,多与职业有关。

【病因】

主要为各种有机粉尘,包括多种微生物、动植物低分子化合物或药物,鸟型结核分枝杆菌复合物也可致病。

【发病机制】

尚未清楚，目前认为与遗传、免疫等因素有关，可能是多型变态反应共同作用的结果。

【临床表现】

EAA 分急性、亚急性、慢性 3 种类型。

1.短期暴露于高浓度变应原后通常产生急性病变，4～8h 出现发热、咳嗽、呼吸困难等症状，两肺爆裂音，偶闻哮鸣音。

2.亚急性发病较为隐匿，病程较长（数周至数月），有逐渐加重的咳嗽和呼吸困难，发热相对少见。

3.持续的变应原暴露通常导致慢性类型，肺损害多表现为不可逆性，终末期可出现呼吸衰竭。

【辅助检查】

1.肺功能　呈限制性通气功能障碍和弥散能力下降。动脉血气示氧分压下降伴或不伴二氧化碳分压下降，肺泡-动脉氧分压差增加。

2.胸部 CT　急性期可见弥漫性边界模糊的小叶中心性结节影或毛玻璃样密度增高影。亚急性期病灶边界逐渐清晰，可见局限性小叶间隔增厚、线条状浸润影及马赛克征或气道陷闭塞征。慢性期以弥漫性间质纤维化为主，可发展为“蜂窝肺”。

3.支气管肺泡灌洗液　淋巴细胞增多，可占细胞总数的 60%～80%。免疫荧光法定量测定血清 IgG 抗体滴度升高。

【诊断】

1.临床主要诊断标准

(1)有抗原接触史或血清中有特异性抗体存在。

(2)临床有 EAA 症状。

(3)X 线胸片或高分辨 CT 符合 EAA 表现。

2.临床次要诊断标准

(1)有双肺底啰音。

(2)肺弥散功能降低。

(3)血气分析示动脉低氧血症。

(4)肺组织学有符合 EAA 的表现。

(5)吸入激发试验阳性。

(6)BLA 中淋巴细胞增多。

至少 4 条次要标准加上 3 条主要标准诊断才能成立。

【鉴别诊断】

由于 EAA 的临床表现及实验室检查的特异性不高，需排除其他呼吸道感染、肺泡癌、硅沉着病、含铁血黄素沉着症、结节病、嗜酸性肉芽肿、弥漫性细支气管炎、特发性肺间质纤维化等疾病。

【治疗】

1.祛除变应原是重要环节。

2.糖皮质激素疗效显著。急性期患者预后良好；慢性期试用泼尼松也可能获得最大程度的逆转，应用糖皮质激素6个月后根据临床、影像学和肺功能变化来评价治疗反应，特别是一氧化碳弥散量的改善可作为糖皮质激素停药的主要参考指标。

3.环磷酰胺、硫唑嘌呤、环孢素联合糖皮质激素可以有效地治疗激素抵抗型EAA。

（邓　飞）

第六节　肉芽肿性肺疾病

一、韦格纳肉芽肿病

【概述】

韦格纳肉芽肿（WG）是肺血管炎疾病中常见的一种类型。基本病变是坏死性肉芽肿和血管炎，病变累及小动脉、小静脉及毛细血管，是一种多系统性疾病。WG分为局限性和周身型。局限型多见，病变仅限于上、下呼吸道，预后较好，又表现为鼻、咽喉型和肺型，前者以中鼻甲为中心，从鼻腔上部之单侧或双侧的肉芽肿性病变开始，继之鼻软骨被破坏。WG的肺型病变常呈现支气管内有坏死性肉芽肿，并累及周围血管。肺实质内可见圆形的白褐色结节，大小几毫米至几厘米，边界清楚，50%患者呈现空洞性病灶。周身型为全身广泛的血管炎，血管病变所导致的坏死性新月体肾小球肾炎，肺毛细血管炎及其相伴随的综合征，常以急性肾功能衰竭而死亡。有人称之为“上呼吸道、肺、肾”三联症。

【诊断】

（一）症状与体征

1.上呼吸道　上呼吸道包括耳、鼻、喉、鼻窦、咽鼓管、中耳、第Ⅷ对脑神经、咽、气管和乳突，是疾病初期最常见的受累部位，受侵后可能引起鼻塞、鼻出血、鼻中隔穿孔、鞍鼻、慢性鼻窦炎、慢性中耳炎、乳突炎、胆脂瘤、声门下狭窄（有喘息、呼吸困难、咳嗽及因阻塞感染引起的症状）、眼球突出、结膜炎与巩膜炎引起的红眼、葡萄膜炎、视网膜炎和视神经血管炎，鼻泪管阻塞引起的泪溢以及唾液腺肿大等。

2.肺　WG患者最常见的受累部位是肺，其中约11%肺可单独受侵，临床无症状或有咳嗽、胸痛偶有咯血，在肺弥漫性出血者中常有严重呼吸困难，可发生呼吸衰竭。

3.肾　肾受累在疾病初期少见，但最终将见于57%患者；尿中可有蛋白质、红细胞管型或血尿及肾功能不全，有些患者肾损害是隐匿性的（尿常规、血清肌酐和肌酐清除率均正常），在肾活检时才发现局灶性肾小球肾炎。

4.神经系统　神经系统受累在发病初期少见，但在疾病发展过程中约1/3患者可出现神经症状，多发性单神经炎常见，也常侵犯第Ⅰ、第Ⅵ和第Ⅶ对脑神经。

5.皮肤　4%患者病初有皮肤损害，可有紫癜，坏死性溃疡、丘疹、结节、淤斑、糜烂、大泡和红斑。常侵犯下肢，其次上肢，皮肤损害是系统性血管炎的标志，并常伴有肾损害存在。

6.眼和眼眶　约29%患者可有眼部症状，包括角膜炎、巩膜炎、巩膜表层炎、葡萄膜炎、结膜炎、眶后假性肿瘤、突眼、鼻泪管阻塞、视网膜血管阻塞和视神经炎等。

7.关节　可有单关节炎、游走性寡关节炎和对称性多关节炎，患者感觉关节痛但无畸形。

8.其他部位　早期可侵犯唾液腺；也可侵犯心血管系统，表现心包炎、心肌炎、心律失常；偶侵犯前列腺（变硬有结节使小便受阻）、膀胱、阴茎；消化道受侵时可引起腹痛、腹泻、便血及引起肠穿孔；约一半患者发热，35%患者有明显消瘦。

（二）检查

1.常规检查

(1)血常规检查：50%的患者有贫血，Hb50～100g/L，一般为小细胞性贫血，原因与慢性肾功能不全及肺泡内出血有关。血白细胞增高，嗜酸粒细胞轻度增高，1/3患者有血小板增高。20%的患者类风湿因子（＋），α_2、γ球蛋白增高，CRP及抗SSA、SSB抗体（＋）、抗平滑肌抗体（＋）、38%HBSAg（＋），血沉明显增快。

(2)尿液检查：呈血尿、蛋白尿，严重者有肾功能衰竭，血BUN、Cr增高。

2.抗中性粒细胞胞浆抗体（ANCA）　活动期WG血清ANCA敏感性80%～100%、特异性90%，胞浆型ANCA（C-ANCA）是WG的特异性抗体，可作为诊断及监测WG活动性的指标，一旦WG患者的ANCA（＋），应进行免疫抑制剂治疗。

3.胸部X线检查　X线胸片显示双肺多发性病变，以双肺浸润阴影或结节影多见，单个或多个空洞或非空洞性结节。病变常呈迁移性，或可自行消失，常是本病的特点。其中多发结节为41%，空洞型病灶为38%～95%，且呈薄壁空洞、内腔不规则、偶可见气液平面，浸润性病变31%，呈游走型或此起彼伏；孤立性肿块21%，且类似于肺癌。可有胸膜增厚或胸腔渗出性积液，约占20%；少数患者因支气管内肉芽肿阻塞气道可产生肺不张，有肺泡出血可呈现弥漫性肺泡阴影。

4.BALF检查　高活动性WG的肺泡灌洗液以中性粒细胞增多为特点，占细胞总数的6%～61%；在低活动性的患者，最常见的异常为淋巴细胞上升到BALF总细胞数的21%～47%。灌洗液中ANCA为（＋）。

（三）诊断要点

1.口腔溃疡或脓性、血性鼻分泌物。

2.X线胸片异常（肺结节影、空洞或固定浸润灶）。

3.尿沉渣有红细胞管型或高倍镜视野下有5个以上红细胞。

4.活检有肉芽肿炎症和坏死性血管炎。

5.C-ANCA阳性

具有第4～5项和1～3项中任一项可以诊断WG。

本病临床表现复杂，多数患者在初期有以鼻咽部为主的上呼吸道症状，继之影响肺部，有咳嗽咯血症状、X线胸片表现肺结节或片状浸润阴影，而在病程稍晚常出现肾脏损害，可发生肾功能衰竭，因此经典的WG需包括以下三项：①上呼吸道和(或)下呼吸道有坏死性肉芽肿炎症；②累及小动脉和小静脉的弥漫性坏死性血管炎；③局灶性坏死性肾小球炎。但根据目前ELK分类它们中任何一个部位器官被侵犯并经病理证实或C-ANCA阳性即可诊断WG。因此，按临床表现一般可分为以下临床类型：E型、EL型、EK型、L型、LK型和ELK型(也可伴发包括眼、眼眶、皮肤、神经系统和关节等部位器官的侵犯)。E型、L型或EL型WG因未侵犯肾脏，一般预后较好。大约有30%患者仅有胸部X线异常而无任何症状。

(四)鉴别诊断

1.*变应性肉芽肿性血管炎*(Churg-Strauss综合征) 以哮喘、嗜酸粒细胞增多和坏死性肉芽肿性血管炎为特征的全身性疾病，无骨质破坏，肾脏受累罕见，ANCA阳性率为10%～60%，但为p-ANCA，其靶抗原一般为有髓过氧化酶。

2.*显微下毛细血管炎*(MPA) 是一种主要累及毛细血管、小动脉和小静脉的坏死性血管炎，坏死性肾小球肾炎及肺毛细血管炎常见，但无肉芽肿形成，约50%患者p-ANCA阳性，特异性80%。

3.*结节性多动脉炎* 为中、小动脉受累的坏死性血管炎，高血压、肾脏受累常见，但无肉芽肿形成、上呼吸道微血管不被受累，在皮下血管周围可触到结节并压痛，部分患者血嗜酸粒细胞可明显增多，ANCA阳性率低，皮肤活检有助于诊断。

4.*肺出血肾炎综合征* 表现为肺出血和肾小球肾炎，其他脏器受累少见，抗基底膜抗体阳性，经免疫组化检查，可见该抗体线状沉积在肺和肾组织中。

5.*其他* WG还应与肺结核、结节病、淋巴瘤样肉芽肿鉴别。

【治疗】

治疗可分为3期，即诱导缓解、维持缓解以及控制复发。循证医学(EBM)显示糖皮质激素加环磷酰胺(CYC)联合治疗有显著疗效，特别是肾脏受累以及具有严重呼吸系统疾病的患者，应作为首选治疗方案。目前认为未经治疗的WG患者的预后很差，90%以上的患者在2年内死亡，死因通常是呼吸衰竭和(或)肾功能衰竭。

1.*糖皮质激素* 活动期用泼尼松1.0～1.5mg/(kg·d)。用4～6周，病情缓解后减量并以小剂量维持。对严重病例如中枢神经系统血管炎、呼吸道病变伴低氧血症如肺泡出血、进行性肾功能衰竭，可采用冲击疗法；甲基泼尼松龙每日1.0g连用3日，第4日改口服泼尼松1.0～1.5mg/(kg·d)，然后根据病情逐渐减量。

2.*免疫抑制剂*

(1)环磷酰胺(CYC)：通常给予口服CYC1～3mg/(kg·d)，也可用CYC200mg，隔日1次。对病情平稳的患者可用1mg/(kg·d)维持。对严重病例给予CYC1.0g冲击治疗，每3～4周1次，同时给予每日口服CYC100mg。CYC是治疗本病的基本药物，可使用1年或数年，撤药后患者能长期缓解。用药期间注意观察不良反应，如骨髓抑制、继发感染等。循证医学显示，CYC能显著地改善WG患者的生存期，但不能完全控制肾脏等器官损害的进展。

(2)硫唑嘌呤：为嘌呤类似药，有抗炎和免疫抑制双重作用，有时可替代CYC。一般用量为2～2.5mg/(kg·d)，总量不超过每日200mg，但需根据病情及个体差异而定，用药期间应监测不良反应。如CYC不能控制病情，可并发使用硫唑嘌呤或改用硫唑嘌呤。

(3)甲氨蝶呤(MTX)：MTX一般用量为10～25mg，1周1次，口服、肌内注射或静脉注射疗效相同，如CYC不能控制可合并使用之。

(4)环孢霉素：作用机理为抑制IL-2合成，抑制T淋巴细胞的激活。优点为无骨髓抑制作用，但免疫抑制作用也较弱，常用剂量为3～5mg/(kg·d)。

(5)霉酚酸酯：初始用量每日1.5g，分3次口服，维持3个月，维持剂量每日1.0g，分2～3次口服，维持6～9个月。

(6)丙种球蛋白：静脉用丙种球蛋白(IVIG)与补体和细胞因子相互作用，提供抗独特型抗体作用于T、B细胞。大剂量丙种球蛋白还具有广谱抗病毒、细菌及中和循环性抗体的作用。一般与激素及其他免疫抑制剂合用，剂量为300～400mg/(kg·d)，连用5～7日。

3.其他治疗

(1)复方新诺明片：对于病变局限于上呼吸道以及已用泼尼松和CYC控制病情者，可选用复方新诺明片进行抗感染治疗(每日2～6片)，认为有良好疗效，能预防复发，延长生存时间。在使用免疫抑制剂和激素治疗时，应注意预防卡氏肺囊虫感染所致的肺炎，约6%的WG患者在免疫抑制治疗的过程出现卡氏肺囊虫肺炎，并可成为WG的死亡原因。

(2)生物制剂：对泼尼松和CYC治疗无效的患者也可试用TNF-α受体阻滞剂。

(3)血浆置换：对活动期或危重病例，血浆置换治疗可作为临时性治疗，但仍需与激素及其他免疫抑制剂合用。

(4)急性期患者如出现肾功能衰竭则需要透析，55%～90%的患者能恢复足够的功能。

(5)对于声门下狭窄、支气管狭窄等患者可以考虑外科治疗。

【病情观察】

诊断不明确者，应建议患者行X线胸片、血常规、尿常规、BALF检查，以明确诊断；诊断明确者，根据患者的具体情况，给予糖皮质激素治疗，主要观察治疗后的患者病情的变化，是否控制症状，评估治疗疗效。

【病历记录】

1.门急诊病历　记录患者的症状特点、发作过程，体检记录肺部体征；辅助检查记录X线片及BALF检查结果等；既往史记录有无结核感染史、职业病史。

2.住院病历　记录患者门急诊的诊治经过。重点记录本次入院后的诊疗经过，首次病程记录详尽列出本病的诊断依据、鉴别诊断要点、诊疗计划，病程记录能反映治疗后相关症状、体征变化等。

【注意事项】

1.医患沟通　应如实向患者及家属告知本病的临床特点、治疗方法等，以便患者及家属能理解，并配合治疗。需用糖皮质激素治疗的，应与患者及家属做好沟通，告知服药的必要性，无论增量或减量，均需在医师的指导下进行，以免不能控制症状或反复发作。

2.经验指导　WG通过用药尤其是糖皮质激素加CYC联合治疗和严密的随诊，能诱导和维持长期的缓解。近年来，WG的早期诊断和及时治疗，提高了治疗效果。过去，未经治疗的

WG平均生存期是5个月,82%的患者1年内死亡,90%多的患者2年内死亡。目前大部分患者在正确治疗下能维持长期缓解。影响预后的主要因素是难以控制的感染和不可逆的肾脏损害,年龄57岁以上,血肌酐升高是预后不良因素。此外,ANCA的类型对治疗的反应和预后似乎无关,但有抗PR3抗体的患者若不治疗有可能病情更活动,进展更迅速,故早期诊断、早期治疗,力争在肾功能损害之前给予积极治疗,可明显改善预后。

二、结节病

结节病是一种全身性的慢性非干酪性肉芽肿性疾病。自1877年英国医生Hutch-ingson报道首例皮肤结节病以来,全世界发现了大量的结节病患者。从发病情况看,美、欧发病率较高,而亚、非国家发病率较低。我国于1958年报告首例结节病。近年来结节病的发病率有上升趋势。日本结节病年发病率在20世纪60～70年代为1.6/10万,70～80年代为11.2/10万,80～90年代为25.6/10万。韩国1992～1993年结节病年发病率为0.06～0.27/10万,1997～1998年为0.128～0.125/10万。俄罗斯结节病年发病率1988年为1.9/10万,而1998年增至4.1/10万。结节病可发生于任何年龄,多见于40～60岁患者,女性多于男性。病理特征是非干酪性坏死性类上皮细胞肉芽肿。本病预后较好,部分患者有一定的自愈性,但有些病例可以出现肺间质广泛纤维化和细支气管扩张;心肌肉芽肿可引起传导阻滞、心律失常、心力衰竭,甚至猝死。

【病因、发病机制和病理】

(一)病因和发病机制

结节病病因和发病机制尚不清楚,可能与以下因素有关:

1.*遗传因素* 结节病可能是一种多基因遗传病。其中白细胞组织相关抗原(HLA)与结节病发生密切相关,而且因人种不同其表达型也不同。Teistein报道720例结节病患者和720例正常人的多中心随机对照试验发现:10%的结节病患者有家族遗传史;HLADQβ_1与黑人和白人结节病发病显著相关;HLADRβ_1与黑人结节病发病有关,而与白人结节病无关。最近发现HLADR15、HLADR16、HLADR17与欧洲结节病患者发病有关。日本学者报道HLADRB1、HLADRW52、HLADR5J与日本结节病患者发病有关。

2.*感染* ①分枝杆菌感染:包括结核分枝杆菌、结核分枝杆菌以外的其他分枝杆菌以及病毒、分枝杆菌的混合感染。②其他病原体感染如病毒、支原体、奴卡杆菌等。Johnson等报告,接种结节病患者眼玻璃体液中支原体样病原于小鼠的眼睑,可导致该动物的肺部发生结节病病变,因此提出支原体样病原可能为肺结节病的病原。

3.*免疫学因素* 结节病早期,抗原刺激使肺泡及肺间质T辅助性诱导细胞(TH2,CD_4^+)增多,而结节局部则表现为T抑制性细胞毒细胞(TH1,CD_4^+)增多,其产生和分泌白细胞介素-2(IL-2)、γ-干扰素(IFN-γ)与激活的巨噬细胞分泌的肿瘤坏死因子(TNFα)、IL-12、IL-15共同产生慢性炎症,并促使局部结节形成。巨噬细胞诱导及分泌的IL-1、IL-6、IL-8、IL-15、TNF-α、IFN-γ、粒巨噬细胞集落刺激因子(GM-CSF)及化学因子等均可导致结节病结节的形成。结节病后期巨噬细胞诱导及分泌致纤维化因子TGF-β、PDGF、IGF1等,可导致肺纤维化发生。

4.T 淋巴细胞受体(TCR)　瑞典报道部分活动期结节患者,TCR 基因片段 AV2s3 阳性细胞增多,提示 TCR 质或量的变化可能也与结节病发病有关。

5.其他　日本报道成纤维细胞生长因子感受器(FGFR)表达增强,说明 FGFR 在结节形成及纤维增殖方面具有特殊作用。波兰有报道细胞外基质蛋白(ECM)通过 T 抑制性细胞 CD_8^+ 的作用,促进结节病患者的肺纤维化。

(二)病理

结节病典型的组织学特点为非干酪性肉芽肿性结节形成。结节在组织内分布均匀,大小、形态一致。上皮样细胞或朗罕细胞的胞浆内可见三种包涵体,即舒曼小体、双重折射结晶小体和星状体。结节病在组织学上的改变为非特异性改变,也可见于结核、麻风、Ⅲ期梅毒等疾病。经纤维支气管镜肺活检、经皮肺穿刺活检以及外周淋巴结、皮肤丘疹、皮下结节、病损肌肉、肿大的腮腺、舌下腺活检等阳性结果有助于明确诊断。

【临床表现】

(一)常见临床表现

1.症状和体征　结节病的临床症状多数较轻,且不具有特征性。它可侵犯人体多种器官,其中以胸内结节病最多见,约占所有结节病的 80%～90%;主要发生部位为肺实质、肺门和气管旁淋巴结。一般起病缓慢,可有疲乏无力、消瘦、发热、干咳、气短、胸痛和咯血等表现。胸内结节病无症状经查体而发现者约占 40%以上。多数患者无明显的阳性体征,部分患者可出现发热、消瘦和病变部位呼吸音减低。

2.实验室检查

(1)活动期患者可出现白细胞、红细胞计数减少和血沉增快等改变。

(2)血清学检查:

1)部分患者有血清钙、γ 球蛋白和碱性磷酸酶增高。

2)血清血管紧张素转换酶(SACE)测定,ACE 为羧基二肽酶,存在于肺毛细血管的内皮细胞。根据我国对 875 例结节病患者的测定结果,SACE 的平均值为 37.5±7.6U/ml。SACE 在本病活动期活性增高,病情好转、稳定时下降,复发时又再度增高,故可作为病情活动的监测指标。但 SACE 增高不是诊断结节病的特异性指标,因为约有 10%的患者可出现假阳性,同时也存在假阴性。

3.其他检查

(1)胸部 X 线检查:胸内结节病的 CT 显示明显优于普通平片,因为普通胸部平片无法清晰显示纵隔淋巴结和早期肺部的轻微病变。两侧肺门淋巴结对称性肿大是结节病最典型的 CT 表现,但也有表现为纵隔淋巴结肿大而无明显的肺门淋巴结肿大者;肿大的纵隔淋巴结多数不融合,境界较清晰。纵隔淋巴结肿大多位于上腔静脉后、隆突前、隆突下、主动脉弓旁和主—肺动脉窗等部位。结节病肺内改变多呈境界模糊的片状阴影。

(2)结核菌素实验:大部分患者结核菌素实验呈阴性或弱阳性。一般先以 1∶2000 旧结核菌素(OT)或 5 IU(0.1ml)PPD 行皮内试验;若阴性则再用 1∶100 结核菌素 0.1ml 行皮试,仍呈阴性反应有助于结节病的诊断。

(3)Kveim 试验：将抗原(结节患者的淋巴结或脾脏制成的 1：10 生理盐水悬液)0.15ml，注射于前臂内侧皮内，6 周后局部若有直径达 3～8mm 的硬结，为试验阳性；切除硬结行活检，见到典型肉芽肿者亦为阳性。阳性反应率约为 65%～95%。但因本试验抗原获取困难，推广应用受限。

(4)^{67}镓核素扫描：静脉注射枸橼酸盐^{67}镓，48～72 小时后进行同位素扫描。由于结节活动期患者肺组织内巨噬细胞可摄取 95%以上的^{67}镓，故可见^{67}镓浓积于病灶区，为判定本病活动性的敏感指标。

(5)支气管肺泡灌洗液(BALF)检查：将 BALF 进行细胞计数和分类，有助于结节病的诊断和病变活动性的判断。结节病患者 BALF 中淋巴细胞比例升高，尤其是辅助性 T 淋巴细胞升高。非活动性结节病患者 BALF 中辅助性 T 淋巴细胞与抑制性 T 淋巴细胞的比例为 1.4：1；而活动性患者二者的比例可为 10.5：1，增加了近 10 倍。BALF 尚可测定免疫球蛋白、ACE、β_2 微球蛋白等，对了解病情的进展、炎症强度和患者的治疗反应均有一定价值。但 BAL 属有创检查，不宜反复、多次进行；操作有一定的难度，不易在基层医院普及。有条件的单位可参照有关技术操作规范开展工作。

(6)纤维支气管镜检查：纤维支气管镜检查对鉴别肺结节病和肺癌有重要价值。镜下所见肺结节病无特征性改变，而肺癌则多有局部支气管内膜的增生性改变和充血、水肿等。结节病支气管黏膜活检的阳性率与病期有关，以第Ⅱ期为高，可达 75%；第Ⅰ、Ⅲ期可分别达 30%和 45%；以取材部位排序，阳性率从高到低依次为右中叶支气管、右下叶支气管和左主支气管。

(7)肺功能检查：主要表现为不同程度的限制性通气功能障碍和弥散功能障碍。

(二)非典型表现

1.*眼结节病*　结节病患者 20%～50%有眼部受侵犯，占首发症状者的 7%～25%；年轻女性多见，主要发生在肺结节病的早期。眼结节病的表现多种多样，可累及结膜、巩膜、视网膜、泪腺以及鼻泪管、眼神经、眼眶等。另外还可继发白内障、视神经萎缩、青光眼等。眼结节病的特点是双侧性的，主要局限在眼色素层束前部，有时也可在后部。早期虹膜炎患者可无主观感觉；当炎症蔓延至虹膜睫状体时，可表现为畏光、流泪、疼痛等。结节病的眼色素膜炎与结核性眼色素膜炎有时很难鉴别，两者的临床表现很相似，均可有虹膜睫状体炎、钙盐沉着、玻璃体混浊等，因此需结合全身症状、胸部表现、免疫学检查等，才能确定诊断。结节病以前色素膜炎最为常见，也可表现为慢性睫状体炎和周边色素膜炎。由于眼结节病表现呈非特异性，也很难与其他疾病引起的眼部表现鉴别，如结核、梅毒、白塞病、韦格内肉芽肿等均可累及眼睑、泪腺、色素膜，临床表现也相似。

2.*皮肤结节病*　约有 25%的结节病患者合并有皮肤病变，女性发病为男性的 2.4 倍，发病年龄也较男性大。皮肤结节病主要表现为丘疹、结节、结节性红斑、皮肤溃疡、牛皮癣样皮疹等。皮肤结节病特征：①常累及躯干、四肢及头皮；②皮疹常为暗红色；③红斑大小不等，形态不一，有些病例在皮损中有正常皮肤；④皮损可有清晰的边缘；⑤可呈无痛性皮下结节改变；⑥皮损持续时间可从数月至数年，具有慢性、周期性加剧的特点，不像胸内结节病那样具有自然消失的倾向；⑦皮损常与肺部、眼部及淋巴结病变合并存在。皮肤结节病活检阳性率极高，对明确其他部位结节病诊断有重要价值。

3.心脏结节病　心脏结节病是结节病患者死亡的重要原因，在日本约占85%，其中65%为猝死。我国近20年报道的10例结节病死亡患者中，有5例是因心脏受累而死亡，其中3例为猝死。1929年Benstein等首先描述了结节病的心肌损害。结节病的心脏表现无特异性，主要表现为充血性心衰、室壁瘤、休克、心律失常、心包炎、瓣膜病变、心肌炎等。最常见的为束支传导阻滞(发生率26%)和完全性房室传导阻滞。心律失常亦较常见，其中室性心律失常发生率为22%～40%。室性早搏和完全性房室传导阻滞常常是患者猝死的主要原因(67%)。心包积液发生率仅为3%，可以是血性心包积液。心脏结节病常无典型临床表现，多数呈隐匿型临床经过，因此极易漏、误诊。要确诊心脏结节病，应首先确诊心外结节病，如皮肤、淋巴结、肺、肝、脾等，因这些部位易于进行组织活检。心内膜活检是生前确诊心脏结节病的唯一方法。

4.肝、脾结节病　结节病亦常累及肝脏，主要表现为肝内回声不均、肝内肿块、肝弥漫性病变和肝肿大等，还可出现急性肝炎样表现。常误诊为肝癌、肝囊肿、肝炎等。脾肿大常以脾机能亢进综合征的形式出现，如血小板减少性紫癜、溶血性贫血、全血减少等，极少数可有不同程度的巨肝症和巨脾症。各型结节病合并肝、脾病变者约60%。肝、脾穿刺活检可使70%的患者获得确诊。

5.神经系统结节病　结节病神经系统损害约占全部结节病的5%。脑损害以肉芽肿性浸润损害为主，最常见的部位是脑膜、脑膜旁、下丘脑和垂体。脑实质的损害也比较常见，以脑室周围及室管膜受累为主，而表现为颅内占位的较少。脊髓主要表现为亚急性或慢性脊髓病。周围神经和颅神经损害以脊神经受累最常见，可高达6%～18%，表现为多发性神经炎、多发性神经根病变等。几乎所有颅神经均可被累及，而面神经受累最为常见。因脑部损害无特异性，临床上不易与脑瘤、脑炎、脑膜炎、癫痫、尿崩症、面神经炎等疾病鉴别。以下几点对诊断神经系统结节病有重要意义：①患者其他部位的结节病诊断明确；②患者有神经系统的症状、体征；③头颅MRI的T_1或T_2加权像异常改变，提示中枢神经系统病变；④诊断性治疗有效。

6.腮腺结节病　腮腺结节病发病隐匿，多无明显自觉症状，仅表现为腮腺区肿块，可长期无变化，或在短期内迅速增大。术前大多诊断为腮腺良性肿瘤或良性肿瘤恶性变，术后病理可明确诊断。腮腺结节病无特征性表现，往往也是全身结节病的局部表现。患者有腮腺病变时，要注意肺、淋巴结及其他腺体有无病变，^{67}Ga扫描对发现内分泌系统有无病变有重要意义。如怀疑此病，应及早进行组织活检。

7.肌肉结节病　本病于1908年首次报告，发病率非常低，多有误诊。肌肉结节病无特征性表现，胸肌、肩胛部肌肉、股四头肌常受侵犯，出现肌力降低、肌肉萎缩、疼痛性痉挛等，往往难以与结节病联系在一起。如无其他部位的病变，极易误诊。组织活检多能明确诊断。

8.胃肠结节病　胃肠结节病无特征性表现，结节病患者出现胃肠道症状时，应首先考虑到可能是结节病所致。患者可出现胃溃疡、胃肠肿瘤样表现，经胃镜组织活检是明确诊断最重要的手段。

9.肾脏结节病　肾脏结节病的发生率为7%～20%。男性多见。主要表现为血钙增高、尿钙增高和肾功能损害。有的即以肾功能不全起病，临床难以首先想到结节病。如有其他器官结节病证据，肾脏病变应考虑到可能是结节病所致。确诊有赖于肾组织病理活检。

10.骨骼及关节结节病　结节病可累及骨、关节、骨骼肌肌腱和腱鞘，受累率达2.2%～

25.7%。病变一般先发生于骨内。骨骼结节病与其他各种骨骼病变相似,骨痛变化无常;累及短骨如指(趾)骨时可出现囊性改变,但无骨膜反应。关节累及率约17.5%,常同时累及多个关节腔,如腕关节、膝关节、踝关节等;初始可有发热,继而发生典型的畸形多发性关节炎。早期X线检查一般无明显改变,晚期可呈慢性关节炎表现或关节畸形。如果做关节滑膜组织学检查,有时可发现结节病肉芽肿。

11.多发空洞型结节病　结节病的肺内病变可发生囊性变,或称之为空洞,或是多发的。多发空洞型结节病发生率各家统计相差甚殊。Mayock 统计肺内空洞病变发生率为0.6%,Battesti 统计是0.8%,1970年 Freundli 统计高达12.5%。多发空洞型结节病有以下特点:①以呈腺泡和结节影的青年为多。②空洞呈3~5cm圆形,壁完整,无液体潴留。③对皮质激素反应不佳。④即使有效,薄壁空洞也要短时残留。空洞形成的机制:①感染结核、细菌、真菌等而致类上皮肉芽肿坏死。②纤维化而致收缩性变形及支气管的闭塞造成气肿性囊泡和支气管扩张性病变。

12.结节病的尿崩症　结节病可以有尿崩症表现,自1962年首次报告本症以来,已报告10余例。尿崩症出现的时间几乎是结节病发现的同时,或者是患结节病数年之后,但 Vesely 报告,尿崩症可以作为结节病的初发症状。松冈报告1例自5岁即有尿崩症症状,无其他疾病症状,19年以后出现结节病表现,胸片显示双肺网状改变,开胸肺活检为类上皮肉芽肿及多核巨细胞,为典型结节病表现。松井对中枢神经系统进行了详细的检查,在4例患者的尸检中发现了垂体下部的类上皮肉芽肿。

另外,约有75%的结节病可侵及浅表淋巴结,常表现为颈部、锁骨上、腋窝、腹股沟淋巴结的无痛性肿大,淋巴结活检可明确诊断。

【并发症】

结节病的并发症取决于疾病的严重程度和所侵犯的器官。胸肺结节病可有胸痛和咯血;眼结节病可并发白内障、视神经萎缩、青光眼;心脏结节病可并发心律失常、猝死;肌肉结节病可并发肌力降低、肌肉萎缩;肝、脾结节病则可有肝、脾肿大和脾功能亢进等并发症,甚至表现为巨肝症和巨脾症。

【诊断和鉴别诊断】

(一)诊断

结节病的诊断一般在结合病史、体征和胸部X线改变的基础上,以病理组织活检和 Kveim 试验的结果作为主要诊断依据。SACE、^{67}镓扫描和 BALF 检查结果可作为判断结节病活动性的动态指标。按肺部病变的情况,结节病可分为Ⅰ、Ⅱ、Ⅲ期。Ⅰ期:仅双侧肺门淋巴结肿大,肺实质未见异常。Ⅱ期:肺门淋巴结肿大兼有肺实质内弥漫性网状或斑点状结节影;或肺实质内的改变明确,而肺门未见肿大淋巴结。Ⅲ期:以肺内明显的纤维化阴影间夹杂肉芽肿影为主要表现,而肺门、纵隔淋巴结消退。

(二)鉴别诊断

胸内Ⅰ期结节病需与肺门、纵隔淋巴结核及淋巴瘤、中央型肺癌鉴别。Ⅱ期结节病应与肺结核、矽肺等鉴别。Ⅲ期结节病应与弥漫性肺间质纤维化、继发性肺含铁血黄素沉着症、弥漫型肺泡细胞癌等鉴别。

1.*淋巴瘤*　淋巴瘤与结节病的临床症状、体征和X线表现均有明显差异。①淋巴瘤多发生于青年男性，常有发热、消瘦等症状；而结节病可发生于任何年龄，多见于40～60岁女性患者，一般起病缓慢，多无任何症状，部分患者有疲乏无力、消瘦、发热、干咳、气短、胸痛、咯血等。②淋巴瘤患者除体温升高外可伴有浅表淋巴结肿大，常可触及肿大、质硬、融合成团的表浅淋巴结。而结节病患者多无阳性体征。③淋巴瘤可引起两侧肺门淋巴结的肿大，但往往不是对称性的；而结节病多引起双侧肺门淋巴结的对称性肿大；结节病是一种非干酪性的肉芽肿疾病，不同于恶性肿瘤引起的淋巴结肿大，具有融合的趋势，其肿大的纵隔淋巴结多数不融合并且境界较清晰，在对比良好的CT图像上，甚至可计算出肿大淋巴结的个数。

2.*转移性肿瘤*　肺部和纵隔的转移性肿瘤有时也易与结节病混淆，以下几点有助于二者的鉴别：①转移性肿瘤多有其他部位的肿瘤病史和相应的症状、体征，结节病则没有；②其他部位恶性肿瘤的转移也可能引起两侧肺门淋巴结的肿大，但往往不是对称性的；转移性肺癌形成的结节影呈多发性、弥散性分布，结节为圆形，边缘光滑而锐利；结节病形成的结节影分布在两肺外围、胸膜下和肺门区的支气管血管束的两侧，结节不是圆形，边缘不规则。③经皮肺穿刺活检可获得鉴别诊断。

3.*肺门淋巴结结核*　肺门淋巴结结核多发于青少年，常有发热、盗汗、消瘦、疲乏无力等结核中毒症状。胸部X线多表现为单侧或双侧不对称性肺门淋巴结肿大，边缘模糊，常可见钙化灶和肺内浸润影。PPD皮试常呈阳性，多数患者血沉增快。结节病与结核病理上鉴别较难。

【治疗】

结节病表现如果只有支气管旁或纵隔淋巴结肿大而未累及肺实质，则60%患者可以在2年内自行缩小、消退，此时期无需给予治疗，但须随访、密切观察；当眼、心脏、脑等部位也被累及时，应及时施治。

(一)肾上腺皮质激素

目前对糖皮质激素(简称激素)治疗结节病的疗效虽然有争议，但仍为首选。

1.*口服激素治疗*　适应证：①伴有临床症状的Ⅱ期以上胸内结节病；②持续肺浸润及肺功能减退者；③全身器官受累者(心脏、中枢神经、眼损害及高钙血症等)。用药原则是起始量大，起效后渐减至维持量。以强的松为例，起始量40～60mg/d，症状明显改善后逐渐减量至最低有效剂量10～15mg/d，再持续6～12个月，以后再减至5mg/d，总疗程1.5～2年。激素减量应强调缓减，避免病情反跳。治疗过程中定期检查SACE和外周血淋巴细胞计数，以指导激素剂量的调整。肾上腺皮质激素的治疗，不仅能控制症状，还可使肉芽肿缩小或消失。

2.*激素气道吸入治疗*　瑞典报告胸内结节病口服强的松治疗3个月后改为气道吸入布地奈德气雾剂15个月，与对照组比较，可明显提高肺活量(VC)和一氧化碳弥散功能(DL_{CO})，并可改善胸部X线表现。两组患者经5年随访，预后良好。

(二)氯喹

磷酸氯喹和羟基氯喹原是抗疟疾药，后发现对皮肤和黏膜结节病也有较好疗效；近来发现对肺结节病(特别是肺纤维化晚期)、神经系统结节病也有较好疗效。作用机制尚不清楚，可能与抑制巨噬细胞和淋巴细胞的抗原呈递，以及抑制TNFα、IL-6的产生有关。常用剂量：氯喹

500～750mg,1 次/日,连用 2 个月;继而 500mg,1 次/日,连用 2 个月;再改为 250mg,1 次/日,连用 2 个月。有学者呼吁氯喹应作为慢性结节病的一线治疗药物,但多数仍建议将氯喹作为激素的替代治疗药物。

(三)免疫抑制剂

1.环磷酰胺　环磷酰胺的作用机制是抑制细胞免疫及体液免疫。剂量及用法:口服:50～150mg/d,分两次服用,连用 2～4 周;静脉注射:200～400mg/kg,连用 5 天,间隔 3～4 周再用。用药过程中注意血象、肝肾功能的变化。

2.甲氨蝶呤(MTX)　MTX 能直接抑制肺泡巨噬细胞(AM)、淋巴细胞的活性,减少炎性介质产生,有利于控制结节病活动,常用于激素的替代治疗。目前多主张每周小剂量疗法,即起始剂量为第 1 周 5～7.5mg,第 2 周 7.5～10mg,维持剂量为每周 10mg,连用 6 个月;然后可视情况每 6～9 周减量 2.5～5mg;有效率达 66%～80%。主要不良反应为轻度肝功能损害,每 6～8 周应检查一次血常规和肝功能,出现明显副作用时可减量或停用。

3.环孢菌素 A　环孢菌素 A 能抑制 TH 细胞(细胞毒性 T 细胞)和激活 Ts 细胞,减少 IL-2产生和 T 细胞繁殖,并能抑制肺泡巨噬细胞产生 IL-8、TNFα 等。一般也作为慢性或严重结节病的二线治疗药物。初始剂量 10mg/kg,12 小时后改为 5mg/kg,维持此剂量 2 日后减量,使血清浓度维持在 100～200ng/ml,持续 8～18 周。

4.硫唑嘌呤　硫唑嘌呤主要抑制 T 淋巴细胞增生和活化而影响免疫。在上消化道吸收良好,主要口服给药,但需经数周或数月后才出现疗效。剂量及用法:100mg,1 次/日,用药时间视疗效而定,可达 4～73 个月。

5.其他免疫抑制剂　其他免疫抑制剂还有雷公藤多甙、沙利度胺、己酮可可碱等,疗效不确切,需进一步的临床观察。

(四)其他治疗

1.苯氨基甲酸　适用于肺纤维化治疗,与皮质激素、氯喹交替使用可减轻药物副作用。

2.免疫调节剂　肿瘤坏死因子拮抗剂、转移生长因子及内皮素拮抗剂对阻止结节病引起的肺纤维化,可能有一定的作用。其他如转移因子、胸腺肽等也可试用。

3.并发症治疗　对于持续高血钙、高尿钙患者应给予低钙饮食,口服磷酸制剂对减少钙吸收、减轻高钙血症引起的心率失常有一定的疗效。眼部结节病可使用 0.5%～1%的激素滴剂或软膏。

(五)肺移植

我国 1995 年成功地为一终末期肺结节病患者进行了单肺移植,存活 4 年余。国内外现已有近百例肺移植成功的报道,方法有单肺移植、双肺移植和心肺联合移植等。

1.适应证　①长期药物治疗无效(如激素,环孢菌素 A 和甲氨蝶呤等免疫抑制剂)。②晚期肺纤维化,估计生存期少于 3 年。仅有肺纤维化者,单或双肺移植均可;而伴有支气管扩张或分枝杆菌感染者适宜双肺移植;如同时合并心脏结节病,则宜行心肺联合移植。③严重呼吸衰竭。④年龄:心肺联合移植要求患者年龄在 55 岁以下,双肺移植年龄在 60 岁以下,单肺移植年龄在 65 岁以下。

2.禁忌证　①双侧严重支气管扩张症,不宜行单肺移植。②严重的肺外结节病,如神经系统结节病、肝结节病、心脏结节病、严重的皮肤损害等。③双肺分枝杆菌感染，不宜行单肺移植；双肺移植宜在充分抗感染的基础上进行，以免术后复发。

三、淋巴瘤样肉芽肿病

淋巴瘤样肉芽肿病（LYG）是一原因未明，可能与免疫有关的血管炎肉芽肿疾病。比较罕见，男、女性患病比例为 2∶1，病变原发于肺部，可侵及皮肤、中枢神经系统和肾。

【临床表现】

LYG 是一种系统性病变，全身系统症状包括发热、体重减轻、关节痛、肌痛、结节性的弥漫性损害和以血管为中心的组织损害。

LYG 最常累及肺，症状为咳嗽、呼吸困难、胸痛及咯血，伴有不同程度的发热和消瘦。病变常为双侧性，主要位于两下肺野，尤以两肺外带多见，可出现肺空洞，可因大咯血而死亡。其次累及皮肤，皮下结节、斑丘疹、红斑多见，也可见坏死的皮肤和溃疡形成。中枢神经系统也常受累，表现为精神改变、共济失调、癫痫发作、轻偏瘫及复视等。

【影像学特点】

影像学表现缺乏特征性。

1.X 线胸片　疾病不同时期有所改变，主要为沿支气管血管束分布的多发性结节状阴影，大小不一，直径 1～8cm，边缘模糊，可有后壁空洞形成。少数为肺内片状浸润阴影，偶可见两肺呈弥漫性病变。

2.胸部 CT　可见小结节伴空洞，亦可见周围毛玻璃样低密度阴影（晕影征）。

【病理学特点】

LYG 病理改变主要为血管中心性淋巴组织增生和血管炎性浸润。其特征性表现是在结节性多形的炎性细胞的背景里有非典型的 CD20 阳性大 B 细胞。依靠其数量和组织坏死程度来分级。

1 级：不典型大 B 细胞稀少（<5 个/HPF），呈良性病程。

2 级：不典型大 B 细胞数景增多，为 5～20 个/HPF，为交界性病变。

3 级：不典型大 B 细胞显著增多且呈片状分布（>5 个/HPF），为弥漫性大 B 细胞淋巴瘤一个亚型。

组织学分级越高，预后越差。

【治疗】

1.由于 LYG 比较罕见，尚未建立标准的治疗方案，治疗主要依靠临床症状的严重程度和组织学分级选择治疗方案。现多数学者认为：①组织学 1、2 级，临床上无痛的病例，推荐临床观察及糖皮质激素治疗。②组织学 1、2 级，有侵袭性的病例，单用或者联合化疗。③组织学 3 级，病程快速进展，EBV 阳性，大 B 细胞淋巴瘤的概率很高，推荐强化治疗方案。

2.治疗方案

（1）强化治疗：①R-CHOP 方案（利妥单抗、环磷酰胺、多柔比星、长春新碱、泼尼松）。

②R-CVP 方案（利妥单抗＋环磷酰胺、长春新碱、泼尼松）。

(2)联合化疗失败者可行骨髓移植，对病情有一定的缓解和延长生存期。

【注意事项】

中枢神经系统受累、组织中有大量不典型的淋巴细胞、年龄<20 岁、血白细胞增多、肝大、脾大等常提示预后不良。

四、坏死性结节样肉芽肿

坏死性结节样肉芽肿罕见，好发于中、青年女性。病因及发病机制不明确。

【临床表现】

大多数患者有发热、咳嗽、咯血，伴有胸痛、气短。肺外表现很少见，偶尔可有神经系统病变和葡萄膜炎。

【病理】

肺实质内非干酪样坏死肉芽肿聚集，周围有淋巴细胞和成纤维细胞包绕。肉芽肿可以侵入支气管、细支气管壁，病灶新旧不一。

疾病进展活动时，有显著的血管炎，常累及肌性动脉和静脉。严重时可见血管栓塞和闭塞。

【影像学】

X 线胸片和肺 CT 可见双肺多发结节样改变；可有粟粒样或微小结节灶；部分有空洞性病变，肺门淋巴结肿大。

【诊断】

根据临床表现、影像学特点，关键是组织病理学特点诊断。主要与结节病鉴别，其关键点是坏死性结节样肉芽肿病显示广泛性血管炎及坏死，而结节病很少有坏死和广泛的血管炎。

【治疗】

该病预后好，治疗首选糖皮质激素。

（王　波）

第七节　特发性肺含铁血黄素沉积症

【概述】

特发性肺含铁血黄素沉积症（IPH）是一种原因尚不明了的疾病，其病变特征为肺泡毛细血管出血，血红蛋白分解后形成的以含铁血黄素形式沉积在肺泡间质，最后导致肺纤维化。发病机理可能与自身免疫有关，但具体环节尚不清楚。本病病程长，反复发作，长期预后不良。其为少见疾病，既往又称 Ceelen 病、特发性肺褐色硬变综合征。国际上报道 200 多例，国内报道 120 多例。本病多见于儿童，成人约占 20%，多在 20～30 岁，个例报道老年人发病。特点为肺泡毛细血管反复出血，渗出的血液溶血，其中铁蛋白部分被吸收，含有含铁血黄素的巨噬细胞在肺内弥漫性浸润，可发生肺毛细血管炎(肺泡间隔中性粒细胞浸润)。肺出血常为轻度及持续性，但也可严重，患者可存活数年，最终发展为肺纤维化及慢性继发性贫血。临床特点是反复发作的咳嗽、气促、咯血和缺铁性贫血。

【诊断】

(一)症状与体征

临床表现与病变时期、程度不同而表现各异。急性出血期为突然起病，发作性呼吸困难、咳嗽、咯血、贫血，其中以咯血为突出，咯血量多少不一，少者仅痰中带血丝，多者满口血痰。大口咯血虽然少见，但可以致死。患者自觉胸闷、气短、呼吸加快，心悸、疲乏，低热。患者面色苍白，肺部检查可正常。可闻及哮鸣音，呼吸音降低，或可听到细湿性啰音，严重者可发生心肌炎、心律紊乱、房室传导阻滞甚至猝死；慢性反复发作期有咳嗽、咯血，呼吸困难反复发生，肺泡反复出血，最后导致肺广泛间质纤维化。患者常有慢性咳嗽、气短、低热，贫血貌，全身倦怠乏力；病程后期可并发肺气肿、肺动脉高压、肺心病和呼吸衰竭。部分患者可有杵状指(趾)，少数患者可有肝脾肿大。

1.*初次发作* 起病多突然，典型表现为发热、咳嗽、咯血及贫血。咳嗽一般严重，少数有呼吸困难、发绀。黏液痰多见，内有粉红色血液，严重时可出现大量咯血。与此同时患儿出现贫血、乏力。查体肺部多无特异表现，可有呼吸音减弱或少量干啰音及细湿啰音。

2.*反复发作期* 初次发作后患儿间断反复发作，可长达数年。发作时有上述表现，间歇期也有咳嗽，痰中可见棕色小颗粒，颗粒多时整个呈棕色；贫血时轻时重；大部分患儿未留意痰中带血，小婴幼儿痰液多咽下，家长多以贫血、咳嗽为主诉带患儿就诊，误诊率高。

3.*后遗症期* 多年反复发作造成肺纤维化，影响呼吸功能，缺氧发绀常见，并可导致肺源性心脏病。查体还可见肝脾肿大、杵状指(趾)。部分患者肺出血停止，但大多数患者仍有间断发作。

(二)检查

1.X 线检查 特发性含铁血黄素沉积症的临床过程分为急性出血期、慢性期、肺广泛纤维化期。各期的影像学改变各有其特点。

急性出血期：胸部 X 线可正常，也可显示多种多样的表现。多见两肺纹理增多，两肺弥漫性斑片、斑点状阴影，以中下野和肺内带明显，有的可融合成大片状或云絮状阴影，少数患者表现局限性或单侧肺病变，肺门、纵隔淋巴结可肿大。病变在 1～2 周内可消散，有的可延续数月或反复出现。持续性中等出血者，肺内病变可呈粟粒状。

慢性期：表现为肺门周围及两下肺纤维条索状阴影。

纤维化期：可见广泛间质纤维化改变，重症肺片中可有囊样透明区。动态观察影像学变化，结合临床特点综合分析有助于提高诊断。HRCT 对于发现早期肺间质纤维化有很大帮助。

2.实验室检查

(1)血象和骨髓象显示，血清铁及铁代谢动态检查均与一般慢性缺铁性贫血相同，属小细胞低色素型。血片中红细胞大小不匀，异形细胞增多，低色素特征明显，网织红细胞增多。由于铁沉积于肺泡巨噬细胞中，不能转运作为合成血红蛋白之用，血清铁浓度和铁饱和度显著降低，血清结合力增高，红细胞盐水脆性试验正常。末梢血中嗜酸性粒细胞可增高，血沉增快。骨髓中可染色铁消失。

(2)由于血红蛋白在肺泡内破坏，故血清胆红素可以升高，血清IgA增高，直接Coomb试验，冷凝集试验、嗜异凝集试验可呈阳性，血清乳酸脱氢酶可增高，累及心脏可异常。

(3)痰涂片经铁染色后可见大量巨噬细胞中充满含铁血黄素颗粒，如无明显的咯血，也常有此发现，因此痰涂片检查有诊断价值。

(4)胃液、支气管肺泡灌洗液或活组织检查中找到典型的铁血黄素细胞对诊断有重要意义。少数患者的尿样中有较多红细胞，但肉眼血尿少见。

另外，近几年开始对肺含铁血黄素沉积症患者进行抗中粒细胞浆抗体(ANCA)检测，发现有些病例呈阳性，但因病例数少，尚需进一步的随访研究。根据文献介绍，病初ANCA呈阳性或其他自身抗体阳性，可能是预后不良的预测因素，包括短期内死亡和激素耐药以及若干年后发展为类风湿多关节炎、炎性肠病等。同时有研究还发现抗内皮细胞基膜抗体(AECA)阳性率较高，此项检查具有组织特异性和器官特异性，但因检测病例数尚少，有关它在特发性肺含铁血黄素沉积症的发病机理中的作用亦有待进一步确定。

3.肺组织活检和纤维支气管镜检查　肺泡出血多时，纤维支气管镜内可见到血液。肺活检显示肺气泡中大量巨噬细胞吞噬含铁血黄素颗粒，间质纤维组织增多。

4.血气分析　患者早期多正常，肺泡出血或广泛肺间质纤维化时，PaO_2降低，正常或下降，重症者呈现为Ⅰ型呼吸衰竭。后期肺气肿，肺心病和出现呼吸衰竭时，PaO_2降低外，$PaCO_2$升高，血气分析可表现为Ⅱ型呼吸衰竭。

5.肺功能检查　急性期因肺泡出血，红细胞血红蛋白可摄取一定量的CO，故CO测定的肺弥散功能DL_{CO}反而增加，贫血时DL_{CO}须用血红蛋白值校正。慢性期肺纤维化时，肺弥散功能减退，肺顺应性、肺总量及残气量下降，呈限制性通气功能障碍。后期并发肺气肿、肺心病时，最大通气量、FEV_1下降，则示混合性通气功能障碍

(三)诊断要点

1.有反复咯血的典型症状，伴有贫血体征。

2.肺部闻及爆裂音，部分患者有颈静脉怒张、下肢水肿、腹水等肺心病的表现；儿童可见发育不良和活动后发绀。

3.痰检中检出含铁血黄素细胞，结合X线胸片示急性期两肺中下野有多量细小斑点状阴影，则可诊断本病。

根据反复的咯血、痰中带血、肺内边缘不清的斑点状阴影及继发的缺铁性贫血可作出初步诊断，通过对痰液、支气管肺泡灌洗液及肺活检中找到典型的含铁血黄素吞噬细胞，并排除心源性(淤血性)因素后可确诊。

该病可分为四个亚型即单纯型、与牛奶过敏共发病型、与心肌炎或胰腺炎共发病型、与出血性肾小球肾炎共发病型(Goodpasture综合征)。临床最多见为单纯型，Goodpasture综合征患者除呼吸系统表现外尚有血尿，同时C-ANCA和抗肾小球基底膜抗体阳性。该病遗传因素的影响尚未明确。

(四)鉴别诊断

1.继发性肺含铁血黄素沉积症　常见于心脏病，尤其是二尖瓣狭窄及各种原因所致的慢

性心力衰竭。由于肺淤血，肺内毛细血管压长期增高，血液外渗及出血，患者可反复咯血，含铁血黄素沉积于肺内，巨噬细胞吞噬，可见含铁血黄素的吞噬细胞，镜检可见心力衰竭细胞。根据心脏病史，心脏体征和胸腔积液检查，一般不难诊断。

2.血行播散型肺结核　本病X线胸片也有弥漫性结节，阴影以两上肺野多。有结核中毒症状，很少咯血，也无贫血。痰含铁血黄素巨噬细胞阴性，抗结核治疗有效。

3.肺出血肾炎综合征　临床有肾小球肾炎的表现；血清中抗肾小球基底膜（抗GBM）抗体阳性；免疫荧光检查肾小球和肺泡毛细血管的基底膜有IgG和C_3沉积，这与特发性肺含铁血黄素沉积症有重要区别。

4.支气管扩张　有反复咯血，但伴有慢性咳嗽，大量脓痰，体检肺部可闻及固定性湿啰音，胸部X线片、CT尤其是胸部HRCT可发现扩张的支气管，据此可鉴别。

5.其他原因引起的肺泡出血性疾病　如SLE、Wegener肉芽肿、结节性周围动脉炎、过敏性紫癜、白塞病、肺出血-肾炎综合征等，这些疾病均有咯血、咳痰等表现，但除肺泡出血外，还有其他的脏器损害和临床症状，组织病理学表现也有所不同，故而不难做出鉴别。肺出血肾炎综合征临床上有肾小球肾炎的表现，是与特发性肺含铁血黄素沉积症的重要区别。

【治疗】

对特发性肺含铁血黄素沉积症，目前尚无特别的治疗方法。尽量控制急性发作，是避免肺间质纤维化的关键。

1.对症治疗　急性发作期应卧床休息，吸氧，停服牛乳，给与止血剂，继发感染后的抗生素治疗，由于肺内自发性出血反复发作，使肺内巨噬细胞内充满含铁血黄素颗粒。这种铁不能被重新利用来合成血红蛋白，相当一部分铁随痰咳出而丧失，因此这种贫血是属于因长期慢性失血所导致的缺铁性贫血。给与补充铁剂，必要时输血。对并发肺动脉高压、肺心病和呼吸衰竭患者，需做相应的治疗。

2.肾上腺皮质激素　控制急性期症状较为肯定，但不能长期稳定病情和预防复发，以慢性病例疗效不显著。急性期常用氢化可的松4～5mg/(kg·d)，以后改为口服泼尼松1～2mg/(kg·d)，症状缓解后2～3周逐渐减量至最低维持量，持续用药半年，若有反复，维持量可用至1～2年。由于长期口服不良反应大，已有研究报道，用局部吸入激素疗法获得了较好的临床效果，对有严重肺纤维化影响肺功能的患者，国外有进行肺移植手术的病例。

3.免疫抑制剂　肾上腺皮质激素治疗无效者，可加用免疫抑制剂，如环磷酰胺、硫唑嘌呤等治疗，可使部分病例症状暂时减轻。硫唑嘌呤1.2～2.5mg/(kg·d)，成人患者用量为50～100mg/(kg·d)，无不良反应可持续用药1年以上，疗程1.5年效果良好。

4.血浆置换　血浆置换能去除免疫复合物所产生的持久性的免疫损伤，使患者临床症状、胸部X线、肺功能得到改善。

5.铁去除法　为防止过度的铁沉积于肺内造成肺组织损伤，可用铁络合剂驱除肺内沉积的铁，阻止肺纤维化的发展。可用去铁胺（去铁敏）治疗，剂量25mg/(kg·d)，肌内注射，用药后可使铁从尿内排出量明显增加。因铁络合剂有一定的毒性作用，故未能广泛使用。

【病情观察】

主要应观察患者经上述相关治疗后，患者的咯血、咳嗽、低热、贫血、气急、乏力等有无缓解，在急性期特别应注意咯血量和气急情况，肺部体征注意湿啰音有无增减，以及有无并发症等。

【病历记录】

1.门急诊病历 记录患者咯血、贫血及其频度;活动后气短、咳嗽、咳痰、乏力、体重减轻和食欲减退的程度;有无对食物尤其是牛乳等过敏,有无接触有机磷农药史,有无家族遗传病史。体检记录患者有无杵状指(趾)、发绀,肺部体征须记录有无闻及明显的湿啰音,辅助检查记录血常规、X线胸片、心电图、动脉血气分析等结果。

2.住院病历 重点记录患者的诊治经过,治疗后相关症状、体征的变化和辅助检查的结果分析,尤其是痰液是否检出含铁血黄素细胞、支气管镜或开胸肺活检的结果。如需行支气管镜肺活检、肺泡灌洗或开胸取病理组织等,应记录与患者家属的谈话过程,并请家属签字。

【注意事项】

1.医患沟通 诊断本病者,主治医师向患者及家属如实告知本病的临床特点、诊断方法、治疗方案等,以便患者及家属能理解,配合治疗。如需行支气管肺泡灌洗液或行肺活检,应向患者及家属讲明检查的目的、风险、利弊,患者家属应签署知情同意书。儿童预后多较成人为差,病程进展者儿童平均存活3年,成人趋向于隐袭型。死因大都为咯血,或因并发呼吸衰竭、肺心病而死亡。因此,有关预后特点,亦须向家属讲明。

2.经验指导

(1)本病病因不明,可能与肺泡壁毛细血管的基底膜或上皮结构和功能的异常以及遗传因素、免疫功能异常、接触有机磷杀虫药、牛奶过敏等有关。

(2)患者有反复咯血(特别是儿童),不明原因的缺铁性贫血,X线胸片上出现弥散性小结节状或片状、网状阴影,应疑及本病,临床上需进一步反复检查痰、支气管肺泡灌洗液或行肺活检,若找到典型的含铁血黄素巨噬细胞则可明确诊断。

(3)临床上往往根据患者有上述典型的症状,结合相关的辅助检查,排除上述需鉴别的疾病而作出诊断。诊断后,即可用糖皮质激素治疗,注意观察治疗疗效;糖皮质激素和(或)免疫抑制治疗疗效欠佳时,可考虑激素加量或更换免疫抑制剂,但应注意预防和治疗药物本身的毒副反应。

(4)目前无特效治疗方法,治疗措施主要是应用糖皮质激素和(或)免疫抑制剂;对并发肺动脉高压、肺源性心脏病、呼吸衰竭的患者需针对这些并发症进行治疗。

(邓 飞)

第八节 肺组织细胞增生症

【概述】

肺组织细胞增生症又称肺朗格汉斯细胞组织细胞增生症(PLCH)、肺嗜酸粒细胞性肉芽肿。其特征为肺内出现含大量朗格汉期细胞的毁损性肉芽肿病变,常发展为肺间质纤维化和小囊泡形成，可累及多个系统和脏器。朗格汉斯细胞首先由Langerhans于1868年在皮肤中发现，内含特殊的胞质包涵体（birbeck颗粒），属组织细胞族中分化良好的树突细胞，正常情况下可见于皮肤、网状内皮系统、胸膜和肺内。由于有这类组织细胞的浸润，1953年，Lichtenstein组织细胞学推荐应用朗格汉斯细胞组织增生症之名。此名也是从病理学角度提出，只是更明确地指出了细胞的类型。

【诊断】

（一）症状与体征

临床表现多种多样，缺乏特征性症状。25%～30%的患者无症状而于体检时偶然发现本病，10%～20%因自发性气胸的症状而就医，多数患者具有呼吸系或全身症状。

咳嗽最为常见，占56%～70%，多为干咳，偶有少量白痰。其次为呼吸困难，约占40%，但活动后气短者可达87%；30%的患者有乏力感，20%～30%体重减轻，15%发热。有报道一组28例患者中，50%有鼻炎症状。并发自发性气胸者常诉胸痛和急性呼吸困难，可出现胸腔渗液和胸膜增厚；25%的患者有复发性气胸；无气胸史者胸膜增厚或渗液很少见。约13%的患者有咯血，咯血或痰中带血也可能与继发感染或并发肿瘤有关。

肺朗格汉斯细胞组织增生症伴骨骼穿凿性囊性损害者占4%～20%，可发生骨痛和病理性骨折，多位于扁骨，呈单发圆形或扁圆形；骨骼表现可先于肺部而成为首发症状；伴中枢神经系统病变及尿崩症者约占15%。幼年或老年起病、多器官受累、肺弥散功能减低和复发性气胸是各自独立、预后不良的征兆。

（二）检查

1.一般检查　常规实验室检查无特异性改变，外周血嗜酸粒细胞不增高。

2.胸部影像学检查　胸部X线片具有特征性改变，主要表现为不同程度的以下征象的相互结合：边界不清或类似星状的多发性小结节影（2～10mm），网状结节状浸润影和肺上区的囊泡影（直径一般＜10mm）或蜂窝状改变。肺容量基本保持正常，肋膈角清晰锐利。网状结节状影多位于两中、上肺野。有时肺内呈粟粒状阴影，偶尔可见单发肺内大结节，其内可形成空洞，经病理检查证实为本病。胸腔渗液（无气胸时）和纵隔肺门淋巴结肿大极为罕见。肋骨、颅骨或其他骨骼可显示穿凿性骨损害。

胸部CT检查以中、上肺野多发囊泡和结节影为特征，肺间质增厚。囊泡壁可厚可薄，结节边界可模糊可清晰，有的结节内可见空腔形成，晚期多呈蜂窝状影。HRCT和薄层扫描图像更清晰。

3.肺功能检查　肺功能检查可显示各种不同类型的异常：限制性、阻塞性或混合性。大多数患者有弥散功能异常，为本病的特征，其次为限制性通气功能障碍，肺总量减低，弹性回缩力增高；少数患者有阻塞性通气障碍伴气流受限，有时呈反应性，用支气管扩张剂后可显著改善，可能与并发慢性阻塞性肺病（COPD）有关。约15%的患者肺功能在正常范围。Crausman等报道23例运动肺功能测定，结果示运动能力明显降低，最大限度运动时分钟通气量（VE）、呼吸功能和氧耗量（VO_2）均显著降低，静息时肺泡死腔与潮气量之比（VD/VT）增高且运动后不下降，提示运动耐力降低是力学因素和血管受累共同作用的结果。

4.血气分析　静息时血气多正常，平均肺泡-动脉血氧分压差$P_{(A-a)}O_2$也在正常范围，少数重症患者后者可明显升高。运动时随运动强度增加 $P_{(A-a)}O_2$ 也可显著增高。

5.支气管肺泡灌洗 BALF 中细胞总数增高，分类计数中性粒细胞、嗜酸粒细胞及淋巴细胞增多。有报道 CD_4^+/CD_8^+ 淋巴细胞比值降低；特征性改变为可查到朗格汉斯细胞；组织化学染色和抗原检测显示其表面 S-100 蛋白染色阳性、花生凝集素抗原及胸腺抗原(CD1，OKT-6，系一种糖蛋白)表达阳性等，一种特异性单抗 MT-1 亦可呈阳性。

6.病理组织学检查 通过 TBLB、开胸肺活检或经胸腔镜肺活检可取得病变组织。病变主要位于终末细支气管、呼吸细支气管及小动静脉周围。早期有大量朗格汉斯细胞聚集，可呈团状，其间有较多淋巴细胞镶嵌，这种特殊的相互密切接触可能反映朗格汉斯细胞向淋巴细胞递呈抗原的过程，外周有嗜酸粒细胞、肺泡巨噬细胞和中性粒细胞等炎症细胞浸润。朗格汉斯细胞等渐侵入并破坏细支气管上皮和管壁，朗格汉斯细胞胞质淡染，胞核及核仁均大，电镜下可见胞质含规整的棒状五边形小体，长短不一，有的一端膨大似网球拍状，内有"拉链状"核心，此即为 Birbeck 颗粒，仅见于朗格汉斯细胞。发展至肉芽样病变时，细支气管上皮可完全破坏，炎症向肺泡区蔓延。80%的标本有小血管受累，细支气管及其周围肺泡腔充满含色素及脂质包涵体的肺泡巨噬细胞，朗格汉斯细胞趋于减少，炎症细胞增多。病灶周围出现纤维化改变和淋巴细胞聚集。后期细胞浸润进一步减少，以巨噬细胞和淋巴细胞为主，朗格汉斯细胞少见或消失，出现细支气管壁纤维化及肺泡腔堵塞或萎陷，间质纤维组织增生，形成围绕细支气管血管结构的星状瘢痕结节。上肺叶活检可见小囊泡形成。

(三)诊断要点

肺朗格汉斯细胞组织细胞增生症尚无公认的诊断标准。由于本病罕见，又缺乏特异性症状，国际组织学会认为除临床表现外，必须有可靠的病理组织学依据方可诊断。在 BALF 中查到占 5%以上的朗格汉斯细胞具有诊断价值。朗格汉斯细胞应具备≥2 项以下特征：①ATP酶染色阳性；②S-100 蛋白染色阳性；③α-D-甘露糖甙酶染色阳性；④与花生植物血凝素特异性结合。最具确诊意义的是在电镜下发现 Birbeck 颗粒和在细胞表面证实 OKT-6 抗原决定簇。

(四)鉴别诊断

本病随时间推移，肺结节可演变为空洞化结节，进而出现厚壁囊泡、薄壁囊泡和融合性囊泡，最终发展为肺纤维化，可导致肺动脉高压和肺源性心脏病。因此，不同病期需鉴别的疾病也不同。

小结节影为主时，应与结节病Ⅱ期、尘肺、粟粒性肺结核、过敏性肺泡炎和粟粒状肺转移癌等相鉴别。

空洞化大结节影需与 WG 病、类风湿肺、感染性栓塞和肺转移癌等鉴别。

以囊泡影为主时，应与淋巴管肌瘤病、结节性硬化症和支气管扩张相鉴别。本病肺囊泡常为不规则怪异形，与结节并存，主要位于上肺野。淋巴管肌瘤病肺囊泡形状规则一致，呈弥漫性分布，伴有乳糜胸液，多发生于吸烟的育龄女性。结节性硬化症肺表现与淋巴管肌瘤病很相似，但男性亦可罹患。

晚期形成蜂窝状改变时，应与肺间质纤维化鉴别。特发性肺间质纤维化蜂窝状改变广泛位于肺基底部胸膜下，其间肺组织亦呈纤维化样异常，而本病病变位于中上肺野肺叶中部，其间肺组织基本正常。

【治疗】

吸烟者首先应戒烟，戒烟可使病情稳定或好转，继续吸烟则多数患者病情恶化。对本病目前尚缺特效治疗。皮质激素对部分患者有效，应用泼尼松数月后肺部病变可望减轻或消失。含长春新碱、环磷酰胺、甲氨蝶呤等抗肿瘤联合化疗主要用于多系统性(播散性)朗格汉斯细胞组织增生症。近年发现足叶乙苷(Vpl6)是对本病有用的化疗单药，可与皮质激素合用。放射治疗可缓解骨骼损害所致疼痛，但对肺病变无确切疗效。由于存在免疫学异常，胸腺肽治疗可有裨益。肺小囊泡破裂导致气胸者按自发性处理。单克隆抗体和基于细胞因子的治疗尚未应用于临床。合并感染时应及早用抗菌药物控制；伴气道反应性增高者可用支气管扩张剂；有缺氧表现者予持续氧疗；全身支持治疗亦很重要。

肺移植(LT)可作为晚期肺朗格汉斯细胞组织细胞增生症的治疗选择，但是针对考虑进行LT的患者的特点及其结果的研究并不多。

【病情观察】

诊断不明确者，应建议患者行X线胸片、肺功能检查、血气分析、支气管肺泡灌洗、病理组织学等检查，以明确诊断；诊断明确者，根据患者的具体情况，给予糖皮质激素治疗，主要观察治疗后的患者病情的变化，是否控制症状，评估治疗疗效。注意观察咳嗽、呼吸，活动后气短、乏力感，体重减轻，发热等症状是否缓解。

【病历记录】

1.门急诊病历　记录患者的症状特点、发作过程，如咳嗽、咳痰、胸闷、气促的程度等；体检记录肺部体征；辅助检查记录肺功能、X线片及活组织检查结果等；既往史记录有无结核感染史、职业病史。

2.住院病历　记录患者门急诊的诊治经过。重点记录本次入院后的诊疗经过，首次病程记录详尽列出本病的诊断依据、鉴别诊断要点、诊疗计划，病程记录能反映治疗后相关症状、体征变化等。

【注意事项】

1.医患沟通　诊断明确者，应如实向患者及家属告知本病的临床特点、治疗方法等，以便患者及家属能理解，并配合治疗。需用糖皮质激素治疗的，与患者及家属做好沟通，告知服药的必要性，无论增量或减量，均需在医师的指导下进行，以免不能控制症状或反复发作。

2.经验指导　尽管肺朗格汉斯细胞组织细胞增生症缺乏特征性症状体征，详细采集病史和认真体格检查仍是诊断分析的第一步。比如对一位吸烟的中年患者，有咳嗽、活动后呼吸困难及喘息病史，当然首先考虑的是慢性阻塞性肺病，但若患者曾患复发性气胸或伴有尿崩症，或有骨痛症状，提示应疑及本病。吸烟史是诊断本病的重要病史，但并非必不可少，本病也可发生于不吸烟的人。

促使考虑本病的往往是胸部影像学的异常所见。Moore等分析了17例经病理学确诊患者的X线胸部平片及CT片，发现X线平片主要表现为结节影及网状影，而CT片最常见的是小囊泡影。实际上X线平片显示的网状影或气肿样改变许多就是CT、片上的囊泡。囊泡形成的机制尚未阐明，有可能是细支气管阻塞使远端肺单位过度扩张所致，也可能是空洞化结节进一步发展的结果。CT 片结节影也很常见。典型的 CT 改变具有诊断价值，故每例疑及本病的患者均应行 CT 检查。HRCT 有助于本病与其他弥漫性间质性肺病的鉴别，特别是 HRCT、追踪观察肺部影像的变化，更能说明问题。应注意的是，许多患者并无典型的 CT 改变，有时很难与过敏性肺泡炎、结节病或特发性肺间质纤维化相区别，需作进一步检查。

支气管肺泡灌洗可有一定诊断价值。细胞计数常显示总数升高，中性粒细胞及嗜酸粒细胞轻度升高，活动期淋巴细胞亦升高，CD_4^+/CD_8^+ 比值降低。朗格汉斯细胞可通过前述方法辨认，其诊断的数量标准尚未最终确定，>5%则强烈提示本病的存在；重度吸烟者、其他间质性肺病和支气管肺癌者 BALF 中也可见少量朗格汉斯细胞。

TBLB 组织标本有时足够用以作出诊断，但往往因取材部位不当或组织过少而呈假阴性。此时应做开胸肺活检或电视引导下经胸腔镜肺活检，后者手术创伤小，并发症少。病灶组织块的病理学检查是诊断的金标准，用免疫染色法辨认朗格汉斯细胞较电镜法便宜，可常规应用。

对具有广泛肺纤维化的晚期病例，病灶中朗格汉斯细胞显著减少，诊断有时十分困难。此时应结合病史、影像学动态变化、BALF 和肺组织标本检出 OKT6 阳性细胞等，进行综合判断，作出正确诊断。

在进行以上检查的同时，还应了解有无其他脏器受累。可根据临床表现拍头颅、肋角等扁骨及眼眶 X 片，行皮肤或淋巴结活检，以确定有无韩-薛-柯病。

（邓　飞）

第九节　弥漫性泛细支气管炎

【定义及概况】

弥漫性泛细支气管炎(DPB)是一种弥漫存在于两肺呼吸性细支气管的气道慢性炎症性疾病。受累部位主要是呼吸性细支气管以远的终末气道。由于炎症病变弥漫性地分布并累及呼吸性细支气管壁的全层，故称之为弥漫性泛细支气管炎。突出的临床表现是咳嗽、咳痰和活动后气促。其疾病概念于 1969 年由日本的本间、山中等提出，随着大量的临床病理学研究而被进一步发展和确立；目前已明确该病是一个特异的临床疾病——一种鼻旁窦-支气管综合征，其特征为慢性鼻窦炎和支气管炎症。其主要临床表现为慢性咳嗽、咳痰、活动后呼吸困难，并可导致呼吸功能障碍。近来由于应用红霉素进行长期治疗，DPB 的预后有明显改善。

【流行病学】

本病可能为一种全球性的疾病，但确有人种和地域的差异，以日本、韩国、中国为代表的东亚地区较为常见，而在欧美报告病例极少，而且其中半数是亚洲系的人种。日本于 1980～1982 年、1988 年进行两次全国调查，从中得出结论：①本病遍及日本各地，无明显的地区分布差异；②DPB 的发生年龄为 10～80 岁，各年龄组均可发生，以 40～50 岁为发病高峰，推算发病率为 11.1/10 万；③性别，男：女＝1.4：1，男性稍高，如考虑到就诊率则性别之间无明显差异;④常合并慢性鼻窦炎或既往史(84.8%),并且20%的患者有慢性鼻窦炎的家族史;⑤发病与吸入刺激性气体及吸烟无密切关系;⑥发病的最初诊断常为其他呼吸道疾病,有记载的260例中诊断慢性支气管炎者占30.4%、支气管扩张26.2%、支气管哮喘16.5%和慢性肺气肿2.3%,其他14.6%,诊断为DPB仅为10%。我国自1996年首次病理明确诊断以来,各地纷纷有个案报道。到2006年为止,我国文献共报道67例,故此病在中国可能并不罕见,我们要提高对此病的认识,以提高病人的生存质量和生存率。

【病因和发病机制】

DPB的病因至今不明。但可能与以下因素有关。

(一)人种特异性及遗传基因

近年研究表明DPB发病有明显的人种差别,且部分病人有家族发病。此外,80%以上的DPB患者合并有慢性鼻窦炎或家族内鼻窦炎支气管综合征(SBS),故认为DPB是一种多基因遗传倾向的疾病。最新研究结果表明,日本DPB患者与人体白细胞抗原(HLA)-B54的B*5401基因有高度的相关性;而在韩国DPB患者中HLA-A11与本病有高度的相关性。2000年keicho提出了“DPB疾病易感基因”的假说,认为DPB的易感基因存在于第6染色体短臂上的HLA-B位点和A位点之间,距离B位点300kb为中心的范围内。最近关于DPB病因学研究推测DPB可能与第7染色体上的CETR基因突变、TAP基因变异以及黏蛋白基因MUC5B异常表达有关。

(二)慢性气道炎症与感染

DPB同时患有慢性鼻窦炎患者占80%以上,部分DPB病人BALF中细胞总数、中性粒细胞以及白介素-8(IL-8)等升高提示本病存在慢性气道炎症病变。因此,有观点认为与感染有关;冷凝集试验多阳性及红霉素疗效好,推测与肺炎支原体感染有关。

(三)免疫系统异常

本病特征性的血冷凝集试验效价的持续升高以及部分病人IgA增高被认为DPB可能与免疫系统异常有关。病理检查显示呼吸性细支气管区域主要为淋巴细胞、浆细胞浸润和聚集以及部分病人末梢血CD_4^+/CD_8^+比值增高都提示DPB病人可能存在免疫功能紊乱。

【病理】

DPB的组织形态学表现为以呼吸性细支气管为中心的细支气管炎及细支气管周围炎。大体标本肉眼观察:肺脏表面及切面均可见弥漫性分布的浅黄色或灰白色约2~8mm的小结节,结节大小较均匀,位于呼吸性细支气管区域,以两肺下叶多见。镜下所见:①在呼吸性细支气管区域有淋巴细胞、浆细胞、组织细胞等圆形细胞的浸润,导致管壁增厚,常伴有淋巴滤泡增生。部分病人由于息肉样肉芽组织充填于呼吸性细支气管腔内,导致管壁狭窄或闭塞。②闭塞的呼吸性细支气管及其末梢肺泡隔和肺泡壁中有成堆的吞噬脂肪的泡沫细胞(黄色瘤),进而引起继发性支气管扩张和末梢气腔的过度膨胀。

【病理生理】

病理生理:从终末细支气管到呼吸性支气管其长度只有数毫米,但两者从组织学构造及功能上有着明显的不同,部分的呼吸性细支气管带有肺泡结构,已进入到肺的呼吸区域。而终末细支气管乃为内腔最狭窄的气道传导区域。当终末细支气管移行至呼吸性细支气管，其内腔忽然开阔，加之在此处呼吸气流折返至弯曲的肺泡道而形成涡流，造成气流的暂时停留，从而细菌和微粒子等易于沉积在该处的黏膜上，引起刺激或炎症。此外，呼吸性细支气管还缺少纤维上皮细胞和黏液腺，其防御功能也很差，加上管壁菲薄，一旦在该区域发生炎症，易于波及细支气管的全层和周围。

从病理生理角度，DPB因广泛的细支气管的狭窄或阻塞而引起阻塞性通气功能障碍，细小的支气管壁的纤维化又可造成限制性通气功能障碍，而肺泡或肺泡膜的功能障碍则不明显。所以本病与COPD的肺功能改变有所不同。另外呼吸性支气管既有体循环支气管动脉细支吻合，又有肺动脉细支的吻合，一旦某种原因使该处血流阻断，可导致肺动脉压升高，肺血管床减少，通气和血流分布不均，产生低氧血症和高碳酸血症，最后发生呼吸衰竭。

【临床表现】

（一）症状

1.常见症状　发病可见于任何年龄，但多见于40～50岁的成年人，发病无性别差异。通常隐袭缓慢发病，而渐有呼吸困难，当合并呼吸道感染时病情加重，出现慢性咳嗽、咳痰及活动时呼吸困难三大主要症状。患者早期咳无色或白色痰，由于流感杆菌或肺炎链球菌的感染，痰量逐渐增多，变为脓痰。本病也易并发绿脓杆菌感染，此时脓痰更为增多。本病活动时呼吸困难与咳嗽、咳痰几乎同时出现，而慢性支气管炎、支气管扩张症则咳嗽、咳痰明显早于呼吸困难，且呼吸困难较轻。如不能及时治疗，病情呈进行性进展，可发展为继发性支气管扩张，呼吸衰竭，肺动脉高压和肺心病。

2.非典型症状　个别病人可出现慢性干咳，部分病人痰量每日可超过100ml，特别是在午前。急性感染时可有发热，部分病人痰中带血，但大咯血非常少见。

（二）体征

1.常见体征　两肺可闻及湿啰音，尤以两下肺明显。啰音的多少主要决定于支气管扩张及气道感染等病变的程度；排痰或经抗生素治疗后，啰音均可减少。80%以上DPB病人都合并有或既往有慢性鼻窦炎，甚至有些病人无症状，仅在进行影像学检查时被发现。如疑诊为DPB病人应常规拍摄鼻旁窦X线片或鼻旁窦CT片。

2.非典型体征　有时可闻及干啰音或哮鸣音，部分病人可有发绀和杵状指。

【实验室检查】

（一）常见表现

1.血液及血清学检查　白细胞、C反应蛋白（CRP）增加，血沉增快。最典型的表现为冷凝集试验（CHA）效价增高，多在64倍以上；DPB恶化时可高达1024～2048倍。CHA效价增高还可见于支原体感染等，但DPB患者支原体抗体为阴性。经红霉素治疗后上述指标均可改善。周围血中淋巴细胞CD_4^+/CD_8^+之比是增加的，红霉素治疗后，两种淋巴细胞都能降到正常水平。

2.痰细菌学检查　患者发病初期痰量少，反复呼吸道感染后，痰量每日可增至100～200ml。感染菌以流感嗜血杆菌、肺炎球菌和绿脓杆菌最多见；检出的频率为流感嗜血杆菌

44%、肺炎球菌12%、绿脓杆菌22%。急性加重期几乎均为流感嗜血杆菌和肺炎球菌，治疗过程中由于菌群交替，容易出现绿脓杆菌感染，耐药的膜性绿脓杆菌也经常可见。

（二）非典型表现

部分病人类风湿因子（RF）阳性，γ-球蛋白升高，未发现有血清免疫球蛋白（IgG、IgA、IgM、IgD和IgE）的持续下降或缺陷，IgG和IgA的水平可有轻度增加。在26个DBP患者中，8个患者发现有血清IgG4亚群的缺陷，这一发现的正常机制和意义不详。

【器械检查】

（一）常见表现

1.*胸部影像学检查* 胸片上的典型表现是两肺弥漫性散在性边缘不清的颗粒状结节状阴影，直径约2～5mm，以两下肺野为著，常伴有肺过度膨胀、膈肌下降，但肺血管影正常、膈肌的弧度仍存在而有别于肺气肿。病情进展时下肺野可出现囊性病变或弥漫性支气管扩张。

谷本（1982年）等将DPB的胸部X线改变分为五型。

Ⅰ型：病变初期，两肺含气量增多，透光度增强，尚无结节状阴影。

Ⅱ型：在含气量增多的同时伴有颗粒状结节状阴影，但阴影总面积不超过一侧肺野。

Ⅲ型：颗粒状结节状阴影布满全肺野。

Ⅳ型：除Ⅲ型表现外，尚伴有两下肺野双轨征或环状阴影。

Ⅴ型：除Ⅳ型表现外，在其他肺野可见大小不等的不规则环状阴影。

胸部CT尤其是高分辨CT提高了对本病的辨别力，其主要表现为：①弥漫性小结节影和线状影，小叶中心性小颗粒状，肺小动脉逐渐分支变细，在其前端或其邻近可见小结节，宛如“小雪团挂在树枝上”的影像，而且与胸壁有少许间隔是其特点。CT上的圆形影常散在分布于胸膜至支气管和血管分支的末端以及叶中部区域。②小支气管和细支气管扩张，细支气管扩张表现为双轨状或小环形。多数病例以两肺下叶最明显，多呈弥漫性，在其近端的细支气管常有扩张和肥厚。经治疗，小结节状阴影可消退，此时难与支气管扩张鉴别。③支气管壁增厚。④另一特点是常易合并中叶和舌叶肺不张。⑤病情进展时，结节间的气体贮留明显。⑥结节影、线状影、高密度黏液栓影为可逆性，小支气管扩张为不可逆病变。

2.*肺功能检查及血气分析* 肺功能主要为阻塞性通气功能障碍，病情进展可伴有肺活量下降，残气量（率）增加，但通常弥散功能在正常范围内。一秒用力呼气容积与用力肺活量比值（FEV_1/FVC）＜70%，肺活量占预计值的百分比（VC）＜80%。残气量占预计值的百分比（RV）＞150%或残气量占肺总量的百分比（RV/TLC）＞45%。在日本早期的DPB诊断指标中，曾要求在以上肺功能检查中至少应具备三项，但弥散功能和肺顺应性通常在正常范围内，这对于我国目前阶段诊断DPB病人有一定的参考价值。随着疾病的进展，肺泡通气不足加重，可出现高碳酸血症，并可导致肺动脉高压和肺心病，最终患者将演变为慢性呼吸衰竭。

3.*组织病理学* DBP是一种特发性疾病，通常DBP的病变在肺部弥漫存在。DPB典型的组织形态学表现为以呼吸性细支气管为中心的细支气管炎及细支气管周围炎。病理检查是确诊DPB的金标准，经支气管镜肺活检（TBLB）方法简便且安全，但常因标本取材少，而且不一定能取到呼吸性细支气管肺组织，有一定的局限性。如欲提高检出率，应在TBLB检查时，取

3～5 块肺组织，如仍不能确诊，应行胸腔镜下肺活检或开胸肺活检，可提高本病的确诊率。

（二）非典型表现

胸部 X 线有时有右中叶和左舌段不张及轻度支气管扩张，并有“双轨征”；少数病人可出现局部过度充气；有时伴有局限性肺炎；病情进展时下肺野可出现囊性病变或弥漫性支气管扩张。肺功能检查，部分病人可伴有轻、中度的限制性通气功能障碍或混合性通气功能障碍。

【诊断】

自 1980 年 12 月 DPB 的诊断标准首次推出以来，几经修订于 1995 年 1 月由日本厚生省提出了最新的诊断标准，即：①临床症状。持续性咳嗽、咳痰及活动时气短。②胸部听诊。断续性湿啰音，有时伴有连续性干啰音或高调喘鸣音。③胸片。两肺弥漫散在的颗粒状阴影（常伴有肺过度膨胀，病情进展时可见两下肺支气管扩张，有时伴有局限性肺炎）；肺 CT：小叶中央性颗粒状阴影。④肺功能检查及血气分析。$FEV_1/FVC < 70\%$ 及低氧血症（$PaO_2 < 80mmHg$），病情进展时可伴有 VC 下降、RV 或 RV/TLC 升高，弥散功能常无障碍。⑤血液检查。冷凝集效价增高（64 倍以上）。⑥合并慢性鼻窦炎或有既往史（尽量由 X 线确诊）。满足上述 6 项者可做出临床诊断。

病理组织学检查有助于对本病的确诊。临床诊断的病例并不一定均具备 DPB 的病理组织改变，为了得到病理诊断，必要时可以进行开胸或经纤维支气管镜肺活检（TBLB），DPB 的病理诊断标准如下：①淋巴组织增生（淋巴滤泡的肥大、增生），淋巴细胞和浆细胞浸润。②脂肪吞噬细胞（泡沫细胞）的聚集。③胶原纤维化（纤维化）。上述①②③项的改变中至少有 2 项者，可诊断 DPB。

由于诊断 DBP 前临床上需要排除其他多种疾病，应用支气管镜检查可获得受损部位的高质量支气管肺泡灌洗液，对灌洗液进行细胞学分析，并进行支原体、细菌和真菌培养。对病变部位也可以进行支气管镜肺活检，必要时亦可考虑开胸肺活检或经胸腔镜肺活检。但是，某些 DBP 患者肺功能极差，就诊时已处于疾病晚期，此时实际上已丧失进行肺活检的时机。这种情况下可应用连续几个月的小剂量红霉素疗法，以观察临床治疗效果。然而，小剂量红霉素疗法对支气管扩张也有一定的疗效，因而可对临床诊断带来困难。

【鉴别诊断】

（一）常见表现鉴别诊断

诊断 DPB 时，临床上应排除慢性支气管炎（CB）和 COPD、支气管扩张（BE）、闭塞性细支气管炎（BO）、闭塞性细支气管炎伴机化性肺炎（BOOP）、支气管哮喘等（见表 7-1）。支气管哮喘和 DPB 都有干啰音和阻塞性通气功能障碍的临床表现，但是支气管哮喘患者通常无大量痰液，主要是发作性的呼吸困难；DPB 和 COPD 均为阻塞性通气功能障碍，但 COPD 患者的胸部 X 线片缺乏结节状阴影；DPB 和弥漫性支气管扩张在临床上十分相似，鉴别相当困难，两种疾病临床上均有咳嗽、多痰、呼吸困难、血沉增快、C-反应蛋白升高和冷凝集试验效价增加，唯一的鉴别点是 DPB 患者的胸部 X 线片上有结节状阴影；然而，需指出晚期 DPB 病例可发展成弥漫性支气管扩张。

表 7-1　DPB 与其他呼吸道疾病的鉴别要点

项目	DPB	BE	CB/COPD	BOOP	BA
年龄	各年龄组	各年龄组	中老年	20～80 岁	青少年多见
鼻窦炎	+	+	+/−	−	−
家族史	偶见	无	偶见	无	常有
临床症状	咳嗽、咳痰及活动后气短	咳嗽、咳痰	咳嗽、咳痰及活动后气短	气短，干咳和低热	发作性气急
体征	间断性湿啰音，可有干啰音	湿啰音，可有干啰音	可有干、湿啰音	Velcro 啰音	发作时有哮鸣音
肺功能检查					
限制性	+/−	+/−	−	+/−	−
阻塞性	+	+/−	+	−	+/−

注：+表示有；−表示无。

（二）非典型表现鉴别诊断

1.肺间质纤维化　本病最主要的症状是进行性加重的呼吸困难，其次为干咳。有半数以上的患者双肺可闻及爆裂音，即 Velcro 啰音。胸片主要为间质性改变，早期可有磨玻璃影，此后可出现细结节样或网状结节影，易与 DPB 混淆，但肺间质纤维化有肺容积的缩小和网状、蜂窝状阴影。此外，肺间质纤维化有明显的肺弥散功能减低，而且病理可以与 DPB 不同，可资鉴别。

2.呼吸性细支气管炎伴间质性肺病（RBILD）和慢性外源性过敏性肺泡炎　其病理改变与 DPB 相似。它们的病理改变都以细支气管为中心，而且均为炎性改变，无特征性的细胞以供鉴别。但 RBILD 可见到细支气管管腔内和周围的肺泡腔内大量的巨噬细胞聚集；慢性过敏性肺泡炎则应有大量的淋巴细胞浸润和嗜酸粒细胞浸润；临床上没有咳嗽、咳多及脓痰征象。

3.其他　应注意与囊性肺纤维化、鸟型细胞内分枝杆菌感染、特发性纤毛不动综合征、变应性支气管肺曲霉菌病、Wegener 肉芽肿、肺结核、结节病等相鉴别。

【治疗】

以往 DPB 通常以对症治疗为主，为改善气道挛缩，经常应用茶碱类和 β_2 受体激动剂及一些祛痰药物，重症病人加用皮质激素治疗，持续呼吸道感染多选用 β-内酰胺类药物。上述治疗可在短期内改善病人的症状，却不能使疾病治愈。长期、频繁应用抗生素往往导致菌群交替感染，继发绿脓杆菌感染，可加速本病的破坏性，导致肺部发生弥漫性支气管扩张和囊性改变，使病情难以控制。

过去将 DPB 分为三期进行治疗。

第一期：临床上表现为呼吸道痉挛和低氧血症。治疗为：①皮质激素；②吸氧；③鼻窦炎的治疗。如无细菌感染的证据，单用皮质激素即可。

第二期：临床表现为呼吸道痉挛，肺内感染和低氧血症。治疗上除给皮质激素治疗和吸氧外，加用抗生素，气管扩张剂和祛痰剂，同时应预防绿脓杆菌感染。

第三期：主要临床表现为呼吸道痉挛与绿脓杆菌感染、低氧血症、高碳酸血症和右心衰竭。治疗上，除吸氧和治疗右心衰竭外，余同第二期的治疗。

尽管皮质激素可以暂时改善临床症状，但不能维持疗效；而抗生素的频繁使用，往往导致绿脓杆菌感染的反复出现，所以目前认为，除非有严重的支气管痉挛及重症呼吸衰竭时，一般不主张用激素治疗，尤其对有感染的患者有害而无利。自1984年工藤等对1例DPB患者使用小剂量红霉素进行长期治疗取得肯定疗效以来，除部分支气管扩张明显者外，几乎所有患者在用药2周～3个月后，各种临床症状都得到不同程度的改善。目前以红霉素为首的大环内酯类药物已成为DPB的基本疗法。2000年日本厚生省重新修改了DPB的治疗指南。

(一)治疗方案

第一线：日本方案：红霉素400～600mg/天，每日分2次口服。我国红霉素剂型不同于日本，具体方案为：红霉素250mg，2次/天。在用药后1～3个月内，检查临床症状、肺功能及影像学等，确定是否有效。如有效，可继续使用红霉素，用药至少需要6个月。服药6个月后如果仍有临床症状应继续服用红霉素2年。如服用红霉素1～3个月无效者，可选择使用二线方案。如3个月以上仍无效者应考虑是否为DPB病人。应谨慎排除其他疾病的可能。用药期间应注意复查肝功能等。

第二线：多用于出现红霉素的副作用或药物相互拮抗作用或使用红霉素治疗无效者的患者。日本方案：克拉霉素200～400mg/天，或服用罗红霉素150～300mg/天口服，1～2次/天。我国具体方案为：克拉霉素250～500mg/天口服，1～2次/天；罗红霉素使用方法同日本方案。用药期间应注意复查肝功能等。

(二)停药时间

1.早期DPB病人　经6个月治疗后病情恢复正常者可考虑停药。

2.进展期DPB病人　经2年治疗后病情稳定者可以停药。停药后复发者再用药仍有效。

3.伴有严重肺功能障碍的DPB病人　需长期用药。

DPB急性发作期治疗：如果DPB病人出现发热、黄脓痰、痰量增加等急性加重情况时，多为绿脓杆菌等导致支气管扩张合并感染，此时应加用其他抗生素，如β-内酰胺类/酶抑制剂或头孢三代或氟喹诺酮类抗生素等，也可根据痰培养结果选择抗生素。此外，可给予对症治疗，如祛痰剂、支气管扩张剂及氧疗等。虽然红霉素等大环内酯类药物治疗DPB取得了显著的疗效，但其治疗作用机理尚不完全清楚。最近研究表明大环内酯类药物治疗DPB的作用机理并非抗细菌感染，而可能为通过抑制炎症反应，阻断慢性气道感染的“恶性循环”。其作用机制可能是：①抑制中性粒细胞活性。通过抑制中性粒细胞与血管内皮和气道上皮的黏附，减少中性粒细胞在气道黏膜的聚集，通过抑制转录调节因子NF-Kb的活性，抑制IL-8mRNA表达水平。②减少气道过度分泌。通过抑制黏蛋白以及阻断氯离子通道以抑制水的分泌。③抑制淋巴细胞的增生和活化，促进单核-巨噬细胞的成熟和分化；经红霉素疗法DPB患者的周围血中，伴有HLA-DR表达的T细胞活化百分比明显下降。④抑制绿脓杆菌生物膜的形成，抑制细菌产生的过氧化物及弹性硬蛋白酶等毒性代谢产物，减少气道上皮的损伤。

【预后】

本病早期被认为是一种预后不良的慢性气管感染症。在日本，红霉素应用前(20 世纪 70 年代)5 年生存率按初诊时间计算仅为 42%；自从采用红霉素疗法以来，如果 DPB 病人能够得到早期诊断和和规范治疗，预后良好，可使患者病情好转或痊愈，恢复正常的生活和工作。目前 DPB 的 5 年生存率为 91%，7 年生存率为 90%；但晚期 DPB 如治疗不及时可发展为慢性绿脓杆菌感染及支气管扩张，若长期反复发作而并发肺心病、呼吸衰竭者，预后不良。

(张慧霞)

第十节　弥漫性肺泡出血

弥漫性肺泡出血(DAH)，是指由于肺泡毛细血管、小动脉及小静脉损伤致红细胞聚集于肺泡而引起的一种临床病理综合征。病因各异，其共性为肺泡微循环的损伤。临床表现为咯血、贫血和进行性低氧血症。胸片或 CT 显示为斑片影或弥漫双肺浸润影。严重者可进展为急性呼吸衰竭危及生命。因临床表现不特异，起病隐匿，常被忽视，易合并肺部感染，增加诊治难度，造成误漏诊，死亡率高。

【病因及分类】

DAH 作为一个临床综合征，与许多临床基础疾病相关。一项对组织学确诊的 DAH 的相关研究显示，韦格纳肉芽肿(WG)是其最常见的基础疾病，其次为 Goodpasture 综合征、特发性肺含铁血黄素沉积症以及胶原血管病。血管炎[WG 或者显微镜下多血管炎(MAP)]是最常见的基础疾病，占所有病例的 41%。在孙志宏等对临床诊断 DAH 的研究中，53.5%为弥漫性结缔组织病，其中最多为系统性红斑狼疮 21.1%，显微镜下多动脉炎占 18.4%，还包括 Wegener 肉芽肿、类风湿关节炎、药物相关、感染性、恶性高血压。病理结果提示 SLE 主要通过继发性血管炎导致 DAH 发生，此外有部分通过非血管炎途径，病理表现为弥漫性肺损伤(DAD)。其他类型弥漫性结缔组织病多数也可引起 DAH。一些特殊病因 DAH 需注意，其中药物因素不容忽视。药物可通过免疫反应(如 PTU、化疗药物)、肺泡毛细血管基底膜的直接毒性(可卡因)或凝血异常导致 DAH。丙硫氧嘧啶(PTU)、青霉胺、肼屈嗪等可引起 ANCA 相关性血管炎(APV)，临床酷似原发性血管炎。基础疾病往往决定了患者的预后及治疗方案的选择。目前 DAH 分类没有统一认可的标准，因此通常是根据基础疾病的组织学结合病因对其进行分类。

【病理】

DAH 的组织学类型主要包括肺毛细血管炎、肺泡出血以及弥漫性肺泡损伤。肺毛细血管炎是最常见的组织学类型，其主要特征为中性粒细胞在肺泡间隔(肺间质)的浸润。这些细胞通过释放氧自由基以及细胞质酶破坏肺泡毛细血管及其基底膜和肺泡壁。使其结构的完整性将被破坏，从而导致红细胞从毛细血管中渗出至间质及肺泡腔。纤维蛋白也可从受损的毛细血管中渗出，毛细血管壁及间质有时可见真性纤维蛋白样坏死。随着中性粒细胞被破坏(白细胞破碎)，它们逐渐固缩并形成碎片，并且细胞核碎片会聚集于间质及肺泡腔内。其他的组织学特征包括肺泡毛细血管血栓、Ⅱ型肺泡上皮增生、肺泡内机化性肺炎以及肺泡间质的单核细胞浸润。在DAH的消散期，间质及肺泡巨噬细胞中将出现含铁血黄素沉积。

DAH其他组织学类型还包括良性肺出血以及弥漫性肺泡损伤。良性肺出血主要表现为在肺毛细血管炎无肺泡结构的炎症及坏死的基础上出现的肺泡腔出血。组织病理学特征包括红细胞充填于肺泡中及Ⅱ型肺泡上皮细胞的增生。若DAH反复发作，则可能出现间质纤维化。弥漫性肺泡损伤也可导致DAH，其特征为间质及肺泡水肿以及肺泡透明膜形成。

【症状和体征】

通常急性起病。多在症状出现的1周内就医。由于DAH与许多疾病相关，其症状和体征复杂且无特异性。主要症状包括呼吸困难、咯血以及咳嗽。不常见的如发热及非特异性胸痛。高达33%的DAH患者虽出现了广泛的肺泡内出血但仍可无咯血。如还存在其他的症状，则可能提示伴有系统性疾病。肺部检查还可能发现非特异性的吸气性捻发音以及肺实变征象。体格检查有时也会支持系统性疾病的诊断，例如可触性紫癜、滑膜炎或者眼部受累。

【辅助检查】

1.常规实验室检查　多表现为血红蛋白下降，主要是由于急行失血以及(或者)缺铁性贫血。并非所有患者HB短时间均明显下降，主要取决于出血的速度和程度，在慢性长期出血患者，常表现长期贫血。急性、暴发性DAH患者出血程度往往很大，监测HB对早期快速诊断具有重要作用，可作为初筛指标。由于DAH的病因通常也会导致肾脏损害，常规检查还可能发现患者肌酐升高，尿沉渣分析可见红细胞、齿形红细胞或者红细胞管型。

2.血清免疫学检查　DAH患者多数具有一种或多种自身抗体阳性，对病因学诊断有意义。(表7-2)

表7-2　导致DAH的一些特定疾病的实验室检查结果及典型的系统累及情况

	ANCA	ANA	RF	补体水平	ABMA	累及系统
韦格纳肉芽肿	＋c-ANCA	＋/－	＋/－	正常	无	肾脏、皮肤、关节
显微镜下多血管炎	＋p-ANCA	＋/－	＋/－	正常	无	肾脏、皮肤、关节
孤立性肺毛细血管炎	无	无	无	正常	无	无
系统性红斑狼疮	无	有	有	低	无	肾脏、皮肤、关节
过敏性紫癜	＋/－	无	无	正常	无	肾脏、皮肤、关节
Goodpasture综合征(ABMA)	无	无	无	正常	有	肾脏
特发性肺含铁血黄素沉积症	无	无	无	正常	无	无

ABMA＝抗基底膜抗体；ANA＝抗核抗体；ANCA＝抗中性粒细胞胞质抗体；RF＝类风湿因子

3.肺功能检查　低氧血症是普遍存在，在很多病例有急性呼吸衰竭需要机械通气治疗。亚急性DAH患者中，一氧化碳的弥散能力通常升高。复发性及慢性DAH通常会引起肺部的限制性通气功能障碍。

4.胸部影像学检查　胸部影像学不特异，CXR可表现为斑片影、实变影及磨玻璃影，中下肺野多见，一般认为新出现的肺部浸润影意义更大。

在DAH复发的病例中，可能出现以间质病变为主要表现的类型（主要表现为肺纤维化）。由于肺泡出血部位在肺泡腔，往往表现为腺泡填充样影像，初期表现为磨玻璃影，中后期表现为结节影，此在HRCT上十分明显，这种腺泡填充影弥漫均匀分布，各腺泡内填充影密度均匀，以中上肺更为典型，需与其他气腔结节样病变鉴别，如过敏性肺炎、嗜酸性肉芽肿、炎性感染及结核等。当出血迅速、量较大时可表现为大片渗出浸润影、实变影，持续1～2周可消失。

对于出血初期或病情较轻者，CT往往可提供更准确的信息，此外CT对于感染等鉴别时也十分重要。由于暴发性DAH者常不具备外出CT检查条件，床旁CXR同样可提供重要信息。国外有报道MRI可用于检测出复发性肺出血，其主要表现为T_2弛豫时间的缩短。特异性较强，但临床应用较少。

5.纤维支气管镜检　对DAH诊断十分重要，镜下直接阳性率很高。BALF检查有确诊意义，多肺段回收液检查呈阳性。对既往出血者也有诊断意义，镜检可发现含铁血黄素细胞。可通过吸取气管内分泌物或BALF进行细菌、真菌及特殊染色检查，有助于肺部感染鉴别。对病情危重进展迅速者操作有一定风险，故一旦怀疑应尽早进行。

6.肺活检　DAH很少需要肺活检，支气管镜肺活检因组织小，形态不特异，对DAH的病理诊断仅有参考价值。对除外部分肺局部病变和基础病有帮助。外科肺活检能确定DAH的存在，但不能确定其潜在的系统性疾病。一般认为如可通过其他器官活检（如肾、鼻旁窦等）获得病因学证据者，不必采取肺活检。其适应证仅限于症状不典型、临床或血清学无系统性疾病证据、单纯肺出血的年轻患者。此外，肺活检还可协助鉴别感染。

【诊断】

早期诊断，及时治疗，是抢救成功的关键。对有相应症状和高危因素者，应有足够的警惕。一旦怀疑DAH，必须首先明确诊断，了解其严重程度和进展速度，然后需要寻找其可能的隐藏病因。

当患者出现迅速进展的呼吸困难或血氧下降、咯血而高度怀疑DAH时，首先稳定呼吸状况，同时进行血常规、CXR或HRCT检查。HB明显下降除外其他部位出血加上肺部新出现的浸润影往往对于诊断具有重要意义。其次积极除外感染因素，尽快行纤维支气管镜做BALF检查。如患者符合以下3项或3项以上，并除外急性呼吸窘迫综合征、肺栓塞、急性肺水肿等，即可诊断DAH。

1.临床表现咯血、呼吸困难、低氧血症。

2.胸部影像学新出现的弥漫性、双侧或单侧肺泡充填性、浸润或实变影。

3.血红蛋白（HB）降低10g/L或以上。

4.支气管肺泡灌洗：多肺段回收液呈血性，或发现肺含铁血黄素细胞，普鲁兰染色（＋）。

明确DAH病因也同样关键。首先判断是否为肺部感染性疾病或其他疾病合并感染导致DAH。其次，要明确DAH是仅限于肺部还是系统性疾病的一部分。详细询问病史、药物使用史，观察疾病的伴随症状并进行全面仔细的查体常能提供线索，区分是免疫性疾病还是感染性疾病，或是药物因素等，指导选择各种免疫学和检查病原学检查，包括支气管肺泡灌洗液的涂片培养和血清学检查。必要时进行病变部位的组织活检。对于暂时无法明确病因者应特别重视随访。

【鉴别诊断】

DAH 作为综合征，诊断时一定要与其他咯血、贫血、气短和肺部阴影的疾病相鉴别。首先需明确与肺部感染的关系。肺部感染与 DAH 即可是独立病因，也可是并发因素。并且由于疾病本身和使用免疫抑制剂导致的免疫功能低下易发的特殊肺部感染，如结核、真菌和病毒与其在临床症状及影像特征均有较大范围重叠，致使鉴别困难而延误治疗。BALF 检查有确诊意义。通过气管内分泌物或 BALF 的细菌、真菌及特殊染色检查，有助于肺部感染鉴别。再者，DAH 还需与出现 DAH 原发病的其他继发肺部病变相鉴别，如狼疮性肺炎、间质性肺炎，可通过支气管镜或穿刺肺活检。肺水肿，肺部阴影酷似 DAH。但无论是心源性或非心源性肺水肿均有明确病因和相应体征，而无贫血和 DAH 的基础病。超声心动图和利尿酸钠的检测对心源性肺水肿的诊断有价值。除外常见咯血原因，如重症肺炎、支气管扩张、肺肿瘤等，支气管镜和胸部 HRCT 有益于鉴别诊断。

【治疗】

在明确患者肺泡活动性出血，应尽快控制肺泡出血。稳定呼吸状况，同时积极检查，明确诊断和治疗原发病。对危重患者，可先选择经验性治疗，同时积极寻找病因，及时调整治疗。DAH 虽病因多样，但免疫性疾病最多，其他原因如药物和感染，也多与免疫因素相关。因此经验治疗多以糖皮质激素为主。对系统性血管炎及结缔组织病所致的 DAH，糖皮质激素加免疫抑制剂联合治疗是首选。根据病情轻重及病因不同，选择相应的激素治疗方案。严重病例，可进行"冲击治疗"，如甲泼尼龙 1g/d，静滴 3 天后，如病情缓解，改为泼尼松 1～2mg/(kg・d)口服，随病情缓解可逐步减量。单用糖皮质激素冲击治疗效果不佳时可并用环磷酰胺(CTX)冲击，0.75～1g/m²，静点，病情缓解可改为维持量 1～2mg/(kg・d)。可与泼尼松合用。维持治疗时间主要取决于 DAH 的缓解情况及基础病情。其他免疫抑制剂，如硫唑嘌呤、环孢素、甲氨蝶呤亦有应用。一般认为单独使用激素不能有效控制肺泡出血或在激素减量过程中症状反复者是免疫抑制剂应用指征。血浆置换治疗有利于清除机体内循环的血浆抗体和免疫复合物，保护肾功能，减轻 DAH。可作为 ANCA 阳性血管炎和 SLE 相关 DAH 的基础治疗。伴严重肾衰竭者可用血液透析。对慢性持续血管炎患者，静脉使用免疫球蛋白已证实是有益的。

其他病因治疗，对感染所致或并发感染的 DAH 应积极控制感染。如药物因素所致者，需及时停用药物，必要时使用拮抗剂，如输注血制品来逆转阿昔单抗的抗血小板效应，维生素 K 及新鲜冰冻血浆成功治疗抗凝药华法林所致的 DAH。恶性高血压者积极控制血压。DAH 的治疗，目前仍主要是激素冲击及对症支持，治疗时机把握十分重要，新治疗方法还需进一步探讨和研究。

（张发勇）

第十一节　肺泡蛋白沉积症

肺泡蛋白沉积症(PAP)是一种原因不明的、以肺泡内大量磷脂蛋白样物质异常沉积为特点的疾病，由 Rosen 于 1958 年首次报告，国内于 1965 年报告，至今上千例，临床上以进行性气促为特征，经支气管肺活检及灌洗是诊断和治疗的主要手段，肺泡蛋白沉积症根据病因可分为特发性、继发性和先天性三种类型。

【病因及发病机制】

1.*肺泡巨噬细胞功能缺陷*　粒巨噬细胞集落刺激因子(GM-CSF)是巨噬细胞活化及调节细胞因子平衡的重要生物活性介质，GM-CSF 通过巨噬细胞内过氧化物酶体增殖激活受体 γ (PRAR-γ)途径上调 ABC 跨膜转运蛋白 G1(ABCG1)的表达从而促进肺泡表面活性物质的代谢，研究表明 PAP 患者肺泡巨噬细胞内 ABCG1 及 PRAR-γ 均功能低下。肺泡巨噬细胞的功能缺陷，其吞噬溶酶体活性下降，从而导致肺泡表面活性物质代谢异常。

2.PAP　患者体内产生抗 GM-CSF 自身免疫性抗体，抑制了巨噬细胞生成 GM-CSF 的功能活性，这是特发性 PAP 的主要发病机制。

3.*继发于其他疾病或因素*　考虑与肺泡表面活性物质的清除或生成障碍有关。如粉尘吸入(矽尘、铝粉等)，免疫功能异常(婴幼儿)、遗传因素、酗酒、微生物感染(HIV、巨细胞病毒、非典型分枝杆菌、结核菌、肺孢子菌、奴卡菌等)、某些恶性肿瘤(如白血病、淋巴瘤)，Fanconi 贫血、IgG 免疫球蛋白病等均可并发肺泡蛋白沉积症。

4.*基因突变*　多发生在婴幼儿，GM-CSF 受体 βc 基因突变鼠可引起肺泡腔内 PAS 阳性蛋白样物质的进行性积累，肺泡巨噬细胞由于摄取了大量的表面活性物质形态显著异常呈泡沫状，而 Dirksen 等对 3 例急性白血病呼吸衰竭患儿进行研究，其中 2 例确诊为 PAP，1 例疑诊 PAP，但 3 例患者白血病细胞均不能表达正常 βc，而在抗白血病治疗后，βc 链表达正常，肺部症状消失，他们的研究发现 GM-CSF/IL-3/IL-5 受体 βc 表达异常与人 PAP 有关。而对儿童 PAP 另一项研究表明 7 例中有 3 例存在 βc 表达缺陷，进一步证实了GM-CSF 受体 βc 表达异常与人 PAP 有关。动物实验表明肺泡表面活性物质.B(SP-B)基因突变与 PAP 发病有关，对先天性 PAP(CPAP)的研究也证实了这一点，CPAP 婴儿存在 SP-B 缺陷，其肺组织中不能检测到 SP-B mRNA，但目前 SP-B 缺乏导致 PAP 组织病理学改变的机制仍不清。三磷酸腺苷结合盒转运体 A3(ABCA3)在肺泡表面活性物质的代谢起重要作用，ABCA3 基因突变可引起新生儿发生致命性的肺泡表面活性物质缺乏，在 21 例因患有严重肺泡表面活性物质缺乏的足月新生儿中有 16 例检测到存在 ABCA3 基因突变，其中的 8 例有肺组织病理的患儿中有 6 例呈 PAP 改变，研究表明 ABCA3 基因突变与 CPAP 的发生有关。

【病理】

肉眼观察：肺大部呈实变，胸膜下可见弥漫性黄色或灰黄色小结节或小斑块，结节直径由数毫米至 2cm 不等，切面可见黏稠黄色液体流出。如不合并感染，胸膜表面光滑。PAP 的肺泡灌洗液呈牛奶状或米汤样，质地如淤泥，比重高，静置后可沉至瓶底。

光镜检查：肺泡及细支气管腔内充满无形态的、过碘酸雪夫(PAS)染色阳性的富磷脂物质，肺泡间隔正常或肺泡隔增宽，但间隔内无明显的纤维化。肺泡腔内除偶尔发现巨噬细胞外无炎症表现。在不溶性的肺泡物质中，可发现大量巨噬细胞，巨噬细胞细胞质也为 PAS 染色阳性，与周围的物质相类似。

电镜检查：肺泡Ⅱ型细胞、肺泡腔及巨噬细胞内可见许多电子密度的层状体，是由环绕的三层磷脂构成，其部分类似肺泡表面活性物质，这些层状体来源于肺泡Ⅱ型细胞。

【临床表现】

男性多于女性，男女之比约 2∶1，本病任何年龄均可发病，从婴儿到 70 岁老人，但以 30～50 岁的中年人多见，约占病例总数的 80%。

大多数患者发病隐袭，约 20% 患者发病急。PAP 的主要临床表现为进行性的活动后气促，有些患者可有轻微的咳嗽，或有白黏痰，继发感染后痰量增多，可呈脓性，其他少见的症状有低热、乏力、胸痛、咯血、体重下降和食欲减退等，如患者存在高热，则提示为继发肺部感染，或该病例并不是 PAP。PAP 患者体征通常不明显，严重缺氧的病人通常重症患者可见发绀、杵状指和视网膜斑点状出血。PAP 患者在静息时呼吸平稳，听诊呼吸音往往正常，部分患者肺底可闻及少量细湿啰音，如出现明显的湿啰音则提示可能合并感染。

广州呼吸疾病研究所 36 例 PAP 患者的临床资料统计如下：发病平均年龄为（40±7.9）岁，主要临床症状为进行性的活动后气促 31 例（86.1%），咳嗽 30 例（83.3%），咳痰 21 例（58.3%），胸痛 8 例（22.2%），咯血 3 例（8.3%），体重下降 8 例（22.2%），发热 7 例（19.4%）。主要体征有发绀 9 例（25%）、杵状指 9 例（25%）、肺底可闻及少量细湿啰音 21 例（58.3%）。

【辅助检查】

1.影像学检查　常规胸部 X 线平片表现为多种多样，最常见的是磨玻璃样密度影，从模糊结节影到大片实变影，病变可呈中央性也可呈边缘性，上下分布无明显差异。常规 CT 尤其是高分辨率 CT（HRCT）可呈磨玻璃影或网状及斑片状影，可为对称性或不对称性，有时可见支气管充气征。病变与周围肺组织间常有明显的界限且边界不规则，形成较特征性的地图样改变，HRCT 可清晰显示肺间质改变，肺泡实变，小叶间隔增厚，表现为多角形态，形成碎石路征或铺路石征。少数呈肺部炎症影像，表现为高密度的局限性实变或有脓肿形成。凡影像学表现为磨玻璃影改变、地图征及铺路石征均应考虑 PAP 可能。广州呼吸疾病研究所 36 例 PAP 患者影像学资料统计如下：磨玻璃影改变 33 例（91.7%），地图征 30 例（83.3%），铺路石征 27 例（75%）。

2.常规检查　白细胞总数及分类一般为正常，合并感染可不同程度升高，红细胞和血红蛋白浓度通常正常或增加，病史较长或症状严重的患者多数增加，广州呼吸疾病研究所统计红细胞和血红蛋白浓度超过正常值的患者分别占总人数的 50% 和 40%，血清乳酸脱氢酶通常增加，最高可达正常值上限的 2～3 倍，有研究表明 LDH 的高低与病情的严重程度呈正相关。部分患者癌胚抗原升高，最高可达正常值 20 倍以上，其升高的具体意义目前尚未清楚。

3.痰检查　PAP 患者痰液检查发现 PAS 染色阳性，但由于其他肺部疾病包括慢性支气管炎、支气管扩张、肺炎和肺癌患者也可发现 PAS 染色阳性痰液，临床应用价值有限。有研究发现在 PAP 患者痰液中 SP-A 浓度较对照组中高出约 400 倍，此对照组疾病包括慢性支气管炎、支气管哮喘、肺气肿、IPF、肺炎和肺癌患者，提示在痰液 SP-A 浓度的检测在肺部鉴别诊断中有一定意义。若合并继发性肺部感染，病原菌多为肺炎链球菌、肺炎克雷伯菌、嗜血杆菌、葡萄球菌等，偶有分枝杆菌或曲霉菌感染。

4.支气管肺泡灌洗（BAL）　典型 BAL 液呈“牛奶状”或“泥浆样”的液体，放置后可出现沉淀，BAL 液的细胞学分类对 PAP 诊断无帮助，BALF 中可以以巨噬细胞为主，也可以以淋巴细胞为主，CD_4/CD_8 比值可以增高，也可降低。BAL 液生化检查 SP-A、SP-D 水平可明显升高。将BAL液加甲醛溶液离心沉淀后，用石蜡包埋进行病理切片镜检，可见独特的组织学变化：在弥漫性的嗜酸颗粒的背景中，可见大的、无细胞结构的嗜酸性小体；PAS染色阳性，而奥辛蓝染色及黏蛋白卡红染色均阴性。结合病史及影像，从BAL液检查中可以可靠诊断PAP。

5.肺功能　通气功能可正常或呈轻度的限制性通气功能障碍，表现为肺活量和功能残气量的降低；而绝大部分患者弥散功能降低，这与肺泡腔内脂蛋白样物质沉积有关，一氧化碳弥散量(DL_{CO})及一氧化碳弥散率(DL_{CO}/VA)常为显著性地降低。动脉血气分析示PaO_2和SaO_2下降，$PaCO_2$由于代偿性过度通气而降低，但pH一般正常，PAP患者吸入纯氧时测得的肺内分流有典型的增加(20%)，显著高于其他弥漫性病变的分流(8.9%)。

【诊断与鉴别诊断】

由于PAP患者症状不典型，诊断主要依靠影像学及BAL或经支气管肺活检或开胸肺活检。胸部的影像学特别是出现磨玻璃影、地图征、铺路石征等典型表现需高度怀疑PAP的可能，但需与肺水肿、肺炎、肺真菌病、结节病、尘肺、卡氏肺孢子菌肺炎及间质性肺疾病等疾病相鉴别。开胸肺活检为诊断PAP的金标准，但因其创伤大、技术要求高、费用高等开展受限制，一般不作为首选，但在其他方法诊断困难时开胸肺活检仍是诊断的重要方法，目前BAL或经支气管肺活检是诊断PAP的主要手段。结合病史及影像学，如果BAL液呈典型的牛奶状外观，静置后可分层，则提示PAP可能，结合病理切片光镜下特征性表现则可明确诊断；经支气管肺活检肺组织如见到典型的病理表现也可明确诊断。而在血清中或BAL液中测定抗GM-CSF抗体水平明显升高，则为确诊特发性PAP的依据。广州呼吸疾病研究所36例确诊的PAP患者只有2例患者为开胸肺活检，其余均经BAL或经支气管肺活检确诊。

【治疗】

(一)药物治疗

有学者曾使用糖皮质激素、饱和碘化钾溶液、胰蛋白酶、肝素和乙酰半胱氨酸治疗PAP，均无效。

(二)经支气管镜分段支气管肺泡灌洗

为局麻下进行，灌洗液使用无菌加温(37.0℃)生理盐水，每次支气管肺泡灌洗时，先分段灌洗一侧肺，每一肺段或亚段分次灌入温生理盐水50～100ml，停留数秒后，以适当负压吸出，可重复数次，全肺灌洗液总量可达2000～4000ml。每次灌洗前局部应用少量利多卡因以减少刺激性咳嗽。吸引可适当变换体位，拍打肺部或鼓励患者咳嗽以利于灌洗液体排出。灌洗过程约1～2小时，灌洗时予吸氧，灌洗后肺部可有少许细湿啰音，第二天可自行消失。必要时可予抗生素口服预防感染。一般需灌洗到肺野清晰为止，经支气管镜分段灌洗的优点是安全、简便、易掌握运用。其缺点有：需反复多次灌洗，每次灌洗较为费时，支气管镜管径的大小对灌洗的质量也有影响。经支气管镜分段支气管肺泡灌洗与全肺灌洗相比，前者对肺泡蛋白沉积物的清除不及后者，因而常需反复多次灌洗，但有资料统计两者远期效果无明显区别。

(三)全肺灌洗

全肺灌洗是治疗PAP的最有效的方法，参考国内外资料及结合广州呼吸疾病研究所36例患者60余次同期全肺灌洗的经验，总结如下：

1.适应证　①PAP诊断明确；②肺内分流＞10%；③呼吸困难等症状明显，日常活动受限;④运动后低氧血症或 PaO_2<60mmHg。

2.灌洗前准备　对患者进行全面的检查,特别是对心肺功能应有全面的评价,包括胸部CT或X线片、心电图、三大常规、肝功能、生化、血气分析、肺功能等检查。准备物理振荡器一个、Carlens双腔气管导管、支气管镜、生理盐水10～20L放37.0℃恒温箱预热。

3.麻醉技术　全肺灌洗在手术室全麻下进行,需配备有一定经验的内科医师、麻醉师、护士等。术前30分钟肌注哌替啶1mg/kg、阿托品0.5mg,诱导麻醉后采用合适大小的Carlens双腔气管导管进行气管插管,麻醉维持主要以静脉异丙酚4～8mg/(kg·h)持续泵入。全程持续监测心率、心律、血氧饱和度。

4.灌洗体位　三种体位分别为仰卧位、侧卧位及俯卧位,三种体位灌洗效果无明显差别。

5.灌洗过程　正确的气管插入是灌洗成功的首要因素,仔细检查并确保双肺被完全分离,应用支气管镜进行确认(非常重要)。单侧肺通气,则不通气一侧肺应当无呼吸音,开口处细线无摆动进一步证明无气流存在,对侧肺行相应检查,确保两肺分隔良好。一般而言,灌洗首先选择病变严重侧肺进行,灌洗前行单肺通气,先用100%纯氧通气至少20分钟,将治疗肺在吸气末隔离起来。在灌洗侧气管插管口接一三通接头,分别连接预热生理盐水和负压吸引器,开启振荡器。排出灌洗侧肺内的气体后,可注入温生理盐水,每次灌入约500～1000ml左右,一般根据生理盐水瓶的高度位置调节灌注压力,一般为30cm左右,每次灌洗后用振荡器震荡以利于沉积的脂蛋白样物质溶解排除,随后开启负压吸引器尽量吸出,每次灌洗后应以支气管镜吸完残余的液体,并检查气管插管位置是否移位。每次灌洗后回收液体量的丢失不应超过150～200ml,故应仔细记录每次出入量。如丢失过多或大于200ml,应警惕液体流入另一侧肺,必要时,可予适当利尿。如血流动力学及血氧饱和度稳定可持续灌洗直至灌洗液由牛奶样浑浊液体逐渐变为清亮为止。

全肺灌洗过程应反复进行,通常第一次灌洗出的灌洗液通常为典型的乳白色或淡黄的浑浊液体,一侧肺至灌洗液完全清亮时一般需要10～20L左右的生理盐水。一侧肺操作结束后予100%纯氧通气30分钟再行对侧肺灌洗。灌洗前需先将灌洗侧肺隔离,对通气侧肺进行通气,保证单肺通气血氧饱和度能维持在90%左右则可进行对侧肺灌洗,否则需应用体外膜肺氧合(ECMO)辅助进行灌洗或隔3～7天左右再行对侧肺灌洗。如患者一般情况好,术后可直接拔管。如患者有呼吸微弱或低氧血症的表现,则把双腔管换为气管插管,把患者送至ICU病房进一步监护并进行机械通气,绝大多数患者在术后12小时之内肺脏完全恢复通气并可拔除气管插管。术后常规使用抗生素3～5天预防感染。

6.并发症　①低氧血症,最常见,主要为肺内分流增加,影响气体交换,立即停止操作并调高吸入氧浓度可以纠正,但严重的需行灌洗侧肺动脉阻断或行ECMO;②肺水肿,较常见,予增加气道正压、利尿、监测中心静脉压等处理;③灌注的生理盐水流入对侧肺,正确的气管插管位置是避免该并发症发生的关键,一旦发生立即停止操作,并迅速吸出灌洗液,用支气管镜确认双腔插管的位置准确无误,必要时调整气管插管位置;④低血压;⑤液气胸;⑥胸腔积液;⑦支气管痉挛;⑧肺不张;⑨肺部感染等。

广州呼吸疾病研究所36例患者60余次同期全肺灌洗资料统计表明,每次平均灌洗时间为(7.6±1.4)小时(5～10小时),灌洗总量为(24.8±6.7)L(10.5～44L),灌洗液回收率为(93±3.1)%(86%～99%),全肺灌洗后除1例患者无明显改善外,其余患者临床症状均有显著性改善,1周后复查影像学、肺功能、血气均提示有显著性改善,有效率达96.7%。灌洗过程中50%患者出现低氧血症,约30%患者出现肺水肿,低血压、渗漏、液气胸也曾有发生,但经积极处理均可纠正。全肺灌洗一般反应良好,需要灌洗液的量与影像学的严重程度并不一定相关,36例患者中32例患者只需一次灌洗便可获得明显缓解,4例患者在3～6个月内行第二次灌洗临床症状亦可获得明显缓解。30例随访1～11年(平均5年)患者中有22例患者灌洗后临床症状稳定没有复发,其中的3例患者在随访中临床症状完全消失、肺功能正常、影像学肺部病变完全消失。8例患者出现复发并接受再次灌洗,再次灌洗仍然有效。30例随访患者中无一例患者因呼吸衰竭死亡,只有一例患者因并发脑脓肿外科手术无效死亡(病原体不明)。

(四)GM-CSF治疗

动物实验提示PAP的发病与GM-CSF缺乏有关,特发性PAP患者血清及BALF存在抗GM-CSF抗体为GM-CSF治疗特发性PAP提供了理论依据。首先为1996年Seymour等在1例肺泡灌洗无效的患者进行GM-CSF治疗,治疗后患者的呼吸困难症状明显改善,动脉血氧分压上升,活动耐量增加,X线胸片肺部浸润部分吸收和$P_{(A-a)}O_2$改善。而目前采用GM-CSF治疗PAP的最大型的研究为Venkateshiah等对25例中度特发性PAP的研究,他们通过皮下注射的方式以250μg为初始剂量,以后第二个月以5μg/kg,之后每月再逐渐递增直至最适剂量之后维持治疗3～12个月,经治疗后48%(12例)患者临床症状、肺功能测定、6分钟步行测试、影像学、动脉血氧分压等均有明显改善,$P_{(A-a)}O_2$下降大于10mmHg以上,随着临床症状好转,体内抗GM-CSF抗体滴度亦见下降,而无反应者抗GM-CSF抗体滴度基本无变化。在长达(39±17.3)个月随访中,临床症状明显改善的12例患者中,8例(67%)无需接受全肺灌洗或家庭氧疗,但4例患者(33%)因临床症状加重需要行全肺灌洗治疗。在儿童,亦有经全肺灌洗无效而采用或同时采用GM-CSF雾化吸入后病情显著改善的报道。GM-CSF治疗潜在的副作用包括局部反应、发热、肌痛、头痛和感冒样症状,更严重的包括过敏反应、心衰、毛细血管综合征等。从目前的研究看,GM-CSF治疗与全肺灌洗对比,临床效果未见明显优势,具体尚需临床进一步研究,况且GM-CSF价格昂贵,限制了其在临床的广泛使用。

(五)基因治疗

对那些有遗传缺陷的患者来说,基因治疗可能为更好的选择,包括那些有遗传性的表面活性物质蛋白B缺陷和GM-CSF/IL-3/IL-5共同受体缺陷的患者,用SP-A和SP-B DNA进行转染证明,在小鼠体内及人体上皮细胞系中可以表达表面活性物质相关的cDNA。在GM-CSF基因缺陷小鼠动物模型中,缺陷的小鼠肺泡Ⅱ型上皮细胞选择性的GM-CSF表达,可以纠正肺泡蛋白沉积症。

【预后】

约7.9%～29%的PAP患者可以自行缓解,然而大部分患者需要进行全肺灌洗,且大部分患者只需一次灌洗便可获得长期的缓解,只有少部分患者需要反复多次灌洗,经灌洗后仍有效。一项回顾性的研究显示,在疾病任何阶段采用全肺灌洗治疗的患者,其5年平均存活率(94%±2%)显著高于未接受灌洗者(85%±5%,P=0.04),一般年龄越轻,对灌洗治疗的反应越佳。继发感染是影响PAP预后的重要因素,由于PAP患者体内抗GM-CSF抗体存在导致肺泡巨噬细胞及中性粒细胞功能障碍，同时肺泡腔内蛋白样物质异常沉积易于细菌繁殖，使得PAP患者易于发生各种肺部感染、特别是机会感染，是导致患者死亡的重要因素。只有少数患者死于PAP本身所致的呼吸衰竭。

（王 波）

第十二节 淋巴管肌瘤病

淋巴管肌瘤病（又称淋巴管平滑肌瘤病，LAM病）是一种主要发生于育龄期女性的罕见的肺部疾病，以慢性进展的双肺弥漫性囊性病变为特征，其病理基础是异常增生的平滑肌样细胞和肺部囊性病变。LAM病的平均诊断年龄在40岁左右，早期症状轻微，表现为活动后呼吸困难，病程中可反复发生气胸和乳糜胸，常合并肾脏血管肌脂瘤等肺外表现，随着疾病的进展，肺功能进行性恶化，后期发展到呼吸衰竭，目前缺乏有效的药物治疗方法，有适应证的患者需要接受肺移植治疗。

【病因】

LAM病可分为两类：散发的LAM病（S-LAM）和合并结节性硬化症（TSC）的LAM病（TSC-LAM）。两者在临床上有很多相似之处，但后者有TSC的多系统表现，如神经精神系统和皮肤病变。TSC是一种常染色体显性遗传性疾病，基因突变发生在TSC1（位于染色体9q34）或TSC2（16p13）。TSC女性患者肺部筛查时，26％～39％可发现LAM病变，而临床诊断的病例远远低于这些数据。另一方面，有些TSC-LAM患者的临床表现不典型，如果不仔细检查，也会被误诊为S-LAM。全球LAM病的发病率没有准确数据，据推测，S-LAM在成年女性的发病率约为1/400000。虽然全球TSC患者数超过100万例，由于TSC-LAM的呼吸症状通常轻微，大量的TSC-LAM未被诊断。各国病友组织登记的病例总数约2000例，我国文献报道和注册登记的病例数不到200例。在已报道的LAM病患者中，S-LAM占大多数。

所有的LAM病均发生于女性，而且以育龄期女性为主。文献中仅有数例男性LAM病的病例报道，诊断男性LAM病一定要十分慎重。

【发病机制】

LAM病的发病机制研究在近年来有不少重要进展，其中最引人注目的是TSC2和（或）TSC1基因突变。与LAM病密切相关的遗传性疾病TSC患者发生TSC1/TSC2基因突变，在S-LAM，主要发生病变部位组织的TSC2突变，因此LAM病和TSC具有相似的发病机制。两种疾病的差别之处在于：LAM病患者发生的是体细胞突变，突变仅见于病变组织和细胞；TSC则是遗传性疾病，全身各器官均有影响。相似的发病机制可以解释两种疾病在临床上有不少相似之处，而TSC女性患者也常发生LAM病特征的肺部受累。TSC1和TSC2蛋白在体内以复合体的方式对西罗莫司靶蛋白（mTOR）起抑制作用，当TSC1/TSC2因基因突变发生功能缺陷时，mTORCl过度活化，导致细胞过度增生。LAM病患者在病理上以具有平滑肌细胞特征的肿瘤细胞（LAM细胞）为特征，目前认为其发生主要与TSC1/TSC2功能缺陷所导致的 mTOR 过度活化有关。

LAM 病的多系统受累与 LAM 细胞的转移特征有关，在 LAM 病患者的血液、胸腔积液和尿液中均可检测到 LAM 细胞，在接受肺移植治疗的 LAM 病患者，移植肺有可能发生新的 LAM 病病变。

LAM 病的病因不明。几乎所有的 LAM 病患者均为女性，推测雌激素在其发生过程中起作用，但目前的研究还不能很好地解释这一现象。抗雌激素的治疗策略对 LAM 病患者也没有确切的作用。

【病理】

LAM 病患者的肺部病理标本的采集途径包括经支气管镜肺活检(TBLB)及手术肺活检(小开胸或胸腔镜下肺活检)。临床大体标本可显示肺部弥漫性囊状改变。显微镜下显示异常增生的梭状平滑肌样和血管周上皮样肿瘤细胞，又称 LAM 细胞。LAM 细胞分布于肺间质、小气道、肺泡间隔、小动脉或小静脉、淋巴管和胸膜等部位。肺泡Ⅱ型上皮细胞增生。在含气的囊状结构内壁，可以看到成簇分布的平滑肌束。肺外病变的病理标本可以显示相似的异常平滑肌细胞增生。血管肌脂瘤病理检查还可以看到脂肪细胞等成分。

在目前的病理学分类上，LAM 病属于血管周上皮细胞样细胞瘤(PEComa)中的一类。其免疫组化特征为抗平滑肌肌动蛋白(SMA)抗体染色阳性，黑色素瘤相关抗原 HMB45 阳性，有的可出现 desmin 阳性。LAM 病患者的雌激素和孕激素受体常阳性，其临床意义尚不明确。

【临床表现】

LAM 病是一种罕见疾病，但临床症状都是很常见的，漏诊和误诊情况常见，因此在日常工作中需要提高诊断意识。常见的呼吸系统症状包括呼吸困难、自发性气胸、乳糜胸、咯血和胸痛等。LAM 病发生于女性患者，平均诊断年龄在 35～40 岁。通常起病隐匿，在临床出现症状前可能已经有活动耐力差等表现，随疾病发展呼吸困难逐渐明显并进行性加重。气胸和乳糜胸常为 LAM 病的首发症状，并可反复发生。在整个病程中，约有 60%～70%的患者会出现气胸，30%的患者会出现乳糜胸(表 7-3)。

表 7-3　LAM 病患者的常见症状和表现

	发生在首诊时	发生在病程中
气胸	43%	65%
呼吸困难	42%	87%
咳嗽	20%	51%
咯血	14%	22%
乳糜胸	12%	28%

LAM 病可有肺外受累，可出现腹胀和腹痛等症状。腹部和盆腔 CT 检查可发现淋巴结肿大、腹膜后淋巴管平滑肌瘤、肾血管肌脂瘤。部分患者可出现乳糜腹腔积液。

S-LAM 和 TSC-LAM 在临床特征上有相似之处，但各自有自己的表型特点。胸腔积液和肾血管肌脂瘤在 S-LAM 和 TSC-LAM 的发生率上有很大差异。胸腔积液在 S-LAM 和 TSC-

LAM 的发生率分别为 23.5%和 3.9%，而肾血管肌脂瘤在 S-LAM 和 TSC-LAM 的发生率分别为 29.1%和 88.2%。合并 TSC 的患者，还可以出现 TSC 的一些临床特征，如神经系统改变（癫痫、神经发育迟缓和自闭）、皮肤改变（面部血管纤维瘤、皮肤鲨革斑、色素脱色和甲周纤维瘤）（表 7-4）。

表 7-4　结节性硬化症的临床表现

主要表现	次要表现
面部血管纤维瘤	牙釉质多发性小凹
甲周纤维瘤	错构性直肠息肉
鲨革斑	骨囊肿
色素脱失斑	大脑白质辐射迁移线
脑皮质结节	齿龈纤维瘤
室管膜下结节	视网膜无色素斑
室管膜下巨细胞瘤	“斑驳状”皮肤改变（小团状轻微色素沉着）
视网膜错构瘤	多发性肾囊肿
心脏横纹肌瘤	
肾血管肌脂瘤	
淋巴管肌瘤病（LAM）	

LAM 病患者通常没有特殊体征。少见的体征包括：肺部干湿啰音、气胸、胸腔积液、心包积液、腹腔积液、淋巴水肿等。如果在 TSC 的基础上发生，还有 TSC 的症状和体征。

常规的实验室辅助检查没有特殊发现。通过外周血血管内皮生长因子-D（VEGF-D）水平和循环血 LAM 细胞的检测均有报道，具有潜在的临床应用价值。

肺功能检查在初期无明显异常，随病情进展出现阻塞性、限制性或混合性通气功能障碍、残气量增加以及弥散功能下降。随着疾病进展，6 分钟步行距离减少。动脉血气可显示低氧血症。部分 LAM 病患者可出现肺动脉高压。

【辅助检查】

1.*胸片*　LAM 病患者的胸片不能显示肺部囊性改变，仅可显示透亮度增加。出现胸膜并发症时可显示气胸和胸腔积液。对可疑病例需提高诊断意识，进一步检查胸部高分辨 CT（HRCT）是明确诊断的关键。

2.*胸部 HRCT*　胸部 HRCT 对于 LAM 病有较高的诊断价值，典型的影像改变具有诊断意义。LAM 病的典型改变包括：双肺弥漫性薄壁囊性改变，伴或不伴有气胸或乳糜胸。囊性病变的直径在数毫米至数厘米。病变可呈散在的多发囊性改变，病变分布于全肺，典型改变时双侧肺部均被弥漫相连的薄壁囊性结构所替代。需要注意的是，普通胸部 CT 在显示 LAM 病肺部改变时敏感性不如 HRCT。即使为典型的 LAM 病病例，普通 CT 检查如果不仔细阅片，LAM 病的薄壁囊性改变容易被误读为肺纹理增加或肺气肿而被漏诊。如果有气胸、乳糜胸、淋巴结肿大及心包积液等，在 CT 上也会呈现相应表现。

3.*腹部 CT*　腹腔 CT 或其他影像检查（B 超声或磁共振）可以了解有无腹部肿瘤。在 LAM 病和 TSC，常可发现肾脏、腹膜后或其他部位血管肌脂瘤。

【诊断和鉴别诊断】

(一)诊断要点

在临床工作中,如果一位女性患者,特别是育龄期女性,发生自发性气胸或乳糜胸(两者可以反复发生),或者在年轻女性出现慢性进展的呼吸困难或低氧血症,需要考虑到 LAM 病的可能。特别是气胸或乳糜胸与双肺弥漫性囊性病变在女性患者同时出现时,需要高度怀疑 LAM 病。欧洲呼吸病学会 2010 年的 LAM 病诊断和治疗指南对 LAM 病提出了一个诊断标准(表 7-5)。

表 7-5　LAM 病的诊断标准(ERS.2010)

确诊 LAM

1.具有特征性或符合性的肺 HRCT 表现,肺活检符合 LAM 病病理标准;或

2.具有特征性的肺 HRCT 表现,同时具有以下任何一项:肾血管肌脂瘤、胸腔或腹腔乳糜积液、淋巴管平滑肌瘤或淋巴结受累或结节性硬化症。

拟诊 LAM

1.具有特征性的肺 HRCT 表现和符合 LAM 病的临床病史;或

2.具有符合性的肺 HRCT 表现,同时具有以下任何一项:肾血管肌脂瘤、胸腔或腹腔乳糜积液。

疑诊 LAM

仅具有特征性或符合性的肺 HRCT 表现,而缺乏其他证据。

不难看出,肺 HRCT 对 LAM 病的诊断具有重要意义。在各种弥漫性肺疾病中,肺 HRCT 对 LAM 病具有较高的诊断价值。典型的肺部 LAM 病表现为双肺弥漫的薄壁囊状病变。ERS 指南所指的特征性的肺 HRCT 指的是双肺有多个(＞10 个)薄壁含气囊腔,肺容量正常或增加,同时没有明显的其他肺部病变,如间质性肺炎。而符合性的肺 HRCT 指的是双肺仅有少量(2～9 个)薄壁含气囊腔。需要注意的是 ERS 关于特征性和符合性改变的描述特异性不够强,能够引起肺部多发囊性改变的疾病是相当多的,需要细心鉴别。肾血管肌脂瘤的诊断可通过典型的影像学诊断或通过病理诊断。淋巴管平滑肌瘤和淋巴结受累的诊断需要病理学证据。结节性硬化症可以是临床确诊的或拟诊病例。符合 LAM 病的临床病史主要指病程中有气胸,尤其是反复发生的气胸和(或)符合 LAM 病的肺功能改变。

(二)鉴别诊断

1.肺朗格汉斯细胞组织细胞增生症(PLCH)　LAM 病的主要鉴别诊断之一。PLCH 的特点:①男性吸烟者更多一些。而几乎所有的 LAM 病患者为女性(男性患者的 LAM 病诊断需要极其谨慎)。②15％的 PLCH 可以合并骨骼囊性损害和尿崩症等多系统表现。③PLCH 肺部病变的分布和形态与 LAM 病有不同。PLCH 主要分布于中上肺野,囊大小不规则,合并结节影。LAM 病则全肺分布,囊性病变通常比较均匀,不伴有结节影。需要注意的是 LAM 病患者的影像学改变也是多样的,所有弥漫性肺部囊性改变的女性患者均需要把 LAM 病列为鉴别诊断。

2.其他呼吸困难疾病　从症状上看,常被误诊的疾病是哮喘。LAM 病患者常发生于年轻女性,以呼吸困难为主要症状,常规的胸片可以显示肺气肿征象,难以显示囊状改变。肺功能可以显示阻塞性通气功能障碍,部分还有气流舒张试验阳性。这些情况,很容易诊断为哮喘。

其他还有多种呼吸疾病，如特发性肺纤维化、慢性阻塞性肺疾病等，均是比较常见的鉴别诊断。

3.肺部囊性病变的鉴别诊断　典型的LAM病影像改变具有诊断意义。有不少肺部疾病以囊状改变为特征，需要鉴别。除了前面提到的PLCH，还有临床常见的疾病，如特发性肺间质纤维化（蜂窝肺）、风湿病合并肺病变（干燥综合征、硬皮病等）、外源性过敏性肺泡炎、石棉肺等。气道疾病也常出现囊状改变，如肺气肿和支气管扩张症。还有些少见疾病可以出现类似LAM病的肺部表现，如Birt-Hogg-Dube综合征、滤泡性细支气管炎、轻链沉积病、转移瘤（子宫内膜细胞肉瘤、滑膜细胞肉瘤、平滑肌肉瘤）和囊性肺纤维化等。

4.其他疾病　有气胸、胸腔积液等并发症表现时，需考虑到相应的鉴别诊断。

5.肾脏肿瘤　LAM病或TSC患者常出现的肾血管肌脂瘤为良性肿瘤。但由于LAM病和TSC很少见，而肾脏出现占位性病变时恶性肿瘤的比例更高，需要呼吸科医生，特别是泌尿外科医生对这一点特别留意。女性肾脏肿瘤患者，需要把LAM病和TSC列为鉴别诊断，以避免不必要的全肾切除。

【治疗】

1.一般建议　和其他慢性肺部疾病一样，LAM病患者应该尽可能保持正常的工作生活，饮食保持均衡营养，保持正常体重，避免吸烟。注射流感疫苗和肺炎疫苗有助于减少肺部感染的发生。

2.呼吸困难的治疗　LAM病患者在疾病的进展过程中呼吸困难症状也会逐渐加重。有一部分患者对支气管扩张剂有治疗反应，应推荐使用。如果出现明显的低氧血症，应给予氧疗。

3.抗雌激素治疗　长期以来，抗雌激素治疗被用于LAM病的治疗，但并没有确切的有效证据。目前抗雌激素治疗不列为常规治疗，仅在肺功能下降速度显著增加时试用。肌内注射黄体酮是目前唯一推荐可以试用的治疗方法。另外，对于LAM病患者，应建议避免使用含有雌激素的药物和食物。有些患者在妊娠期呼吸困难加重，肺部并发症增加，因此建议LAM病患者避免妊娠。但是否妊娠需要结合患者本人的意愿和病情作出个体化的建议。

4.并发症的处理　LAM病最常见的并发症包括气胸、乳糜胸和肾血管肌脂瘤。由于LAM患者的气胸很容易复发，在第一次发生气胸时就应考虑胸膜粘连术。乳糜胸如果有手术治疗的指征，需在术前评估患者的淋巴循环系统、明确渗漏部位，再采取相应的治疗，以避免盲目的胸导管结扎术。血管肌脂瘤直径如果＞4cm，应考虑栓塞或手术治疗。

5.肺移植　随着我国肺移植工作的日趋成熟，肺移植成为重症LAM病的一个治疗选择。欧洲报道的1年和3年移植后生存率分别为79％和73％；法国报道的5年和10年生存率分别为64.7％和52.4％。个别患者的移植后肺脏可出现新的LAM病变。由于肺移植后LAM病复发罕见，且常无症状，不需要常规监测是否有LAM病复发。

6.西罗莫司　目前还没有用于LAM病治疗的适应证，Ⅲ期临床试验MILES已在2010年结束，结果将很快公布。已有不少LAM患者在非适应证下试用西罗莫司。由于西罗莫司能够特异性地抑制mTOR活性，被推测对于LAM病和TSC有潜在治疗价值。先前报道的一项研究显示，西罗莫司在有效缩小血管肌脂瘤的瘤体体积的同时，对肺功能有稳定和改善作用。另外一个西罗莫司的类似化合物RAD001，同样也是mTOR活性抑制剂，目前在LAM

病和 TSC 中的临床研究也在进行之中。

【预后】

LAM 病呈慢性病程，即使病变程度严重的患者，静息或氧疗状态下患者可无明显的呼吸困难表现。LAM 病的平均诊断年龄在 40 岁左右，肺功能指标第一秒用力呼出气量(FEV_1)的平均下降速度为 75～118ml/年。约 10%的患者接受肺移植手术。从出现症状开始计算，10 年生存率为 80%～90%，从肺活检确诊日期开始计算，10 年生存率约为 70%。死亡率约 5.5%。正在研究的新的实验性治疗方案如果证明有效，将有可能进一步改善患者的预后。

（王　波）

第十三节　药物导致的肺部疾病

各种药物虽然在疾病的预防、治疗和提高患者生命质量中起到了重要作用，但同时它也具有致病性。早在 1880 年 Willian Oeler 就发现过量吗啡可导致急性肺水肿，直到 1972 年 Rosenow 才首先系统描述了 20 多种药物与肺损害的关系，此后 DLLD 逐渐被重视。药物引起的全身不良反应大约为 10%～20%，其中对肺的不良反应约占 5%～8%。

药物对于肺的不良反应多种多样，可以是暂时、可逆的，停药后即恢复，也可以是永久性损害；有的急性起病，有的慢性起病；病情有轻有重，严重者甚至可以危及生命。由药物引起的肺病称为药源性肺病(DLLD)。由于种种原因，目前对 DLLD 的发病机制还知之甚少，需要进一步的深入研究。现在已知的对肺脏损害的药物大约有 200 多种，临床医师尤其是呼吸科医师必须了解这些药物，以便减少患者病死率和严重并发症。

【引起药源性肺疾病的药物】

引起药源性肺疾病的药物有多种，临床表现也各不相同，兹简要分类如下。

（一）细胞毒药物

细胞毒药物引起的药源性肺疾病非常复杂，而且病情较重，致死率高；其次，其临床症状，如发热和影像学改变与肺部感染性等其他疾病表现相似，临床上不易鉴别。自 1961 年首次报道白消安引起肺纤维化之后，细胞毒药物引起的肺部病变逐渐被重视，对于博来霉素、甲氨蝶呤和环磷酰胺引起肺损害更是如此。诊断细胞毒药物引起的肺疾病时应该从药物接触史、肺损伤的组织学证据和除外其他病因引起的肺损伤三个方面考虑。在除外诊断中首先应该考虑到细胞毒药物具有免疫抑制作用，患者容易合并各种机会性感染，其次还应该考虑到是否还有肺部原发疾病复发的可能。

虽然药源性肺疾病的终末期肺泡上皮细胞组织学改变很相似，但是它的发病机制是多种多样的。许多细胞毒药物引起的肺损伤临床表现大致相同，只不过起病缓急不同。用药后几周或几年后出现体重降低、间断性发热、干咳、呼吸困难，无寒战；听诊双肺可闻及细小湿性啰音，无杵状指；随后影像学显示弥漫性间质性病变，有时伴有少量胸腔积液。但是这些临床表现均无特异性诊断意义。肺功能主要表现为弥散功能降低，而且可以在临床症状和影像学改变之前出现。一些研究证明依据肺功能测定有助于早期诊断药源性肺损伤，及时停药可以将肺部损害降至最低。

1.烷化剂

(1)白消安:白消安是治疗慢性骨髓增生性疾病的重要药物。应用药物8个月至10年之内均可以发生药源性肺疾病,甚至有报道6周后即出现相关症状,平均时间是3年半。白消安出现肺部并发症的发生率约6%(2.5%~43%)。起病比其他细胞毒药物引起的药源性肺疾病更隐匿,临床表现为发热、咳嗽、呼吸困难,甚至可以在停药几个月以后才出现临床症状。胸部X线表现为双肺弥漫性间质性病变,以双下肺明显。与其他细胞毒药物相比,更易同时发生肺泡损害。这大概与肺泡上皮细胞易脱落有关。病理显示间质性肺炎、Ⅱ型肺泡上皮细胞增生、脱落,成纤维细胞增生,胶原纤维沉积和纤维化。也有报道应用白消安可以引起肺泡蛋白沉积症,进行肺泡灌洗治疗效果差,不如原发性肺泡蛋白沉积症治疗效果好。白消安引起肺部并发症时患者预后差。各家报道对糖皮质激素反应不一,一部分可以缓解病情,但是大多数患者疗效差,病死率高达50%~80%。

(2)环磷酰胺:环磷酰胺引起肺部疾病的临床表现包括发热、咳嗽、呼吸困难以及肺部浸润影和胸膜肥厚。一般按时间分为两种类型,于用药后1~6个月早期出现临床症状的,多为可逆性损伤,停药后好转。用药后数月或数年后发生,多表现为肺间质纤维化和胸膜肥厚,停药或应用激素治疗后无明显改变。目前研究表明环磷酰胺的肺毒性与药物剂量有关,与其他药物之间无明显协同作用。

(3)其他烷化剂:也有其他抗肿瘤药物,如苯丁酸氮芥、白消安等引起肺间质纤维化的报道,但是发病率较低,临床表现和病理学改变大致相同。

2.抗生素类细胞毒药物

(1)博来霉素:患者应用博来霉素后进行肺功能检测和影像学检查,发现20%左右的患者出现肺部并发症,病死率约1%。增加博来霉素毒性作用的危险因素包括高龄(大于70岁);与累积剂量有关,总剂量大于450U的患者发病率明显增加,而总剂量大于550U的患者病死率高达10%左右;在治疗之前或当中是否联合应用胸部放疗;是否联合应用环磷酰胺;是否吸入高浓度氧。在应用博来霉素6个月以内应该避免高浓度吸氧,否则易引起ARDS。如果能够早期发现博来霉素的肺部病变并及时停药,病变可以恢复。但是如果已经出现明显间质纤维化,停药或者应用激素都不能阻止病情发展。偶有对博来霉素高敏者用药后立即出现发热、嗜酸性粒细胞增多,停药和应用激素后即好转。另有一小部分患者影像学显示类似转移瘤的肺部结节状阴影,病理证实为闭塞性细支气管炎伴机化性肺炎(BOOP)。减少博来霉素引起的肺损伤以预防为主,可以进行肺功能测定和胸部CT检查,早期确定病变,早期停药,给予激素治疗,最大限度地减少肺毒性。

(2)丝裂霉素:丝裂霉素引起肺损伤的具体机制尚不明了,各家报道其发生率不同,分别为8%、12%和39%。其临床表现、影像学改变和组织学改变同其他烷化剂细胞毒药物引起的肺损伤大致相同,只是有一点不同,即在临床症状出现之前未发现弥散功能下降,丝裂霉素引起的肺损伤除了肺纤维化、急性间质性肺炎和支气管痉挛外,还可以引起一种少见并发症,即微血管溶血性贫血综合征,并且常合并存在急性肾衰竭、ARDS和肺泡出血,如果出现呼吸衰竭,则病死率高达95%。

3.抗代谢类细胞毒药物

(1)甲氨蝶呤:甲氨蝶呤广泛用于治疗肿瘤和非肿瘤疾病,如银屑病、类风湿关节炎等,其导致的肺损伤发生率约7%,具体机制尚不清楚。一般在用药几天或几周后出现发热、干咳、呼吸困难等临床症状,个别患者可以用药几个月或几年后出现症状。近一半患者出现嗜酸性粒细胞增多症,停药或应用激素后症状消失。影像学检查显示双肺弥漫性间质浸润影,约10%患者有肺门淋巴结肿大,15%患者出现胸腔积液。将近1/3患者形成肉芽肿,但不同于其他细胞毒药物的是病变中无不典型细胞。甲氨蝶呤引起的肺损伤者病情缓解后再次给予甲氨蝶呤治疗无相关肺损害出现。

(2)阿糖胞苷:阿糖胞苷肺损伤的发病率为5%～44%不等,最常见的为非心源性肺水肿,部分患者在停药1个月内出现临床症状,病死率高达6%～13%。病理检查显示肺泡内蛋白样物质沉积,病变中未发现单核细胞浸润和不典型细胞。

(3)硫唑嘌呤:硫唑嘌呤的肺损害发生率较低,多表现为肺间质纤维化。

4.亚硝脲类细胞毒药物

(1)卡莫司汀(BCNU):卡莫司汀的肺毒性发生率为剂量依赖性,发生率为1.5%～20%不等,总量达到1500mg/m^{2}时肺毒性发生率高达50%。肺损伤多在用药后6个月至3年内发生,临床症状与博来霉素和环磷酰胺大致相似,但是发热与其他细胞毒药物相比明显减少。卡莫司汀的肺毒性可能与环磷酰胺、放射治疗等有协同作用。有研究报道卡莫司汀引起的肺间质纤维化多出现在肺上野。

(2)其他亚硝脲类药物:如环甲亚硝脲、甲基环甲亚硝脲等药物也可以引起相似肺损伤。

5.其他细胞毒药物

(1)长春碱:长春碱只有在联合其他细胞毒药物,尤其是丝裂霉素时才发生肺毒性,表现为哮喘、肺间质纤维化和非心源性肺水肿等。

(2)丙卡巴肼:丙卡巴肼的肺损伤发生率非常低,多表现为肺间质纤维化,另有一部分患者表现为嗜酸性粒细胞增多症等高敏反应,停药后多恢复。

(二)抗菌药物

1.呋喃妥因　呋喃妥因的肺部并发症的发生率小于1%,女性发生率高,但是不能除外,是由于呋喃妥因较多应用于泌尿系感染的原因。分为急性反应和慢性反应,其中急性反应较多见,为常见的药物性肺损伤,慢性反应相对发生率低。呋喃妥因引起的肺损伤大约71%患者需住院治疗,但病死率只有1%,其中慢性反应者多见。

(1)急性反应:约占呋喃妥因副作用的43%,具体机制不明,多于用药后几小时或几天内发生,其中一半以上发生于既往应用呋喃妥因出现过非肺部并发症的患者。临床多表现为发热、呼吸困难,2/3患者出现咳嗽,1/3伴胸痛,严重时出现低氧血症,大部分患者可以听到湿性啰音。实验室检查:1/3出现白细胞增多症或嗜酸性粒细胞增多症。X线胸片显示肺泡病变、间质病变或二者兼而有之,多为单侧病变或双侧不对称病变,基底部多见。1/3患者合并胸腔积液,多为单侧。病理检查显示肺组织内成纤维细胞增生,淋巴细胞、浆细胞浸润,有时肺泡内可见细胞脱落物质,嗜酸性粒细胞少见。治疗多采用停药和支持疗法,激素是否有效尚不确定。也有报道呋喃妥因引起SLE病变,但是具体机制不明。

(2)慢性反应:慢性反应较急性反应少见,多于用药后 6 个月乃至几年内发生,起病隐匿,多为干咳、呼吸困难,发热和嗜酸性粒细胞增多少见。X 线胸片示双肺弥散性间质病变;肺功能改变为限制性通气障碍;病理学检查显示炎症细胞浸润和纤维化。患者的临床表现和特发性肺间质纤维化相似,有长期呋喃妥因用药史。一般在停药后观察 2～4 个月,如果无好转可加用激素治疗。但各家报道对激素疗效不同。

2.柳氮磺吡啶　柳氮磺吡啶主要用于治疗炎症性肠病,一般于用药后 1～8 个月发病,共有两种反应:肺浸润阴影伴外周血嗜酸性粒细胞增高症和 BOOP,临床以咳嗽、呼吸困难起病,约一半患者伴有发热。X 线胸片可见上叶肺泡浸润影、弥散性间质病变等各种浸润影。虽然一半患者外周血液中嗜酸性粒细胞增高,但是肺内无游走性阴影。一般于停药后 1 周至 6 个月好转,必要时可以给予激素治疗。此外,炎症性肠病本身也可以并发肺部疾病,包括气道炎症疾病和各种间质性疾病,需要鉴别诊断,这些疾病大多数应用激素治疗有效。

3.其他抗菌药物　抗菌药物应用广泛,但是肺部并发症发生率非常低。一般表现为嗜酸性粒细胞肺炎。多黏菌素和氨基糖苷类药物如果达一定血药浓度可以诱发呼吸肌无力,一般多发生于药物直接应用于腹膜腔或胸膜腔、肾衰竭患者在全身麻醉时给予肌松剂的患者,此时给予毒扁豆碱病变可以恢复。

(三)心血管药物

1.血管紧张素转换酶抑制剂(ACEI)　ACEI 类药物广泛应用于心血管疾病,只要并发症是顽固性干咳,发生率 5%～20%,一般出现在用药后几周内,具体机制与体内慢反应物质、激肽和 P 物质的代谢有关。这些物质一般通过血管紧张素转换酶或相应的其他酶转化降解。虽然病变相对良性,但是因为患者不能耐受,仍然有一半的患者中途停止治疗。出现此种副作用时一般不再选用 ACEI 类其他药物,因为患者服用其他 ACEI 制剂大都也会出现干咳。停药后若干天症状可减轻,氯苯氯丁酸和色甘酸钠可以抑制 ACEI 类药物引起的干咳。

2.胺碘酮　1962 年就开始应用胺碘酮治疗心律失常,其肺部副作用发生率约为 4%～6%,男性较多见。具体机制不明,可能与细胞内磷脂代谢异常有关。胺碘酮的全身副作用与药物血清浓度有关。但是肺毒性似乎与血清浓度无明显相关关系。患者起病隐匿,至少在用药后 1 个月甚至几年内发病,表现为干咳、呼吸困难,有时伴有低热,约 10%患者出现胸痛,无杵状指;初期影像学改变较轻,病变不对称或仅限于肺上叶,如果继续用药则会引起弥漫性肺泡或间质病变,胸膜受累少见。实验室检查无特殊性,白细胞正常或轻度增高,一般不伴有嗜酸性粒细胞增多,抗核抗体检测阳性或阴性;肺功能测定显示肺总量和弥散功能下降,但是有时心力衰竭也可以引起相同改变,故不能依据肺功能作出诊断。用药后出现肺功能和影像学同时改变应该考虑胺碘酮的副作用。患者除了弥散性肺泡性病变和弥散性间质病变外,还可以表现为过敏性肺炎、BOOP 等病变。

胺碘酮肺毒性引起的病死率高达 10%～20%,所以应该引起重视。患者停药以及给予激素治疗疗效各家报道不一,一般停药后给予治疗 2～6 个月甚至更长时间才会出现明显的临床好转,部分报道如果因为各种原因必须继续应用胺碘酮时联合激素治疗可以抑制肺部病变进展。但是发生肺毒性以后,不论是否给予激素治疗,均有患者死于肺间质纤维化和呼吸衰竭的报道。

另有报道接受胺碘酮治疗的患者术后可能发生 ARDS，一般发生在术后 18～72 小时，可能与吸氧有关，病死率很高。

3.β 肾上腺素能受体阻断剂　本类药物广泛应用于临床，但其支气管收缩的副作用严重限制了它的应用。β 肾上腺素能受体分为两种，$β_1$ 肾上腺素能受体主要分布在心脏，$β_2$ 肾上腺受体主要分布在呼吸道。β 肾上腺素能受体阻断剂对肺部的副作用主要是支气管痉挛，与药物的 β 受体选择性和自身拟交感作用有关。支气管痉挛多发生在原有阻塞性肺疾病患者，但是也有报道正常人和无症状的哮喘患者用药后也可发病。目前选择性 β 肾上腺素能受体阻滞剂的应用大大减少了支气管痉挛的发生率。另有个别报道 β 肾上腺素能受体阻断剂还可以诱发间质性肺炎。

4.妥卡尼和氟卡尼　应用妥卡尼 3 周至几个月内可以出现急性间质性肺炎，停药或给予激素治疗疗效佳；也有氟卡尼引起 ARDS 和淋巴细胞性间质性肺炎的报道。

（四）抗炎药物

抗炎药物分为甾体类和非甾体类，甾体类引起的常见肺部并发症是免疫抑制后引起的继发感染，其次是纵隔脂肪过多症。后者常合并出现 Cushing 面容、水牛背，X 线胸片易误诊为纵隔淋巴结肿大和纵隔肿物，胸部 CT 有助于鉴别诊断。非甾体类药物引起的肺损伤主要是诱发哮喘、非心源性水肿、药物诱导性 SLE 和嗜酸性粒细胞肺炎等。

1.阿司匹林　临床上广泛应用非甾体抗炎药物，其肺毒性发生率非常高。阿司匹林是应用最多的一种抗炎药物，它最大的不良反应是哮喘，约 5% 的哮喘患者对阿司匹林不耐受，应用后甚至可能会引起致死性支气管痉挛。此外鼻炎、鼻息肉患者应用阿司匹林也易引起哮喘发作。具体机制可能与花生四烯酸代谢过程中环氧化酶被抑制，脂氧化酶产物白三烯类物质增多以及前列腺素失衡等因素有关。除哮喘外，患者常并发皮疹，胃肠道疾病等。阿司匹林的肺部不良反应与药物剂量无关，起病可快可慢，有的可以先有结膜刺激征，流涕，脸潮红，随之哮喘发作。另外，Leatherman 曾描述过长期应用水杨酸药物可以引起伪脓毒血症综合征，临床表现为发热、白细胞增多、低血压和多器官功能衰竭，包括 ARDS，这种情况多被误诊，高度怀疑应该检测血液中水杨酸浓度。

2.金制剂　金制剂应用于各种疾病，尤其是风湿性关节炎。目前认为不仅风湿病本身可以引起弥漫性肺间质纤维化，金制剂治疗也可以引起上述病变。二者需要鉴别。金制剂引起的肺间质纤维化大都在用药几周后起病，起病隐匿，表现为呼吸困难，伴或不伴发热，少数患者有嗜酸性粒细胞增多，一般不出现胸腔积液。此外还可出现皮炎、外周神经病变和蛋白尿等其他并发症。金制剂引起的肺间质纤维化大部分在停药后病情缓解，部分需要激素治疗，但是风湿性疾病引起的肺间质纤维化停药后并不能缓解，只有给予激素治疗后才能部分缓解。

3.青霉胺　青霉胺常见的肺部副作用包括药物诱导性 SLE，闭塞性细支气管炎（BO）和肺出血-肾炎综合征。青霉胺是引起药物诱导性 SLE 的常见药物之一。部分患者还可以出现高效价的抗核抗体。应用青霉胺的患者出现胸腔积液时尤其注意是否并发 SLE，如果胸腔积液中糖含量正常，基本可以排除风湿性疾病引起的胸腔积液。青霉胺还可以引起闭塞性细支气管炎，常常被人们忽视，并且激素疗效差，病死率高。也有报道青霉胺可以引起 Goodpasture 综合征，常有弥漫性肺泡出血，病死率相当高，若早期发现应用血液透析、血浆置换和免疫抑制剂或可降低病死率。

【发病机制】

有关药物性肺病的发病机制目前尚不十分清楚。其可能机制如下：①氧自由基损伤；②细胞毒药物对肺泡毛细血管内皮细胞的直接毒性作用；③磷脂类物质在细胞内沉积；④免疫系统介导的损伤。除此之外，肺脏不仅具有呼吸功能，还具有代谢功能，现已知肺脏参与了一些重要的血管活性物质，如前列腺素、血管紧张素、5-羟色胺和缓激肽等的代谢。但有关肺脏是否参与药物代谢目前尚不清楚。

【临床表现】

由于不同的药物引起的肺部疾病的临床表现各异，尽管可以大致分为几类，但每种药物引起的药物不良反应又表现不同，所以本节仍旧对不同药物进行比较详细的介绍，加深印象。

（一）药源性肺水肿

药源性肺水肿具有心源性肺水肿的特点，一般表现为呼吸窘迫、缺氧血症及肺广泛渗出征象。一些病情严重的患者可能会发生肺泡毛细血管膜损害，随着富含蛋白质的液体渗入肺泡壁和肺泡内而导致肺硬化，并损害气体交换。随着水肿液的积聚，肺顺应性降低和肺容量减少，导致肺内（特别是底部）小气道阻塞，在肺下叶可听到细啰音。可发生多种器官衰竭，其病死率通常为80%～90%。本病诊断时应注意与心源性及其他非药源性肺水肿相鉴别，测定肺动脉压和肺楔压有助于鉴别诊断。

1.致病药物

（1）美沙酮：较大剂量美沙酮可致肺水肿及昏迷，出现针尖样瞳孔及呼吸不规则。其发病机制是由于呼吸受抑制、换气功能减弱、导致严重缺氧，加之药物对毛细血管的直接作用，使其通透性增大，发生肺水肿。一般在给药6小时发病。

（2）二醋吗啡：其诱发肺水肿的病死率很高。据报道，服用二醋吗啡的患者有15%死于肺水肿。其发病机制是缺氧及通气不足致使肺毛细血管通透性增加而引起肺水肿。与二醋吗啡的中枢抑制作用关系不大。

（3）可待因、喷他佐辛：也可诱发肺水肿。应用镇痛药和麻醉药一旦出现肺水肿的临床表现，首先应及时停药，给予吸氧以及皮质激素治疗。严重者可应用阿片受体拮抗剂纳洛酮。但是，纳洛酮也可引起肺水肿，应予注意。

（4）水杨酸类药物：保泰松，可致肺水肿。有报道间歇服药3次水杨酸类药物引起严重发作，血中水杨酸钠类药物浓度超过450μg/mg。发现肺水肿应及时停药，并对症治疗。

（5）镇静、催眠药：氯氮䓬、右丙氧芬、乙氯维诺、副醛、地西泮及氯丙嗪等均可引起肺水肿。副醛易引起肺水肿、肺出血及循环呼吸衰竭，故不常用。副醛在日光和空气中暴露时间过长，可分解为乙醛，并氧化成醋酸，若注射这类变质药物可引起肺水肿、肾衰竭及中毒性肝炎。用药时应注意检查。地西泮导致肺水肿的机制：①抑制呼吸导致组织缺氧，酸中毒而损伤肺毛细血管内壁，使其通透性增高；②抑制心肌，是左心功能不全使肺毛细血管压力升高所致。如有肺水肿出现应及时停药，并采取吸氧及给予皮质激素类药物等综合措施。

（6）卡托普利：可出现周围血嗜酸性粒细胞增多及双侧肺水肿。其发病机制可能与卡托普利导致继发性血中缓激肽、前列腺积聚、毛细血管通透性增高有关。及时停药，加用皮质激素。

(7)氢氯噻嗪：少数患者口服后引起严重肺水肿，发病与剂量有关，重复用药症状再次出现。据认为，此属于变态反应，因此对过敏体质的患者用药应注意。

(8)甘露醇：静脉滴注可诱发肺水肿。使用甘露醇过程中出现呼吸系统症状者，尤其过敏体质的患者，应想到过敏所致，及时应用抗过敏药物治疗。

(9)钙通道阻断剂：硝苯地平、地尔硫䓬、维拉帕米等可引起非心源性肺水肿。钙通道阻断剂引起肺水肿的机制可能与药物导致肺毛细血管通透性增加有关。一般停药后，并给予皮质激素治疗。

(10)静脉输液过量：是医源性肺水肿最常见的原因。对于心力储备不足及肾功能损害的患者，输血和输液等扩张血容量可能引起肺水肿。在严重肾衰竭情况下，输入葡萄糖溶液也是有危险的。生理盐水输入过多过快可致水钠潴留，使肺毛细血管压力上升和血浆胶体渗透压下降，引起肺水肿。

(11)β受体阻断剂：普萘洛尔（心得安）以及胺碘酮等药物剂量过大，用药时间过长，可使心脏收缩功能受到抑制，亦可导致肺水肿，属于心源性肺水肿。

(12)药物过敏：如青霉素、庆大霉素、磺胺类、呋喃妥因、利多卡因等药物过敏时，可发生急性或慢性肺水肿。凡能引起的过敏的药物，在过敏反应过程中都有程度不同的肺水肿。链激酶等也可引起肺血管内皮细胞损伤导致肺水肿。吸氧浓度和方法不当，也可引起肺水肿。

(13)其他：可导致肺水肿的药物尚有：肾上腺素、两性霉素B、非甾体类抗炎药、某些造影剂、二羟丙茶碱、麻黄碱、氟哌利多、秋水仙碱、右旋糖酐等。

2.*治疗原则*　首先停用致病药物，并按非心源性肺水肿治疗，包括给氧、呼吸末加压呼吸(PEEP)、高潮气量(15ml/kg)的机械通气及清除气道分泌等。由于肺水肿时血管充盈压并不增高，强力利尿可加重低血压，故一般不主张使用强利尿剂。是否输入白蛋白尚有不同看法。中毒性肺水肿治疗：①早期大量使用糖皮质激素，具有消炎、稳定肺泡与毛细血管膜、减少通透性、促进肺水肿吸收、抑制组胺释放作用。用法：氢化可的松200～400mg/d或地塞米松10～20mg/d静脉滴注；或雾化吸入地塞米松3～4次/天；②静脉输入10%～20%血清蛋白溶液200～400ml/d；③内源性中毒可进行血液透析；④氧疗法或辅助呼吸；⑤小剂量肝素(10～20U/d)皮下注射，可改善血液循环；⑥给予抗生素防止感染。

(二)肺血栓-栓塞性疾病

1.*口服避孕药*　用药妇女因血栓疾病住院治疗的发生率是未服药者的9倍。口服避孕药可引起深部静脉血栓，血栓脱落后引起肺部栓塞。这与黄体酮-雌激素复合制剂中雌激素的总量有关，不超过50μg/d，一般是安全的。在服用避孕药期间发生咳嗽、呼吸困难时应怀疑肺栓塞。服用避孕药妇女的血型与血栓栓塞性疾病发生有关，A型、B型或AB型血型的妇女这种并发症的发生率是O型妇女的3倍。口服避孕药能引起血管壁及红细胞变性使血液凝固性增高，周围血管扩张，血流减慢，各种凝血及纤溶物质发生改变，促发血栓形成，可造成呼吸衰竭和休克。

2.*抗恶性肿瘤药*　应用细胞毒药物进行化疗的恶性肿瘤患者发生肺静脉阻塞，表现为进行性呼吸困难，可因呼吸衰竭而死亡，尸检发现肺小静脉有闭塞性损害。新卡净司他丁（新制癌菌素）对肝癌有效，据报道此药可致小静脉内血栓形成，其发病机制可能与免疫机制有关。

3.组胺 H_1 受体拮抗剂　静脉注射曲吡那敏亦可引起肺小动脉血栓形成，造成肺动脉高压。组胺 H_2 受体拮抗剂西咪替丁亦能引起肺血栓形成。

4.其他　静脉注射药物不当可引起肺血管栓塞或引起肉芽肿样脉管炎，或引起感染。玉米淀粉、微晶状纤维素和滑石粉可以形成异物芽肿。有报道，应用链激酶后心房的血凝块松解形成栓子，引起多处肺梗死。

（三）肺动脉高血压

1.食欲抑制剂　阿米雷司，用药后9个月左右可出现进行性呼吸困难、体力下降、疲乏、眩晕、心力衰竭等肺动脉高压表现，患者可突然死亡。机制可能是该药引起肺细小血管痉挛所致。据报道，苯丙胺类和芬氟拉明及其他降低食欲的食物，也可引起肺动脉高压。

2.色氨酸　作为保健食品和添加剂或者作为抗抑郁药，也可引起以嗜酸性粒细胞增多或肌痛为特征的综合征，表现为呼吸困难、咳嗽，甚至发生严重呼吸窘迫。服用色氨酸3个月后发生进行性呼吸困难，心脏肥大；并有嗜酸性粒细胞增多，肺功能降低，肺动脉高压。治疗：泼尼松龙开始60mg/d，4天后肺动脉压和肺活量可恢复到正常水平。或泼尼松龙20mg/d，并辅以红霉素2～3天后病情改善。

3.其他　服用口服避孕药，以及静脉注射违禁药品（麻醉性毒品）也能诱发肺动脉高压。

（四）肺血管炎

结节性多动脉炎是药物直接引起的一种肺血管炎，如金盐、碘化物、青霉素、苯妥英钠、汞制剂、磺胺类及噻嗪类药物偶可诱发结节性多动脉炎。临床表现为哮喘、肺炎、咯血，也可发生栓塞或脓肿。血中嗜酸性粒细胞增多，痰中亦可见嗜酸性粒细胞。目前认为，药物引起结节性多动脉炎是由于抗原-抗体-补体免疫复合物在动脉壁沉着，发生Ⅲ型变态反应而造成广泛损害。随着一系列酶促反应及细胞间相互作用，可导致血管坏死，血液外渗，即弥漫性肺泡出血，这种疾病过程也被称为肾炎-肺出血综合征。血液中可测出抗肾小球基底膜抗体，并常伴有肾小球肾炎。但是，在一部分应用青霉胺治疗类风湿关节炎的患者，虽然可引起肺动脉炎和出血，但血液中无抗肾小球基底膜抗体。

近年来，有许多药物引起弥漫性肺出血的报道，其中一部分同时存在肾小球肾炎。能够引起这类疾病的药物还有氨鲁米特、呋喃妥因、两性霉素B、非巴氨酯，以及吸食可卡因等。

发生弥漫性肺泡内出血时，咯血是常见的症状并且咯血量很多，毛细血管炎是药物引起弥漫性肺泡内出血最基本的病理过程。肺泡内出血不是肺血管炎的必然结果，如苯妥英过敏所致肺血管炎临床上可表现为过敏性肺炎。

（五）药源性呼吸抑制

1.药物引起的神经肌肉功能紊乱

(1)氯琥珀胆碱能延长呼吸暂停，是由于假性胆碱酯酶不足。

(2)氨基糖苷类抗生素如链霉素、庆大霉素、卡那霉素、多黏菌素和杆菌肽，可阻断终板膜的 N_2 受体，络合钙离子，抑制运动神经末梢释放的乙酰胆碱而产生肌肉松弛作用，导致呼吸麻痹。一般在给药后1～26小时发生，持续3天左右。特别是有肾功能损害存在或有重症肌无力时，可加重神经肌肉阻断和肌肉麻痹。这方面新霉素可能是最危险的药物，氨基糖苷类抗生素与肌松剂合用将发生协同作用，特别是在乙醚全身麻醉下更易发生呼吸麻痹。新斯的明和钙剂，可用于解救此类呼吸麻痹，但要注意掌握用药剂量。

(3)用局麻做脊髓麻醉时，偶可引起严重呼吸抑制，特别是当颈部脊髓受到麻醉药的影响时。

(4)脑炎后的震颤麻痹患者，给予左旋多巴 2 小时内，患者呼吸频率和呼吸深度不规则，出现呼吸困难，这种现象与剂量相关。硫必利是苯扎明的代用品，对左旋多巴引起的运动障碍有效，可消除呼吸困难。

(5)大剂量服用水杨酸盐可引起过度通气，并且可能引起强制性痉挛。

2.*中枢性呼吸抑制*　所有镇静药和麻醉药都能抑制通气，甚至在正常人，如果是给予足够大剂量也可抑制呼吸。抑制呼吸主要由中枢抑制药，如巴比妥类、氯丙嗪、硝西泮、吗啡、哌替啶、氯胺酮、可卡因、利多卡因、美沙酮、芬太尼和喷他佐辛等引起，尤其是吗啡、哌替啶、巴比妥类和硝西泮最为严重。发生呼吸抑制多与药物用量过大或使用不当有关。原有呼吸功能不全(特别是有二氧化碳潴留)者，即使小剂量用药也可引起呼吸抑制。肝功能减退的患者在使用那些主要由肝脏代谢的药物时更易发生呼吸抑制。因为苯二氮䓬类和巴比妥类药物主要在肝脏内代谢解毒。肾功能减退患者易受到吗啡的损害，因为吗啡代谢产物吗啡-6-葡萄糖醛苷也有镇静作用，由肾脏排泄。老年人对镇静药常常特别敏感。在有慢性支气管炎、长期持续气道阻塞和慢性代偿的Ⅱ型呼吸衰竭患者，给予标准剂量药物也可能引起呼吸抑制。手术后应用镇痛药及小手术时采用的静脉注射镇静药都可能引起呼吸抑制。母亲麻醉药成瘾能使婴儿的突然病死率增加 4 倍。一些药物对婴儿抑制呼吸作用可长达数周。

(六)药源性肺炎

1.*药物相关的系统性红斑狼疮肺炎*　主要是由于药物通过其特殊药理特性所致，或易患红斑狼疮患者所产生的过敏反应，与长期或大剂量用药有密切关系。发病时间长短不一，短者 2～3 周，长者 10～20 年。其突出表现为胸膜受累，常有急性胸膜炎症状，可有胸膜积液或纤维化，偶尔胸膜病变也会发生在狼疮综合征之前。尽管红斑狼疮细胞可能为阴性，但所有患者血清中抗核抗体阳性。其临床症状和体征主要有发热、咳嗽、气短、胸痛、胸腔积液、胸膜肥厚和肺间质纤维化。X 线胸片可见肺浸润和胸膜反应，也可以引起原因不明的小肺综合征。这种综合征的肺部改变和其他表现可持续存在，但停药后多能自行消失，应用肾上腺皮质激素治疗可加快恢复。个别病例的肺通气功能障碍可能持续很久。

现已发现可致红斑狼疮综合征的药物达 30 余种，它们是普鲁卡因胺、肼屈嗪、异烟肼、苯妥英钠、氯丙嗪、三甲双酮、对氨基水杨酸、柳氮磺吡啶、利血平、保泰松、羟布宗、甲基或丙硫氧嘧啶、甲基多巴、氯贝丁酯(安妥明)、洋地黄、胍生、青霉素、四环素、链霉素、灰黄霉素、磺胺、金盐、乙琥胺、卡马西平、青霉胺、左旋多巴、奎尼丁、美西麦角、地巴唑、口服避孕药等，其中尤以肼屈嗪、普鲁卡因胺和异烟肼三种药物最常见。红斑狼疮综合征中有 40%～80%患者有肺损害，包括胸膜渗出、肺炎、肺梗死、间质纤维化等。狼疮肺炎发生一般与长期或大剂量用药有关。例如普鲁卡因胺总剂量达 1400～3600g，从开始用药至出现症状，短者 2 周，长者 8 年，一般为 3 个月至 2 年，30%～60%患者可出现抗核抗体阳性反应。肼屈嗪剂量若大于 400mg/d，短者 3 周、长者 10～20 年，平均 17 个月即出现症状。服用肼屈嗪 6 个月以上者 13%可出现本病临床表现。

2.*游走性肺炎*　主要由机体对药物产生变态反应所致，同时分别与Ⅰ型、Ⅲ型和Ⅳ型变态反应有关。药物乙酰化延缓和肝肾功能不全起促发作用，但与用药时间、剂量和疗程没有关系，常在用药后数分钟或数小时乃至数天内发生。主要表现为呼吸困难、干咳，有时伴有发热。用药时如发现这些症状要及时停药，并进行抗过敏治疗和对症处理。一般症状和体征可迅速消失。目前已发现致病常用药物有磺胺药、呋喃妥因、对氨基水杨酸钠、青霉素、链霉素、头孢替安等抗菌药，柳氮磺吡啶、阿司匹林、萘普生等抗炎药，甲氨蝶呤、丙卡巴肼、博来霉素等抗肿瘤药，色甘酸钠、金硫葡萄糖等过敏药物，卡马西平、氯丙嗪、丙米嗪等抗精神病药，氢氯噻嗪、肼屈嗪等降压药；此外，巴比妥类、吡喹酮、胺碘酮、造影剂以及一些血清和疫苗等也可致游走性肺炎。

3.*脂质性肺炎或局限性肉芽肿*　矿物油（如液状石蜡）吸入肺内可引起脂质性肺炎，如油脂在肺内较集中，激活免疫系统，导致单核细胞、T淋巴细胞等聚集和增殖，形成局限性肉芽肿。

4.*纵隔淋巴结病及纵隔脂肪沉积症*　抗惊厥药乙内酰脲、苯妥英钠等可引起发热、皮疹、嗜酸性粒细胞增多，纵隔淋巴结及全身淋巴结肿大。停药1～2周后可消退。长期大量应用激素可促使脂肪组织在纵隔中沉积，X线胸片可见纵隔阴影增宽，停药后逐渐消退。

5.*间质性肺炎和肺纤维化*　主要是由于药物对血管内皮细胞、间质和肺泡上皮的直接损害，使细胞变性、坏死和肺泡毛细血管壁通透增加所致。早期表现为间质性肺炎、肺血管炎，如病程迁延发展为肺间质纤维化。间质性肺炎比肺间质纤维化有较多的炎性细胞，较少纤维，但两者无明显界限。根据用药后发病时间的长短，临床上大体分为急性型和慢性型。一般认为细胞毒药物（抗肿瘤药物，免疫抑制剂）发病较迟，而过敏性反应药物（如抗生素）则发病较快。

【辅助检查】

由于可引起药物性肺病的药物及相应的不良反应很多，所以很难有一个统一的辅助检查系统，应视不同药物及引发的病变而定，必要时可检测血药浓度。

【诊断】

药源性肺病的诊断比较困难，原因是其肺部改变为非特异性，又缺少特异性检查手段。有些辅助检查，如免疫学检查、组织学检查和肺功能检查虽可有一定帮助，但无特异性。另外由于受到病人和医院条件的限制，并非所有的病人都能进行上述检查。诊断最重要的是要有对药源性肺病的警惕性和可靠详细的用药史。因此临床医师应详细了解各种药物的药理作用，适应证及剂量，给药途径和副作用。在用药过程中，一旦发现不良反应，应结合临床经过，作全面深入分析，排除肺部其他疾病，作出正确诊断。可疑病例及时停药后症状消失有助于诊断，但晚期病例的组织学变化常呈不可逆性，故停药后症状持续并不能排除药源性肺病的可能。

【鉴别诊断】

所谓药源性肺病一定是在用药后过程中发生的与原先治疗目的不同甚至相反的作用或病变，因此其鉴别主要注意以下几点：

1.在用药过程中医生一定时刻警惕可能发生的各种不良反应，尤其是高危人群。

2.注意区别药物的不良反应与原发病的加重，这要视具体药物和疾病而言，难以逐一阐述。

3.一旦发现药物不良反应应尽早停用，所用药物进行严密观察。

【治疗】

唯一的也是最重要的治疗手段是尽快停药，早期药源性肺病停药后症状大多数可以减轻，经过一定时间后可以痊愈。有些药物性肺病患者对肾上腺皮质激素治疗有效，对于有些症状如哮喘、呼吸衰竭、急性肺水肿、咯血、肺动脉高压等，应及时采取相应的治疗措施；避免应用不必要的药物，特别是对于体质过敏的患者要尽量简化药物。

【药源性肺病的预防】

预防药源性肺病最重要的是提高对于药物两重性的认识，对所有药物均应熟悉其药理作用，严格掌握用药适应证、剂量和疗程，医生在临床工作中应经常保持对药物不良反应的警惕性，应经常分析病人所用药物对其正反两方面作用，及时停用不必要的药物，做到真正合理用药。

（张慧霞）

第八章 胸膜疾病

第一节 胸腔积液

【概述】

胸腔积液是指各种原因使胸腔内液体产生增多或吸收减少，超出正常范围而形成的一种病理状态。它并不是一种疾病，而是体内一种或多种疾病伴发的胸膜反应。胸膜腔是位于肺和胸壁之间的一个潜在的腔隙。正常情况下，胸膜腔内有 3～15ml 的微量液体，在呼吸运动时起润滑作用。其产生和吸收处于动态平衡状态。病理情况下，加速胸腔积液产生或吸收减少时，均可出现胸腔积液。一般分炎症性渗出液和非炎症性漏出液两大类。

【诊断】

(一)症状

呼吸困难是最常见的症状，可伴有胸痛和咳嗽。呼吸困难与胸廓顺应性下降、患侧膈肌受压、纵隔移位、肺容量下降刺激神经反射有关。病因不同，其症状有所差别：结核性胸膜炎多见于青年人，常有发热、干咳、胸痛，随着胸腔积液量的增加胸痛可缓解，但可出现胸闷、气促；恶性胸腔积液多见于中年以上患者，一般无发热，胸部隐痛伴有消瘦和呼吸道或原发部位肿瘤的症状；炎性积液多为渗出性，常伴有咳嗽、咳痰、胸痛及发热；心力衰竭所致胸腔积液多为漏出液，有心功能不全的其他表现；肝脓肿所伴右侧胸腔积液可为反应性胸膜炎，亦可为脓胸，多有发热和肝区疼痛，症状也和积液量有关，积液量少于 0.3～0.5L 时症状多不明显，大量积液时心悸及呼吸困难明显。

(二)体征

1.患侧胸廓饱满，呼吸运动减弱。

2.纵隔、气管向健侧移位，癌性胸腔积液时气管向患侧移位。

3.患侧语颤减弱、叩诊呈实音、呼吸音减弱或消失。

4.积液量多时，患者呼吸加快。

5.部分患者有消瘦、杵状指(趾)、锁骨上淋巴结肿大和腋下淋巴结肿大等恶性胸腔积液的表现。

(三)检查

1.胸部 X 线检查

(1)少量积液(<300ml)仅见肋膈角变钝，应借助透视和侧位斜胸片确定。

(2)中等量积液表现为中下肺野大片状均匀密度增高阴影,阴影上缘外高内低,凹面向上,基底部与膈相连,两侧与纵隔和胸膜相连。

(3)大量积液表现为患侧肺野为致密均匀阴影,纵隔移向健侧。

(4)叶间包裹积液表现为叶间边缘光滑梭形阴影。

(5)肺底积液表现类似横膈抬高,可借助侧卧位胸片鉴别,侧卧位见积液散开而膈肌显示。

2.超声波检查　有助于胸液的诊断和定位。

3.胸液检查

(1)常规检查:常规检查主要包括胸腔积液的外观、比重、Rivalta 试验、细胞计数与分类等。

(2)生化检查:主要包括蛋白质定量、葡萄糖、pH 测定、酶学测定、癌胚抗原(CEA)、胆固醇、血清糖链抗原(CA_{50}、CA_{125}、CA_{19-9})、透明质酸(HA)等。

除根据胸液常规和生化检查将胸液分为漏出液和渗出液两大类(表 8-1),符合下列 3 项中任何一项可称为渗出液:①胸液蛋白含量与血清蛋白含量比值>0.5;②胸液 LDH/血清 LDH 比值>0.6;③胸液 LDH>200U/L 或>正常血清 LDH 最高限的 2/3。

表 8-1　漏出液和渗出液鉴别

项目	漏出液	渗出液
常见病因	充血性心力衰竭、缩窄性心包炎、上腔静脉综合征、黏液性水肿、肝硬化、肾炎、肾病综合征、腹腔透析、低蛋白血症、Meig 综合征	感染性疾病、肿瘤、结缔组织病、心肌梗死后综合征、肺梗死(部分)、胰腺炎、胰腺囊肿、食管穿孔尿毒症
外观	清、常呈淡黄色	微浊或混浊,可为草黄色、脓性、血性、乳糜性
比重	<1.018	>1.018
Rivalta 试验	阴性	阳性
蛋白定量	<30g/L	>30g/L
细胞数	$<10\times10^7$/L,主要内皮细胞	常$>50\times10^7$/L,急性炎症以中性粒细胞为主,慢性炎症、肿瘤以淋巴细胞为主
LDH	<200U/L	>200U/L
病原体	无致病菌	可找到病原菌

(3)免疫学检查:①T 淋巴细胞及其亚群测定,结核性胸腔积液 CD_4^+/CD_8^+ 比值增高,恶性胸腔积液 CD_4^+/CD_8^+ 的比值明显降低;②体液免疫,抗 PPD 抗体、抗分枝杆菌 A_{60} 抗体、抗分枝杆菌 P_{32} 抗体,结核性胸腔积液均显著高于非结核性胸腔积液。

(4)细胞学检查:①脱落细胞检查,50%以上的恶性胸腔积液可经细胞学检查而确诊;②染色体检查,恶性胸腔积液多数为非整倍体,并可出现染色体结构异常。

(5)病原体检查:渗出液离心沉淀可找到病原菌。进一步做需氧和厌氧菌培养。

4.胸部 CT 检查　能显示极少量或局限性胸腔积液,亦能显示肺部和纵隔病变与胸膜和积液的关系。

5.胸膜活检　经皮针刺胸膜活检或胸腔镜胸膜活检，对原因不明的胸腔积液病因诊断很有帮助。

胸腔积液的性质与有关病因见表 8-2。

表 8-2 胸腔积液性质与有关病因

胸液性质	病因
中性粒细胞增多	化脓性感染、膈下脓肿、早期结核、肺梗死、胰腺炎
嗜酸性粒细胞增多	反应性胸膜炎、气胸、胸部创伤、肺梗死后、寄生虫感染、真菌感染（组织胞浆菌、放线菌、球孢子菌）、病毒感染
淋巴细胞增多	恶性病变、结核、真菌、黏液性水肿、消散期肺炎
间皮细胞增多	恶性胸膜间皮瘤
血性	损伤、肿瘤、肺梗死、结核、病毒、出血性疾病
乳糜样	胸导管损伤、肿瘤、结核
葡萄糖减少	化脓性、结核性胸膜炎、类风湿关节炎
淀粉酶增高	急性胰腺炎、恶性肿瘤、食管破裂
腺苷脱氨酶增高	结核性、化脓性、肺吸虫病
癌胚抗原增高	恶性病变
胆固醇增多＞226mmol/L	慢性感染、长期积液、胸膜增厚

（四）诊断要点

1.确诊存在胸腔积液

(1)少量胸腔积液时常无明显症状，大量胸腔积液时患者可有气促、胸闷、心悸。

(2)随着积液量的增加，体检可见患侧胸廓饱满，呼吸幅度减弱，气管向健侧移位，叩诊胸部呈浊音或实音，听诊呼吸音减弱或消失。

(3)X 线检查积液量＜300ml 时可见肋膈角变钝，包裹性积液可呈圆形或梭形密度增高影。

(4)CT 检查可见积液或积液所掩盖的病变。

(5)超声波检查可见肺部积液征。

(6)诊断性胸腔穿刺抽出液体。

2.胸腔积液性质判定　根据外观和实验室检查区分胸腔积液为渗出液或漏出液。过去 25 年中，通常用于区别漏出液和渗出液的指标为测定胸腔积液中的蛋白含量和 LDH 含量，即 Light 标准。根据该标准，符合以下一个或一个以上标准的为渗出液：①胸腔积液中的蛋白定量与血浆中蛋白的比值＞0.5；②胸腔积液中的 LDH 与血清中的 LDH 的比值＞0.6；③胸腔积液中的 LDH＞2000U/L。

漏出液常见于充血性心力衰竭、肾病综合征、肝硬化、低蛋白血症、甲状腺功能减退、腹膜透析、上腔静脉阻塞、缩窄性心包炎、肺不张等。渗出液常见于结核性胸膜炎、肺炎、恶性肿瘤和结缔组织病等。

（五）鉴别诊断

1.结核性胸膜炎　是最常见的病因，多有发热、盗汗等结核中毒症状，以年轻患者为多，结核菌素试验阳性，体检见胸腔积液体征，胸液呈草黄色，淋巴细胞为主，腺苷脱氨酶（ADA）活性明显高于其他原因所致的胸腔积液。

2.恶性肿瘤侵犯胸膜引起的胸腔积液　多呈血性、大量、增长迅速，乳酸脱氢酶>500U/L，常由肺癌、乳腺癌转移至胸膜所致，结合胸液脱落细胞学检查、胸膜活检、胸部影像学检查、纤维支气管镜等，有助于证实诊断。

3.化脓性胸膜炎　常表现为高热、消耗状态、胸胀痛，胸液中白细胞高达 10×10^9/L，LDH>500U/L 和葡萄糖含量降低<1.11mmol/L。

4.心、肝、肾或营养不良性疾病引起胸腔积液　胸腔积液检查为漏出液，一般可有相关疾病的征象，诊断不难。

【治疗】

（一）一般治疗

排出胸膜腔积液以减轻呼吸困难。慢性脓胸（病程 3～6 个月）应加强全身支持疗法；有血胸者，可输新鲜全血，以纠正失血性休克，并有协助止血的功能。乳糜胸乳糜液丢失率低于每小时 0.25ml/kg 者，可予保守治疗。

（二）药物治疗

1.抗结核治疗。

2.糖皮质激素　一般不作常规应用，适应证为结核中毒症状明显、胸膜腔积液量较多或有积液分隔、包裹趋向时，应在抗结核药物治疗有效的基础上加用小剂量糖皮质激素，如泼尼松（强的松）每日 15～30mg，分次口服，疗程不超过 4～6 周，症状得到控制后尽早减量、停药。

3.化疗　小细胞肺癌（SCLC）、恶性淋巴瘤、睾丸癌、乳腺癌等对化疗较敏感，由此引起的胸膜腔积液可采用全身化疗。

4.抗生素　如为急性脓胸，应选用敏感抗菌药物控制感染。

（三）胸腔局部治疗

1.胸膜腔穿刺抽液　一般每周抽取胸膜腔积液 1～2 次，尤其是中等量以上胸膜腔积液患者，每次不宜超过 800～1000ml，抽液速度不宜过快，否则发生肺水肿。

2.局部化疗　适用于所有恶性胸膜腔积液患者，可采用肋间切开引流尽可能的将胸腔积液排空，经引流管注入抗癌药物，如顺铂 40～80mg，或阿霉素 30mg，或氟尿嘧啶 750～1000mg 等，既有杀灭癌细胞作用，又可以引起胸膜粘连。

3.胸膜粘连术　向胸膜腔内注射高糖、四环素（每次<2g）或滑石粉（每次<5g）等，使胸膜形成无菌性炎症导致粘连，胸膜腔闭锁。在胸膜粘连术之前，必须尽可能减少胸膜腔积液量，以使脏层与壁层胸膜得以粘连。

4.胸膜腔插管引流　对血胸患者予胸膜腔插管引流，可动态观察有无活动性出血及其出血速度，并彻底排除积血。

（四）手术治疗

慢性脓胸患者经药物治疗不能闭合脓腔者，可予胸膜剥脱术和胸廓改形术以闭塞胸膜死腔；有支气管胸膜瘘或一侧肺毁损者宜行手术切除。血胸外科手术治疗的适应证：①病情凶险，24 小时内胸腔引流量＞1000ml 者或每小时持续引流量＞150ml 者，血色鲜红，抽出后静置后迅速凝固者；②补充血容量后休克仍难以纠正者；③持续胸膜腔引流，仍有活动性出血者；④疑有凝固性血胸或胸膜腔积血难以引流者，乳糜胸经保守治疗无效的，可行胸导管结扎术。

（五）放射治疗

恶性肿瘤引起的乳糜胸患者可予纵隔照射疗法，可使 1/3～1/2 的乳糜胸患者获症状缓解。由淋巴瘤及其他放疗敏感的肿瘤阻塞纵隔淋巴结或淋巴管而形成的胸膜腔积液，可用放疗。

（六）常见病因引发的胸腔积液及治疗

1.恶性胸腔积液的病因及治疗

(1)病因：恶性肿瘤常伴发胸腔积液，有尸检显示 15％患者死于恶性肿瘤者存在胸腔积液。约 50％因胸腔积液就诊的患者最终被证实为恶性胸腔积液。肺癌和乳腺癌是胸膜转移最常见的恶性肿瘤，占恶性胸腔积液原发病的 50％～65％。恶性胸腔积液常表现为渗出液，有调查显示 42％～72％的渗出性胸腔积液为恶性肿瘤所致。

(2)治疗

1)一般原则：对恶性胸腔积液的治疗首先应积极治疗原发病，如小细胞肺癌对化疗敏感，乳腺癌激素治疗有效等。对胸腔积液的局部处理目的多在于缓解症状。具体措施常根据积液量、症状严重程度、患者的预期寿命和体力状况决定。美国和英国胸科联合会关于治疗恶性胸腔积液的指南推荐：如患者无症状，则以观察为主；对呼吸困难明显，一般首先进行治疗性胸腔穿刺抽液，观察抽液后呼吸困难的缓解情况及积液的消长；对抽液后呼吸困难缓解，积液复长较慢的，可继续密切观察；对呼吸困难不缓解的，应考虑其他原因引发的呼吸困难，如癌性淋巴管炎、肺陷闭、肺血栓形成或肿瘤性肺栓塞；对积液增加较快的可选择进一步的治疗措施；对大量胸腔积液伴纵隔移位者，也可直接选择胸廓造口插管引流或胸膜粘连术治疗；对预期寿命较短，体力状态差的患者推荐只进行反复胸腔穿刺抽液缓解呼吸困难。

2)胸膜粘连术治疗：进行胸膜粘连术前应对肺的膨胀状态进行评估。有些患者因肿瘤阻塞主支气管导致肺不张或广泛的胸膜浸润导致肺陷闭，不易行胸膜粘连术。凡大量胸腔积液，却不出现纵隔向健侧移位，或抽净胸腔积液后肺不复张的，均提示肺膨胀状态差，可进一步行纤维支气管镜或胸腔镜检查了解支气管阻塞及胸膜浸润情况。

许多药物可用于对恶性胸腔积液进行胸膜粘连治疗，但无菌滑石粉（2.5～10g）最为有效，有效率可达 93％，高于四环素及抗肿瘤药物博莱霉素等。首选的方法是经内科胸腔镜术或电视胸腔镜术（VATS）以粉末的形式向胸腔内吹入滑石粉。具体方法是全面清除胸腔积液，并将粘连溶解后，通过胸腔镜的工作孔向胸腔内吹入不含石棉的无菌滑石粉。直视下确保滑石粉均匀地分布在所有的胸膜表面。也可经胸腔导管以混悬液的形式给药。局部麻醉下，插入胸腔引流管，经水封瓶闭式引流或负压吸引，24 小时内使胸腔积液减少至 50ml 以下。之后经胸腔引流管胸腔内注入滑石粉混悬液（无菌滑石粉 4～5g＋2％利多卡因 10ml＋0.9％氯化钠注射液 40～90ml)，随后夹管。嘱患者 1 小时内每 10 分钟变动体位1次，使药物均匀分布在胸膜表面。12 小时后开夹管并负压吸引，直至 24 小时引流积液量＜100～150ml。如 48～72 小时后每 24 小时积液引流量仍＞250ml，可以等剂量滑石粉再灌注 1 次。滑石粉治疗的不良反应有胸痛、发热、低血压、心动快速、低氧血症、ARDS 等，术后应进行心电、呼吸、血压、血气监护。剧烈胸痛者可给予镇痛治疗，发热体温多不超过 38℃，且多在 2 日内消失。滑石粉导致胸膜粘连的机理在于通过对胸膜的物理性刺激，引起强烈的胸膜炎症反应，促进胸膜纤维化和肉芽肿形成，最终导致胸膜腔闭锁。因此，有学者主张在滑石粉胸膜粘连术后应尽量避免应用激素等抗炎药物，以免降低疗效。

胸膜粘连术可能因操作者技术原因或患者原因(存在潜在肺膨胀不全)而失败。失败的病例多在行粘连术后短期内胸腔积液复发。对此类患者，根据不同情况，可选择再次胸膜粘连、反复胸腔穿刺引流、置管引流或胸腹腔分流术治疗。

3)肺癌引起胸腔积液的化疗：胸腔内局部注射化疗药物，以期控制胸腔积液生长是近 10 年来肿瘤治疗领域的一个热点。应选择在胸腔内浓度较高，而全身性毒副反应低的药物。比较常用的药物有：

博莱霉素：博莱霉素是从链霉菌轮枝孢菌属中分离出的抗肿瘤抗生素，本身能抑制 DNA 合成，是一种杀瘤和抑瘤的细胞毒药物，同时它有轻度的胸膜腔硬化作用，形成壁层胸膜与脏层胸膜的粘连，所以胸腔内注射后疗效可能要高于其他药物。应用方法：胸腔穿刺或导管引流后，经 B 超检查证实胸腔积液量估计＜100ml 时，胸腔内注射博莱霉素 60mg＋0.9％氯化钠注射液 50ml＋2％利多卡因 5ml＋地塞米松 5mg。嘱患者分别取患侧卧位-健侧卧位-仰卧位-俯卧位-直立位，在胸腔内注射药物后的 2 小时内每 15 分钟变换 1 次体位，重复 2 次，以便药物在胸腔内与胸膜广泛充分接触。一次注射有效率可达 85.7％。

顺铂：顺铂注入胸腔后，药峰浓度为血浆中药峰浓度 44 倍，是治疗恶性胸腔积液有效率高的原因之一。据报道，其有效率达 40％～100％。应用方法：胸腔穿刺或导管引流后，胸腔内注射顺铂 60mg＋0.9％氯化钠注射液 50ml＋2％利多卡因 5ml＋地塞米松 5mg。

化疗后 1 个月检查 X 线胸片、胸腔积液 B 超，注射药物前及注射药物后 1 周、2 周及 3 周查血常规。观察患者有无发热、胸痛、恶心呕吐等不良反应。

疗效评价标准通常按 WHO 标准：完全吸收(CR)为胸腔积液消失持续 4 周以上；部分吸收(PR)为胸腔积液显著减少(＞1/2)持续 4 周以上；无效(NR)为未达到上述指标或有增加者，以 CRJ-PR 计算有效率。

此外，可选择的胸腔内注射化疗药物有丝裂霉素、氟尿嘧啶、阿霉素、氮芥等，或生物反应调节剂(如 IL-2、短小棒状杆菌)，或中药制剂(如榄香烯、康莱特等)均有报道，但是报道疗效不一。近年来有学者提出转化生长因子、血管内皮生长因子、高聚金葡素有望取得良好疗效而毒副反应轻微，但目前尚缺乏充分的临床应用来验证。

2.非肿瘤性胸腔积液的常见病因及治疗

(1)细菌性胸腔积液：累及胸膜的败血症和肺炎旁胸腔积液(PPE)较为常见，可发生于半数以上的社区获得性肺炎患者。有些患者使用恰当的抗生素后，胸腔积液得到控制，预后较好。有些患者对抗生素治疗反应差，或并发全身性脓毒血症，病程长，预后差。

对严重的PPE患者仅给与抗生素治疗是不够的，尤其是并发脓胸应及时进行胸腔积液引流，具体的方法可选择胸腔穿刺抽液术、胸廓造口插管引流、胸腔镜引流、VATS引流；对晚期脓胸并发胸膜肥厚者，应选择胸膜剥脱术治疗。

1)肺炎链球菌性肺炎伴胸腔积液：肺炎链球菌肺炎患者中29%～57%发生胸腔积液，多数表现为小量至中等量，发生于肺炎同侧，胸腔积液细菌培养阳性率<6%。治疗推荐使用β-内酰胺类或大环内酯类抗生素，疗程多为4～8周。

2)肺炎支原体肺炎伴胸腔积液：肺炎支原体肺炎多发生于5～25岁人群，但亦可发生于各个年龄段的成人。肺炎支原体感染者中4%～20%发生PPE，通常为小量并发生于肺炎同侧，但少数患者亦可发生大量双侧胸腔积液。尤其是廉状红细胞贫血伴发肺炎支原体感染者胸腔积液发生率高且病情较严重。治疗可采用大环内酯类抗生素和四环素，疗程从5～8周不等。

3)嗜肺军团杆菌伴胸腔积液：由嗜肺军团杆菌感染所致的社区获得性肺炎，严重程度不同。其中12%～35%患者并发PPE，亦有发生肺炎前即出现胸腔积液者。积液多为少量单侧，但也可表现为大量双侧。治疗推荐使用大环内酯类抗生素，治疗后胸腔积液介于5日～4个月之间吸收，多数需4周。

4)肺炎衣原体伴胸腔积液：在社区获得性肺炎中肺炎衣原体性肺炎发生率为3%～22%，但季节性流行时可高达43%；鹦鹉热衣原体肺炎患者中20%～55%可伴发胸腔积液；沙眼衣原体肺炎患者伴发胸腔积液甚为少见；肺炎衣原体肺炎患者中伴发胸腔积液的发生率为8%～53%。所有衣原体肺炎所致胸腔积液多表现为小量至中等量，大量积液非常少见。推荐使用大环内酯类抗生素治疗，疗程为4周。4%～20%病程>12周者可伴发胸膜肥厚或粘连。

(2)真菌性胸腔积液

1)粗球孢子菌感染所致胸腔积液：胸腔积液发生于7%～19%粗球孢子菌感染者，多在出现症状后1周内发生。积液通常为小量，偶尔可出现大量。急性粗球孢子菌所致胸腔积液多为自限性，病程多为1～8周，无需特殊治疗；胸腔穿刺抽液可缓解因大量胸腔积液所致呼吸困难；粗球孢子菌慢性感染多伴发胸膜支气管瘘和脓胸；此类患者需持续引流和系统性抗真菌治疗。

2)荚膜组织胞浆菌所致胸腔积液：荚膜组织胞浆菌在世界范围内流行。HIV阴性患者组织胞浆菌所致胸腔积液甚为少见，发生率为1%～5%；伴发胸腔积液多不影响预后。治疗取决于宿主的基本状态。对免疫力正常的宿主，多在2～4周自愈，如宿主处于免疫抑制状态或慢性感染胸腔积液持续存在4周以上应开始使用两性霉素B，残留胸膜肥厚和广泛的胸膜纤维化需行胸膜切除术治疗。

(3)病毒性胸腔积液：病毒引起的下呼吸道感染可伴发胸腔积液。发生率为2%～9%。多种病毒感染包括流感病毒、副流感病毒、呼吸道合胞病毒、单纯疱疹病毒、巨细胞病毒、腺病毒均可引起胸腔积液，此类患者多存在免疫力低下。通常这种胸腔积液为小量，无症状，多在2周内自愈，无需胸液引流。

(4)AIDS伴胸腔积液：AIDS患者合并胸腔积液发生率具有人群和地域差异。AIDS患者伴发胸腔积液的三大常见原因为继发于肺炎或脓胸、结核、Kaposi肉瘤。

细菌性肺炎在HIV阳性者高于阴性者。AIDS社区获得性肺炎常较为复杂，表现为较高的细菌感染率，较高的肺炎旁胸腔积液发生率，较高的需导管引流的脓胸发生率。

HIV 阳性合并肺炎旁胸腔积液的治疗与其他免疫力正常的患者相似。然而，由于 HIV 阳性者金黄色葡萄球菌感染较为多见，应选用针对此种细菌的敏感抗生素。

根据不同的文献报道，HIV 阳性并发结核性胸膜炎发生率可高于、等于或低于 HIV 阴性者，但在 AIDS 患者中 CD_4^+ 细胞计数＞200 者结核性胸腔积液发生率高于 CD_4^+ 细胞计数＜200 者。HIV 阳性并发结核性胸腔积液的治疗与 HIV 阴性者无明显差异。

(5)充血性心力衰竭伴胸腔积液：充血性心力衰竭是产生漏出性胸腔积液最常见的原因。根据临床表现心力衰竭合并胸腔积液的发生率为 38%～46%，而尸检所见可达 72%。此种胸腔积液多发生于双侧，但通常右侧积液量大于左侧，并伴有心脏扩大。如发生于单侧，以右侧最为多见。

通常认为，胸腔积液多见于左心衰竭而不是右心衰竭。因此，治疗应包括降低肺静脉压力，增加心输出量。如心力衰竭得到有效控制，胸腔积液多在 1 个月内消失。少数难以控制的胸腔积液需反复胸腔穿刺抽液或胸膜粘连术治疗以解除症状，亦可选用胸腹腔分流术治疗。

(6)心脏创伤后综合征(PCIS)：PCIS 发生于各种心肌或心包创伤后数日、数周或数月。该综合征发生于心脏手术(心包切开后综合征)、心肌梗死(心梗后综合征或 Dressler's 综合征)、胸腔钝性创伤、心脏起博器植入术后或血管成形术后。它是一种自身免疫性综合征，可表现为心包炎、发热、白细胞增多症、血沉增高、肺浸润和(或)胸腔积液。PCIS 的发生率因损伤的持续状态不同。心肌梗死后 PCIS 发生率为 1%～7%，其中胸腔积液的发生率为 40%～68%。心脏手术后 PCIS 发生率为 17%～31%，其中胸腔积液的发生率为 47%～68%。

治疗可采用激素或非类固醇消炎药。疗程根据对消炎药物的反应不同而不同。对多数心肌梗死后综合征患者在使用非类固醇消炎药或激素治疗 1～5 周后胸腔积液消失。心脏手术后，胸腔积液可在 2 个月后自愈，使用非类固醇消炎药后多数病例在数日至 3 周消失。

(7)冠状动脉旁路移植术后胸腔积液：冠状动脉旁路移植术后发生胸腔积液较为多见，发生率为 40%～90%。通常胸腔积液为小量，常见于左侧，亦有发生于双侧大量的报道。

导致胸腔积液的原因多种多样：可为充血性心力衰竭、PCIS、肺膨胀不全、胸膜切开损伤淋巴组织、损伤内部乳腺动脉床、心包炎等。对冠状动脉旁路移植术并发胸腔积液的治疗应相对保守。仅对发热、大量胸腔积液或在一定时间内未吸收的胸腔积液采用较为积极的措施。通常此类胸腔积液多在 8 周内吸收，亦有持续存在 3～20 个月的报道。

(8)类风湿性关节炎(RA)合并胸腔积液：胸膜受累是 RA 最为常见的胸腔内表现，约发生于 5%的 RA 患者。然而，尸检结果表明 RA 合并胸膜炎、胸腔积液发生率为 40%～70%。这种临床与尸检的差异提示多数患者无症状或使用抗炎药物掩盖了症状。RA 并发胸膜炎、胸腔积液多见于男性，年龄＞45 岁及皮下结节患者。胸腔积液可发生于疾病的各个阶段，约 20%发生于关节症状同时或之前，50%发生于关节症状出现后 5 年之内。其临床表现类似于细菌性胸膜炎。影像学通常表现为小量至中等量单侧积液，亦有大量积液的报道。类风湿性胸腔积液可以是短暂的，长期的或反复发作性。很少在 4 周内消失。通常在治疗后 3～4 个月内消失。50%患者迁延不愈，病程从 7 个月～5 年不等，但很少出现胸膜肥厚粘连。

激素或非类固醇消炎药治疗类风湿性胸腔积液的疗效尚缺乏大规模临床实验证实。有人尝试系统性和胸膜腔局部应用激素治疗，治疗效果各有不同。如果其治疗的主要目的在于防止进行性胸膜纤维化，可考虑应用非类固醇消炎药物。合理的策略是在疾病早期考虑应用阿司匹林等非类固醇消炎药或泼尼松龙，如果8～12周积液消失，可停药。如积液不消失，可采用治疗性胸腔穿刺术和胸腔内给与激素治疗。

(9)系统性红斑狼疮(SLE)并发胸腔积液：SLE并发胸膜炎较为常见，通常表现为伴或不伴胸腔积液的胸痛，可发生于45%～56%的患者，多见于女性，是疾病晚期的表现。影像学通常表现为小量至中等量双侧性胸腔积液，亦有大量单侧的报道。

SLE患者伴发胸腔积液应除外其他原因，如肾病综合征、充血性心力衰竭、肺栓塞、PPE、尿毒症、药物相关性胸腔积液等。一旦除外这些原因，可考虑应用泼尼松龙每日60～80mg开始，显效后逐渐减量。与RA不同，SLE合并胸腔积液对激素治疗反应好，一旦应用激素治疗胸腔积液多很快消失。疗程通常为4～6周。极少数SLE伴胸腔积液病情重，胸腔积液量多，对激素治疗反应差，这时可加用一种免疫抑制剂，如环磷酰胺或硫唑嘌呤。对免疫抑制剂疗效差者，可采用胸膜粘连术治疗。

(10)结节病合并胸腔积液：虽然90%结节病患者累及肺组织，但很少累及胸膜。结节病合并胸腔积液的发生率为0%～5%。并发胸腔积液的结节病患者通常伴有肺实质病变(2期或3期)或胸外表现。胸腔积液通常表现为单侧，小量至中等量积液，但亦有大量和双侧的报道。诊断胸膜结节病需除外结核和真菌感染所致。

结节病性胸腔积液通常在1～3个月内自愈，有时需激素治疗。有报道称应用激素治疗后2周内胸腔积液消失者，亦有应用激素后6个月消失的报道。因此，对无症状型结节病性胸腔积液无需激素治疗，对症状明显，胸腔积液反复发作者应应用激素治疗。治疗不完全可发展为胸膜肥厚，有时需手术治疗。

(11)肺栓塞并发胸腔积液：急性单侧胸腔积液应考虑肺栓塞可能。肺栓塞患者中胸腔积液的发生率为10%～50%，常表现为病变同侧的小量积液，在栓塞3日后，胸腔积液不再增长，如发病3日后胸腔积液继续增长，应考虑是否存在再栓塞、使用抗凝剂过量所致血胸、继发感染等。

有研究表明，未发生肺梗死的胸腔积液72%在发病7日内消失，而发生肺梗死者胸腔积液常持续存在。

(12)石棉肺所致胸腔积液：石棉所致胸腔积液是暴露于石棉的最初20年内发生率最高的石棉相关性胸膜肺损伤。可发生于最初接触石棉后的1～60年间。良性石棉性胸腔积液(BAPE)的诊断依赖于石棉接触史，除外其他原因所致胸腔积液，并除外3年内发生恶性肿瘤者。46%～66%的患者为无症状性胸腔积液，通常在健康查体时发现，表现为小量至中等量，单侧；10%患者表现为双侧大量积液。BAPE通常慢性反复发作。多数积液在3～4个月消失，80%-90%患者遗留肋膈角变钝，50%患者遗留弥漫性胸膜肥厚，30%～40%通常在3年内复发。许多患者在发生BAPE后演变为胸膜间皮瘤，但二者之间的关系尚需大规模临床实验证实。

(13)肺或心肺联合移植并胸腔积液：有报道心肺联合移植术后100%发生胸腔积液。双侧肺移植发生率高于单侧肺移植。多发生于手术后早期，表现为小量至中等量，少数可发生大量积液。绝大多数病例,积液在移植后9～14日自愈,仅少数病例在移植后3周内发生积液量增多,可能与移植后2～4周发生的移植物淋巴组织的重建有关。3周后如积液仍吸收不良提示为病理现象,如并发肺再植反应、感染、或急性肺损伤。在针对病因治疗的同时应尽可能引流清除积液。

(14)肝移植并胸腔积液:与心肺疾病无关的胸腔积液通常发生于肝移植后,其发生率为48%～100%。手术中损伤右侧膈膜、围手术期输入血液制品、低蛋白血症、肺膨胀不全均可能与胸腔积液有关。最重要的原因可能是手术横断肝脏淋巴组织,特别是与胸膜相连的肺系带。接近1/3的患者表现为双侧胸腔积液,但以右侧胸腔积液量较多,此类胸腔积液在手术后3～7日达到高峰,2～3周消失,少数可持续数月。胸腔穿刺术或胸廓造口插管术对缓解症状非常有效,胸腔积液的性质多表现为漏出性,如术后7日胸腔积液仍不断增长,应考虑合并横膈下感染可能。

(15)尿毒症合并胸腔积液:1836年,Bright等报道尸检发现仅29%蛋白尿患者胸膜正常。尸检发现20%～58%尿毒症患者并发纤维素性胸膜炎。肾功能衰竭患者发生胸膜损伤的原因可能有以下几种:①继发于心力衰竭;②继发于感染;③继发于同时伴有肾脏与胸膜损伤的疾病如SLE;④继发于尿毒症性心包炎;⑤继发于肺栓塞;⑥尿毒症性胸膜炎。

长期透析的尿毒症患者发生胸膜炎的概率为4%～16%。X线胸片多表现为单侧,中等量胸腔积液,少数发生双侧大量。此类积液在持续透析4～6周后多可消失,但很快复发。有些胸腔积液尽管进行了血液透析仍持续存在,并逐渐发展为纤维胸,这时需胸膜剥脱术治疗。毒素或免疫复合物不能经由血液透析去除可能是胸腔积液不易消失的机理,因此,可尝试血浆析出术治疗。

(16)胰腺炎所致胸腔积液:胰腺炎所致胸膜肺综合征非常常见,但急性胰腺炎和慢性胰腺炎并发胸腔积液的临床表现、治疗和预后各不相同。

慢性胰腺炎较急性胰腺炎而言并发胸腔积液的发生率较低。慢性胰源性胸腔积液与胰胸膜瘘形成有关,患者多为男性,＞90%患有酒精性胰腺疾病。虽然胰源性胸腔积液由胰腺炎所致,这些患者可无腹部症状,常见的主诉为呼吸困难或胸痛。首先可选用非手术治疗,包括降低胰液分泌、胃肠减压、全胃肠外营养、胸腔穿刺放液治疗。约50%患者经非手术治疗后9日至2个月内积液消失。有报道称奥曲肽治疗重症胰源性胸腔积液有效。内窥镜下胰导管支架植入术亦是有希望的选择之一。因胰源性胸腔积液并发症多,死亡率高,因此常选择手术治疗。手术前,应行内镜下逆行性胰造影和腹部CT检查清楚判断胰腺破裂和瘘管形成情况。

【病情观察】

造成胸腔积液的原因很多,根据患者的症状、体征确认为胸腔积液者,应尽可能地明确积液的原因,采用相应的治疗;治疗过程中,主要应仔细观察患者治疗胸闷、气急的改善程度,伴随症状或原发疾病的缓解与否,有无治疗药物本身的不良反应,以便及时调整治疗用药。

【病历记录】

1.门急诊病历　记录患者胸闷、胸痛的持续时间和主要伴随症状。记录有无原发病(如结核、肿瘤)及其临床特征、诊断及治疗状况。体检记录原发疾病和胸腔积液的体征。实验室检查记录X线表现、胸腔积液常规、生化及病理学检查结果。

2.住院病历 入院记录患者门急诊的诊疗经过、治疗效果。重点记录本次入院后的诊治经过,反映治疗后的胸腔积液等症状的改善程度;记录胸腔积液的实验室检查结果。如需特殊检查或治疗,须有患者或亲属签署的知情同意书。

【注意事项】

1.医患沟通 胸腔积液是由许多疾病引起的临床征象,如明确为胸腔积液,则应告诉患者及家属可能的病因,并向其说明需要胸腔抽液行相关的生化、找脱落细胞等检查,以明确胸腔积液原因;如为恶性胸腔积液,则应进一步行B超、CT等影像学检查,寻找原发病灶。应告知患者及家属,明确胸腔积液原因比治疗更为重要,以便患者及家属能理解、配合;如为结核性,应讲明抗结核治疗的药物、疗程,使患者能增加对治疗的依从性;如为恶性胸腔积液,则应讲明治疗的难度、预后等,以便家属能理解。如需行胸腔注射药物或行其他特殊治疗,均应由患者或亲属签署知情同意书。

2.经验指导

(1)胸腔积液本身容易诊断,关键是要明显病因。目前,最常见的原因有结核、肿瘤、感染、外伤、结缔组织疾病等。

(2)下列的体检发现有助于病因诊断,如患者胸部淋巴结肿大、胸壁呈非凹陷性水肿、胸膜增厚明显、胸痛剧烈,应考虑恶性胸腔积液可能性大;若短期内患者发热、毒性症状重、局部胸壁水肿,则以脓胸可能性大;若患者为青年女性,有发热、胸腔积液、免疫异常则要考虑系统性红斑狼疮等可能。结核性胸膜炎大多数发生于青壮年,多有结核的毒血症状,临床上如与癌性胸腔积液难以鉴别,可予试验性抗结核治疗,抗结核治疗有效则支持结核性胸腔积液的诊断。

(3)约有15%的患者经详细检查后仍可能为病因不明,这一点,临床实际工作中常常碰到,需强调的是对所有临床、实验室资料要做综合分析,另外,如症状允许,可安排患者密切随访观察。

(4)临床上发现有胸腔积液的要尽量抽水,行相关检查,以明确胸腔积液性质。原发疾病的诊断是本病治疗有效的前提,治疗前明确胸腔积液的病因显得十分重要。

(5)临床上,胸腔积液的治疗是综合性的治疗,胸腔积液症状明显或大量胸腔积液引起为生命体征不稳定时,要及时抽胸腔积液。脓胸患者中毒性症状重,应积极引流,可注射尿激酶至胸腔以减少脓液稠度、利于引流,其次,脓胸患者的支持治疗也很重要。有手术指征时要及时进行外科治疗。

(霍 晋)

第二节 胸膜炎

一、结核性胸膜炎

结核性胸膜炎是机体对结核菌蛋白成分处于高度过敏状态时,结核杆菌侵犯胸膜而引起的胸膜炎症,是最常见的感染性胸膜疾病,好发于青壮年,男性多于女性。

【病因】

引起结核性胸膜炎的病原体是结核分枝杆菌。结核菌到达胸膜的途径有三种：①结核杆菌经淋巴管到达胸膜；②胸膜下结核病灶直接波及胸膜；③经血行播散至胸膜。

【病理】

早期发现为胸膜充血、毛细血管通透性增加、白细胞和淋巴细胞浸润、胸膜表面有纤维素样物质渗出，随后可出现浆液渗出。典型者胸膜上可有结核结节形成。肺结核空洞或胸膜下干酪样病灶感染胸膜可引起结核性脓胸。

【诊断】

（一）症状

多急性起病，类似于急性肺炎，也可呈亚急性或慢性形式。典型者早期表现为轻中度发热、刺激性咳嗽和胸痛，其中胸痛性质为尖锐的针刺样，多在患侧腋下较明显。深吸气或咳嗽时加重，患侧卧位时减轻。此时，胸膜表面主要表现为充血、少量纤维素渗出，故称干性胸膜炎。随着病情进一步发展，胸膜腔出现积液，称渗出性胸膜炎。胸痛逐渐减轻，患者感胸闷，积液量大时可出现气急，尤以活动后明显，严重时不能平卧，呈端坐呼吸。当胸腔积液基本吸收后又可出现胸痛。结核性脓胸急性起病者毒性症状较明显，如恶寒、高热或多汗等，伴支气管胸膜瘘时则咳出大量脓“痰”（即脓胸腔积液），有时呈血性。慢性者多无发热，但常有较明显的贫血与消瘦。

（二）体征

早期体征不明显，患侧胸部可有局部压痛及呼吸音减低，有时能闻及胸膜摩擦音。出现胸腔积液时，表现为患侧胸廓饱满，呼吸运动减弱，触觉语颤消失，叩诊呈实音，听诊呼吸音减弱或消失。如积液量较少，或为叶间积液、包裹性积液时，上述体征可不明显。结核性脓胸慢性者多伴胸廓塌陷、肋间隙变窄。

（三）影像学检查

干性胸膜炎可无异常发现。少量积液时示肋膈角变钝；积液量较大时表现为肺野下部密度增高阴影，阴影上缘呈外高内低的弧形。叶间积液、包裹性积液需侧位胸片证实。随着CT的广泛应用，以其横断面成像无重叠，分辨率高等优势，为该病诊断及鉴别诊断提供了更多的依据。CT有助于发现微小及隐匿性病灶，常在急性结核性胸腔积液中发现除胸腔积液以外的肺实质内的空洞、空洞与胸腔交通的位置、肺内浸润病灶及纵隔淋巴结肿大，还可见胸片中未发现的支气管胸膜瘘、脓胸等。且CT对病变定位较准确，有助于诊断及鉴别诊断。

（四）超声波检查

可以准确地判断有无胸腔积液的存在，并能引导胸腔穿刺定位，尤其是少量或包裹性积液时。此外，对有无胸膜增厚也有一定提示作用。

（五）正电子发射体层摄影术（PET）

PET在区别良、恶性胸膜疾病中的价值逐渐受到重视，已发现恶性胸膜病变摄入的氟脱氧葡萄糖（FDG）显著高于良性病变，FDG摄入值越高，预后越差。但此种检查费用昂贵，应用受到很大限制，对结核性胸膜炎诊断价值不大。

（六）胸腔积液实验室检查

结核性胸膜炎胸腔积液一般呈草黄色，也可呈血性。化验检查为渗出液改变，以淋巴细胞为主，但在急性期中性粒细胞可占多数。胸腔积液经涂片或集菌较难找到结核杆菌，结核杆菌培养的阳性率也不高，约30％。可试用PCR技术检测，但应注意假阳性及假阴性情况。测定胸腔积液乳酸脱氢酶、溶菌酶升高也有一定价值。结核性脓胸者外观呈稀薄脓性，可含有干酪样物质，普通细菌培养阴性，而抗酸杆菌涂片或培养阳性。ADA是诊断结核性胸膜炎很重要和最常用的参考指标之一，已有人提出将ADA列为结核性胸膜炎常规检查项目。结核性胸液中ADA水平明显增高，如果胸液中ADA＞45U/L，胸液ADA/血清ADA＞1，淋巴细胞数/中性粒细胞数＞75％，绝大多数为结核性胸膜炎。

（七）胸膜活检

胸膜活检发现结核性肉芽肿、干酪性坏死或有抗酸杆菌存在是结核性胸膜炎的确诊依据。

（八）其他

患者血白细胞计数及分类可正常；血沉多增快；成年人结核菌素试验呈强阳性有一定的诊断意义。

（九）鉴别诊断

1.*细菌性肺炎*　结核性胸膜炎急性期常有发热、胸痛、咳嗽或气促，肺部叩诊浊音，胸部X线检查表现为高密度阴影，可与肺炎球菌性肺炎混淆，尤其当后者伴有胸膜浆液纤维蛋白渗出时。但肺炎患者多急性起病，常有咳铁锈色痰，肺部呈实变体征，痰培养可发现病原菌，常规抗感染治疗有效。胸腔积液穿刺检查有助于两者的鉴别。

2.*癌性胸腔积液*　当患者年龄在40岁以上且结核中毒症状不明显时，尤其为血性胸腔积液时要注意与恶性肿瘤（如支气管肺癌、乳腺癌、淋巴癌或胸膜间皮瘤）并发的胸腔积液进行鉴别。后者胸腔积液性质大多为血性，胸腔积液增长快，反复胸穿刺抽液而胸腔积液仍不消退，试验性抗结核治疗无效。测定胸腔积液乳酸脱氢酶、癌胚抗原、铁蛋白及胸腔积液细胞学和染色体检查有一定参考意义。胸部CT检查可见肺内肿瘤征，必要时可考虑胸膜活检或胸腔镜检查。

3.*其他*　干性胸膜炎主要表现为胸痛时还应与带状疱疹、流行性胸痛相鉴别。渗出性胸膜炎也应与其他少见疾病引起的胸腔积液鉴别，包括各种风湿性疾病、胃肠道疾病或药物诱发的胸腔积液等。结核性脓胸应与普通细菌感染引起的脓胸鉴别，脓液做结核菌和普通细菌涂片和培养检查，有助于诊断。

【治疗】

（一）一般治疗

有发热等结核中毒症状时卧床休息；胸痛明显者可给予镇痛剂等。

（二）抗结核药物治疗

结核性胸膜炎治疗药物和方案与肺结核相同（具体药物治疗方案参考肺结核治疗），但对其疗程争议较大，有人主张疗程为6个月，同样能取得良好的效果，儿童结核性胸膜炎治疗也同样。也有人认为结核性胸膜炎不宜短程化疗，疗程宜1年，因部分病例与血行播散有关。耐药性结核性胸膜炎、粟粒型肺结核伴有胸腔积液，双侧结核性胸膜炎或多发性浆膜炎的治疗应按血行播散性结核处理，疗程以一年以上为宜。

（三）胸腔穿刺抽液

胸腔穿刺抽液是最重要的治疗措施之一，主要治疗机制是可以排除胸液中细菌及其代谢产物、炎性渗出物和致热原，可尽快清除胸液，防止纤维蛋白沉积，减少胸膜粘连。一般每周抽液2～3次，首次抽液量最好不要超过700ml，此后每次抽液量不要超过1000ml，直至胸腔积液完全吸收或不能抽出，抽液过多过快，有时会引起复张性肺水肿。

(四)肾上腺糖皮质激素

具有减轻结核中毒症状和促进胸腔积液吸收的作用，对于减轻胸膜肥厚粘连尚缺乏科学的依据。由于激素有一定的不良反应，并且能掩盖疗效的观察，因此，应从严掌握其适应证。对于诊断明确、结核中毒症状重、胸腔积液渗出较多时，在核药物治疗同时，可加用糖皮质激素，如泼尼松(泼尼松)30mg口服，至全身症状消除、胸腔积液吸收好转后可逐量，一般用6周左右。停药不宜过快，否则易出现反跳现对于诊断不明而采用抗结核药物试验性治疗时，不要盲目月素。以免延误诊断。

(五)胸腔内用药

结核性胸膜炎是否要胸腔内用药，在何种情况下用药，用何种药物，治疗时间应该多长存在争议，值得临床进一步探讨。

(六)结核性脓胸的治疗

单纯性结核性脓胸除全身应用抗结核药物外，采取反复胸膜腔抽脓、冲洗和局部使用抗结核药物。一般每周抽脓2～3次，每次用生理盐水或2%碳酸氢钠溶液冲洗脓腔。然后注入异烟肼400～600mg或链霉素0.5～1g，脓腔可望缩小乃至消失。慢性脓胸如抗结核治疗效果不佳或胸膜增厚显著而明显影响呼吸功能者，在有效的抗结核治疗基础上应做手术治疗。通常只做脓腔切除术，如病侧肺严重毁损或有支气管狭窄估计肺不能复张者，可将胸膜连同肺叶或全肺一并切除。若有支气管胸膜瘘，则同时做瘘管修补术。

(七)其他

如免疫调节剂的治疗、胸腔介入治疗等。

【预后】

结核性胸膜炎如能得到及时正规的抗结核治疗，胸腔积液可迅速吸收，预后良好。治疗不当者，可遗留胸膜增厚或包裹性积液。

二、细菌性胸膜炎

细菌性胸膜炎指由细菌引起的胸膜炎症性病变。主要表现为胸膜充血、渗出和胸腔积液。细菌性胸膜炎很少单独存在，多继发于肺部感染，少数经其他途径引起。脓胸是指各种微生物引起的胸膜腔化脓性炎症，细菌是脓胸最常见的病原体。

【病因】

引起细菌性胸膜炎的病原体有葡萄球菌、链球菌、革兰阴性杆菌和厌氧菌等。随着抗菌药物的广泛应用，细菌性胸膜炎的病原菌也发生了显著变化，肺炎球菌和链球菌较前下降，而金黄色葡萄球菌及革兰阴性杆菌有明显上升。

【病理】

类肺炎性胸腔积液的发展可分为3个时期：首先为渗出期，肺部病变波及胸膜，大量无菌性液体进入胸膜腔，产生浆液性渗出液；如此时未做及时治疗，病原菌可经脏层胸膜侵入胸膜腔，伴中性粒细胞大量渗出，渗出液变混浊黏稠，称脓液形成期；后期纤维素大量形成，不断沉积于胸膜表面，形成胸膜纤维板，称胸膜机化期。

【诊断】

类肺炎性胸腔积液起病较急，常伴有肺部感染性病变，通常容易与恶性胸腔积液鉴别诊断，诊断上主要是病原学的明确。虽然病原学的培养对于类肺炎性胸腔积液及脓胸的诊断及治疗有重要作用，但培养的阳性率并不高。聚合酶链反应(PCR)检测胸液病原学在临床上应用仍较少，但有研究报道其用于检测3种常见的病原体(肺炎链球菌、金黄色葡萄球菌及流感嗜血杆菌)的阳性率达35.7%，而胸腔积液培养阳性率仅7.1%。

(一)临床表现

类肺炎性胸腔积液常由于肺炎累及胸膜所致，尤其是年老体弱、未及时治疗者等发生率较高，也可见于肺脓肿、支气管扩张等。早期的肺炎旁胸腔积液主要表现为类似肺炎的症状，多急性起病，畏寒、发热、咳嗽、咳痰，典型者伴有胸痛，呈尖锐的刺痛，呼吸或咳嗽时加重。胸腔积液量较大时常有气急。体格检查主要表现为胸腔积液体征。后期可出现胸壁塌陷、肋间变窄等表现。但类肺炎性胸腔积液发热病程较无胸腔积液的单纯肺炎时间要长，往往要于胸腔积液引流后体温逐渐恢复正常。

(二)胸部X线检查

少量肺炎旁胸腔积液，平片常不能显示；合并一侧大叶性肺炎的大量胸腔积液，单靠平片诊断有时也较困难，可考虑做胸腔B超检查以明确诊断。

(三)胸腔B超检查

可以用来确定胸腔积液和指导胸膜腔穿刺抽液。尤其适用于积液量少或包裹性积液患者。

(四)胸部CT扫描检查

对于积聚于纵隔的包裹性积液以及包裹性胸腔积液，与肺脓肿或支气管胸膜瘘鉴别时，有重要作用。

(五)胸腔积液穿刺检查

包括一般常规检查、生化检查和细胞学检查等，是确诊细菌性胸膜炎的主要手段之一。类肺炎性胸腔积液一般多见为少量或中等量胸腔积液，大量胸腔积液较少。类肺炎性胸腔积液的胸水一般为黄色渗出液，胸水中白细胞以中性粒细胞为主，LDH明显增高，特别在复杂性类肺炎型胸腔积液的胸水LDH显著增高，往往大于1000 IU/L；pH、血糖则明显降低，pH小于7.2、血糖小于2.2mmol/L。CEA和ADA不增高。

(六)诊断性抗感染治疗

对部分患者可行诊断性抗感染治疗，对诊断也有一定帮助。

【治疗】

对于早期类肺炎性胸腔积液，主要是选用敏感的抗菌药物治疗原发病。在治疗过程中要注意胸水情况，如果胸水较混浊，或胸水 LDH 进行性增高或 B 超提示胸水有分隔，应尽早及时引流胸水，如经过全身抗菌药物治疗及反复胸腔穿刺抽液后效果不佳者、胸水量较多且有压迫症状者、胸水 pH＜7.0 者，需要考虑行胸腔闭式引流治疗。如胸水 pH＜7.0，葡萄糖＜2.2mmol/L，常提示病情重且较复杂，应尽早胸腔闭式引流。如不及时引流，胸液易变成包裹，造成引流困难，并需要警惕发展为慢性脓胸。如患者发展成脓胸，则应积极采取相应措施。此外，还应加强支持治疗，给予高能量、高蛋白和富含维生素的食物，必要时可经静脉给予营养支持。

【预后】

仅表现为渗出期的肺炎旁胸腔积液，胸腔积液对预后无多大影响，但一旦转为脓胸，病死率则明显上升。

（郑云爱）

第三节　恶性胸腔积液

恶性胸腔积液是恶性肿瘤胸膜转移或原发性胸膜肿瘤所致的胸腔积液。引起胸腔积液的常见原因依次是肺癌、乳腺癌、淋巴瘤，其他为胃肠道和生殖系统肿瘤，部分原因不明。其特点是胸腔积液发生迅速，难于控制，治疗效果不佳。

【病因与发病机制】

恶性胸腔积液的病因是原发性肿瘤或转移性肿瘤病变侵犯胸膜所致。病变导致胸膜通透性增高为其主要因素，癌细胞阻塞淋巴管导致壁层胸膜淋巴管引流障碍也是胸腔积液形成的重要原因。

【临床表现】

1.患病年龄多在 40 岁以上，有气促、消瘦、胸痛、乏力、食欲缺乏、体重减轻症状，多无发热表现，部分有阻塞性炎症的患者可有发热表现。

2.胸痛呈持续性疼痛，胸痛症状不随胸腔积液增多缓解，反而进行性加重。

3.胸腔积液多为血性，积液量增长迅速且难以控制，抗感染及抗结核治疗无效。

4.除胸腔积液体征外，可有原发肿瘤的临床表现和体征。

【诊断】

1.有胸腔积液的症状和体征及原发肿瘤的临床表现，部分患者可出现淋巴结肿大等体征。

2.胸腔积液为血性渗出液，生长迅速，难以控制。

3.X 线、CT、纤维支气管镜、B 超及全身骨扫描等检查有助于发现转移灶或原发病灶。

4.胸腔积液检查：胸腔积液肿瘤标志物呈阳性，如癌胚抗原（CEA）等可协助诊断，胸腔积液脱落细胞找到癌细胞可确诊。

5.胸膜检查：通过胸膜活检、胸腔镜、开胸等方式取胸膜进行活检，其阳性率较高，有助于肿瘤病变的诊断。

【鉴别诊断】

恶性胸腔积液需要和结核性胸膜炎、类肺炎性胸腔积液、肺良性肿瘤、纵隔肿瘤及如心力衰竭、低蛋白血症、肾病综合征、甲状腺功能减退症、药物过敏等漏出性胸腔积液相鉴别。

【治疗】

1.*对症治疗*　缺氧者给予吸氧，胸痛者予以升阶梯方式镇痛，有咳嗽、咳痰、喘息者给予相应镇咳、祛痰、平喘等治疗。

2.*缓解胸腔积液压迫症状*　可行胸腔穿刺抽液或安置胸腔引流管按需引流。恶性胸腔积液生长速度快，抽液或引流效果多不佳，可予以胸腔内安置引流管，每日缓慢放液1000ml左右，然后分次注入化疗药物和化学性物质进行胸膜固定术以控制胸腔积液生长。常用药物有博来霉素、丝裂霉素、顺铂、四环素等。

【注意事项】

恶性胸腔积液患者其肿瘤分期大多数均属于Ⅳ期，治疗的方案必须根据患者的症状、一般情况、各器官功能和期望寿命等进行综合评估。治疗的目的为提高生活质量及延长患者生命。

（郑云爱）

第四节　胸膜间皮瘤

胸膜间皮瘤系来源于胸膜间皮组织及胸膜下间质组织的一种少见的胸膜原发性肿瘤。根据细胞类型、病变范围和恶性程度可将其分为局限性胸膜间皮瘤和弥漫性胸膜间皮瘤。

【病因与发病机制】

胸膜间皮瘤病因尚不清楚，文献报道弥漫性恶性胸膜间皮瘤可能与接触石棉粉尘有关。长期接触石棉者，其发病率较一般人群高100～280倍。

局限性胸膜间皮瘤较少见，多为良性或低恶性。弥漫性胸膜间皮瘤较多见，且均为恶性。可发生在胸腔任何部位胸膜，生长迅速，常伴有血性、浆液性或混合性胸腔积液，晚期可发生周围组织侵犯及远处脏器转移。

【临床表现】

1.*局限性胸膜间皮瘤*　以40～50岁年龄多见，50%的患者无典型症状，多在X线检查时无意中发现。当有胸腔积液或肿瘤增大时出现胸闷、胸痛、气促、咳嗽、乏力等症状。个别患者有杵状指、发热、低血糖、关节痛等症状。

2.*弥漫性胸膜间皮瘤*　40～60岁男性患者多见，以持续性胸痛、咳嗽、气急、胸腔积液为主要表现，随病情进展症状逐渐加重。胸腔积液多为血性，生长迅速，胸痛并不因胸腔积液增多而减轻。晚期可出现呼吸困难、恶病质，致使呼吸衰竭而死亡。

【诊断】

局限性胸膜间皮瘤术前不易诊断，只能术后经病理检查证实。弥漫性恶性间皮瘤诊断要点有以下几点。

1.中老年患者，有石棉接触史者，持续胸痛、进行性呼吸困难，伴渗出性尤其是血性胸腔积液时应高度怀疑该病的可能。

2.胸部X线及CT检查见不规则胸膜增厚，呈结节波浪状、驼峰状，B超显示胸膜壁层或脏层大小不等分叶状肿块，瘤体回声不均，并有液性暗区。对诊断有意义。

3.血性胸腔积液，胸腔积液脱落细胞检查可见异常细胞。经皮胸膜活检常是比较可靠的诊断方法，但要取决于活检组织是否为病变组织。

4.确诊恶性间皮瘤的办法可选择开胸探查活检，但创伤性较大。

【鉴别诊断】

胸膜间皮瘤需与其他原因引起的胸腔积液及胸膜转移瘤相鉴别，如肺癌伴胸膜转移、结核性胸膜炎、类肺炎性胸腔积液、肺良性肿瘤、纵隔肿瘤等。为排除这些疾病，需做纤维支气管镜检查、痰细胞学检查、胸腔积液脱落细胞检查等予以鉴别。

【治疗】

1.*局限性间皮瘤* 首选手术治疗，化学治疗无明确疗效。预后较好，术后复发少见。但个别病例术后有复发和远处转移，预后较差。

2.*弥漫性间皮瘤* 化疗可选择培美曲塞二钠与顺铂联合应用，21d为1个疗程。手术及局部放疗效果均不佳。病变局限可手术切除，但复发率高。大量胸腔积液时可予以胸腔积液引流后注入抗癌药物暂时抑制胸腔积液增长。也可予以胸腔内安置引流管，每日缓慢放液1000ml左右，然后分次注入化疗药物和化学性物质进行胸膜固定术以控制胸腔积液生长。化疗药物有博来霉素、丝裂霉素、顺铂、四环素等。

【注意事项】

胸膜间皮瘤发病率较低，对有长期石棉接触史和有胸痛、胸腔积液症状的患者应高度警惕该病。预防上建议尽可能减少接触石棉，需长期接触者可佩戴口罩，保持室内通风良好。

（郑云爱）

第五节 气胸

气胸是指当气体进入胸膜腔造成胸腔积气状态。气胸可分为自发性、外伤性、医源性3类。气胸发生后，胸膜腔内负压可变成正压，产生不同程度的心、肺功能障碍。

【分型】

根据脏层、壁层胸膜破口等情况和气胸发生后对胸腔内压力等影响，通常将气胸分为闭合性(单纯性)气胸、交通性(开放性)气胸、张力性(高压性)气胸3种类型。

1.闭合性(单纯性)气胸　胸膜破裂口较小,随肺萎缩闭合,空气不再进入胸膜腔。

2.交通性(开放性)气胸　胸膜破裂口较大,且持续开放,空气自由进出。

3.张力性(高压性)气胸　破裂口呈单向活瓣,吸气时空气进入,呼气时活瓣关闭,胸腔内压逐渐升高。

【病因与发病机制】

病因与发病机制可能与下列因素有关。

1.瘦高体型男性青年　X线检查肺部无明显病变,可能有胸膜下肺大疱,其原因尚不清楚,可能与吸烟、体型高、小气道炎症、先天发育不良等因素有关。抬举重物用力过猛、剧咳、屏气、大笑等均成为气胸发生的诱因。

2.有基础肺部病变患者　如肺结核、COPD、肺癌、肺脓肿、硅沉着病及淋巴管平滑肌瘤病等所致细支气管不完全阻塞,形成肺大疱破裂。

3.妊娠期及月经期妇女　前者可能与激素变化和胸廓顺应性改变有关,后者可能是胸膜上存在异位子宫内膜破裂所致。

4.其他　如航空、潜水者从高压环境突然进入低压环境,以及机械通气压力过高时,均可发生气胸。

【临床表现】

1.症状　①突然出现一侧针刺样或刀割样胸痛。②胸闷和呼吸困难于胸痛之后出现。少数双侧气胸或积气量大以及有较严重的慢性肺疾病者,可出现较为突出的呼吸困难,不能平卧。如果侧卧,则被迫患侧在上,以减轻呼吸困难。③刺激性咳嗽、痰少。④张力性气胸可迅速出现严重呼吸循环障碍,表现为烦躁不安、表情紧张、挣扎坐起、脉速、心律失常、发绀、冷汗、虚脱,甚至发生意识不清、呼吸衰竭。

2.体征　取决于积气量的多少,可有气管向健侧移位,患侧胸部隆起,呼吸运动减弱,叩诊呈鼓音,听诊呼吸音减弱或消失等表现。液气胸时可闻及胸内振水音。血气胸时如果失血较多,可有休克表现。

【诊断】

根据患者临床表现、体征即可做出初步诊断,X线片或CT显示气胸线是确诊依据。

若患者病情危重又无法做X线检查时,应根据患者症状、体征,当机立断在患侧胸腔体征最明显处试穿,如抽出气体,可证实气胸的诊断。

对少量的局限性气胸与肺大疱难以鉴别时可考虑行胸部CT协助诊断。

【鉴别诊断】

1.支气管哮喘与阻塞性肺气肿　如有明确诱因和呼吸困难突然加重伴胸痛,应考虑并发气胸,X线检查可明确诊断。

2.肺血栓栓塞症　突然呼吸困难、胸痛和发绀等酷似气胸,但患者常有下肢及盆腔静脉血栓、骨折、心房颤动等病史,体检和X线、胸部增强CT、心电图、D-二聚体等检查有助于鉴别。

3.急性心肌梗死 常有急性胸痛、胸闷、呼吸困难、休克等症状，患者常有高血压、冠状动脉粥样硬化性心脏病、动脉粥样硬化病史。体征、心电图、心肌酶谱有助于鉴别。

4.肺大疱 肺周边部位的肺大疱或巨大肺大疱时X线检查易被误认为气胸，胸部CT检查有助于鉴别。

5.其他 如胸膜炎、肺癌、膈疝、食管裂孔疝等，有时因急性的胸痛、气急、上腹痛等，注意与自发性气胸相鉴别，应做X线检查协助诊断。

【治疗】

气胸的治疗原则首先是尽快排气，解除对肺组织的压迫，使肺及早复张，其次是防治并发症和治疗原发病。

1.排气治疗 根据症状、体征、影像学表现及胸内测压结果，判断气胸类型，决定治疗方案。

(1)非手术治疗：适合于轻度闭合性气胸，积气量＜20%。主要包括休息、吸氧及对症治疗，暂不需抽气，令其自行吸收。但如积气量增多，出现症状，仍应及时抽气。

(2)胸腔穿刺抽气：适合于积气量＞20%的闭合性气胸。一般抽气一次或数次即可愈合，气体不宜一次抽尽。每次抽气前后都应做X线胸透，了解积气量等变化，评估治疗效果。

(3)水封瓶闭式引流：利用气胸时胸腔内压高于大气压，通过水封瓶引流排气。张力性气胸首选该种引流，也适合闭合性气胸经胸腔穿刺抽气效果不佳者，交通性气胸、液气胸、血气胸、脓气胸均可选用此法。

(4)负压吸引水封瓶闭式引流：交通性气胸和高压性气胸首选此法，液气胸、血气胸、脓气胸采用此法效果也好。吸引的负压以-12～-8cmH_2O(1cmH_2O＝0.098kPa)为宜。肺受压时间较长者宜用低负压吸引。负压过大，引流过快可引起复张后肺水肿。

(5)张力性气胸病情危重，又无专用抽气工具时，可取粗针头排气或用小刀将皮肤切一小口，插入金属小管排气。这些方法仅用于危重情况的急救。

2.开胸手术 气胸内科治疗无效，或有支气管胸膜瘘、胸内大出血或胸膜增厚肺不能复张者，患者能耐受手术，可选择开胸手术缝合肺大疱，切除粘连、瘘管，修补破口，结扎止血，必要时肺部分切除。

3.胸腔镜介入治疗 该治疗可明确胸膜破口位置及状况，钩断或电烙掉破口处等粘连带，解除因粘连牵拉所致的破口不易愈合因素。可用电凝、喷黏合剂等方法封堵破口。

4.其他 如支气管堵塞术、胸膜粘连术均可达到治疗气胸等目的。对月经性气胸可选择孕激素、黄体酮、雄激素等进行治疗。

【注意事项】

卧床休息、减少活动、戒烟、避免过劳均很重要。剧咳者可用镇咳药；吸氧、防治便秘；用有效抗生素防治感染；治疗原发疾病对于自发性气胸的预防和治疗均有重要意义。

（郑云爱）

第六节　血胸

胸膜腔内积聚着血液称之为血胸。真正的血胸，积血的红细胞压积或红细胞计数应该等于或大于末梢血的50%，不足50%的称之为血性胸腔积液。胸膜腔积液的红细胞压积达5%时肉眼看上去就如同积血一样。

【病因和发病机制】

根据血胸发生原因和机制的不同，可将血胸分为创伤性血胸和非创伤性血胸。绝大多数血胸是由穿透性或钝性胸部创伤所引起。非创伤性血胸很少见，可继发于某些胸部或全身性疾病，极少数患者可以找不到明确的引起出血的原因。非创伤性血胸又称自发性血胸。此类患者均无外伤史，但有时可有咳嗽、腹压增加、负重、疲劳、运动、突然变换体位等诱因。尽管自发性血胸临床少见，但病因多种多样，若对其缺乏了解和认识，常常造成临床漏诊和误诊，导致不正确处理，产生严重后果。非创伤性血胸除无外伤史外，临床表现与创伤性血胸相似，主要也表现为内出血和胸腔内器官受压的征象。故按其病因分为特发性血胸、感染性血胸、子宫内膜异位引起的血胸、其他原因引起的血胸。

胸壁、肺、胸内大血管或心脏的穿透伤或钝性伤均可引起胸膜腔内积血，称创伤性血胸。同时存在气胸时称创伤性血气胸。

【临床表现】

(一)常见表现

1.症状　根据第三军医大学西南医院47例自发性血胸临床资料显示，自发性血胸在临床上并非罕见，约占同期住院自发性气胸的5.8%。一般有明显诱因，如胸部创伤史(包括医源性所致)，以及咳嗽、腹压增加、负重、疲劳、运动、突然变换体位等。有典型的临床表现，像胸痛、呼吸困难、失血貌等。

2.体征　小量血胸(500ml以下)，如果患者体质较好、出血速度不快，可无明显症状。大量血胸(1000ml以上)且出血速度较快者，可出现面色苍白、出冷汗、脉细速且弱、呼吸急促、血压下降等内出血征象和心肺受压征象。查体可发现肋间隙饱满、气管向健侧移位、叩诊呈浊音或实音、心界移向健侧、听诊呼吸音减弱或消失。血气胸患者上胸叩诊呈鼓音，下胸叩诊呈浊音。由于肺裂伤而引起的血胸患者常伴有咯血。开放性血气胸患者可直接观察到血液随呼吸自创口涌出的情况，并可据此估计胸内出血的严重程度。

3.实验室检查和特殊检查　大量出血患者外周血红细胞和血红蛋白明显下降；X线胸片：积血量小于200ml时，X线胸片也难做出诊断。积血量小于500ml时，肋膈角变钝，合并气胸时可见肋膈角区有液平面，卧位摄片常被遗漏，应行直立位摄片，并定时(损伤后6小时、24小时)做X线胸片随访。积血量在1000ml左右时，积液阴影达到肩胛下角平面。积血量超过1500ml时积液阴影超过肺门水平，甚至显示为全胸大片致密阴影和纵隔移位。超声波检查：可看到液平段。胸腔穿刺抽到不凝固血液时则可确定诊断。凝固性血胸时不易抽到血液或抽出的量很少，但内出血症状加重，X线胸片示积液量增多。另外，在临床症状严重时，可以根据物理诊断检查，直接先做胸腔穿刺来确立诊断，而不必等待或根本不能先作X线胸片检查。

(二)非典型表现

症状和体征：外伤性迟发性血胸就诊时仅感胸痛，无胸闷、呼吸困难及休克表现。胸片表现仅表现肋骨骨折，早期无明显血胸表现。

自发性血胸有时表现为咳嗽、胸痛、盗汗、发热，易误诊为结核性胸膜炎。

【诊断和鉴别诊断】

根据患者的症状、体征、辅助检查，自发性血胸诊断并不困难，胸腔穿刺抽出不凝固血液可确诊。但是，应和下列疾病进行鉴别。

1.横膈破裂　胸部创伤后横膈破裂，胃疝入胸腔，患者可出现呼吸困难、休克等症状，X线胸片显示胸腔下部液气平面，可误诊为外伤性血气胸，仔细阅片可见到胃轮廓影，下胸部有时可听到胃肠蠕动音，放置胃管注入造影剂可协助鉴别。

2.陈旧性胸腔积液　病史不详的陈旧性胸腔积液患者，发生胸外伤后的胸片显示胸部积液阴影，可误诊为外伤性血胸，胸腔穿刺抽得黄色液体或陈旧性血性液体可以区别。

3.创伤性乳糜胸　创伤性血胸大多发生创伤后早期，少数迟发性创伤性血胸可发生于伤后5～18天。创伤性乳糜胸常发生于创伤后约2周，与迟发性血胸可以相混淆，但前者引流量与饮食关系密切，乳糜激发试验可以协助鉴别。胸腔穿刺采集标本的性质和乳糜试验可以鉴别。

4.脓胸　胸腔内积血可以引起中等度体温增高及血白细胞增多，须与血胸继发感染形成的脓胸相鉴别。血胸继发感染后的表现有，①高热、寒战、疲乏、出汗，白细胞计数明显升高并可出现中毒颗粒；②胸穿抽得积血涂片红白细胞正常比例为500∶1，如白细胞增多，红白比例达到100∶1时，即可定为已有感染；③将胸腔抽出液1ml放于试管内，加蒸馏水5ml，混合后放置3分钟，如上部解液为淡红色而透明，表示无感染，如溶液呈混浊或出现絮状物则多已继发感染；④将胸液作涂片检查和细菌培养，并做抗菌药物敏感测定，可以协助鉴别，对治疗做出指导。

【治疗】

特发性血胸一旦确诊即应安置粗口径的胸腔闭式引流，同时补充血容量。复张的肺组织可以贴补胸膜壁层血管达到止血目的。但治愈后有复发之可能。

自发性血气胸一经确诊即应卧床，补充血容量，尽快放置胸腔闭式引流，以达排气止血之目的。经内科保守治疗后仍出血不止，继续漏气或休克不能纠正，应紧急手术。闭式引流观察3～4小时，若每小时引流出血液100ml以上，伴血压和血红蛋白有下降趋势者，也应紧急手术。

特发性血胸的手术指征：有进行性血胸证据者，应立即开胸探查寻找出血的血管，予以结扎，必要时作肺楔形切除，对胸膜顶部出血点予以缝扎。电灼止血可以获得一定效果，但有复发出血的可能。胸管引流不能有效排出胸腔内积血时也应及早开胸手术，清除血凝块，制止出血，可以预防胸膜腔内的纤维化。

近来，一些作者采用电视胸腔镜吸净积血，电灼或置钛夹止血取得良好结果。创伤性血胸的治疗主要是防止休克，对活动性出血进行止血，清除胸腔积血，防治感染。

1.进行性血胸　在进行输血、输液及抗休克治疗的同时及时进行开胸探查，根据术中所见对肋间血管或胸廓内破裂血管予以缝扎止血；对肺破裂出血作缝合止血，肺组织损伤严重时可行部分切除或肺叶切除术；对破裂的心脏、大血管进行修复。

对暂时不能确定是否有活动性出血时，应尽快安置胸腔闭式引流，以利进一步观察和判断，且可防止血液在胸腔内积聚。

2.非进行性血胸　估计胸腔内积血少于200ml时，均可自行吸收，不需穿刺抽吸。积血量超过200ml时，应早期进行胸腔穿刺，尽量抽尽积血，促使肺膨胀，改善呼吸功能。对于500ml以上的血胸，主张早期安置胸腔闭式引流，可以尽快排出积血和积气，使肺及时复张，也是预防胸内感染的有力措施，同时有监测漏气及活动出血的作用。

3.凝固性血胸　最好在出血停止后数日内剖胸，作较小开胸切口，清除血块及附着于肺表面之纤维蛋白膜。术后放置闭式引流，并作低压负压吸引，行呼吸功能锻炼，促使肺早日膨胀。小量凝固性血胸，可在数月内吸收，无需特殊处理。若血块已机化形成纤维胸时，应争取早期手术作纤维板剥脱。

4.感染性血胸　若已继发感染应及时放置闭式引流，排除积脓，并保持引流通畅。同时大剂量全身应用对致病菌敏感的抗生素，避免慢性脓胸的形成。

5.注意事项　应注意的是，无论任何类型的血胸均不适合用止血药物进行止血治疗，换句话讲，止血药物对防止血胸的出血是无效的，否则会导致严重的不良后果。

（王　波）

第七节　脓胸

胸膜腔化脓性感染后产生的脓性渗出液积聚称为脓胸，按病理发展过程分为急性脓胸和慢性脓胸。按病变累及的范围分为局限性脓胸和全脓胸。若合并胸膜腔积气则称为脓气胸。如果引起脓胸的病因特殊，常常按其病因来称为结核性脓胸、阿米巴脓胸，以及胆固醇脓胸。脓胸可以向胸壁溃破形成自溃性脓胸或称外穿性脓胸。若溃向肺组织，则形成支气管胸膜瘘和脓气胸。急性脓胸迁延后则进入机化期，形成慢性脓胸。

【病因和发病机制】

急性脓胸是胸膜感染的急性阶段，又称化脓性胸膜炎，大多为继发性感染，致病菌可来自胸腔内脏器或身体其他部位的病灶。无原发病灶的特发性脓胸临床少见，多发生于免疫功能低下的病人。

急性脓胸经过4～6周治疗后脓腔未见消失，脓液稠厚并有大量沉积物，表明脓胸已进入机化期。

【病理和病理生理】

急性脓胸的改变：①肺部存在化脓性病灶病史并直接累及胸膜腔。②支气管扩张继发感染病灶、肺结核空洞溃破或感染的肺大泡破裂。③医源性脓胸，如开胸手术、支气管残端瘘、食管胃吻合口瘘。其他医疗操作，如胸腔穿刺、胸腔镜的检查和治疗、食管狭窄的扩张治疗或纤维食管镜检查造成的食管穿孔、支气管胸膜瘘、腹腔脓肿等。④临近部位的化脓性感染：如膈下脓肿、肝脓肿、纵隔炎、化脓性心包炎、肾周脓肿、淋巴结脓肿、肋骨或椎骨骨髓炎等。⑤胸部创伤后脓胸。⑥脓毒败血症或菌血症时，致病菌经血液循环进入胸膜腔。

慢性脓胸的特征是胸膜纤维性增厚，壁层胸膜上的纤维板使胸壁收缩下陷。一般肺表面纤维板较薄，而壁层胸膜、膈面和肋膈角后方较厚，可达 2～3cm。长期肺萎缩可引致支气管变形，排痰不畅，继发感染，可以并发支气管扩张和肺纤维化，丧失再膨胀能力和气体交换能力，导致呼吸功能减退和缺氧，可出现明显的杵状指(趾)。

【临床表现】

(一)常见表现

1.症状　高热、胸痛、胸闷、呼吸急促、咳嗽、痰多、厌食、全身乏力等。继发于肺部感染的急性脓胸，常在肺炎症状好转后 7～10 天再出现症状。肺脓肿或邻近器官脓肿溃破进入胸腔时，可有突发性剧烈胸痛、呼吸困难、寒战、高热和中毒症状，甚至发生休克。手术并发症引起的脓胸常在手术热基本消退后，体温又重新上升，出现高热、胸闷、憋气、虚弱等症状。支气管胸膜瘘或食管胃吻合口瘘继发的脓胸常有严重的呼吸困难、烦躁，甚至休克等。

慢性脓胸病人因长期感染，多呈消耗性体质。有发热、消瘦、贫血和低蛋白血症，并有气促、咳嗽、咳脓痰等症状。

2.体征　体格检查可发现心率增快、呼吸急促，气管可向健侧移位，视诊病侧胸壁肋间隙饱满，呼吸运动减弱。触诊语颤消失。叩诊呈浊音并有叩击痛，心浊音界移向健侧。听诊呼吸音减低或消失。有脓气胸时，胸上部叩诊为鼓音。

慢性脓胸的体征：体格检查患侧胸壁下陷，胸廓呼吸活动受限，少数病人脊柱侧弯。胸部叩诊呈实音，听诊呼吸音明显减低或消失，X 线胸片示胸膜肥厚。肋间隙变窄、纵隔向患侧移位。

3.主要辅助检查

(1)血常规检查：白细胞计数增高，核左移。

(2)胸部 X 线检查：因胸膜腔积液量和部位不同而表现各异，少量胸腔积液因液体积聚于下肺四周，示胸膜反应及肋膈角消失。多量积液时可示肺组织受压萎缩，直立位胸片上积液呈外高内低的圆弧形阴影，大量积液呈现患侧一片均匀模糊阴影，胸膜腔横径增宽，纵隔向健侧移位。局限性包裹性脓胸时，积液可位于肺叶间或肺与纵隔。横膈、胸壁之间。X 线透视时包裹性脓胸阴影不随体位改变而变动，边缘光滑，有时不易与肺不张相鉴别。脓气胸或合并支气管胸膜瘘时可见液平面。

(3)超声波检查：可见积液反射波，能明确病变累及的范围并作出准确定位，协助鉴别肺不张。

(二)非典型表现

有时临床表现无发热，而仅表现为呼吸困难、胸痛、胸闷、气短、咳嗽或心前区疼痛。可因右室负荷加重及心尖部位置的改变，引起 QRS 变化，与急性肺栓塞的表现有许多相似之处。心电图偶出现异常 Q 波。胆固醇性脓胸的胸水有时呈褐红色。有时陈旧性结核性包裹性脓胸表现为胸腔巨大肿块。

【诊断和鉴别诊断】

胸腔穿刺抽得脓液即可诊断为脓胸。符合下列标准之一者即可判断为脓液：①胸液为肉眼脓性渗出液；②胸液涂片革兰染色，显微镜下观察发现病原菌；③胸液培养阳性。所以，抽得的胸液均必须送化验室检查，测定其比重、糖和蛋白含量、pH 值、细胞计数，还需将脓液送细菌涂片寻找革兰阳性和阴性细菌。对于未达到脓液诊断标准者，24 小时后要重新做胸腔穿刺，抽得胸液后再作分析。

【治疗】

(一)急性脓胸

治疗原则是应用抗生素控制感染；排净脓液促使肺早日扩张；支持疗法，改善病人全身情况。

1.*抗生素的应用*　诊断脓胸后，先根据胸腔穿刺抽得的脓液外观和脓液涂片染色初步推测病原菌的类别，结合临床经验选用适当的抗生素。通常根据临床经验选用青霉素类，如青霉素钠盐 640 万～1000 万 U，每日 1～2 次静脉输入；联用三代头孢菌素类如头孢噻肟钠 2.0g，每日 2～3 次静脉输入；可同时给予甲硝唑或替硝唑注射液 0.2g，分 1～2 次静脉输入。然后，根据细菌培养和敏感试验选用有效的抗生素。原则是给药剂量要大，一般均需经静脉途径给药，体温正常后应再给药两周以上，以防止脓胸复发。

2.*排除脓液方法*　胸膜腔穿刺抽脓、胸腔闭式引流术、纤维膜剥脱术、开窗引流术、链激酶脓腔灌注术、胸腔镜。

(1)胸腔穿刺抽脓术：急性脓胸早期，脓液稀薄，易于经胸膜腔穿刺抽出。应及早并反复于用胸腔穿刺抽脓并向胸膜腔内注入 2.5%碳酸氢钠液 50ml 左右，反复胸腔冲洗可获得满意效果。第三军医大学西南医院使用此方法治疗上百例患者，治愈率在 90%以上。穿刺时必须用较粗穿刺针，穿刺前应行 B 超定位。在腋后线穿刺时，针头应从肋骨上缘进针，以免损伤肋间血管。

(2)胸腔闭式引流术：对脓液较多的全脓胸、脓液黏稠的包裹性脓胸、肺脓肿或结核性空洞溃破引起的张力性气胸、混合感染的腐败性脓胸、有气管胸膜瘘和食管胸膜瘘的脓胸或脓气胸，均应安置胸腔闭式引流，以便及时引流脓液，尽快使肺复张，保持胸膜腔负压，预防慢性脓胸形成。对 pH＜7.0，葡萄糖含量＜3.0g/L 的胸液，也应按脓胸处理。安置闭式引流 24～28 小时后脓液可完全排空，肺叶可全部膨胀，脓气胸也能排尽脓液和气体，全身状况也会得到改善。每天引流量＜50ml，X 线胸片示肺全部复张，一般 1 周左右即可拔管，或改为开放引流。脓液稀薄时可经肋间安置硅胶管。脓液黏稠时须放置粗大引流管，可经肋床放置。具体手术方法是局麻＋肋间神经阻滞麻醉下，在置管部位作 4～6cm 长切口，显露肋骨，剥离肋骨骨膜，用骨剪剪除 3～4cm 长肋骨，经肋骨骨床切开胸膜腔，吸静脓液，将浅筋膜与肋骨骨床缝合，以封闭两个肋骨断端。同时切除一段肋间神经，结扎肋间血管，以手指探查脓腔，分离纤维隔膜，以利引流。放置带侧孔的引流管于胸膜腔内，其外端连接水封瓶，缝合皮肤并固定引流管。急性脓胸采用抗生素＋早期胸腔闭式引流疗法的治愈率可达 85%左右。

(3)纤维膜剥脱术：适用于急性脓胸安置胸腔闭式引流后两周左右，全身感染症状基本控制但脓腔不能消除，X 线胸片或 CT 显示肺仍不能膨胀的病例。在脓腔表面做较小的局限性切口,而不必做正规的后外侧开胸切口,即可完成纤维膜剥脱。剥脱术后继续放置闭式引流。纤维膜剥脱术可以早期消除残腔,防止病程迁延形成慢性脓胸,使肺尽快复张。有支气管、食管胸膜瘘的病人不适宜作此术式。

(4)开窗引流术:对于脓腔不能消除的年老、体弱病人,急性脓胸闭式引流术两周后仍有脓液潴留且引流不畅者,可考虑行开窗引流术。因为此时纵隔及胸膜已固定,开放引流不会影响胸膜腔的负压变化。此术式更适合支气管胸膜瘘引起的局限性脓胸。具体方法是局麻下作 6～8cm 皮肤切口,切除脓腔表面几段肋骨,将皮下筋膜与切除肋骨的骨膜缝合,在胸壁上隔离出一个窗口,放置粗短硅胶引流管,其外端用安全别针固定,每天用抗生素溶液冲洗,持续几个星期可望脓液消除,脓腔缩小。待脓腔缩小至 10cm 以下时可改用凡士林纱布或抗生素溶液纱布引流条换药。对于支气管胸膜瘘可在开窗后进行缝合,此法的优点是适用于年老、虚弱的病人,缺点是住院时间长。

(5)胸腔镜或纤支镜代胸腔镜:对于包裹性脓胸早期行胸腔镜检查,打开分隔,清除肺表面的纤维膜,直视下准确地放置引流管,可达到协助肺扩张和消灭脓腔的目的。如发现纤维膜包裹较厚,镜下不易剥除时,可在胸腔镜引导下扩大切口行纤维板剥脱术。第三军医大学西南医院采用纤支镜代胸腔镜对胸腔积液的患者进行诊治,观察 40 余例,发现纤支镜代胸腔镜可明显加快胸液排除,较早发现病因,患者痛苦较小,费用低,是内科处理脓胸较好的措施。

3.*支持疗法* 急性脓胸患者全身中毒症状严重,形成的脓液消耗很多能量及蛋白质,故必须加强营养,给予高热量、高蛋白及高维生素饮食,多饮水,以改善病人一般状况。对于衰竭病人,应给予静脉补液,必要时输血,每次输注 100～200ml 新鲜血液,每周 2～3 次,既可矫正贫血,又可增加机体抵抗力。

(二)慢性脓胸

急性脓胸经过 4～6 周治疗后脓腔未见消失,脓液稠厚并有大量沉积物,表明脓胸已进入机化期。气管、食管和纵隔脏器被牵向患侧。晚期病人肝肾脏器可有淀粉样变,导致肝、肾能减退。

慢性脓胸的治疗原则是全身支持疗法,改善营养状况,增强愈合能力;消除致病原因和闭合脓腔。闭合脓腔的手术方法有:

1.*改善原有的脓腔引流* 原有引流但引流不畅的病人应先扩大引流创口,或根据脓腔造影选择适当部位另作肋床开窗引流术,使脓液排除干净。

2.*胸膜纤维板剥除术* 剥除壁层及脏层胸膜上纤维板,使肺组织从纤维板的束缚中游离出来,重新扩张,胸壁也可恢复呼吸运动。该手术既能改善肺功能,又可免除胸廓畸形,是最理想的手术。适用于病程不长,肺内无病变能复张的病例。如果病人一般情况较差,剥离壁层纤维板时出血较多,恐病人不能耐受时,也可仅剥除脏层纤维使肺游离扩张,同时刮除壁层纤维板上肉芽组织和脓块。此手术创伤小,病人易耐受,但未能恢复胸壁活动度。下列情况禁忌作纤维板剥除术:①慢性脓胸病程太久者,脓腔壁进一步机化,纤维组织已侵入胸膜下使脓腔壁不能从胸膜上剥除(否则手术损伤大、出血多、手术危险大、效果差)。②继发性肺组织纤维化时,术后肺仍不能膨胀,手术就达不到预期效果。因此,手术宜在慢性脓胸的早期进行。手术前必须了解支气管和肺部病变情况,如脓胸前的肺部 X 线片、支气管镜检查和必要时作支气管碘油造影,有助于明确诊断。肺内已有广泛的破坏性病变、结核空洞、支气管扩张等,则不宜施行胸膜纤维板剥除术。

手术采用后外侧切口,切除一根肋骨经肋床进胸后,作胸膜外剥离,剥下壁层纤维板,恢复胸廓活动。随后剥离脏层纤维板。上方剥至胸顶,内侧至纵隔部分,下方至肋膈角,将整个脓囊袋切除,肺扩张后脓腔消失。术毕前胸第2肋间放置上引流管和侧后第6~7肋间放置下引流管,应用负压吸引使肺扩张,封闭漏气。

3.脓胸肺切除术 慢性脓胸合并肺组织和/或支气管有广泛病变的病人,如空洞、支气管胸膜瘘、支气管扩张或肺广泛纤维化、肺不张时,应将脓胸和病肺一并切除。可行脓胸肺叶或脓胸全肺切除术。手术时创伤大,出血多,术前需给予营养和输血改善全身情况,术中补足大量失血。根据病人情况,条件允许者可同期作胸廓改形术。如病人不能耐受手术,可延期施行胸廓改形术消除残腔。

4.胸膜内胸廓改形术 手术目的是切除脓腔的外侧壁和支撑胸壁的坚硬组织,使胸壁剩留的软组织下陷,适用于局限性脓胸。手术时将脓腔壁层坚厚的纤维板以及肋骨一并切除。刮除脏层纤维板上的脓块和肉芽组织后,用塌陷的胸壁软组织(包括肋骨膜、肋间肌、肋间血管)填入脓腔,紧贴固定在脏层纤维板上,从而消除脓腔。若脓腔较大时,还可利用背阔肌、前锯肌的带蒂肌瓣填充。术毕胸腔底部放引流管接水封瓶,胸壁加压包扎以帮助胸壁塌陷。胸腔下部脓胸胸廓改形术的效果差,畸形严重,一般不宜采用。此手术缺点是不能恢复肺的功能,并形成永久性胸廓畸形。

5.带蒂大网膜移植填塞术 大网膜血运丰富,吸收功能良好,易与其他组织粘连并形成侧支循环,再生力强。引入胸内后很快形成粘连,建立侧支循环,消灭脓胸残腔,使胸廓形状不变或轻度改变,对心肺功能影响小。带蒂大网膜移植填塞术运用于以下情况:①慢性脓胸经肺纤维板剥除术后2个月,肺仍不能满意复张,胸管不能拔除者;②对侧有广泛结核病灶或心肺功能不全者;③肺切除术后胸腔感染不愈或合并支气管胸膜瘘者;④纤维板剥除术后脓胸复发者;⑤胸廓成形术失败者;⑥青少年慢性脓胸采用此术式可防止胸廓严重畸形。如脓腔较大作带蒂大网膜胸内移植术,大网膜不能占满者可行胸廓成形术弥补之,确保大网膜良好血运是大网膜移植成功的关键。裁剪大网膜时尽量多保留血管,血管需单独结扎,严禁大块成团结扎。保留血管越多,大网膜血运越好,疗效越佳。经膈肌切口引大网膜人胸腔比经皮下为好。因为膈肌切口是捷径,而经皮下引入时大网膜易受压迫影响血运,能引入的大网膜量亦明显减少。

(王 波)

呼吸系统疾病
临床治疗与合理用药

（下）

赵　卉等◎编著

吉林科学技术出版社

第九章　纵隔疾病

纵隔是两侧纵隔胸膜之间的间隙及位于其中的器官的总称。其范围前为胸骨,后为脊柱,上界为由第一胸椎、第一对胸肋和胸骨上缘共同围成的胸廓上口,下界为膈肌,左右界为两侧纵隔胸膜。为临床工作方便,纵隔被人为地划分为不同的区域,近年来以四分法应用较广。该划分法自第4胸椎下缘至胸骨柄下缘划一条直线,将纵隔划分为上纵隔和下纵隔;下纵隔又分为三个区:自胸骨到心包前缘为前纵隔,心包所在区域为中纵隔,心包至脊柱之间为后纵隔。纵隔内有许多重要结构。如上纵隔内有胸腺、上腔静脉、左右无名静脉、奇静脉、主动脉弓、无名动脉、左颈总动脉、左锁骨下动脉、气管、食管、胸导管、淋巴结、交感神经、膈神经、喉返神经等;前纵隔为脂肪组织,其内有胸骨淋巴结和纵隔前淋巴结;中纵隔主要由心脏和心包占据,此外尚有升主动脉、上腔静脉下段、肺动脉、气管、主支气管、膈神经和淋巴结等;后纵隔内有食管、胸主动脉、奇静脉、半奇静脉、胸导管、迷走神经、交感神经等。

纵隔疾病的临床诊断方法近年取得了明显的进步。除了传统的病史询问、体格检查、实验室检查外,各种影像学检查技术发展很快:CT扫描和磁共振成像(MRI)可以清晰地显示纵隔内结构变化,正电子发射扫描成像(PET)已应用于纵隔疾病(特别是纵隔占位性病变)的辅助诊断。采用各种活检技术以获取组织学或细胞学材料进行病理学或细胞学检查,对于明确纵隔内病变的性质具有重要意义。

第一节　纵隔炎

纵隔炎可分为急性和慢性两种。前者为急性感染性病变,易迅速发展为纵隔脓肿,临床表现急重凶险,病死率较高;后者起病多潜隐,病理改变可表现为以肉芽肿病变为主者(亦称为肉芽肿样纵隔炎)或以纤维化病变为主者(亦称为成纤维化纵隔炎、纵隔纤维化或硬化性纵隔炎),临床主要表现食管、腔静脉及纵隔内其他脏器狭窄或梗阻所致的症状和体征。

一、急性纵隔炎

【病因】

1.继发于纵隔及其邻近脏器损伤或感染者　食管疾患是导致本病的常见原因,如食管癌手术后发生吻合口瘘、食管异物致食管穿孔、食管镜检查误伤食管致穿孔、食管扩张治疗等过程中损伤食管致穿孔、严重呕吐致食管损伤(Mallory-Weiss 综合征)、剧烈咳嗽致食管破裂、食管癌坏死形成溃疡、放射治疗后食管壁坏死、气管切开后放置的气管内管压迫致气管食管瘘等,均可使含大量细菌的消化道或呼吸道液体进入纵隔,导致纵隔急性化脓性感染。气管插管或支气管镜检查损伤气管壁形成瘘管或气管术后吻合口瘘亦可引起本病。近年随着心脏外科手术的普遍开展,胸骨正中切口术后感染导致急性纵隔炎的病例日渐增多。其他如纵隔淋巴结、心包等部位的化脓性感染亦可蔓延至纵隔的疏松结缔中。纵隔邻近脏器如肺和胸膜化脓性感染可扩散到纵隔,腹膜后的化脓性感染及膈下脓肿等亦有累及纵隔者。战争期间钝性或贯通性胸部外伤是急性纵隔炎的常见原因。

2.下行性感染　颈深部筋膜间隙与纵隔是相通的,因此,口腔和颈部的化脓性感染可向下蔓延至纵隔导致本病,牙龈脓肿等口腔疾患所致的急性纵隔炎常为需氧菌与厌氧菌的混合性感染。

3.血行感染　可见于脓毒败血症患者,细菌(多为金黄色葡萄球菌)由身体其他部位经血行达到纵隔而致病。

由于纵隔内除各种脏器外为疏松的结缔组织,感染一旦发生常迅速蔓延,易于累及邻近脏器,如因食管穿孔所致的急性纵隔炎常并发脓胸。纵隔脓肿形成后亦可破入胸膜腔、食管、支气管等邻近组织。

【临床表现】

本病起病急骤。全身毒血症状十分明显,高热、寒战、烦躁不安,严重者发生感染中毒性休克。继发于食管疾患者常有下咽不适或疼痛,其部位往往提示食管穿孔处;下行性急性纵隔炎常伴有原发感染灶的症状,如咽痛不适等。纵隔脓肿形成可压迫大气道,患者出现咳嗽、呼吸困难、发绀、心动过速等症状。胸骨后疼痛明显,并向颈部放射。感染向下蔓延时,可有上腹痛。体检患者多呈急性面容,胸骨触痛或叩痛,纵隔浊音界扩大,纵隔有积气者于颈部可扪及皮下气肿,发生脓胸或脓气胸者可查出胸腔积液或积气体征。周围血中见白细胞总数和中性粒细胞比例均明显增高。

X 线胸片见两侧纵隔阴影增宽,一般以两上纵隔较明显,侧位胸片见胸骨后密度增高,气管和主动脉弓轮廓模糊。形成纵隔脓肿者见软组织影向纵隔的一侧凸出,可压迫气管或食管而使其移位,其内可见液平。纵隔气肿、颈部皮下气肿亦较常见。尚可见胸腔积液和积气的征象,左侧较多。对怀疑原发病为食管疾患者行食管碘油或有机碘液造影可证实食管穿孔、食管气管瘘、食管胸膜瘘等病变。CT 扫描和磁共振成像对于明确纵隔脓肿的部位及确定引流治疗方案很有帮助。

【诊断】

结合食管病变、内镜检查、口腔或咽部脓肿等相关病史,临床症状和体征以及相应的 X 线胸片改变一般即可作出临床诊断。

【治疗】

1.内科治疗　早期依经验性用药原则选用大剂量广谱抗生素,对于继发于口腔和颈部脓肿的下行性感染者应注意抗生素既能覆盖需氧菌、又能覆盖厌氧菌,对于血行感染者应重点选用抗金黄色葡萄球菌的药物，病原菌明确后可参考体外药敏试验结果选药。加强支持疗法，对于因食管穿孔或食管瘘而需禁食者可经完全胃肠外营养疗法补足所需的各种营养成分。积极纠正休克，纠正缺氧。

2.外科治疗　针对原发病进行相应处理，如对食管穿孔进行修补。尽可能彻底引流。可用含稀释的抗生素的生理盐水行局部灌注冲洗。对于经胸骨正中切口行心脏手术后发生急性纵隔炎者，可再次开胸彻底清创、引流、灌洗，用肌瓣填充修复。

二、慢性纵隔炎

【病因】

本病病因尚不十分清楚，已知多种感染与其有关，包括结核杆菌、非结核分枝杆菌、真菌(如组织胞浆菌)、土壤丝菌和放线菌等微生物感染。此外，结节病、外伤性纵隔出血、药物中毒等可能与部分病例有关。有认为自身免疫可能参与了本病的发生。胸外放射治疗亦有引起本病的报道。尚有部分患者病因完全不明，称为特发性纵隔纤维化。

本病病理变化主要为肉芽肿样改变和纤维化样改变，有认为纤维化是由长期慢性肉芽肿演变而来。病变在纵隔内形成片状或团块状结构，压迫纵隔内重要结构而产生症状和体征。

【临床表现】

早期患者可无明显症状。随病变缓慢加重，逐渐出现纵隔内器官粘连或压迫的相应表现。由于静脉壁薄易受压迫，故常出现上腔静脉阻塞综合征：患者头面部、颈部及上肢水肿；颈静脉充盈；胸壁静脉扩张，血液由上向下流动形成侧支循环；尚有食管静脉因侧支循环而曲张并破裂出血的报道。患者可有头痛、头昏、呼吸困难、发绀等症状。有时突然发生脑水肿症状。随着侧支循环的逐步建立，症状可代偿性缓解，有随诊数十年而仍生存者。病变压迫食管可产生吞咽不适甚至吞咽困难。气管和支气管受压可产生咳嗽，严重时可出现呼吸困难。压迫肺血管可致肺血管淤血、咯血、肺动脉高压、肺小动脉血栓形成等。喉返神经受压可出现声音嘶哑，膈神经受压可引起膈肌麻痹。

X线胸片可无异常发现，也可见纵隔阴影增宽，纵隔内肿块状阴影凸出于肺野内，或仅见纵隔胸膜增厚，或见纵隔轮廓因纤维化性病变而显得僵硬平直，病变区内可见钙化阴影。静脉血管造影可显示上腔静脉阻塞等改变，尚可显示侧支循环血管。食管吞钡检查可见食管受压移位或狭窄。胸部CT有较大诊断价值，可见前上纵隔增宽，纵隔胸膜平直或向一侧凸出，边界不清，纵隔胸膜肥厚，尚可见纵隔内肿块影。气管、支气管、肺血管、腔静脉等的受压表现亦可在CT上显示。

【诊断】

本病的诊断除依赖临床表现及影像学改变外，纵隔组织活检(开胸活检或经纵隔镜活检)有重要价值。鉴别诊断需考虑其他可以引起上腔静脉阻塞的疾病。

【治疗】

慢性纵隔炎(包括肉芽肿样改变和纤维化样改变者)的治疗比较困难，现有疗法效果不肯定。对于慢性纵隔炎发病与真菌(如组织胞浆菌)或结核杆菌感染有关者,抗真菌治疗或抗结核治疗是否有效尚无明确结论。治疗的目的在于减轻和控制症状。大多数慢性纵隔炎进展缓慢,且在病程中随着受压迫血管侧支循环的建立症状有自然缓解的倾向。对于纵隔内病变较局限者,可手术切除肉芽肿组织以缓解血管、食管的压迫症状。上腔静脉阻塞严重者,可手术建立人工侧支循环,也有试行血管内导管扩张或放置支架者。有试用糖皮质激素治疗者,但争议较大。

(孙　逊)

第二节　纵隔气肿

纵隔气肿指气体在纵隔的结缔组织间隙内聚积。该症多见于新生儿和婴幼儿,文献报道发病率自0.04%～1%不等;成人亦不少见。成人男性发病多于女性。

【病因和发病机制】

根据纵隔内气体的来源部位可将纵隔气肿的病因和发病机制归纳为以下几类:

1.肺泡壁破裂所致的纵隔气肿　肺泡壁因肺泡内压急剧上升或因其他疾病而发生损伤破裂即可导致气体由肺泡内进入肺间质,形成间质性肺气肿;气体再沿肺血管周围鞘膜进入纵隔。常因同时有脏层胸膜损伤而合并自发性气胸,但亦可见仅有纵隔气肿者。常见原因如用力剧咳或吸气后用力屏气致肺泡内压剧增,哮喘急性发作时气流严重受限致肺泡内压剧增(尤其常见于儿童),机械通气使用不当致气道压过高,张力性气胸时过高的胸腔内压亦可使邻近肺组织肺泡内压剧增致肺泡破裂,金黄色葡萄球菌肺炎等疾病致肺泡壁破坏,闭合性胸部外伤因外部剪切力致肺泡壁损伤等。

2.纵隔内气道破裂所致的纵隔气肿　最常见于胸外伤患者,亦有少数气管肿瘤并发纵隔气肿的报道;纤维支气管镜检查可因操作过程中患者剧咳或用于憋气导致肺泡壁破裂而发生纵隔气肿,亦可因活检时损伤气道壁而使气体由气道破口进入纵隔。

3.食管破裂所致的纵隔气肿　包括剧烈呕吐致食管破裂,食管外伤,内镜检查损伤食管,食管痉挛阻塞而致近端破裂,异物损伤食管,食管癌肿瘤组织坏死,食管手术后瘘等。

4.颈部气体进入纵隔　如气管切开术后、甲状腺手术后、扁桃体切除术后等,空气自颈部创口进入皮下组织聚积,沿颈深筋膜间隙即可进入纵隔内。

5.腹腔气体进入纵隔　胃肠穿孔、人工气腹术等,腹腔内气体可沿膈肌主动脉裂孔和食管裂孔周围的疏松结缔组织进入纵隔。

尚有部分纵隔气肿患者临床不能确定其气体来源部位及病因。

【临床表现】

纵隔气肿的症状轻重不一,主要与纵隔气肿发生的速度、纵隔积气量的多少、是否合并张力性气胸等因素有关。少量积气患者可完全无症状,仅于胸部X线片上见纵隔气肿的征象。积气较多、压力较高时,患者可感胸闷不适,咽部梗阻感,胸骨后疼痛并向两侧肩部和上肢放射。纵隔内大量积气或合并有张力性气胸者,临床表现危重,严重呼吸困难,烦躁不安,意识模糊甚至昏迷，发绀明显，若不及时抢救可很快危及生命。

体格检查可发现颈部皮下气肿，严重者皮下气肿可蔓延至面部、胸部、上肢，甚至蔓延至腹部和下肢。皮肤黏膜发绀，呼吸困难。病情严重者血压下降，脉搏频数。颈静脉怒张。心尖搏动不能触及，心浊音界缩小或消失，心音遥远，约半数患者可于心前区闻及与心搏一致的咔嗒声（Hamman 征），以左侧卧位时较为清晰。并有张力性气胸者尚可见相应体征。

胸部 X 线检查对明确纵隔气肿的诊断具有决定性的意义。于后前位胸片上可见纵隔胸膜向两侧移位，形成与纵隔轮廓平行的高密度线状阴影，其内侧与纵隔轮廓间为含气体的透亮影，通常在上纵隔和纵隔左缘较明显，上述征象应与正常存在的纵隔旁狭窄的透亮带（即由视觉误差所产生的 Mach 带）相区别，其鉴别要点在于 Mach 带的外侧并无高密度的纵隔胸膜影。此外，部分患者尚可在胸主动脉旁或肺动脉旁发现含气透亮带。婴儿当纵隔内气体量较多时可显示胸腺轮廓。纵隔气肿在侧位胸片上表现为胸骨后有一增宽的透亮度增高区域，将纵隔胸膜推移向后呈线条状阴影，心脏及升主动脉前缘与胸骨间距离增大。胸部 CT 因不受器官重叠的影响，对纵隔气肿显示较清楚，尤其是当纵隔内积气量较小时较后前位胸片易于识别。X 线检查尚可清晰地显示同时存在的气胸以及下颈部和胸部皮下气肿。

【诊断】

根据有诱发纵隔气肿的有关疾病史，有呼吸困难和胸骨后疼痛等症状，应考虑纵隔气肿的可能性；若尚有颈部和胸部皮下气肿、颈静脉充盈等体征，则应高度怀疑本症，并行胸部 X 线检查以明确诊断。应注意与其他可以引起胸痛、呼吸困难、发绀等症状的疾病相鉴别。

【治疗】

纵隔气肿治疗的关键在于采取积极措施控制原发疾病，如控制哮喘发作以缓解气流受限，对外伤所致气道损伤应及早进行手术治疗。对气管切开术后并发的纵隔气肿应立即拆除皮肤和皮下组织缝线，使气体可外逸。对合并气胸的纵隔气肿患者应尽早施行胸腔闭式引流术，许多患者随着胸腔内压力下降，纵隔气肿的程度亦可明显减轻。

对纵隔气肿本身应根据积气量多少和临床症状轻重决定治疗方案。对积气量少，症状不明显者不需特殊治疗，气体在 1～2 周内常可自行吸收。对积气量大，压力高，致使纵隔内器官受压出现呼吸循环障碍者，可经胸骨上切口行排气减压术。伴有大量皮下气肿者可行多部位针刺排气或小切口排气。酌情使用抗生素以预防或控制感染。

（孙　逊）

第三节　纵隔疝

纵隔疝是指一侧肺脏的部分组织通过纵隔突入到另一侧胸腔，它与纵隔移位不同，后者系整个纵隔连同其内容物向对侧移位，但二者在临床上较难鉴别，且常可并存。纵隔在解剖学上有三个较薄弱的区域：①前上纵隔，位于第 1～4 肋软骨水平，前方为胸骨，后方为大血管，下方以心脏为界。②后上纵隔，位于主动脉和奇静脉之上第 3～5 胸椎水平，前方为食管、气管和大血管，后方为脊椎。③后下纵隔，位于主动脉弓、奇静脉和第 5 胸椎之下，前方为大血管和心脏,后方为降主动脉和脊椎。纵隔疝常发生于前上纵隔结构薄弱区,而发生于后上纵隔或后下纵隔者较少见。

纵隔疝产生的原因为两侧胸腔的内压不均等,导致压力较高一侧胸腔内部分肺脏经纵隔结构薄弱区突入压力较低的一侧胸腔内,以恢复两侧胸内压的平衡。常见者如一侧肺大疱、张力性气胸、局限性阻塞性肺气肿、胸腔积液、肺囊肿和肿瘤等;或一侧肺不张、一侧全肺切除术后。也有因一侧胸腔病变产生瘢痕收缩而将健侧胸腔部分肺脏经纵隔结构薄弱区域牵拉进入患侧胸腔的,如见于肺结核纤维化、慢性胸膜炎瘢痕收缩等。

纵隔疝的临床表现主要为原发疾病的症状和体征,如发生于张力性气胸者表现为严重的呼吸困难和循环紊乱,因纵隔疝常与纵隔移位并存,故体检时可见气管移位,心界移位,心尖搏动点移位等体征。

纵隔疝的诊断主要依赖胸部X线检查。后前位胸片可见局部透亮区域超过气管轴线,是肺组织疝入对侧胸腔的征象,疝入对侧的肺组织内很少见肺纹理。胸部CT可以清晰地显示纵隔疝的部位和范围,对于确诊价值很大。此外,胸部X线检查多有助于明确导致纵隔疝的原发疾病的诊断。

纵隔疝的治疗原则为处理原发疾病,对于纵隔疝本身并无特殊的针对性治疗方法。

(孙 逊)

第四节 纵隔占位性病变

导致纵隔占位性病变的疾病很多,包括纵隔原发性良性和恶性肿瘤、纵隔转移性肿瘤、各种纵隔囊肿以及炎症性病变(如各种肉芽肿性病变)等。转移性肿瘤中最重要者为肺癌纵隔淋巴结转移,明确其诊断对于合理选择肺癌患者的治疗方案至关重要。

纵隔肿物患者的临床表现差异较大。约半数患者完全没有临床症状,因其他原因行胸部X线检查时偶然发现纵隔肿物。出现临床症状的患者主要有两方面表现:①由纵隔肿物直接压迫和侵犯邻近的胸内脏器而产生的症状,如咳嗽、胸痛、气促、吞咽困难、上腔静脉梗阻、声嘶等,尚可见Horner综合征、膈神经麻痹以及脊髓受压有关的症状,如肿物导致气道阻塞而并发阻塞性肺炎可出现寒战发热,个别前纵隔肿瘤可压迫心脏,中纵隔肿瘤可造成右室流出道梗阻;②全身症状,主要是由肿瘤分泌某些激素而导致的症状,如甲状腺功能亢进、库欣综合征、男性乳腺发育、高钙血症等。

X线胸片常可为纵隔肿物的发现提供重要线索。胸部CT和MRI检查对于纵隔肿物的定位诊断价值非常高;同时,由于常见的纵隔肿物各有其好发部位,故依据影像学资料确定肿块在纵隔内的位置对于纵隔肿物的定性诊断也具有一定的辅助价值。上纵隔常见的肿物包括胸骨后异位甲状腺、甲状腺肿瘤、胸腺肿瘤和胸腺囊肿,前纵隔常见的肿物包括畸胎瘤等生殖细胞肿瘤以及心包囊肿等;中纵隔常见的肿物为淋巴瘤和支气管囊肿;后纵隔常见的肿物为各种神经源性肿瘤,肠源性囊肿也多位于后纵隔内。另一方面,由于纵隔内肿物的病理学种类非常多,仅凭影像学资料进行定性诊断常常碰到困难,因此,在可能时应采用各种技术尽量获取组织学标本或细胞学标本以明确诊断。

纵隔肿物的治疗依疾病的不同而不同。一般认为，对于原发性纵隔肿瘤，无论良性或恶性，可能时均应行手术切除治疗。对良性原发性纵隔肿瘤之所以也应积极手术治疗，一方面是因为肿瘤可以压迫纵隔内的重要脏器，产生不良后果，另一方面是因为一部分良性肿瘤具有恶变的趋势。

一、纵隔原发性肿瘤

正常纵隔内的组织结构较为复杂，各种组织细胞发生异型增生均可发展为良性或恶性肿瘤，因此，纵隔原发性肿瘤的种类繁多。从病理学角度可将纵隔原发性肿瘤分为 4 大类。

1.发育异常性肿瘤，包括纵隔生殖细胞肿瘤（如畸胎类肿瘤、精原细胞瘤等）、胸内异位组织肿瘤（如胸内甲状腺肿瘤、胸内甲状旁腺肿瘤等）和纵隔异位骨髓或骨髓脂肪瘤。

2.淋巴网状组织肿瘤，包括胸腺瘤、胸腺脂肪瘤、胸内浆细胞瘤和纵隔巨大淋巴结增殖症。

3.神经组织肿瘤，包括神经鞘源性肿瘤（如神经纤维瘤、神经鞘瘤、神经源性肉瘤、颗粒细胞肌母细胞瘤等）、交感神经源性肿瘤（如神经母细胞瘤、成熟型神经节细胞瘤、神经节母细胞瘤等）和副神经节瘤。

4.间叶组织肿瘤，包括血管源性肿瘤（如血管瘤、血管内皮瘤、血管外皮瘤等）、淋巴管源性肿瘤（如淋巴管瘤、淋巴外皮瘤等）、结缔组织性肿瘤（如纤维瘤、纤维肉瘤、黏液瘤、黄色肉芽肿、弹力纤维脂肪瘤等），脂肪组织肿瘤（如脂肪瘤、脂肪肉瘤）、软骨和骨肿瘤（如软骨瘤和骨软骨瘤、脊索瘤和骨纤维结构不良等）、肌组织肿瘤（如平滑肌瘤、平滑肌肉瘤、横纹肌肉瘤等）及混合性间皮瘤。尽管纵隔原发性肿瘤种类很多，但临床常见者仅为数种，其余均较少见，且仅凭临床症状、体征、化验室资料以及各种影像学资料不易确诊，有赖于手术切除后行病理学检查方能明确诊断。其治疗方法多以手术切除为主。以下仅叙述临床较常见的几种原发性纵隔肿瘤，包括常见于上纵隔的胸腺瘤和胸内甲状腺肿块，常见于前纵隔的畸胎瘤和常见于后纵隔的神经源性肿瘤。

（一）胸腺瘤

胸腺瘤在纵隔原发性肿瘤中较为常见，多于 40～50 岁时发现，女性略多于男性。胸腺瘤的病因和发病机制均尚未阐明。胸腺于胚胎 6 周时由第三咽囊上的一个皮芽逐渐发育而成，下降进入上纵隔，故胸腺瘤最多见于上纵隔。但也有少数生长于其他部位的异位胸腺瘤，如颈部、肺脏、后纵隔等。

胸腺瘤的病理分类法有数种，各自的侧重点不同。Levlne 和 Rosai 分类法侧重于临床预后，将胸腺瘤分为非浸润性（良性）胸腺瘤和浸润性胸腺瘤，后者又分为Ⅰ类恶性胸腺瘤和Ⅱ类恶性胸腺瘤（又称胸腺癌）。Muller-Hermelink 分类法侧重于胸腺瘤与对应正常细胞形态和功能的关系，将胸腺瘤分为髓性胸腺瘤、混合性胸腺瘤、皮质为主的胸腺瘤、皮质性胸腺瘤和分化良好的胸腺癌等。也有按肿瘤主要组成成分进行分类的，分为上皮细胞型胸腺瘤、梭形细胞型胸腺瘤、淋巴细胞型胸腺瘤和混合细胞型胸腺瘤。

约 1/3 至半数患者可无任何临床表现，仅于因其他原因行胸部 X 线检查时发现。其余患者可见局部症状或出现与胸腺有关的全身疾病的表现。胸腺瘤的局部症状由肿瘤压迫或侵犯邻近的纵隔结构所致，可见咳嗽、气急、胸痛、吞咽困难、声嘶等。可继发呼吸系统感染。出现上腔静脉综合征常常提示为恶性胸腺瘤。重症肌无力是胸腺瘤最常合并的全身性疾病，重症肌无力患者中约15%伴有胸腺瘤，而胸腺瘤患者中约35%伴有重症肌无力。合并低丙种球蛋白血症可反复发生严重的感染，患者除IgG和IgA水平降低外，尚可出现细胞免疫功能下降。其他与胸腺瘤有关的全身性疾病包括系统性红斑狼疮、类风湿病、多发性肌炎、甲状腺功能亢进症、克罗恩病、溃疡性结肠炎、干燥综合征、再生障碍性贫血等，推测可能与胸腺瘤患者机体免疫系统功能发生紊乱有关。

X线胸片示肿瘤多位于上纵隔，较多见于心底部与升主动脉交界处。肿块呈圆形或卵圆形，边界光滑，或有分叶，可向纵隔的一侧或两侧凸出，肿块较大者尚可推挤心脏大血管向后移位。异位胸腺瘤则可位于胸腔的其他部位。胸腺瘤一般密度均匀，少数可见于点状钙化或囊壁钙化。恶性胸腺瘤向心包侵袭可引起心包积液，胸膜转移者可见胸膜多发性结节状阴影。观察胸腺瘤的包膜是否完整对于判断肿瘤的良、恶性具有一定价值，良性胸腺瘤有完整的包膜，轮廓清楚光滑；恶性胸腺瘤包膜不完整，轮廓毛糙不规则，分叶现象明显。胸廓CT检查可以更清晰地显示上述各种病变，见肿块位于上纵隔大血管前间隙内，圆形或卵圆形，呈均匀软组织影，其内可有囊性变，少数有斑片状钙化。良性者包膜完整；侵袭性者向包膜外侵犯，表现为肿瘤后方与大血管之间的脂肪层消失，侵犯心包及上腔静脉可造成邻近胸膜不规则增厚以及胸腔和心包积液。

一旦发现胸腺瘤，只要患者能够耐受手术，均应积极进行手术治疗。手术除可切除肿瘤外，尚能提供病理学检查标本以获得准确的病理学诊断，以指导制订进一步的治疗方案。良性胸腺瘤手术切除后一般无需放射治疗。恶性胸腺瘤一般容易局部复发，但较少远处转移，手术切除后尚应进行放疗和化疗。

(二)胸内甲状腺肿块

虽然胸内甲状腺肿块在需行甲状腺切除术的患者中仅占1%～3%，但它在全部纵隔肿物中占有相当的比例。其中最多见的为结节性甲状腺肿，它多发于40～50岁的人群，女性较多见，约为男性的3～4倍。少数为甲状腺炎或甲状腺癌。大多数纵隔内甲状腺肿是颈部甲状腺肿在胸骨下的直接延伸，在胸廓开口附近，有一个小的峡部将颈部和胸内两处的甲状腺肿连接起来，或为颈部结节性甲状腺肿的下极朝下滑行到上纵隔内，一般位于气管前的上纵隔内，也有少数位于气管、头臂静脉和头臂动脉或锁骨下动脉之后。极少数纵隔内甲状腺肿块与颈部甲状腺完全无联系，推测为胚胎期异位发生的甲状腺组织。

许多纵隔内甲状腺肿块患者没有自觉症状，仅于其他原因行胸部X线检查时偶然发现。常见症状包括呼吸困难(常于颈部活动时加重)、咳嗽、声嘶、胸骨后疼痛等，偶见上腔静脉阻塞现象。体检可发现患者做吞咽动作时肿物向上移动，听诊可闻及吸气或呼气期喘鸣音。偶见位于气管后的肿物引起吞咽困难。少数患者可见甲状腺功能亢进的表现，极个别患者甚至出现甲状腺功能亢进危象。

胸部X线检查见纵隔内边缘清楚、密度均匀的圆形或卵圆形肿块影，边界光滑或呈分叶状。典型者位于上纵隔前部！可使气管向后移位。肿块内较常见钙化。有认为肿块上端宽大与颈根部软组织影连续；肿块上缘轮廓影消失，紧靠颈根部软组织影；气管受压自颈部开始，向下延续至上纵隔：以上三点提示肿块呈颈纵隔连续征象，可作为纵隔内甲状腺肿块的 X 线诊断依据。胸部 CT 检查具有重要价值，下述征象提示纵隔内甲状腺肿块：①肿块与颈部甲状腺相连；②肿块内有局部钙化灶；③肿块的 CT 值相对较高，一般比邻近的肌肉组织高 15HU；④应用碘造影剂静脉注射后肿块密度明显增高，且持续时间较长。对于异位迷走的甲状腺肿块根据胸部 X 线检查甚难作出诊断。

放射性核素^{131}I 检查对于明确纵隔内甲状腺肿块的性质很有帮助，但应注意常有假阴性发生。对临床怀疑纵隔内甲状腺肿块而^{131}I 放射性核素扫描检查未能发现阳性征象者！胸部 CT 检查可能会有所帮助。

对于纵隔内甲状腺肿块一般应积极争取手术，既可切除肿块，避免对纵隔内重要脏器的压迫，又可获得明确的病理学诊断。但对于无临床症状，手术耐受性较差，且根据其他资料判断胸内肿块为恶性病变的可能性较小者，亦可暂缓手术治疗，但应严密随访观察。

（三）纵隔畸胎瘤

畸胎瘤是指含有所在部位正常时所没有的多种形态组织的肿瘤，这些组织通常起源于外胚层、中胚层和内胚层中的两种甚至三种胚层。畸胎瘤常见于身体的中线部位，如颅底、颅咽管、颈部、纵隔、后腹膜、卵巢、骶前、睾丸等处，纵隔尤其是前纵隔是最常见部位之一。纵隔畸胎瘤在所有纵隔肿块中所占的比例较高，是临床较常见的纵隔原发性肿瘤。

畸胎瘤的来源问题迄今仍无一致意见，目前一般认为这类肿瘤是来自个体发育初期的卵黄囊向泌尿生殖嵴移动过程中被遗留下来的全能性干细胞。畸胎瘤的病理组织结构十分复杂多样，一般按其组成组织的成熟度分为成熟畸胎瘤和未成熟畸胎瘤，前者多为良性囊性型，后者多为恶性实体型。成熟畸胎瘤又分囊性和实性两种。囊性成熟畸胎瘤又名皮样囊肿，为薄壁单房或多房囊肿，镜下除见外胚层组织外，亦可贝中胚层和内胚层组织。皮样囊肿发生恶变者不多见，约占 10%。实性成熟畸胎瘤主要为实性肿块，镜下可见源自所有胚层的各种组织成分，内以内胚层源性上皮成分居多，而外胚层源性皮肤和神经组织等则较囊性者少见，组织的成熟程度介于良性囊性畸胎瘤和恶性未成熟畸胎瘤之间。未成熟畸胎瘤由未分化成熟的组织组成，以实体性者居多，其原始上皮细胞多排列成腺癌形象，一般不见由外胚层衍生的神经组织、皮肤或牙齿等。

畸胚瘤的临床表现依其成熟度不同而异。成熟畸胎瘤多呈良性经过。良性畸胎瘤多见于儿童和青年人，在儿童发病率无明显性别差异，而在成年人中男性较多见。50%～70%的纵隔畸胎瘤为良性，在儿童期发生的畸胎瘤几乎均为良性，仅 1%为恶性。患者可无临床症状，仅偶然于因其他原因行胸部 X 线检查时被发现。肿瘤逐渐增大压迫邻近纵隔结构可导致胸痛、胸闷不适、咳嗽、吞咽困难等临床症状。少数患者可因支气管受压而发生阻塞性肺炎或肺不张。偶有肿瘤溃蚀到支气管内，可见咳出毛发或皮脂样物，此时仅凭该临床表现即可较有把握地诊断胸内囊性畸胎瘤。囊性畸胎瘤偶可破溃入纵隔而引起纵隔炎，破溃入胸膜腔并继发感染而引起脓胸，破溃入心包可引起心包炎或心脏压塞。囊肿继发感染时临床症状可明显加重。

未成熟畸胎瘤多为恶性，男性较多，肿瘤生长快，呈浸润性生长，常见上腔静脉阻塞综合征，患者消瘦、干咳、声嘶、呼吸困难，可见膈神经麻痹，肿瘤侵犯心包可致血性心包积液，侵犯胸膜可见血性胸腔积液。少数患者肿瘤可向远处转移到肝脏、骨骼等，引起相应症状。

胸部X线检查见大多数畸胎瘤位于前纵隔，邻近心脏大血管起始部。良性肿瘤呈圆形或卵圆形，轮廓光滑，而恶性肿瘤多呈分叶状。皮样囊肿的周边可见钙化，由于胸腺癌也可见钙化，故该X线征象对于二者的鉴别诊断并无帮助。少数患者于瘤体内可见成熟骨骼和牙齿影像，据此即能较可靠地诊断成熟畸胎瘤。肿块增大速度较快多为恶性畸胎瘤的征象，但需注意成熟畸胎瘤亦可因瘤内出血而致瘤体较快增大。胸部CT检查诊断纵隔畸胎瘤的价值明显高于常规X线检查者，它可以更清晰准确地显示肿块的部位、大小、外周轮廓、有无钙化、有无骨骼结构或牙齿等。出现肺炎、肺不张、胸腔积液、心包积液、纵隔炎等并发症时X线检查可见相应的改变。

由于畸胎瘤有发生感染、破溃、压迫邻近器官、出血和恶变的可能，故不论肿瘤大小和性质良恶，均应早期手术治疗，力争彻底切除。一期切除困难时，可分期手术。对恶性畸胎瘤可于术后辅以放疗和化疗。

（四）纵隔神经源性肿瘤

神经源性肿瘤在纵隔肿瘤中非常常见，约占全部纵隔肿物的20%。

纵隔神经源性肿瘤病理组织学类型较多，起源于外周神经的有神经鞘瘤（又名施旺细胞瘤）、神经纤维瘤和神经源性肉瘤，起源于交感神经节的有神经节细胞瘤、神经节母细胞瘤和神经母细胞瘤。其中神经鞘瘤、神经纤维瘤、神经节细胞瘤等为良性肿瘤，神经节母细胞瘤为中间型肿瘤，神经源性肉瘤和神经母细胞瘤为恶性肿瘤。良性肿瘤的发病率远远高于恶性肿瘤者。

神经源性肿瘤可发生于任何年龄，但以青年人的发病率最高，其中神经纤维瘤、神经鞘瘤和神经源性肉瘤多见于成人，而神经节母细胞瘤和神经母细胞瘤多见于儿童。绝大多数（90%以上）的纵隔神经源性肿瘤位于后纵隔脊柱旁沟内，约占后纵隔肿瘤的四分之三；极少数纵隔神经源性肿瘤发生于前纵隔，多来源于迷走神经、膈神经等。

神经鞘瘤和神经纤维瘤多见于头部、颈部、上下肢和躯干部，位于纵隔者仅占少数；尽管如此，它们却是纵隔神经源性肿瘤中发病率最高者。通常无临床症状，仅于因其他原因行胸部X线检查时偶尔发现。少数病人可有胸痛和肩背疼痛，或沿肋间神经走向出现疼痛。极少数肿瘤可向邻近的椎体或肋骨挤压生长，靠近椎间孔的可扩大椎间孔，位于肋间的可使肋间隙增宽，肋骨缘变形增厚。患者亦可有咳嗽、咯血、吞咽困难等，或出现喉返神经麻痹、Horner综合征、Pancoast综合征等。

胸部X线检查见肿块大多位于后纵隔脊柱旁，在侧位片见肿块的后缘大都重叠于椎间孔。肿块呈圆形、卵圆形或哑铃形，哑铃形的一部在椎间孔内，边界清楚，密度均匀。胸部CT可以清楚地显示病变形状和部位，对于向椎体挤压生长者可显示椎体骨质压迫性吸收。肿块大多数为单个，若呈多发性则提示为神经纤维瘤病。其余纵隔神经源性肿瘤的临床和X线表现与上述相似。

纵隔神经源性肿瘤仅凭临床表现和X线检查结果甚难推断其病理学类型，也不易判断其良恶性，例如根据椎体受侵蚀或出现喉返神经麻痹、Horner综合征等并不能肯定即为恶性肿瘤，而且，与纵隔内其他肿块也很难鉴别。因此，对于发现纵隔占位性病变疑为纵隔神经源性肿瘤者应积极争取手术切除。良性肿瘤易切除，但要注意复发问题。恶性肿瘤预后不佳。

二、纵隔囊肿

纵隔囊肿属纵隔肿物中的一类，有将其归属于纵隔肿瘤者，但较多人主张将其与纵隔肿瘤分别叙述。纵隔囊肿的发病率占全部纵隔肿物的20%左右。其种类繁多，大多是先天性发育异常所致，如来源于气管或支气管芽的气管和支气管囊肿，来源于前肠芽的胃囊肿和胃肠囊肿以及由于中胚层组织发育异常所致的心包囊肿和囊性淋巴管瘤等。这类发育异常性囊肿不发生恶变；此外，纵隔囊肿尚包括寄生虫性（如包囊虫性）囊肿、血肿囊性变和胰腺假性囊肿等。

1.气管支气管囊肿　气管支气管囊肿是纵隔先天性发育异常性囊肿中较常见的一种。大多数气管支气管囊肿发生于受孕后第26～40天，发生较早者多形成纵隔内肿物，而发生较晚者多形成肺内肿物，个别病例亦有见于横膈内或横膈下者。纵隔气管支气管囊肿依其所在部位可分为气管旁、隆突周围、肺门旁、食管旁和其他部位等5组，其中大多数位于隆突周围，多有蒂与大气道相连。位于隆突周围的囊肿易因压迫邻近组织而引起临床症状。

纵隔内气管支气管囊肿的临床表现主要与其部位有关，位于隆突周围的囊肿可以在体积尚不大时即引起明显的临床症状，而其他部位的囊肿可以长到很大而仍无明显临床表现。常见的临床症状包括呼吸困难（活动时尤为明显）、持续性咳嗽以及喘鸣，在儿童患者易误诊为哮喘、喘息性细支气管炎、气管支气管狭窄或气道异物等。囊肿与气道相通者易并发感染而出现相应的临床表现。个别病例囊肿可致气管阻塞或右心室流出道阻塞。

胸部X线检查常见中纵隔隆突附近边界清楚、质地均匀的纵隔内肿物，多为圆形或卵圆形，随呼吸运动其形状可发生变化。亦可见于纵隔内其他部位。一般无分叶，无钙化。隆突下的囊肿可使隆突角度增大，食管旁的囊肿钡餐检查可见食管有明显受压。与气道相通而继发感染者可见囊肿在短期内扩大，可出现气液平面。胸部CT扫描可以明确囊肿的位置及其与周围结构的关系，典型的囊肿呈圆形或卵圆形，CT值为0～20HU，囊壁十分菲薄；囊腔内液体含蛋白量高时CT值升高，反复慢性感染者囊壁可以增厚。

较大的气管支气管囊肿一般应行手术切除治疗。对于无临床症状而手术耐受性较好的患者可行择期手术；呼吸道压迫症状明显者（多见于小儿患者）有时须行急诊手术；囊肿继发感染者可先予抗生素和局部引流治疗，感染控制后再行手术切除。手术治疗效果良好，但个别患者术后囊肿可复发。

2.食管囊肿　食管囊肿来源于胚胎期前肠，为食管发育过程中未能形成正常管腔的结果。囊壁内衬非角化鳞状上皮，有双层平滑肌，可见食管腺体。有时可见小范围的纤毛柱状上皮，可能与覆盖纤毛上皮的胎儿食管结构相似，不可误认为起源于支气管的结构，壁内无软骨有助于鉴别。食管囊肿多位于食管旁。多数患者无症状，少数因压迫食管而出现吞咽困难。部分患者可因慢性咳嗽而误诊为哮喘或慢性支气管炎。

胸部X线检查见病变位于后纵隔前部食管旁，圆形或卵圆形，边界清楚。食管吞钡检查可见食管明显受压，但黏膜皱襞完整。如囊肿发生溃疡而与食管相通，囊肿内可见气体，吞钡检查时可见钡剂进入囊肿内。食管囊肿与位于食管旁的支气管囊肿X线表现完全相同，不易鉴别，往往需待手术后病理学检查才能确诊。

手术切除是本病的唯一治疗方法。

3.胃肠囊肿 胃肠囊肿较罕见。关于其起源有数种学说解释，多认为系因胚胎早期内胚层与脊索未完全分离所致。胃肠囊肿的内衬细胞包括胃黏膜上皮细胞、小肠上皮细胞和纤毛柱状上皮细胞等，其中胃黏膜上皮细胞可具有分泌功能，导致消化性溃疡。

本病男性较常见。临床症状出现较早，多于儿童期或更早即有临床表现，包括疼痛、呼吸困难、咳嗽、呕吐、消瘦、呕血等，囊内的胃黏膜上皮细胞分泌酸性物质和某些蛋白酶，使囊壁发生溃疡，并可累及邻近组织，在气管支气管和食管等部位形成瘘管，引起相应的临床症状。

胸部X线检查见囊肿位于纵隔脊柱旁，圆形或椭圆形，轮廓清楚光滑，密度均匀。囊肿多通过蒂与脊膜及胃肠道相连接。若连接处位于胸内食管则多无交通；相反，若连接处位于腹腔内胃肠道，则大多数其间有交通，空气可进入囊腔内，造影检查时钡剂亦可进入囊腔内。常可见胸椎、颈椎畸形，如半脊柱畸形、后位脊椎裂、脊柱侧弯等。

外科手术切除是本病唯一的治疗方法。为避免发生气管支气管瘘、食管瘘、胸椎破坏等并发症，应争取早期手术治疗。

4.心包囊肿 心包囊肿大多数为先天性疾病，个别病例可于患急性心包炎多年后发生心包囊肿。

心包囊肿一般呈梭形或卵圆形，壁菲薄，内含清亮的或草黄色的液体，囊壁由单层扁平或柱状细胞覆盖，细胞形态极似间皮细胞。

胸部X线检查见心包囊肿通常位于前纵隔心膈角区，但也有位置较高者，少数患者可延伸至上纵隔区，右侧明显较左侧多见。囊肿轮廓清楚光滑，密度均匀，一般无钙化影。有时在侧位胸片可见囊肿呈水滴状上尖下圆的阴影，可能为囊肿嵌入叶间裂所形成，具有一定的特征性。大多数囊肿直径为3～8cm之间，但也有小至1cm和大至28cm的报道。CT检查有助于明确阴影的囊性结构，对位于不典型部位者诊断价值更高。透视下囊肿的形态可随体位变动和呼吸动作而有变化。

大多数心包囊肿不引起临床症状，仅于常规体检或因其他原因行胸部X线检查时被发生；个别患者因囊肿过大压迫邻近结构而产生胸骨后压迫感、呼吸困难或咳嗽等症状；极个别报道心包囊肿继发感染者。

一般不需处理，症状明显者可手术切除。

5.胸腺囊肿 胸腺囊肿较为罕见，仅占全部纵隔肿物的1%～2%。大多数为来自胸腺咽管上皮的先天性囊肿，可发生于从颈部到前纵隔的胸腺下降线的任何地方；也有个别报道与手术创伤、炎症等有关者。

病理学上胸腺囊肿应与胸腺瘤、霍奇金淋巴瘤等形成的假性囊肿相鉴别，假性囊肿壁一般较厚，在其纤维性壁内可找到残余的瘤组织。

患者多为儿童和年轻人，大多无临床症状，仅于因其他原因行胸部X线检查时被发现。少数囊肿过大者可出现胸部疼痛或胀闷感、咳嗽、呼吸困难、吞咽困难、声嘶等症状。

胸部X线检查无特异性表现，囊肿边缘光滑，圆形或卵圆形，位于前纵隔。CT和磁共振检查有助于明确囊性特征。

手术治疗既可切除囊肿，也有助于明确组织学诊断。胸腺囊肿切除后不复发，预后好。

（聂美玲）

第十章　膈肌疾病

膈肌是由肌肉和腱膜组成的隔膜，其功能是分隔胸腹腔和主要的吸气肌肉，同时也参与多种与胸腹腔压力维持有关的活动功能，如分娩、排便过程等。从广义的角度来看，膈朋疾病应该包括膈肌的萎缩和无力，而且比较常见，该部分将会在呼吸力学部分阐述。本章讨论狭义的膈肌疾病，主要包括膈肌麻痹、膈膨出、膈肌疝和膈肌肿瘤。临床上以膈肌疝和膈肌麻痹较为常见。长时间的膈麻痹导致膈肌萎缩引起后天性膈膨出；而先天性膈膨出是膈肌发育的异常，膈肌呈薄膜状，缺乏肌肉组织，但膈神经正常。

第一节　膈肌麻痹

膈肌麻痹系由于一侧或两侧的膈神经受损，神经冲动传导被阻断而产生的膈肌麻痹，导致膈肌异常上升和运动障碍。

一、病因

病因多样，以恶性肿瘤直接侵犯、颈椎疾病导致的压迫和外科手术或外伤等创伤性因素为最常见的病因。

二、病理改变

膈肌麻痹使膈肌处于松弛状态。由于胸膜腔的负压牵拉使膈肌被动延长和向上膨隆。长期膈肌麻痹可产生膈肌萎缩形成一层薄膜。最后形成后天性膈膨出。表现为薄膜状的膈肌与腹腔脏器明显向胸腔内膨升。

三、病理生理

从吸气肌肉的组成的角度来看，左右膈肌之间属于“并联”的连接，单侧的膈肌麻痹将会降低 50％的膈肌力量，但仍然可以与肋间吸气肌肉等吸气肌肉共同维持相对有效的吸气肌肉功能；膈肌与肋间吸气肌肉之间属于“串联”的连接，双侧完全的膈肌麻痹将会导致整个吸气肌肉功能几乎丧失。肋间吸气肌肉的收缩，只能通过牵拉麻痹的膈肌产生的被动的张力，形成微弱的吸气力量，这是膈肌折叠术治疗双侧膈肌麻痹的理论基础。

四、临床表现

膈肌麻痹可以是单侧、双侧、完全性或不完全性。单侧完全性膈肌麻痹使膈肌升高和矛盾运动(吸气时患侧膈上升而健侧下降)，但由于健侧膈肌的代偿，肺活量仅减少约30%。由于人体的肺通气功能有较大的储备能力，对平静状态或轻中度运动时的通气量无影响。因此，单侧膈肌麻痹者多数无症状，而在胸部X线检查时发现膈肌升高和矛盾运动。部分患者主诉剧烈运动时有呼吸困难。左侧膈麻痹因胃底升高可能有嗳气、腹胀、腹痛等消化道症状。双侧完全性膈肌麻痹时，肺活量的降低通常超过80%，静息状态下的通气亦受到明显的影响，导致明显呼吸困难、腹部反常呼吸(吸气时腹部凹陷)、呼吸费力和动用辅助呼吸肌肉。通常有发绀等呼吸衰竭的表现，甚至造成呼吸机依赖。由于肺膨胀受限和排痰无力，容易有反复肺炎和肺不张。

五、诊断

双侧完全性膈肌麻痹时的临床表现有一定的特征性，可以根据临床上严重的呼吸困难和腹部反常呼吸，结合有可能引起膈肌麻痹的基础疾病作出临床诊断。单侧膈肌麻痹者，尤其是不完全性麻痹者，临床上通常无症状，需要通过辅助检查来明确诊断。对膈肌麻痹有确诊意义的检查包括X线胸部透视和摄片和膈神经电或磁波刺激诱发动作电位与跨膈肌压测定。

六、鉴别诊断

只要提高认识和警惕性，本症诊断不难。主要需要与膈肌膨出相鉴别，后者是膈肌局部或单侧薄弱，导致膈肌位置上升，但膈神经的功能存在，表现为吸气时仍然有一定程度的下降，诱发的膈神经复合动作电位存在；在成人应与肺底积液相鉴别。

七、治疗

本症病因广泛，治疗上应该首先争取明确病因，作针对性治疗。牵拉性和炎症性的膈神经麻痹，大部分患者可在4～7个月内自然恢复。切断性或侵犯性(如恶性肿瘤)膈神经麻痹是永久性损害。单侧膈肌麻痹通常无明显的症状，无需特殊治疗。两侧膈肌麻痹引起严重呼吸困难和呼吸衰竭时，多数需用机械通气辅助呼吸。应该首选无创性鼻(面)罩正压机械通气或胸外负压通气。当无创机械通气不能达到理想的通气效果或有明显肺部感染时，应考虑作气管插管或切开。对于双侧膈神经永久性麻痹的患者，当基础疾病稳定时，可考虑作膈肌折叠术，可减轻呼吸困难。

(孙　逊)

第二节 膈肌疝

膈肌疝是指腹腔内或腹膜后的脏器通过膈肌裂孔或缺损进入胸腔的病理状态。临床上将膈肌疝分为:①先天性膈肌疝:包括胸腹膜疝和胸骨旁疝等,其发病率约 0.159/10 万新生儿。②创伤性膈肌疝:包括膈肌非穿透伤和穿透伤所造成的破裂,手术损伤或膈下感染引起的膈肌穿破等原因引起的膈肌疝。③食管裂孔疝。亦偶有主动脉裂孔疝的病例报道。

一、先天性胸腹膜疝

腹腔内脏器通过膈后外侧部的胸腹膜孔疝入胸腔者称胸腹膜疝(又称 Bochdalek 疝或膈肌后外侧疝)。主要见于新生儿,常合并其他畸形。在成年人此疝罕见。好发于左侧,约占 70%~90%。右膈有肝脏保护,且右侧的 Bochdalek 孔在胚胎发育期较左侧闭合早,故右侧胸腹膜疝较少见。

(一)膈肌发育的胚胎学与膈疝的病因

胚胎发育过程中,由横中膈、纵隔和胸壁肌肉的一部分发育成膈肌,最后闭合的部分是后外侧三角区,即胸腹膜裂孔。如膈的胚胎发育障碍使胸腹膜裂孔延迟闭合或肠管过早转入腹腔,腹内脏器易经此孔向胸膜腔疝出,造成胸腹膜疝。可合并肠旋转不全,左侧阑尾等畸形。

(二)病理

胸腹膜裂孔位于膈的后外侧部,左右均有,呈三角形,尖端朝膈的中央部,底边在肾脏之上。缺损的胸腹膜裂孔大小不等,从 1cm 至单侧膈肌大部分面积,大多数无疝囊。左侧的常见疝内容物有胃、大网膜、结肠、小肠、脾、肾和胰腺等。右侧的常见疝内容物有肝、小肠和结肠。约 1/3 的患者伴有小肠旋转不全。部分病例合并高位肾、肺发育不全、支气管囊肿或先天性心脏病等。

(三)病理生理

与疝的大小和内容物有关,小的疝和疝内容物没有受到阻塞或嵌顿时,可能无特殊的病理生理学变化。大的疝内容物可以对患侧肺挤压,导致外压性肺不张和影响肺部的通气和换气功能。纵隔移位使大血管扭曲,回心静脉血量减少而造成低心排血量。疝内容物为胃肠时,由于管腔的扭曲,可能引起胃肠梗阻。当疝内容物的血循环受阻时,有可能导致绞窄而引起疝内容物的坏死。

(四)临床表现

胸腹膜疝常导致呼吸系统和消化系统的异常。

1.*症状* 在新生儿最常见的表现为急性呼吸困难和呼吸衰竭,大多数在出生后数小时内出现发绀,吸奶或啼哭时加重。如果进入胸腔的腹部脏器较多,常因急性呼吸衰竭而危及生命。当合并明显呕吐症状时,应考虑有肠梗阻或肠道旋转不全。在年长儿童或成人,多有轻度慢性呼吸系统和胃肠道症状,表现为反复呼吸系统感染,剧烈活动时气促明显,间歇腹痛、呕吐,消化不良等,但很少有急性呼吸困难。当出现绞窄和梗阻时,有相应的表现。

2.体征　患侧胸廓活动度变小，胸部叩诊浊音或鼓音（取决于疝入胸腔内的脏器含有气体、液体或实质性脏器），患侧肺泡呼吸音减弱甚至消失，常可听到肠鸣音（疝内容物为胃肠，且作较长时间的耐心听诊时才能听到），心音遥远。

（五）X 线表现

胸腹膜疝胸片或胸透时的典型表现为：患侧胸腔内有多个气袢，腹部充气的肠袢减少，心和纵隔向健侧移位，多数发生在左侧。右侧胸腹膜疝时，如果疝内容物为肝脏，则表现为右下胸腔内有一不透明的肿块影，纵隔向左移位，伴有“缺肝征”（即在右上腹的肝区出现充气肠袢）。在新生儿，X 线钡餐检查可能加重胃肠道梗阻，使嵌顿的肠袢进一步膨胀，加速坏死和破裂。故尽可能避免作此项检查。然而，年龄＞3 岁的患者，出现肠梗阻或绞窄的可能性很低。可考虑作钡餐（疝内容物为胃）或钡灌肠（疝内容物为结肠）协助明确诊断。人工气腹检查可见气体进入胸腔，有确诊意义。近年来，MRI 和 CT 检查的普及应用，可通过矢状面或冠状面断层显示，能够清晰地显示疝的部位和疝入的内容，具有确诊的意义，已经成为主要的诊断手段。

胸腹膜疝应与下述疾病相鉴别：先天性肺囊肿、先天性局部肺气肿、先天性囊性腺样畸形和肺发育不良等。当疝比较小且疝内容物为实质性脏器（如大网膜等），需要与下肺部的肿瘤相鉴别。当疝内容物含有较多液体时，有误诊为胸积液的报道。当疝内容物含有较多的气体时，亦有误诊为气胸的报道。只要提高认识水平，通过上述检查，同时注意腹部脏器因移位而减少，通常鉴别不难。

（六）治疗

通常需要外科手术治疗。在新生儿，巨大的疝如不作手术治疗，约 75％的病婴在 1 个月内死亡。然而，产后 2 天内行手术，死亡率较高（约 50％～75％），产后 2 天以上手术，其死亡率明显降低。因此，选择合适的手术时机很重要。当病情严重时，可考虑作机械通气或体外膜肺氧合，待产后 2～5 天再做手术治疗，有利于降低死亡率。手术疗效和预后还与患侧肺发育不良的程度，是否有胃肠道扭转、梗阻、绞窄或合并其他畸形等因素有关。

年长儿童和成人的胸腹膜疝内容多为胃、结肠、肝脏等。对呼吸和循环影响不大。一般肠梗阻和绞窄的可能性较低。应该择期手术治疗，死亡率低（1％～3％），疗效多满意。

二、先天性胸骨旁疝

先天性胸骨旁疝是指腹内脏器经 Morgagni 孔疝入胸腔形成。因此裂孔位于膈的前部胸骨后方，故也称胸骨后疝或前膈疝。此疝罕见，1761 年 Morgagni 首次报道。根据临床统计，右侧多见，双侧次之，左侧极少。

（一）病因

胸骨旁疝的形成是由于膈肌先天发育的障碍。由于胚胎期横中膈的胸骨后部分发育不全或合并胸骨与肋骨发育不全，在胸骨下端膈肌的前内侧形成小三角形缺损区（Morgagni 裂孔）。由于左膈前部有心包膈面相贴保护，所以大多数胸骨旁疝在右侧出现。

（二）病理

胸骨旁疝多有由腹膜构成的疝囊，无真疝囊者少见。常见的疝内容物为大网膜和横结肠，胃和肝也可能被累及;也有报道盲肠、末段回肠和升结肠均可疝入胸腔。在某些病例,部分胃壁疝入胸腔,但无症状;当出现梗阻或嵌顿时才被发现。通常疝的内容物不会很大。

(三)临床表现

1.症状 大部分患者无症状,只在查体时被发现心膈角处的阴影。有症状者,通常以胃肠道症状为主,亦可有呼吸系统症状。胃肠道症状主要是由于疝出的内脏嵌顿、扭转造成梗阻所致。常见的症状有上腹胀痛,站立或弯腰时加重;也可有痉挛性腹痛、不定位的腹部绞痛、呕吐等肠梗阻症状。但多数为不完全性梗阻,完全性肠梗阻、坏死或穿孔的并发症少见。因肺受疝内容物挤压,引起咳嗽、反复肺部感染或呼吸困难。上述症状因年龄而异。在婴儿,以肺受压引起的呼吸系统症状为主;而在儿童,侧以胃肠道症状为主,可伴有呼吸系统症状。在成年人,多数无症状,个别有胃肠道症状。

2.体征 多数无异常体征。个别巨大疝的患者,可见患侧呼吸动度减弱,局部叩诊呈鼓音或实音,呼吸音减弱。当合并有肠梗阻时,腹部有相应的体征。

(四)X线表现

胸骨旁疝的诊断主要依据X线检查。后前位胸片的典型征象是在心膈角有一类圆形阴影,多见于右侧。侧位胸片示阴影在前心膈角,占据膈和前胸壁的相连区。如疝囊内有肠袢,在阴影内就有气袢影,有确诊的意义。若疝内容物为大网膜,显示为密度均匀的致密影。如疝内容物为横结肠,钡灌肠可见横结肠上提,其远段因重力作用而呈下垂状。当阴影不含气袢,钡餐和钡灌肠又难以判断时,则需要与胸膜心包囊肿,局部型胸膜间皮瘤、纵隔脂肪瘤、膈肌肿瘤、前胸壁肿瘤以及肺癌鉴别。CT和MRI检查有较大的诊断价值。

(五)治疗

Morgagni裂孔较小,疝入的内脏较容易嵌顿或绞窄。因此,通常推荐手术治疗。部分无症状的病例,不愿意接受手术治疗或有手术的相对禁忌证时,应该严密观察,一旦出现症状,应争取手术治疗。不能排除肿瘤时,亦是手术指征。

三、创伤性膈疝

创伤性膈疝包括胸腹部外伤、手术或膈下感染后所致的膈肌破裂,腹腔脏器疝入胸腔。由于右膈肌有肝脏保护,所以,创伤性膈疝常见于左膈肌。

(一)病因

引起创伤性膈疝的常见原因有:①严重的胸腹闭合伤:如压伤、钝性外伤、爆炸伤等,由于胸腔和腹腔内压力突然改变,亦可导致膈肌破裂;②直接外伤:胸腹部贯穿伤(枪弹伤、刀刺伤等);③手术损伤:如涉及食管贲门或其他在膈肌附近的手术;④膈下炎性或膈肌的囊肿引起膈肌的穿破。

(二)病理

创伤性膈疝的病理改变主要决定于损伤的原因和严重程度。外伤性引起的,需要注意并发其他脏器损伤的可能性,尤其是肝脾破裂、腹腔内出血等。常见的疝内容物为胃、大网膜、结肠、小肠等。一般无疝囊。病程长者疝入内脏多有与膈肌或肺粘连。

(三)临床表现

1.病史与症状 膈肌的破裂通常是外伤或疾病的一部分。复合伤者由于病情严重,容易掩盖膈肌破裂的症状。常见的临床表现有呼吸困难,胸腹部疼痛向肩部放射等,严重者可有发绀、低血压等。但这些症状缺乏特异性。

2.体征 无特异性体征,与疝的大小、部位、疝的内容物、是否合并有嵌顿绞窄等因素有关。

(四)诊断

创伤性膈疝的临床表现缺乏特征性。在处理胸腹外伤时,要提高警惕性,有膈肌破裂可能性时应作相应的检查。需要剖腹或剖胸治疗时,要仔细检查膈肌有无破裂。一般外伤性膈疝,通过常规胸部X线检查,胃肠造影,人工气腹、CT或MRI检查(作矢状面或冠状面断层显示),可以明确诊断。亦有报道在急性损伤时未发现,经过数月乃至数年后出现膈肌疝引起的症状时,始被发现。

(五)治疗

外伤性膈疝常见于复合伤的患者,应该在严密观察和护理的前提下,争取尽早手术治疗,修复损伤的膈肌,避免胃肠道梗阻和肺受压的危险。非急性期的患者,亦应争取手术治疗。通常选择经胸入路,能够较好地分离粘连带。

四、食管裂孔疝

食管裂孔疝是指胃贲门、胃上部和部分胃前壁甚至全胃经膈肌的食管裂孔,疝入膈上的后纵隔。食管裂孔疝是最常见的膈肌疝。根据贲门有否移位及胃疝入的情况,可分为下列类型(图10-1):①滑动型:由于食管裂孔明显扩大和膈食管韧带松弛,贲门和胃体上部经扩大的食管裂孔,连同膈肌的食管韧带疝入后纵隔。站立位或腹腔内压力降低时,疝入部分的胃自动回纳。这类可上下自由滑动的疝较常见,约占临床病例的90%,称为滑动性食管裂孔疝。②食管旁疝:贲门位置不变,部分胃底部和胃前壁经扩大的食管裂孔,疝入食管前或两侧有腹膜形成的盲囊。③少数病例兼有上述两种类型的特征,称为混合型食管裂孔疝。④大滑动型:整个胃经扩大的食管裂孔翻人后纵隔,但贲门仍留在原来位置,胃底高于食管,幽门也可疝入食管裂孔。

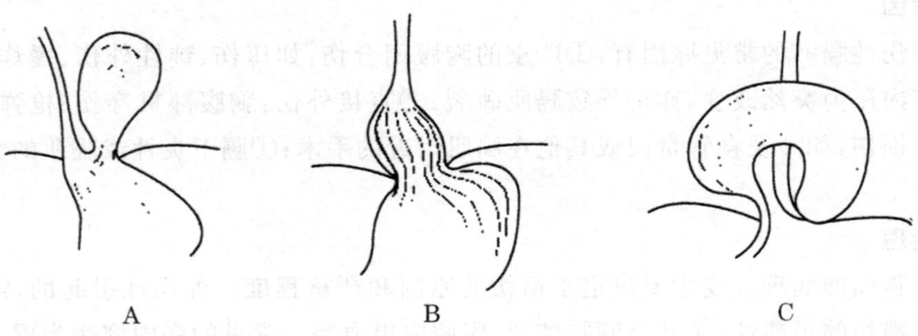

图 10-1

1.*病因*　食管裂孔疝形成的原因有先天性因素，例如食管裂孔发育不良，裂孔周围组织薄弱造成解剖结构上的弱点。然而，食管裂孔疝多见于40岁以上的病人。可见，后天性因素也起很重要的作用。肥胖、习惯性便秘、慢性咳嗽、多次妊娠和练武功时不正当屏气等因素，可致使腹压长期增高，食管裂孔逐渐扩大，构成食管裂孔疝的发病基础。

2.*病理生理*　食管胃交界处的贲门具有活瓣样的作用，食物和液体只能咽下入胃，而不能经贲门反流入食管。当贲门部疝入胸腔时，食管下段括约肌的功能明显减弱，容易出现胃液反流。因此，食管裂孔疝时常合并有反流性食管炎。

3.*临床表现*　食管裂孔疝多见于中年以上的男性。不少有食管裂孔疝X线征象的病人并无症状，有症状者多数由于胃液反流造成食管下段反流性食管炎相关的症状，引起胸骨后不适、疼痛和烧灼感等。严重者有可能引起吸入性肺炎等其他反流相关的临床表现。食管裂孔疝也可并发绞窄、出血和胃壁坏死与穿孔，但发生率低。食管裂孔疝通常无异常体征。

4.*诊断*　食管裂孔疝的诊断主要依靠X线钡餐检查。检查时要嘱患者平卧或头低位，当胃内被钡剂充满后，在上腹部加压及令患者用力屏气，观察贲门与胃的位置有否变化及反流的程度，并注意食管下段黏膜的炎症的影像学表现，有否溃疡或狭窄。典型的食管裂孔疝的征象包括：膈下食管段变短、增宽或消失，贲门上移牵拉胃黏膜呈幕状，食管胃狭窄环上移至隔上(Schalzki环形狭窄)，膈上见有粗大的胃黏膜。

纤维食管镜检查有助于了解反流性食管炎的情况和食管下括约肌松弛的程度；也可以了解有无合并食管下段狭窄、慢性溃疡或恶变等。

食管测压和pH的动态测定有助于明确诊断反流性食管炎，对于难以与心肌梗死、胆道疾病、胃和十二指肠溃疡等鉴别时，食管测压和pH的动态测定有助于明确诊断。

5.*治疗*　部分食管裂孔疝病人无症状，大多数病人的症状轻微，而且，出现嵌顿和绞窄的可能性很小。所以，主要是采用内科治疗。可通过下列措施来降低腹腔内压力与减少胃液反流。常用的具体措施包括有：①饮食调节：控制饮食量，避免过饱、饮酒及服用刺激胃酸分泌的食物，如辣椒、葱蒜以及酸性、油脂或糖含量高的食品。②适当减肥：有利于降低腹腔压力。③避免抬重物或弯腰、扎过紧的宽腰带、穿着紧身衣服等增加腹腔压力的因素。④抬高床头睡眠：睡眠时将床头抬高20°～30°，以防止胃液反流。⑤应用制酸剂和促进胃动力的药物：常用组胺H_2受体拮抗剂和多潘立酮等胃动力药，通过减少胃酸和促进胃的排空，可以减少反流，缓解症状。

个别病例症状严重，影响工作和正常生活，或严重的反流性食管炎引起黏膜溃疡出血、反复吸入性肺炎或合并有食管下段瘢痕性狭窄，应考虑手术治疗。如果并发疝的嵌顿绞窄，应急诊手术治疗。手术效果多数满意。近年来越来越多应用腹腔镜诊断和治疗食管裂孔疝。

（孙　逊）

第三节　膈肌肿瘤和肿块

膈肌的原发性肿瘤罕见。尽管邻近的器官组织的恶性肿瘤，如胃癌、肝癌、胆囊癌、肺癌、结肠或盆腔和后腹膜的恶性肿瘤，经常直接侵犯或转移累及膈肌，但通常与原发肿瘤相连或者是胸部或全身性转移性肿瘤的一部分，不在此论述。此外，膈的肿块还有可能是由于有先天性和后天性囊肿（如创伤后血肿或脓肿所遗留的囊肿）以及包虫病等疾病所引起。

1.病理　膈肌肿瘤中，良性（包括囊肿）占40%，恶性肿瘤占60%。良性肿瘤以脂肪瘤最为常见，其他有纤维瘤、间皮瘤、血管瘤、神经纤维瘤、神经鞘瘤、纤维肌瘤、淋巴管瘤、畸胎瘤、错构瘤、皮样囊肿等。恶性肿瘤以纤维肉瘤最常见，其他文献有报道的恶性肿瘤还有脂肪肉瘤、横纹肌肉瘤、神经源性肉瘤、平滑肌肉瘤等。

2.临床表现　良性肿瘤和囊肿多无症状，多数在胸部X线检查时发现。恶性肿瘤常有胸背痛；侵犯膈神经时可有肩部和上腹部放射性疼痛、呃逆和咳嗽（与膈神经的感觉纤维受刺激有关），严重者可引起膈麻痹；部分患者合并胸腔积液或腹腔积液；巨大肿瘤挤压肺可引起呼吸困难等压迫症状。肿瘤向腹腔生长可产生胃肠道症状和肝区剧痛。有报道膈肌恶性肿瘤可引起杵状指（趾）和骨关节肿痛等类似肺性骨关节病的表现，切除肿瘤后症状缓解。通常无特异性体征。

3.诊断　X线检查发现是发现和诊断膈肌肿瘤与肿块的主要方法。常规X线胸片显示膈面上的球形或块状阴影，随膈肌上下活动。良性者多数表面光滑，恶性者多呈分叶状。当恶性肿瘤侵犯膈神经时，可引起膈肌麻痹的表现。可伴有胸腔积液或腹腔积液。这些X线影像学改变有时较难与膈疝、肺底肿瘤、肺底包裹性积液、膈下肿瘤和局限性膈膨升等鉴别。

病灶CT或MRI检查有助于鉴别。必要时可进行人工气胸或气腹、胸腔镜或腹腔镜的检查，有利于证实诊断。

4.治疗　膈肌肿瘤应争取手术治疗，根据良性或恶性及病理类型，在术后作放疗或化疗。膈肌的缺损可以直接缝合或用补片修复。

（孙　逊）

第十一章　急性呼吸窘迫综合征与呼吸衰竭

第一节　急性呼吸窘迫综合征

急性肺损伤(ALI)/急性呼吸窘迫综合征(ARDS)是一种常见危重病，病死率极高，严重威胁重症患者的生命并影响其生存质量。ALI/ARDS是在严重感染、休克、创伤及烧伤等非心源性疾病过程中，肺毛细血管内皮细胞和肺泡上皮细胞损伤造成弥漫性肺间质及肺泡水肿，导致的急性低氧性呼吸功能不全或衰竭。以肺容积减少、肺顺应性降低、严重的通气/血流比例失调为病理生理特征，临床上表现为进行性低氧血症和呼吸窘迫，肺部影像学上表现为非均一性的渗出性病变。

流行病学调查显示ALI/ARDS是临床常见危重症。根据1994年欧美联席会议提出的ALI/ARDS诊断标准，ALI发病率为每年18/10万，ARDS为每年13～23/10万。2005年的研究显示，ALI/ARDS发病率分别在每年79/10万和59/10万。多种危险因素可诱发ALI/ARDS，主要包括：直接肺损伤因素：严重肺部感染，胃内容物吸入，肺挫伤，吸入有毒气体，淹溺、氧中毒等；间接肺损伤因素：严重感染，严重的非胸部创伤，急性重症胰腺炎，大量输血，体外循环，弥漫性血管内凝血等。

病因不同，ARDS患病率也明显不同。严重感染时ALI/ARDS患病率可高达25%～50%，大量输血可达40%，多发性创伤达到11%～25%，而严重误吸时，ARDS患病率也可达9%～26%。同时存在两个或三个危险因素时，ALI/ARDS患病率进一步升高。另外，危险因素持续作用时间越长，ALI/ARDS的患病率越高，危险因素持续24、48及72小时，ARDS患病率分别为76%、85%和93%。虽然不同研究对ARDS病死率的报道差异较大，总体来说，目前ARDS的病死率仍较高。

【诊断标准】

1.临床表现

(1)急性起病，在直接或间接肺损伤后12～48小时内发病。

(2)常规吸氧后低氧血症难以纠正。随着病情进展，咳嗽或血水样痰，呼吸窘迫，常伴烦躁、焦虑。

(3)肺部体征无特异性，急性期双肺可闻及湿啰音，或呼吸音减低。

(4)早期病变以间质性为主，胸部X线片常无明显改变。病情进展后，可出现肺内实变，表现为双肺野普遍密度增高，透亮度减低，肺纹理增多、增粗，可见散在斑片状密度增高影，即弥漫性肺浸润影。或有少量胸腔积液。

(5)无心功能不全证据。

2.*诊断标准*　目前 ALI/ARDS 诊断仍广泛沿用 1994 年欧美联席会议提出的诊断标准。

(1)急性起病。

(2)氧合指数(PaO_2/FiO_2)≤200mmHg[不管呼气末正压(PEEP)水平]。

(3)正位 X 线胸片显示双肺均有斑片状阴影。

(4)肺动脉嵌顿压≤18mmHg，或无左心房压力增高的临床证据。

如 PaO_2/FiO_2≤300mmHg 且满足上述其他标准，则诊断为 ALI。

【治疗原则】

1.*原发病治疗*　全身性感染、创伤、休克、烧伤、急性重症胰腺炎等是导致 ALI/ARDS 的常见病因。严重感染患者有 25%～50%发生 ALI/ARDS，而且在感染、创伤等导致的多器官功能障碍(MODS)中，肺往往也是最早发生衰竭的器官。积极控制原发病是遏制 ALI/ARDS 发展的必要措施。

2.*呼吸支持治疗*

(1)氧疗：氧疗是纠正 ALI/ARDS 患者低氧血症的基本手段。

(2)无创机械通气：无创机械通气(NIV)可以避免气管插管和气管切开引起的并发症，预计病情能够短期缓解的早期 ALI/ARDS 患者可考虑应用无创机械通气。当 ARDS 患者神志清楚、血流动力学稳定，并能够得到严密监测和随时可行气管插管时，可以尝试 NIV 治疗。免疫功能低下的患者发生 ALI/ARDS，早期可首先试用 NIV。应用无创机械通气治疗 ALI/ARDS 应严密监测患者的生命体征及治疗反应。神志不清、休克、气道自洁能力障碍的 ALI/ARDS 患者不宜应用无创机械通气。

(3)有创机械通气：ARDS 患者经高浓度吸氧仍不能改善低氧血症时，应气管插管进行有创机械通气。对 ARDS 患者实施机械通气时应采用肺保护性通气策略(小潮气量、限制平台压和可允许性高碳酸血症)，气道平台压不应超过 30～35cmH_2O。采用肺复张手法促进 ARDS 患者塌陷肺泡复张，改善氧合。应使用能防止肺泡塌陷的最低 PEEP，有条件情况下，应根据静态 P-V 曲线低位转折点压力＋2cmH_2O 来确定 PEEP。应尽量保留 ARDS 患者的自主呼吸。若无禁忌证，机械通气的 ARDS 患者应采用 30°～45°半卧位。常规机械通气治疗无效的重度 ARDS 患者，若无禁忌证，可考虑采用俯卧位通气。对机械通气的 ARDS 患者，应制定镇静方案(镇静目标和评估)，不推荐常规使用肌松剂。

(4)液体通气：部分液体通气是在常规机械通气的基础上经气管插管向肺内注入相当于功能残气量的全氟碳化合物，以降低肺泡表面张力，促进肺重力依赖区塌陷肺泡复张。部分液体通气可改善 ALI/ARDS 患者气体交换，增加肺顺应性，可作为严重 ARDS 患者常规机械通气无效时的一种选择。但目前尚未广泛用于临床。

(5)体外膜氧合技术(ECMO)：建立体外循环后可减轻肺负担、有利于肺功能恢复。但 RCT 研究显示，ECMO 并不改善 ARDS 患者预后。随着 ECMO 技术的改进，需要进一步的大规模研究结果来证实 ECMO 在 ARDS 治疗中的地位。

3.药物治疗

(1)液体管理:高通透性肺水肿是 ALI/ARDS 的病理生理特征,肺水肿的程度与 ALI/ARDS 的预后呈正相关,因此,通过积极的液体管理,改善 ALI/ARDS 患者的肺水肿具有重要的临床意义。在保证组织器官灌注前提下,应实施限制性的液体管理,有助于改善 ALI/ARDS 患者的氧合和肺损伤。存在低蛋白血症的 ARDS 患者,可通过补充白蛋白等胶体溶液和应用利尿剂,有助于实现液体负平衡,并改善氧合。

(2)糖皮质激素:全身和局部的炎症反应是 ALI/ARDS 发生和发展的重要机制,研究显示血浆和肺泡灌洗液中的炎症因子浓度升高与 ARDS 病死率成正相关。对于过敏原因导致的 ARDS 患者,早期应用糖皮质激素经验性治疗可能有效。此外,感染性休克并发 ARDS 的患者,如合并肾上腺皮质功能不全,可考虑应用替代剂量的糖皮质激素。不推荐常规应用糖皮质激素预防和治疗 ARDS。

(3)一氧化氮(NO)吸入:不推荐吸入 NO 作为 ARDS 的常规治疗。仅在一般治疗无效的严重低氧血症时可考虑应用。

(4)肺泡表面活性物质:ARDS 患者存在肺泡表面活性物质减少或功能丧失,易引起肺泡塌陷。肺泡表面活性物质能降低肺泡表面张力,减轻肺炎症反应,阻止氧自由基对细胞膜的氧化损伤。尽管早期补充肺表面活性物质,有助于改善氧合,还不能将其作为 ARDS 的常规治疗手段。有必要进一步研究,明确其对 ARDS 预后的影响。

(5)前列腺素 E_1:有研究报道吸入型 PGE_1 可以改善氧合,但这需要进一步 RCT 研究证实。因此,只有在 ALI/ARDS 患者低氧血症难以纠正时,可以考虑吸入 PGE_1 治疗。

(6)N-乙酰半胱氨酸(NAC)和丙半胱氨酸虽然静脉注射 NAC 对 ALI 患者可以显著改善全身氧合和缩短机械通气时间,但尚无足够证据支持 NAC 等抗氧化剂用于治疗 ARDS。

(7)环氧化酶抑制剂:布洛芬等环氧化酶抑制剂,可抑制 ALI/ARDS 患者血栓素 A_2 的合成,对炎症反应有强烈抑制作用,但不能降低危重患者 ARDS 的患病率,也不能改善 ARDS 患者 30 天生存率,尚不能用于 ALI/ARDS 常规治疗。

(8)细胞因子单克隆抗体或拮抗剂:细胞因子单克隆抗体或拮抗剂是否能够用于 ALI/ARDS 的治疗,目前尚缺乏临床证据。因此,不推荐细胞因子单克隆抗体或拮抗剂用于 ARDS 治疗。

(9)己酮可可碱及其衍化物:不推荐用于 ARDS 治疗。

(10)重组人活化蛋白 C:重组人活化蛋白 C 具有抗血栓、抗炎和纤溶特性,已被试用于治疗严重感染,尚无证据表明 thAPC 可用于 ARDS 治疗。当然,在严重感染导致的重度 ARDS 患者,如果没有禁忌证,可考虑应用 thAPC。thAPC 高昂的治疗费用限制了它的临床应用。

此外,虽然酮康唑是一种抗真菌药,但可抑制白三烯和血栓素 A_2 合成,同时还可抑制肺泡巨噬细胞释放促炎因子,有可能用于 ARDS 治疗。目前仍没有证据支持酮康唑可用于 ARDS 常规治疗,同时为避免耐药,对于酮康唑的预防性应用也应慎重。鱼油富含 ω-3 脂肪酸,如二十二碳六烯酸(DHA)、二十五烯酸(EPA)等,也具有免疫调节作用,可抑制二十烷花生酸样促炎因子释放,并促进 PGE_1 生成。对于 ALI/ARDS 患者,特别是严重感染导致的 ARDS,可补充 EPA 和 γ-亚油酸,以改善氧合,缩短机械通气时间。

(郑云爱)

第二节　急性呼吸衰竭

呼吸衰竭是由于外呼吸功能严重障碍，机体不能维持足够的气体交换出现缺氧或/和二氧化碳潴留，导致一系列生理功能和代谢紊乱的临床综合征。其诊断依赖于动脉血气分析：在海平面静息状态呼吸空气的条件下，动脉血氧分压（PaO_2）低于60mmHg(8kPa)或伴有动脉血二氧化碳分压（$PaCO_2$）高于50mmHg(6.67kPa)，排除心内解剖分流和原发于心排出量降低等致的低氧因素。呼吸为气体交换过程，完整的呼吸功能包括外呼吸、内呼吸和气体运输功能。外呼吸的主要功能是保证氧合和二氧化碳的排出，包括肺通气（肺泡气与外界气体交换）和肺换气（肺泡气与血液之间气体交换）。任何引起肺通气和（或）肺换气功能障碍的因素，均可导致呼吸衰竭。呼吸衰竭系临床常见危重症之一，直接危及生命。必须作出早期诊断，并采取及时有效的抢救措施，为原发病的治疗争取时间和创造条件，才能降低病死率。

急性呼吸衰竭患者既往无呼吸道基础病，因突发因素如溺水、喉水肿、创伤、药物中毒等，在数分钟、数小时甚至数日内发生，病情发展迅速，需及时抢救。

【病因】

正常外呼吸功能的完成依赖于调节灵敏的呼吸中枢和神经传导系统、完整且扩张良好的胸廓、健全的呼吸肌、畅通的气道、正常的肺组织及与之相匹配的肺循环。按照病变的部位，临床常见以下几类。

（一）呼吸中枢驱动受抑制

镇静药中毒、酗酒、脑干受损（颅脑外伤、脑血管意外、脑肿瘤等）、代谢性脑病（缺氧、败血症、低血糖等）、中枢神经系统感染（脑炎、脑膜炎等）、一氧化碳中毒等。

（二）脊髓及神经肌肉疾患

高位颈部脊髓损伤、急性感染性多发性神经炎、重症肌无力、多发性神经病、脊髓灰质炎、破伤风、有机磷中毒、肌营养不良、肌炎、低钾周期性麻痹等。

（三）呼吸道疾患

呼吸道烧伤、会厌炎、喉水肿、扁桃体脓肿、双侧声带麻痹或痉挛、阻塞性睡眠呼吸暂停综合征、气管异物或狭窄、溺水、支气管哮喘、急性毛细支气管炎、慢性阻塞性肺疾病（COPD）等。

（四）肺脏疾患

各种原因所致的肺炎、肺结核、肺纤维化、矽肺、肺水肿（包括心源性、非心源性如ARDS）等，肺血管疾患如肺栓塞、肺血管炎等。

（五）胸廓疾患

胸廓畸形、胸壁外伤、手术创伤、大量胸腔积液、气胸及胸膜增厚等。

（六）其他

肥胖低通气综合征、影响膈肌功能的腹部病变如肠梗阻、大量腹水等。

【分类与发病机制】

（一）分类

根据动脉血气分析，若PaO_2低于8kPa，$PaCO_2$正常或低于正常时即为Ⅰ型呼吸衰竭；若

PaO_2 低于 8kPa,$PaCO_2$ 大于 6.67kPa 时即为Ⅱ型呼吸衰竭。Ⅰ型呼吸衰竭提示呼吸功能的障碍是以氧合功能不全为主,有时称之为急性低氧性呼吸衰竭,以急性呼吸窘迫综合征为主要代表;Ⅱ型呼吸衰竭相当于通气功能衰竭或通气与氧合衰竭共存,在短时间发生者称之为急性通气功能衰竭。

按病变所累及的部位不同,又将呼吸衰竭分为泵衰竭和肺衰竭。

通气泵包括呼吸肌、胸廓和呼吸中枢等。泵衰竭主要因呼吸驱动力不足或呼吸运动受限制而引起,其呼吸功能障碍主要为通气量下降,常表现为缺氧和 CO_2 潴留。由脑、脊髓、神经肌肉和胸廓疾患所引起的呼吸衰竭,均属于泵衰竭。

主要因气道、肺脏、肺血管疾患引起的呼吸衰竭属肺衰竭。因上呼吸道阻塞引起的呼吸衰竭与泵衰竭相似,主要表现为通气量下降。因肺疾患本身引起的呼吸衰竭,其呼吸功能变化既有通气量下降,又有氧合功能障碍,通气/血流比值失调是后者的主要原因。因而,低氧血症是肺衰竭的共同表现,只有当通气量明显下降时才伴有 CO_2 潴留。

也有根据呼吸功能的障碍是偏重于氧合功能不全、还是通气功能不全,将呼吸衰竭分为氧合衰竭与通气衰竭。所有的泵衰竭均属于通气衰竭,上呼吸道阻塞引起的呼吸衰竭也属此类。肺疾患引起的呼吸衰竭主要表现为氧合衰竭,或与通气衰竭共存。

(二)发病机制

1.缺氧的发生机制

(1)通气障碍:健康成人呼吸空气时,约需 4L/min 肺泡通气量,才能保证有效的气体交换,维持正常的肺泡氧和 CO_2 分压。肺泡通气量严重不足既导致缺氧,又可造成 CO_2 潴留。肺泡通气量不足主要因肺扩张受限制或气道阻力增加而引起。正常肺扩张有赖于呼吸中枢驱动、神经传导、吸气肌收缩、横膈下降、胸廓和肺泡的扩张。上述任何一个环节的障碍如呼吸中枢抑制、呼吸肌疲劳、胸廓和肺顺应性降低等均可导致肺扩张受限,出现限制性肺泡通气不足。阻塞性肺泡通气不足主要因气道阻力增加而引起,COPD、支气管哮喘等是常见原因。

(2)换气障碍:通气血流比值失调是肺部疾患导致缺氧最常见也是最重要的机制。比值小于 0.8 见于肺水肿、肺炎、肺不张等;比值大于 0.8 见于肺栓塞、肺毛细血管床广泛破坏、部分肺血管收缩等。

弥散障碍见于呼吸膜增厚(如肺水肿)和面积减少(如肺不张、肺实变),或肺毛细血管血量不足(肺气肿)及血液氧合速率减慢(贫血)等。

(3)肺内动静脉解剖分流增加:常见于肺动静脉瘘,因肺动脉内静脉血未经氧合直接流入肺静脉,导致 PaO_2 下降。

单纯换气障碍所致的血气变化特点:仅有 PaO_2 下降,$PaCO_2$ 正常或降低;肺泡气-动脉血氧分压差 $P_{(A-a)}O_2$ 增大。

(4)氧耗量增加:发热、呼吸困难、抽搐等均可增加氧耗量,是加重缺氧的原因之一。

2.CO_2 潴留的发生机制　$PaCO_2$ 的水平取决于 CO_2 的生成量与排出量。CO_2 的生成量增加如发热、甲状腺功能亢进症等,极少引起 $PaCO_2$ 升高。CO_2 潴留主要因肺泡通气不足引起。因此,$PaCO_2$ 是反映肺泡通气量的最佳指标,其升高必有肺泡通气不足。

【临床表现】

急性呼吸衰竭多有突发的病史，有呼吸困难、发绀等表现。神经精神症状较慢性明显，急性严重缺氧可出现谵妄、抽搐、昏迷。如果患者缺 O_2 或和 CO_2 潴留严重或持续时间长，则可能引起机体心、肝、肾等重要脏器功能的障碍。现简要介绍下列病因所致急性呼吸衰竭的临床表现。

1.呼吸中枢驱动受抑制引起的呼吸衰竭　多数镇静剂和催眠剂能抑制中枢呼吸驱动。全身麻醉可引起膈肌和肋间肌张力立即丧失，出现膈肌上抬、胸腔容积缩小。术后因麻醉剂的滞留效应、术后疼痛、体质虚弱等使患者不能有效咳嗽，造成呼吸道分泌物阻塞气道，容易发生肺不张，出现相应的肺部体征。麻醉所致的意识障碍、气管插管对咽喉部的刺激、药物及腹部手术对胃肠动力学影响，容易引起患者恶心、呕吐，导致胃内容物的误吸。误吸胃酸早期以化学性炎症为主，随后多数患者继发细菌性感染，严重者出现急性肺损伤。

临床常用的硝西泮和氟西泮容易引起呼吸抑制，COPD伴轻度高碳酸血症的患者因精神兴奋而失眠，服用常规剂量的该类药物后常表现缺氧和高碳酸血症的进一步加重，出现昏迷甚至死亡。应用重复剂量或大剂量的苯唑西泮类可导致组织中的药物浓度过高，对呼吸的抑制作用可长于镇静作用，部分病人在没有意识障碍的情况下出现中枢性呼吸衰竭。过量的抗精神病药和 H_1 受体拮抗剂也可引起中枢性肺泡低通气。此外，药物性肺水肿：海洛因、水杨酸盐、苯妥英钠、双氢克尿塞、右旋糖酐、美沙酮、甲氨蝶呤等可引起非心源性肺水肿。也有西咪替丁、可乐定和利多卡因等引起呼吸暂停的报道.。

脑血管疾病导致呼吸衰竭与呼吸中枢受到直接损害、颅内压增高、神经源性肺水肿、继发肺部感染等因素有关。病变损害的部位不同，对呼吸功能的影响也各异。间脑和中脑以上的病变，可影响呼吸的频率，常出现潮式呼吸即Cheyne-Stokes呼吸。丘脑下部视前核病变可诱发急性肺水肿。桥脑受损时，对延髓呼吸中枢的调节作用减弱，呼吸变浅而慢。桥脑和中脑的下端损害时，出现过度通气，呈喘息样呼吸。延髓受损主要影响呼吸节律，出现间停呼吸即Biots呼吸，甚至呼吸暂停。

2.脊髓及神经肌肉疾患引起的呼吸衰竭　周围神经系统病变包括脑神经核、脊髓、神经根、神经干和神经末梢疾病所致的呼吸衰竭以急性感染性多发性神经根炎为代表；神经肌肉接头部位病变所致的呼吸衰竭以重症肌无力危象和有机磷中毒为代表；肌肉本身所致的呼吸衰竭，急性起病者以周期性麻痹为代表，慢性起病者以多发性肌炎为代表。

急性感染性多发性神经根炎主要以四肢对称性迟缓性瘫痪为主要表现，重症患者可出现呼吸衰竭。发生机制主要为呼吸肌麻痹和脑神经受累。以膈肌麻痹为主者表现为腹式呼吸减弱或消失，可出现腹式矛盾呼吸；以肋间肌麻痹为主者可表现为胸式矛盾呼吸。脑神经受累者可出现吞咽困难、呛咳、咳痰无力，分泌物在气道蓄积，诱发呼吸衰竭。

3.呼吸道、肺及胸廓疾患引起的呼吸衰竭　患者常出现呼吸困难，辅助呼吸肌多参与呼吸运动，出现点头或提肩呼吸。有时可见鼻翼扇动、端坐呼吸。上呼吸道疾患常表现为吸气性呼吸困难，可有三凹征。呼气性呼吸困难多见于下呼吸道不完全阻塞如COPD等。胸廓疾患、重症肺炎等表现为混合性呼吸困难。呼吸肌疲劳时会出现呼吸浅快、腹式反常呼吸，如吸气时腹壁内陷。

不同的基础疾病常表现有特征性肺部体征，如支气管哮喘急性发作期听诊呼气延长、双肺可闻及以呼气相为主的哮鸣音。

【诊断】

动脉血气分析是反映外呼吸功能的一项重要指标，也是诊断呼吸衰竭的主要手段。由于静脉血液的气体成分随各组织、器官的代谢率、血流灌注量不同而异，通常采用动脉血气分析。血气分析仪仅能直接测定 pH、PaO_2 和 $PaCO_2$，其他指标均通过计算获得。目前仍采用 PaO_2 <60mmHg 和/或 $PaCO_2$ >50mmHg 作为诊断指标。临床上应注意以下几点。

1.正常情况下，只要呼吸平稳，$PaCO_2$ 比较稳定，而 PaO_2 则随年龄、海拔高度、体位等变化而有较大差异。

2.对于无血气分析的基层医疗单位，可根据 PaO_2 与 SaO_2 的对应关系，通过 SaO_2 大致推算出 PaO_2。从氧解离曲线的特征，60mmHg 对应于 SaO_2 为 90%；PaO_2 为 50～60mmHg 时，SaO_2 在 85%～90%之间；在 40～50mmHg 时，SaO_2 在 75%～85%。

3.一般认为，低氧血症是氧合功能障碍的共同表现，只有当通气量明显下降时才伴有 CO_2 潴留。由于 CO_2 的弥散能力较 O_2 强 20 倍，弥散障碍时常以低氧血症为主。故临床观察到 PaO_2 降低者 $PaCO_2$ 可降低、正常或升高，但 $PaCO_2$ 升高者常有 PaO_2 降低，仅在氧疗过程中出现 $PaCO_2$ 升高伴 PaO_2 正常。

4.慢性高碳酸血症因肾脏的代偿，pH 值常趋于正常。通常可根据 pH 值判定 $PaCO_2$ 是否为急性增加，急性呼吸衰竭时，$PaCO_2$ 每升高 10mmHg，pH 下降 0.08，慢性呼吸衰竭时，$PaCO_2$ 每升高 10mmHg，pH 下降 0.03。如无代谢性酸中毒，任何水平的高碳酸血症伴有 pH <7.30，均应考虑急性呼吸衰竭的诊断。

5.急性呼吸窘迫综合征（ARDS）虽属急性呼吸衰竭，但因其发病机制、病理及临床表现具有特殊性。

【治疗】

急性呼吸衰竭的病程因不同的病因而异，从数分钟、数小时至数日不等。危急者如呼吸骤停，需现场复苏抢救。肺内气体交换中断 4～5min，即可造成心、脑、肾等脏器的严重缺氧，出现不可逆性损害。急性呼吸衰竭的治疗原则：首先是保持呼吸道通畅、吸氧并维持适宜的肺泡通气，其次为明确病因、治疗原发病及严密监测病情的发展。

（一）保持呼吸道通畅

1.*治疗方法*　通畅的呼吸道是实施各种呼吸急救措施的必要条件。呼吸骤停患者常因体位不当、舌后坠、口咽部肌肉松弛、呼吸道分泌物等导致上呼吸道形成阻塞。呼吸急救的要点是使患者取仰卧位，头后仰、下颌向前，迅速清除呼吸道分泌物或异物。口对口呼吸是一种简便有效的临时急救措施。若病人牙关紧闭，则可改为口对鼻呼吸。当上气道阻塞不能解除时，可行紧急环甲膜切开术开放气道。

若经上述处理，仍难以维持呼吸道通畅，或因病情需要长时间维持肺泡通气者，则需及时建立人工气道。一般有简便人工气道、气管插管、气管切开三种方法。简便人工气道主要有口咽通气道、鼻咽通气道和喉罩。气管插管和气管切开是重建呼吸道最为可靠的方法。紧急情况下多选择经口插管，其操作速度快于经鼻插管。气管插管位置正确时，双肺可闻及呼吸音（一侧肺不张等例外），而胃内无气泡声。可摄胸片证实导管位置。判断气管内导管位置最可靠的方法是监测呼气末 CO_2，若无法探测到 CO_2 则表明误插入食道。

2.*治疗矛盾*　建立人工气道的目的是保持患者气道通畅，有助于呼吸道分泌物的清除及进行机械通气。对接受机械通气治疗的患者，选择经鼻气管插管、经口气管插管还是气管切开，尚有一定的争议。经鼻气管舒适性优于经口气管插管，患者较易耐受，但管径较小不利于气道及鼻旁窦分泌物的引流，较容易发生医院获得性鼻窦炎，结果导致呼吸机相关性肺炎的发生增加。而经口气管插管对会厌的影响较明显，患者耐受性也较差，常需要使用镇静药。与气管插管比较，气管切开术所选择的管腔较大，气道阻力及通气死腔量较小，有助于气道分泌物的清除，减少呼吸机相关性肺炎的发生率。但气管切开可引起皮肤出血和感染等相关并发症。

3.对策　目前主张机械通气患者建立人工气道可首选经口气管插管，经口气管插管的关键在于声门的暴露，在未窥见声门的情况下，容易失败或出现较多并发症。对不适于经口气管插管的患者，或操作者对经鼻气管插管技术熟练者仍可考虑先行经鼻气管插管。短期内不能撤除人工气道的患者应尽早行气管切开。尽管有研究表明早期选择气管切开术，可减少机械通气天数、ICU 住院天数及呼吸机相关性肺炎的发生率，但目前认为对气管插管超过 10～14 天者可考虑实施气管切开术。

目前使用的气管插管或气管切开内套管的气囊多为低压高容型，对气管黏膜的损伤较小，不再推荐定期气囊放气。一般认为，气囊的压力维持在 25～30cmH_2O 之间既可有效封闭气道，又不高于气管黏膜的毛细血管灌注压，可预防气道黏膜缺血性损伤及气管食管瘘等并发症。应注意气道峰压过高仍可造成气道黏膜缺血性损伤。

建立人工气道后，应注意在无菌条件下行气道内分泌物的吸引和气道的湿化。机械通气时应在管路中常规应用气道湿化装置，但不推荐在吸痰前常规进行气道内生理盐水湿化，后者可导致患者的血氧在吸痰后短期内显著下降，特别多见于肺部感染的患者。临床可参照痰液的性质调整湿化液量。若痰液黏稠结痂，提示湿化不足；痰液稀薄，容易吸出，表明湿化满意。对呼吸机的管路可每周更换一次，若有污染应及时更换，管路中冷凝水应及时清除。

（二）氧气治疗（氧疗）

1.*治疗方法*　氧疗是改善机体缺氧的重要手段，临床常用的方法如下。

（1）鼻导管或鼻塞给氧：为常用吸氧工具。鼻导管经鼻孔缓慢插入，直达软腭水平（离鼻孔 8～10cm）。导管前段应有 4～6 个小孔，使氧气流分散，减少气流对黏膜的刺激，并可避免分泌物堵塞。鼻塞一端与输氧管连接，另端塞入鼻前庭约 1cm 即可，该法较鼻导管舒服。吸入氧浓度（FiO_2）的计算可参照经验公式：FiO_2（％）＝21＋4×氧流量（L/min）。该法简便实用，无重复呼吸，无碍咳嗽、咳痰、进食等，病人易接受。其缺点是：①FiO_2 不稳定，随着患者呼吸深度和频率的变化而异；②易于堵塞，需经常检查；③对局部有刺激性，可致鼻黏膜干燥、痰液黏稠。

（2）面罩给氧：适用于 PaO_2 明显降低，对氧流量需求较大的患者。①普通面罩。固定在鼻或口部的面罩有多种规格，一般借管道连接储气囊和氧源（中心供氧或氧气筒）。有部分重复呼吸面罩、无重复呼吸面罩、带T型管的面罩几种。一般吸入氧浓度达40%以上，适用于缺氧严重且无CO_2潴留的患者。②空气稀释面罩（Venturi面罩）。据Venturi原理制成，氧气以喷射状进入面罩，而空气从面罩侧面开口进入面罩。因输送氧的喷嘴有一定的口径，以致从面罩侧孔进入空气与氧混合后可保持固定比例，比例大小决定吸入氧浓度的高低。因高流速气体不断冲洗面罩内部，呼出气中的CO_2难以在面罩中滞留，故基本为无重复呼吸。Venturi面罩适用于Ⅱ型呼吸衰竭患者。该法的缺点为影响患者饮食、咳痰，体位变换时面罩容易移位或脱落。

(3)正压给氧：适用于主要因肺内分流量增加引起的缺氧患者。通过间歇正压通气（IPPV）、呼气末正压通气（PEEP）或持续气道正压通气（CPAP）给氧。此法不仅限于提高吸入氧浓度，而且有维持一定的肺泡通气量及改善肺换气功能的作用。

(4)氧帐：用于儿童或不能合作的患者。患者头部置于氧帐内，氧帐内氧浓度、温度、湿度和气体滤过等可根据需要调整。吸入气为无尘的滤过空气和纯氧混合气。通常氧流量设定为12～15L/min，使帐内最大氧浓度维持在45%～50%。

(5)高压氧治疗：系指在超过1atm的高压情况下给氧，利用氧分压与血液氧溶解度呈正比的关系以增加血氧含量，最终达到缓解组织缺氧的目的。通常需将病人送入高压氧舱内，在1.2～3.0atm下吸氧。高压氧适用于急性一氧化碳及其他有毒气体中毒、急性减压病、急性气体栓塞等。

2.*治疗矛盾*　人体内氧的储备极少，仅有1.5L左右，机体每分钟耗氧量却在250ml以上。因此，缺氧可给机体造成严重危害，其程度超过CO_2潴留。但长时间吸高浓度氧可致呼吸系统、中枢神经系统、视网膜的毒性作用。研究表明，病人吸纯氧持续6h以上或FiO_2大于60%持续48h，即可出现呼吸道黏膜及肺损伤。氧中毒也是ARDS的诱因之一。早产儿吸入高浓度氧，可发生视网膜病变，严重者甚至出现失明。

3.*对策*　吸氧初始阶段，可给高浓度(100%)以迅速纠正严重缺氧，一般认为，FiO_2越高，纠正缺氧的效果越好。一旦病情缓解，即应及时降低FiO_2在50%以下，使SaO_2在90%以上。必要时通过调整呼吸机参数如提高PEEP、增加平均气道压等维持目标PaO_2。在常压下FiO_2为25%～40%的长期氧疗较为安全。由于氧解离曲线的S状特点，PaO_2＞80mmHg后不会再显著增加血氧含量，故应选择能保持合适PaO_2的最低FiO_2。

氧疗对不同原因所致低氧血症的效果有所差异，单纯因通气不足引起的缺氧对氧疗较敏感；其次为轻、中度通气血流比例失调和弥散障碍所致缺氧；效果最差的为重度肺换气功能障碍如肺内分流所致缺氧。氧疗的最终目的是通过提高PaO_2改善组织缺氧。若循环功能不全，即使PaO_2正常，因氧运输障碍也可能出现组织缺氧。此外，氧的运输主要以氧与血红蛋白结合的方式进行，严重贫血患者也会出现氧运输障碍。故一般要求血红蛋白的水平不低于100～120g/L。

（三）机械通气

机械通气不仅用于治疗不同病因所致的呼吸衰竭，而且也用于预防呼吸衰竭的发生或加重。对心胸大手术后和严重胸部创伤患者，利用呼吸机帮助患者度过呼吸负荷加重阶段。关于机械通气治疗适应证选择的标准，目前尚无严格的规定。临床上需要综合考虑疾病的种类、患者的具体情况、对保守治疗的反应等。

1.无创通气　无创正压通气(NPPV)是通过鼻/面罩等方法连接病人与呼吸机的正压通气。它可减少急性呼吸衰竭的气管插管或气管切开的需要，由于无需建立人工气道，NPPV可以避免相应的并发症如气道损伤、呼吸机相关性肺炎等，同时减少患者的痛苦和医疗费用，提高生活质量，改善预后。近20年来，随着临床应用经验的积累和鼻/面罩制作技术的改进，NPPV已成为治疗呼吸衰竭的常规手段。

(1)治疗方法：患者经常规氧疗后 SaO_2 仍低于90%时，应当考虑使用NPPV。通常选择可提供较高流量、人-机同步和漏气补偿功能较好、专用于NPPV的无创呼吸机。由于NPPV的局限性，它不适用于呼吸或心跳停止、自主呼吸微弱、昏迷、无力排痰、严重的脏器功能不全(血流动力学不稳定、上消化道大出血等)、上气道或颌面部损伤/术后/畸形等。

临床常用持续气道正压和双水平正压通气两种通气模式。开始使用较低的压力，待患者耐受后再逐渐上调，尽量达到满意的通气和氧合水平，或调至患者可能耐受的最高水平。在NPPV的初始阶段，可首先选用口鼻面罩，患者病情改善后若还需较长时间应用则可换为鼻罩。

(2)治疗矛盾：自NPPV应用于临床后，最大的争议是对呼吸衰竭患者首选NPPV治疗是否一定优于有创正压通气。实践证明，不同的基础疾病显著影响NPPV的疗效。目前仅证实NPPV治疗COPD急性加重和急性心源性肺水肿并发呼吸衰竭的疗效，大量的证据表明NPPV可用于前者的一线治疗，能降低气管插管率，减少住院时间和病死率。对重症哮喘和肺炎并发的呼吸衰竭，有部分报道使用NPPV有效，但其有效性和安全性尚缺乏循证医学依据。

(3)对策：于呼吸衰竭患者，若无使用NPPV的禁忌证可首先试用NPPV，但在使用过程中应注意及时、准确地判断NPPV的疗效。后者对于是继续应用NPPV，还是转换为有创通气具有重要意义，既可提高NPPV的有效性，又可避免延迟气管插管，从而提高NPPV的安全性。如使用NPPV后患者经皮血氧饱和度能明显改善，呼吸频率下降，辅助呼吸肌收缩减轻或消失，胸腹矛盾运动消失，血气指标提示氧合改善、二氧化碳潴留减轻，则表明治疗有效。反之，应用NPPV1～4h病情不能改善者，应及时转为有创通气。应用NPPV可能失败的相关因素为：基础疾病较重、意识障碍或昏迷、初始治疗反应不明显、呼吸道分泌物多、高龄、营养不良等。

2.有创通气　传统机械通气强调维持正常的动脉血气，因而常需要较高的通气压力和较大的潮气量，容易出现呼吸机相关性肺损伤。为克服传统机械通气的局限性，近年来提倡应用一些新的机械通气策略，如压力限制通气、容许性高碳酸血症等。前者指呼吸机按照设置的气道压力目标输送气体，其特点一是吸气早期肺泡迅速充盈，有利于气体交换；二是人-机协调性好，表现为吸气流速或压力上升时间可根据病人的需要加以调整。

容许性高碳酸血症是指采用小潮气量(5～7ml/kg)通气，容许 $PaCO_2$ 有一定程度升高。一般要求 $PaCO_2$ 上升的速度应小于10mmHg/h，以便细胞内pH得到适当调整，关于 $PaCO_2$ 可以升高到何种水平，目前尚无统一标准，有认为机体可以耐受 $PaCO_2$ 在80～90mmHg范围内。文献报道容许性高碳酸血症可应用于 ARDS、支气管哮喘及 COPD 患者，因 CO_2 升高可扩张脑血管、增加交感神经兴奋性，故慎用于颅内压升高及心功能不全患者。应当指出，容许性高碳酸血症并不是机械通气治疗的目的，而是为了减少呼吸机相关性肺损伤采用小潮气量通气后所出现的后果。

对于大多数接受气管插管、机械通气的患者，均主张给予低水平的 PEEP($3\sim5cmH_2O$)，以补偿因仰卧体位和经喉插管引起的容量下降。对于氧合不满意的患者，可提高 PEEP 水平。调节 PEEP 的水平应在最合适的吸入氧浓度(小于 0.6)条件下达到较好地动脉血氧合，通常不超过 $15cmH_2O$。有条件者根据 p-V 曲线选择，PEEP 应高于低拐点 $2cmH_2O$。

以下介绍对不同基础疾病所致呼吸衰竭实施机械通气治疗的特点。

(1)外科手术后的机械通气治疗：外科手术特别是胸腹部手术后，对此类患者可积极行机械通气治疗，帮助患者顺利度过手术后数日内呼吸功能明显下降这一关键阶段。因胸腹部手术切口对呼吸运动有一定影响，机械通气时，可设置相对较小潮气量及较快通气频率。一般可选用 PSV 或 CPAP 等通气模式，采用 $3\sim5cmH_2O$ 的 PEEP，有助于防治肺不张和低氧血症。

(2)神经肌肉性疾病的机械通气治疗：神经肌肉疾病导致的呼吸衰竭特点是通气泵衰竭，由呼吸肌无力所致，患者的中枢呼吸驱动及肺换气功能基本正常。由于呼吸肌无力使肺不能充分膨胀，易发生肺不张，机械通气时可采用较大的潮气量(12～15ml/kg)，必要时加用呼气末正压($5\sim10cmH_2O$)或叹息功能，以防止肺不张。一般根据患者自主呼吸力量的强弱，选择通气模式。若患者尚有部分自主呼吸能力，则选用辅助或支持通气模式；如果患者的呼吸肌已无力触发通气机，则选用控制或辅助-控制通气模式。

估计短期内有可能脱离机械通气者，可行气管插管，若机械通气超过 2 周以上者，则应考虑行气管切开。

(3)中枢神经病变的机械通气治疗：临床常见由脑血管意外、颅脑外伤、脑炎等所致的中枢性呼吸衰竭。该类患者接受机械通气时，原则上与神经肌肉性疾病的机械通气治疗类似。当伴有颅内高压时，在纠正缺氧的前提下，可采用控制性过度通气，使 $PaCO_2$ 保持在 3.3～4.0kPa 范围内，使脑血管处于轻度收缩状态，以利于降低颅内压。颅内高压改善后，应逐渐减低分钟通气量，使 $PaCO_2$ 恢复正常。部分患者的咳嗽反射减弱甚至消失，容易并发下呼吸道感染，应注意人工气道的护理。

(四)病因治疗

急性呼吸衰竭多有突发的病因，通常根据病史、体检、胸片及动脉血气即可作出诊断。针对不同病因，采取相应的措施是治疗急性呼吸衰竭的根本所在。上述各种治疗的目的也在于为原发病的治疗争取时间和创造条件。

(五)一般治疗

呼吸道感染既可诱发或加重呼吸衰竭，同时也是呼吸衰竭的常见并发症。应根据病情选用适宜的抗生素控制感染。使用抗生素的同时应注意及时清除呼吸道的分泌物。

急性呼吸衰竭患者多数有酸碱失衡，应予以及时纠正。还需要注意维护心血管、脑、肾等重要脏器的功能。

(**霍　晋**)

第三节　慢性呼吸衰竭

【定义及概况】

慢性呼吸衰竭多继发于COPD、严重肺结核、间质性肺疾病等。胸廓和神经肌肉病变如胸廓畸形、脊髓侧索硬化症、肌营养不良、皮肌炎等也可导致慢性呼吸衰竭。目前关于急、慢性呼吸衰竭尚无严格的时间区分，由于后者起病缓慢，机体通常产生相应的一系列代偿性改变如血HCO_3^-增高，动脉血pH可在正常范围(7.35～7.45)。临床还可见到部分慢性呼吸衰竭患者，因合并呼吸道感染、气胸等情况，病情在短时间内加重，出现PaO_2进一步下降和/或$PaCO_2$显著升高，此时可表现出急性呼吸衰竭的特点。

【病理生理】

组织缺氧和CO_2潴留是呼吸衰竭的基本病理生理变化，二者可影响机体各系统的代谢和功能。缺氧和CO_2潴留对机体的危害程度既与PaO_2和$PaCO_2$的绝对值有关，更与PaO_2下降或$PaCO_2$上升的速度有关。

1.中枢神经系统变化　中枢神经系统对缺氧十分敏感。缺氧程度不同，其影响也各异。PaO_2降至8kPa时，可出现注意力不集中、智力和视力轻度减退；PaO_2低于6.67kPa时烦躁不安、定向与记忆障碍、谵妄；PaO_2低于3.99kPa时，意识丧失陷入昏迷；PaO_2低于2.67kPa时，几分钟内可造成神经细胞不可逆性损害。需指出，缺氧发生的程度、缓急及个体差异性也影响上述变化的出现。

CO_2参与调节脑血流。当$PaCO_2$在13.3kPa内，$PaCO_2$每增加1.33kPa，脑血流量增加50%。缺氧也可致脑血管扩张。二者均可引起脑组织内细胞代谢障碍和酸中毒，结果出现脑水肿。$PaCO_2$大于10.7kPa时，可引起头痛、烦躁不安、扑翼样震颤。$PaCO_2$大于12.0kPa时，可出现昏迷，即所谓"二氧化碳麻醉"。$PaCO_2$增高引起的昏迷与其发生速度有关。慢性呼吸衰竭患者耐受性较高，$PaCO_2$达到13.0kPa，仍可保持神志清醒。

呼吸衰竭引起的神经精神障碍症候群称为肺性脑病，COPD是其常见原因。肺性脑病的发病机制与缺氧和CO_2潴留引起的脑血管扩张、脑细胞水肿及脑脊液pH降低有关。正常脑脊液的缓冲作用较血液弱，其pH也较低。血液中HCO_3^-和H^+不易通过血脑屏障进入脑脊液，因此，脑脊液的酸碱调节需时较长。当CO_2潴留时，脑脊液pH降低明显。当脑脊液pH低于7.25时，脑电波变慢，pH低于6.8时，脑电活动完全停止。

2.循环系统变化　缺氧和CO_2潴留均可兴奋心血管运动中枢，使心肌收缩力增强、心率增快、血压升高。但二者对心血管的直接作用却是抑制心脏活动。它们对机体不同部位血管的作用各异，脑血管和冠状动脉扩张，肺、肾及其他腹腔脏器血管收缩。缺氧可致皮肤血管轻度收缩，而CO_2潴留则使之扩张。长期缺氧和CO_2潴留可引起肺小动脉收缩，形成慢性肺动脉高压，最终导致慢性肺源性心脏病。

3.呼吸系统变化　PaO_2降低可刺激外周化学感受器，反射性增强呼吸运动，此反应在

PaO_2 降至 8.0kPa 时才明显，当降至 4.0～5.3kPa 时达高峰。严重缺氧可直接抑制呼吸中枢。$PaCO_2$ 升高主要刺激中枢化学感受器，引起呼吸加深加快。长时间严重的 CO_2 潴留，会使中枢化学感受器对 CO_2 的刺激作用发生适应。当 $PaCO_2$ 升至 10.7kPa 时，反而抑制呼吸中枢，此时，呼吸运动主要靠缺氧对外周化学感受器的刺激而得以维持。

4.肝、肾和胃肠道变化　缺氧可引起肝细胞水肿、变性甚至坏死，长期缺氧可形成肝硬变样改变。缺氧和 CO_2 潴留对肾脏的影响与肾血流量有关，二者均可引起肾血管收缩，致肾血流量减少。轻者尿中出现蛋白、红细胞、白细胞，严重者发生急性肾功能衰竭。严重缺氧因使胃壁血管收缩而降低胃黏膜的屏障作用。CO_2 潴留则可引起胃酸分泌增多。其共同作用的结果是导致胃黏膜糜烂、出血及溃疡形成。

5.酸碱失衡　呼吸性酸中毒是慢性呼吸衰竭最常见的类型，由于系呼吸障碍所引起，故呼吸代偿难以发挥。急性呼吸性酸中毒主要通过细胞内外离子交换和细胞内缓冲进行代偿调节。前者是指细胞外液 H^+ 升高时，H^+ 进入细胞内，置换出 K^+ 等，缓解细胞外液 H^+ 的升高。由于急性呼吸性酸中毒发生迅速，肾脏代偿缓慢，故常为失代偿性，表现为 pH 下降。肾脏代偿是慢性呼吸性酸中毒的主要代偿机制，其调节过程较缓慢，约 6～12h 显示其作用，3～5 天达最大效应。尽管血 $PaCO_2$ 明显升高，但 HCO_3^- 增高，pH 可以在正常范围。

【临床表现】

呼吸衰竭的临床表现因原发病的影响而有很大差异，但均以缺氧和/或 CO_2 潴留为基本表现，出现典型的症状和体征。

1.呼吸困难　是呼吸衰竭的早期重要症状。患者主观感到空气不足，客观表现为呼吸用力，伴有呼吸频率、深度与节律的改变。呼吸衰竭并不一定有呼吸困难，如镇静药中毒，可出现呼吸匀缓、表情淡漠或昏睡。

2.发绀　是缺氧的典型体征，表现为耳垂、口唇、口腔黏膜、指甲呈现青紫色的现象。因发绀是由血液中还原血红蛋白的绝对值增多引起，故重度贫血患者即使有缺氧并不一定有发绀。

3.神经精神症状　急性严重缺氧可出现谵妄、抽搐、昏迷。慢性者则可有注意力不集中、智力或定向功能障碍。CO_2 潴留出现头痛、肌肉不自主的抽动或扑翼样震颤，以及中枢抑制之前的兴奋症状如失眠、睡眠习惯的改变、烦躁等，后者常是呼吸衰竭的早期表现。

4.循环系统症状　缺氧和 CO_2 潴留均可导致心率增快、血压升高。严重缺氧可出现各种类型的心律失常，甚至心脏停搏。CO_2 潴留可引起表浅毛细血管和静脉扩张，表现为多汗、球结膜充血和水肿、颈静脉充盈等。长期缺氧引起肺动脉高压、慢性肺心病、右心衰竭，出现相应体征。

5.其他脏器的功能障碍　严重缺氧和 CO_2 潴留可导致肝肾功能障碍。临床出现黄疸、肝功能异常、上消化道出血；血尿素氮、肌酐增高，尿中出现蛋白、管型等。

6.酸碱失衡和水、电解质紊乱　CO_2 潴留则表现为呼吸性酸中毒。严重缺氧多伴有代谢性酸中毒及电解质紊乱。

【诊断】

慢性呼吸衰竭的诊断同急性呼吸衰竭一样，主要依据动脉血气分析。除上述临床表现外，可出现相应原发病的表现，如 COPD 患者可见桶状胸、叩诊呈过清音、双肺呼吸音减弱等。

【治疗】

慢性呼吸衰竭的治疗原则是改善和纠正缺氧、CO_2 潴留以及代谢功能紊乱，提高生活质量；预防或减轻并发症的发生及其程度；积极治疗基础疾病中的可逆性病变成分。

（一）保持呼吸道通畅

原则与急性呼吸衰竭相似。对于 COPD 特别是合并有气道高反应性的患者，应考虑使用支气管扩张剂治疗。呼吸道分泌物过多或不易排出常加重通气障碍，使患者病情进一步恶化。可选用溴已新（必嗽平）16mg，3 次/天；或氨溴索（溴环已胺醇）30mg，3 次/天；稀化黏素（桃金娘油）0.3g，3 次/天。氨溴索和稀化黏素的祛痰作用较溴已新强，二者不仅降低痰液黏度，而且增强黏膜纤毛运动，促进痰液排出。另可选用中药鲜竹沥液。对于神志清楚的患者，应鼓励咳嗽，或拍击背部，促使痰液排出。对无力咳嗽者，可间断经鼻气管吸引痰液。呼吸衰竭患者经呼吸道蒸发的水分高于常人，应注意保持体液平衡。

（二）氧疗

严重缺氧患者可在短时间内吸入高浓度氧，随后应及时将吸氧浓度调节至纠正缺氧的最低水平。一般使 PaO_2 上升至 50～60mmHg，SaO_2 接近 85%～90%即可。对于Ⅱ型呼吸衰竭患者强调控制性氧疗，因为吸氧可能会加重 CO_2 潴留和呼吸性酸中毒。

（三）抗感染治疗

呼吸道感染是诱发或加重慢性呼吸衰竭的常见原因。应选择有效的抗菌药物，采用适当的剂量和疗程控制感染，并尽可能防止药物不良反应、二重感染及细菌耐药性的产生。慢性呼吸衰竭患者因住院时间久、年老体弱、免疫功能低下或缺陷、接受机械通气治疗等因素的影响，易发生医院获得性感染。

（四）机械通气治疗

1.无创通气　无创通气的有效性、安全性及可依从性已得到临床认可，与有创通气比较，对饮食、谈话影响小，减少了气管插管或气管切开的并发症，从而缩短住院时间，节省医药开支。

接受无创通气的患者需要具备一些基本条件：①意识清醒能够合作；②血液动力学稳定；③无面部和上呼吸道外伤；④无严重心律失常、消化道出血、误吸等。

临床常用双水平气道正压通气（BiPAP）辅助通气。BiPAP 可以对吸气相和呼气相气道压分别进行调节，在吸气时提供较高的压力（10～20cmH_2O），帮助患者克服肺-胸廓弹性回缩力和气道阻力；在呼气时提供较低的压力（4～8cmH_2O）防止小气道闭塞，以减轻气道阻力和促进气体在肺内均匀分布。一些拥有 BiPAP 功能的无创呼吸机由于较好地解决了人机同步和漏气补偿，用于治疗 COPD 取得了明显疗效。经鼻或鼻面罩无创通气的主要作用是辅助通气泵功能，减轻呼吸肌疲劳，因而适用于慢性呼吸衰竭的长期和家庭治疗。

无创通气失败的常见原因有：患者不合作或不能耐受面罩或有恐怖感；鼻（面）罩不合适，漏气大；气道内存在大量分泌物或不能有效咳嗽。常见并发症有漏气、胃胀气、鼻梁及面部皮肤损伤、刺激性结膜炎、误吸等。

2.有创通气　目前对慢性呼吸衰竭尚无明确、统一的标准来决定是否使用有创机械通气。

对于不同原因所致的呼吸衰竭，选择上机的标准应有所差异。在建立人工气道实施机械通气之前，应充分估计原发病是否可逆、有无撤机的可能，并综合考虑医疗、社会、经济等诸多因素。

对COPD所致的慢性呼吸衰竭，经积极抗感染、氧疗、扩张支气管、祛痰等综合处理后，病情未缓解或加重时应考虑使用机械通气。临床主要根据患者的一般情况（神志、呼吸频率及节律、自主排痰能力）及动脉血气指标的动态变化来判定。当出现神志障碍、呼吸频率过快或过慢、呼吸节律不规则、无力咳痰、吸氧条件下 $PaO_2<45mmHg$、$PaCO_2>75mmHg$、$pH<7.20\sim7.25$ 时，提示需及时使用有创通气。由于此类患者长期存在低氧血症，选择上机的 PaO_2 值一般较急性呼吸衰竭为低。此外，患者发病前动脉血气指标的水平对于决定是否上机有重要参考价值。

根据患者的呼吸情况，选择控制性或辅助性通气模式。前者适用于自主呼吸不规则、减弱或消失，后者适用于自主呼吸存在并与呼吸机协调良好的呼吸衰竭患者。有气道阻塞或存在肺部疾患时，宜选用同步性能好的呼吸机，以减少人机对抗并确保肺泡通气量的稳定。脑部及神经肌肉疾患所致的慢性呼吸衰竭，因肺功能正常，各种类型的呼吸机均可选用。

对于不同病因所致的慢性呼吸衰竭，机械通气参数的调节应有所区别，如COPD患者因病情反复发作，需多次接受机械通气治疗，原则上选择气管插管，尽量避免气管切开。由于COPD急性发作期病人几乎均存在内源性呼气末正压（PEEPi），故可在呼气末加用一定的正压（通常为 $3\sim5cmH_2O$），以减少呼吸肌克服PEEPi做功，促进人机协调。慢性呼吸衰竭患者多伴有慢性呼吸性酸中毒，因肾脏的代偿，体内 HCO_3^- 增加，若 CO_2 排出过快，容易从酸中毒转变为代谢性碱中毒。故机械通气时原则上使 $PaCO_2$ 逐渐下降，在1～2天达到或稍低于患者急性发作前的水平即可。

对COPD所致的慢性呼吸衰竭，一般采用辅助通气模式，以压力支持通气（PSV）较为常用，PSV时，每次吸气的潮气量、吸气流量、呼吸频率和吸气时间皆受患者的自主呼吸调节，同步性好，易被患者接受。压力支持从低压（$10cmH_2O$）开始，逐渐增加压力，最高压力以 $\leqslant 30cmH_2O$ 为妥。PSV的主要缺点是没有通气量的保证，临床可采用同步间歇指令通气（SIMV）+PSV，必要时设置指令性分钟通气（MMV）功能以保障机械通气的安全。

（五）呼吸兴奋剂

1.*用药方法*　呼吸兴奋剂通过刺激呼吸中枢和/或外周化学感受器，增强呼吸驱动，进而增加呼吸频率和潮气量，改善肺泡通气。因使用方便、经济，目前仍被广泛应用。尼可刹米（可拉明）仍是目前国内常用的呼吸兴奋剂，能直接兴奋呼吸中枢，增加通气量，并有一定的苏醒作用。常规用量为先用0.375～0.75g静脉注射，再以1.875～3.75g加入500ml液体中，按1～2ml/min静脉滴注。多沙普伦（Doxapram）既可刺激颈动脉体化学感受器，又能直接作用于呼吸中枢。一般每次用量为0.5～2mg/kg静脉滴注，起始速度为1.5mg/min，每日总量不超过2.4g。

2.*治疗矛盾*　呼吸兴奋剂因增加呼吸频率和潮气量，改善通气，病人氧耗量和二氧化碳产生量亦相应增加，并与通气量成正比。若存在气道阻塞、胸肺顺应性降低等因素时，反而增加呼吸功，加重呼吸困难。故对COPD引起的慢性呼吸衰竭，应用呼吸兴奋剂尚存在争议。

3.对策 因呼吸中枢抑制而引起肺泡通气不足如镇静药中毒等，适宜用呼吸兴奋剂。脊髓及神经肌肉疾患、肺水肿、ARDS、肺间质纤维化等以换气障碍为特征的呼吸衰竭，应用呼吸兴奋剂弊大于利，应列为禁忌。COPD引起的慢性呼吸衰竭，应用呼吸兴奋剂的疗效取决于气道阻力、胸肺顺应性、中枢反应性低下的程度等因素。当气道阻力增加、胸肺顺应性降低时，呼吸兴奋剂增加通气量的益处可能被氧耗量的增加所抵消，甚至得不偿失。对该类病人应用呼吸兴奋剂时可适当增加吸入氧浓度，须注意呼吸道分泌物的引流，特别是当患者接受呼吸兴奋剂治疗后神志转清时，应鼓励咳嗽、排痰，以保持呼吸道通畅。

(六)纠正酸碱失衡

1.呼吸性酸中毒 在慢性呼吸衰竭中最常见。主要因通气不足，CO_2 在体内潴留产生高碳酸血症所致。对于呼吸性酸中毒失代偿患者，补充碱剂(5% $NaHCO_3$)可有效纠正pH值，但常引起通气量减少，加重 CO_2 潴留。原则上不应常规补充碱剂。仅当pH<7.20时，可少量补充5% $NaHCO_3$(40～50ml)。然后复查血气，再酌情处理。保持呼吸道通畅，增加肺泡通气量是纠正此型失衡的关键。

2.呼吸性酸中毒合并代谢性碱中毒 常见于呼吸性酸中毒的治疗过程中，多为医源性因素所致。补充碱剂过量；应用利尿剂、糖皮质激素等药物致排钾增多，出现低血钾；呕吐或利尿剂使用引起低血氯；应用机械通气致 CO_2 排出过快等。碱中毒使组织缺氧加重、抑制呼吸中枢而对机体危害较大。处理原则为纠正呼吸性酸中毒的同时，只要每日尿量在500ml以上，可常规补充氯化钾3～5g。若pH过高，可静脉滴注盐酸精氨酸10～20g(加入5%葡萄糖液500ml中)等。

3.呼吸性酸中毒合并代谢性酸中毒 由于严重缺氧、休克、感染、肾功能障碍，出现体内大量有机酸、磷酸盐、硫酸盐增加，肾脏保留 HCO_3^- 能力下降。发生此型失衡者常提示病情危重、预后差。处理包括增加肺泡通气量、纠正 CO_2 潴留；治疗引起代谢性酸中毒的病因；适当使用碱剂，补碱的原则同单纯性呼吸性酸中毒，一次可补充5% $NaHCO_3$(80～100ml)，以后根据血气，再酌情处理。

4.呼吸性碱中毒 多见于Ⅰ型呼吸衰竭患者因缺氧引起 CO_2 排出过多所致。一般不需特殊处理，以治疗原发病为主。

(七)合理应用脱水剂和镇静剂

1.脱水剂 脑部疾患所致的中枢性呼吸衰竭常与脑水肿有关，对此类病人应尽早使用脱水剂，一般常用20%甘露醇，按1.0g/(kg·次)做快速静脉滴注，每8h一次。

严重缺氧和 CO_2 潴留可导致脑血管扩张、脑细胞水肿，出现神经精神症状和颅内高压的表现，原则上以改善呼吸功能、纠正缺氧和 CO_2 潴留为主，仅当脑水肿症状明显或有脑疝时可短期使用20%甘露醇，按0.5～1.0g/(kg·次)做快速静脉滴注，每日1～2次，心功能不好的患者，用量宜少。使用脱水剂时，应注意电解质的变化，并防止痰液变黏稠不宜排出。

2.镇静剂

(1)用药方法：镇静剂因抑制呼吸中枢、加重缺氧和 CO_2 潴留，抑制咳嗽反射使痰液引流不畅，原则上应避免使用。对脑水肿患者出现明显烦躁、抽搐时，可酌情使用地西泮5mg或氟哌啶醇 2mg 肌内注射，但仍需密切观察呼吸情况，并做好人工机械通气的准备。

(2)治疗：近期国外对 5183 例接受 12h 以上机械通气患者的多中心前瞻性研究发现，镇静剂的应用可延长机械通气时间、撤机时间和 ICU 入住时间。由于镇静过度不仅引起血管扩张和心排出量降低，导致血压下降，而且可抑制咳嗽反射，使气道分泌物易发生潴留而导致肺不张和肺部感染。目前对于有创通气过程中使用镇静剂的种类、剂量和时机尚存在争议。

(3)对策：对于接受有创通气的患者，如出现不耐受气管插管、人机对抗影响氧合时，实施控制通气模式为主时，可使用镇静剂。但应对镇静效果进行评价，而且，无论是间断还是持续静脉给药，每天均需中断或减少持续静脉给药的剂量，以评价患者的神志和呼吸功能，并重新调整剂量。

(八)营养支持

慢性呼吸衰竭患者因能量代谢增高、蛋白质分解加速、摄入不足，可出现营养不良。结果降低机体防御机能、感染不易控制，呼吸肌易疲劳，影响通气驱动力，降低呼吸中枢对氧的反应等，不利于患者的康复。故需注意对病人的营养支持。一般认为，接受机械通气治疗患者的能量需求为 25～35kcal/(kg·天)，肠内营养配方通常含较低的碳水化合物(27%～39%)和较高的脂肪(41%～55%)，蛋白质为 15%～20%。胃肠外营养适用于病情危重不能进食者，或胃肠功能欠佳者。一旦病情许可，应及时给予胃肠营养，可经口或鼻饲给予。研究表明，胃肠营养对保持胃肠黏膜的屏障功能及防止肠道菌群失调具有十分重要的作用，而且可增强病人免疫功能，提高生存率。胃肠营养时特别需注意防止吸入性肺炎的发生，它常常危及患者的生命，对昏迷、吞咽困难及反流性食管炎患者应加强护理。

(霍　晋)

第四节　呼吸肌疲劳

【呼吸肌生理】

人体的呼吸肌主要由膈肌、肋间肌、腹肌三部分组成，另外还有辅助呼吸肌，包括胸锁乳突肌、斜角肌、斜方肌等。按照功能可分为吸气肌(膈肌、肋间外肌、胸锁乳突肌等)和呼气肌(肋间内肌、腹肌等)。按照肌肉纤维的性质可分为红肌纤维(又称为慢收缩慢疲劳纤维或Ⅰ类纤维)和白肌纤维(又称为快收缩纤维或Ⅱ类纤维)，Ⅱ类纤维又可分为快收缩慢疲劳纤维(ⅡA 纤维)和快收缩快疲劳纤维(ⅡB)，三者的比例约为：Ⅰ类 50%：ⅡA 类 25%：ⅡB 类 25%。其中膈肌是最重要的吸气肌，在吸气时所起的作用占呼吸肌肉的 60%～80%。

在正常情况下，吸气是主动、耗能的过程，吸气期间膈肌收缩、下降，肋间外肌收缩使肋骨上抬，胸廓扩大；呼气是被动、不耗能的过程，呼气期间处于吸气位的肺和胸廓由于自身弹性回缩恢复到功能残气位。呼吸肌肉的肌力与初长、收缩速度和刺激频率(中枢驱动)有关，也与呼吸肌肉的整体协调有关。

【定义】

20世纪初，已有学者注意到呼吸肌肉功能异常与通气功能不全的关系，直到1977年，Roussos和Macklem用附加吸气阻力法才首次直接测定了人体的膈肌疲劳。1988年美国心肺和血液研究会对呼吸肌疲劳定义：指肌肉在负荷下活动而导致其产生力量和(或)速度的能力下降，这种能力的下降可通过休息而恢复。呼吸疲劳不同于呼吸肌无力，后者在呼吸肌负荷正常时已发生收缩无力，力的产生固定地减少，休息不可使之逆转。但是，无力的呼吸肌更易于发生疲劳。

【类型】

呼吸肌疲劳按其发病机制不同可分为(表11-1)：

表11-1 呼吸肌疲劳的常见病因按解剖分类

神经病变
中枢神经系统：如四肢瘫痪、脊髓侧索硬化、多发性硬化
外周神经系统：如危重病神经病变、吉兰-巴雷综合征、外科膈神经损伤、遗传性运动和感觉神经病、多发性神经病、多发性肌炎、进行性神经性肌萎缩、糖尿病、神经痛性肌萎缩、缺氧性脊髓病变导致的脊髓前角细胞变性
肌肉病变：如杜克肌营养不良、药物相关(皮质激素、肌松剂)肌病、COPD相关肌病、脓毒症相关肌病、哮喘相关肌病、酒精性肌病、酸性麦芽糖酶缺乏症、纤维状肌病、胞浆体肌病、横纹肌溶解症、失用性肌肉萎缩
神经肌肉接头病变：如重症肌无力、肌无力综合征、肉毒杆菌中毒、有机磷中毒、药物
全身因素
内分泌疾病：如甲状腺功能低下或亢进、库欣综合征
代谢异常：如低磷血症、低镁血症、低钾血症、低氧血症、高碳酸血症、代谢性酸中毒
结缔组织病：如类风湿关节炎、强直性脊柱炎、硬皮病、系统性红斑狼疮、皮肌炎
其他

1.*中枢性疲劳* 中枢兴奋性下降引起的膈肌收缩力下降。

2.*外周性疲劳* 一般由于神经肌肉传递或肌肉兴奋-收缩偶联障碍引起肌收缩力下降。根据刺激频率与肌力变化的关系又可分为：

(1)高频疲劳(HFF)：指在高频(50～100Hz)电刺激(或中枢驱动)时肌力特别低，其特点是发生快，伴有肌电图电压的降低，但恢复也快。主要与神经肌肉接头或肌纤维膜传递障碍有关。

(2)低频疲劳(LFF)：指在低频(1～20Hz)电刺激(或中枢驱动)时肌力特别低，其特点是发生慢，恢复也慢(持续至少24小时)，常不伴有肌电图活动的减少。低频疲劳主要与肌肉本身的兴奋-收缩偶联障碍有关。在生理状态下，呼吸中枢驱动频率处于低频范围，故人体呼吸肌疲劳主要是低频疲劳。

【病因】

呼吸肌收缩发生及其产生的力量与很多因素有关，包括：中枢神经系统、外周神经、神经肌肉偶联和呼吸肌肉及其肌纤维的肌动蛋白和肌球蛋白，任何一部分异常均可导致驱动-肌力-负荷的失衡。呼吸肌疲劳主要见于呼吸系统疾病，也可见于其他系统疾病及全身性病理过程

（表 11-2）。

表 11-2　吸气肌疲劳的常见因素

负荷增加：
呼吸功增加：分钟通气量增加、呼吸频率加快、潮气量增加、吸气时间延长、顺应性降低、阻力增加
力量减弱：　无力：营养不良、肌肉萎缩、神经肌肉疾病、未成熟新生儿、高肺容量位
能量供应和储存不足：
肌肉血流量减少：心排出量减少、血流灌注分布异常、收缩强度增加
动脉血中含量减少：氧饱和度降低、Hb 浓度减少
血液中能量物质减少：低血糖、低血游离脂肪酸
利用氧气和能量物质的能力减弱：脓毒症
能量储存的减少：肌糖原减少、产 ATP 降低、磷酸肌酸减少

【发病机制】

（一）呼吸神经肌肉功能下降

呼吸中枢的损害和外周神经传导障碍，引起中枢驱动绝对不足；疲劳的肌肉需要更高的中枢驱动才能产生相应的力，如 COPD 急性加重时，吸气肌负荷加大，需要增加膈肌的主动驱动，此时中枢驱动发生相对不足，但是，呼吸肌疲劳时可反射性抑制中枢驱动，这可能是一种保护性机制，避免过度疲劳引起的肌肉损伤。当发生神经肌肉疾病时，呼吸肌的功能下降，呼吸肌疲劳更容易发生，如重症肌无力由于运动终板的病变引起神经-肌肉传导障碍。

（二）呼吸肌力量和耐力减弱

1. *呼吸肌力量减弱*　呼吸肌的力量受年龄、性别及肌肉内在因素的影响。呼吸肌力量减弱的发生机制如下：

（1）肌纤维变化：肌纤维结构变化包括肌肉质量减少或萎缩、肌原纤维结构破坏、肌纤维变形坏死、肌浆中出现脂褐素或脂质空泡增加、线粒体量的变化或出现局灶性膜破坏的异常小线粒体等。这些结构性变化可减弱肌力而导致呼吸肌疲劳。关于膈肌，各种原因均可使吸气肌质量减少，从而导致最大收缩力量减弱；膈肌负荷长时间增加时，肌纤维的肌球蛋白从具有高 ATP 酶活性的快肌型转变为具有低 ATP 酶活性的慢肌型。肋间外肌变化与膈肌可能不一样，没有无纤维类型间比例改变或表现为Ⅱ型纤维的比例增高。当慢收缩纤维增加时，耐力增加，对低频疲劳相对耐受，有代偿作用，但其产生的力较小，由于同时存在快收缩纤维的萎缩及其数量的减少，两者必然导致肌肉最大收缩力下降，当呼吸功进一步增加时，吸气肌可发生疲劳；当快收缩纤维比例增加时，肌肉收缩产生的力增加，有利于呼吸急促时呼吸做功增加，此时主要是快肌参与呼吸活动，但因快收缩纤维（Ⅱ型纤维）容易出现疲劳，当不能继续维持足够的收缩力时，也发生肌肉疲劳。

能引起肌纤维结构改变的常见原因有：营养不良、长期超负荷呼吸、低氧血症、机械通气和激素等药物。

营养不良可导致呼吸肌力量和耐力的降低，补充营养可部分逆转患者的吸气肌功能。短期营养不良可引起各类型纤维的萎缩；长期营养不良可导致呼吸肌的消耗，膈肌质量减少，其中快肌纤维质量减少更明显，快纤维不但萎缩，且部分转为慢肌纤维，结果ⅡB 型的比例减少，而Ⅰ型和ⅡA型纤维的比例则相对增加，最后导致收缩力量减弱。

长期呼吸功超负荷的患者，其膈肌Ⅰ型MHC(慢收缩慢疲劳纤维肌球蛋白重链)增加而Ⅱ型MHC(快收缩纤维肌球蛋白重链)减少。例如COPD患者膈肌肌肉质量减少，其肌纤维类型变化则报道不一：①有报道MHC-Ⅰ型纤维的比例增加，Ⅱ型纤维减少，慢肌的肌球蛋白轻链、肌钙蛋白、肌球蛋白含量增加，线粒体含量增加，ATP消耗相对少，抗疲劳增强，被认为有适应性意义；②有报道Ⅰ型纤维比例减少和Ⅱ型增加；③有报道中重度患者Ⅰ、ⅡA型纤维萎缩，但无相对比例变化，只有严重时才出现Ⅱ型转为Ⅰ型；④有报道严重COPD患者表达胚胎型MHC同Ⅰ型者。

持续机械通气可导致呼吸肌失用性萎缩，吸气肌最早出现，尤其是膈肌，当停止呼吸机辅助通气、开始自主呼吸时，已经发生萎缩的膈肌易发生疲劳，最后导致撤机困难。机械通气也会导致肌纤维MHC同Ⅰ型变化。大鼠实验显示机械通气少于48小时，膈肌Ⅰ、Ⅱ型纤维均变小，尤以Ⅱ型萎缩的程度更明显，ⅡA、ⅡB肌球蛋白转录减少；机械通气2～4天则出现同一纤维内慢、快MHC混杂，Ⅰ型转为Ⅱ型，使Ⅰ型纤维减少。慢收缩Ⅰ型纤维产生的力量比快收缩Ⅱ型纤维产生的力量小，因此，短期机械通气后(少于48小时)最大膈肌力量减少。

间断低氧膈肌可出现适应性反应，但严重低氧持续几小时便可损伤呼吸肌，有人提出COPD患者膈肌的快肌增加、慢肌减少，其部分原因是慢性低氧血症。长期大量应用糖皮质激素也可引起肌纤维萎缩坏死，收缩力减弱，影响的肌纤维主要是快肌，Ⅱ型纤维合成减少、分解增加，快肌转为表达慢纤维MHC同Ⅰ型。甲状腺素有促Ⅱ型MHC表达的作用，甲状腺功能低下时，Ⅰ型MHC的表达增加而ⅡA型减少。

此外，影响肌纤维变化的因素尚有：促肌原纤维合成因子和调节肌肉生成的转录因子，前者包括胰岛素样生长因子(IGFs)和睾酮等，后者包括肌生成决定因子(MyoD)和成肌素等。近年有人提出促炎性细胞因子(如TNF-α)、活性氧(ROS)、泛素-蛋白酶体系统等也参与肌纤维变化的作用。

(2)吸气肌做功效率降低：肌肉做功效率是完成机械功与消耗能量之比。它与能量需求呈负相关，是影响能量需求的一个重要因素。肺过度充气可使吸气肌做功效率降低，吸气负荷增加也降低呼吸肌做功效率。肺过度充气见于肺弹性回缩力丧失(如肺气肿)或小气道阻力增高所致的动力性肺过度充气。此时胸廓的形状和几何学特征发生变化，呼气末肺容积增大，Pi(平均吸气压)/Pi_{max}(最大吸气压)临界值增大，因而完成同样的潮气量所需要的呼吸功增大。肺过度充气时降低呼吸肌做功效率的机制：①膈肌低平，膈肌纤维肌节变短，在小于最适长度下工作，收缩力减小；②可能出现等长收缩，耗能而不做功；③膈肌的几何变形，其曲率半径趋于无穷大，根据Laplace定律P=2T/R，此时膈肌张力变化不能有效地转换为压力变化，因此要获得适量的肺泡通气便需要做更大的功；④正常膈肌收缩时，增高的负压经与胸侧壁紧贴的肋膈区带传递给肋骨支架，有利于胸廓的扩张。肺过度充气时，膈肌低平，与胸侧壁紧贴的肋膈区带减少，膈肌收缩对胸廓扩张的作用便减小；⑤过度充气改变了膈肌的肋纤维和脚纤维的空间定位，使他们呈串联排列而与胸壁垂直，因此吸气时其收缩可能导致下部肋弓的反常性内向移动；⑥吸气性肋间肌或辅助肌也处于长度、张力和几何特性的不利状态。上述诸因素导致呼吸肌效率降低，力量减弱，要求增加做功，能量需求增加，而能量供应却又因呼吸肌的持续收缩致血流供应减少而受限制，使呼吸肌更易于发生疲劳。

(3)其他：低镁或高镁、低钾、低磷、低钙和呼吸性或代谢性酸中毒等也减弱肌力，导致呼吸肌疲劳。电解质紊乱可影响膜电位、动作电位的扩布速度，膜除极程度又影响肌浆网钙的释放；细胞内 H^+ 水平增高可增加 Ca^{2+} 与肌浆网结合而使钙不易释放，因此影响肌纤维兴奋性和(或)兴奋-收缩偶联，从而减弱肌力，导致发生疲劳。

2.呼吸肌耐力变化 呼吸肌耐力受肌纤维的组成、做功大小、能量供给等影响。做功大小主要取决于其收缩力量和收缩持续时间，所以通常用肌张力-时间指数(TTI)反映全部吸气肌的耐力；TTdi(膈肌张力-时间指数)反映膈肌耐力。

在有吸气阻力负荷存在的情况下，吸气时跨膈压越大，持续时间越长，即 TTdi 越大，发生疲劳的可能性就越大。在平静情况下呼吸，COPD 患者的 TTdi 比正常人高 2～4 倍(0.40～0.80)，如存在气道炎症时，气道阻力增大，为克服阻力就需要增加 Pdi，使 TTdi 进一步增大，结果是膈肌的耐力降低，耐受时间缩短，一旦超过膈肌疲劳阈值就可引起膈肌疲劳。休息时，稳定期 COPD 患者的膈神经冲动频率明显增高，约为健康人的两倍，提示有更多的膈肌纤维参加呼吸活动，尽管负荷增大，但由于更多吸气肌参与呼吸活动、呼吸肌出现重构和 Ti/Ttot(吸气占呼吸周期比例)缩短，呼吸肌的耐力增加，这对于 COPD 患者有适应意义。肌肉组织重构包括：肌节长度变短、毛细血管增多、活动时呼吸肌血流增加和各型肌纤维的横切面积减少，缩短了氧从毛细血管弥散至细胞质和线粒体的距离；线粒体容积密度增加和氧化酶增加，提高了线粒体的氧化能力；膈肌的抗疲劳Ⅰ型纤维比例增加，而疲劳敏感的ⅡB型纤维减少。

引起呼吸肌功能和结构损伤的因素可诱导呼吸肌适应性地修复，当吸气负荷增加时，辅助呼吸肌也参与呼吸活动及其适应性的肥大，有可能使损伤和适应性改变保持在一个脆弱的平衡，此时呼吸肌对损伤因素敏感，当适应性改变不足以代偿呼吸肌的力量及其耐力时，呼吸肌将出现疲劳。

(三)呼吸功增加

完成呼吸运动需克服阻力做功，呼吸功是决定能量需求的一个重要因素，它与吸气肌收缩产生的平均吸气压(Pi)、分钟通气量(V_E)、吸气时间与呼吸周期总时间之比以及平均吸气流速(V_T/T_1)等成正比。例如，当肺和胸廓的弹性阻力增加或气道阻力增加时；或当运动、发热、脓毒症时；或当无效腔通气增加时，呼吸肌的做功增加，能量需求增加，可能引起呼吸肌疲劳。

(四)能量供应不足

决定能量供应的因素有肌肉的血流量、动脉血氧含量、血中能量代谢底物浓度和肌肉生成及利用能量的能力。血流量主要取决于灌注压和血管阻力。心源性或败血症休克时和呼吸肌持续而强烈收缩时(如严重哮喘)，使总的血流量不能满足需要。血红蛋白浓度和氧饱和度降低将影响有氧氧化功能。肌肉功能障碍，不能有效地产生、储存和利用能量(如败血症或氰化物中毒)，同时由于供氧不足和极度营养不良所致的代谢底物不足，氧化磷酸化脱偶联、能量生成不足，最后促发呼吸肌疲劳。

【病理生理】

呼吸肌疲劳的发生与中枢驱动、外周神经传导、兴奋-收缩偶联、能量消耗和(或)代谢物质堆积、反馈调节构成的闭合环路异常有关，存在中枢性疲劳、外周性高频疲劳和外周性低频疲劳的不同类型，但是它们不会单独发生，几种类型常常共同存在，不同类型呼吸肌疲劳的发生与否与呼吸时克服负荷的大小及其持续的时间和各种生理变化（如动脉压力和动脉血气）有关。肌肉的兴奋性受能量代谢的影响，当能量耗尽和（或）代谢物质堆积时，神经肌肉的兴奋-收缩偶联受影响而出现外周性低频疲劳，肌肉兴奋性下降；当呼吸肌肉极度疲劳时，此时肌肉的 ATP 耗尽，肌肉不能继续收缩，这有利于阻止肌肉进一步收缩而导致肌肉损害，对呼吸肌肉是一种保护机制。兴奋性的下降可能是因为神经肌肉接头失效（传导障碍或外周性高频疲劳）、CNS 冲动下降（中枢疲劳）或两者同时发生。在呼吸系统，除了神经冲动程度下降，也可通过改变呼吸冲动的持续时间和频率来影响肌肉疲劳。中枢的这种变化可能通过来自疲劳的呼吸肌和胸廓肌肉游离神经末梢的传入冲动，抑制运动神经元的活性。高强度的做功（麦角受体，3 型）或有害物质如乳酸（疼痛感受器，4 型）对肌肉的刺激可产生传入冲动，经过传入神经细纤维（3 型和 4 型），调节脑内的内啡肽，据此来调节传出神经冲动，减少呼吸中枢的输出，影响肌肉收缩强度，达到避免或推迟呼吸肌外周疲劳的发生。

【临床表现】

（一）症状

呼吸困难是呼吸肌疲劳最常见的临床表现，常随体位的改变而加重或减轻。从立位改为前倾坐位时呼吸困难减轻，由于腹腔内脏器由下移变成向上压迫膈肌，使膈肌初长度增加，使其处于长度-张力曲线的有利位置，致使膈肌收缩力增加，潮气量增加，呼吸困难改善；当腹腔内压增高时，尽管膈肌上移，初长度增加，收缩力增加，但膈肌收缩后的向下活动受限制，潮气量反而减少，呼吸困难加重。呼吸肌肉疲劳时，给予无创性呼吸机行辅助通气后，呼吸肌做功减少，得到充分休息后呼吸肌肌力可提高，呼吸困难改善。

（二）体征

1.呼吸浅快，胸锁乳突肌等辅助呼吸肌肉参与呼吸运动。

2.胸腹壁矛盾运动，即吸气时胸腹壁扩张不同步，胸壁向外扩张，腹壁向内凹陷。

3.Hoover 征，即膈肌疲劳发生后，吸气时胸廓扩张，胸腔负压增加，使已疲劳的膈肌受到向上移动肋骨的被动牵引，出现下肋骨边缘的内陷现象。

4.胸腹呼吸交替，即若干次胸式呼吸后出现数次腹式呼吸，两者交替进行。

5.叩诊显示肺下界移动范围显著下降。

（三）X 线

观察膈肌运动幅度显著下降。

（四）肺功能

临床上的呼吸肌疲劳主要表现为吸气肌疲劳，其中最主要的是膈肌疲劳。膈肌疲劳在肺功能方面表现为：肺活量（VC）和第 1 秒用力呼气量（FEV_1）下降，可伴有残气量（RV）增加。膈肌的严重疲劳可致肺泡通气量（VA）下降，最后导致 CO_2 潴留和低氧血症。由于 VC 测定简单方便，常作为判断膈肌疲劳的肺功能指标。由于导致膈肌疲劳的基础疾病不同，肺功能的表现也不同，可以表现为通气功能障碍和弥散功能障碍，通气功能障碍分为两种，即阻塞性通气障碍和限制性通气障碍，前者如 COPD 患者，后者如肺纤维化、神经肌肉疾病以及混合性通气功能障碍。

一般认为 VC、最大通气量(MVV)的下降和 RV 增加与膈肌疲劳的严重程度相关。最大吸气和最大呼气流量-容量曲线显示:呼吸肌疲劳者肺高容量时呼气流速的减慢较低容量时更为明显,反映呼吸肌疲劳时呼吸肌肌力不足以克服胸肺的弹性回缩力。

【诊断】

(一)最大吸气压

最大吸气压(MIP)是指在功能残气位(FRC)或残气位(RV)和气道阻断时,用最大努力吸气所能产生的最大吸气口腔压。它反映全部吸气肌的综合吸气力量。MIP 变异较大,临床上作粗略估计时,以最低值为标准,在 FRC 位测得,男性≥75cmH_2O,女性≥50cmH_2O。该值明显下降提示总的吸气肌疲劳。其局限性是测定时受到受试者是否最大努力、肺容积的影响;主要反映膈肌的高频疲劳,对于低频疲劳却不敏感。

(二)最大跨膈肌压

最大跨膈肌压(Pdi_{max})是指在功能残气位和气道阻断状态下,以最大努力吸气时产生的跨膈肌压(Pdi)。在临床上 Pdi_{max}是反映膈肌力量的常用指标。用气道阻断法测定 Pdi_{max}时,有些受试者无法掌握,可应用最大吸鼻法,即在 FRC 位作努力吸鼻时产生的 Pdi 值。尽管此法测得的 Pdi 值稍低,但重复性好、易于掌握。

1.正常值 广州呼吸疾病研究所对 6 例 40 岁以上的正常男性测定结果为(13.2±2.84)kPa[(136±29)cmH_2O]。

2.临床意义

(1)Pdi_{max}反映了膈肌作最大收缩时所产生的力量。当 Pdi_{max}明显下降时,即可考虑有膈肌无力或疲劳,多见于重度慢性阻塞性肺疾患、神经肌肉疾患及膈神经麻痹等患者。动态观察的 Pdi_{max}进行性降低是膈肌疲劳的直接依据。2003 年广州呼吸疾病研究所的郑则广等对 13 例正常者和 7 例轻度与 7 例重度 COPD 病人的研究结果显示重度 COPD 组的 Pdi_{max}低于正常对照组,轻度 COPD 组与正常对照组比较无统计学上差异。

(2)重度慢性阻塞性肺病患者的 Pdi_{max}比 MPI 能更敏感地反映呼吸肌(膈肌)功能的减退。

(3)Pdi/Pdi_{max}的比值反映膈肌肌力的储备能力。当膈肌疲劳时,Pdi 和 Pdi_{max}均明显降低,其中后者降低更明显,Pdi/Pdi_{max}比值升高,当该比值>0.4 时即可考虑呼吸肌疲劳。

(三)外源性刺激诱发的压力

在测定膈肌力量(Pdi_{max})时,其数值在一定程度上受受试者的努力程度及采用的吸气方式影响,所以变异性较大。用电刺激支配呼吸肌肉的外周运动神经或前角细胞和大脑皮质相应的运动中枢,或直接刺激呼吸肌肉本身,使肌肉收缩来测定肌肉力量,可避免主观用力程度不足的影响,也有助于鉴别疲劳的类型。目前常用的方法是电刺激或磁波刺激颈部膈神经诱发膈肌收缩而测定颤搐性跨膈肌压(Pditw)。

1.膈神经电刺激法 Aubier 等在 1981 年首次应用经皮超强膈神经诱发强直性收缩的刺激法,每次持续 2 秒,在膈肌疲劳前后观察不同刺激频率(10Hz、20Hz、50Hz、100Hz)所产生的 Pditw 及其动态变化改变,发现膈肌疲劳时各种频率刺激诱发产生的 Pditw 均下降,其中以低频刺激时尤为明显。但此法可引起刺激部位明显疼痛;同时,肩颈部肌肉收缩可使电极移位而影响测定的结果。后来,Bellemare 等(1984)及 Aubier(1985)对上法进行了改造,采用单次颤搐性(single-twitch)电刺激法。其优点是:刺激部位无疼痛;颈肩部肌肉收缩不明显;电极易于固定。因此,目前主要应用单次颤搐性电刺激法。

(1)正常值:用此法测得的 Pdi 约占 Pdi_{max} 的 17%～21%。由于个体差异较大,通常 Pditw 下降>45%左右,对膈肌疲劳才有诊断意义。然而,在同一个体,动态监测其变化,Pditw 下降>20%即可反映膈肌疲劳。2003 年广州呼吸疾病研究所的郑则广等采用经皮单次颤搐性超强电刺法对 13 例正常者和 7 例轻度与 7 例重度 COPD 病人分别测定 Pdi_{max}、MIP、Pdisn(吸鼻跨膈压)和 Pdi(t)e。

(2)临床意义

1)膈肌经电刺激法可以较客观地测定膈肌疲劳,不受自主努力程度或呼吸方式的影响。

2)此法显示外周性疲劳,不受中枢的影响,因而有利于对外周性或中枢性疲劳的鉴别诊断。

3)用此法测得的 Pdi 可反过来推算 Pdi_{max} 的大小,前者为后者的 17%～21%。

4)单侧膈神经电刺激可用于单侧膈肌功能测定。

5)可同时记录诱发的综合肌电动作电位。从刺激开始到肌电出现之间的时间为神经传导时间。

6)膈神经刺激的同时,测定诱发的口腔压(声门开放状态下)或气道内压(已行气管插管者),可作为无创伤性膈肌功能监测的方法。

2.*磁波膈神经刺激*　磁刺激原理是:线圈放电时产生磁场,随时间而变化的磁场作用于传导性组织,后者受磁场影响而产生电场,电场强度与磁场的时间变化率和传导组织表面的几何形状有关。当电场改变的幅度和时间合适时,产生的电流可刺激神经肌肉组织。磁场随时间而变化的发生原理如下:电容器由高压电源充电,当达到一定的电压时,电容器经线圈放电,产生脉冲磁场,在与线圈平行的组织平面诱发电流;在组织中,与诱发电流方向呈切线关系的结构较易被刺激。通过调节线圈的电流可调节磁场的大小,从而调节刺激的强度。

膈神经的磁刺激与电刺激相比有如下的优点:①无痛、易于操作、容易定位;②可刺激深部或难以达到的神经;③不需要处理刺激局部的皮肤;亦可透过衣服刺激神经;④磁刺激的刺激强度易于控制在稳定的水平;而电刺激时由于电极轻微的移位即可明显影响刺激效果,所以难于维持恒定的刺激强度。但是,磁波在颈部刺激膈神经时,不但刺激到膈神经,也同时刺激到臂丛等外周神经,除了诱发膈肌收缩外,也诱发了胸大肌等肌肉的收缩,导致胸腔压的变化值比单纯刺激到膈肌的要高些。

(1)正常值:磁波刺激法诱发的 Pditw 比电刺激诱发的 Pditw 稍大,占 Pdi_{max} 的 24%±6.97%。2003 年广州呼吸疾病研究所的郑则广等采用经皮双侧膈神经电刺激和颈部磁波刺激法对 13 例正常人和 12 例慢性阻塞性肺疾病(COPD)患者比较了 Pdi(t)e 和 Pcli(t)m。

(2)临床应用

1)其临床应用价值与颤搐性电刺激相似,可以用于膈肌功能测定,不受自主努力程度或呼吸方式的影响。由于其操作简单,可以用于病人随访和疗效的动态观察。

2)脑皮质磁刺激(CxMS):利用高电压(1500V)电刺激器或磁波刺激器(3.0T),电极正极位于相应运动皮质的头皮上,负极为圆形单电极,环绕头皮与正极相距6～8cm,或者是一个电极,位于正极的侧面。电刺激时需要在相应部位放置盐水浸泡过的纱布垫充分接触。膈肌和肋间肌的皮质接近于头顶正中线或正前方,从而同时刺激双侧大脑半球主要的吸气肌、呼气肌区和手区,利用蝶形刺激线圈可以使刺激部位更准确,其作用除了可以评价膈肌功能外,尚可以估计皮质中枢对呼吸肌的驱动能力。正常人的膈神经中枢传导时间约为4ms。

(四)膈肌张力时间指数(TTdi)

TTdi是膈肌做功的个体化定量指标。吸气时,膈肌所做的功等于膈肌收缩产生的跨膈肌压与其收缩持续时间的乘积。跨膈肌压越大,持续时间越长,做功越大,越可能产生疲劳,即膈肌疲劳的发生与其收缩强度及持续时间有关。由于受试者的Pdi_{max}是在功能残气位和气道阻断状态、最大努力吸气下测定的;在呼吸过程中产生的Pdi是在动态呼吸过程中测定的,为了对膈肌做功量进行标化,以便在不同个体中作比较,可用膈肌收缩产生的Pdi的平均值(mPdi)和Pdi_{max}的比值反映收缩强度;吸气时间(Ti)与呼吸周期总时间(Ttot)的比值反映膈肌收缩持续时间。两者综合,即为TTdi。

$$TTdi = mPdi/Pdi_{max} \times Ti/Ttot$$

在安静自然呼吸(无外加阻力负荷),正常人的TTdi约为0.02。在有吸气阻力负荷下,TTdi可明显提高。当TTdi高于0.15这个阈值,膈肌就有可能在45分钟内发生疲劳。Bellemare等把TTdi=0.15定义为膈肌疲劳阈值,即TTdi<0.15时,不容易出现膈肌疲劳;TTdi越高,膈肌疲劳的发生就越快。例如TTdi提高到0.25,正常人呼吸9～12分钟后,即可发生膈肌疲劳。然而,对TTdi阈值仍存在分歧。TTdi>0.15为膈肌疲劳阈值这一概念是在附加吸气阻力条件下提出的。在自然呼吸中可能有明显的不同。在自然呼吸或呼吸衰竭发展过程中,膈肌疲劳还受中枢驱动、吸气流速和吸气过程中肺动态充气过程(膈肌动态变短)等因素影响。在广州呼吸疾病研究所的实验中观察到:自然呼吸的运动过程中,TTdi<0.10时即可出现膈肌疲劳。另外,Clanton等认为吸气过程中Pdi随着肺容量的增加而减少。如果引入动态Pdi_{max}来计算,阈值TTdi应为0.20左右。慢性阻塞性肺病患者的TTdi一般比正常人高2.5～4倍(0.037～0.06)。当有急性感染时,气道阻力加大,肺过度充气增加使膈肌的收缩力下降(Pdi_{max}下降)。为了克服气道阻力,膈肌收缩增加(mPdi增加),使TTdi进一步提高,有可能产生膈肌疲劳。因而TTdi的增加反映了膈肌功能储备的减少。

TTdi测定时需要插入食管和胃囊管。为了方便临床应用,根据TTdi的原理,也可用口腔张力时间指数(TTI)的概念求得疲劳阈值。在吸气阻力实验时,吸气平均口腔压(mPmo)和MIP分别代替mPdi和Pdi_{max},求得$TTI = mPmo/MIP \times Ti/Ttot$。TTI>0.15为疲劳阈。同样道理,也可用食管压来求得TTI,即$TTI = mPes/Pes_{max} \times Ti/Ttot$。TTI反映全部吸气肌肉的整体耐力。

(五)运动过程的膈肌功能动态监测

采用递增运动负荷的方法,使通气增加,同时也增加膈肌的自然负荷,这样可以动态观察膈肌功能的变化。在正常人,随着运动负荷的增加(氧耗量增加),Pdi均呈线性增加。但在中度阻塞性肺疾病患者,运动开始时,Pdi虽有一定的增加,但运动后期,随着运动负荷的进一步增加，Pdi 不能随之增加，反而逐渐下降。极量运动时，Pdi 均显著低于正常人。慢性阻塞性肺疾病患者在运动过程中，Pdi 的异常改变可能与多种因素有关，除膈肌疲劳外，还可能与运动中肺内功能残气量增加、膈肌低平等因素有关。可同步作膈肌肌电频谱分析，如发现膈肌肌电频谱的改变与膈肌疲劳一致，则可判断 Pdi 的变化是由于膈肌疲劳所致。膈肌功能运动实验在评价膈肌力量储备及疲劳方面，具有更高的敏感性。该实验还可以判断膈肌疲劳与通气功能下降程度的关系。

(六)肌电图频谱分析(EMG)

和其他骨骼肌一样，当刺激神经或中枢冲动传至呼吸肌肉时，数毫秒之内，其肌纤维膜出现去极化及复极过程，产生肌电讯号。众多的肌细胞产生的综合讯号可以通过肌电图仪记录下来，即为 EMG。EMG 由不同的频率组成，其频率主要在 20～250Hz 之间。根据频率分布的变化可早期发现呼吸肌疲劳。采用 Pdi 与 EMG 同步分析的方法，发现膈肌疲劳时其 EMG 频谱的低频成分(L:20～48Hz)增加，高频成分(H:150～350Hz)相应减少；相应地，其中位频谱(Fc，即全部频谱的中位数值)降低。目前常作肌电测定的呼吸肌肉有膈肌和胸锁乳突肌。膈肌 EMG 可通过食管电极、体表电极和经皮穿刺电极测定。因实验室条件不同及个体差异的影响，Fc 和 H/L 的正常值差异甚大。根据多个实验室的报道，Fc 在 70～120Hz 之间，而 H/L 常在 0.3～1.9 之间。在吸气阻力或运动实验中，当 Fc 或 H/L 较试验前降低 20%，即表示有显著性改变，提示存在早期的肌肉疲劳，此时肌力尚未下降。在呼吸机撤机、吸气阻力实验或运动实验中，均可观察到 EMG 的上述改变后出现肌肉力量下降。由于正常参考值变异大，所以动态观察(而非绝对值)有更大的意义。

(七)呼吸肌肉松弛速率

呼吸肌肉最大松弛率(MRR)是指肌肉收缩后松弛时相的肌力或压力下降的最大速度。松弛速率与峰值压力成正比，通过测量 Pdi 和 Pes 或口腔压在吸气后的下降曲线，以峰值压力作标化(或占最大值的百分率)，可分别计算膈肌的 MRR(用跨膈压的波形)和全部呼吸肌的 MRR(用口腔压或食管压的波形)。肌肉松弛与温度、肌肉固有收缩速度和肌肉疲劳等因素有关。吸气肌 MRR 下降的程度与肌力、吸气流速和分钟通气量的下降呈平行关系，且提示有呼吸肌外周疲劳。与其他骨骼肌类似，呼吸肌在阻力呼吸或最大持续通气后，肌肉疲劳早期就有 MRR 减慢。因此 MRR 的测量有利于早期发现肌肉疲劳。但 MRR 的正常范围大，需要动态测量才有临床意义，且 MRR 受受试者主观努力程度的影响。吸鼻法和颤搐性电刺激法可减少或消除主观努力程度对 MRR 值的影响。

松弛速率另一测量方法是从松弛的曲线的指数式时相测得松弛时间常数(TR)。指数式时相通常在压力下降到峰值的 70%以下时出现。通过将压力的对数作横坐标，时间作纵坐标作图，曲线的直线部分的斜率的倒数即为 TR。Goldstone 和 Robert 测得当膈肌疲劳时，膈肌最大松弛速率(压力标化后)分别下降 20%～30%和 18%。松弛时间常数(TR)：正常为 50～60ms，肌肉疲劳时为 80～90ms。

(八)临床监测

膈肌疲劳时会出现以高呼吸频率、低潮气量为特征的浅快呼吸，胸腹呼吸不同步和腹式反常呼吸，可以通过视诊、流量传感器和肺量计、电阻抗呼吸图仪和胸腹内压描记法进行监测。

在临床中常规使用这些指标，但是判断呼吸肌疲劳却是非特异性的。

（九）膈神经传导时间（PNCT）和动作电位（AP）

利用磁刺激或电刺激，测定神经肌肉的复合肌动作电位（CMAP）和传导时间，有助于客观判断神经肌肉的损伤和疾病，以及了解治疗的效果和预后。2001～2006 年广州呼吸疾病研究所的郑则广等采用经皮双侧膈神经电刺激和颈部磁波刺激法对 PNCT 和 AP 进行一系列的研究，结果显示 MS 法可代替 ES 法用于测定 PNCT 和 AP 的幅度，但准确了解 PNCT 时，需应用 ES 法。在病人全麻期间及复苏过程中，$P\text{-}P_{sum}$[$AP_{(t)}$ 峰-峰值之和]与 $Pdi_{(t)mag}$ 存在相关，$P\text{-}P_{sum}$ 一样客观地反映膈肌功能的状态；PNCT 和 AP 的测定有助于间接监测全麻使用肌松药期间膈叽肌力的动态变化。膈肌疲劳患者膈神经传导时间延长，动作电位下降。对 7 例 COPD 患者的研究显示，与肺功能正常者比较，COPD 患者存在膈神经 AP 下降，PNCT 基本无变化。用磁刺激和电刺激法测得的肺功能正常者及 COPD 患者膈神经传导时间和动作电位。

【治疗】

呼吸肌疲劳是呼吸衰竭的发病机制之一，对于呼吸衰竭的病人，能量需求、能量供应和神经肌肉能力之间保持稳态是非常重要的。因此，合理的治疗是最小化呼吸肌的能量需求、最大化呼吸神经肌肉能力、优化呼吸中枢驱动和增加呼吸肌的能量供应。

（一）病因治疗

首先纠正和去除引起呼吸肌功能障碍的诱因和病因。治疗诱因，包括清除痰液、解除气道痉挛、注意有无睡眠呼吸暂停综合征、药物因素等。按照基础疾病的治疗原则治疗各个系统的疾病，包括肺部感染、呼吸衰竭、心功能不全、神经肌肉疾病、电解质异常等。

（二）对症治疗

针对呼吸肌疲劳进行特异性治疗，包括呼吸肌休息、补充营养、药物干预等。

1.*呼吸肌休息*　疲劳的呼吸肌休息后能恢复功能。目前通常用正压通气替代或部分替代呼吸肌完成通气。通气的方式可选用经口鼻面罩或鼻罩无创正压通气，对意识不清、欠合作，呼吸道分泌物多、血流动力学不稳定的患者应采取气管插管建立人工气道通气。对慢性呼吸衰竭患者的呼吸肌功能障碍可间断使用无创正压通气，以便患者能间断得到呼吸肌肉的休息，并能减少气管插管率、机械通气的时间、住院天数和死亡率。过度休息会导致呼吸肌失用性萎缩，引起呼吸机依赖。临床上难以确定呼吸肌完全休息和加以负荷的理想界限，对于气管插管机械通气的呼吸衰竭患者，其通气模式最好采用辅助和间歇指令通气，一般原则为经 24～48 小时的控制通气或高水平的压力支持通气，使疲劳的呼吸肌得到充分休息后，应及时减少通气支持的力度，逐渐增加病人的呼吸负荷，积极为撤机做好准备。

2.*补充营养*　临床上常见的呼吸肌萎缩和无力与全身性营养不良有关。在机械通气的危重病人和慢性肺疾病的病人中，营养不良是很重要的并发因素之一。营养不良与呼吸肌结构和功能的损伤并存，补充营养可以改善呼吸肌的力量和耐力。COPD 患者主要表现为患者处于高代谢状态，能量需求大于能量供给。当患者的实际体重低于平均标准体重的 71％时最大经口吸气压、肺活量和最大自主通气量均明显低于正常人，补充营养可增加吸气压力和体重。因此，应该补充足够的热量和支链氨基酸，同时要注意总热量和各种成分的合理性。

3.*药物治疗*　通过药物治疗可以调控呼吸肌功能，这些药物作用于兴奋，收缩偶联或增加肌肉的能量供应。作用于兴奋-收缩偶联的药物有黄嘌呤类、地高辛，增加能量供应的药物是异丙肾上腺素和多巴胺。

治疗剂量的茶碱增加呼吸肌收缩力和改善疲劳呼吸肌，因此增加耐力。茶碱对疲劳状态的呼吸肌的作用更强。茶碱使钙离子通过慢通道流入更容易和激活肌浆网的钙释放钙。在重度COPD患者中，长期给予茶碱治疗是有效的。动物研究显示茶碱还能扩张膈肌微循环血管，增加能量供应。对于急性呼吸衰竭的COPD患者，地高辛对膈肌也有较强的正性肌力作用。

其他药物包括：①多巴胺，对于急性呼吸衰竭的COPD患者，可以增加膈肌血流量，改善膈肌功能。②β肾上腺素受体激动剂，动物研究显示异丙肾上腺素和特布他林对疲劳的膈肌有增加收缩力的作用。③N-乙酰半胱氨酸，动物实验显示，N-乙酰半胱氨酸能阻止MDA（丙二醛）含量增加和膈肌功能紊乱的发生率。④环氧合酶抑制剂，动物实验已间接证实了PGE2（前列腺素E_2）对膈肌功能紊乱起作用，但临床相关性仍需要证实。⑤对COPD患者，近来有人使用促进合成代谢的激素（生长激素、雄性激素、胰岛素样生长因子-Ⅰ等），来增加骨骼肌力量，改善生活质量。⑥必要时使用呼吸兴奋剂，在多数情况下，呼吸中枢驱动是足够的。COPD出现呼吸肌肉疲劳和呼吸衰竭时，其中枢驱动是增加的，但仍存在着相对的不足，出现低通气和二氧化碳潴留。呼吸兴奋剂可刺激中枢使通气量短时增加，但有可能加重呼吸肌疲劳，这种情况下必须治疗导致呼吸肌疲劳的各种诱发因素。对于药物引起的中枢抑制，兴奋剂是重要的治疗。

（三）康复治疗

呼吸肌功能锻炼的主要目标是增加呼吸肌的力量和耐力，增强抗疲劳能力。呼吸锻炼应遵循三个基本原则：负荷性、针对性和可逆性。重复进行努力吸气和呼气锻炼者，其呼吸肌力量增加达到55%。COPD患者吸气肌锻炼出现肋间外肌Ⅰ型纤维比例增加，Ⅰ、Ⅱ型纤维体积增加，有人认为前者为耐力训练的结果，后者为力量训练的反映。高频率的反复低负荷的活动可训练呼吸肌耐力，低频率的反复高负荷活动可训练其强度。呼吸肌功能锻炼后呼吸困难减轻，活动量增加，改善生活质量，对于COPD患者，其急性加重次数减少。2009年GOLD建议：中度以上的COPD患者应该行康复治疗，我们建议一旦诊断为COPD，就应该开始肺康复锻炼。

（四）其他

中医中药，如参麦注射液和针灸，起到治疗膈肌疲劳和全身调理的作用。

（王同生）

第五节　肺性脑病

【定义及概况】

广义的肺性脑病简称肺脑是指肺功能（通气和换气）障碍所引起的精神神经症状，包括高碳酸血症、低氧血症和过度通气所致的脑症状等。临床上一般所指的肺脑为狭义的肺性脑病，是由慢性肺胸疾病伴严重通气功能不全所致的缺氧、二氧化碳急性潴留或潴留加重，而引起的神经、精神障碍综合征，换言之，诊断肺脑应具备三个基本条件，即：①有慢性肺胸疾病；②有严重的呼吸衰竭；③出现精神神经症状。

【病因】

基本病因是慢性肺胸疾病（主要为COPD）发生呼吸功能衰竭，导致缺氧和二氧化碳潴留。缓解期的COPD患者，如发生较严重的急性呼吸道感染，或其他妨碍通气、换气功能的情况，即可使已减退的肺功能进一步下降，从而诱发呼吸衰竭或肺脑。

急性呼吸道感染居肺脑诱因的首位，其他的诱因有不恰当的吸氧（主要指高浓度吸氧）、大剂量呼吸兴奋剂、电解质紊乱、肺炎、气胸、气道痰阻、休克、心衰、应用镇静剂等。使在原有呼吸功能不全的基础上进一步导致呼吸衰竭。

【发病机制和病理生理】

肺性脑病的发病机制尚未完全阐明，目前认为主要由于高碳酸血症、低氧血症和酸中毒三个因素共同损伤脑血管和脑细胞所引起的脑水肿是最根本的发病机制。

正常时动脉血与脑脊液（CSF）的pH、PCO_2、HCO_3^-有差异，当肺脑病人的$PaCO_2$急剧滞留时，脑脊液二氧化碳分压可迅速升高，首先影响脑组织间液，然后才影响CSF，使脑细胞内pH下降。脑神经细胞内酸中毒，一方面可增加脑谷氨酸脱羧酶活性，使抑制性神经递质γ-氨基丁酸生成增多，导致中枢抑制；另一方面可增强磷酸酯酶活性，使溶酶体水解酶释放，引起脑神经细胞和脑组织损伤，导致脑细胞代谢及功能障碍，当CSFpH<7.25时，临床上可出现脑功能抑制为主的神经精神症状；第三由于酸中毒脑细胞外Na^+、H^+内移，加重脑水肿程度。

低氧血症也参与了肺脑的发病。其理由为，在呼吸衰竭患者脑细胞缺氧时，由于无氧代谢产生了乳酸性酸中毒。此外，脑内三磷酸腺苷（ATP）迅速耗竭，中枢神经失去能量供应，因而“钠”运转失灵。Na^+不能从细胞内外移，提高膜内渗透压，水进入细胞内，引起细胞内水肿为主的脑水肿。氧和酸中毒也损伤血管内皮细胞，使血管通透性增加，导致脑间质水肿、脑充血，使颅内压增高，反过来又压迫脑血管，更加重脑缺氧，形成恶性循环，严重时出现脑疝。

【病理】

肺脑的脑组织形态学改变无特异性，主要病理改变为脑水肿、瘀血，脑细胞肿胀及变性，小血管周围漏出性出血及小圆细胞或小间质细胞渗出或增生、浸润。已有脑动脉硬化的肺心病患者，脑组织本已处于缺氧状态，对肺心病造成的缺氧和二氧化碳潴留的耐受性更差，因此更易于发生肺脑。因此肺脑不是脑部器质性病变，而是由缺氧和二氧化碳潴留影响脑细胞功能所致，其精神症状和神经体征也是可逆性的。

【临床表现】

（一）常见表现

肺脑发作时，临床上除原有慢性肺胸基础疾病和肺、心功能不全的表现外，神经系统的表现尤为突出。

早期常出现头痛、头晕、表情淡漠、神志恍惚、记忆力减退和失眠等症状。随着病情发展可出现嗜睡、谵语、定向力障碍和昏迷。晚期可出现颅内压升高和脑疝的症状。

体征见患者精神差，肌张力下降，腱反射减弱，球结膜充血、水肿，瞳孔缩小，亦可忽大忽小。如不对称，提示有脑疝形成。眼底检查部分患者可见视神经乳头水肿，但乳头水肿未能早期反映出来，故阳性率不高。

肺心病患者在急性呼吸道严重感染、不恰当的给氧、大剂量呼吸兴奋剂、气道痰阻、使用镇静剂等后可出现一系列的精神神经症状。精神神经症状多表现为抑制性，如嗜睡、神志恍惚，或不同程度的昏迷；亦可表现为兴奋性，如谵妄、烦躁不安、抽搐以至惊厥；还可抑制、兴奋交替出现。按 1980 年全国第三次肺心病专业会议修订的肺脑临床分级标准将肺脑分为三型：

轻型：神志恍惚、淡漠、嗜睡、精神异常，或兴奋、多语而无神经系统异常体征。

中型：半昏迷、谵妄、躁动、肌肉轻度抽动或扑击样震颤，语无伦次，对各种反应迟钝，瞳孔对光反应迟钝，无上消化道出血或 DIC。

重度：昏迷或出现癫痫样抽搐。球结膜充血、水肿重度，多汗或眼底视神经乳头水肿，对各种刺激无反应。反射消失或出现病理性神经系统体征。瞳孔扩大或缩小。可合并上消化道出血、DIC 或休克。

（二）非典型表现

1.性格的改变　早期肺性脑病患者反应迟钝，理解能力下降，注意力不集中，答非所问，错误判断时间、空间、人物。性格有不同程度的改变，如突然变得多语或沉默，忽怒忽笑，多汗、昼夜睡眠颠倒。肺心病若出现以上改变应首先考虑为二氧化碳潴留及肺性脑病的先兆。

2.运动障碍，肢体偏瘫　肺性脑病患者血液黏滞度增加，此外老年人伴高血压动脉粥样硬化，血管腔狭窄血流下降，加之应用利尿剂，限水过度致血容量下降促血液黏稠易致发生一侧或双侧的局灶性神经障碍，如单瘫、偏瘫、失语。此外肺心病出现运动障碍、肢体偏瘫时，除考虑肺性脑病外，还需排除脑梗死。

3.暴力倾向及攻击行为　部分肺性脑病患者出现兴奋躁动谵妄，有暴力倾向及攻击行为，其诱因为应用大量失钾性利尿剂、糖皮质激素、碱性药、改善通气过快等造成低钾低氯性碱中毒有关。小部分患者与喹诺酮类药物使用有关，因此老年人有精神病或癫痫病史者慎用此类药物，以防诱发。

4.低磷血症致神经肌肉综合征　肺性脑病因为摄入磷少，吸收差，酸中毒时尿磷排除增多，氨茶碱、利尿剂、甘露醇、激素等使用均促肾排磷，碱中毒时血磷转至细胞内，诸多因素促使血磷降低，伴发低磷血症临床特点：感觉异常，肌无力，膝腱反射减弱，癫痫抽搐，意识障碍甚而昏迷。

5.以癫痫样发作为主要表现　肺性脑病两侧大脑半球弥漫性灶性缺血易激发癫痫样发作。患者可出现昏迷、全身肌张力增高，表现为上肢内旋、下肢伸直甚至癫痫样抽搐。

6.其他　少数肺性脑病出现恶心呕吐，锥体束征阳性。低镁血症致肌肉颊颤。

【实验室检查】

1.血液检查　急性发作期或并发肺部感染时，白细胞计数及中性粒细胞计数增多。

2.动脉血气分析　通常低氧血症，PaO_2 减低，在 50mmHg 以下，SaO_2 降低；$PaCO_2$ 升高，一般＞9.33kPa(70mmHg)。

【诊断】

肺心病患者出现精神神经症状时，首先应考虑肺脑。但肺心病患者出现精神症状者并不一定是肺脑。临床上应注意慢性肺心病时除肺脑外，可致精神神经症状的原因有脑动脉硬化、严重电解质紊乱如低钠、低钾、低镁、低钙、低磷血症，严重碱中毒、休克、感染中毒性脑病、脑卒中等。

脑病诊断步骤如下。

1.动脉血气分析　肺脑往往有严重的缺氧伴失代偿性呼酸，可合并其他酸碱紊乱，如二氧化碳潴留。

2.病史　有无急性呼吸道感染，应用大量利尿剂、肾上腺皮质激素、碱性药物或镇静剂等病史。

3.体征　肺脑早期可出现不同程度的球结膜水肿，血压升高或正常，肢体温暖、多汗。休克者则血压下降，四肢湿冷。应注意有无神经定位体征，严重碱中毒及低镁血症者肢体可呈强直性痉挛。

4.脑脊液或颈静脉血气体分析　脑压多升高，二者 pH 均降低，呈失代偿性呼酸。

【鉴别诊断】

（一）常见鉴别诊断

1.脑血管疾病　由于肺心病大多为老年人，故可合并脑血管疾病。主要鉴别点为呼衰程度与精神神经症状不平行。从血气分析结果看，一般肺心病患者若出现精神神经症状，而血气分析结果尚未达到引起肺脑水平时，则除发生肺脑外还应考虑为脑动脉硬化。这是因为肺部感染引起轻度缺氧，促使已低下的脑循环进一步恶化所致。脑血栓形成者则有肢体瘫痪等定位体征，不难鉴别。

2.严重电解质紊乱、酸碱失衡　严重的低钠血症可出现神志淡漠、嗜睡、昏睡，有时精神异常，甚至昏迷。低氯低钾性碱中毒或二氧化碳排出后碱中毒者，因氧离曲线左移而使氧合血红蛋白在组织中不易释放氧，导致组织缺氧加重，常常发生精神神经症状，结合病史、电解质检查和血气分析，可作出鉴别。

3.感染中毒性脑病　其临床表现在感染同时或在感染的极期发生。有脑膜刺激征、高热、昏迷、抽搐，一般无发绀，$PaCO_2$ 正常。腰穿检查显示脑脊液压力大多增高，细胞数正常或稍高。脑症状一般在感染控制后 1～2 天内消失。

此外，精神神经症状亦可因休克、播散性血管内凝血、肝昏迷、尿毒症、药物等原因造成。因此肺心病患者出现精神症状，不一定完全由于缺氧和二氧化碳潴留所致，可为其他原因引起，或与缺氧和二氧化碳潴留同时存在，因素是多方面的，故在肺心病出现精神神经症状，诊断肺脑时，一定要仔细询问病史，重视体检，并结合电解质检查和血气分析，慎重地加以鉴别，否则有可能造成严重后果。

（二）非典型表现鉴别诊断

低钠血症：血钠低于 132mmol/L 则可诊断为低钠血症，当血钠＜120mmol/L、血浆渗透压＜240mmol/L 时，大多出现症状，如乏力、抽搐、易激动、嗜睡、失眠、肌张力减低、腱反射迟钝，病理征（＋）。神经系统改变的机理为血钠下降造成细胞外渗透压下降，水分从细胞外进入细胞内导致细胞水肿，特别是脑细胞水肿为主要原因。其精神症状与肺脑抑制症状极其相似，因此易造成误诊。它要求医生对肺心病、肺脑的诊断标准要熟练掌握，思考问题要辨证灵活，尤其在有电解质紊乱时诊断更应慎重。老人和儿童对低钠血症较成人相对敏感，容易出现症状。

【治疗】

(一)用药方法

肺性脑病是重症呼吸衰竭，往往在肺心病基础上受到某些原因的作用而诱发缺氧和二氧化碳潴留所致，但很多病例除肺、心、脑之外，常合并不同程度的多脏器损害，其中包括肝、肾、消化道、血液系统等，临床上表现为电解质紊乱、酸碱失衡、肝肾功能衰竭、休克、心衰、消化道出血、播散性血管内凝血、脑血管病变等。而且这种多系统、多器官的病变或功能障碍，往往相互影响造成恶性循环。故抢救时应从整体观点出发，全面考虑各个病例的具体情况，即在一般治疗原则基础上个体化处理，总的治疗原则如下。

1.控制感染　呼吸道感染是肺脑发生的主要诱因，也是导致死亡的主要原因。能否控制肺部感染是抢救肺性脑病成败的关键，如能及早控制感染，改善通气障碍，肺性脑病即可减少或免于发生。鉴于患者大多为老年人，病程长，有些感染的临床表现常不典型。有的仅表现为精神症状或厌食、恶心，极度乏力及心衰等呼吸系统以外的症状，因此应引起注意。常有反复呼吸道感染，经常应用抗生素史，在痰菌检查出来前，应立即抗菌治疗，近年来研究证实，该病呼吸道感染的病原菌以革兰阴性杆菌占优势。故应及早采用对革兰阴性为主的广谱抗生素或抑制不同菌种的两种以上抗生素联合用药。原则是抗生素足量、联合应用，静脉滴注，观察3～5天判定效果。痰细菌培养阳性者，应根据药敏试验调整抗生素。用药时间至少半月以上。病人常因呼吸道咳痰不畅，成为人为的细菌培养基，因此，在肺部严重感染的病例，除足量的抗生素外，还要积极排痰。

2.正确供氧　一般采用持续低流量(1～3L/min)给氧；严重缺氧在改善通气基础上可加压面罩给氧，使用机械通气时，可根据具体情况掌握给氧流量，使 PaO_2 达安全水平(8kPa 以上)。

3.肾上腺皮质激素　激素对改善脑细胞的活性和代谢，减轻脑水肿，缓解支气管痉挛，减轻支气管黏膜的水肿，抑制支气管腺体的分泌，促进肺部炎症吸收及增强机体的应激性均有良好的效果，一般主张在“肺脑”早期采用大量突击疗法。根据作者的经验，对无消化道出血的患者，在肺性脑病的早期即应静脉予以大剂量给药3～5日。常用氢化可的松400～800mg/天或地塞米松10～20mg/天，以后者为优，因为引起钠、水潴留或消化道出血者较少，是比较安全的。当然用量过大或过久也有诱发消化道出血、二重感染或电解质紊乱等副作用。因此脑缓解后逐渐减量至停药。对曾有消化道病史的患者，尤以注意。已有消化道出血者应禁用。西咪替丁(甲氰咪胍)使胃液的酸度降低，在缺血缺氧状态下胃黏膜 H^+ 反渗减少，减轻对胃黏膜屏障的损伤，在肺心病人中可以常规运用预防上消化道出血。

4.改善通气

(1)呼吸兴奋剂：应用呼吸兴奋剂的目的有二：一是静滴适量兴奋剂以提高给氧浓度，防止呼吸抑制；二是降低患者 $PaCO_2$ 最好用血气监护，使 $PaCO_2$ 下降不超过1.33kPa/h，同时应保持呼吸道湿润和一定程度的通畅。常用药物有尼可刹米、洛贝林、二甲弗林(回苏林),近年来有选用吗苯吡酮及 Almitrin 的,以持续静脉滴注为宜。

(2)人工通气:当 COPD 患者合并肺性脑病时,无论患者的意识障碍水平如何,只要自主呼吸尚稳定,能配合无创机械通气,应先考虑行此项治疗。目前多使用的无创双水平正压通气(BiPAP)模式,吸气正压通气(IPAP)能使肺泡通气改善,改善呼吸肌功能,降低呼吸功耗,从而纠正高碳酸血症;呼气正压通气(PEEP)能解除上气道的阻塞,改善氧合及通过克服内源性呼气末正压,降低呼吸功,改善呼吸肌疲劳。因而无创正压通气有可能降低呼吸衰竭患者的病死率,无创正压通气治疗呼吸衰竭的确切机制尚不十分清楚,除机械作用外,神经、体液因素也可能发挥重要作用。

在使用无创机械通气过程前须与患者及家属讲清楚无创机械通气的治疗意义和可能出现的不适,尽量排除患者的紧张心理,取得患者配合,并根据患者的脸型,选择合式的鼻面罩及鼻罩,教会家属以及患者自己紧急拆除的方法。起初的 3～6h 医生最好在患者床头边严密观察,吸气正压通气压力从小开始,可从 10cmH_2O 逐渐增加,呼气正压通气压力一般 3～8cmH_2O 左右,根据血气分析($PaCO_2$)来调节压力,吸气正压通气的压力应小于 30cmH_2O,呼气正压通气压力不宜超过 15cmH_2O,以防发生气压伤。根据血气分析 PaO_2 来调节 FiO_2。对于慢性阻塞性肺病合并轻、中度肺性脑病,医师采用经入院后立即予 BiPAP 无创机械通气,调整合理的参数,严密观察,大多能取得满意的疗效。

当然,无创通气治疗也并非绝对安全可靠地适用于任何 COPD 患者,如果患者出现了严重的血流动力学改变,或患者与 BiPAP 呼吸机有明显的对抗,$PaCO_2$ 未降低反而升高,应用无创正压通气可能会加重病情,延误治疗,这时则应毫不犹豫地行气管插管机械通气(ETI-MV)治疗来挽救生命。气道痰阻时应果断及时地进行气管插管或气管切开,吸除痰液,并应用呼吸机辅助通气。

(3)纠正电解质紊乱和酸碱失衡:肺脑病人最容易出现的酸碱失衡为呼酸、呼酸合并代酸和呼酸合并代碱。后者多为不恰当利尿致低氯、低钾和低钠。从而造成呼酸合并代碱。对单纯呼酸,只要积极控制感染、改善通气和合理给氧即可纠正。呼酸合并代酸者,应适当补充碳酸氢钠(每次 5%碳酸氢钠 20～60ml)。对呼酸合并代碱者,应积极补充钾和氯,并酌情应用精氨酸或乙酰唑胺(醋氮酰胺)。近年来作者在肺心病患者常规补充氯化钾(在病人有尿的前提下),已明显减少了呼酸合并代碱的发生。此外,有人认为硫酸镁 2.5g 加入液体中静脉滴注,并用氯化钾,可激活钠泵、钙泵、氢泵,减轻脑细胞内钠、钙潴留,缓解支气管平滑肌和肺小动脉平滑肌痉挛,降低肺动脉压和改善微循环。

(4)补充液体:保持呼吸湿润,其在重症喘息时需液体量更多。

(5)加强监护:加强重症患者的监护,设立重症呼吸病监护室是肺脑抢救成功和降低住院病死率的一个重要措施。

(二)治疗矛盾

目前,某些医务人员对肺脑发生的主要原因及诱因仍然没有足够的认识,对于肺心病患者的临床表现不能进行综合深入地分析。只凭患者的一些表面临床征象草率用药,如水肿即用利尿剂,烦躁即用镇静剂,心率快即用普萘洛尔(心得安),将肺心病时的一些慎用或禁用药盲目加以应用，促使了肺脑的发生。肺性脑病患者很多出现右心衰体循环淤血(如双下肢水肿明显)和脑水肿表现，是否使用、何时使用及如何使用利尿剂是临床上治疗中的一个矛盾思考，须给予重视。

(三)对策

对肺心病患者应用利尿剂宜选用作用缓和制剂，小剂量、短疗程及间断用药。利尿开始即应适当补充钾、氯离子，利尿过猛过多的弊端是：①导致低钾、低氯性代谢性碱中毒，加重神经精神症状，增加耗氧；②使痰变黏稠不易排出，加重呼吸衰竭；③使血液浓缩，增加循环阻力，易发生播散性血管内凝血；④乙酰唑胺可使二氧化碳在体内堆积，使脑组织内二氧化碳张力升高。而这些弊端是导致肺脑的不良因素。以上病历中主要是某些医务人员对肺心病应用利尿剂不当的危害认识不足，利尿操之过急，导致了不良后果。

肺脑患者往往有脑水肿出现，此时需用脱水剂治疗，但脱水剂不是常规必需的，只限于有明显脑水肿征象者。因肺脑的脑水肿有由缺氧引起的以细胞内水肿为主和二氧化碳潴留引起的以细胞间水肿为主两种。脱水剂只能减轻细胞间水肿，对细胞内的水肿作用则不大，脱水剂不能解决 pH 值的异常。如应用不当与利尿剂一样会导致肺脑的发生。本例患者因患有青光眼而用甘露醇和乙酰唑胺降低眼内压，而忽略了此患者同时有肺心病史，只因脱水过快过猛，而诱发了肺脑，顾此失彼，实在是不应该的。

由于肺脑病理改变是脑细胞间质水肿，继而加重脑缺氧，缺氧可使红细胞结构破坏而大量自由基形成，进而更加重了脑组织损伤。因此，在综合治疗的基础上应重视甘露醇和呋塞米的应用。其两者合用不但降低脑水肿，改善脑血流，增加脑供氧，更有利于消除自由基，保护受损脑细胞。两者在治疗上有协同作用，既增加了治疗效果，又减少了甘露醇对心、肾损害。小剂量快速静注效果更佳。其原因考虑与以下几点有关：①大剂量甘露醇对心肾功能有明显损害，而剂量过大、用药时间过长，易加重心肾损害而死亡；②大剂量甘露醇和呋塞米静滴，可引起较强的、持久的利尿作用，更易引起严重的电解质紊乱，如低钾和代谢性碱中毒等；③肺脑患者，大部分年龄在 60 岁以上，因各脏器功能老化，分解代谢、代偿排泄等功能降低，大剂量应用，更易引起严重的毒副作用。因此，肺性脑病应重视小剂量甘露醇和小剂量呋塞米能达到理想的治疗效果，减少甘露醇和呋塞米的副作用。

肺性脑病合并消化道出血在临床也常常碰见，主要诱因为急性呼吸道感染和肺部感染导致缺氧和二氧化碳潴留加重，形成胃黏膜病变、应激性溃疡。本病常发生于呼衰的中、晚期，治疗比较困难，预后差。有研究表明单因素检验和多因素分析均提示 $pH \leqslant 7.2$ 是发生上消化道出血的最重要危险因素，严重感染也显示为上消化道出血的危险因素，而 COPD 患者的激素使用量均为小剂量，这可能是糖皮质激素不增加出血危险性的原因。在哮喘并发上消化道出血的研究中，重症哮喘患者静脉应用激素均为短期使用，研究病例组及对照组应用甲泼尼龙均在 200mg 以下，这可能是糖皮质激素不增加出血危险性的原因。另外，两组患者的病程均在 5 年以上，大部分均吸入激素治疗，提示出血与病程无关，也支持重症哮喘患者发生上消化道出血的主要机制是急性应激反应。尽管如此，肺性脑病在预防和治疗消化道出血中，仍应该积极控制感染，通畅气道，改善呼吸功能，及早预防休克和 DIC 的发生，及时纠正酸碱失调，提高 PaO_2 及降低 $PaCO_2$，积极控制呼衰、心衰及心律失常，慎用非甾体类消炎药物、茶碱类和肾上腺糖皮质激素，如需要使用糖皮质激素应该小剂量使用，在使用同时应加用胃黏膜保护剂（如硫糖铝），预防性应用制酸剂以及 H_2 受体拮抗剂、质子泵抑制剂，积极抗 HP 治疗，结合改善胃肠黏膜血流药物应用，减少应激性溃疡形成，有利于防止和减少肺性脑病上消化道出血的发生。

肺心病并发肺性脑病同时也可出现弥漫性血管内凝血（DIC），其发生的主要机制是严重缺乏氧及感染导致毛细血管内皮损伤，进而激活凝血及纤溶系统，导致全身微血栓形成，凝血因子大量消耗并继发纤溶亢进，从而引起全身出血及微循环衰竭。肺心病病人一旦并发 DIC，往往提示病情危重，并且预后不佳。DIC 分为 3 期，早期（高凝血期）、中期（低血期）、晚期（继发性纤溶亢进期）。对 DIC 分期有学者认为有助于早期诊断、早期治疗，对预后判断及减少病死率起重要作用。早期、中期和晚期不是截然分开，而是相互重叠出现，其实验室检查结果也是重叠阳性。临床上对于肺心病和肺性脑病患者一旦发现凝血时间缩短、血小板减少，一定要高度重视，要考虑到并发 DIC 的可能，早期进行抗凝治疗。抗凝治疗目前应用的，有肝素和低分子肝素。低分子肝素与肝素相比，其抑制凝血因子 Xa（FXa）作用较强，较少依赖抗凝血酶Ⅲ（AT-Ⅲ），较少引起血小板减少，出血并发症少，不需监测激活的部分凝血活酶时间（APTT），$t_{1/2}$ 较长。在防治 DIC 中，低分子肝素日趋取代肝素的应用。在抗凝治疗的基础上，早期患者同时给予血小板抑制剂，如双嘧达莫、小剂量阿司匹林等；低凝血期患者在抗凝后补充凝血因子，输注血浆或鲜血；纤溶期患者再加用抗纤溶药物。对于血小板极低的患者，予以输注血小板悬液。提高该类患者的存活率，必须早期诊断 DIC，尽早分期，按不同分期合理尽早使用抗凝剂、血小板抑制剂、补充凝血因子、抗纤溶、输注血小板等，以提高肺性脑病合并 DIC 患者的治愈率。总之，临床医生对于肺性脑病并发 DIC 应引起高度重视，早期预防、早期诊断、及早分期、尽早合理处理，可降低肺心病合并 DIC 患者早期、中期发展到晚期，晚期及时处理，可降低病死率。

肺脑的治疗应强调早发现早治疗，若已陷入昏迷时，病死率一般在 60% 以上。而药物所诱发的肺脑，在治疗中往往很棘手，抢救成功率很低。因此，预防肺脑的发生非常重要，其关键性措施在于对肺心病急性发作期，积极有效地控制呼吸道感染，清除痰液和保持呼吸道通畅。另外在治疗中避免不恰当的利尿，高度慎用镇静剂，处理好心力衰竭等并发症伴发病是应特别提出注意的问题。一旦出现肺脑的某些表现即刻根据病情采取相应措施，尽量做到防患于未然。

（邓　飞）

第十二章　呼吸调节异常疾病

第一节　睡眠呼吸暂停低通气综合征

睡眠呼吸障碍包括阻塞性睡眠呼吸暂停低通气综合征(OSAHS),中枢性睡眠呼吸暂停综合征(CSAHS),上气道阻力综合征,陈-施呼吸(CSS)、睡眠呼吸低通气综合征(SHS),以及夜间睡眠低氧血症等,是一类睡眠呼吸疾病,以 OSAHS 发病率高并发症多,主要表现为睡眠中反复出现呼吸暂停和(或)呼吸浅慢,从而发生间歇性低氧血症,高碳酸血症,甚至酸血症和睡眠结构紊乱,导致白天过度嗜睡,心脑血管病并发症乃至多脏器功能损害。呼吸暂停是指口鼻气流停止至少 10 秒以上;呼吸气流较正常降低 30%以下,低通气指呼吸气流降低 50%以下,并伴有血氧饱和度(SaO_2)下降 3%,阻塞性睡眠呼吸暂停低通气综合征(OSAHS)。指夜间 7 小时睡眠中,呼吸暂停反复发作在 30 次以上或平均每小时睡眠呼吸暂停、低通气的次数即呼吸暂停低通气指数或称呼吸紊乱指数(RDI)超过≥5 次即可诊断 OSAHS。

一、患病率

文献报道在成年人中的患病率为 2%～4%,其中,中年男性的患病率为 4%～9%,中年女性为 1%～2%,Shamsazzaman 等对 1966 年 1 月到 2003 年 3 月的相关文献进行荟萃分析发现,大约 1/5 的成年人患有中度 OSAHS,1/15 的成年人患有重度 OSAHS,老年人 OSAHS,患病率高达 40%左右,儿童 2～12 岁患病率 0.4%。

二、发病机制及病理生理改变

OSAHS 睡眠中反复出现上气道阻塞,导致反复发作的呼吸暂停及低通气,从而发生间歇性睡眠低氧血症、高碳酸血症,甚至酸中毒失代偿及睡眠结构紊乱,导致白天嗜睡、疲乏无力,心脑血管并发症乃至多脏器功能损害。同时刺激交感神经兴奋性增加,血管内皮损伤,炎症反应、血小板聚集、代谢异常,临床上可导致高血压、冠心病、心力衰竭、心律失常、肺动脉高压、夜间猝死等,是代谢综合征的一种临床表现,是患者致残和猝死的主要原因。

OSAHS引起的间歇性低氧是反复出现的血氧饱和度(SaO_2)氧减饱和再氧和的过程,这低氧和再氧合过程是细胞腺粒体内活性氧族(ROS)持续和过量增加的重要原因,高浓度的ROS或氧自由基会导致人体各种细胞结构的损害,包括细胞功能的减低,增强和转变,白细胞自由基和ROS量明显增加,血浆脂质体的过氧化作用增加,低氧再灌注,间歇性反复发作的低氧和再氧和过程损伤产生的炎性因子,是诱导黏附因子增高的重要因子,因此提出睡眠呼吸障碍是一种氧化应激性疾病,氧化应激反应引起的体内血管内皮因子,促红细胞生成素,内皮因子1、炎性因子和黏附因子等可激活氧化还原敏感基因的表达,使血管内皮细胞对黏附因子亲和力增加,一氧化氮(NO)生物利用度减低,内皮细胞损害和功能减退加速,最终导致患者心脑血管疾病的发生和加重。

咽腔呼吸功能是靠咽部肌肉群的协同活动完成,颏舌肌对保持咽腔活动最为重要,咽肌含Ⅱ型纤维,如其比例减少和耐受性差,不适于强烈和持续的收缩。同时,咽肌的活动又受中枢呼吸神经元控制,神经元通过分泌不同的神经递质,如5-羟色胺(5-HT)和γ-氨酪酸等实现对咽肌运动的控制和调节。睡眠时神经调节呼吸功能降低,对睡眠时上气道呼吸高阻力的形成,神经呼吸调节功能的降低,睡眠时反复缺氧和高二氧化碳对化学感受器的刺激,反射性的增加交感神经的驱动作用,增高的交感神经兴奋性是血管反应最强的刺激因素,是形成日间清醒状态下高血压血液动力学改变的基础。

上气道开放取决于上气道扩张肌和胸内负压的平衡,上气道解剖和功能异常,如上气道软组织增大或松弛,颌面骨骼结构异常,加上睡眠时呼吸调节异常则构成睡眠时咽气道阻塞,是阻塞性睡眠呼吸暂停(OSA)的重要危险因素。OSA上气道蹋陷关闭主要是在口咽(咽后或舌后),并受多种因素影响,如先天性的遗传因素,小颌或缩颌引起的舌根后移。后天性因素如由于睡眠打鼾造成的舌根水肿、鼻中隔弯曲、鼻息肉、鼻炎等,使上气道阻力增高。

表12-1 成人阻塞性睡眠呼吸暂停的危险因素*

肥胖
特殊的颜面疾病综合征,后缩的上、下颌骨腺扁桃体肥大
鼻的问题:鼻中隔弯曲,过敏性鼻炎
内分泌异常:甲状腺功能低减,肢端肥大症
多囊卵巢综合征
绝经后
唐(Down)氏综合征
家族的聚集
Apoe4等位基因、alleb(小于65岁人群)

呼吸受自主神经和代谢的调节,在睡眠时尤其是非快速眼动(REM)睡眠时,呼吸仅受代谢调节,呼吸调节从化学受体传入神经输入和迷走神经肺内受体输入密切相关,通气又受低氧血症和高碳酸血症的化学调节的影响,通气功能在非快速眼动(N-REM)和快速眼动(REM)睡眠均是降低的,如中枢神经不稳定性导致对二氧化碳分压(PCO_2)和低氧反应低下,则可发生中枢性睡眠呼吸暂停。

三、临床表现

对 OSAHS 的临床发现并不困难，症状典型，主要的危险因素相对较明显，有白天和夜间睡眠时的临床表现即可怀疑和诊断 OSAHS 的存在(表 12-2)。

表 12-2 阻塞性睡眠呼吸暂停的临床表现

睡眠时大声、习惯性打鼾
目击的呼吸暂停
夜间睡眠时唤醒
睡眠时的窒息发作
夜尿
不能恢复精力的睡眠、晨起头痛
过度白天嗜睡
交通或/和工作的相关事故
易怒、记忆力差、性格改变
性欲减退

临床表现的严重程度，不同患者有较大差异，一些患者常不知道患病，对配偶或同室睡眠者的询问是了解患者临床表现的重要组成部分，大部分患者入睡不困难，常有夜间睡眠憋醒及唤醒后的窒息感，少数女性患者偶可主诉有失眠。

四、诊断

目前还存在大批未被诊断的睡眠呼吸障碍患者，包括无症状和症状较轻的、非鼾症伴有和不伴有心脑血管病的患者，其主要原因是对有关睡眠呼吸障碍知识的匮乏及对有关睡眠呼吸障碍的诊治重视不够，通过对患者问诊和对患者入睡后的床旁观察，对患者的诊断就可提高 8 倍之多。经典的诊断方法是对患者睡眠时行多导睡眠图(PSG)的监测，呼吸暂停低通气指数(AHI)轻度 5～15；中度 15～30；重度＞30 次/小时。SaO_2 轻度＜90％≥85％；中度 84～79％；重度＜79％。初筛性检测手段如睡眠时仅监测呼吸暂停低通气或/和 SaO_2，可对 OSAHS 进行定性诊断。对患者嗜睡严重程度的评估，可通过问卷如 Epworth 睡眠评分量表，匹茨堡睡眠质量指数量表，Leeds 睡眠评估问卷，唤醒倾向量表等了解，可行多次小睡潜伏时间(MSLT)试验，维持醒觉试验来了解嗜睡的严重程度及与其他引起嗜睡疾病如发作性睡病，不宁腿综合征/睡眠周期性腿动，特发性嗜睡症等的鉴别。

五、治疗

1.病因治疗　由于 OSAHS 可由于多种因素引起，对原发病的发现如甲状腺机能减低症，肢端肥大症及肥胖症等的治疗，减肥及维持理想体重，对改善睡眠呼吸暂停和低通气均可获一定的效果。

2.内科治疗　侧卧和俯卧睡眠，戒烟酒，避免服用安眠镇静剂，对改善症状降低 AHI 均有一定效果，目前尚缺乏被推荐使用的特效药物治疗。莫达非尼哌甲酯经治疗后仍存在无确切原因解释的过度嗜睡患者。经鼻、口鼻供氧对低通气及合并慢性阻塞性肺病的低氧血症患者有效，但不能改善由于阻塞性睡眠呼吸暂停引起的低氧血症。改善鼻腔通气的治疗方法，如在 OSAHS 伴发鼻炎患者中，局部使用皮质激素氟替卡松喷鼻，用药后可改善鼻腔充血引起的鼻塞，可改善 AHI。盐酸羟甲唑啉、麻黄素滴鼻，可使鼻腔黏膜血管充血减轻，鼻塞改善，但在易感个体中，长期使用会导致药物性鼻炎，不推荐这类药物作为减鼻腔充血的长期治疗。雌激素替代治疗，单独用孕激素或联合应用黄体酮，均不推荐用于 OSAHS 的治疗，治疗后还可能出现潜在的副作用。普罗替林通过抑制单胺、5-羟色胺和去甲肾上腺素的再摄取，而抑制 REM 睡眠，但治疗后仍可残留明显的阻塞性睡眠呼吸暂停，不推荐作为基本治疗。氨茶碱或茶碱可能对中枢性睡眠呼吸暂停有效，不推荐用于 OSA 的治疗。

口腔矫治器治疗，睡眠时带口腔矫治器，俗称牙托，通过将下颌固定于前伸位置，导致舌向前上移动，同时牵拉咽前壁，咽侧壁组织，从而在横向径及矢向径扩展上气道，可改善睡眠呼吸暂停及低通气，适用于鼾症和轻度 OSA、不耐受 CPAP 治疗或咽成形术（UPPP）治疗，未达到治疗效果的患者，可作为一种长期治疗方法，已用于临床达 20 多年，长期使用可对牙齿咬合及颌骨可造成一定的改变，但与使用带来的疗效相比，这些改变是微小的，不显著的，长期临床随诊，不断改进口腔矫治器的材料和制作工艺，可预测并可尽量减少这些不良的副作用。

经鼻或口鼻持续气道正压（CPAP）治疗，是快速治疗睡眠呼吸暂停和低通气的首选的最有效的治疗方法，目前有三种模式：①持续正压通气（CPAP）；②双水平正压通气（BiCPAP）；③全自动正压通气（APAP）。在应用 CPAP 治疗之前，必须用可接受的方法，对 OSAHS 进行诊断及治疗的监测，确定理想的治疗压力，以帮助确保使用。对轻症、打鼾及上气通道阻力综合征患者，如有明显的症状，如睡眠时被憋醒，白天困倦嗜睡，血压增高尤以睡醒后血压增高，亦可推荐 CPAP 使用；中重度 OSAHS 是 CPAP 治疗的适应证，AutoCPAP 和 BiPAP 价格较单纯 CPAP 机高，但患者的依从性较好，一般在 10cmH_2O 水平的 CPAP 左右的压力，患者多能接受，可达到理想的治疗效果，如患者治疗需用更高的压力才能终止呼吸暂停和低通气，一般选用低阻力型 CPAP 或 BiPAP 治疗。并用加温湿化器，患者耐受性较好，理想适合的压力水平的应用，可逆转 OSAHS 的病理生理改变，所导致的不良改变和并发症，提高患者的生活质量，改善患者的远期预后。对患者的用机指导和密切随访，有利于 CPAP 机有效模式的建立，CPAP 治疗虽不是最简易的治疗方法，但仍是目前最有效的内科治疗方法。

3.外科治疗　气管造瘘术仍是目前重度 OSAHS 患者最有效的治疗方法，由于为有创性治疗，以及对患带来的不方便和可能发生的并发症，现临床应用较少。对腺样素质儿童行扁桃体及后鼻孔淋巴组织的刮除术，可获较好治疗效果。腭咽成形术（UPPP）及其他各种改良的治疗模式的手术，仅有 50%的患者可有效改善症状，尚不能完全缓解患者夜间睡眠时的低氧血症，仅用于不耐受 CPAP 治疗的患者，少数患者 UPP 手术治疗后，可使经鼻 CPAP 治疗患者从口腔漏气，妨碍对 CPAP 的治疗，仅用于 CPAP 治疗不耐受，并有治疗适应证的患者。舌骨悬吊术，下颌骨前移或上下颌骨前移术，舌部分切除术等，由于手术治疗创伤较大，术后尚不足以完全缓解患者病情，目前临床应用较少，仅用于明显颌骨畸形，影响患者面容及生活的患者，总之，早期对 OSAHS 适当的治疗，可避免并发症的发生，并提高患者的生活质量。

六、预后

OSAHS 经近 20 年的研究，对其自然病程与预后已有较多报道，Thorpy 等报告 269 例 OSAHS 患者，平均随访＜8 年，死亡 48 例，占 16%。Kryger 等报告治疗与未治疗的 OSAHS142 例，随访 5 年，AHI 大于 20 者死亡率明显高于 AHI 小于 20 者。CPAP 与气管切开造瘘术，可明显改善 OSAHS 患者的预后。Tiang 报告 246 例 OSAHS 患者，AHI 大于 20 者，随诊 8 年的死亡率为 10.8%，AHI 小于 20 者死亡率为 4%。斯坦福大学随访 1972～1980 年确诊的 127 名以减肥为主的保守治疗患者和 71 名气管切开的的患者，平均随诊 5 年，保守治疗组死亡 14 例，死亡率 11%，其中死于心血管疾病为 6.3%，而正常人群标化的心血管疾病死亡率为 5.9%，表明 OSAHS 具有较高的心血管疾病发生率和死亡率。气管切开组无一例死于心血管疾病，因此建议对 OSAHS 患者要采取积极有效的治疗。

（霍　晋）

第二节　低通气综合征

低通气综合征是由多种原因造成的通气量减少、肺泡通气不足，致使动脉血 CO_2 分压高于 45mmHg 即可称为低通气综合征。

【病因与发病机制】

1.呼吸驱动减弱　代谢性控制系统尤为重要，与呼吸相关的周围化学感受器、中枢化学感受器、脑干呼吸神经元的病变或功能低下引起，如颈动脉体损伤、脊髓灰质炎、脑炎和脑干梗死、出血和脑干脊髓退行性变等。

2.呼吸神经肌肉系统活动减弱　脊髓和外周神经病变引起，如高位颈椎损伤、运动神经疾病和外周神经炎、重症肌无力、慢性肌病和肌肉萎缩等。

3.通气器官损害　胸壁、气道和肺的病变引起，如胸廓畸形、胸膜肥厚、强直性脊柱炎和肥胖等通气限制性因素，咽喉气管狭窄，阻塞性睡眠呼吸暂停综合征，COPD 等。

【病理生理】

肺泡通气量减少可引起肺泡气 CO_2 增高、O_2 降低，导致动脉血 CO_2 升高、呼吸性酸中毒、低氧血症。长期低氧和高碳酸血症可以引起肺动脉高压、右心室肥厚和充血性心力衰竭。

【临床表现】

早期可无任何症状。病情进展睡眠中动脉血 CO_2 增高，可出现晨起头痛、睡眠质量差、日间嗜睡、疲乏无力及智力下降等。病情严重可有活动后呼吸困难，以至安静情况下呼吸困难、晕厥、意识障碍、红细胞增多症、肺动脉高压及充血性心力衰竭等，严重者可造成死亡。

【辅助检查】

1.动脉血气分析　pH下降、PaO_2降低、$PaCO_2$增高，肺泡动脉氧压差异常增大。

2.膈肌肌电图检查　可以发现膈肌收缩活动减低。

3.睡眠监测(PSG)　可见睡眠低通气和中枢型睡眠呼吸暂停。

4.肺功能　流速容量指标减低、气道阻力和顺应性增加。

【诊断】

诊断依靠临床症状和必要的实验室检查。

诊断分为两个步骤：①是否可以确定低通气综合征诊断及病情严重程度，动脉血气pH降低、二氧化碳分压高于45mmHg是必需的。②病因诊断，确定病因的解剖部位，是代谢性呼吸控制系统、神经肌肉系统、还是通气器官本身。

【治疗】

1.病因治疗。

2.纠正因呼吸性酸中毒过度代偿引起的代谢性碱中毒

3.氧疗：非常必要，但可以加重动脉血CO_2潴留和伴随的神经症状。

4.机械通气：用于呼吸驱动减弱伴神经肌肉疾病者，多数只需在睡眠时治疗，特别严重者需24h治疗。

（霍　晋）

第三节　高通气综合征

高通气综合征是一种因超出生理需要的通气过度引起的综合征。年龄多在20～40岁，女性发病率高于男性。

【发病机制】

主要发病机制是呼吸控制异常，包括呼吸驱动作用的增强和动脉血CO_2负反馈调节作用的逆转。过度通气使CO_2过多呼出，出现低碳酸血症和呼吸性碱中毒，组织缺氧，心脑血管收缩并引起相应的脏器缺血和一系列有关的临床症状。

【临床表现】

1.慢性过程伴急性过度通气发作，急性发作时间在10～60min，多数发作可自然缓解。

2.症状：①非运动性呼吸困难，常在休息状态感觉气短和憋气，同时伴有四肢和唇部麻木。②胸部不适、胸痛(持续钝痛)、心悸甚至濒死感。③头晕、视物模糊、晕厥、精神紧张、焦虑和恐惧感。④胃肠功能紊乱、乏力、失眠、多汗和注意力不集中等。

3.体征：呼吸频率加快、呼吸节律不齐、呼吸音增强。心脏检查正常。

【辅助检查】

1.动脉血气　非发作期正常。急性发作期pH增高，$PaCO_2$＜35mmHg，不伴有低氧血症。

2.过度通气激发试验　发作期阳性。

【诊断】

需要具备以下条件：有多个躯体和精神神经症状、有导致过度通气的呼吸调节异常，症状与呼吸调节异常之间存在因果关系。应排除其他器质性疾病。

【鉴别诊断】

应与器质性疾病伴发的高通气状态，如发热、充血性心力衰竭、代谢性酸中毒、肺炎、肺栓塞鉴别。与神经功能性疾病相鉴别，此类疾病高通气在睡眠中消失。

【治疗】

1.急性发作期可采用面罩等措施进行重复呼吸。

2.焦虑者可进行有针对性心理疏导，适当地应用镇静药。

（霍　晋）

第十三章　高原与高原(山)病

第一节　高原定义与环境

一、概述

随着地球周围大气层的演化,约于20亿年前氧(oxygen,O_2)开始出现于大气成分中,而在晚近100万年,大气中氧含量迅速增高,在距今50万年时达到峰值并稳定下来,因此鸟类和哺乳类在进化过程中于近25万年在大气中氧的富有量(相当于当今水平)的条件下其呼吸功能逐步发展起来。

在地球上的造山运动中,安第斯山、喜马拉雅山等逐步隆起,抬升,一些生物物种进入高山或随高原(山)升高而向高处发展,寻求新的生存空间。但哺乳类进入高山地区仅出现在近代进化史上,当其进入高山时的呼吸功能正是其祖先原先在氧气充足的环境中所选择演化的,如今身处低氧环境,其呼吸功能的功能和结构必须经过一个深刻的改造过程,以适应这一环境。

二、高原低氧环境与人体反应

耸立在地球上的高山和高原,构成特殊的地理单元,形成独特的自然景观和生态系统。近一个世纪以来,高原成为对人类最具挑战性的环境之一。这不仅是面对各种进入高山的人和居住在高原地区的人群,更是面对医学和生理学关于缺氧问题的挑战,它提出一个必须要解决的问题——人类对高原的习服和适应。我国是“高山之国”,“世界屋脊”的青藏高原是世界上海拔最高(平均海拔4000m以上)、面积最大(250万平方千米)、人口相对最多(约1200万)的高原,具有重要的经济和国防地位。因此对高原医学的研究,在我国具有特别重要的意义。此外,当前许多国家的学者都试图利用高原这个天然实验室,研究高原低氧对人类的影响,以进一步解决临床医学常见的缺氧问题。

高原环境对人类的影响涉及大气物理、地球化学和生态系统等多种因素,其中大气压低、低氧、低温、低湿、太阳辐射强和气候多变等因素往往综合作用于人体,但最关键起始发性影响和损伤作用的就是高原低氧。高原低氧这一术语，表达了这样一个概念，即高原环境随海拔增高，形成大气压(PB)下降，其中氧分压随之下降，即空气中的氧含量低下，由此导致从吸入气氧分压(PIO_2)到肺泡气氧分压(PAO_2)至动脉血氧分压(PaO_2)均逐步下降，这种从大气到机体细胞线粒体的氧传送过程是呈瀑布式逐级递减降低，故也称“氧瀑布”。

一般来说，在中度高原(海拔 2000～3000m)，人体开始出现缺氧反应。海拔 3000m 以上高原，人体的氧离曲线开始陡峭，缺氧明显化。海拔 4500m 以上，大气压近于海平面的 1/2，此时人体出现明显的低氧血症，并引起显著生理反应和一系列临床问题。到达特高海拔，即 5500m 以上，人类无法长期生存。而在珠穆朗玛峰峰顶，其海拔为 8848.13m，大气压仅为海平面的 1/3(251torr)，肺泡气氧分压低至 35torr，人体的血氧水平相当于心肺病人濒死状态的水平。低氧，这就是高原对人类的挑战。

（马　瑜）

第二节　高原生理习服-适应

一、高原习服-适应的概念

在环境低氧的作用下，在自然选择的压力下，生命形式在漫长的时间内根据达尔文发现的进化机制改变了它们的特性，那些不适应环境者终被淘汰，而那些成功闯关的物种就是适应所处的特殊低氧环境而发展的那些物种。由此，在高原低氧环境所存在的生物(包括人类)，由环境所决定的器官功能和结构的变化，表现为两种形式，一种为短时的仅表现功能和结构的调整和代偿，称之为习服。另一种通过长期基因突变，使功能结构发生深刻改造或重建，而这些特性又通过生殖传给后代而巩固下来，称之为适应。

在青藏高原，就人类而言，再次表述以上概念如下：

习服是指平原人在高原经数周、数月甚至多年而产生的一系列反应过程，是一种可逆的非遗传性的生理和形态变化，使之能生存于一个外异环境。习服并使机体产生对高原低氧的耐力，这正是人体具有深刻柔韧性的表现。

适应是在高原居住并经许多代后发生的改变，大致反映了对低氧环境真正的遗传选择性反应。适应是有遗传学基础可以遗传，并发展为具有生化、生理和解剖学特征，使之能在高原环境达到最佳境地。青藏高原世居藏族就是这样一个人类生物适应的典型。

高原习服和适应，都是为了保持在细胞水平的氧分压趋于正常，机体将产生一系列的生理机制，包括通气增强、心排出量增加、酸碱平衡的调节、增加血液的携氧能力、改变氧离曲线的形状以及对体循环、肺循环、脑循环和微循环的调控等。健康的平原人到高原后可以逐步达到“获得性习服”，而高原世居者则可达到了“自然适应”，这样建立起与低氧环境的对立统一，来保证高原上正常的生命过程。

二、高原习服.适应两种生物学模式的比较

我国青藏高原的平原移居汉族为高原习服的典型代表,而藏族则为高原低氧适应的人类群体,现对其习服—适应这两种生物学模式的生理机制作一比较。

1.生命早期适应 一个非常有趣的生物现象是,人体胎儿在子宫内是处于低氧环境,相似于高原。在海平面,脐动脉的氧分压仅 20mmHg,相当处于大气氧分压力 60mmHg 即海拔 7500m 高度,著名高原生理学家 Barcroft 曾形容为“fetal Everest",即胎儿在珠峰。但目前对生命早期的适应所知甚少,认为人类对高原的适应是从受精卵生命开始的瞬间即开始了的,研究初步证明,藏族已建立起完善的母体-胎盘-胎儿系统及适应低氧的胎盘机制,从而保证胎儿获得更充分的氧供。藏族胎儿宫内发育正常,具有较重的新生儿及较大的胎盘,新生儿脐带血氧饱和度较高而血红蛋白量较低,婴幼儿肺动脉肌层较薄等都是宫内适应良好的印记。

2.器官水平适应 藏族具有完善的氧传送系统及强大的心肺储备及摄氧能力,其最大通气(VE_{max})、最大心排出量(CO_{max})、最大氧耗量(VO_{2max})、最大做功(W_{max})及无氧代谢阈值(AT),不论在高原现场,或减压舱模拟低氧,均明显高于汉族,在海拔 5000m 做竭力运动时,藏族的以上生理优势就更为明显。

3.细胞水平适应 氧代谢表明,与移居汉族相比,藏族可以较低的氧耗完成同一做功,其动静脉氧阶差($AaDO_2$)则较小,说明藏族更多地依靠组织适应,即对氧的利用更充分、更经济和更有效。

4.分子水平适应 初步表明,藏族与移居汉族在同等血细胞比容值时,其血清红细胞生成素(EPO)的值较低,提示在红细胞生成上 EPO 的表达不同。藏族所以有较高的动脉血氧饱和度与其具有一个调控 SaO_2 的主基因有关。藏族肌球蛋白 79A 等位基因的频度高于海平面人。作为低氧相关基因转录调控的主基因低氧诱导因子(HIF-1)的研究正在启动。

藏族与另一支同源于蒙古人种但高原适应历史较短的南美安第斯 Quechua 印第安人相比,藏族在低氧通气反应(HVR)不钝化、低氧肺血管增压反应(HPVR)却钝化及红细胞不增生上优于印第安人。而皆知低氧肺循环和低氧通气反应,在进化和遗传适应上具有象征代表性,遗传因素发挥重要的调控作用。藏族与某些高山土生动物的适应模式甚为相似,而平原动物则对高原出现习服形式的功能适应,如红细胞增多及肺动脉增压,从而进一步证明藏族对高原的适应是整体的综合的全面适应。这是经历长期高原居住经过自然选择而获得遗传适应的结果。

藏族低氧生理研究为人类高原适应提供了一个理想的生物学模式,有助于阐明高原适应机制,劳动力受限因素及高原病病理生理及防治对策。而且,对于普通医学中极带共性的缺氧问题也有重要借鉴意义,因而受到国际关注。

三、肺及呼吸在高原习服-适应中的地位

1.肺在高原低氧适应中具有门户作用,机体为了从大气中提取更多的氧,首先依靠肺呼吸

来增强通气和弥散功能。肺是唯一与大气低氧直接接触的脏器，而同时也是蒙受低氧刺激和低氧感受“首当其冲”的器官。

2.在高原低氧和疾病状态下，随着缺氧加重，低氧血症对周边化学感受器的刺激引起通气进一步增强，但这种功能增强有一定的限度，并且其本身将引起耗氧增加及导致酸碱失衡。由于肺是与外界氧交换的唯一器官，尽管肺功能有很大的代偿潜力，但也有其脆弱的一面，即易受损伤，祖国医学把肺称为“娇脏”，不无道理。

3.肺内血管的内皮细胞及肺泡上皮细胞，具有多种免疫、代谢和释放血管活性物质的功能，在多种病理损伤下，这些功能的失调不仅引起肺动脉高压及肺毛细血管通透性增强，而且导致细胞因子和炎性介质的失控性释放，从而影响全身多脏器而形成病理性连锁反应。

4.高原低氧损伤的突出表现是高原低氧通气障碍、高原睡眠呼吸障碍及高原肺动脉高压，其是发生高原肺水肿和慢性高原病（红细胞增多型和肺动脉高压型）重要的病理生理基础。所以，高原低氧与肺呼吸的关系特别密切，这是需要加以强调的。

提高对这一问题的认识，对于高原人体生理适应的调节以及某些常见高原病如高原肺水肿（HAPE）、高原心脏病（HAHD）的早期诊治，从肺和呼吸调控人手，把好病理生理第一关，将有重要意义。

（马　瑜）

第三节　高原肺水肿

【概念】

高原肺水肿（HAPE）是急性高原病中最常见和严重的一型，且发病急骤、经过凶险，治疗不当，可致死亡，对高原建设者、旅游者、登山者都是巨大的威胁，因此是防治的重点。另外，从某种意义上讲，HAPE是高原低氧所致肺损伤的一个典型例子，所以对HAPE病理生理和发病机制的研究已经超过了HAPE作为高原病本身的意义，可以作为许多临床医学中低氧所致肺损伤病理生理机制认识的借鉴。

【发病情况】

根据发病情况，可将高原肺水肿分为以下两型：

1.*初入型高原肺水肿*　未经习服的平原地区人，在急速进入高原后的1～3天，或晚至7～14天发病。这在我国的参与高原建设者、旅游者和登山者中最常见。

2.*再入性高原肺水肿*　指久居或世居高原者，已获得对高原低氧环境的习服一适应，到海平面或海拔低处短期居住一段时间（1～15天）后，于重返高原后很快发病。这在南美的安第斯区居民，尤儿童及青少年多见。

再人性高原肺水肿在喜马拉雅山区的舍巴人和青藏高原的藏族中则很少见，因此可能与种族低氧适应性的差异，特别是与藏族肺血管对低氧的收缩反应钝化有关。而另一方面，可能是地理和交通因素有关，在南美洲的秘鲁等地，高原人去平原路途近，且易于往返，他们经常下到海滨去旅游，从那里乘汽车只需数小时就可以返回高原，这恰是一个最重要的危险因素。而喜马拉雅山区的居民去平原的路程遥远而艰辛，且机会也很少。但近年来，随着交通条件的逐步改善，我国高原人往返平原的机会逐渐增多，这是一个值得关注的问题。

尽管发病情况有别，但两种高原肺水肿的临床表现相同。

【危险因素】

1.*海拔高度*　高原肺水肿的发病高度一般在海拔3000m以上，但如在进山期间有强体力活动，也可在海拔2000m发病。随着海拔增高，发病率升高。

2.*年龄与性别*　再人性高原肺水肿以2岁以上小儿和少年患病率高，从而认为青少年是一个高危因素，其易感性可能一方面青少年肺血管对低氧刺激有更强的收缩反应，另一方面青少年抵达高原后兴奋好动，活动量大，运动导致缺氧加重，肺动脉压升高。成年人中Hackett曾指出：男性、年轻、好动者易患，的确符合大多数观察，但男女两性及各年龄都可罹患。

3.*进入高原的速度*　在短期内急速进入高原，如乘飞机于数小时内抵达高原，机体没有一个习服过程，则易发生高原肺水肿。近年来，由于乘飞机进入西藏的人数大为增加，故乘飞机患病者显著增多。例如西藏军区总医院收治的171例高原肺水肿患者中，有140例系乘飞机进藏者。现代化的交通工具提供了进入青藏高原的方便条件，但也增加了HAPE的发病率。相反，如步行或乘车缓慢进入高原者患病率较低，特别是阶梯适应，逐步登高者HAPE的发病率明显降低。

4.*劳动强度*　快速进入高原立即进行剧烈体力活动或过度劳累容易罹患高原肺水肿。劳动或剧烈运动时机体耗氧量明显增加，加重高原缺氧。在海拔4000m以上，初入高原时，即使作中等以上劳动均易发生高原肺水肿。

5.*寒冷*　高原肺水肿一年四季均可发病，但冬、春季节患病者较多。本病与寒冷关系密切，寒冷时不仅机体代谢增加，耗氧量增多，使体循环血管收缩，肺血流量增加，致肺动脉压和肺血管阻力升高，因而可诱发高原肺水肿。

6.*并发上呼吸道感染*　约50%的病人发病前有上呼吸道感染的历史。感冒等上呼吸道感染多伴有发热，使耗氧量增加，更主要是高原低氧损伤加炎症感染的双重作用，这促使了高原肺水肿的发生。

【病理变化】

肺充血水肿，重量增加，肺部血管直至毛细血管均有显著扩张充血，肺泡及胸膜可有散在出血灶。肺泡腔内充满水肿液，常有透明膜形成。重症者伴有肺泡出血。肺小动脉或薄壁肺静脉内可见血栓形成，且肺内有小梗死区。右心室扩张，左心一般正常。

【病理生理】

1.*肺动脉高压*　肺血流动力学的研究证实肺动脉高压是关键因素。心导管术直接测量HAPE患者的肺动脉压力，发现有不同程度的肺动脉高压，显著者可高达144/104mmHg(19/14kPa)。同时左心房压及肺楔压正常，排除了左心衰竭，是非心源性肺水肿。对曾患HAPE的恢复期患者吸入低氧气体，出现明显的低氧性肺动脉增压反应(HPVR)，提示肺血管对低氧存在易感性。

由于肺小动脉解剖学的特征，即高原缺氧导致了肌性小动脉明显收缩，而非肌性小动脉的通路则变大，从而引起不均匀的局部灌注，即血管痉挛处血流减少，而大量血流则涌入这些大口径的通道流动，造成它们供血的那些毛细血管的流体静力压增高，使液体渗入肺泡。以后大量有创和无创性血流动力学研究进一步证实了以上结论。

2.肺微血管裂隙　电子显微镜技术证实了肺微血管裂隙的存在。Severinghaus 等作过一系列研究，首先在 Long-Evans 大鼠身上分离出肺，给予静脉注入 12～35μm 的聚苯乙烯乳胶小球以完全阻塞终末血管床，使血流被迫进入未被阻塞的肺动脉，使之过度扩张并增压至 100mmHg(13.3kPa)，结果发现在血管周围出现袖带状水肿。以后在犬的实验进一步证实，但有时在未加血管栓塞而有低氧肺高压的对照组也可出现类似的血管周围袖带状水肿，不过在单纯栓塞而无肺高压时则从不出现这一水肿。

肺泡壁通常是由邻近肺泡上皮细胞的胞质突起连接形成，肺毛细血管壁亦以同样方式由内皮细胞的胞质突起构成。发生本病时，发现肺泡上皮和肺血管内皮细胞变性，胞质突起皱缩，细胞因缩回突起而使这种突起的连接点处间隙变大，形成内皮细胞分离，基底膜暴露，经血管裂隙形成，于是较大的分子，如水、胶体粒子甚至细胞可通过此孔隙从毛细胞血管进入肺泡。这一裂隙说提供了 HAPE 时肺毛细血管通透性增高的生物物理学原理。

3.肺毛细血管应激衰竭　近年来，West 等通过一系列动物实验观察到低氧应激下肺毛细胞壁的完整性受损，认为这是低氧下肺毛细血管应激衰竭的结果。他们首先对 Sprague-Dawley 大白鼠在极度低氧下（大气压 236～294torr，相当于 7000～9000m）8～12 小时后，肺动脉收缩压由对照的（30.5±0.5）mmHg[（4.1±0.07）kPa]上升至（48±2）mmHg[（6.4±0.27）kPa]。此时于气管内可见泡沫血样液体，超微结构检查观察到一系列肺毛细血管受损现象，包括毛细血管内皮层或整个壁层崩裂、肺泡上皮层肿胀、红细胞及水肿液进入肺泡壁间质中，肺泡腔内充满蛋白液体及红细胞，内皮细胞胞饮突起伸入毛细血管腔内。

随后在兔的实验突然增高左心房或肺动脉压力，可引起高分子量蛋白及红细胞由血管内外渗至肺泡腔内，电镜观察可见在肺泡腔内有内皮细胞及上皮细胞碎片，渗漏的高分子蛋白、红细胞及白三烯 B_4（LTB_4）。这些形态改变在升压至 24mmHg(1.2kPa)有时即可出现。这一学说进一步为 HAPE 时肺毛细血管损伤，导致通透性改变及随之的炎症反应打下了理论基础。

4.高蛋白、高渗出性肺水肿　在肺水肿的发病机制上，在肺通透性渗漏和流体静力性渗漏间存在着差别，前者一般由炎症为起因使肺血管内皮屏障易受损害而导致大量蛋白及红细胞从血管内渗漏至血管外间隙。而流体静力型渗漏是由于血管内压增高，最常见于充血性心衰，引起液体和蛋白选择性地渗漏至间质或肺泡腔，渗液为低蛋白含量。临床上何以区别二者？1979 年 Fein 等首先推荐用测定肺水肿患者的肺水肿液蛋白含量来判别是否属于肺泡-毛细血管通透性肺水肿。自 1984 年起，Schoene 等先后在麦金利峰海拔 4000m 处，应用纤维支气管镜技术采集 HAPE 患者的支气管肺泡灌洗液（BALF），获得了惊人的发现。首先发现 HAPE 的 BALF 含有大量高分子蛋白，其总蛋白量比健康对照组高达 60 倍，这种高通透性渗漏与急性呼吸窘迫综合征（ARDS）极为相似，但 HAPE 的 BALF 中有大量肺泡巨噬细胞，而 ARDS 则为大量多形核中性粒细胞（PMN），显示炎症反应。

以后的研究获得了更丰富的内容，HAPE 患者的 BALF 中不仅有大量蛋白、肺泡巨噬细胞,尚有中性粒细胞、淋巴细胞及红细胞,并且有较高量的免疫球蛋白 IgG、IgA、IgM,α-补体 C_3、补体 C_5 裂片、$α_1$-抗胰蛋白酶、蓝胞浆素等。这样的 BALF 特性,可以除外 HAPE 是有如左心衰竭因肺毛细血管压力增高引起低蛋白渗漏液,而是一种高蛋白、高渗出性肺水肿。然而另一方面却表明肺水肿性质与 ARDS 的相似性从而增加了鉴别的难度。

5.细胞因子和炎性介质的作用 这方面是近年来的研究热点。日本信州大学医学部以酒保惠嗣为首的研究小组,对发生在日本 Alps(长野)登山者中的 HAPE 进行了这方面的研究。他们对入院 1～4 天内的 HAPE 患者抽取了 BALF,发现细胞总数、肺泡巨噬细胞、中性粒细胞及淋巴细胞数均增多,同时总蛋白、白蛋白、乳酸脱氢酶(LDH)、白介素(IL)-1β、IL-6、IL-8、肿瘤坏死因子(TNF)-α 及 IL-IRa 也均增高,但 IL-1α 及 IL-10 不增高。还注意到 IL-6 及 TNF-α 与(肺动脉压-楔压)及 PaO_2 值呈相关,即低氧血症愈重,肺动脉压愈高,IL-6 及 TNF-α 的含量愈高。因此他们认为炎性介质在 HAPE 发病早期起着一定作用。尽管这些炎性介质十分类似于 ARDS,但其反应是短暂的,并且没有原发性感染的原因。

Bärtsch 等在 HAPE 早期,测定血清 TNF-α、IL-1、IL-2 及 IL-6 均不增高。另一组 Pavlicek 等对 HAPE 易感者(即曾患过 HAPE 者)在抵达海拔 4000m 第一天,尽管出现明显低氧血症(SaO_2 69.6%±9.1%),血清补体 C_3 及 $α_1$-抗胰蛋白酶水平有所提高,但仍在临床允许范围内,IL-6、运铁蛋白(TF)及 C 反应蛋白(CRP)均不增高。为此,Bartsch 认为所观察到的炎症反应只是继发现象而非原因,他们坚持 HAPE 的流体静力压说,即高原低氧作用下,肺小动脉及小静脉发生显著的低氧性肺血管收缩,导致某些血管壁过度扩张,由此使细胞联接开裂及可能引起肺泡-毛细血管膜应激衰竭。由于上述这些肺损伤,所出现的 HAPE 时 BALF 中的炎症反应只是一个继发性事件。

但是不论是始发机制或继发现象,效应细胞、细胞因子及炎性介质在 HAPE 的病理生理过程中有着重要作用。

【临床表现】

1.症状体征 起病急促,其症状、体征与一般肺水肿相似,如初期有刺激性咳嗽,咳出少量黏液痰,伴有心悸、气急、颜面及唇、舌呈暗灰色或发绀。继之痰量增多,痰液稀薄呈白色泡沫样。严重者咳出粉红色或血性泡沫痰,有时可因痰多而从口鼻涌出。肺部听诊布满湿性啰音等。但应注意下列几点:①早期可先有头痛、无力等急性高原病的一般症状,如发生频繁干咳、气短、发绀则多提示为本病先兆,应予警惕;②心血管征象较突出,部分血压增高,也有血压轻或中度降低,甚至休克。后期可有右心衰竭;③可伴有发热、寒战,如体温持续不降,可能提示并发感染;④如出现神经精神症状,特别是共济失调则提示并发高原脑水肿了。

2.心肺 X 线征象 肺部病灶的表现形态和分布依随病程的长短、病情轻重而异,概括起来有以下几种:①肺纹理的改变:一般表现为肺野透光度减低、背景混浊,重者呈毛玻璃样改变,可为局部性、单侧或双侧。肺纹理增多、增粗时,间质中可出现网织状影,心影轮廓有的模糊不清,此多为早期改变或病情较轻者的改变。②片絮状阴影:多数病例为浓淡不一或中心密度较高、边缘密度较低之斑片状、团絮状以至融合成大片的阴影,有的病例分布较对称,但也有不对称者,或局限于某一肺叶或肺段内。③结节状改变:有些病例为许多大小不一致的结节状阴影,直径 0.4～0.2cm,圆形或卵圆形影,中心密度较高,周围较淡,但边缘尚可清楚显示,亦可成簇或散在分布于各种片影之间，这种结节状影到后期可融合成大片的片絮状影。

3.心电图改变　①窦性心动过速；②肺动脉高压及右心负荷过重心电图，如电轴右偏、aVR 导联 R/Q>1，V_1 导联 R/S>1、不完全或完全性右束支传导阻滞或右室肥厚；③有时出现心肌缺血图形，如 ST 段 T 波改变，Q-T 间期延长等。

4.血流动力学　右心导管术或 Echo-Doppler 的检测结果均显示肺动脉压增高，显著者可达 144/104mmHg(19/14kPa)。但肺楔压不增高，提示为非心源性肺水肿。

【诊断与鉴别诊断】

(一)现场诊断

按国际高山医学会(1992)的标准为：近期抵达高原，出现以下表现者则诊断为该病。

1.症状　出现至少以下两项者：静息时呼吸困难、咳嗽、虚弱或活动能力减低、胸部有紧缩感或充胀感。

2.体征　出现至少以下两项者：至少在一侧肺野可闻啰音或喘鸣音、中枢性发绀、呼吸急促、心动过速。

(二)临床诊断

①发病历史；②临床症状体征；③应有胸部 X 线检查的依据。

(三)鉴别诊断

1.肺炎：高原肺水肿的弥漫型、局限型有 X 线征象与支气管肺炎相有相似之处，但此类肺炎多发于儿童、老年人及体弱者，咳白色或脓性痰。X 线征象为点状、斑片状病灶沿肺纹理分布，以中下肺野为重，心血管多无改变。大叶性肺炎 X 线显示密度均匀致密的病灶多在一叶肺内。依据病史，不难鉴别。

2.高原肺水肿、非心源性肺水肿、心血管病人有原发病史，易于鉴别。

3.高原肺水肿主要需与发生在高原的急性呼吸窘迫综合征(ARDS)相鉴别。首先应指出，HAPE 与 ARDS 是两种不同疾病，HAPE 是高原特发病，是肺型的重症急性高原病。ARDS 是由严重的创伤、感染、休克、中毒等多种病因使肺成为受损的靶器官而继发的一种呼吸衰竭综合征。但是，许多观察注意到 HAPE 非常相似于发生于高原地区的 ARDS，而这种临床征象的相似性必然存着相近的病理生理基础。可以说，HAPE 与 ARDS 是高原急性危重病中最引人注目的一对疾病。此二症的临床表现有很大相似性，如两者均可以呼吸困难、进行性的低氧血症和以肺水肿为特征，血气分析均可出现 PaO_2、SaO_2 下降，$PaCO_2$ 一定程度降低及肺泡-动脉氧阶差[$D_{(A-a)}O_2$]增大。但早期病例，依据发病原因不难区别二者。而当 HAPE 出现呼吸衰竭、ARDS 出现明显肺水肿时，二者则极易混淆。如有条件应用纤维支气管镜技术采集 HAPE 患者的支气管肺泡灌洗液(BALF)，作 BALF 细胞学分类，有一定协助诊断的意义。但现场往往难以做到，因此结合临床病史非常重要。

应该强调指出，HAPE 在下列情况下可发展为 ARDS：①延误诊断或治疗不当，致病情恶化；②严重的双肺弥漫性肺水肿，病变在短期内迅速发展者；③混合型肺、脑水肿，是 AMS 中最严重一型；④继发肺部严重感染，也要注意有时并发肠道感染。在上述情况下，由于严重的低氧血症，显著的肺动脉高压，肺毛细血管通透性增强，肺泡透明膜形成，此时低氧损伤若再并发感染，产生大量白细胞及炎性介质，进一步造成肺损伤，肺微血管血栓形成，肺微循环障碍，通气/灌注比率失衡,肺内动静脉分流等,则必然发展为ARDS。故凡HAPE病人,临床上出现严重呼吸困难、窘迫、呼吸频率≥30次/分,胸片肺部阴影扩散化甚至出现白肺,PaO_2低于该高度的生理下限,就可诊断继发ARDS。

【治疗与预防】

(一)治疗

1.低地转移 迅速将患者向低地转移以脱离低氧环境是有效的方法,对此不可犹豫,不可延搁,也不要企图用药物来取代低转,以免延误抢救时机。如发病地为高山,可直线下降,或有直升机救护,则患者应立即向低地转移。

2.就地治疗 但在我国青藏高原腹地或偏远山区,往往周围数十公里内皆是高海拔区,又无直升机救护,则不能过度强调低转。否则由于转送中翻越高山、路途颠簸或供氧中断,患者往往死于途中。目前采取充分给氧等综合治疗,可在高原就地抢救。向低地转移应在路途较近、病情稳定、备氧充足、交通工具好和有专人护送的条件下进行。

3.严格卧床 可降低氧耗而减轻缺氧。一旦发现患者,应立即令其绝对安静卧床。包括体力和精神的安静,可使病情好转。相反如发病后仍继续活动或登高,则病情迅速恶化。

4.氧疗 是治疗的关键,必须早期、充分给氧。流量要大,为4~8L/min。应持续用氧,待病情好转后先逐步减少流量,在谨慎停用并严密观察。绝不可断然停氧,以防反跳,病情较给氧前更重。

5.高压舱或高压袋 是治疗的有效设备,可使患者迅速进入常氧环境,也就是相当于转移到平原或海平面。高原上在低压舱治疗一般应用1.2~1.5个大气压即可,出舱后向低地转移最好让患者进入压力袋内,以防反跳。

6.药物综合疗法 是不可忽视的措施,因这是针对HAPE病理生理环节所采取的治疗,常用药物为:

(1)地塞米松:减轻肺毛细血管通透性,改善肺循环,目前用于预防为5~10mg,每日3次。治疗量为10~20mg,静脉点滴。

(2)呋塞米:20~40mg静脉点滴,根据利尿情况及电解质水平适当补充液体及钠、钾。

(3)降肺动脉压药物:是治疗的关键药物,可选用下列药物:酚妥拉明5~10mg静脉点滴;硝苯地平2.5~5mg加入5%葡萄糖液250ml中在4~8小时内缓慢静脉点滴,根据病情调整滴速及用量;西地那非25~50mg,一日2~3次口服,疗效甚佳。

(4)抗生素:并发肺部感染时可用,不需常规应用。

(5)强心药物:HAPE非心力衰竭性肺水肿,不需常规应用强心药物,仅于并发心力衰竭时依病情使用。

7.对重症HAPE的治疗 过去对重症HAPE往往不断加大吸入氧流量,增加皮质激素等药物剂量,而仍不奏效,偏偏忽略了机械通气,特别是采用PEEP。PEEP是抢救重症HAPE,特别是出现呼吸衰竭患者的重要手段,在高原(山)现场有人设计出一种简易PEEP仪,效果也很好。HAPE继发ARDS更是应用PEEP的适应证。但要注意通气量及酸碱平衡,防止过度低碳酸血症对中枢神经的损害或由于PEEP减轻肺水肿同时使更多血流进入脑部而使颅内压增高。如果高原地区ARDS引起肺水肿,则PEEP更是治疗成功的关键。

(二)预防

1.进入高原前应作健康检查,如患有不宜进入高原(山)的疾病,则应禁忌到高原,或进行治疗病情好转后再考虑进山问题。

2.遵循逐步登高、阶梯适应的原则,一般海拔 3000m 以上,如徒步登高,则每天上升高度不超过 300m 为佳,每上升 1000m,应中间停歇一天。如乘飞机或车进入高原,最好在 2000m 和 3000m 各停留 1～3 天,再进入 3000m 以上地区。

3.大群体高原施工作业,应采取系统的高原防护体系。如青藏铁路建设期的卫生保障体系起了重大作用。高原三级医疗网保证了阶梯有序的防治;按高原劳动生理建立了高原劳动卫生标准;在施工沿线建立了制氧站和高压氧舱站;在劳动施工中采取隧道掌子面供氧、氧吧车供氧和睡眠期供氧等;在急性重症高原病(肺水肿、脑水肿)的抢救中采取了高压氧、高压袋、高流量顺序供氧措施,是值得今后同类作业参考的。

4.药物预防:进入高原前后可服用地塞米松 5～10mg,每日 3 次;乙酰唑胺(Diamox),250mg,每日 3 次。以上效果均较好。我国学者走出了一条应用青藏高原中、藏药的途径,已取得初步成效,如人参、党参、黄芪、沙棘、枸杞、红景天、紫堇、唐古特青兰等,被称为致适应剂,其中复方党参和红景天有一定的预防作用。

(张发勇)

第四节　高原心脏病

【流行病学】

流行病学的研究可进一步确定高原心脏病在青藏高原的客观存在及其流行规律,以及发病的危险因素,为防治提供依据。

(一)患病率

1.小儿高原心脏病地理分布及发病情况　本病虽然曾由不同作者冠以不同名称,造成一定紊乱,但病理性质完全相同,即由高原低氧引起显著肺动脉高压,右心肥大,右心衰竭。据此特征,本病不仅发生于我国青藏高原,尚发现于美国科罗拉多州、南美秘鲁及玻利维亚。可以说,全世界高原地区婴幼儿及儿童均可罹患。

小儿高原心脏病的发病有以下三种情况:

(1)父母系平原人,移居高原后所生育并留居高原的小儿,占总病例数的 73%,其儿童人群患者率为 2.5%。

(2)小儿出生于平原后由父母携往高原,占总病例数的 17%,儿童人群患病率为 1.6%。

(3)小儿随父母从中等高度高原(2000～3000m)移居到更高高原(3000m 以上至 5000m)生活,占总病例数的 10%。

除平原汉族后代外,藏汉混血儿,个别藏族小儿也有发病者。特别当居住海拔过高、并发呼吸道感染、营养不良、贫血等诱因加重低氧血症而出现严重肺动脉高压时,更可促发本病。除 1 岁以内婴幼儿常见外,2～13 岁的儿童也有发病者。

移居汉族儿童患病率较高，并随海拔增高而增高，但高原世居儿童亦可发病。因此涉及高原所有儿童的公共健康问题。

2.成人高原心脏病　为了探讨成人高原心脏病的人群分布，有学者在青藏高原人群中进行了一项成人高原心脏病流行病学研究。系调查自然人群普查率在90%以上，总计调查藏族世居者 2314 人，汉族移居者 2719 人，年龄 15 岁以上。居住于中度(2267～2980m)、高度(3128～3968m)和极高度(4006～5226m)三个海拔范围。诊断基于中华高原医学会的标准。结果人群患病率于世居藏族为 1.21%，而移居汉族为 5.57%($P<0.01$)。移居汉族持续居住海拔 3500m 以上多年者患病率是藏族的 5 倍。尽管藏族有很低的患病率，但证明成人高原心脏病确实存在于这一土生高山人类群体。

(二)易感因素

1.高度　海拔 3000m 以下成人高原心脏病罕见。患病率随海拔升高而增高，海拔 2980m 为 1.05%，4128～3968m 为 3.75%，4006～5226m 为 1.83%。

2.性别　男性多见。在玛多(4300m)，本病的患病率于汉族男性为 7.77%，女性为1.76%，于藏族男性为 1.78%，女性为 0.56%。男性约为女性的 4 倍。性别差别受若干因素影响，如月经期妇女的行经有如“自然放血”起预防红细胞增多的作用，此外或与女性激素对通气的刺激有关。

3.年龄　秘鲁的研究提出年龄是发病的主要因素，因为年龄所依赖的红细胞增多是基于年龄所依赖的通气(功能)丧失及动脉低氧血症，大部分病例发生于中老年。然而，生理学的研究在藏族未见静息通气、血细胞比容(Hct)与年龄间有何相关，在年龄与记分间也无相关性。由此认为在藏族，年龄并非一个明显的易感因素，这一点在高原藏族与安第斯居民间有重要区别。

4.民族　成人高原心脏病在汉族比藏族常见。为了对比藏族和安第斯印第安人，某学者应用 Monge(1992)的同一标准，即 Hb>213g/L、$SaO_2<83\%$来判定本病，并与其报告相同海拔高度(4300m，玛多)，结果藏族患病率仅 0.91%，而居住在赛罗・德・派斯科(4300m)的秘鲁克丘亚印第安人患病率高达 15.6%，有极显著差异($P<0.001$)。这与藏族肺动脉压和红细胞值都维持在近于海平面的正常值范围内有关，这也表现遗传适应对高原心脏病发病的影响。

5.居住期限　成人高原心脏病的发生通常需要一定的高原居住时间。一个健康汉族持续居住高原到发病约需 15～20 年，而藏族发病通常要 35～40 年。而汉族年轻工人在海拔 4500m 以上只需较短数年甚至在海拔 5000m 一年即可发生。因此居住海拔高度、性别及遗传背景是影响成人高原心脏病发生早晚的因素。

6.吸烟　已观察到吸烟与本病间的关系，在汉族男性，吸烟者患病率是不吸烟者的 3 倍。其机制尚不清楚，但可能烟的产物造成为小气道功能障碍和导致小叶中心肺气肿，从而减低肺泡通气，而加重低氧血症。

7.职业　有趣的事实是本病与职业有关。在同等海拔高度，不论藏、汉，也不论男女，机关工作者包括干部、教师和政府官员，其成人高原心脏病的患病率约为农、牧民的 2～3 倍。提示高原居民的居住区如城市化和工业化，则将是一个危险因素。

最后，随着我国西部大开发，大量人群从平原进入青藏高原，无疑高原心脏病的患病率势必增高。而且，在中国，青藏高原总人口约为1200万，一个粗略估测约4％～5％的高原居民患有高原心脏病或相当于有25～30万病人，因此高原心脏病是一个严重影响高原居民健康的疾患，必须引起高度关注。

【临床特征】

1.发病情况 根据在青藏高原的观察，平原人移居高原后发生AHAHD约要经15～20年之久。但如果居住地海拔更高，达5000～6000m，则可于数月或数年内发病，如印军在喜马拉雅海拔5000m或更高处可在6个月内发生严重的肺动脉高压和右心衰竭，被称为"高原肺高压症"，其实就是成人高原心脏病，说明高原低氧所致肺动脉高压的发展速度和增高程度决定了发病间期。

2.症状 小儿高原心脏病与成人高原心脏病的表现有所不同，小儿早期一般表现为烦躁不安、夜啼不眠、食欲缺乏、咳嗽、多汗、声嘶等。约半数患儿有呼吸道感染的前期症状，并常反复。继而精神萎靡、颜面苍白、憋气、呼吸困难、消化功能紊乱(呕吐、稀便、腹胀)，或有发作性昏厥，最终发展为右心衰竭。

成人高原心脏病起病缓慢，主要出现劳力性呼吸困难、心悸、胸闷、头痛、头晕、耳鸣、失眠、疲乏、食欲减退、发绀及小血管高度扩张等。

3.体征 呼吸急促，发绀明显。小儿体格发育一般较差，可有心前区隆起。成人常呈多血症外观，可有代偿性肺气肿征，部分有杵状指。血压多正常，心窝部收缩期搏动，心界扩大，心率增快，也有少数呈心动过缓。部分病例心尖区或三尖瓣区有柔和的收缩期吹风样杂音，偶尔心尖区或肺动脉瓣出现舒张期杂音，肺动脉瓣区第二心音亢进或分裂。肺部可闻干、湿啰音，多与感染有关。当出现右心衰竭时有颈静脉怒张、肝脏肿大、肝颈静脉反流征阳性、腹腔积液及水肿等。

4.实验室检查 白细胞数多数正常，计数大于10×10^9/L以上者占43.2％～45.4％，常与合并呼吸道感染有关。成人患者常出现高原红细胞增多症(HAPC)，红细胞(RBC)值(6.8～9.5)$\times10^{12}$/L，血红蛋白(Hb)190～280g/L。小儿红细胞增多者仅占10％左右，相反有22％～50％呈不同程度的贫血。动脉血氧饱和度较同高度正常人明显降低，如海拔3658m处测定正常人为90.27％，成人患者为84.26％，差异显著。

5.胸部X线表现 主要表现为肺动脉段突出，肺动脉圆锥膨隆，有的甚至呈动脉瘤样隆突。突出之肺动脉段常见搏动增强，但未见肺门舞动。右肺下动脉干扩张(高原地区成人应以≥16mm为标准)，也有中心肺动脉扩张而外围分支细少，形成"残根状"者。部分肺门影扩大，肺纹理增多、粗重或呈网状。心脏扩大占66.3％～95％，主要是右心增大，心尖上翘或圆突，也有以右心为主的全心扩大，单纯表现左心增大者甚少。小儿常呈球形增大，搏动减弱，有如心肌炎或心包积液，易于误诊，需加注意。上腔静脉影多增宽。

6.心电图 主要特征为电轴右偏，极度顺针向转位(V_5R/S≤1)，肺型P波(3.2％～29.3％)或尖峰形P波(27.3％～29.2％)，右心室肥厚或伴有心肌劳损(33.5％～100％)，右束支传导阻滞(完全或不完全性，占4.9％～26.8％)，仅少数呈双侧心室肥厚。也可出现下述值得注意的变化：

(1) $V_{1\sim3}$ 呈 QS 型，酷似心肌梗死，而待病情好转或转往低地区可转为 rs 型或 rS 型。

(2)出现 $S_1S_2S_3$ 图形，一般反映右室肥厚。

(3)"假性"电轴左偏，实际也是 QRS 电轴极度右偏，右室肥厚的一种表现。

(4)ST-T 段改变，常见于Ⅱ、Ⅲ、aVF 及右胸前导联，有的 T 波倒置，颇似"冠状 T"。

(5)少数有期前收缩，P-R 间期或 Q-T 间期延长、低电压等。

7.超声心动图　根据对 202 例成人高原心脏病的超声心动图所见，主要特征为：右室流出道增宽，平均宽径(36.9±5.7)mm，右心室内径增大，平均(27.7±5.4)mm，左/右心室内径比值 1.98±0.6，右心室/左房内径比值 1.82±0.8。

8.血气分析　动脉血氧饱和度(SaO_2)明显低于同海拔高度的正常人。动脉血氧分压($PaCO_2$)降低而动脉血二氧化碳分压($PaCO_2$)增高，此与 HVR 钝化有关。pH 多正常或轻偏酸，虽有通气低下，但由于血浆碳酸氢盐含量增高而加以代偿。

9.肺功能　根据在拉萨(海拔 3658m)对 30 例成人高原心脏病肺功能测定结果显示，患者的肺容量正常或仅有轻度增高，中间最大呼气流率(MMEF)及用力肺活量(FVC)的 V50、V25 均有明显降低。最大摄氧量(VO_{2max})下降明显。

【病理生理及发病机制】

(一)高原肺动脉高压是基本的发病机制

1.小儿高原心脏病的高原肺动脉高压　皆知，人类胎儿在胎盘内是处于低氧环境(PaO_2 低于 30mmHg，约相当于海拔 7500m)，同时，肺呼吸尚未建立，肺部血流经动脉导管人体循环，此时其肺小动脉肌性增厚，称为"胎儿型"肺小动脉。但在海平面出生后，处于常氧环境，肺呼吸建立，动脉导管逐渐关闭，肌性肺小动脉在数周内消退，转化为肌层菲薄的"成人型"肺小动脉，PAP 下降至正常水平。而在高原出生后，婴幼儿仍处于低氧环境，其"胎儿型"肺小动脉退化延迟，约经数月或更长，PAP 仍保持较高水平，右心室依然肥厚，被称为小儿"高原心脏"，有的甚至退化不全，PAP 持续增高，而发生 PHAHD。

此外，平原人，特别是汉族移居高原者，母亲在高原妊娠时，经多普勒技术测定子宫动脉及髋动脉血流量与世居藏族相比明显为低，使汉族胎儿多易发生胎儿宫内发育迟缓(IUGR)，出生时其脐带血氧饱和度也明显低于藏族新生儿。这类汉族新生儿常为低体重儿(＜2500g)，其出生后明显的低氧血症使"胎儿型"肺小动脉向"成人型"转化延迟，这种肌肉型肺小动脉及肺细小动脉的异常肌化是形成严重肺动脉高压的形态学基础。而当吸入低氧气体时，其 PAP 迅速明显增高，证明此类患儿肺小动脉对低氧的易感性而产生明显 HPVR。PHAHD 时肺小动脉肌层肥厚和肺细小动脉出现异常肌化，导致严重肺动脉高压，MPAP 在 33～47mmHg，平均 44mmHg，1 名 15 岁女孩 MPAP 静息时为 44mmHg，作运动后升达 109mmHg，但返回海平面后可逐渐恢复正常。

2.成人高原心脏病的高原肺动脉高压　选取心导管资料对肺循环的研究证明 AHAHD 与居住同高度的健康人相比，有轻或中度的肺动脉高压。成人高原心脏病的 PAP 虽较小儿高原心脏病患儿为低，但持续的肺高压，特别当运动或并发呼吸道感染时，PAP 将明显增高，日久必将引起右心损害。

3.红细胞增多　小儿高原心脏病仅有约10%患儿有红细胞增多，而多数常伴有轻度贫血。成人高原心脏病则多伴有“高原红细胞增多症”，高原红细胞增多可使血容量增大，血液黏滞度增高，加重心脏负荷，红细胞增多本身可引起肺功能障碍和肺循环阻力增大，而使PAP进一步增高，PAP显著增高又使肺通气功能恶化，由此而形成“恶性循环”。

4.通气及低氧通气反应(HVR)　学者曾对12例成人高原心脏病在玛多地区(4280m)进行了通气功能研究，患者均为男性汉族移居者，平均年龄42岁，并以12名男性健康移居汉族及12名健康男性世居藏族作对照。结果患成人高原心脏病者其每分通气量(VE)、潮气量(VT)、肺泡通气、动脉pH、SaO_2值均降低，而呼吸频率(f)及动脉二氧化碳分压($PaCO_2$)则增高，说明汉族移居者罹患成人高原心脏病时与藏、汉健康者相比，有通气功能及气体交换障碍。与健康组相比，患者存在低氧通气反应(HVR)钝化，由此说明成人高原心脏病患者周边性钝化的HVR降低了肺泡通气。

(二)ACE基因多态性

Morrell等及Adasbev等均观察到吉尔斯高山居民的肺动脉高压与ACE I/D基因多态性有关，在一组较大人群中26%出现较明显的高原性肺动脉高压(HAPH)，14%出现酷似慢性肺心痛的ECG征象。结果发现ACEⅡ基因显然易发生HAPH，而ACE Ⅰ等位基因是一个易感指标。

物种肺动脉低氧易感性为进化一遗传适应提供了依据，但其分子机制有待进一步研究，这将是阐明高原低氧适应机制的一个突破口。

【临床诊断】

中华医学会高原医学分会结合ISMM的国际标准(青海标准)于2008年1月发布的高原心脏病的诊断标准如下：

(一)小儿高原心脏病

1.发病一般在海拔3000m以上，少数易感者亦可于海拔2500m左右发病。

2.父母系平原人移居高原后生育的子女，小儿在平原出生后移居高原均可罹患。少数高原世居儿童也可发病。

3.2岁以下儿童最为易感，但其他年龄儿童亦可罹患。发病多呈亚急性(数周至数月)经过。主要表现为呼吸困难、发绀及充血性心力衰竭。有显著的肺动脉高压及右心肥大征象(包括心电图、超声心动图及胸部X线摄片等证实)。

4.肺动脉压标准：PAP测定应用心导管术或超声心动图以Bemardidi法计算。婴幼儿(指1岁以内)MPAP＞50mmHg，其他年龄儿童，当MPAP＞25mmHg时为发生肺动脉高压，PAP≥40mmHg为达到诊断高原肺动脉高压症(即小儿高原心脏病)标准。

5.排除渗出性心包炎、心肌病、先天性心血管病及风湿性心脏病。

6.转往海拔低处，病情即有明显好转。此项在高原现场诊断时只作参考。

(二)成人高原心脏病

1.高原发病，在海拔2500m以上，移居者易患，世居者亦可罹患。

2.以下症状体征各按无、轻、中、重分别计0、1、2、3分：呼吸困难或心悸、睡眠障碍、发绀、静脉扩张、局部感觉异常、头痛、耳鸣。

3.Hb:男性>180g/L、<210g/L 计 0 分,≥210g/L 计 3 分;女性>160g/L、<190g/L 计 0 分,≥190g/L 计 3 分。将上述症状计分与 Hb 计分累加一起,按总分数先判定属于 CMS 的诊断,即无 CMS,0～5;轻度 CMS,6～10;中度 CMS,11～14;重度 CMS,≥15。

4.肺动脉压标准:PAP 测定应用心导管术或超声心动图以 Bernardidi 法计算。成人 MPAP>25mmHg。

5.无肺动脉压测定条件的现场诊断肺动脉压高压的征象为:心电图心电轴右偏及明显右心室肥厚;超声心动图右室流出道≥33mm,右室内径≥23mm;X 线胸片右肺下动脉干横径≥17mm。至少具备以上两项。

6.排除其他心血管疾病,特别是慢性阻塞性肺疾患、肺心病。

7.转往海拔低处,病情即缓解,肺动压高压及心脏病损逐渐恢复正常。此项在高原现场诊断时只作参考。

【治疗与预防】

小儿高原性心脏病在高原就地治疗疗效不佳,预后严重,有较高病死率,故应坚决将患儿及时转往低海拔处。最有效的预防是汉族母亲在海拔 3000m 以上妊娠后返回平原分娩,待小儿 2 岁后再去高原,这一措施已使 PHAHD 发病明显减少。

成人高原心脏病目前无特效治疗,高原就地吸氧只能暂时减轻症状,放血疗法也只是权宜之计。最有效的方法是患者转往平原地区,低转至平原并不再返回高原对早期病人也是可靠的预防,防止病情进一步发展,但实际上不尽可取,因不少病人由于家庭和经济的原因,特别是那些高原世居者仍需留居高原,在这些病人,可行放血术,单独放血或同时输入等容量液体(等容血液稀释),而后者可能更为可取,因其改善症状的时间更长。然而,学者观察到偶尔在放血术后数日至数周出现了“反跳”现象,其血红蛋白值明显重增高。间歇性供氧治疗可提高血液氧合及降低肺动脉压。高压氧治疗无明显疗效。α-受体抑制剂酚妥拉明有降低肺高压的作用,但不稳定。目前认为硝苯地平是降低高原肺高压较有效的药物,常先选用控释片口服,首剂 10mg,后可 20mg/d,应注意禁忌证,与氧疗并用,则可提高疗效。醋酸甲羟孕酮可增加通气提高血氧分压(PaO_2)而降低血二氧化碳分压($PaCO_2$)由此使血细胞比容(Hct)降低和改善若干症状,但有时在男性患者出现性欲减低。近年来,中、藏药对 HAHD 的防治显示有较好的作用,如红景天在高原可促进睡眠,而高原睡眠低氧血症常很明显,该剂则可提高血氧合作用。其他藏药,如唐古特青兰和人参总皂苷等也有某些防治作用。

(王同生)

第五节　高原红细胞增多症

【概念及特征】

慢性高原病的另一个临床类型即高原红细胞增多症(HAPC,简称高红症),系由于高原低氧引起的红细胞过度代偿性增生的一种慢性高原病。它可导致血液、呼吸、循环及神经系统为主的多器官损害,主要症状体征表现为头痛、头昏、乏力、耳鸣、气短及(或)心跳、失眠、记忆力减退、食欲减退、肢体麻木等,并有多血貌体征,显著发绀及小血管高度扩张。血液学检测示红细胞数、血红蛋白和血细胞比容值均明显增高，Hb 值高达 280g/L，Hct 值高达 82％均有报道。多数患者 Hb 高达 250g/L。骨髓检查显示红细胞系统显著增生但白细胞及血小板系统不增生。由此导致血容量过度增加，血黏度增加，血流阻力加大，血流缓慢，低氧血症。本病可单发，也常与慢性高原病肺动脉高压型并存。其本质是一种低压低氧引起的继发性红细胞增多，而白细胞及血小板正常，当转至低海拔地区后红细胞较快降至正常而痊愈，与真性红细胞增多有本质区别。

应该指出，HAPC 表现形式虽为过度的红细胞增多，但其并非单纯的血液病，除高原低氧外，有些人所以患病其病理生理的核心是低氧通气反应（HVR）低下，另为高原夜间睡眠呼吸障碍引起显著低氧血症，故被列为"呼吸型慢性高原病"。HAPC 是常见高原病，人群患病率为 2.5％～5％，我国高原地区约有 25 万人患有此病，因此是一个严重影响高原久居居民健康的疾患。

【临床诊断】

HAPC 的诊断标准是基于血红蛋白（Hb）或血细胞比容（Hct）高于高原正常范围，故如何确定高原正常值是关键。学者在过去 10 年，进行了一项广泛的高原血液学研究，共 5000 名健康藏、汉族男、女两性，年龄从 5～60 岁，居住海拔范围从 2260～5200m，测定了 Hb 及 Hct 值，由此建立了 Hb 及 Hct 的高原正常值范围，以及属于 CMS 的增高的切割值。基于此项和其他血液学调查和临床观察，1996 年中华医学会高原医学分会制订的诊断标准如下：

（1）高原移居和世居者在海拔 3000m 以上均可罹患，少数易感者也可在 2500～3000m 发病。

（2）典型症状是头痛、乏力、精神错乱，突出体征是发绀和结合膜毛细血管增生扩张。

（3）血液学指标：Hb＞200g/L，Hct＞65％，SaO_2＜85％用于男女两性。

（4）中度或明显肺动脉高压常可见。

（5）排除肺疾患、真性红细胞增多症及其他继发性红细胞增多。

（6）转至海拔低处或海平面症状缓解，Hb/Hct 值逐渐下降。

1997 年，国际高山医学协会（ISMM）提议应建立慢性高山病的国际诊断标准，由此成立了一个国际慢性高山病研讨工作组，其目的是要统一概念和统一诊断标准。我国学者根据多年基础研究和临床实践经验修订了我国原有标准并提供了一项量化诊断标准，应用一个症状问答记分系统。

1.症状与体征记分：以十个主要症状体征作为 CMS 的记分；头痛，头晕，记忆减退，疲乏，气促或心悸，睡眠障碍，耳鸣，食欲减退，唇、面及指发绀和结合膜及咽部毛细血管扩张充血。

2.症状体征严重度评定：如无上述每一个症状体征则各记分为 0。在被检者作出阳性回答时，每一症状体征按程度分别以 1 分、2 分、3 分各表示轻、中、重。

3.血红蛋白及动脉血氧饱和度（SaO_2）记分：

男性：Hb＞180g/L、＜210g/L	记分＝0
男性：Hb＞210g/L	记分＝3
女性：Hb＞160g/L、＜190g/L	记分＝0
女性：Hb≥190g/L	记分＝3
SaO_2≤85％（两性同）	记分＝3

4.慢性高山病诊断及严重度判定，将以上记分相加作出 CMS 的诊断及判定其严重度如下：

无 CMS	总记分＝0～5
轻度 CMS	总记分＝6～10
中度 CMS	总记分＝11～14
重度 CMS	总记分＝15 或更高

特别是呈严重头痛，过度红细胞增多(Hb＞250g/L)及显著低氧血症(SaO_2＜80％)其总记分达 15 时为重症，CMS 患者应坚持立即低转。这一诊断标准经我国多年现场和临床应用，证实是简易和精确的。

【病理生理及发病机制】

1.睡眠研究　为了研究高原红细胞增多症(HAPC)患者的睡眠质量及与睡眠相关的呼吸病变，张海明等用多导睡眠监测仪对 15 例 HAPC 患者[平均年龄(43.8±6)岁，平均 Hb(231±24)g/L]在果洛大武(海拔 3730m)进行了监测，并以 8 名健康汉族男性在同地区作对照，平均年龄(38.6±7)岁。结果两组间在睡眠质量上存在明显差异，患者组与健康组对比，睡眠唤醒及清醒数增多，总睡眠时间(TST)减少，差别明显(P＜0.001)，5 例病人出现周期性呼吸(PB)及睡眠呼吸暂停。PB 加重了动脉血氧不饱和，SaO_2 于患者组及对照组各为 65％±10％及 78％±9％。睡眠时病人组的血氧不饱和程度显著大于对照组(P＜0.01)。其后，张海明等从上述 15 例病人中抽选 8 例，在低转至苏州近海平面处(15m)，在此逗留 2 周后，病人组 Hb 降至(162.5±13.9)g/L，并再次作睡眠监测，以与在高原时的睡眠相比，观察到睡眠质量改善，TST 增加，有效睡眠指数(SEI)增高，总唤醒时间(TAT)减低。睡眠质量有了明显的改善。

有研究发现，HAPC 患者约有三分之一出现睡眠呼吸暂停，从而导致严重的睡眠低氧血症，激发红细胞生成增多。但并非所有的 HAPC 患者都要出现呼吸暂停，也不是所有的呼吸暂停都出现高原红细胞增多，其因果关系有待进一步研究。

2.红细胞生成素(EPO)　研究表明，只有在高原低氧反应的早期血浆 EPO 水平才显示一过性明显增高，数日后很快下降。尽管汉、藏 HAPC 患者组的血浆 EPO 水平高于汉、藏健康组，但 59％具有红细胞增多的患者并未超过正常 EPO 值的 95％。在一组 7 例具有红细胞增多的病人，仅有一例其血浆 EPO 值明显增高，在 HAPC 的后期 EPO 值一般保持于一个正常稳定值。这一结果与秘鲁报告对高原过度红细胞增多症的观察相一致。可能在高原慢性低氧下，EPO 的表达并非于血浆水平，而在骨髓受体上。

3.自由基代谢　高原低氧可影响自由基代谢，随着海拔增高红细胞超氧化物歧化酶(RBC-SOD)降低而血浆丙二醛(MDA)增高。然而，在海拔 4300m 与汉族相比，藏族的 RBC-SOD 水平较高而血浆 MDA 则较低，提示世居藏族在高原的氧自由基代谢处于一种稳态。HAPC 病人的脂质过氧化随着海拔增高而明显增高，其 RBC-SOD 的活性比同高度的健康对照组明显降低，这可能是降低红细胞变形能力的重要因素。

4.分子机制　为什么 HAPC 的发病有很大的群体差异和个体易感性不同，提示可能与某种基因调控有关。近年来，已初步作了一些候选基因的研究，包括红细胞生成素、红细胞生成素-受体、低氧诱导因子 1α 等，但尚未确定其间的相关关系。

(王同生)

第十四章　职业性肺病

第一节　尘肺病

一、总论

【概述】

尘肺病是由于在职业活动中长期吸入生产性粉尘而引起的以肺组织弥漫性纤维化为主的全身性疾病。

我国的尘肺病病例数约占所有职业病总数的75%～80%，根据各地上报资料统计，到2009年底，累计发生的尘肺病例已超过60万例，累计死亡14万多例，病死率超过20%；新发尘肺病病人数平均每年以1万例左右的速度增长，估计每年由于尘肺病造成的经济损失约达300亿～400亿元人民币；从粉尘作业的人数、尘肺病的累计发生人数、死亡人数及新发病人数来看，均居世界首位。由于目前尘肺病的检查率还不到实际接尘人数的30%，因此，所报告病例数恐远低于实际发病情况。专家预测，即使从现在起采取有效的防控措施，但鉴于尘肺病的迟发特点，今后若干年内，我国仍面临十分严峻的尘肺病防治形势。

【病因】

引起尘肺的主要病因是直径<10μm(特别是<2μm)、可以抵达呼吸道深部的所谓"可吸入性"粉尘。以前曾认为只有二氧化硅(SiO_2)形成的矽尘才能引起肺纤维化，其发生及病变程度与肺内矽尘蓄积量密切相关，矽尘浓度越高，分散度越大，接尘工龄越长，防护措施越差，使吸入并蓄积在肺内的矽尘量越大，也就越易发生矽肺，病情也越严重。

但大量的临床病例证实，虽然矽尘是致肺纤维化能力最强的物质，但其他粉尘如煤尘(主要由碳、氢、氧、氮组成的有机矿物)、石棉尘(主要是镁和硅构成的硅酸盐)、滑石尘(主要为含镁的硅酸盐和碳酸盐)、炭黑尘(主要是碳氢化合物)等，也可引起尘肺，只是其致纤维化能力较弱，引起尘肺的潜伏期较长而已。

【接触机会】

由于很多工业生产过程可以产生粉尘，尤其是下列这些生产岗位，如防护措施不良，最有可能引起尘肺病：

1.矿山开采：各种金属和非金属矿山（如石棉矿）、煤矿等开采、凿岩、爆破、运输、加工等过程。

2.机械制造业中的铸造、造型、清砂、电焊等工种。

3.石料生产中的开采、破碎、筛选；耐火材料、水泥等建筑材料的生产、运输等。

4.公路、铁路、水利、水电建设中的开凿隧道、工程爆破等。

5.其他：陶瓷、玉器、建材等加工、生产等。

【分类】

尘肺病按病因大致可分为五大类。

1.吸入游离二氧化硅粉尘所致的矽肺。

2.吸入硅酸盐粉尘所致的硅酸盐肺，如石棉肺、滑石肺、云母尘肺、陶工尘肺、水泥尘肺等。

3.吸入含炭粉尘所致的炭素尘肺，如煤肺、石墨尘肺、炭黑尘肺等。

4.吸入某种金属粉尘所致的金属尘肺，如铝尘肺等。

5.吸入两种或多种粉尘所致的混合性尘肺，如电焊工尘肺、煤矽肺等。

我国2009年颁布的尘肺病名单中，已将矽肺、煤工尘肺、石墨尘肺、炭黑尘肺、石棉肺、滑石尘肺、水泥尘肺、云母尘肺、陶工尘肺、铝尘肺、电焊工尘肺、铸工尘肺等12种尘肺病规定为我国的法定职业病；另外还规定，根据《尘肺病诊断标准》和《尘肺病理诊断标准》可以诊断的其他尘肺也可按职业性尘肺处理。

【发病机制】

尘肺病的发病机制较为复杂，一般认为肺泡巨噬细胞(PAM)在尘肺（尤其是矽肺）的发病机制中发挥了关键作用，即当粉尘进入并滞留在深部肺内时，会刺激多形核细胞、巨噬细胞向该部趋化，它们所产生的炎性渗出物，又进一步吸引大量巨噬细胞在该处聚集、激活，并吞噬尘粒；激活的巨噬细胞除释放各种生物活性因子外，还产生大量活性氧(ROS)，直接损伤肺泡上皮细胞及毛细血管；巨噬细胞吞噬矽尘颗粒后，可发生坏死崩解，引起巨噬细胞性肺泡炎，逸出的矽尘又可被其他的巨噬细胞吞噬，这种反复发生的细胞毒性作用和细胞死亡过程不断重复，使炎症在肺组织深部如呼吸性细小支气管、肺泡、小叶间隔、血管及支气管周围，以及胸膜下、淋巴组织内持续下去，逐渐形成粉尘灶（尘斑或尘结节），最终发展为尘细胞肉芽肿。当这些破坏不能完全修复时，则被胶原纤维所取代，导致肺组织纤维化。因此，尘肺病的基本病程为：巨噬细胞性肺泡炎、尘细胞肉芽肿和尘性纤维化。

目前的研究更为深入，有的已深入至分子水平，主要进展如下。

1.*尘肺发生与细胞因子和氧化应激有关*　矽尘被肺泡巨噬细胞吞噬后，可活化巨噬细胞，使之释放炎症因子如TNF-α、IL-1、IGF-1、TGF-β等，使炎症细胞聚集到矽尘所在的局部肺泡壁，引起肺泡炎，直接或协同参与成纤维细胞增殖和胶原合成过程，最终导致肺纤维化。矽尘颗粒作用于单核-巨噬细胞系统，除引起细胞凋亡外，还使其产生大量$O_2^{-\cdot}$、H_2O_2和NO，这些活性氧(ROS)和活性氮(RNS)自由基能直接引起细胞和DNA损伤，导致细胞结构形态异常。

2.*尘粒的理化性质影响其致病性*　研究表明，新鲜的矽尘对于巨噬细胞的毒性作用比陈旧的矽尘大，这是因为新研磨粉碎的矽尘表面的电荷增加，与碳、氢、氧或氮的反应性增强；粉碎后的矽尘表面还能产生 Si^- 和 SiO^- 离子，可与水反应产生有害的氢氧离子自由基等，增强其损伤作用。

粉尘颗粒粗细也影响其致病性。任何物体表面都能吸附所在介质中的分子和颗粒，表面积越大，吸附力也越大；较细的粉尘颗粒有较大的表面积，可以吸附更多的在肺内产生的氧自由基（如硅氧自由基、硅过氧基、超氧阴离子、羟自由基等），使肺组织发生更严重的脂质过氧化损伤，加速肺内成纤维细胞增生及纤维化；临床亦见直径小于 5μm 的尘粒，致纤维化作用均较大颗粒粉尘明显增加。

3.尘粒的机械刺激也具致尘肺作用 新鲜粉尘颗粒的表面具有较强的生物活性和致纤维化能力，因此，粉尘表面越粗糙，产生炎症刺激和纤维化的能力越强。石棉肺的研究也发现，胸膜内的石棉纤维绝大多数为细而短的温石棉，因易刺入胸膜而损伤性更强；此种纤维颗粒较大，因而也更不易经淋巴系统清除；闪石石棉纤维直而硬，故接触闪石石棉者肺间皮细胞瘤的发病率也最高。Setanton 据此还提出“纤维外观（长/径）比值”的石棉肺发病理论，已广为大家接受。

4.免疫反应介入尘肺的发病机制 从尘肺病的病理形态看，初期的矽肺结节含有较多细胞成分；随着病变进展，出现大量纤维组织增生，矽结节逐步转化为无细胞成分的玻璃样变组织。研究表明，在这个过程中，有抗原-抗体反应参与——尘结节的形成不仅有巨噬细胞和中性粒细胞参与，肥大细胞和 B 淋巴细胞也被活化，并参与诱发纤维化过程；尘肺病灶区的巨噬细胞表达的主要组织相容性复合物（MHC）具有抗原呈递功能，能使共同培养的 T 淋巴细胞活化；用荧光免疫组织化学方法观察矽结节，发现在胶原纤维及其间隙中有大量 γ-球蛋白沉积，主要是 IgG 和 IgM，其周围区域分泌免疫球蛋白的细胞也见增多；将尸检取得的矽结节组织制成匀浆，给家兔注射后，能产生抗人 γ-球蛋白抗体。对矽肺患者作体液免疫测定也发现，血清中免疫球蛋白如 IgG 和 IgM 增高，抗肺自身抗体、抗核抗体和类风湿因子检出率也较高。但关于引起矽肺的抗原物质目前还未提取出来，多认为有 3 种可能性：①矽尘作为半抗原与机体的蛋白质结合构成复合抗原；②矽尘表面吸附的 γ-球蛋白转化为自身抗原；③矽尘导致巨噬细胞死亡崩解后释放出自身抗原，现已有很多证据表明，后者的可能性最大。

1953 年，英国人 Caplan 在 1953 年发现，尘肺煤矿工人合并有类风湿关节炎者肺内可出现特殊肺阴影，后人将该病称为“卡普兰综合征”；以后又发现吸入游离硅酸、硅酸盐、铁、铝等其他无机粉尘也可产生该综合征。目前已证实该病的发生与机体免疫功能异常有密切关系，粉尘对形成类风湿关节的肺结节也有某种促进作用，提示机体的免疫功能异常，在尘肺的发生机制中可能占有一定地位。

这些研究资料充分提示，尘肺病发生发展过程中有免疫因素介入，但其发病机制极为复杂，可能还涉及多种因素，它们互相影响、互为因果，共同促进矽肺的发生和发展。

5.个体的遗传特性参与发病机制 临床观察和流行病学调查资料均表明，在相同的粉尘暴露量情况下，有些人发病，有些人不发病，即使同为尘肺病患者也会存在严重程度的差异，提示个体遗传特性在尘肺的发生、发展中，可能具有重要影响，其中有关基因多态性的研究尤其成为近年人们关注的热点。目前已证明，肿瘤坏死因子（TNF）、转化生长因子（TGF）、白细胞介素（IL）、人类组织相容性抗原复合物（MHC）、谷胱甘肽 S 转移酶（GSTs）、血管紧张素转换酶(ACE)、基质金属蛋白酶9(MMP-9)、热休克蛋白70(HSP70)、纤维粘连蛋白等物质的基因多态性,都可能参与了尘肺病的发生和发展过程。

上述各种机制在尘肺的发病过程中,各具不同作用,均不容忽视,尤其是机体的免疫和遗传特性,可能对各种尘肺的发生、发展具有关键性影响。此外,对于不同的粉尘病因,不同机制在发病作用中的分量也可能有所不同,如在石棉肺的发病过程中,粉尘颗粒的机械刺激作用可能占据较关键的地位,但各种机制的协同、制约、作用交互点及调控细节仍有待进一步澄清。

尘肺的发病过程还受各种其他因素的影响,在处理实际问题时需要予以考虑。如:①病因粉尘不同,引起的尘肺发病快慢也不相同:矽尘引起尘肺的潜伏期相对较短,一般情况下为5～10年,高浓度游离二氧化硅吸入甚至可引起"快型矽肺";其次为石棉和滑石,而煤工尘肺、水泥尘肺的发病潜伏期则可长达20～30年。因此,空气中游离二氧化硅含量越大,尘肺病的发病率越高,发病时间也越短。②尘肺的量效关系十分明显,故接触粉尘的时间越长,尘肺病的发病率也越高;而有防尘措施良好者,可不发生尘肺,即使发生,其发病率也明显降低,发病时间明显延长。③有慢性呼吸道及肺部疾病者,呼吸系统防御功能下降,更易受粉尘侵袭。

【病理改变】

(一)尘肺病肺脏的大体改变

肺部的大体病理改变可分为三个类型:结节型、弥漫性纤维化型和尘斑型。

1.结节型　最多见,主要发生在接触矽尘或以矽尘为主的混合尘的工种,尘肺病变以尘性胶原纤维结节为主,肺内结节性病变可以融合,形成大块纤维化。肉眼下,尘肺结节呈类圆形、境界清楚、色灰黑,触摸有坚实感;光学显微镜下,其或为以胶原纤维为核心的矽结节,或为胶原纤维与粉尘相间杂的混合性尘结节(但胶原纤维成分占50%以上),或为矽结核结节,即矽结节或混合尘结节与结核病灶混合形成的结节。

2.弥漫性纤维化型　主要发生在石棉肺和其他硅酸盐肺。其主要表现为广泛的纤维化,弥散分布于全肺,在呼吸细支气管、肺泡、小叶间隔、小支气管和小血管周围、胸膜下区均可见因粉尘沉积所引起的弥漫性胶原纤维增生,分布十分广泛,但很少形成病灶。

3.尘斑型　以接触煤尘和炭系粉尘以及金属粉尘的工种多见,也见于铸工和电焊工。肺脏外观呈灰黑色,病变以粉尘纤维灶(尘斑)及灶周肺气肿改变为特点。病灶呈暗黑色、质软、境界不清,灶周常伴有气腔(灶周肺气肿),病灶与纤维化肺间质相连呈星芒状;镜检显示病灶中网织纤维、胶原纤维与粉尘相间杂,胶原纤维成分不足50%。此外,尚伴有明显的肺小叶间隔及胸膜下纤维化,偶见结节形成;脏层胸膜表面尘斑可聚合成大小不等的黑色斑片。

(二)尘肺病的肺脏病理学特点

尘肺病的基本病变是相似的,显微镜下主要表现为巨噬细胞性肺泡炎、肺淋巴结粉尘沉积、尘细胞肉芽肿和尘性纤维化,统称为"肺的粉尘性反应"。

1.巨噬细胞性肺泡炎　粉尘进入肺泡内,起始阶段肺泡内有大量多形核白细胞浸润;而后可见肺泡内巨噬细胞增多,并逐步取代多形核白细胞。

2.肺淋巴结粉尘沉积　主要见于肺、胸膜、肺引流区等部位淋巴结,粉尘可在这些部位逐渐形成沉积成灶,最终可导致肺内淋巴引流障碍,淋巴液淤积。

3.尘细胞性肉芽肿　粉尘和含尘的巨噬细胞(尘细胞)在呼吸性细支气管、肺泡内、小叶间隔、血管及支气管周围聚集形成粉尘灶，此即为“尘斑”或“尘细胞肉芽肿”。

4.尘性纤维化　尘肺进展至后期，肺泡结构严重破坏，多被胶原纤维取代，形成以结节为主的肺纤维化或弥漫性肺纤维化改变，也可两者兼有。

【临床表现】

尘肺病无特殊的临床特点，与一般性肺疾患十分相似，主要表现有：

1.咳嗽　尘肺早期，咳嗽多不明显；随着病程的进展，由于肺内广泛纤维化的影响，胸廓变形，排痰多不畅，病人常易合并慢性支气管炎或其他肺内感染，均可使咳嗽加重，并与季节、气候等密切相关。

2.咳痰　咳痰主要因呼吸道对粉尘的生理性反应——排异清除所引起，早期一般咳痰量不多，多为灰色稀薄痰，但如合并肺内感染或有慢性支气管炎，痰量则明显增多，痰色亦转黄，较黏稠，或呈块状，常不易咳出。

3.胸痛　尘肺病人常常感觉胸痛，多因胸膜受肺内纤维化组织牵扯所致，一般与尘肺严重程度无明显相关；其部位不一，多为局限性，性质多为隐痛，也可为胀痛、针刺样痛等。

4.呼吸困难　此多见于尘肺后期肺内纤维化较为广泛的病例，因随肺组织纤维化程度加重，常使有效呼吸面积减少、通气/血流比例明显失调，导致呼吸困难逐渐加重；合并症也可明显加重呼吸困难的程度和进展。

5.咯血　较为少见，主要因呼吸道长期慢性炎症引起黏膜血管损伤所致，多为痰中带血丝；大块纤维化病灶溶解破裂损及血管，或合并肺内活动性结核，也可出现大咯血。

6.其他　由于肺内长期存在的慢性炎症或合并感染，也可出现不同程度的全身症状，如抵抗力减低、消化功能不良、右心功能不全，甚至引起肺性脑病等。

上述临床表现的严重程度与X线表现常不一致，但与肺功能状况大致平行，后者除与病变范围有关外，还取决于有无合并症；尘肺病的种类也影响临床症状的严重度，如石棉肺、矽肺、煤矽肺的呼吸系统症状发生率及严重程度均高于其他种类的尘肺。

尘肺病常见的并发症有：

(1)呼吸系统感染，主要是肺内感染，这是尘肺病最常见的并发症。

(2)自发性气胸，主要为肺组织和脏层胸膜破裂，空气进入胸膜形成气胸，可为闭合性气胸、张力性气胸或交通性气胸，但较少见。

(3)肺结核，较为常见，粉尘作业工人，尤其是矽尘作业工人，常较一般人群易患肺结核。

(4)肺癌及胸膜间皮瘤，主要见于石棉作业工人及石棉肺患者。

(5)慢性肺源性心脏病，主要见于晚期病人，多因慢性支气管炎引起气道狭窄、通气阻力增加、阻塞性肺气肿，最终导致肺动脉压升高而致。

(6)呼吸衰竭，尘肺病人的上呼吸道及肺部感染、气胸等合并症是导致发生呼吸衰竭的主要原因；滥用镇静及安眠类药物也是导致尘肺患者呼吸衰竭的原因之一。

【X线表现】

尽管目前临床上已经较普遍采用数字X线摄影(CR/DR)，使图像的分辨率、锐利度及细节显示均明显提高，且放射剂量小，曝光宽容度较大，此外，它还可根据临床需要进行各种图像后处理，有助于实现放射科无胶片化及科室之间、医院之间网络化，便于教学与会诊。但我国新颁布的《尘肺病国家诊断标准》(GBZ70-2009)有关尘肺的胸部X线检查仍采用高千伏摄影，技术明显滞后，相信不久的将来一定会与新的X线检查技术接轨。

根据高千伏摄影胸片所见，尘肺病X线的肺部主要表现为结节阴影(直径一般在1～3mm)、网状阴影和大片融合阴影；其次为肺纹理改变、肺门改变和胸膜改变。接触矽尘含量高和浓度大的矽肺患者，常以圆形或类圆形阴影为主，早期多出现于两中下肺的内中带，以右侧为多，随后逐渐向上扩展，但有的也可先出现在两上肺叶；含矽尘量低或为混合性粉尘，则多以类圆形或不规则阴影为主。大阴影一般多见于两肺上叶中外带，常呈对称性、跨叶的八字形，其外缘肺野透亮度增高；由于大块肺纤维化收缩使肺门上移，故可使增粗的肺纹呈垂柳状，并出现气管纵隔移位。肺门改变主要为阴影密度增加，有时可见"蛋壳样钙化"淋巴结。胸膜改变主要为增厚、粘连或钙化。

我国的尘肺诊断标准将上述肺部X线表现规范为如下两类。

1.小阴影，指肺野中直径不超过10mm的阴影，根据形态的不同，其又可分为圆形和不规则形两种；圆形小阴影按直径大小又分成p(＜1.5mm)、q(1.5～3mm)、r(＞3mm)三种，不规则小阴影按直径大小分成s(＜1.5mm)、t(1.5～3mm)、u(＞3mm)三种。为规范描述阅片结果，该标准将左、右肺各分为3个"肺区"，又规定以"小阴影密集度"来判断胸片上各肺区范围内小阴影的数量(其分布至少需占该肺区面积三分之二)，并将其划分为四级，即：0级，为无小阴影或阴影甚少，不足1级的下限；1级，为少量小阴影；2级，为多量小阴影；3级，为有很多小阴影。判定各肺区的小阴影密集度后，再确定"小阴影密集度分布范围"及"全肺总体密集度"；小阴影分布范围是指出现有1级密集度(含1级)以上小阴影的肺区数，总体密集度是指全肺6个肺区(左肺和右肺各划分为3个肺区)中，密集度最高肺区的密集度。

2.大阴影，指直径和宽度大于10mm以上的阴影。

【诊断】

尘肺病的诊断必须具备详细可靠的职业史、质量合格的高千伏X线技术拍摄的后前位胸片、各种临床检查资料；病人所在单位的尘肺病流行病学情况有助于鉴别诊断，也应尽可能提供，以使诊断更加全面、合理和可靠。根据2009年卫生部颁布的尘肺病诊断标准，尘肺的具体诊断分级如下：

(一)观察对象

粉尘作业人员的X线胸片有不确定的尘肺样影像学改变，其性质和程度需要在一定期限内进行动态观察者；但我国尚未将本期病情纳入法定职业病范畴。

(二)一期尘肺

有总体密集度达1级的小阴影，分布范围至少达到两个肺区。

(三)二期尘肺

有总体密集度2级的小阴影，分布范围超过4个肺区；或有总体密集度3级的小阴影，分布范围达到4个肺区。

(四)三期尘肺

有以下三种表现之一者：有大阴影出现，其长径不小于20mm，宽径不小于10mm；有总体密集度3级的小阴影，分布范围超过4个肺区并有小阴影聚集或有大阴影。

胸部CT摄影目前尚未成为尘肺的常规诊断的方法，但在疑难病例的辅助诊断和鉴别诊断中常有重要价值。

值得思考的是，目前尘肺的病情分级主要依据X线胸片检查结果，实际上，此种影像学改变与临床严重度并不完全平行，不少三期尘肺的病人生活质量、平均寿命未见明显降低，而相当数量的二期甚至一期尘肺病人，由于呼吸功能低下，常年缺氧、发绀，生活难以自理。因此，未来的临床分级必须综合考虑心、肺功能状况（包括血气分析结果），才能更为科学、准确。

尘肺需注意与下列疾病相鉴别：

1.*血行播散型肺结核*　该病在肺内也出现弥漫性点状阴影，需注意与一、二期矽肺相鉴别，要点在于前者在急性期常有高热及明显的呼吸困难；亚急性及慢性结核病患者，临床上虽无高热、呼吸困难等表现，但可有血沉增快，皮肤结核菌素试验常呈强阳性。其在胸片上的点状阴影，密度和大小通常均不等，状似花瓣，一般无"肺泡性肺气肿"表现；经抗结核药物治疗后，肺部结核性阴影可逐渐缩小变浅。

2.*肺癌*　主要是周围型肺癌与三期矽肺大阴影的鉴别。肺泡癌在X线胸片上可呈弥漫性点状阴影，病灶大小不一，多分布于肺下野，肿块影多为单侧，在CT及体层片上病变阴影常呈分叶、毛刺或脐样切迹等征象；病程进展较快，临床症状多，痰中可找到癌细胞，血清癌胚抗原(S-CEA)常为阳性。

3.*特发性肺纤维化*　该病病因尚不清，但病变进展甚快，可有明显的呼吸困难、咳嗽、泡沫痰、杵状指和发绀；肺内阴影形状可为网状、结节网状、蜂窝状等；肺功能检查以限制性通气功能障碍为主；支气管镜肺活检或胸腔镜肺活检显示，组织病理学特征早期为非特异性肺泡炎，晚期为广泛纤维化，无矽结节形成；合并结核者少见。

4.*结节病*　属病因不明的多系统非干酪样肉芽肿性疾病，常侵犯肺门、纵隔淋巴结和肺组织；胸片可见团块状阴影或弥漫性肺纤维化，部分病人可出现周围淋巴结肿大、肝脾肿大；结节病抗原皮内试验阳性；血清血管紧张素转化酶活性增高；支气管黏膜或体表淋巴结活检可以确诊。

5.*肺含铁血黄素沉着症*　多见于成年风湿性心脏病二尖瓣狭窄、反复出现心力衰竭的患者，因肺毛细血管反复扩张、破裂出血，使含铁血黄素沉着于肺组织中；胸部X线表现为典型的二尖瓣型心，肺野有对称性分布的弥漫性结节样病灶，近肺门处较密集。

6.*肺泡微石症*　属常染色体遗传性疾病，常有家族史；肺内有弥漫性分布的细小砂粒状阴影，密度高，边缘锐利；病程发展缓慢；晚期胸膜多钙化；支气管肺泡灌洗液在高倍镜下发现大量磷酸钙盐结晶为确诊的有力佐证。

【治疗】

尘肺病确诊后，应按国家规定尽快调离粉尘作业，并根据健康状况，安排适当的工作或进行疗养。

尘肺迄今尚无特效的药物或疗法，目前应用较多的药物主要有克矽平、磷酸哌喹或羟基磷酸哌喹、粉防己碱、柠檬酸铝、矽肺宁等，可以单独或联合应用。

1.*克矽平（聚2-L烯吡啶氮氧化合物，简称PVNO，P_{204}）*　该药是一种高分子氮氧化合物，其机制是能在矽尘破坏巨噬细胞过程中起到保护作用，具有阻止和延缓矽肺进展的作用，可用于尘肺的治疗和预防。用法：每周 30mg/kg 肌注，或用 4%克矽平水溶液 8～10ml 雾化吸入，1 次/日，3 个月为一疗程，间隔 1～2 个月后，复治 2～4 疗程，以后每年复治两个疗程。本品雾化吸入副作用甚少，仅少数患者可有一过性转氨酶升高。

2.哌喹类 如磷酸哌喹（抗矽-14）、羟基磷酸哌喹（抗矽 1 号）等，以往主要用于防治疟疾，对辐射损伤小鼠血液系统也有保护作用；20 世纪 70 年代发现该类药物对肺巨噬细胞有保护作用，并可抑制胶原蛋白合成，已试用于尘肺临床治疗。如磷酸哌喹，口服吸收良好，具有长效作用，半衰期约 10 天，口服每周一次，每次 0.5g，连续用药 4～8 个疗程，可改善部分病人的临床症状。少数病人服药后出现一过性口周发麻、嗜睡、心率减慢及血清转氨酶增高；有的病人用药期间出现原有结核病变恶化，故矽肺并发结核病人应慎用。

羟基磷酸喹哌与之相仿，优点是体内不易蓄积，较易排出，体内半衰期仅 3.5 天；每周用药 1～2 次，每次 0.25g，6～9 个月为一疗程，间隔 1～2 个月后继续下一疗程，可连续用药 2～4 个疗程。本药毒副作用较磷酸喹哌小，部分病人用药后有延缓矽肺病变进展作用，但停药后病变进展似又可加快。

3.粉防己碱（汉防己甲素） 是中药汉防己科中提取的双苄基异喹啉生物碱，动物实验证实有稳定细胞膜、保护溶酶体膜的作用，另外尚有促进肾上腺糖皮质激素分泌作用。用药方法为口服，每日 200～300mg，3～6 个月为一个疗程，间隔 1～2 个月继续下一疗程。用药 3 个月后即有部分病人肺内阴影变小、变淡，尤以大阴影为著，但停药后可反跳。根据临床观察，剂量 300mg/d，疗程 3 个月，总剂量 9～10g 者疗效比小剂量时明显，但毒副作用也较明显。毒副作用包括胃肠道反应、恶心、食欲缺乏，少数有肝功能异常，四肢、胸背部皮肤色素沉着，停药后可逐渐消退。

4.柠檬酸铝 铝化合物可在二氧化矽尘粒表面形成难溶性硅酸铝，从而可降低其毒性；动物实验还发现柠檬酸铝有明显降低红细胞溶血的作用。临床长期应用达 5 年以上的患者，部分病人症状及肺功能有所改善，但胸部 X 线改变则不明显。用药方法为柠檬酸铝 40mg 肌内注射，每周 2 次，3～6 个月为一疗程，间隔 1～2 个月后开始下一疗程，可连续用药 4～8 个疗程。本药无明显毒副作用，但由于需要长期肌内注射，病人往往不能坚持而中断治疗。

但以上各类药物均未获得我国国家食品和药品监督管理局（SFDA）认可，故已不能在临床应用。目前获得 SFDA 认可，批准在临床应用的尘肺治疗药物仅有“矽肺宁片”，其为中成药，主要成分为连钱草、虎杖、岩白菜等，具有清热化痰，止咳平喘之功。实验研究表明，该药还具有抗感染、保护红细胞膜、促进肺巨噬细胞存活、提高细胞内 ATP 含量及改善小气道通气换气功能，有助于延缓矽肺病变发展，故除用于治疗急、慢性支气管炎、慢性支气管炎急性发作等痰热咳嗽外，对于矽肺、煤矽肺等引起的咳嗽、胸闷、短气、乏力等症也有治疗作用；一般口服一次 4 片，一日 3 次饭后服用，一年为一个疗程。

值得一提的是，抗氧化药物对肺纤维化也有抑制作用。因为越来越多的证据表明，氧化应激参与了肺纤维化整个进程，如肺泡上皮细胞的凋亡、肺成纤维细胞的过度增殖、胞外基质的沉积等，因此，抗氧化治疗已逐渐成为防治肺纤维化的重要途径。利用药物来防止自由基从活化的白细胞中大量释放，或使用药物增强肺的抗氧化能力，或中和这些氧化剂（如通过增强抗氧化基因的表达，或提高抗氧化酶如过氧化氢酶、超氧化物歧化酶的活性等途径），或阻抑炎性细胞向肺内集聚或激活，来防治肺纤维化，可能是今后尘肺治疗新的重要探索领域。有研究表明，N-乙酰半胱氨酸（NAC）可以减轻肺上皮细胞的损伤，减少成纤维细胞增生和细胞外基质沉积，改善特发性肺纤维化患者的肺活量，减慢特发性肺纤维化患者肺活量及肺一氧化碳弥散量的下降速度。还有研究显示，吡非尼酮也具有抗氧化作用，它可通过抑制促炎因子、促纤维因子释放来抑制炎症细胞和成纤维细胞的激活，从而减缓肺纤维化进程。α生育酚是维生素E的主要成分，通过提供氢分子与脂类过氧化基结合，可以阻断氧自由基的连锁反应；动物实验也已证实维生素E能减轻小鼠肺纤维化程度。甲基莲心碱和番茄红素也被证明具有防治肺纤维化的作用，能清除氧自由基，减轻气道的高反应性，并能刺激肺泡表面活性物质生成，还能通过抑制细胞因子产生及花生四烯酸代谢而起到抗炎作用。我国传统的中药在抗肺纤维化中更具有巨大潜力，值得深入开发。上述研究能否有效地应用于尘肺治疗，仍有待实验室及临床进一步证实，目前常见抗氧化剂有维生素E、维生素C、辅酶Q、超氧化物歧化酶（SOD）、氯丙嗪、异丙嗪、谷胱甘肽、硒类等，此类药物已在临床应用多年，安全可靠，作为尘肺的辅助治疗药物，当有利无弊，值得一试。

目前还出现了大容量全肺灌洗（WLL）疗法，能清除肺泡内的粉尘、巨噬细胞、致炎症因子、致纤维化因子等，还可改善症状，改善肺功能。有报告称，大容量肺灌洗一侧肺可清除粉尘3000～5000mg，其中游离二氧化硅达到70～200mg；灌洗后患者胸闷、胸痛、气短好转或消失，体力明显增加，感冒、上呼吸道感染次数减少，肺功能如小气道阻力、弥散功能等均有明显改善；7～8年随访表明，肺灌洗组X线胸片进展明显减缓，提示该疗法在当前缺乏有效药物的尘肺治疗中，不失为一有效的辅助治疗手段。但其究竟有无从根本上抑制尘肺发展的作用，仍有待进一步研究证实。

此外，合理的生活制度、适当的营养和适度的体育活动，以及积极的对症治疗，均有助于提高机体抵抗力，对改善肺功能，预防感染和并发症有一定帮助。

以上综合措施对延缓尘肺的发展、延长病人的寿命有望起到重要作用。

【劳动能力鉴定】

按照国家规定，尘肺病确诊后，应该对尘肺病病人的劳动能力进行鉴定，作为尘肺病病人补偿和安置的依据。根据国家标准《职工工伤与职业病致残程度鉴定》（GB/T16180-2006），尘肺病致残程度可按病情轻重分为十级，伤残七级至十级为部分丧失劳动能力，五级至六级为大部分丧失劳动能力，一级至四级为全部丧失劳动能力。劳动能力鉴定主要依据患者肺部损害及严重程度、肺代偿功能的级别进行判定，包括尘肺病期别、肺功能损伤程度、呼吸困难程度以及有无活动性肺结核等合并症进行综合评定。

【预防】

尘肺病虽不易治愈，但却可以预防，只要做好“三级预防”，就能逐步减少和杜绝尘肺的发生。

为了消除粉尘危害，保护粉尘作业职工的健康，新中国成立以来国家有关部门已陆续颁布了一系列尘肺病防治的政策、法规和办法，特别是1987年12月国务院发布的《中华人民共和国尘肺防治条例》和2001年全国人大通过的《中华人民共和国职业病防治法》，对防尘及职工健康管理等都做了明确细致的规定，具体如下：

1.加强控制，防尘降尘 我国各地厂矿在防尘方面总结出综合防尘八字方针——“宣、革、水、密、风、护、管、查”。即必要的安全卫生知识宣教，积极改革工艺过程和革新生产设备，采用湿式作业、禁止干式作业，采取密闭、通风等防尘技术，加强个人防护措施，对防尘设施进行维护管理和定期监督检查。实践证明，这些都是一级预防的重要措施，对减少尘肺病的发生具有重要意义。

2.医疗保健措施 做好健康监护和医学筛查是二级预防的重要措施。我国法律规定，凡从事粉尘作业的职工，必须进行就业前健康检查；对在职和离职的从事粉尘作业的职工，必须根据接触不同粉尘种类和粉尘浓度的高低每隔 1～3 年进行一次定期健康检查。确诊的尘肺病病人，原则上应调离粉尘作业，妥善安置。粉尘作业的职业禁忌证主要有：①活动性肺结核；②慢性肺部疾病、严重的慢性上呼吸道或支气管疾病；③严重影响肺功能的胸膜、胸廓疾病；④严重的心血管系统疾病。

3.延长病人寿命，提高生活质量 对于已经患有尘肺病的病人，应积极开展三级预防，即努力防止合并症的发生，教育病人保持良好的生活习惯，不吸烟，坚持适当的体育活动，以增强肺部抵抗力；综合治疗则是我国目前预防和治疗并发症的主要方法。

二、矽肺

【概述】

矽肺是由于长期吸入游离二氧化硅粉尘（矽尘）引起的肺部弥漫性纤维化病变为主的一种全身性疾病，其发生、发展主要与生产环境中粉尘浓度高低、该种粉尘中游离二氧化硅含量多少、劳动者暴露时间和防护情况有关。根据我国 2002 年尘肺病流行病学调查资料，在 12 种尘肺中，以矽肺的发病最多，约占总发病数的 43%。

矽肺的病因为二氧化硅，也称硅石，化学式 SiO_2，分子量 60.08；它是一种坚硬难溶的固体，常以石英、鳞石英、方石英三种变体出现，地表 16km 内，约 65%为硅石成分。天然的二氧化硅分为晶态和无定形两大类，晶态二氧化硅主要存在于石英矿中，纯石英为无色透明的棱柱状结晶，称为水晶，含有微量杂质的水晶则带不同颜色，如紫水晶、茶晶、墨晶等；细小的石英晶体为砂石，如黄砂（较多的铁杂质）、白砂（杂质少、较纯净）等；二氧化硅凝固的含水胶体为蛋白石，脱水后为玛瑙；其小于几微米的晶粒即成为玉髓、燧石、次生石英岩的主要成分。

二氧化硅晶体中，硅原子的 4 个价电子与 4 个氧原子形成 4 个共价键，硅原子位于正四面体的中心，4 个氧原子位于正四面体的 4 个顶角上，构成原子晶体的四面体结构；整个晶体是一个巨型分子，SiO_2 是其组成的最简式，仅表示二氧化硅晶体中硅和氧的原子数之比，并不表示单个二氧化硅分子。二氧化硅为酸性氧化物，化学性质十分稳定，不溶于水，也不与水反应，除氟、氟化氢、氢氟酸外，与其他卤素、卤化氢及各种酸类均不起作用；但可与强碱溶液或熔化的碱反应生成硅酸盐和水，与多种金属氧化物在高温下反应生成硅酸盐。

【接触机会】

二氧化硅是地壳的主要成分之一，各种岩石和矿石中均含有一定量的游离二氧化硅，如石英含 99%、砂岩含 80%、花岗岩含 65%以上等。在工业生产中，二氧化硅是制造玻璃、陶瓷、耐火材料、瓷器胚料和釉料，各种硅砖以及碳化硅、硅金属、水玻璃、铸造砂型、研磨材料、光导纤维的重要原料，还用来检测混凝土、胶凝材料、筑路材料、人造大理石、水泥等建筑材料的物理性能等，故职业性接触游离二氧化硅粉尘的机会很多，最常见于矿山开采、隧道开凿、开山筑路、建筑工程、石英或宝石研磨筛选、建筑石材制作、铸件清砂、喷砂、石刻等作业。

【发病机制】

矽肺的发病机制总论中已有详细叙述，肺泡巨噬细胞（PAM）是矽尘的主要靶细胞；PAM释放多种炎性因子和致纤维化因子是形成矽肺的必要条件和关键因素；二氧化硅颗粒还可刺激PAM，引起细胞凋亡，并产生大量活性氧（ROS）、活性氮（RNS），诱发肺内炎症和纤维化。

除此之外，游离二氧化硅已被国际癌症研究中心（IARC）从动物致癌物升级为肯定的人类致癌物（Ⅰ类），值得进一步关注。

【病理改变】

矽肺的大体病理标本显示：肺体积增大，表面呈灰黑色，质坚韧，胸膜增厚粘连，肺组织内可见广泛矽结节和弥漫性间质纤维化；其肺面可见单个、境界清楚、硬度较高、直径0.5～2.5mm的结节，多位于支气管和血管周围，为灰白色（如接触的矽尘是比较纯的二氧化硅，结节也可呈蓝色或绿色；煤矿工人的矽结节呈黑色，接触赭石矿则为红色），结节周围肺组织常见有肺气肿。显微镜下，早期的结节主要由吞噬矽尘的巨噬细胞聚积而成，围绕胶原中心呈星状聚集，细胞间有网状纤维增生；而后，结节逐渐演变，主要由成纤维细胞、纤维细胞和胶原纤维构成，中心的胶原呈明显漩涡状，周围的炎症细胞减少；最后，胶原纤维发生玻璃样变，多从中央区开始，逐渐向周围发展，呈同心圆状或漩涡状排列，在玻璃样变的结节周围也可有新的纤维组织包绕，结节中央往往可见内膜增厚的血管；用偏光显微镜观察，可以发现沉积在矽结节和肺组织内呈双屈光性的矽尘微粒。小结节也可发生融合，并随着病变发展，形成大块纤维化或结节空洞。

肺实质（包括细支气管和血管）有广泛破坏，代之以广泛的胶原纤维增生，造成不同程度弥漫性间质纤维化，范围可达全肺2/3以上；胸膜也可因纤维组织弥漫增生而广泛增厚，甚至在胸壁上形成胸膜胼胝，有的可厚达1～2mm。

肺门淋巴结是出现矽反应最早的部位，在X线胸片尚发现矽结节前，大体标本已可见到肺门淋巴结肿大、粘连；其组织学表现与肺部相似，如在淋巴结内可见散在非坏死性肉芽肿及类似纤维化的改变，在肺内出现典型的矽结节和严重的间质纤维化时，淋巴结也出现类似病变，且常重于肺组织改变，如矽结节形成、纤维化及钙化，淋巴结因而肿大、变硬。此外，矽尘还可随血液转运，在肝、脾、骨髓等处形成矽结节。

另有一种类型称“急性矽肺”，但较少见，其病情进展很快，起因于高浓度游离二氧化硅暴露，且粉尘颗粒极小（直径通常仅1～2μm），多见于喷砂作业。肉眼下，肺内矽结节并不多，肺外表呈灰色实变，提示肺脏出现明显弥漫性间质纤维化；显微镜下，肺泡中充满泡沫状渗出物，其间含有多量巨噬细胞，肺组织呈现广泛的间质纤维化及Ⅱ型肺泡上皮细胞增殖，此种组织学特征颇似“肺泡蛋白沉积症”或“脱屑性间质性肺炎”。

【临床表现】

游离二氧化硅致病性最强，通常将接触含10%以上游离二氧化硅的粉尘作业称为矽尘作业；生产环境中的粉尘最高允许浓度(MAC)也常以游离二氧化硅含量为划分基础，如空气中游离二氧化硅在10%以下时MAC规定为2mg/m^3，在80%以上时则规定为1mg/m^3，超过以上标准即容易发病。

空气中游离二氧化硅的含量越高，颗粒越小(1～3μm)，接触时间越长，越易发病，病情进展越快，病变也越典型。临床观察表明，粉尘中游离二氧化硅含量低于30%时，发病工龄多在20年以上；如粉尘中游离二氧化硅含量较高(40%～80%)时，接触5年以上即可发病。石英喷砂工和石英粉碎工，因接触较高浓度的矽尘，病变进展多较快，胸片上纤维化结节通常较大，肺功能损害也较严重；急性矽肺尤其多发于接触高浓度、高二氧化硅含量的粉尘作业工人中，接尘1～4年即可发病，并可迅速进展为呼吸衰竭导致死亡。

(一)矽肺的主要症状

矽肺早期，症状常轻微，仅有乏力、食欲缺乏、头晕、头痛、失眠、心悸等表现；随病情进展，呼吸系统症状逐渐明显，主要有：

1.*胸闷气短*　这是呼吸困难的一种主诉，出现最早，呈进行性加重；最初常发生在体力劳动或剧烈运动后，以后在轻体力劳动甚或安静时也可出现。

2.*胸痛*　多为阵发性，为性质、部位均不固定的刺痛或胀痛，发生原因可能与肺纤维化累及胸膜有关。如胸痛突然加重并伴有气急，应考虑自发性气胸的可能。

3.*咳嗽、咳痰*　多因并发支气管、肺部感染所致，吸烟可使加重，随咳嗽加剧，亦出现多量黏液脓性痰；少数病人可咳少量血痰，大量咯血则罕见。

(二)矽肺的主要体征

矽肺早期多无特殊体征，随病期进展及并发症发生，可出现各种相应的体征。如继发肺气肿时可出现桶状胸、叩诊过清音、杵状指；并发胸膜炎时，可闻及胸膜摩擦音；并发支气管炎，支气管扩张时，可有两肺干、湿性啰音；晚期并发肺源性心脏病时，可产生右心衰竭体征，如发绀、颈静脉怒张、肝大、下肢可凹性水肿等。

(三)主要并发症

1.*支气管及肺部感染*　矽肺病人由于肺部广泛纤维化，气道痉挛狭窄、引流不畅及全身和局部抵抗力降低，很易发生呼吸道感染，导致支气管炎、肺炎、支气管扩张等，一般好发于冬春季节，可有发热、咳嗽、咳痰、呼吸困难加重等表现。病原微生物多为革兰阴性杆菌，晚期病人尤易合并真菌感染，造成临床治疗困难。

2.*自发性气胸*　矽肺由于肺部广泛纤维化、肺气肿、肺大疱形成，很易发生肺泡和脏层胸膜破裂，导致气胸。矽肺并发气胸的特点是复发率高，常为包裹性气胸，肺复张能力差；并发气胸后常可能导致结核及感染的播散，以及心肺功能衰竭。

3.*肺源性心脏病*　由于矽肺广泛的肺间质纤维化，常引起肺循环阻力增高、肺动脉高压，最终发展为肺心病；其失代偿期主要表现为发绀、颈静脉怒张、肝大、少尿、下肢水肿等。

4.呼吸衰竭 矽肺晚期由于肺组织广泛纤维化，有效通气面积减少，一旦并发上呼吸道或肺部感染、气胸等，常可导致失代偿性呼吸衰竭，临床出现以缺氧和二氧化碳潴留为主的表现。

5.肺结核 矽肺病人多伴随免疫功能减退，并发肺结核的危险性常较高，且随矽肺期别升高而增高。矽肺并发结核后会使诊断复杂化，并加速病情进展，病人易发生咯血、气胸、呼吸衰竭等严重合并症，抗结核治疗效果较差，容易复发，因而是威胁矽肺病人生命的主要原因之一。

【实验室检查】

1.X线检查 在高千伏X线胸片上，常可见肺野内出现圆形小阴影，一般以p型小阴影为主，最初见于两肺中下区，较淡、较少；随着病变的进展，小阴影逐渐致密、增多，可遍及全肺，并出现q影和r影。小阴影也可聚集融合成块状大阴影，多见于两上肺野外带，开始时轮廓不清，而后逐渐发展成为致密而轮廓清楚的团块，形态可多种多样，可位于一侧，也可与肋骨垂直呈“八字形”对称分布于两上肺，周围多包绕有气肿带。

胸膜常有肥厚，肺门阴影增大、浓密，有时尚可见肺门淋巴结出现蛋壳样钙化。

2.肺功能检查 矽肺病人的VC(肺活量)、FVC(用力肺活量)、FEV_1(1秒用力呼气量)、FEV_1/FVC等肺通气功能指标常低于矽尘接触工人，残气量也略有增高，且随病情而呈进行性加重。

通气功能损害以混合型较多见。由于肺泡及间质的广泛纤维化、毛细血管闭塞，使弥散面积、通气/血流比例逐渐缩小，因而DL_{CO}(肺一氧化碳弥散量)也可降低；小气道功能也可发生广泛损害。

3.血气分析 动脉血气分析显示，早期、无合并症的矽肺病人仅少数出现轻度低氧血症；随病情进展，PaO_2和$SatO_2$均会逐步下降，部分病人尚可伴有高碳酸血症，提示出现Ⅱ型呼吸衰竭。

4.其他辅助检查 肺CT检查对矽肺小阴影的检出率与高千伏X线胸片差别不明显，但在观察大阴影和胸膜病变方面则明显优于后者；对于肺癌、肺结核的鉴别诊断也有重要价值。

经皮胸腔穿刺肺活检或经胸腔镜肺活检，有助于矽肺的鉴别诊断。生化指标的检测，如血清铜蓝蛋白、血清纤维粘连蛋白、血清免疫球蛋白(IgG、IgA、IgM)等虽可以间接反映纤维化程度，但缺乏特异性，在临床上对于矽肺诊断和鉴别诊断的帮助并不大。

【诊断与鉴别诊断】

1.诊断 矽肺的诊断原则与其他尘肺病相同，即必须具有可靠的二氧化硅(石英)粉尘接触史，结合X线胸片表现特点，并排除其他原因引起的类似疾病，综合分析后，才可作出诊断。我国新颁布的《尘肺病诊断标准》(GBZ70-2009)，可作为矽肺诊断与分期的主要依据。

在诊断过程中，除了要保证所摄胸片的技术质量外，还应坚持集体诊断，并对照标准片进行最终判断；对疑难病例，除了结合临床资料做好鉴别诊断外，还应参考有关的职业流行病学资料，进行综合分析。

2.鉴别诊断 矽肺除应根据职业接触史与其他尘肺进行鉴别外，还需注意与以下几种常见的肺部疾病相鉴别，如肺结核、肺癌、特发性肺纤维化、结节病、肺含铁血黄素沉着症等。

【治疗】

矽肺是可以预防但较难治愈、由环境因素引起的肺部疾病，目前尚无特效治疗药物，主要是采取综合措施延缓病变的进展，减少并发症，以延长病人寿命。具体原则如下：

1.去除病因　矽肺病诊断一经确定，不论其期别高低，均应尽快调离矽尘作业，使肺脏不再继续接触二氧化硅粉尘，这是延缓矽肺病变发展的一项重要措施。

2.抑制和减弱肺纤维化的发生发展　实验证明具有抑制肺纤维化作用的药物有克矽平、磷酸喹哌、磷酸羟基喹哌、粉防己碱、柠檬酸铝等，但前一二十年的临床应用并未见显示其在改善疾病症状或延缓病情等方面有何明显作用，且未获得国家食品和药品监督管理局批准，故近十余年来，对于矽肺基本上已无特效药物可资使用。

3.支气管肺泡灌洗术　支气管肺泡灌洗术包括全肺双侧大容量灌洗和小容量肺段灌洗两种方法。大容量灌洗主要目的在于去除肺泡腔内的粉尘、尘细胞、细胞碎片、分泌物，以及缓解症状和改善呼吸功能；小容量灌洗则可在灌洗基础上灌入增强免疫、抗感染及抗纤维化等作用的药物，目的在于增强体质，改善症状。但这种治疗方法能否延缓矽肺病变的进展，还需要继续进行观察研究。

4.肺移植　肺移植是治疗晚期矽肺最有希望的方法，尤其对于年轻的病人更有意义，但由于肺移植技术目前仍不成熟，且器官来源有限，目前临床上尚无法广泛采用。

5.综合治疗　早期矽肺病人肺功能代偿良好者，可从事轻工作，并加强健康教育，认真戒烟，适当参加体育锻炼和增加营养，以提高机体抵抗力；此外，还应及时给予抗氧化剂及止咳、祛痰、解痉、消炎等对症治疗药物，以阻遏肺纤维化进程，改善呼吸功能；还应定期复查随访，以及时处理病情变化。

矽肺并发的呼吸道感染以革兰阴性杆菌较多见，宜选用对革兰阴性杆菌敏感的广谱抗生素或联合用药，晚期矽肺病人应注意真菌的二重感染。

矽肺并发肺结核时，初治病例可根据病情轻重同时使用 2～4 种药物，如异烟肼、利福平、链霉素、对氨基水杨酸、乙胺丁醇等，常需强化治疗 3～6 个月，再减量或改为两种药物维持治疗半年至 1 年；对于复治病例，由于结核菌已对一种或多种抗结核药物耐药，多需使用二线抗结核药物，如吡嗪酰胺、卡那霉素、卷曲霉素、喹诺酮类抗生素等，且需要 3 种以上抗结核药物同时应用，抗结核治疗的时间也要适当延长。

并发肺心病时应卧床休息，并给予利尿、抗感染药物，强心药物宜小量使用，并及时处理其他并发症，如自发性气胸、支气管扩张、呼吸衰竭等。

丧失劳动力和生活自理能力的病人，可按国家有关规定，安排疗养或治疗。

三、煤工尘肺

煤工尘肺（CWP）是指煤矿各工种工人长期吸入生产环境中的粉尘所引起尘肺病的总称，又称采煤工人肺尘病、黑肺病或炭末沉着症。以前认为，所谓煤工尘肺，实际上不过是一种“煤矽肺”，但目前公认，长期吸入煤尘也可以引起肺组织纤维化，导致“煤肺”，且存在剂量-反应关系，发病工龄多在 20～30 年以上，病情进展缓慢，危害较轻；煤工尘肺还包括矽肺。煤工尘肺中，以煤矽肺最多，约占煤工尘肺病例数80%以上，单纯煤肺或矽肺各仅占10%左右。

【接触机会】

煤是由沼泽地中腐烂植物沉积而成，地理条件使植物受到高压高温后形成泥煤，约经2.5亿年以上化学变化，泥煤逐渐变成褐煤，再转变为烟煤，最后形成无烟煤。煤本身所含游离二氧化硅通常很低，但与其沉积岩层成分（如砂岩、泥岩、页岩、淤泥、耐火石、石灰石等）密切相关，不同岩石层使不同煤矿或同一煤矿不同煤层的粉尘成分各不相同。因此，在煤矿生产过程中，既有煤尘又有矽尘同时存在。

矽肺主要见于煤矿从事岩石巷道开凿的掘进工；煤肺主要见于从事采煤、运煤、地面煤装卸等工作的采煤工、运煤工及装卸工；但煤矿的井下工种并不固定，大多数工人既从事岩石掘进接触矽尘，又从事采煤接触煤尘，在病理上往往兼有矽肺及煤肺的特征，故将此类尘肺称之为“煤矽肺”，它是我国煤工尘肺最常见的类型，约占煤工尘肺的80%以上。根据国家公布的资料，2003年全国新发尘肺病人数8364例，其中煤工尘肺（4255例），占总发病人数的50.89%；截至2005年底，全国尘肺累积病例607570例，其中当年新发病例9173例，矽肺和煤工尘肺分别为4358例和3967例，两者共占尘肺病例总数的90.8%，表明煤工尘肺仍是当前发病人数最多的尘肺病种之一。

【发病机制】

煤工尘肺的发病机制仍不完全清楚，多认为煤肺的致病原因与煤尘含有少量的游离二氧化硅有关，煤矿粉尘长期作用于肺泡巨噬细胞诱发活性氧产生，可导致细胞损伤。近年来，又开始关注遗传机制在尘肺发病中地位，研究认为尘肺是遗传因素与环境因素相互作用的结果，涉及缺氧、活性氧自由基、热应激等多种环境因素；已有研究发现，HSP70-1＋190（G/C）位点多态性可能与煤肺有关，携带CC基因型煤尘接触工人较携带GG基因型的更易发生肺部病变；还有研究发现HSP70-hom2437基因多态性可能与煤工尘肺易感性及严重程度有关。

煤尘进入肺组织后主要沉着在终末细支气管及肺泡内，被巨噬细胞吞噬后即可穿过肺泡壁进入肺间质，沿淋巴液移行，在呼吸性细支气管处淋巴组织集合，对粉尘具有滤过作用。煤尘和吞噬了煤尘的巨噬细胞（煤尘细胞）聚集在肺泡腔、肺泡壁、呼吸性细支气管和血管周围组织，形成煤尘灶和煤尘细胞灶，在煤尘和少量矽尘的作用下，灶内网状纤维增生；如吞入巨噬细胞内的粉尘尚含有矽尘颗粒，则可使巨噬细胞崩解并释放酶及生物活性物质，刺激纤维母细胞产生大量胶原，进而形成煤尘纤维灶。煤尘灶可压迫和破坏呼吸性细支气管管壁，导致管壁增厚、弹力纤维破坏，平滑肌结构受损；随着呼吸时肺内压力的变化，呼吸性细支气管及肺泡管可逐渐发生膨胀，形成灶周肺气肿或小叶中心性肺气肿，其中“灶周肺气肿”是煤工尘肺主要病理特征之一。广泛的肺气肿可明显损害患者的呼吸功能，是造成肺功能减退的主要原因。

煤矽肺则是在上述基础上出现煤矽结节，即在网状纤维和胶原纤维交织的结节中，出现煤尘、煤尘细胞和石英颗粒。

进行性大块纤维化（PMF）是煤工尘肺晚期的病变表现，在矽肺及煤矽肺病例较常见，煤肺发生PMF病变者极少。沈国安等曾对四川省南桐等7个煤矿22266名接尘工龄在3年以上的矿工进行横断面调查，结果显示煤工尘肺PMF的患病率约为0.77%。PMF的形成机制尚不清楚，可能与吸入粉尘中的游离二氧化硅含量及累计接尘量有关；结核感染亦是促进

PMF形成和发展的重要因素。对肺组织的生化成分分析显示，PMF与肺内沉积的二氧化硅量及肺内脂类、胶原蛋白含量相关；有些患者血清中可检出非特异性抗体及抗核抗体，类风湿因子阳性率也高于单纯尘肺及正常人，提示也有免疫因素参与。

【病理改变】

煤肺的典型的病理改变为弥漫的煤尘灶、灶周肺气肿及肺间质纤维化。煤肺外观呈黑色，较软，切面可见大量的黑色斑点状的“煤斑”即煤尘灶，煤斑直径约1～4mm，由粉尘及尘细胞淤积在一级和二级呼吸性细支气管周围的淋巴管内形成，呼吸性细支气管位于次级肺小叶的中心部位，所以在一个肺小叶中可以看到5～6个煤斑。镜下，煤斑呈星芒状，紧伴扩大的呼吸支气管腔，由大量噬煤尘细胞和交织的网状纤维组成，后期可夹杂少量胶原纤维；呼吸性细支气管平滑肌因受压而萎缩，管腔扩张，这是形成灶周肺气肿或小叶中心性肺气肿的病理基础；煤尘和尘细胞还可沉积于肺泡腔、胸膜下和肺小叶间隔等处，并引流至肺门淋巴结，使之肿大。

煤矽肺的病理改变与一般矽肺相同，除有典型的矽结节外，还有煤尘沉着，以煤矽结节和大块纤维化为特征。煤矽结节系在煤肺背景上形成，形态类似于矽结节，以紧密排列的胶原纤维为核心，外周为一厚层煤尘细胞和纤维组织，纤维伸向邻近的肺泡间隔和小叶间隔，形成放射状圆结节；另一种形态是形成混合尘结节，多为圆形或椭圆形，直径约1～5mm或更大，组织学特点是胶原纤维与煤尘颗粒、尘细胞交织存在，无明显胶原核心。

PMF多见于煤矽肺晚期，病理学上常根据是否伴有PMF而将煤工尘肺分为单纯煤工尘肺和复杂煤工尘肺。PMF多位于两肺的上叶或中叶，为灰黑色或黑色、质地坚韧的纤维化团块，内部较为均匀一致。镜下见由粗大的胶原纤维束、堆积于纤维束间的尘细胞、淋巴细胞以及埋于其间的小支气管和小血管残迹、增生的肺间质组织交织融合而成；团块可因缺血、液化坏死而出现厚壁空洞，内存黑色稀薄液体，空洞较结核空洞小，有时不易鉴别；还有一种PMF是由很多煤矽结节融合而成的结节融合块。随着大块纤维化肺组织的收缩、上移，团块周边可形成气肿带或肺大疱，肺基底部也常出现肺气肿。

【临床表现】

单纯煤工尘肺早期可无阳性临床症状和体征，或仅在劳累时稍有胸闷、气短；随着患者年龄增长和尘肺病变的进展，上述症状逐渐加重，并出现咳嗽、咳痰等。晚期重症患者可出现端坐呼吸、不能平卧；检查可见口唇、甲床发绀，桶状胸，呼吸音减低或粗糙；合并感染时可闻干性、湿性啰音、哮鸣音等。临床上煤工尘肺PMF患者症状往往较进展与同期的矽肺为重。

常见并发症有：

1.肺部感染　煤工尘肺患者局部和全身的免疫防疫机制均降低，易引发肺部感染，此时，患者常出现呼吸困难症状短期内加重、咳嗽咳痰增多、痰液性质改变、两下肺部闻及湿啰音或较平时增多、肺心病和呼吸衰竭患者在常规治疗情况下心肺功能恶化等表现。由于尘肺患者存在肺血液循环和淋巴循环障碍，感染常迁延不愈，反复发作，并可能导致真菌二重感染。肺部感染反复发作会促使肺纤维化加重，进一步损害心肺功能，是尘肺患者病情恶化和死亡的重要原因。

2.肺结核　据2003年全国尘肺病报告发病情况分析，尘肺病合并肺TB的合并率也呈下降趋势，与1986年尘肺病流行病学调查结果的15.82%相比，下降了6.12%，其中煤工尘肺

(5353 例)总的肺结核合并率为 9.92%,一期、二期及三期肺结核的合并率分别为 8.02%、15.1%及 31.25%,分别高于同期二期、三期矽肺的结核病合并率(分别为 12.06%及 10.91%),提示煤工尘肺更易合并结核。

3.肺源性心脏病　患者出现反复咳嗽、咳痰、胸闷等,经抗感染治疗效果差,呼吸困难无明显改善,且出现嗜睡者,应考虑合并肺源性心脏病可能。患者多有明显肺气肿,并可有球结膜水肿、颈静脉充盈或怒张、肺动脉第二心音亢进、双下肢水肿等。因煤工尘肺比矽肺有较高的慢性支气管炎和肺气肿并发率,故继发肺源性心脏病者也较多,对 105 例煤工尘肺并发肺心病患者进行的调查表明,煤工尘肺并发肺心病死亡占煤工尘肺死亡数的 32.47%,居煤工尘肺所有并发症之首,是煤工尘肺的主要死亡原因之一。

4.类风湿关节炎　国内报道 3.76%煤工尘肺患者合并类风湿关节炎。煤工尘肺患者合并类风湿关节炎,常称为"类风湿尘肺",也称 Caplan 综合征;辅助检查见类风湿因子、自身免疫抗体多为阳性,血清免疫球蛋白异常。典型的 X 线胸片表现为肺内出现直径为 0.5～1.0cm 的类圆形结节,有的可达 5cm,一般多发,外带和下肺野居多;其影像学特点为边缘清楚,密度较低,多在关节炎发作前后出现,在出现关节炎后病情常迅速进展。类风湿尘肺也可融合形成大块,伴发空洞或钙化,易误诊为 PMF,但 PMF 多为煤工尘肺晚期表现,多见于矽肺和煤矽肺病例,而 Caplan 结节则经常发生在煤肺病情相对较轻病例。病理学上,Caplan 结节中心常为坏死组织及数量不等的胶原和粉尘,坏死区外层有浸润的淋巴细胞和浆细胞形成的细胞带,还可有多形核白细胞和少量巨噬细胞组成的活动性炎症外围带,附近的动脉可见闭塞性动脉内膜炎;不典型结节可为大小不等的圆形和不规则小阴影,诊断则较为困难。

【实验室检查】

(一)X 线检查

1.煤肺　煤肺的 X 线表现以细网状不规则阴影为主,其间可夹杂星芒状的圆形小阴影,形态不规则,边界较模糊,密度较低,可见到"白圈黑点"征象;晚期并发肺气肿时,双下肺透明度增高,膈肌低平。单纯煤肺时大阴影罕见,肺门和胸膜的改变亦较少。

2.煤矽肺　煤矽肺早期以 p 型小阴影为主,也可以 p、q 型小阴影为主,或同时伴有少量 s、t 型小阴影;随尘肺病变加重,q、r 型小阴影增多。小阴影的分布以两中肺区多见,其次是两下肺区。

三期煤矽肺的大阴影多见于两中上肺区,是多个小圆形阴影增大、密集及融合形成,早期可不对称,边界多模糊;少数病例在没有明确小阴影或小阴影很稀疏的背景上也可出现大阴影。已形成的大阴影较致密,边界清楚,呈圆形、椭圆形或长条形,有的似腊肠状,与脊柱呈平行,上下延伸;大阴影周边可见密度减低的气肿带,也可见肺大疱。较严重的煤矽肺病例尚可在肺尖部、肺基底部出现密度减低区或肺气肿。

煤矽肺时肺门阴影增大较常见,有时还可见到肺门淋巴结蛋壳样环形钙化阴影,但较矽肺少见。

煤矽肺合并结核时圆型小阴影可较快的增大,边缘变得模糊,不对称;邻近胸膜明显增厚,有肺门引流带,团块不与后肋垂直;出现空洞时,洞壁多较厚,内壁凹凸不平,甚不整齐。

(二)肺功能测定

煤工尘肺因大量的煤尘和煤尘细胞滞留于呼吸性支气管和肺泡,有煤斑、灶周肺气肿形成,以及大块纤维化及肺间质纤维化,呼吸性气道、肺组织弹性纤维破坏,故使肺通气功能及换气功能明显受损。损害类型既往报道以阻塞型多见,其次为混合型,限制型则较少见。本院分析了 301 例矽肺、煤工尘肺及陶工尘肺的肺功能,均以限制型通气功能障碍为主,与近年一些报道结果相同;同时还见矽肺和煤工尘肺随期别升高,肺功能障碍逐渐转为以混合型为主。上述这种肺功能损害类型的差别可能与判别标准不同有关,2002 年中华呼吸学会修订的慢性阻塞型肺病诊治指南接受了全球倡议的诊断分级标准,即以 $FEV_1/FVC<70\%$ 作为诊断阻塞型肺病的早期灵敏指标;以往则主要依据 FEV_1 下降判断为阻塞型,FVC、FEV_1 两指标均下降判断为混合型,即显明显不足。

另有对 60 例矽肺患者肺功能 10 年的跟踪研究报告,认为通气功能障碍类型由阻塞型逐渐向限制型与混合性通气功能障碍转变,但原因有待分析。

肺功能测定是评价尘肺患者劳动能力和代偿功能的重要手段,也是较 X 线影像学改变更为敏感的检测手段,但在某种程度上受被测试者的主观因素影响,故应注意检测时的质量控制。

【诊断及鉴别诊断】

煤工尘肺的诊断与分期可根据我国 2009 年发布的《尘肺病诊断标准》(GBZ70-2009)进行;确诊仍有赖于可靠的职业接触史及质量良好的 X 线胸片。

诊断时需注意与肺及支气管慢性感染鉴别,此时 X 线胸片可出现较多网状和点状阴影,但此类阴影密度多较低,常与肺纹理相连接,抗生素治疗后阴影可少或消失,有助于鉴别。

此外,还需注意与特发性弥漫性肺间质纤维化、肺含铁血黄素沉着症等鉴别;出现团块状影时需注意与肺结核和支气管肺癌相鉴别。

【治疗】

1.诊断一经确立后,应立即调离粉尘作业,注意身心健康、合理营养,进行适度的运动,以增强机体抵抗力和改善肺功能。

2.特效药物,可选用抑制肺纤维化的药物。

3.大容量肺灌洗术是近年正在探索的尘肺治疗新技术,拟通过灌洗排出一定数量沉积于呼吸道和肺泡中的粉尘及由粉尘刺激产生的与纤维化有关的细胞因子,达到阻止肺纤维化进展的目的;治疗后患者自觉临床症状有改善,但其远期效果尚需进一步观察和总结。

4.对症治疗,可服用止咳、平喘、祛痰、消炎药物。

5.积极防治并发症,特别是呼吸道感染和结核。

四、石棉肺

【概述】

石棉肺是长期吸入石棉粉尘引起的以肺部弥漫性纤维化为特征的一种全身性疾病。

石棉是一种具有很高抗张强度、耐化学、耐火、耐蚀、绝缘、绝热性质，纤维性结晶状结构的硅酸盐类矿物质，主要是由镁和硅构成，还含有不等量的氧化钙和氧化铝等，矿石纤维长度一般为 2～3cm，也有长达 100cm 以上者。

石棉分为两大类：①蛇纹石石棉，主要品种为温石棉，它具有较好的可纺性能，主要成分有二氧化硅、氧化镁和结晶水，分子式是 $Mg_6[(OH)_4Si_2O_5]_2$，呈白色或灰色，半透明，无磁性，不导电，耐火、耐碱，纤维坚韧柔软，具有丝的光泽和好的可纺性。目前世界所产石棉主要是此类石棉，约占世界石棉产量的 95%。②角闪石棉，主要品种有青石棉、铁石棉、直闪石棉、透闪石石棉和阳起石等，根据所含钠、钙、镁和铁等成分的数量不同而相区分；其纤维坚硬，呈直杆状结构。上述两类石棉矿物本身可有纤维结构或非纤维结构两种，只有呈纤维结构的蛇纹石和角闪石才称为石棉。世界石棉已探明的储量约 2 亿吨，主要分布在俄罗斯、中国、加拿大、哈萨克斯坦、巴西、南非和津巴布韦，尤其是俄罗斯的乌拉尔地区和加拿大的魁北克地区，两者合计约占世界总储量的 50%。

【接触机会】

石棉来源于希腊语，它良好的抗拉性，隔热、保温、耐酸碱腐蚀、绝缘性能等特点，决定了它在工业生产和日常生活中应用的广泛性。如石棉纤维可以织成纱、线、绳、布等，作为传动、保温、隔热、绝缘等部件材料或衬料，也可用来制成石棉板、防火石棉纸，保温管、窑垫以及保温、防热、绝缘、隔音等材料。此外，石棉纤维可与水泥混合制成石棉水泥瓦、板及屋顶板、石棉管等石棉水泥制品；石棉和沥青掺和可以制成石棉沥青制品（如石棉沥青板、石棉毡、石棉砖以及石棉漆、嵌填油灰等），用作高级建筑物的防水、保温、绝缘、耐酸碱材料和交通工程的材料。石棉与酚醛、聚丙烯等塑料粘合，可以制成火箭抗烧蚀材料，飞机机翼、油箱、火箭尾部喷嘴管以及鱼雷高速发射器，船舶、汽车以及飞机、坦克、船舶中的隔音、隔热材料；石棉与各种橡胶混合压模后，还可做成液体火箭发动机连接件的密封材料；与酚醛树脂层压板，可做导弹头部的防热材料。蓝石棉还可作防化学、防原子辐射的衬板、隔板或者过滤器及耐酸盘根、橡胶板等。

在石棉开采、选矿、运输、轧棉、梳棉、纺线、加工等过程，以及废石棉再生利用作业时，均有机会接触大量石棉纤维和粉尘；拆除废旧房屋、锅炉等含有大量石棉材料的设施时，除可接触大量石棉纤维外，还可能对大气、水源等周围环境造成污染。

【发病机制】

石棉引起肺纤维化的机制与其他尘肺大致相同，其中石棉纤维的机械刺激作用尤其不容忽视，研究表明，石棉对巨噬细胞和成纤维细胞的毒性远比二氧化硅小，而其致肺纤维化和致肿瘤活性比二氧化硅强，尤其是长纤维石棉，提示其直接的机械刺激在致纤维化作用中可能具有重要地位。

一般而论，直径小于 3μm 的石棉纤维吸入后大多沉积于呼吸性细支气管，其可通过机械性刺激和化学作用，引起细支气管-肺泡炎；部分到达肺泡的石棉纤维被巨噬细胞吞噬后，可引起细胞坏死崩解，导致巨噬细胞性肺泡炎；逸出的矽尘又可被其他的巨噬细胞吞噬，这种过程不断反复，使炎症反应在肺组织不断持续，逐渐形成尘结节，并进展为尘细胞肉芽肿。有研究表明，活性氧（ROS）和活性氮（RNS）是介导石棉毒性的重要的第二信使，石棉引起 ROS 和

RNS 大量生成可导致肺上皮细胞 DNA 损伤及凋亡，而肺泡上皮细胞凋亡正是肺纤维化的早期表现。

温石棉纤维可以从肺泡迁移到肺间质、胸膜腔和局部淋巴结，肺部淋巴系统可能在石棉纤维脏层和壁层胸膜的播散种植过程中起主要作用，毛细血管输送在这个过程中所起的作用则可能很小。研究发现，石棉纤维由呼吸道吸入后很容易聚集于肺的外周，并是胸膜斑的主要组成成分。斑最初位于胸壁的后面和侧面，平行于肋间，没有胸膜粘连，不累及肺尖和肋膈角；有人发现，石棉肺工人的胸腔积液中可见有石棉纤维，故推测石棉纤维进入胸膜腔后，可能通过连接胸膜腔和壁层胸膜的淋巴管开口进入壁层胸膜。此外，由于石棉纤维可被肺实质局部淋巴丛清除，并在纵隔淋巴结聚集，故也可能从纵隔淋巴结逆行至胸骨后和肋间淋巴结，最后到达壁层胸膜。

石棉也是一种致癌物，可引起肺癌和胸膜间皮瘤，它在恶性细胞形成的每个阶段都起着重要作用，这些作用并不依赖于肺纤维化的进程。近年的流行病学调查资料表明，石棉肺患者还易并发肺癌、恶性胸膜和腹膜间皮瘤、食管癌、胃癌、结肠癌、喉癌等恶性肿瘤，据统计，石棉肺合并肺癌者可高达 12%～17%，吸烟的石棉工人患肺癌的危险性比不吸烟人群高 53～92 倍；石棉肺合并恶性胸膜间皮者更为多见，有报告称，52 例间皮瘤患者中约 80%有石棉粉尘的职业接触史。我国对石棉肺患者全死因分析表明，死于肺癌者约为 25%，死于胸式腹膜间皮瘤约为 7%～10%，死于消化道癌约为 8%～9%。

【病理】

石棉肺的病理学特点是弥漫性肺间质纤维化、石棉小体形成、脏层胸膜肥厚及壁层胸膜形成胸膜斑，个别病人尚可出现胸膜间皮瘤；病变以双肺下叶为著。

1.*弥漫性肺纤维化*　石棉肺早期可见细支气管脱屑性和闭塞性肺泡炎改变，伴石棉纤维沉积，巨噬细胞也大量增加，包裹和吞噬石棉纤维，并引起网状纤维和胶原纤维增生，造成肺泡闭塞；随病情进展，纤维化可遍及各肺小叶，形成粗细不一的纤维索条，以双肺下叶最为明显，有时尚可见 0.5～2mm 外形不规则的小结节，在偏光镜下，其双折射针状石棉纤维清晰可见；淋巴结的改变多较轻微。

晚期的石棉肺可形成大块纤维化，几乎全部由弥漫性纤维组织、残存的肺泡小岛及粗大的血管、支气管所构成，呈蜂窝状；胸膜下纤维化可与肺实质深部的纤维索条紧密连接甚至融合，多见于两肺基底部；肺体积明显缩小、质地变硬。

2.*石棉小体*　石棉接触者可在肺内、痰中检出石棉小体，有时在胸膜斑和肺泡灌洗液中也可找到石棉小体。其外观呈金黄色或黄褐色，长约 20～200μm，粗约 1～5μm，末端膨大呈哑铃状或火柴样，普鲁蓝染色时小体常呈阳性铁反应，一般认为系石棉引起红细胞破裂，以黏多糖为基质的铁蛋白质吸附到石棉纤维所形成，它是机体对异物的反应，在石棉小体旁常可见异物巨细胞。在弥漫性纤维化的肺组织中查见石棉小体是病理诊断石棉沉着症的重要依据，痰中查见石棉小体亦提示有肯定的石棉接触史，但肺内石棉小体的多寡与肺纤维化程度无明显相关，仅反映石棉纤维的沉积量。

3.胸膜增厚和胸膜斑　石棉多伴有弥漫性胸膜纤维化，潜伏期较长，常与过去胸腔积液有关，一般最先累及脏层胸膜，使之明显增厚，常蔓延到肋膈角，多是单侧的；此外，还易造成脏层和壁层胸膜粘连融合，这两种类型的胸膜增厚可以共存。

约半数以上患者胸膜有局限性胸膜斑块，其特点是仅附着于壁层胸膜，是一种不连续的纤维组织，发展缓慢，潜伏多在15年以上；病变常双侧对称，多发生于第5～8肋间的侧后胸壁，很少累及肺尖及肋膈角。斑块与脏层胸膜无粘连，边界清楚，略凸出于胸膜，表面光滑，有光泽，灰白色，半透明，质地坚硬，类似软骨，可部分或大部分钙化。镜下可见主要由胸膜弹力层重叠交错、玻璃样变的胶原纤维构成，斑块中可有钙质沉着，但无石棉纤维。

4.胸膜间皮瘤　胸膜间皮瘤是原发于胸膜间皮组织或胸膜下间质组织的一种少见肿瘤，可有多种组织形态，一类以纤维细胞为主(纤维型)，另一类以上皮细胞为主(上皮型)；根据肿瘤生长方式又可分为：①局限型间皮瘤，多数为良性，也可以是低度恶性；②弥漫型胸膜间皮瘤，几乎均为恶性，吸入石棉纤维引起胸膜间皮瘤多为弥漫型。

肉眼观察，胸膜间皮瘤多呈白色或黄白色，为覆盖于肺表面的局部肿块，或包裹整个肺叶或全肺，可累及纵隔和心包，亦可沿叶间隔蔓延，侵入肺内，早期需注意与胸膜斑区别。

【临床表现】

石棉纤维可以通过皮肤接触、食物摄入或呼吸道吸入进入人体，但石棉肺则主要因长期吸入石棉纤维引起，其潜伏期比矽肺要长，有的甚至达40年以上，我国石棉肺的发病工龄多在15～20年，主要与生产环境中石棉粉尘浓度高低有关。

石棉不仅具有致纤维化作用，还有致癌作用(尤其是青石棉)，流行病学调查结果表明，石棉作业工人和石棉肺患者肺癌和胸膜间皮瘤的发生率明显高于不接触石棉的一般居民，尤其是间皮瘤，其主要发生在胸膜，劳动条件恶劣的石棉作业工人因吞入大量石棉纤维，甚至还可引起腹膜间皮瘤。在石棉高暴露量人群，间皮瘤的年发生率是366/10万，而在轻到中度暴露的人群，间皮瘤的年发生率为67/10万，多见于接触青石棉者。其潜伏期多较长，一般在接触石棉尘35～40年后才发病，以青石棉和铁石棉引起间皮瘤较多，可能与其较坚硬挺直，易穿透肺组织到达肺深部有关。

石棉肺病人的临床症状与一般尘肺相似，主要是活动后胸闷、气短，有时有阵发性干咳，合并呼吸道感染时可咯大量黏痰；还可有乏力、食欲减退、消瘦等全身症状；常有胸痛，大多局限，且不固定，如出现持续剧烈胸痛，应警惕出现胸膜间皮瘤的可能。

石棉肺早期多无阳性体征，合并感染时肺部可闻及湿性或干性啰音，有时在肺部下方或腋下可听到捻发音；晚期多合并肺气肿，可见桶状胸，叩诊呈过清音；长期缺氧可见发绀及杵状指。石棉肺易并发呼吸道感染、自发性气胸、肺源性心脏病等，但合并肺结核的发病率仅10%左右，远低于矽肺，而且多数病情较轻，进展缓慢。

接触石棉还可引起皮肤疣状赘生物——石棉疣，常发生于手指屈面、手掌、前臂和足底，是石棉纤维进入皮肤引起的局部慢性增生性改变；疣状物自针头至绿豆大，表面粗糙，有轻度压痛，病程缓慢，可经久不愈。

【实验室检查】

(一)X线检查

石棉肺的X线表现主要包括肺实质、胸膜和心包膜的改变。

1.肺部改变　主要为网状的不规则小阴影，网状阴影可由小到大、由疏到密，逐渐发展，早期多见于中下肺野，以后可扩展到上肺野；小阴影增多，则使肺野透明度减低，呈毛玻璃样；随病情进展，上述不规则阴影密度逐渐增高，且结构紊乱，状如绒毛或蜂窝，有时在网状阴影间尚夹杂有少量密度不高的细小圆形和类圆形阴影；双上肺透光度常增高；肺门淋巴结一般不增大。

2.胸膜改变　石棉肺有几种良性的胸膜改变即：胸膜斑、弥漫性胸膜纤维化和圆形肺不张。

(1)胸膜斑：其为石棉肺的特征性改变，是石棉纤维刺激壁层胸膜导致局部胸膜增厚，X线下多为双侧胸壁中、下部位对称性阴影，密度不均，多呈三角形，内缘清晰，偶见单侧形态不规则者，部分胸膜斑可有钙化则更易辨认。由于结核、心衰、外伤等因素亦会引起肺尖和肋膈角处的限局性胸膜增厚，所以尘肺病诊断标准专门指出，"与石棉接触有关的胸膜斑是指除肺尖和肋膈角区以外的厚度大于5mm的局限性胸膜增厚，或局限性钙化胸膜斑块"，以便于鉴别。胸膜斑多为双侧性，病变形态常不对称，多发于侧胸壁(第5～8肋间水平)和侧后胸壁，也见于膈肌的腱膜部，偶见于心包和叶间胸膜；正位平片有时较难发现侧后胸膜的胸膜斑，但45°斜位片和CT片则可以清楚地显示。

(2)弥漫性胸膜纤维化：石棉肺患者可出现单侧或双侧胸腔积液，石棉引起的胸腔积液能缓慢地自发消退，但与是否会出现胸膜斑或间皮瘤无明显关联；对于接触石棉的胸腔积液患者，需除外结核性胸腔积液和早期间皮瘤。弥漫性胸膜纤维化增厚、粘连，主要累及脏层胸膜和肋膈角，X线下可见双侧胸壁广泛的不规则阴影。纵隔胸膜增厚并与心包膜粘连时，可形成一侧或双侧心缘模糊；肺门或肺内纤维化阴影重叠，常使心脏轮廓不清，若心包膜与壁层胸膜粘连可形成所谓"蓬发状心影"，这是晚期石棉肺重要的X线征象之一。

(3)圆形肺不张：石棉肺有一种特殊类型的胸膜增厚——"圆形肺不张"，亦称"折叠肺"或"Blesovsky综合征"，其X线胸片特点是彗星尾征，即在胸膜的一个或几个部位出现具有特征性的圆形、不透明的曲线结构，尾部朝向肺门(彗星尾)，但需与周围型肺癌进行区别。圆形肺不张的形成机制尚不清，可能为壁层胸膜纤维化伴有胸腔积液或感染时，部分肺组织粘连，引起支气管扭曲和阻塞，造成远端肺不张所致。大部分圆形肺不张的病人没有症状，但肺不张的体积增大或肺功能受损时则可出现症状。

CT检查对肺实质纤维化和胸膜异常的发现较常规X线胸片检查有更高的敏感性，尤其有助于发现后下方胸膜、纵隔胸膜或横膈面的增厚、粘连，以及脊柱旁的胸膜斑或钙化等，是为石棉肺的诊断及鉴别诊断的重要参考依据。此外，CT检查还可早期发现胸膜壁不规则的块状病变，为间皮瘤的辨认提供重要信息。

(二)肺功能测定

石棉肺典型的肺功能改变是限制性通气功能障碍，在弥漫性胸膜增厚者更加明显，这种通气功能降低常发生于胸部X线异常之前，甚或早于临床症状。还有报道指出，接触石棉5年以上的工人，DL_{CO}已有降低，而此时VC、FVC、FEV_1尚无明显改变，胸部X线也未出现异常。此外，石棉肺的小气道也有广泛的损伤，V_{50}及V_{25}的异常率常高达70%以上。

晚期石棉肺患者，特别是有广泛的胸膜改变者，肺顺应性多显著减低，表现为VC、FVC、TLC均呈进行性急剧降低，RV及RV/TLC增高。

【诊断与鉴别诊断】

(一)诊断

可依据《尘肺病诊断标准》(GBZ70-2009)进行诊断，诊断原则是：

1.具有确切的石棉尘职业接触史。

2.现场劳动卫生学调查资料提示患者有大量接触石棉粉尘的可能。

3.临床表现和技术质量合格的后前位X线胸片表现符合石棉肺特点。

4.可排除其他肺部类似疾病，而后，即可对照尘肺病诊断标准片作出石棉肺的X线分期。

根据诊断标准，石棉肺的X线分级如下：

1.肺野出现总体密集度1级的小阴影，但分布范围未超过4个肺区，如出现胸膜斑，可诊断为石棉肺一期。

2.胸片表现有总体密集度1级的小阴影，分布范围超过4个肺区，或总体密集度2级，分布范围达到4个肺区者，如胸膜斑已累及部分心缘或膈面，可诊断石棉肺二期。

3.胸片表现有总体密集度3级的小阴影，分布范围超过4个肺区，如单侧或两侧多个胸膜斑长度之和超过单侧胸壁长度的1/2，或累及心缘使其显示部分蓬乱者，即可诊断为石棉肺三期。

对于个别不易辨认及疑难的病例，可行CT扫描协助诊断和鉴别诊断。

(二)鉴别诊断

石棉肺需与以下疾病进行鉴别诊断：

1.其他原因所致肺间质纤维化　主要有外源性过敏性肺泡炎、硬皮病、类风湿病、结节病、红斑狼疮、特发性肺间质纤维化、药物及癌症放射治疗引起的肺间质纤维化等。

根据含大量真菌、细菌有机粉尘吸入史可与外源性过敏性肺泡炎进行鉴别；特发性肺间质纤维化与石棉肺的体征、X线改变及通气功能障碍等表现十分相似，但该类患者无石棉纤维职业接触史，且病情进展较快，无石棉肺的胸膜改变等情况，可以进行鉴别；结缔组织病则主要依据职业接触史、胶原病特殊的临床表现及实验室检查进行鉴别。

2.胸膜改变　主要注意与结核性胸膜肥厚或钙化鉴别，该病有结核病史，病变多为一侧性，且多累及肋膈角，无石棉肺的肺部表现。发生在侧胸壁的胸膜斑还需注意与肥胖者的胸膜下脂肪鉴别，后者多位于侧胸壁第6～8肋处，两侧对称，很少累及肋膈角。

【治疗】

目前尚无有效的药物可以控制石棉肺的发展，仍主要采用一般支持及对症治疗，积极防治并发症，其中尤以控制呼吸道感染最为重要。

五、其他法定职业性尘肺

除了矽肺、煤工尘肺和石棉肺外，我国规定属于法定职业病的尘肺还有：铸工尘肺、电焊工尘肺、水泥尘肺、滑石尘肺、陶工尘肺、炭黑尘肺、石墨尘肺、云母尘肺和铝尘肺等。这些尘肺既具有共同点，又具有各自的特点，现分别介绍如下：

1.铸工尘肺　铸造生产是机械制造工业的第一道工序，包括型砂配制、砂型制造、浇铸、打箱和清砂等过程，生产的铸件主要为钢铸件、铁铸件和有色合金铸件，主要生产原料为砂石，其次是黏土，砂中游离二氧化硅量多在70%以上。由于不同铸造对型砂耐火性的要求不同，需用型砂也不同，如铸钢型砂中常加入石英砂（含游离二氧化硅90%以上），铸铁和铸有色金属则选用天然砂（含游离二氧化硅70%以上）；造砂型时，还需用涂料，铸钢常用的涂料为石英粉，铸铁和铸有色合金时则常用石墨粉和滑石粉。

由于需要较高浇铸温度的铸钢件的型砂多使用石英砂，此工种所产生的尘肺多为矽肺。一般铸件则多使用黏土（主要成分是硅酸铝）、天然砂以及石墨、煤粉、石灰石和滑石粉等材料，含游离二氧化硅量相应较低，尘肺主要由混合粉尘引起，被专称为“铸工尘肺”，所接触的粉尘以炭素类和硅酸盐类为主，故发病相对缓慢，发病工龄多为20～30年。

临床症状与一般尘肺相似，发病初期多无自觉症状，随病变进展，可出现胸闷、咳嗽、咳痰、气短等症状。胸部X线表现主要是在两肺中、下区出现不规则小阴影，多形成粗网状或蜂窝状，在上述不规则形小阴影的背景上可出现圆形小阴影，多为“p型”影。

2.电焊工尘肺　电焊工尘肺是长期接触高浓度电焊烟尘起的尘肺。电焊时，电焊条的药皮、焊芯和金属器材在电弧高温下（3000～6000℃）会产生大量的金属氧化物及其他烟尘，并以气溶胶状态散发到空气中，经过迅速冷凝而形成，被称为“电焊烟尘”或称“焊烟”。焊烟的尘粒很小，多为0.4～0.5μm，烟尘中带有不同极性电荷的尘粒，可相互吸引，会形成较大粒径的粉尘。其化学组成则取决于焊条种类和所焊接的金属，其中大部分是氧化铁，其次为氧化锰、无定形二氧化硅和Al、Mg、Cu、Zn、Cr、Ni等微量金属，故电焊工尘肺实质上属混合性金属尘肺的一种；它还含有氮氧化物、臭氧、一氧化碳等有害气体，碱性焊条尚含有可溶性氟化物。电焊工尘肺的发病也较缓慢，发病工龄至少在10年以上，但在高浓度烟尘环境中，3～5年也可发病。

主要职业接触机会为焊接作业，在建筑、矿山、机械、造船、化工、铁路及国防工业等被广泛应用，其种类较多，有自动埋弧焊、气体保护焊、等离子焊和手工电弧焊（手把焊）等，以手把焊应用较为普遍，焊工尘肺病例绝大多数发生在手把焊工中。

其早期无或仅有轻微症状，如咽干、鼻干、轻度干咳、少量痰、胸闷、胸痛等，有并发症时，症状可加重，体征相应增多，肺功能亦逐渐降低；部分患者血清铁、血清铜蓝蛋白、血清丙种球蛋白的比例可增高。其早期肺部的X线表现以“s型”不规则小阴影为主，多分布于两肺中、下区，同时可见肺纹理增多、增粗，扭曲变形，出现网状阴影；圆形或类圆形小阴影出现较晚，以“p型”小阴影为主；出现大阴影的病例极少。电焊工尘肺可并发肺气肿，但多较轻；肺门极少改变；并发肺结核也较少。

3.水泥尘肺　水泥为人工合成的硅酸盐粉状建筑材料，其熟料所含总硅量约20%～24%，大部分为硅酸盐，游离二氧化硅一般在1%～9%；水泥成品主要为无定形硅酸盐，游离二氧化硅仅为2%左右，此外，尚含有少量钙、铅、铁、镁等化合物及铬、钴、镍等微量元素。水泥尘肺是长期吸入高浓度水泥粉尘而引起肺部弥漫性纤维化的病变，故属于硅酸盐尘肺；水泥的原料则为石灰石、黏土、页岩、三氧化二铝、二氧化硅及滑石粉等混合而成，因此，接触生料水泥粉尘引起的尘肺，属于混合性尘肺。

水泥尘肺的发病工龄也较长，一般至少在20年以上，病情进展缓慢，如没有并发症，预后多较好。临床主要表现为气短，劳动或登高时加重；其次为干咳；肺功能初为小气道功能降低，后进展为阻塞性通气功能障碍，晚期则为混合性通气功能障碍。

胸部X线表现是由粗细、长短、形态不一，且致密交叉的不规则"s型"小阴影，在其背景上可见密度较低、形态不整的类圆形小阴影，大小多在1.5～3mm之间；随病情进展，病变可蔓延到两上肺野，可见"q型"阴影或长条形与肋骨走行相垂直"八字型"的大阴影，周边有气肿带；此外，肺门也可见增大，结构紊乱。

4.滑石尘肺　滑石属一种次生矿物，由含镁的硅酸盐和碳酸盐矿石蚀变而成，滑石尘肺是由于长期吸入滑石粉尘而引起的肺部弥漫性纤维化的一种属于硅酸盐类的尘肺。在矿石的开采、选矿、粉碎、加工、运输等过程都会接触到滑石粉尘；造纸、皮毛、橡胶、陶瓷、电工、建筑、医药、纺织、机器制造、化妆品、糖果等工业中常使用滑石作填料或防粘剂，在操作及使用过程中也可接触滑石粉尘。

滑石尘肺发病工龄多在20～30年之间，病变进展缓慢，临床症状远较矽肺和石棉肺为轻，但合并肺结核的病例较多。其胸部X线表现多以混合型小阴影为主，即在不规则小阴影的基础上有散在的圆形小阴影，晚期方出现大阴影。

5.陶工尘肺　陶工尘肺包括瓷土采矿工人和陶瓷制造工人所患的尘肺，不同工种所接触的粉尘性质不同，所含游离SiO_2的量也不相同。陶瓷的主要原料是瓷土，是含水的硅酸盐，主要品种为高岭土，其所含游离SiO_2不多，故瓷土采矿工人主要发生硅酸盐肺；但陶瓷的制坯原料和瓷釉中则含有较高浓度的游离二氧化硅(23%～58%)，可引起矽肺。由于此类工人的岗位调动频繁，可接触各种粉尘，故将此行业的尘肺统称为"陶工尘肺"。

陶工尘肺临床症状与一般尘肺症状相似，但较轻，进展较慢，早期仅有轻度咳嗽，或劳累后气短；晚期由于肺组织广泛纤维化，患者可有肺气肿、肺源性心脏病的表现。X射线胸片表现以不规则形小阴影为主，随着病变进展，不规则小阴影逐渐增粗、致密、交织成网状，两肺中下区还常可见到圆形"p型"影或"q型"影，甚至可见到大阴影，其边界清晰，周边常见到气肿带；肺门阴影增大较常见，肺门淋巴结可见蛋壳样钙化；胸膜肥厚以肺尖部明显，两下胸膜和叶间胸膜也可累及。其主要合并症是肺结核。

6.炭黑尘肺　炭黑是碳氢化合物(石油、天然气、松脂、焦炭等)受热分解形成的极细小的无定形炭粒，为疏松、质轻而极细的黑色粉末，大小一般在0.04～1.0μm，所含二氧化硅极少(<1.5%)，生产和使用炭黑的工人长期吸入炭黑粉尘可引起"炭黑尘肺"，属于炭素尘肺的一种。

炭黑尘肺发病工龄较长，至少为 15 年，多数在 30 年以上。其病理类型为尘斑型尘肺，病变以尘斑伴灶周肺气肿为主，可有轻度弥漫性肺纤维化。临床症状多不明显，预后较好。X 线改变主要为进展缓慢、弥散分布的细小不规则“s 型”阴影和圆形“p 型”阴影；偶见肺气肿及轻度胸膜肥厚。

7.*石墨尘肺* 天然石墨是一种银灰色有金属光泽的碳排列为 4 层六角形的层状晶体结构，比重 2.1～2.3，广泛分布于火成岩、沉积岩及变质岩如片麻岩、石英岩及大理岩中，各矿石的石墨含量差异很大，一般为 4%～20%，常混有一定量的游离二氧化硅和其他矿物质，游离二氧化硅含量在 5%～49%。因此，采矿工人接触上述岩石粉尘后，可能患石墨矽肺（游离 SiO_2 >5%），甚至可能患矽肺。

合成石墨则是用无烟煤或石油焦炭，在电炉中经 2000～3000℃的高温处理制得，石墨含量在 90%左右，而游离 SiO_2 含量多在 0.1%以下。

石墨尘肺是指长期吸入石墨粉尘所引起的一种尘肺，多发生于石墨工厂的工人，发病工龄多在 20 年以上。其临床症状多较轻微，进展缓慢，早期仅有咽干、咳嗽、咳痰，痰呈黑色，有并发症时可出现相应症状和体征。肺功能检查可有以阻塞性为主的通气功能障碍和肺气肿表现。胸部 X 线检查可见中、下肺区出现“s 型”不规则小阴影和“p 型”类圆形小阴影，密度较低；纹理常增多，肺门阴影密度可增高，但明显增大者少见；少数病例可出现肺气肿和灶周气肿。

8.*云母尘肺* 云母是钾、镁、锂、铝等的铝硅酸盐，属层状晶体结构矿物，在自然界分布甚广，易剥离成薄片，柔软透明。云母尘肺是云母开采或云母加工过程中长期吸入云母粉尘所引起的一种尘肺，由于接触的粉尘中游离 SiO_2 含量较低，故发病工龄较长，病情进展缓慢，症状亦较少。但云母采矿工尘肺，由于接触的粉尘中游离 SiO_2 含量较高，发病工龄则较短，病变进展亦较快，患者自觉症状较多，合并肺结核也较多。

9.*铝尘肺* 铝制品具有质轻、耐久、不燃、不腐、不霉、不受虫蛀等特点，是优良的保温、隔热、吸声材料。长期吸入高浓度的铝尘（金属铝粉或铝的氧化物）所引起的一种尘肺。常温下，铝粉可呈现片状（γ-Al_2O_3 晶体）、颗粒状（α-$Al_2O_3 \cdot H_2O$ 晶体）和粉状（氧化铝）三种形态。铝粉尘粒极小（小于 5μm 占 63%，小于 10μm 占 83%），且荷正电，互相排斥，可长期悬浮于空气中。在生产过程中接触金属铝粉或氧化铝粉尘的工作人员，均有吸入其粉尘发生铝尘肺的危险。

其发病一般较慢，发病工龄均在 10 年以上。铝尘在肺内的分布以肺门部最多，肺尖部较少，肺底部最少。实验性铝尘肺的主要病理改变为细胞增生为主的肉芽肿性小结节形成，晚期可伴有一定程度的纤维化，多位于终末细支气管和呼吸性细支气管旁和肺泡隔内。临床症状轻而不典型，患者仅有咳嗽、胸痛、气短等症状；胸部 X 线表现为在肺纹理增强的基础上可见到 2～3mm 的类圆形小阴影及少量不规则小阴影。

以上这几种尘肺发病率均较低，具有尘肺临床和 X 线表现的共同点，但也有各自的特点，因此，诊断要结合职业接触史和工作现场监测资料，并要求拍摄质量合格的 X 线胸片，参考尘肺病诊断标准片进行。

六、新近报道的几种尘肺

我国的职业病目录中，法定职业性尘肺共列举了12种，此外，还设立了一个开放性条款(第13项)，即根据《尘肺病诊断标准》和《尘肺病理诊断标准》可以诊断的其他尘肺也可诊断为职业性尘肺。改革开放以来，随着新材料、新产品、新工艺的开发引进，一些新尘肺也相继出现，应结合临床所见，积极开展现场劳动卫生和流行病调查，以及时作出诊断处理，不致延误病情；此外，也进一步积累了资料，丰富了尘肺病的内涵。近年报道较多的有蔺草尘肺、磁材粉尘尘肺、硅藻土助滤剂尘肺、矿(岩)棉尘肺、宝石及玉石加工工人尘肺等，现简介如下。

(一)与职业有关的尘肺

1.*蔺草尘肺*　蔺草也称茳芏、席草、大甲蔺、苑里蔺、三角蔺草、石草、咸草、江蘸子、蓝草、七岛蔺、灯心草、三角葱，草茎圆滑细长，粗细均匀，壁薄芯疏，软硬适度，纤维长，富有弹性，抗拉性好，色泽鲜艳，清香浓郁，是极佳的天然绿色植物纤维之一。过去日本、中国台湾等生长较多，后来被引进种植于大陆福建一带，现主要集中于苏州、宁波、安徽等地。使用蔺草编织的各类产品具有通气、吸湿、清凉的作用，蔺草茎尤其具有调节干湿的功能，夏季能保持适度的干燥，使人的皮肤感触异常舒适，冬季保温性能良好，日本人最喜用蔺草编织品制作室内装饰和睡席。

日本已曾报道过蔺草引起尘肺的报道，随蔺草加工工艺系由日本引进，2002年我国首次对从事蔺草染土作业工人的蔺草尘肺进行了报道，国兵等对2001～2004年间359家从事蔺草加工企业共计17574人进行了体检，共检出212例尘肺，实际接尘工龄最短的为1年，最长18.33年，平均发病工龄(6.1±3.0)年，患者具有发病年龄轻、工龄短特点。

其病理学特点为肺内出现含有大量尘细胞的结节性纤维化，在尘细胞沉积处可见长度为1～20μm的针状颗粒，有双折光性，但无矽结节形成，被认为是不同于矽肺的一种新型尘肺。X现胸片表现为类圆形小阴影，阴影密度较浅淡，早期以上肺野尤其是右侧多见，而后逐渐扩散至全肺野，并可形成大阴影，其形态多呈圆形或带状，边缘多清楚，邻近常有胸膜肥和粘连；肺门、纵隔淋巴结肿大及钙化少见。

蔺草尘肺主要来自蔺草的加工过程，为了增加强度保持蔺草的色泽，须将蔺草在矿物粉尘浆池中进行浸染处理，此过程称为“染土”，从而给其后的各个工序中带来大量粉尘。染土使用的尘浆是以多种矿物为原料，经破碎、研磨、筛分加工而成的混合矿粉，经X线衍射和X线荧光分析测定，染土成分以高岭土、石英、叶蜡石、绿泥石、明矾石、云母为主，分散度7μm以下占27.5%，其游离SiO_2含量为25.6%。近年通过综合防治，作业场所粉尘浓度已有所降低，尘肺检出率也见下降。

2.*磁材粉尘尘肺*　浙江省乡镇企业20世纪80年代初开始生产磁性材料，目前在国内市场占有率达95%以上，但也出现新的职业危害——“磁材粉尘”，2006年国内金志朝等对89名接尘工人职业健康检查，发现10名工人患有尘肺病，首先报道了由混合性磁材粉尘引起的尘肺，至2010年已报道了15例。

此种合性磁材主要产品系永磁铁氧体一次性预烧锶料，其主要原料为铁鳞渣（Fe_2O_3）85.2%、碳酸锶粉（$SrCO_3$）14%、高岭土粉（$Al_2O_3 \cdot H_2O$）0.4%、碳酸钙粉（$CaCO_3$）0.4%、粉尘中游离 SiO_2 含量 2.74%～3.22%。二氧化硅含量虽低，但其分散度高（≤5μm 的占 64.4%～79.6%），极易随呼吸进入肺内。调查表明，发病车间内扬尘点多，通风设备差，粉尘检测点最高超标 9 倍。

有人认为铁鳞渣内的无机碳酸盐可能具有矽酸盐类的特征，也可引起肺组织纤维化；此外，磁性材料产生的静电是否可使粉尘悬浮时间更长、更易于吸入肺内，均待进一步研究。

此类尘肺患者的接尘工龄为 4.5～10.5 年，主要为一期和二期患者。临床上均见有不同程度的咳嗽、咳痰、胸闷、胸痛等症状，X 线胸片可见密集度不等的圆形小阴影及弥漫的肺间质纤维化，肺功能呈混合型通气功能障碍。

3.硅藻土助滤剂尘肺 硅藻土是一种生物成因的硅质沉积岩，由古代硅藻的遗骸组成，其化学成分主要为 $Si(OH)_4$，此外还有少量 Al_2O_3、CaO、MgO 等，主要用作吸附剂、助滤剂和脱色剂。主要分布在中国、美国、丹麦、法国、前苏联、罗马尼亚等国；我国的硅藻土储量约 3.2 亿吨，远景储量达 20 多亿吨，主要集中在华东及东北地区，但优质土仅集中于吉林长白地区，其他矿床杂质含量较高，不能直接加工利用。硅藻土具有细腻、松散、质轻、多孔、吸水等特点，制造出的硅藻土助滤剂被广泛用于油类、脂肪及蜡制品、涂料颜料、糖及糖浆、酒和酿造制品、药品、化学品制造以及水处理等工业生产中。

1961 年，美国学者 Rubin 首次报告了一例硅藻土尘肺尸检结果，使硅藻土粉尘致尘肺作用逐渐引起重视。其主要病理学特点是大量的纤维组织堆积在血管周围，形成弥漫性的细小结节，双肺有广泛的胶原纤维组织增生；吞噬大量粉尘的尘细胞分布在肺泡腔内及纤维组织间，伴有广泛的间质性肺泡炎。

近年国内报道硅藻土经过煅烧后的产品——助滤剂也可引起尘肺，主要见于硅藻土加工制作助滤剂的过程，使用者很少发病。研究表明，硅藻土原矿主要成分 $Si(OH)_4$ 经加热煅烧生成 $SiO_2 + 2H_2O$，使游离的 SiO_2 含量由原来的 4.03%，猛增至 52.7%，加之成品硅藻土粉尘直径大多≤5mm，为可直接通过肺泡孔进入肺泡，成为高致病性粉尘；电镜下可见其形状多为有锐利棱角的多型小体。用熟硅藻土染尘大鼠能引起尘肺病，而且发展快，病情重，预后差。有建议认为，应在我国职业病尘肺名单中列入硅藻土尘肺。

4.矿（岩）棉尘肺 近年国内有报道接触（岩）棉纤维粉尘导致尘肺的报道，接尘工龄为 9～17 年。临床主要为间断性胸闷、咳嗽、咳痰症状；X 线胸片显示弥漫分布的圆形和不规则小阴影，CT 可见散在的粟粒结节影。

这是一类由硅酸盐熔融物制得的蓬松状短细纤维，按所用原料可分为岩棉和矿渣棉两大类，前者以火成岩、变质岩与沉积岩等天然岩石为主要原料，常用玄武岩、石灰石、辉绿岩、角闪岩、泥灰岩、长石、黏土等；后者以某些冶金矿渣为主要原料，如铁、磷、镍、铬、铅、铜、锰、钛、锌等矿渣，其制品具有质轻、耐久、不燃、不腐、不霉、不受虫蛀等特点，是优良的保温隔热、吸声材料。以往尚无人造矿物纤维引起尘肺的报道，但动物实验提示矿岩纤维粉尘具有潜在的致纤维化能力，值得进一步研究探讨。

5.其他粉尘　近些年,纳米材料对人体健康的影响也备受关注,尽管目前尚未证实纳米粉尘可致肺纤维化,但无疑是粉尘对人体危害的新课题。研究指出,纳米颗粒可以在人类呼吸道及肺泡中沉积,在呼吸道内的沉积部位与粒径有关,粒径为 20nm 的颗粒,有 50%左右沉积在肺泡内;动物试验表明,纳米粉尘可使肺巨噬细胞的清除能力显著下降,并导致肺部炎症反应,肺部炎症和损伤的表现与纳米材料的小粒径和很大表面积有关,同时也与纳米颗粒刺激机体产生自由基继而引发氧化损伤有关。2009 年 3 月初,日本环境厅召开研究讨论会指出鉴于纳米材料在广泛领域期待有效利用,而纳米粉尘又具有与石棉加工相似性质,故担心其可能危害人体健康并对生态环境造成恶劣影响,要求出台预防纳米材料加工对人体健康影响细则,这些动态均值得今后进一步关注。

玉石和宝石加工、打磨近年也成为尘肺发生的一个新的行业,据调查,这些物质中二氧化硅的含量多在 10%～90%以上,如果防护不当,仍可引起矽肺,值得进一步关注。

(二)非职业性尘肺

Policard 等曾报道在非洲撒哈拉沙漠地区发现有非职业性尘肺患者,Mathur 等曾报道在印度西北部塔尔沙漠农村地区的农民中也出现“沙漠肺综合征”患者,患病率为 0.41%。近年我国发现,西北风沙地区 70 岁以上农民的 X 线胸片矽肺检出率为 10.34%;病理检查显示,双肺可见矽结节及弥漫性肺间质纤维化改变;肺组织 X 线衍射及电子探针检测发现有大量石英存在。孟紫强等对我国三面被沙漠包围、沙尘天气多发的甘肃省民勤县居民进行了流行病学调查,发现非职业性尘肺患病率高达 5.33%。表明长期暴露于沙尘天气可引发非职业性尘肺,应引起高度重视,加强环境治理,但应注意与结核病等进行鉴别,避免误诊。由于这种尘肺主要发生在沙尘天气频发区,且往往是沙漠地区或邻近沙漠的地区,所以有人建议将这种尘肺定名为“沙漠尘肺”(简称“沙漠肺”)。同样,推测居住在煤仓或运煤通道附近,在大量扬尘等环境因素影响下,也可引起非职业性尘肺,均需进一步观察。

(孙　逊)

第二节　金属粉末沉着症

在金属矿的开采、冶炼、加工和使用等过程中可产生各种金属粉尘,由于其化学性质及溶解度的差异,吸入人体后可产生不同的生物效应,如引起中毒(铅、锰、镉等),尘肺(铝尘肺等)。

一些难溶的稀有金属如钨,与碳生成碳化钨后再以钴、镍、铬、钽、钼等为粘结剂,在真空炉或氢气还原炉中可烧结成“硬质合金”,其粉尘吸入肺部可导致“硬金属病”。主要临床表现为支气管哮喘及弥漫性肺间质纤维化硬合金粉尘中的钴被认为是支气管哮喘的致病因子,弥漫性肺间质纤维化则是由于病情早期出现的过敏性肺泡炎经反复接触后,病变不断累加而致。

长期吸入稀土金属(主要包括镧系元素如镧、铈、镨、钕、铕、钆等以及性质与镧系元素相近的钪与钇,共 17 种元素)及其化合物粉尘,可引起弥漫性肺部肉芽肿及肺间质纤维化改变,被称为“稀土肺”,但病例很少,我国尚未见报道。

还有些金属粉尘吸入后可长期沉积于肺内，但致纤维化能力不强，仅在肺组织中沉着引起异物反应或轻微纤维化反应，被称为"惰性粉尘"，其引起的肺脏病变被称为"金属粉末沉着症"。其临床特点是停止粉尘作业后，X线胸片上的点状阴影不再进展，或可逐渐消退，症状不明显，也不影响肺功能，所以又被称为"良性尘肺"。但也有些学者提出，无论何种粉尘，吸入一定量后均会引起不同程度的纤维化，并导致呼吸功能改变，所谓良性尘肺主要是相对于致纤维化作用强的粉尘而言，长期吸入较高浓度此类"惰性粉尘"也会对人体呼吸系统造成一定损害，仍应注意加强防护。下面拟重点简介几种金属粉末沉着症。

一、肺锡末沉着症或称锡肺

锡是一种银白色略带蓝色的金属，主要用于制造黄铜、青铜、含锡特种金属等；人长期吸入锡的粉尘和烟雾时可引起肺部的"锡末沉着症"或称"锡肺"，发病工龄最短6年，多则十余年。

病理检查，在肺切面可见较大量1～3mm大小的灰黑色圆形病灶，分布于全肺，肺门淋巴结变黑，但不硬；镜下可见含锡粉尘在肺泡壁、肺间质、胸膜下及淋巴管、血管、小支气管周围堆积沉着，仅有轻微的细胞反应，未见明显的纤维组织增生，因此，被认为是一种良性尘肺。

锡尘肺临床症状较少，仅有咳嗽、咳痰、胸痛等，但多轻微，无明显体征。胸部X线检查见两侧肺野出现密度较高、边缘锐利的类圆形小阴影，有些小阴影由多个细小斑点集合而成，形似花瓣状，但不融合，不规则阴影较少；肺纹理和胸膜无明显改变；肺门一般不大，但密度较高，有时可见点状或条状金属样块影。肺功能多无改变。

锡尘肺进展缓慢，脱离接触后病情不再进展，随着时间的延长，类圆形小阴影可减少或消失，但肺门形成的金属样块状阴影变化不明显。钟金球等对1970年以前诊断的28例肺锡末沉着症患者按每5年一个观察间隔进行了25年的随访，结果发现近半数有"自净"现象：自5～10年起，部分胸片开始变化——阴影的密集度降低、数量减少，或阴影逐渐变小、模糊甚至消失，肺野逐渐变得清晰。其"自净"机制，推测一种可能是通过肺泡清除，即吞噬的锡尘沿肺泡表面的液流进入呼吸性支气管，最后由痰排出；也可能通过肺间质淋巴网将锡尘引流到肺门淋巴结，致使肺门阴影逐渐增高，形成肺门金属样块状阴影。

二、肺钡末沉着症或称钡肺

钡是一种银白色的碱土金属，在地壳的含量约为0.05%，主要存在于重晶石和毒重石，多以化合物形式存在，如硫酸钡、氧化钡等。钡的用途广泛，如金属钡可用作消气剂（除去真空管和显像管中的痕量气体，也是精制炼铜时的优良去氧剂）、球墨铸铁的球化剂，还是轴承合金的组分；锌钡白用作白漆颜料；碳酸钡用作陶器釉料；硝酸钡用于制造焰火和信号弹；重晶石用于石油钻井；钛酸钡用于制造电容器等。长期吸入多量的钡或不溶性钡盐（如硫酸钡、氧化钡等）粉尘，可引起"肺钡末沉着症"或"钡肺"，主要见于重晶石矿开采、加工，硫酸钡或锌钡白的研磨、包装等作业。本症1926年由意大利学者Fiori首先报道，国内自1965年后也陆续有一些报道。

钡粉尘吸入肺泡后，部分被吞噬细胞吞噬，沿淋巴系统运至肺门淋巴结；部分则沉积在肺泡和肺间质中，形成粉尘小灶，其周围一般不引起纤维组织增生，或仅有轻微的纤维化改变；钡尘可以随肺泡、支气管分泌物排出体外。病理检查可见肺表面有多量孤立和细小的灰白色结节，无融合和纤维化，肺门淋巴结不大；镜下可见肺内有较活跃的含钡尘的巨噬细胞反应，在肺间质和小支气管和血管周围可见多量钡尘沉着。

钡肺临床常无明显症状和体征，肺功能检查也多无明显异常。X线胸片检查可见两肺有均匀而较密集分布的结节，直径1～3mm，边缘清晰锐利，不融合，主要由肺内集聚的钡尘吸收X线所形成；肺门淋巴结增密，但不增大；肺纹理和胸膜正常。

张忠群等对9例钡尘肺病人进行了12年的X线动态观察，在未给予排尘治疗情况下，脱离粉尘作业3～10年后，有6例X线胸片全部恢复正常，其余也均显示不同程度消退好转，提示钡尘肺为良性尘肺；但若同时接触二氧化硅粉尘，如重晶石矿工，则有伴发矽肺可能。

三、肺锑末沉着症或称锑肺

锑在地壳中的含量为0.0001%，主要以单质或辉锑矿、方锑矿、锑华和锑赭石的形式存在，目前已知的含锑矿物多达120种。锑为银白色金属，富有延展性，常温下不易被氧化，用途十分广泛，如制造各种合金（可增加其硬度和强度）、蓄电池极板、焊料、电缆包皮、枪弹，用作化工催化剂、缩聚催化剂；高纯锑是半导体硅和锗的掺杂元素；锑白（三氧化二锑）是搪瓷、油漆的白色颜料和阻燃剂的重要原料；硫化锑（五硫化二锑）是橡胶的红色颜料；生锑（三硫化二锑）可用于生产火柴和烟剂，被广泛用于阻燃剂、搪瓷、玻璃、橡胶、涂料、颜料、陶瓷、塑料、半导体元件、烟花、医药及化工等生产。

锑矿开采，特别在锑的冶炼、精炼及合金生产过程中可产生大量锑烟尘，在颜料等锑化合物的生产及包装等生产过程则主要产生锑粉尘。

该病的患病工龄多在10年以上，临床症状轻微，仅有气促、咳痰、胸痛等，肺功能无明显改变。胸部X线检查可见大量致密结节状阴影肺部不规则阴影增多；肺门阴影增密，无融合现象；胸膜一般无改变，肺气肿少见；肺部阴影进展缓慢，很少合并结核；停止接触后，X线改变无明显消退。

四、铁末沉着症亦称铁尘肺

磁铁矿、赤铁矿的开采与破碎，天然矿物颜料（赭石）的采掘、破碎和混合，铸铁、铸钢行业生产，钢铁制品的切削凿磨、压模制造，研磨钢、铁材料，对钢、铁材料进行电焊和氧焊，采用氧化铁粉尘进行抛光加工，以及加工氧化铁颜料等过程，均有机会接触铁及氧化铁粉尘。

吸入金属铁或氧化铁粉尘可引起“铁末沉着症”，发病工龄一般为10～20年或更长。氧化铁主要沉着在胸膜淋巴管，使肺表面呈铁锈褐色或深砖红色，肺切面可见灰色或铁锈褐色尘斑；镜下可见大量铁尘颗粒和含尘巨噬细胞沉积在血管和支气管周围、肺泡腔与肺泡壁内，肺间质有轻度网状纤维增生，无胶原纤维化。X线胸片可见双肺肺野出现0.5～2mm点状致密影，无融合；肺门阴影增浓但不大。患者多无临床症状，肺功能改变不明显；脱离接触后，胸部X线阴影可变淡甚至消失。

单纯的肺部铁末沉着症十分少见，因在某些含铁粉尘作业环境中可同时存在一定量的二氧化矽，工人吸入后可发生"铁尘肺"，如赤铁矿工肺等；电焊作业中电焊烟尘除主要成分除氧化铁外，还有锰、硅、硅酸盐等，长期吸入这种混合性粉尘可引起电焊工尘肺。

单纯吸入氧化铁粉尘是否导致尘肺，看法不同，国内学者认为肺内铁尘长期沉积可引起尘肺样改变，动物实验见吸入氧化铁粉尘后肺体积显著增大，肺气肿明显；镜下可见肺泡腔、气管及血管旁有大量棕色噬尘细胞集聚，其间见有纤维细胞及纤细的胶原纤维，并有明显灶周肺气肿；肺门淋巴结可见噬尘细胞团、纤维细胞及胶原纤维。在游离二氧化硅含量极低的氧化铁车间工人、单纯接触氧化铁颜料的工人中也有发生铁尘肺的报告。仝秀琴等对11例从事废铁切割的氧化铁尘肺的尸体解剖中发现，尘斑灶内有与粉尘相间的网织纤维、胶原纤维；工人的平均接尘工龄为28.2年。对铁矿采矿工的一些研究发现，即使停止采矿作业多年，矿工的排痰性咳嗽及慢性支气管炎的发病率仍明显高于无刺激性物质及粉尘接触者，肺癌的发病率也高于一般人群。

临床上，铁末沉着症病人可有咳嗽、咳痰、胸闷等症状，无阳性体征。肺活检标本镜下观察，可见肺泡壁和肺泡腔中出现大量巨噬细胞，其胞质中含有大量致密颗粒，肺泡壁有轻到中等的间质纤维化；电镜X线元素分析显示，致密颗粒具有明显铁峰。X线胸片可见双肺弥漫性小圆形阴影，但无明显聚合趋势；肺门影略增大；肺纹理未见明显增粗紊乱，未见明显胸膜增厚。综上可见，铁尘肺虽有一定量胶原纤维形成，但与矽结节型迥然不同。

五、肺钛白粉末沉着症

钛白粉学名为二氧化钛，分子式为TiO_2，相对分子质量79.90，也称钛白，其化学性质十分稳定，是一种惰性颜料，被认为是目前世界上性能最好的白色颜料，它有金红石型和锐钛型两种结构，其中金红石晶体结构致密，稳定性好，光学活性小，耐候性好，有较高的遮盖力和消色力，而且无毒，故被广泛用于橡胶、轮胎、运动器材、胶鞋、化妆品、瓷器、食品、医药等生产，还用作各类表面涂料、纸张涂层及填料、塑料及弹性体成分。

有报告指出，长期吸入钛白粉尘，可以引起"肺钛白粉末沉着症"，但发病缓慢，发病工龄多在10年以上。临床症状多较轻微，仅有咳嗽、咳痰，偶有劳累后胸闷、气短等症状，体征不明显，肺功能无改变。胸部X线检查可见双肺有散在小圆形阴影，多为p型，无聚合趋势，伴肺纹理增重，肺门无增大。停止接触后2～3年，肺内阴影即开始消散，提示为一良性疾病过程，预后较好。

金属粉末沉着症无特殊治疗方法，主要是对症治疗。使用金属络合剂虽然有助于体内某些金属排出（如锑、铁），但是能否改善肺内沉着症病情尚不确定。鉴于任何粉尘的长期高浓度吸入都会对人体呼吸系统造成一定损害，因此应着重预防，切实改进生产工艺和改善劳动条件，加强通风降尘，降低环境空气中金属粉尘的浓度，工作时应佩戴防尘口罩做好个人防护。此外，还应做好就业前和定期健康检查，有慢性呼吸系统疾病者不宜从事接触金属粉尘的作业；一旦确诊病人，应尽快调离粉尘作业，以保障工人健康。

（张慧霞）

第三节　铍病

接触铍或其化合物可引起以呼吸系统损害为主的全身性疾病，以往被称为“铍中毒”，但由于其发病多与变态反应有关，并非真正中毒，故目前多称为“铍病”。短期内吸入高浓度可溶性铍化合物的烟尘、蒸气，可引起的急性化学性支气管炎和肺炎，称为“急性铍病”；多次吸入甚或破损皮肤接触铍或其难溶性化合物粉尘，经过一定潜伏期，可发生以肺部肉芽肿及间质纤维化为主的病变，称为“慢性铍病”。德国及美国分别在 1933 年和 1946 年最先报告了急、慢性铍病病例，至 80 年代美国铍病病例已超过千例；我国于 1964 年发现首例慢性铍病，迄今文献报告的病例已超过百例。

【病因】

铍病的病因是铍及其化合物。铍的原子序数 4，原子量 9.01，熔点 1278℃，沸点 2970℃，相对密度 1.85，为银灰色，为最轻的稀有碱土、稀有金属；难溶于水，可溶于酸，与碱可生成盐类；其化学性质与铝相近，其氧化物也是两性的。铍容易为 X 线穿透，铍核被中子、α 粒子、γ 射线撞击时，可产生中子。铍具有重量轻，强度高，导热、导电性好，无磁性，加工时不产生火花等特点，制成合金可明显提高金属的抗振性、防腐性及抗疲劳性，在航天、卫星、原子能、军事等特殊领域有重要用途。

常用的铍化合物为氢氧化铍、氧化铍、氟化铍、氯化铍、硫酸铍、碳酸铍、硝酸铍等。

主要接触机会为：

1.*铍的提炼过程*　铍主要以氧化铍（BeO）形式存在于某些宝石中，其中仅绿柱石（$3BeO \cdot Al_2O_3 \cdot 6SiO_2$）具有工业开采价值，含铍量约为 90％～13％。矿石开采引起中毒的报告不多，但矿石粉碎过程则有机会接触含铍粉尘；矿粉经煅烧、浸出、沉淀，制得 $Be(OH)_2$ 后，锻烧成 BeO，并将其转化为卤化物，然后用镁还原法或熔盐电解法制得金属铍，这些过程均有较多机会接触铍或其化合物粉尘。

2.*制造合金*　这是铍的主要用途，如铍铜合金可制备耐腐、抗振、抗冲击部件；镀镍合金可大力增加金属硬度及延展强度，可用以制作钻石钻头；还可与铝、锌、钴、镁、铁等制成合金而极大改进其机械性能，因而在电子电讯器材、航空航天、军事等领域具有重要用途。

3.*核工业和航天工业*　如铍可用作原子反应堆中子减速剂、反射体材料、中子源、核研究用核靶、X 线管和闪烁计数器探头、高级仪表部件（如导航系统陀螺仪等）、耐高温陶瓷制品；铍单品还用于制造中子单色器等。

【发病机制】

铍及其化合物都具有较大的毒性，毒性强弱与铍化合物的种类、理化性质、剂量、接触时间、侵入途径以及个体敏感性等因素有密切关系。

完整的皮肤不吸收铍或其化合物，仅产生局部作用，可致过敏性皮炎、皮肤溃疡，进入体内的量不多。胃肠道的摄取率也很低，因铍和难溶性铍化合物很难吸收，可溶性铍化合物则在胃肠内生成不溶性磷酸盐沉淀，随粪便排出，故胃肠道对铍类的摄取率一般不会超过 0.2%。相对之下，呼吸道是铍的主要侵入途径，粒子较小（直径<5μm）的金属铍或其化合物可进入呼吸道深部并滞留在肺泡或小气道，水溶性较强的物质可被间质血管或淋巴管吸收，难溶的化合物则为巨噬细胞吞噬，部分随痰排出，部分进入肺间质。金属铍或不溶性铍盐还可经由破损皮肤进入体内，引起皮肤甚至引起肺内肉芽肿病变。

进入血液的铍多与血浆中 α 球蛋白结合，小部分形成磷酸铍或氢氧化铍成为向组织转运的主要形式，与结合型铍构成动态平衡；以游离状态存在于血中的铍量极微。进入体内的铍最初分布于各个组织，以肺、肺淋巴结、肝、骨骼、肾为多；而后由于组织清除能力的差异，肺淋巴结和骨骼成为铍在体内的主要蓄积地，其在肺内半减期一般为数周至半年，但难溶性铍化合物可滞留肺内数年。铍可通过胎盘屏障，但难透过血脑屏障。体内的铍主要经尿排出，速率甚慢，半减期可达数年。

急性铍病和慢性铍病的发病机制并不相同。前者主要由可溶性铍化合物引起，以化学刺激作用为主，具有明显的剂量-反应关系；可溶性铍化合物对肺的直接刺激可使溶酶体酶大量释出，引起细胞损伤，甚至导致急性化学性肺炎。慢性铍病则为金属铍及其不溶性化合物引起，属于迟发性变态反应，因铍在体内可形成半抗原——铍盐在体内先形成氢氧化铍，再通过氧化转变为氧化铍，即具抗原性；而金属铍表面形成的氧化物已具有抗原活性，其与蛋白质结合即成为特异抗原，导致机体产生抗铍特异性抗体，并同时激活细胞免疫反应，引起 CD_4^+ T 淋巴细胞在肺内积聚、增殖；吸入肺内的铍还可通过非特异性炎症反应途径诱导肺内肉芽肿生成，从而刺激促炎细胞因子和生长因子生成，促进肉芽肿机化，最终形成纤维结节，损害肺脏功能。患者血清中 γ 球蛋白、IgG、IgA 均明显升高，实验动物的淋巴细胞转移给健康动物，也可引起铍病。有调查表明，慢性铍病患者中 97%可检出主要组织相容性复合物 HLA-DPbl(Glu69)，而对照组检出率仅 30%左右，提示遗传素质在慢性铍病的发生中可能具有重要作用。此一基因型为慢性铍病易感性的标记，但由于其在一般人群中的检出率也较高，目前尚无法用于易感个体筛选。

1993 年国际癌症研究机构（IARC）将铍和铍化合物列为 1 类致癌物。由于铍是 DNA 复制或修复的抑制剂，并可能增加核苷的错误掺入，此种作用是否与其致癌性有关，尚待证实。

【病理】

病理研究显示，急性铍病肺内主要呈现炎症及水肿改变，表现为肺体积增大、重量增加、呈灰红色、质韧如肝；肺泡表面有透明膜形成，肺泡腔内充满水肿液、巨噬细胞、成纤维细胞及少量脱落上皮细胞、红细胞，中性粒细胞甚少；肺间质有淋巴细胞、浆细胞浸润，迁延型病例可出现肺组织纤维化，但无肉芽肿，与一般化学性肺炎病理表现无大差异，但在其严重病例可出现肝实质细胞和肾小管上皮细胞变性、坏死。

慢性铍病肺内主要病变为广泛而散在的非干酪性结节性肉芽肿，肉眼可见肺体积增大，肺表面和切面广泛散布有大小不一(2～15mm)灰白色的结节性病灶，同时可见弥漫性间质纤维化。肉芽肿早期多由单核细胞及少量淋巴细胞、浆细胞、纤维素构成；后期肉芽肿内出现巨细胞，胞体内可见有各种包涵体，呈星状或贝壳状，肉芽肿中心区可发生玻璃样变性，最后形成胶原。此种非坏死性肉芽肿在组织形态上与结节病颇为相似，鉴别难度较大。此类铍肉芽肿还可发生在上呼吸道、肝、肾、脾、心肌、横纹肌、胸膜及皮肤等肺外器官，使铍呈现全身性毒性表现。

【临床表现】

(一)急性铍病

主要因吸入大量可溶性铍化合物如氟化铍、硫酸铍、氯化铍等粉尘所致，病死率几近7%。吸入后经3～6小时潜伏期，出现咽痛、咳嗽、气短、胸闷、胸痛等呼吸道刺激症状，甚至“金属烟雾热”样表现，如头痛、头晕、全身酸痛、乏力、畏寒、发热、胸闷、气憋、咳嗽、咳痰等，且逐渐加重，有血痰、胸痛、呼吸急促、心悸、发绀等化学性肺炎表现。严重者出现肺水肿，此时可查见肺内散在湿啰音，X线胸片显示肺内有絮状或点片状散在阴影，肺门增大；肝脏亦可肿大、压痛，甚至出现黄疸。实验室检查可见白细胞总数及嗜酸性粒细胞增多，血清谷丙氨酸转氨酶(ALT)及胆红素增高，尿铍显著增高(>5μg/L)。

急性铍病经积极治疗，症状可在2～4周内消失，但肺部病变需3～4个月才能完全吸收；少数病人肺内可残留纤维化病变，甚至转化为慢性肉芽肿。

(二)慢性铍病

其发病机制为变态反应，主要系多次吸入一定剂量难溶性铍化合物(如金属铍、氧化铍、氢氧化铍等)烟尘或粉尘引起；破损皮肤接触上述化合物也可诱发本病。其潜伏期多较长，可为数月、数年甚至十数年；妊娠、分娩、手术、呼吸道感染、吸入刺激性气体等可成为发病诱因，而使潜伏期缩短。美国慢性铍病的发病率一般<10%，接触量较大人群，发病率可达16%，但有时见接触量极少个体也发生此病，可见接触剂量并非引起发病的绝对因素。主要临床表现为渐进出现的胸闷、气短，且伴胸痛、咳嗽，并有乏力、食欲缺乏、消瘦、头晕、头痛、失眠、低热、肝区胀痛、腹胀、腹泻、关节疼痛等全身症状。早期体征不明显，而后肺部可出现干、湿啰音，可有桶状胸、发绀及端坐呼吸等右心衰竭表现，并可出现肝、脾及表浅淋巴结肿大，部分病人可并发肾结石。

胸部X线检查是慢性铍病的主要诊断依据，其主要特点为在网状阴影改变的背景上出现颗粒或结节样阴影，肺透明度降低，肺门上提，肺门淋巴结肿大，但肺内改变发展较为缓慢，常呈静止状态。肺功能检查早期仅见通气功能略有降低，晚期可见换气功能也有障碍，动脉血氧张力下降。尿铍可升高，但多<5μg/L。

(三)铍的皮肤损伤

金属铍或可溶性铍盐可致接触性皮炎或过敏性皮炎，夏季尤易发病，皮损多在暴露部或易搔抓的部位，常为斑疹、丘疹、疱疹，严重时可发生水疱，脱离接触后3～7天可愈，不留痕迹。可溶性铍化合物污染创口可引起皮肤溃疡并向深部发展，溃疡边缘隆起成堤，状如鸟眼，数月方能愈合并遗留瘢痕；金属铍及不溶性铍化合物刺入皮肤，可形成皮肤深部肉芽肿，并反复溃破，长期不愈。

【实验室检查】

（一）尿铍

尿铍仅是近期接触水平的反映，正常人群尿铍多难检出，故尿中检出铍即提示有铍接触，急性铍病患者尿铍增高常较明显，多>5μg/L，但其水平高低与疾病严重度并无明显关系。尿铍水平与慢性铍病的发病及程度尤其无关，尿铍阴性并不能否定慢性铍病的存在，尿铍阳性亦仅能表明近期有铍接触，而不能借此诊断铍病。

（二）特异性免疫指标

这是慢性铍病最重要诊断依据之一，对鉴别铍病及肺内其他性质的纤维化及肉芽肿病变也具重要价值。常用指标有：

1.*铍皮肤斑贴试验* 有资料表明，慢性铍病患者阳性率可在99%以上，铍病观察对象阳性率约22%，铍接触者为4.3%，非接触铍者及矽肺病人阳性率仅为2.2%。

2.*以铍为抗原的淋巴细胞转化试验* 慢性铍病患者阳性率可达77%～80%，铍接触者阳性率仅为6%，无铍接触者为阴性。

3.*以铍为抗原的白细胞移动抑制试验* 随胸部病变进展阳性率亦增高，慢性铍病患者阳性率可达97%以上。

4.*以铍为抗原的淋巴细胞增殖试验* 基于铍病病人肺泡灌洗液中的T细胞处于活化状态，与铍盐共同培育，可出现很强的特异性增殖反应；与外周血淋巴细胞转化现象比较，反应明显增强，提示患者肺部有大量致敏淋巴细胞浸润和渗出，存在着过敏性肺炎，为铍病的细胞免疫性质及病因诊断提供了依据，美国将之视为慢性铍病诊断的必备条件。

【诊断及鉴别诊断】

（一）急性铍病

根据短期内确切的可溶性铍化合物接触史，以急性呼吸系统炎症为主的临床表现，X线检查证实肺内有点片状阴影且对抗炎治疗反应不佳，即可考虑急性铍病诊断。我国已颁布《职业性铍病诊断标准》(GBZ67-2002)，尿铍明显增高对确诊有提示作用，但尚未被国家标准列入诊断依据。该标准将急性铍病分为两级。

1.*轻度* 急性铍接触者出现鼻咽部干痛、剧咳、胸部不适等呼吸道刺激症状，胸部X线出现肺纹理增强、扭曲及紊乱等表现。

2.*重度* 有气短、咳嗽、咳痰、咯血、发热等表现，肺部可闻及湿性啰音，胸部X线表现可见肺野内弥漫云絮状或斑片状阴影，有时可出现肺水肿、呼吸衰竭或其他脏器损害。

急性铍病应注意与肺内感染、急性左心衰竭、刺激性气体中毒等相鉴别。

（二）慢性铍病

确切的铍接触史，明显的渐进性呼吸系统症状及全身衰弱表现，X线检查显示肺部有网状阴影、结节阴影及肺门淋巴结肿大，高分辨率CT对上述改变显示优于X线片，但仍有25%假阴性结果；肺功能显示有弥散功能障碍为本病重要临床特点。经由支气管或开胸进行肺组织活检对确诊慢性铍肺的重要手段，但因具损伤性，多难常规开展，目前仍以特异性免疫指标阳性、对激素治疗反应良好等作为诊断慢性铍病的重要提示。我国已制定职业性铍病的国家诊断标准(GBZ67-2002),其将慢性铍病的病情分为三级。

1.观察对象 铍的长期接触者出现胸闷、咳嗽等症状,胸部X线表现为在不规则小阴影基础上,一个肺区内仅有散在少数小颗粒阴影(密集度在2cm范围内少于10个,并占肺区面积2/3以下)。但本期病人尚未被列入职业病范围。

2.慢性轻度铍病 患者出现胸闷、咳嗽、活动时气短,胸部X线表现为在不规则小阴影基础上,1～4个肺区内有较多小颗粒阴影(密集度在2cm范围内有10个以上,且占肺区面积2/3以上)。

3.慢性重度铍病 患者胸闷、胸痛症状明显,安静时感到气短或出现呼吸困难,有发绀现象,胸部X线检查示在轻度铍病基础上,小颗粒状阴影分布范围超过4个肺区。

慢性铍病应注意与粟粒性肺结核、矽肺或其他尘肺、结节病、肺泡癌、肺内真菌感染、肺含铁血黄素沉着症、过敏性肺泡炎、特异性肺间质纤维化等疾病鉴别。

【治疗】

(一)急性铍病

患者应立即脱离铍接触,淋浴换衣,卧床休息,避免体力活动;可给止咳、祛痰、解痉、镇静等药物;可予吸氧及抗感染治疗。特效疗法为糖皮质激素治疗,如地塞米松每日40～80mg肌注(分次),3～5天后改为泼尼松口服治疗,症状改善后可逐渐减量。

经治疗后,急性铍病患者原则上不宜再从事铍作业,并密切观察肺内变化(每半年一次X线检查),如连续两年无变化,则可按铍作业人员进行动态观察。

(二)慢性铍病

观察对象一般不调离铍作业,也不予治疗,但应进行密切临床观察(每半年一次胸部X线摄片);如连续两年未见病情发展,则按铍作业人员安排定期健康检查。慢性铍病一经诊断,即应调离铍作业及其他粉尘作业,轻度病例可安排适当工作,重度病例应住院治疗或休养。

目前尚无特殊驱排药物可用,治疗原则除对症支持疗法外,糖皮质激素为唯一有效的疗法,可口服泼尼松20～40mg/d,分次服用,3个月为一疗程,而后视病情逐渐减量,并长期小剂量维持(5mg/d);激素治疗无效者可考虑给予甲氨蝶呤治疗。

(三)皮肤损伤

皮炎患者应脱离铍接触,洗净皮肤,局部可用2%硼酸及0.1%依沙吖啶湿敷,急性期后可用激素软膏,也可全身投用抗过敏药及钙剂;溃疡应注意清创,外用激素软膏、10%鱼肝油软膏或中药生肌消炎膏;皮下肉芽肿则应行外科手术切除,以助早期愈合。

【预防】

应对铍中毒的关键措施是预防。急性铍病乃铍的化学刺激作用引起非特异性炎症反应,有研究表明,作业场所空气中铍浓度超过0.1mg/m^3,方可引起急性中毒,故防止作业工人过量铍接触,将可避免急性铍病发生。美国国家职业安全和卫生研究所(OSHA)要求职业场所空气中铍的时间加权最大平均容许浓度(TWA,工作8小时)不得超过0.002mg/m^3,其峰浓度不得超过0.025mg/m^3;我国规定的劳动场所最高允许浓度(MAC)为0.001mg/m^3,对防止急性铍中毒有显著效果。但慢性铍病属变态反应性疾病,即便很低水平的铍接触仍难完全防止慢性铍病发生,虽然尚无证据表明停止铍接触可中止慢性铍病进展,但使病人完全脱离铍接触仍不失为明智之举。

铍作业工人应做好就业前体检，并坚持半年至1年体检一次，至少应包括一项特异性免疫指标检查。实践表明，病人在出现任何症状、体征，X线检查亦无异常表现前，特异性免疫指标即可呈现阳性，对早期发现疾病有重要价值。

下列疾患应视为职业禁忌证：各种过敏性疾病如哮喘、花粉症、药物或化学物质过敏等，各种心脏、肺脏、肝脏、肾脏疾病以及严重皮肤病等。

（张慧霞）

第四节 农民肺

多次吸入具有抗原性的有机粉尘可引起肺泡变态反应性炎症，以肺内出现间质细胞浸润和肉芽肿为病理学特征，被称为“外源性变应性肺泡炎”(OAA)，美国多称为“过敏性肺炎”；其早期表现为肺泡炎，后期肺内则出现肉芽肿结节及弥漫性纤维化。该病以农业人口居多，因在农业生产中，人们与有机粉尘的接触机会更为密切频繁，常见有机粉尘为混合性植物颗粒或片段、微生物、真菌及其孢子或毒性产物、蕈类培养基或其孢子、植物花粉、昆虫及其片段、饲料成分（包括动植物粉、抗生素等添加剂）、畜禽类排泄物及其分解物、动物皮毛，以及鸟类、啮齿动物的血、尿、蛋白成分等。通常根据接触的有机粉尘种类将相应的变应性肺泡炎称为“农民肺”、“养鸟者肺”、“蔗渣肺”、“蘑菇肺”等。

其中以“农民肺”最具代表性，以往主要见于加工饲料的农民，因在操作中接触发霉的稻草、稻谷而吸入含有嗜热放线菌等有机尘埃，在肺内包括终末性呼吸道引起免疫机制介导的炎症反应，并形成巨噬细胞性肉芽肿和肺间质纤维化。该病在世界各地皆有分布，1713年即有文献报告，1932年Compbell首次报道吸入发霉的干草尘可引起肺部疾病。美国农业人口中农民肺的发病率为0.4%～7%（约占其过敏性肺炎的11%），英国为0.4%～3%，法国和瑞典为0.2%～1.5%，故农业被西方国家看作第三高风险职业，仅次于建筑业和采矿业，有些国家和地区已将农民肺列为职业性疾病。

【病因】

嗜热放线菌属是本病的主要病原菌（包括许多亚型）。国际上多以干草小多孢菌作为标准菌种，常见的还有普通嗜热放线菌、白色嗜热放线菌、绿色嗜热单孢菌，我国发现热吸水链霉菌可能最为常见，实验证实其亦是农民肺的致病菌；有时，各种曲霉菌属也可成为该病的致病病原体。嗜热放线菌在自然界分布甚广，嗜潮湿，最适生长温度为40～60℃。谷物、稻草、植物残渣（如甘蔗渣、蘑菇渣、土豆渣）以及室内湿化器或空调器内的尘埃等，一旦潮湿发霉，即可达到此种温度、湿度条件，从而成为此类“嗜热”放线菌生长繁殖的“温床”。

以往，本病主要见于饲养畜、禽的农民，单纯种植粮食的农民很少发生；且多发生于寒冷潮湿的晚冬、早春季节，因此时农民接触发霉的粮草、柴火、饲料、粮食的机会较多，容易造成较大量霉菌随粉尘吸入肺内，引发病变。研究发现，霉变的禾草在粉碎搅动时，$1m^3$空气中可含霉菌1600万个，操作者每分钟吸入的霉菌可达75万个。需要注意的是，由于这些人群的作业内容常随季节的变化发生改变，其接触的病原体也会不断变化；此外，其他变应原、化学物质、有毒气体、传染性病原体在引发其呼吸道症状中也起着不可忽视的作用。

近年，随农业生产的发展，温室（农民称为“大棚”）蔬菜种植技术日益普及，种植者发生农民肺——被特称为“温室肺”或“大棚肺”的比率也日渐增加；据我国辽宁省2009年的调查资料，该省从事该项农业生产的人群中，“大棚肺”的发生率已达5.7%，值得进一步关注。

【发病机制】

农民肺是否发病及其严重程度主要取决于接触强度、频度及时间，受染者本身对病原体抗原的易感性也具有重要作用。因此，同样环境工作的人员中并非人人患病，如农村中的非农业人口也可能吸入少量病原体，但除在其血清可能发现有关沉淀素抗体外，并不见发病。

嗜热放线菌即便吸入人体，在37℃体温下并不能繁殖，患者的痰液中也很难找到或培养出嗜热放线菌。一般认为吸入嗜热放线菌的孢子才能诱发变态反应，对机体而言，放线菌的孢子是一大分子胶体异物，具有抗原性，吸入后可刺激机体产生免疫应答，体液免疫和细胞免疫机制均介入本病的发病过程；当被“致敏”的机体再次吸入该种孢子后，即可迅速诱发过敏反应，在数小时内引起变应性肺泡炎或间质性肺炎，一般以Ⅲ型（免疫复合物型）和Ⅳ型（迟发型细胞免疫型）变态反应为主；约有10%患者尚可出现支气管哮喘症状，提示Ⅰ型变态反应也参与了本病的发病过程。

嗜热放线菌的孢子是一种较难溶解的颗粒，它可随呼吸气在肺泡内作布朗运动，借助呼吸运动和肺泡表面活性物质的作用，经由呼吸细支气管、终末细支气管及气道清除出体外；也可黏附在肺泡内表面或为巨噬细胞吞噬；孢子还可通过肺泡上皮的胞饮作用穿越细胞进入肺泡间质，直接刺激致敏的T淋巴细胞使之向肺内集聚，同时继发中性粒细胞浸润、激活及肺内白介素1、白介素8、肿瘤坏死因子α等生成增加，这些细胞因子的促炎和趋化作用，进一步放大了炎症反应，最终导致血管通透性增加及更多白细胞向肺内迁移，加重组织损伤。激活的T淋巴细胞释放多种淋巴因子，特别是巨噬细胞趋化因子和激活因子，使巨噬细胞向肺内趋化聚集、活化，释出溶酶体酶、纤维化因子等物质，促进炎症反应。孢子抗原还会刺激记忆性B淋巴细胞加速分裂产生新的记忆细胞和浆细胞，后者则大量产生抗体，诱发体液免疫。

一次吸入较大量嗜热放线菌孢子，常会导致剧烈的炎症反应，并迅速引起血管通透性增加，损伤肺脏功能，诱发缺氧；若长期反复吸入上述病原体，则会引起肺内胶原沉积及肺实质损伤，最终造成肺容量下降，肺功能障碍。

【病理】

农民肺的急性期病变主要是肺间质充血、水肿，并有单核-巨噬细胞浸润（中性粒细胞较少，极少见到嗜酸性粒细胞），形成巨噬细胞或类上皮细胞性肉芽肿，分布于细支气管周围、肺泡间隔和肺泡腔内；电镜下可见Ⅱ型肺泡细胞增生，提示同时存在受损肺泡的修复过程。如急性期内未能及时治愈，或又反复接触抗原，则使病程迁延不愈并诱发间质性炎症，间质有浆细胞、肥大细胞、组织细胞及淋巴细胞浸润，并出现无明显机化、非坏死性小肉芽肿，通常分布于细支气管周围。

一旦转为慢性，则可见肺间质纤维性增生，肉芽肿增多（肉芽肿是Ⅳ型变态反应的表现，但至纤维化晚期时可能消失），并有小瘢痕灶、闭塞性细支气管炎形成；此时，肺弹性减退，质硬肺容积显著缩小，胸膜增厚，肺门淋巴结常呈慢性炎症反应。肺间质纤维化和瘢痕灶是农民肺的最终结局，瘢痕灶周的肺泡多有扩张融合，形成灶周肺气肿，常可导致阻塞性通气障碍；以上病变亦会破坏肺泡的气血屏障结构，导致呼吸功能不全。肺内上述病变和缺氧进而引起肺循环阻力增加、右心室代偿性肥大，构成肺源性心脏病的病理学基础。

【临床表现】

根据其临床表现，一般可分为两型。

（一）急性型

多于吸入较大量嗜热放线菌孢子后4～8小时内发病，起病急骤，主要表现为畏寒、高热、多汗、全身不适、食欲缺乏、恶心、头痛，且伴胸闷、气短、干咳或仅少量黏液痰，极易误诊为“感冒”，但上呼吸道症状并不明显。体检可见呼吸急促，双下肺可能闻及少量湿啰音和捻发音，偶闻哮鸣音，心率加快等；胸部X线检查可见肺纹理增重，并出现散在边缘模糊点片状阴影，严重者可以融合，并遍及各个肺区。另可见白细胞（主要是中性粒细胞，而非嗜酸性粒细胞）、ESR、C反应蛋白及免疫球蛋白水平升高，但这些指标并不具诊断特异性，仅有参考价值。

约有10%的患者可出现哮喘样发作、皮肤瘙痒和黏膜水肿等速发型变态反应症状。如吸入病原体量较多，病人尚可很快进展为急性呼吸衰竭甚至引起猝死。

本型病例的自愈性很强，脱离抗原接触后上述症状可在一天或数天内消失，体征和胸部X线表现也可逐渐消失，预后良好，但再接触抗原时可再发病。

（二）慢性型

多因长期反复大量接触此类致病性有机尘埃所致，病情长期不愈，导致病人发生不可逆性肺损伤。临床可见咳嗽、咳痰，稍活动甚至静息时出现呼吸困难，伴发绀、厌食、极度乏力、消瘦，继发感染者可有发热、多汗。体检可见两肺广泛湿啰音，少数可并发气胸，易误诊为“慢性支气管炎”。可见总肺活量（TLC）、用力肺活量（FVC）降低，提示存在限制性通气功能障碍，严重者还可出现阻塞性通气功能及弥散功能障碍，可引起慢性肺源性心脏病、杵状指，常可因呼吸衰竭导致死亡，死亡率接近10%。

胸部X线检查可见肺纹理增强，双肺散在结节状、网状甚至条索状阴影。高分辨率CT为农民肺最可靠检查手段，可清楚显示肺纤维化状况，如肺野出现蜂窝状结构，支气管-血管周围分布有磨砂玻璃样结节等；CT检查无异常发现多可排除慢性农民肺。

【诊断及鉴别诊断】

（一）诊断

1.急性型农民肺诊断要点

（1）患者有明确的病原接触史，再次接触病原诱发典型症状发作，为诊断的重要依据。

（2）临床症状符合急性型农民肺表现；接触嗜热放线菌孢子后数小时内发病，是重要临床特征之一。

（3）胸部X线胸片或CT检查符合急性农民肺的特征性改变；病理学检查符合过敏性肺泡炎表现。

(4)血清免疫学检查发现特异性抗体(如沉淀性 IgG 抗体)可提示受检者有病原接触史。

我国曾颁布《职业性急性变应性肺泡炎诊断标准》(GBZ60-2002),可供急性型农民肺诊断参考。其将急性变应性肺泡炎分为三级。

(1)接触反应:指吸入变应原 4～8 小时后出现畏寒、发热、咳嗽、胸闷、气急等症状,但胸部 X 线检查未见肺实质改变,症状亦多在脱离接触后 1 周内消退;本期尚未被纳入职业病范畴。

(2)轻度肺泡炎:患者出现中、重度咳嗽,伴胸闷、气喘、畏寒、发热,两下肺闻及捻发音;胸部 X 线除见双肺纹理增强外,并有 1～5mm 大小、边缘模糊、密度较低的点状阴影,病变范围不超过 2 个肺区;血清沉淀反应可阳性。

(3)重度肺泡炎:上述表现加重,体重减轻、乏力;胸部捻发音增多;胸片示有斑片状阴影,分布范围超过 2 个肺区,或融合成大片模糊阴影;血清沉淀反应可阳性。

2.慢性型农民肺的诊断要点　此型患者由于症状迁延不愈,如若其急性发作时临床表现不够典型,则常易被误诊,国家亦无规范诊断标准可供参考。一般认为血清免疫学检查及肺活组织检查,对本病的诊断具有重要提示作用,可结合临床表现进行综合分析后,作出客观诊断。

(二)鉴别诊断

农民肺应与下列疾病相鉴别:

1.感冒　农民肺急性发病时缺乏上呼吸道症状,结合数小时前接触抗原史,不难作出判断。

2.肺炎　主要注意与过敏性肺炎(寄生虫、药物等引起)以及过敏性肉芽肿性血管炎等相区别。既往病史对与前者鉴别有提示意义;后者则为一少见的全身风湿病,早期主要表现为过敏性鼻炎和鼻息肉,常伴有哮喘,外周嗜酸性粒细胞增多、受累组织嗜酸性粒细胞浸润为其重要特征,可与本病鉴别,全身性血管炎常在哮喘发作数年后出现。

3.支气管哮喘　约 10%的农民肺可发生哮喘样症状,但程度较轻,全身症状较明显;病史、免疫学和 X 线胸片特点有助于鉴别诊断。

4.肺结核　慢性农民肺病变易误诊为肺结核,但后者多呈慢性过程,病程与本病病原接触无关,痰内能找到结核菌,抗结核治疗有效,为鉴别诊断要点。

5.慢性支气管炎　反复发作的慢性农民肺患者可有慢性咳嗽、咳痰等表现,其晚期尚可合并慢性支气管炎,据调查,我国江南农村的“慢性支气管炎”患者中约 20%实际上是慢性型农民肺;但根据抗原接触史及血清免疫学检查结果鉴别并不困难。

6.特发性肺间质纤维化　农民肺晚期也可呈现肺间质纤维化,但其病史、病程和免疫学或肺活组织检查,均有别于特发性肺间质纤维化。

7.结节病　也称类肉瘤病,是一种可累及多系统、器官的肉芽肿性疾病,常侵犯肺,病因尚不清,具有自限性;病史及免疫学检查有助于两者鉴别。

【实验室检查】

(一)特殊检查

1.嗜热放线菌　痰或气道灌洗物查(或培养)嗜热放线菌对临床诊断没有意义,因为此类病原体吸入后,在 37℃体温下并不繁殖,而即便痰中找到少量嗜热放线菌也不一定致病。

2.特异性抗体　接触抗嗜热放线菌(或其亚型),血中可出现其沉淀素抗体,对诊断具有明确提示作用,但这只表示患者曾经感染过相应抗原,并不代表其是否引起发病,调查发现,接触抗原而未发病者该类抗体亦有50%左右呈现阳性;停止接触抗原,该种抗体可在数年内消失,如长期反复小量接触抗原时血清中抗体可长期存在(例如生活在农民肺流行区的非农业工作者)。

农民肺的肺组织应能查出病原的沉淀素抗体,但由于目前市售的抗原品种太少,如选用的抗原并非病人接触的类型,该种特异性抗体检查也可能为阴性,故不能以此指标的阴性结果作为排除农民肺的证据。

3.循环免疫复合物　血中发现嗜热放线菌的免疫复合物,对诊断意义较大,但该种免疫复合物需及时检测,因其会在数月内消失。

4.激发试验　工作环境中吸入嗜热放线菌孢子后4～8小时发病是确诊的重要依据,此亦称"自然激发试验",但实验室条件下进行激发可能存在一定风险;皮肤抗原试验亦可能产生严重不良反应,不宜常规使用。

(二)其他辅助检查

1.胸部影像学检查　急性期胸部X线检查可无异常所见或仅有肺纹理增粗、紊乱,或中肺野出现小结节状阴影,边缘不清,直径约1mm至数毫米,重症病例尚可出现弥散分布的斑片状阴影;随病情加重,密度增高,边缘亦渐清晰,脱离抗原接触后病灶多在数天或数周内消失。慢性型则见双肺野出现细小线条状、网状或结节状阴影,有的阴影可从肺门向外放射成条索状及斑块状,肺野尚可出现蜂窝样透亮区,病变多发于上中肺野双侧,可不对称;偶有胸膜渗出、肺门淋巴结肿大、钙化空洞、肺不张等。

肺高分辨CT检查更易发现轻微病灶如毛玻璃样影、小结节影、线条样影或囊样变等。

2.肺功能检查　早期肺功能改变多不明显,病情进展可出现限制性通气不良,晚期尚可伴发阻塞性通气不良及弥散功能减退,此时,血气分析可呈现动脉血氧降低,甚至出现二氧化碳潴留。

上述辅助检查结果均不具特异性,仅能反映病情严重度,并不能为诊断提供确切证据。

【治疗】

本病并无特殊疗法,脱离接触抗原的环境是最根本的治疗。初次急性发作者脱离病原后大多有自限趋势,即便只给对症支持治疗,一般1～7天均有明显好转,3～4周症状可完全消失,但胸片上病灶吸收及肺功能完全恢复还需持续一些时日。治愈后,应避免再次接触上述致病病原,以免疾病进展为慢性。

对于病情严重,出现呼吸困难甚至有哮喘发作者,可使用肾上腺糖皮质激素以抑制免疫反应,减轻肺内炎症,促进病灶吸收。以泼尼松或泼尼松龙为例,开始可用30～40mg/d,2次/天,4～8周或病情好转后逐渐减量。

慢性型,是否用药或用多长时间尚无定论,可先试服,如病情有改善,病灶有所吸收,可适当延长用药时间,逐渐减量停服;病灶已呈瘢痕化或间质纤维化十分明显者,使用激素效果可能不佳并易继发感染,有害无益。合并呼吸衰竭、肺心病者,应给以相应的对症支持治疗。

【预防】

避免接触嗜热放线菌是根本措施，反复发作农民肺的患者应转换职业，离开发病环境；初次发病者在改善工作环境并采取预防措施后，仍从事原来工作。具体预防措施工作包括：

1.收藏柴火、干草、粮食、饲料要选择地势高、干燥通风的地方，防止雨淋，并经常通风、翻晒，防止发霉；不在住房内堆放柴草，不用发霉的禾草铺床。

2.翻动或取用上述物料时，应注意通风、吸尘，站在上风处戴双层防尘口罩操作；采用机械操作时也应注意出料密闭，防止粉尘飞扬；漏气的管道、布袋要及时检查修补，或安装旋风式集尘器、布袋滤尘器。

3.在温室或蔬菜大棚内从事农副业生产应戴口罩、手套操作；工作结束后，应更换干净衣服；工作服、口罩、手套应及时清洗并晒干。

4.如接触发霉的粮、草或从事温室工作后出现类似感冒症状，应想到罹患农民肺可能，并及时告知就诊医师；临床医生发现病人有上述工作史，应进行相应真菌的血清免疫学及X线胸片检查，以及时检出病人，及时治疗处理。

（王同生）

第五节　职业性哮喘

支气管哮喘是一种由多种细胞，特别是肥大细胞、嗜酸性粒细胞和T淋巴细胞参与的气道慢性炎症性疾病，临床表现为反复发作性喘息、呼吸困难、胸闷、咳嗽，经治疗可缓解，亦可自行缓解。病理生理特点为急性支气管平滑肌痉挛、黏膜及黏膜下水肿、黏液过度分泌、支气管上皮剥脱、管腔黏液栓形成及下气道壁不可逆纤维化，由此产生气道高反应性（AHR）以及气道阻塞，导致上述临床表现。

由于职业原因接触生产环境中的致喘物质所引起的哮喘称为“职业性哮喘”，典型的表现为工作期间或工作后出现咳嗽、胸闷、喘息，常伴有鼻炎、结膜炎，症状的发生与工作环境有密切关系。职业性哮喘是支气管哮喘的一种，其患病率约占哮喘的2%～15%；美国普通人群大约有5%（1100万～1200万人）患有哮喘，其中至少有3%是职业性哮喘，工作相关性哮喘约占所有哮喘的15%。某些职业人群哮喘的患病率尤为突出，如聚氨酯（PUR）作业人员中哮喘的患病率可达5%～10%，接触邻苯二甲酸酐（PA）人群哮喘的患病率可达20%以上，谷物作业工人哮喘患病率为2%～40%，含酶清洗剂生产人员中哮喘患病率可达16%～45%，可见本病在职业病领域中十分常见。

【病因】

存在于工作环境中的可引起哮喘的物质称为职业性致喘物，目前已经记录在册的致喘因子有250余种，仍有许多可疑因子尚待确定。它们可分为高分子量的生物学物质和低分子量的化学物质两类，其中大多数为职业性致喘物，少数属于刺激性物质，它们广泛分布于化工、合成纤维、橡胶、塑料、粘合剂、电子、制药、印刷、纺织、皮革、油漆、颜料、照相、冶炼、农药、家禽饲养、粮食及食品、饮料、木材加工，作物种植、实验研究等工农业生产岗位或技术部门（表 14-1）。

表 14-1　常见职业致喘物质及相关职业

致喘物质	相关职业
一、工业性化学品	
1.异氰酸酯类：甲苯二异氰酸酯、二苯甲撑二异氰酯、萘二异氰酸酯等	化工、涂料、泡沫塑料、粘合剂、制鞋、印刷
2.苯酐类：邻苯二甲酸酐、偏苯三酸酐、四氯苯酐、三苯六羧酐等	化工、塑料、涂料、橡胶、粘合剂
3.胺类：乙二胺、二乙基三胺、三乙基四胺、对苯二胺等	树脂、涂料、橡胶、染料、电子、照相
4.树脂类：如环氧树脂、松香树脂等	树脂、电子
5.金属类：如金属盐类（铂、钴、镍、铬）、金属烟尘（锌、镉、钒、铝）	冶金、化工、印染、制药、电镀、矿业
6.刺激性气体（NH_3、O_3、HCl、HF）化工、冶金、铸造、树脂	
7.染料	纺织、印染
8.农药	农药制造和使用
二、药物	
青霉素类、头孢菌素类、螺旋霉素、四环素类、磺胺、哌嗪枸橼酸盐等	药物制造和使用
三、其他化学物质	
如酚、甲醛、松香、乙二胺、巯基乙酸铵、过硫酸盐等	化工、塑料、制药
四、酶类	
木瓜蛋白酶、舒替兰酶、胰酶、胃蛋白酶、胰蛋白酶、真菌淀粉酶、枯草杆菌蛋白水解酶等	制药、食品加工、洗衣剂、制造使用
五、动物成分	
1.动物身体成分（血清、蛋、奶、蜂王浆、毒素、蚕丝、皮革、羽毛等）及其排泄物（尿、粪、皮屑、羽毛、蛾鳞片等）	动物和禽类饲养、养蚕、丝织、养蜂、皮革或羽毛加工、食品加工等
2.昆虫：家庭尘螨、谷螨、禽螨、蚕、蟑螂、小麦象鼻虫等	谷物储藏加工、养蚕、养禽、食品加工
3.水产品：鱼、虾、蟹、蛤、牡蛎等	水产加工食用
六、植物成分	
1.植物粉尘：谷类、面粉、大豆、蓖麻子、咖啡豆、茶叶、烟叶、棉籽、芝麻、亚麻、剑麻、蒜粉、蘑菇、草莓等	食品加工、制茶、制烟、纺织、种植
2.植物成分：花生、豆类（黄豆、绿豆、红豆、黑豆）、坚果类（胡桃、山胡桃、开心果、榛子、腰果、松子、栗子）	加工或食用
3.植物胶：如阿拉伯胶、黄芪胶、卡拉牙胶等木材加工	
4.木尘：如桃花心木、水杉、雪松、枫树、橡树、栎树、紫檀、柏树等	温室种植、食品加工
七、微生物成分	
1.微生物蛋白成分	
2.真菌及其孢子	

表 14-1 中一至三为低分子量化学物质，四至七为高分子量生物物质。根据发病机制的差异又可将其分为免疫介导型和非免疫介导型，免疫介导型哮喘的发病有潜伏期，它又可分为 IgE 介导型和非 IgE 介导型两种，前者多由高分子量变应原诱发(低分子量变应原诱发此型较少)，后者仅见于低分子量变应原诱发的职业性哮喘；非免疫介导型患者哮喘发作无潜伏期，其气道的炎症可由致喘物直接刺激作用引起，也可通过致喘物的药理作用刺激肥大细胞、平滑肌细胞或神经纤维等间接途径引起。

目前我国职业性哮喘规定的病因范围暂限于异氰酸酯类[甲苯二异氰酸酯(TDI)、二苯甲二异氰酸酯(MDI)、六甲二异氰酸酯(HDI)、萘二异氰酸酯(NDI)等]、苯酐类[邻苯二甲酸酐(PA)、苯三酸酐(TMA)、四氯苯酐(TCPA)等]、多胺类(如乙二胺、二乙烯二胺、三乙基四胺、氨基乙基乙醇胺、对苯二胺等)、铂复合盐、剑麻、抗生素中的青霉素类(6-APA)和头孢菌素类(7-ACA)、甲醛、过硫酸盐等 8 大类。

【发病机制】

哮喘的发病机制尚未完全清楚，多数人认为，变态反应、气道慢性炎症、气道反应性增高及植物神经功能障碍等因素，共同参与了其发病过程。具体发病机制可大致归纳如下：

1.变应反应　职业性致喘物中的动植物、微生物所含有的蛋白、多糖、糖蛋白、多肽等成分，分子量较高(约 20～50kD)，具有完全抗原特性，可使人体致敏，当变应原进入具有过敏体质的机体后，通过巨噬细胞和 T 淋巴细胞的传递，刺激机体的 B 淋巴细胞合成特异性 IgE 或 IgG4，并结合于肥大细胞和嗜碱性粒细胞表面的高亲和性的 IgE 受体(FcεR1)，使之成为致敏细胞，其状态可维持数月或更长，若长期不接触变应原，此致敏状态可逐渐消失；一旦变应原再次进入体内，则可与致敏细胞表面的 IgE 或 IgG4 交联，从而促发细胞内一系列的反应，使该细胞合成，并脱颗粒，释放多种活性介质如组胺、激肽原酶、缓激肽、白三烯(LTs)、血小板活化因子(PAF)、前列腺素 D2(PGD2)、中性粒细胞趋化因子等，导致平滑肌收缩、黏液分泌增加、血管通透性增高和炎症细胞浸润等，而炎症细胞在介质的作用下又可分泌多种介质，使气道病变加重，炎症浸润增加，诱发“速发性变态反应”(IAR)，产生哮喘的临床症状，其中个体特异质在发病中的地位十分重要。

由于不同类型、不同病程的哮喘，都表现为以肥大细胞、嗜酸性粒细胞、T 淋巴细胞等多种炎症细胞在气道的浸润和聚集，这些细胞相互作用，分泌出数十种炎症介质和细胞因子，这些介质、细胞因子与炎症细胞互相作用构成十分复杂的反应网络，使气道炎症持续存在并形成恶性循环，提示炎症反应在哮喘的发病机制中的地位不容忽视。

职业性致喘物中的有机和无机化学物或药物，分子量均较低，多＜5kD，属于半抗原，但其化学结构中的活性反应基团在进入人体后可与体内蛋白结合而成为全抗原，亦可使人致敏，引起哮喘。这些化学物除对人致敏外，尚可引起黏膜的刺激性炎症，导致气道高反应性(AHR)。

2.直接刺激　目前普遍认为气道炎症是导致气道高反应性的重要机制之一，气道上皮损伤和上皮内神经的调控等因素亦参与了 AHR 的发病过程。当气道受到刺激后，可引起多种炎症细胞释放炎症介质和细胞因子——被称为“神经源性炎症”；其还可通过神经轴索反射引起副交感神经兴奋性增加、神经肽释放等，最终导致 AHR。此外，刺激物还可直接损伤气道黏膜柱状上皮细胞，使之坏死、脱落、上皮细胞间隙增宽，导致神经末梢裸露，对外来刺激敏感化，并释放P物质等感觉神经多肽，亦导致气道高反应性。此类机制主要见于氯气、氨气、二氧化硫等刺激性气体中毒后出现的哮喘。

AHR为支气管哮喘患者的共同病理生理特征，然而出现AHR者并非一定是支气管哮喘，如长期吸烟、接触臭氧、病毒性呼吸道感染、慢性支气管炎及慢性阻塞性肺疾病(COPD)等也可出现AHR，但中度以上AHR一定会引起哮喘。

3.神经介质异常 支气管受复杂的植物神经支配，除胆碱能神经、肾上腺素能神经外，还有非肾上腺素能非胆碱能(NANC)神经系统，其兴奋性改变或介质分泌异常，均可能诱发哮喘。

如β肾上腺素能受体功能低下、迷走神经张力亢进，可能还有α肾上腺素能神经的反应性增加等；有如NANC神经能释放舒张支气管平滑肌的神经介质(如血管肠激肽、一氧化氮等)以及收缩支气管平滑肌的介质(如P物质、神经激肽等)，两者平衡失调，也会引起支气管平滑肌收缩，哮喘发作。

某些职业性致喘物可直接使支气管-肺组织释放组胺等介质；或阻断β_2肾上腺素能受体，使cAMP水平下降；或直接抑制胆碱酯酶而引起神经介质乙酰胆碱蓄积等，从而导致平滑肌痉挛、气道阻力增高等生物学效应。此种机制主要见于棉麻尘，异氰酸酯及有机磷农药等所致哮喘。

以上机制多非单一、孤立地起作用，而常常是混合存在，或是以一种为主，其他为辅，互相牵连，呈现交错复杂的联系。经典的支气管哮喘理论认为，支气管平滑肌的痉挛、肥大是引起哮喘病的主要病理学改变，但近年来的研究证实，无论在发病机制还是影响气道通气功能方面，气道炎症以及炎症诱发的气道重塑比平滑肌痉挛的作用更为重要，因为大、中支气管软骨环的支撑力可大大限制气道平滑肌的痉挛效应，仅在细小支气管、气道平滑肌痉挛诱发明显的气道狭窄方面发挥作用。

有关气道炎症的性质曾存有一定争议，如变应性炎症、神经源性炎症、感染性炎症等，但根据气道炎症的细胞浸润以嗜酸性粒细胞为主，目前多数学者倾向于哮喘病的气道炎症是变应性的。同时还认为，在变应原诱发的速发相哮喘反应中，引起哮喘气道通气障碍的原因以气道平滑肌痉挛为主，而在变应原诱发的迟发相哮喘反应中，气道变应性炎症改变是哮喘气道通气障碍的主要原因，即是气道变应性炎症导致的黏膜炎性水肿、充血、渗出物以及黏液栓形成等引起了气道的阻塞性改变；近年通过对哮喘病患者肺段内变应原支气管激发试验前后纤维支气管镜活组织病理学检查，证实了此推论。

【病理】

哮喘病的气道炎症十分明显，以前多认为以小气道为主，可是最近的研究表明，其气道炎症可以遍布于大、小气道的20多级支气管直至肺泡，提示哮喘病的气道炎症是广泛而弥漫性的，几乎累及整个气道，通常越靠近管腔的组织层面，其炎症损伤就越严重，因此，气道上皮的炎症损伤往往最为严重。

气道重塑以气道慢性炎症为发生基础，是气道炎症慢性化发展的必然结果，由于气道长期持续性的炎症反复发作、反复修复,结果导致组织增生而发生重塑。气道重塑多发生在成年哮喘患者,儿童哮喘较为少见。气道上皮的炎性损伤-修复-再损伤-再修复所导致的气道重塑可能是哮喘病发展成难治性哮喘重要的病理学基础。气道重塑在临床上可表现出可逆性较差甚至不可逆性的气道通气功能障碍和气道高反应性,同时仍然可以出现迟发相哮喘反应的特征。

【临床表现】

多数职业性哮喘临床表现与一般支气管哮喘相似,但也有其发作特点,如每当接触职业性致喘物后即会诱发喘息,伴有呼吸困难、咳嗽,两肺出现弥漫或散在哮鸣音,脱离接触后自行缓解,如此反复;气道亦可对其他刺激物呈高反应性,使非特异性支气管激发试验为阳性反应,如醋甲胆碱或组织胺吸入激发试验、运动试验等。

由抗原或半抗原致喘物引起的变应性哮喘,在临床上具有以下特点:

1.接触人群中仅有少数人发病,患者多具有特异质或过敏家族史。

2.发病与接触剂量无明显效应关系,低剂量接触同样可诱发哮喘,如 TDI,在环境浓度为 0.5ppm 时才有黏膜刺激作用,但吸入 0.001ppm(相当于 1/500 毒性浓度)即可诱发哮喘。

3.发病存在较长的潜伏期,从第一次接触到发生哮喘,可数周、数年到 20 年不等,一般说来,高分子量有机物潜伏期较长,需数年,而一般化学品潜伏期则较短,多可在一年内诱发。

4.发生哮喘前常存在与过敏有关的前驱症状,如过敏性鼻炎、荨麻疹等。

5.实验室免疫学指标如抗原支气管激发试验(A-BPT)、变应原皮肤试验(A-ST)、抗原特异性抗体(S-IgE、S-IgG4)检测等往往呈阳性,其水平与气道高反应性相平行。

6.支气管活体病理及支气管肺泡灌洗液(BALF)检查符合变应性哮喘特征,如病理检查示气道腔支气管壁有广泛嗜酸性粒细胞浸润、血管扩张、微血管渗漏、上皮脱落、管腔黏液栓形成等,BALF 检查示有大量嗜酸性粒细胞、上皮细胞及肥大细胞,主要碱性蛋白(MBP)和白三烯(LT)含量增加等。

而由刺激性气体中毒后出现的哮喘则具有如下临床特点:

1.支气管哮喘出现在一次高浓度刺激性气体中毒事件后,并持续反复发作较长时间;患者原无哮喘史,也无特异质倾向。

2.实验室检查示有气道阻力增高,存在气道高反应性,非特异性支气管激发试验阳性,但无明显的免疫学指标异常。

3.支气管活检标本显示有黏膜损害、炎症,但无明显的嗜酸性粒细胞和 T 淋巴细胞浸润。

【诊断与鉴别诊断】

要诊断职业性哮喘,首先要明确临床上存在"支气管哮喘"的证据,亦即按照国内支气管哮喘的诊断标准作出肯定的临床诊断;而后再在上述基础上进行病因判断。

(一)支气管哮喘的诊断

我国关于支气管哮喘的主要诊断标准是:反复出现的发作性喘息、呼吸困难、胸闷或咳嗽;双肺闻及散在或弥漫性、以呼气期为主的哮鸣音;症状经治疗可缓解或可自行缓解;可排除引起喘息或呼吸困难的其他疾病,如慢性支气管炎、喘息性支气管炎、心源性喘息、支气管肺癌等。

对症状不典型的患者，应至少具备下列一项肺功能试验阳性：

1.若基础第一秒用力呼气量(FEV_1)或呼气流量峰值(PEF)＜正常值80%，而吸入肾上腺$β_2$受体激动剂后，该值增加15%以上。

2.PEF日内变异率或昼夜波动率＞20%。

3.非特异性支气管激发试验如醋甲胆碱(MCh)或组胺(HA)激发试验、运动激发试验阳性。

(二)职业性哮喘的诊断

职业性哮喘由于属于职业性疾病，病因诊断尤有重要意义，因为这不仅涉及疾病的预防、治疗，也涉及劳动赔偿，与劳动者和用人单位切身利益有着密切关系，故诊断的技术性与政策性均较强。世界各国政府根据本国具体情况划定了职业性哮喘的不同范围，以此作为本国的法定职业病，如英国规定有赔偿的职业性哮喘只包括7类病因，即：①异氰酸酯类；②铂复合盐；③酸酐及多胺固化剂；④松香树脂助焊剂；⑤工业蛋白水解酶；⑥研究、教学部门实验室用动物、昆虫；⑦收割、研磨、加工、干燥过程中的谷物粉尘。我国已颁布《职业性哮喘诊断标准》(GBZ57-2002)，其规定的范围是：①异氰酸酯类；②苯酐类；③多胺类；④铂复合盐；⑤剑麻。由上可见，目前规定的职业性哮喘大多或主要是变应性哮喘，因此，在病因诊断方面可以以此作为出发点，寻求有病因特异性的诊断方法，以便明确职业性病原物，除外非职业性原因，达到早期诊断、预防和治疗的目的。主要途径有：

1.*职业接触史及病史*　有确凿的接触规定范围内的职业变应原的病史是诊断本病的前提；其次是患者从事本职业前无哮喘病史，而接触某职业性变应原后发生哮喘，每次哮喘发作与接触前述职业性有害因素有密切关系，脱离接触则不发病；作业工龄一般在半年以上，发病有较长的潜伏期，病前期常有过敏性鼻炎或皮肤过敏；速发型变态反应介质阻滞剂、抗组胺药以及肾上腺糖皮质激素均有预防及治疗效果。

2.*抗原特异性实验室指标异常*　这是病因诊断必不可少的客观依据，是确定可疑职业病原物、与非职业性哮喘进行鉴别的重要手段，主要包括体内及体外试验两个方面。

(1)体内试验

1)变应原皮肤试验：是最常用而又简便的试验方法，多数职业性变应原如枯草杆菌蛋白水解酶、铂复合盐、谷物等均可产生即刻型阳性反应；某些低分子量化学物如TDI(二异氰酸甲苯酯)、PA等作为半抗原事先与蛋白结合后进行皮试，并以载体蛋白作为对照试验，目前常用皮内或点刺法，重复试验多呈阳性反应。

2)"室内"或"职业型"支气管激发试验(BPT)：是变应原直接作用于气道的试验方法，可确立可疑职业性变应原与临床上发生气道阻塞症状间的因果关系，并可观察呼吸道反应类型，是病因诊断的最直接的依据。鉴于当前实验室条件以及职业性哮喘本身特点的要求，目前多采用职业型BPT，即自然BPT，或现场BPT、模拟现场BPT，其方法较室内A-BPT更易于实施与掌握，便于推广，工人易于接受，观察时间也较长，容易发现迟发型反应及工作环境对气道功能的影响。常用的观察方式为：工作前检测基础肺功能值；进入工作岗位后每15分钟至1小时连续进行肺功能(FEV_1)及临床症状、体征的观察，至少8小时；FEV_1下降值≥15%以上即为阳性。

(2)体外试验:如抗原特异性抗体检查,包括特异性 IgE、特异性 IgG 或 IgG4 等测定,是应用较为普遍、用于证明可疑职业致敏原的体外试验方法。目前常采用放射变应原吸附试验(RAST)或酶联免疫吸附试验(ELISA),对 TDI 及 PA 所致哮喘的检测阳性率可高达 50%～100%。

通过以上实验室方法,结合职业史、病史综合分析,即可进行诊断。

(三)职业病哮喘的分级

根据我国的《职业性哮喘诊断标准》,其病情可分为三级。

1.观察对象　出现胸闷、气短、咳嗽、咳痰,并有发作性哮喘,两肺可闻及哮鸣音,但缺少特异性实验室指标异常者;或在体检中仅发现有特异性实验室指标异常,而临床上缺少典型的发作性哮喘症状、体征者。但此级病情尚未被纳入法定职业病范畴。

2.轻度哮喘　具有以下任何一项者,可诊断为轻度哮喘:

(1)经数月或数年潜伏期后,出现胸闷、气短、发作性哮喘,两肺哮鸣音,可伴有咳嗽、咳痰;脱离有害物质,症状可在短期内自行缓解;再次接触后,可再发;并具备任何一项特异性实验室指标异常。

(2)哮喘临床表现不典型,但有气道反应性增强的实验室指征(如醋甲胆碱或组胺支气管激发试验阳性),并具备任何一项特异性实验室指标异常。

3.重度哮喘　在轻度哮喘基础上出现反复哮喘发作,具有明显的气道高反应性表现,伴有肺气肿,并有持久的阻塞性通气功能障碍。

(四)鉴别诊断

注意与慢性支气管炎、慢性喘息性支气管炎、心源性喘息、支气管肿瘤性哮喘等相鉴别,也应注意与非职业性哮喘的区别(表 14-2)。

表 14-2　职业性哮喘与非职业性哮喘的病史鉴别

	非职业性哮喘	职业性哮喘
过敏家族史	常有	可有
年龄	低,幼时哮喘史	较高
发作季节性	有	无
症状发作	接触普通致敏原	职业性致喘物接触
情绪影响	常有	少
普通过敏原皮试	常阳性	常阴性

【治疗】

1.诊断一旦确立,即应尽快脱离原工作岗位,甚至脱离周围有害环境,这既是重要的预防措施,也是根本的治疗措施。经验证明,早期脱离职业性变应原不但能明显降低气道高反应性,而且使完全治愈不再复发的机会也大为增加。

2.哮喘发作时则以药物控制为主,目前主要采用以下几类药物:

(1)β_2 受体激动剂:可与细胞膜上 β_2 受体结合,激活腺苷酸环化酶,使细胞内 ATP 转化为

cAMP，而导致一系列生物学效应。常用药物如：沙丁胺醇、特布他林、丙卡特罗、沙美特罗等；可口服、气雾吸入及注射给药。

(2)黄嘌呤类药物：可抑制磷酸二酯酶，使cAMP水解减少，维持胞内cAMP水平，并可刺激内源性儿茶酚胺释放，增强呼吸肌收缩力，兴奋呼吸中枢，加速气道分泌物清除等；常用药物有氨茶碱、缓释茶碱等。

(3)抗过敏药：包括抗组胺药如氯苯那敏、赛庚啶、去氯羟嗪、特非那定、氯雷他定、地氯雷他定、西替利嗪等，可阻断 H_1 受体；介质阻断剂如色甘酸钠、酮替芬、孟鲁司特等，可阻断炎症介质，稳定肥大细胞膜。

(4)肾上腺皮质激素类：具有抗感染作用，可干扰炎症介质合成、减少微血管渗出、防止炎症细胞活化，并可加强支气管舒张剂的效用；依据病情可口服、注射及气雾吸入用药。常用药物为泼尼松、地塞米松、甲强龙等；气雾剂如倍氯米松、布地奈德、丙酸氟替卡松等。

3.中医药辨证施治。

4.其他对症治疗。

【预防】

1.降低工作环境中有害物质浓度：这对于化学性致喘物可减轻气道黏膜刺激性损害，减少气道高反应性发病率具有重要作用。降低浓度的方法为通风除尘、改良工艺、改变产品、原料替代、加强维修保养、清洁生产环境、及时处理废品、加强安全管理、定期进行环境检测等。

2.减少化学物接触：主要措施为封闭或隔离式操作，直接接触化学品时需佩带个人防护用具，如防护服、防毒口罩、防护帽等。

3.做好卫生宣教，控制吸烟，减少呼吸道刺激物接触；认真执行就业前体格检查，严格筛查就业禁忌证，有特异质及明显气道疾病者不能进入存在致敏原的工作岗位。

4.接触致喘物的作业人员，应定期进行体格检查。其内容应包括：呼吸疾病症状学调查及物理学检查，必要时应进行肺功能检查(通气功能或高峰呼气流速的长期记录等)、A-ST以及血清特异性抗体检测。

5.一旦发现哮喘病人，应及时脱离原岗位，避免再接触。如果发现过敏性鼻炎病人，也应提高警觉，及时治疗，以预防过敏症状的扩展并诱发哮喘发作。

6.提高管理人员的对职业性过敏疾患的认识，建立职业性致敏物名单，控制接触人数，并开展流行病学前瞻性研究及预防措施研究等。

(王同生)

第十五章 理化因素所致的肺部疾病

第一节 放射性肺炎

放射性肺炎系由于骨髓移植预处理，肺部及纵隔肿瘤、食管癌、乳腺癌、恶性淋巴瘤或胸部其他部位肿瘤经放射治疗后，在放射野内正常肺组织受到损伤引起的炎症反应。早期炎症反应，可以无症状；后期产生肺纤维化，导致呼吸功能损害，甚至呼吸衰竭。

【发病因素】

有症状的放射性肺炎的发病率为 5%～15%。多数放射性肺炎呈隐形进程。

放射性肺炎的发生、肺部损伤的严重程度与放射面积、放射量、放射速度和放射的方法均有密切关系。一般在 5 周内放射量阈值在 25Gy 的常规照射量较为安全。放射剂量在 6 周内 20Gy 极少产生放射性肺炎；在相同时间内，剂量超过 40Gy，放射性肺炎发生率达 100%；放射量超过 60Gy，可引起严重肺损伤。放射量越大，发生率越高，肺的损伤越严重。

同样大的剂量作大面积照射治疗引起的肺组织损伤远较肺局部照射严重；照射速度越快，越易产生肺损伤；放疗前或放疗期间作化疗，促进放射性肺炎的发生。

其他影响因素如个体对放射线的敏感性，肺部的原有疾病如肺炎、慢性支气管炎、肺气肿、肺间质性疾病等或第二次放射性照射均易促进放射性肺炎的发生。甲状腺癌、咽喉部肿瘤放射性治疗，包括频繁的 CT 检查也可以引起肺损伤，产生放射性肺炎。

肺部的健康状况不良、老年及儿童、吸烟者易发生放射性肺炎。女性的肺体积相对较小，同样照射野发生率明显高于男性。

【发病机制】

放射性肺损伤发病机制还不十分清楚，认为是肺组织直接受放射损伤及炎症细胞、炎症因子、自由基等多种因素共同存在、相互影响、综合调控的复杂过程。

1.肺Ⅱ型上皮细胞损伤　肺Ⅱ型上皮细胞是肺组织细胞中对射线最敏感的细胞之一，它在肺受放射后最早出现形态学变化，并在放射后 6 个月内持续存在损伤变化。放射后肺Ⅱ型上皮细胞的异常变化，可能使其分泌的前列腺素 E_2 水平降低，对成纤维细胞的抑制减少，从而使成纤维细胞增生。

2.血管内皮细胞受损　毛细血管内皮细胞是放射性肺损伤重要的靶细胞之一。放射性肺损伤后，血管内皮细胞空泡化，管腔阻塞，细胞破裂、脱落，造成毛细血管的栓塞。致使血管内皮细胞合成前列腺素-2(PGI-2)、血管紧张素转换酶(ACE)、血浆素原激活因子(PLA)等减少，致肺组织纤溶能力下降，组织纤维化增强。

3.细胞因子介导 放射损伤后能致纤维化的细胞因子增多。包括：肿瘤坏死因子 α(TNF-α)、纤维母细胞生长因子 β(FGF-β)、转化生长因子 β(TGF-β)、表皮生长因子(EGF)、白介素-1(IL-1)、白介素-6(IL-6)、血小板源性生长因子(PDGF)、巨噬细胞生长因子(MFGF)和纤维连接素等。其中 TGF-β 是目前公认与放射性肺纤维化的发生和发展关系最密切的介导因子。

4.自由基的过氧化损伤 放射性肺损伤使吞噬细胞受炎性分泌物刺激后产生过量自由基，导致肺组织脂质过氧化损伤和刺激成纤维细胞增殖。

【病理】

放射性肺炎的病理变化可分为急性放射性炎症改变和慢性纤维化病变。急性炎症改变多发生在放射治疗后 1～2 个月，亦可发生在放射治疗结束后 6 个月。主要表现为肺毛细血管，小动脉充血、扩张和栓塞，血管通透性增高，肺泡细胞肿胀，Ⅱ型肺泡细胞和肺泡巨噬细胞增加，淋巴管扩张和肺泡内透明膜形成。肺泡壁有淋巴细胞浸润，急性可自行消散，也可有结缔组织增生和纤维化。慢性阶段的肺组织变化为广泛肺泡纤维化、肺泡间隔增厚，肺泡萎缩，血管内壁增厚、玻璃样变和硬化，管腔狭窄或阻塞致使气体交换功能降低和肺动脉压力增高。若继发肺部感染可促进放射性肺纤维化，也是导致死亡的重要诱因。

呼吸功能改变：由于放射性肺炎和肺纤维化，肺顺应性下降，肺活量、肺总量、残气量、第一秒用力呼气量减少，表现为限制性通气障碍。通气/血流比例降低，气体弥散障碍，导致低氧血症。肺功能检查可早期发现本病。往往早于胸片的发现。

【临床表现】

轻者无症状。可在放射治疗后立即出现刺激性咳嗽，多数在放射治疗 2～3 个月后出现症状，个别在停止放射治疗半年后出现刺激性干咳，活动后加剧，伴有气急、心悸和胸痛。不发热或低热，偶有高热，体温高达 40℃。放射性损伤产生肋骨骨折，局部有疼痛。放射性食管炎可产生吞咽困难。随肺纤维化加剧逐渐出现呼吸困难。易发生呼吸道感染而使症状加重，出现发绀。

体检可发现胸部放射局部的皮肤萎缩变硬。多数肺部无阳性体征，肺内纤维化广泛时端坐呼吸，呼吸音普遍减弱，可闻及捻发音或爆裂音。继发细菌感染可出现干、湿性啰音。偶有胸膜摩擦音。伴发肺源性心脏病，则可出现颈静脉充盈、肝大及压痛，全身水肿等右心衰竭的表现。

【实验室检查】

轻者可无明显异常，重者见 WBC 升高或降低，血气分析示：氧分压(PO_2)下降，二氧化碳分压(PCO_2)升高。血浆和(或)肺组织中肿瘤坏死因子 α(TNF-α)、转化生长因子 β(TGF-β)、白介素-1(IL-1)、白介素-6(IL-6)、血小板源性生长因子(PDGF)、细胞内黏附分子-1(ICAM-1)及 P、E 选择素可增加。血沉加快。

X 线表现：多数于停止放射治疗 1～3 个月后，肺部始有异常表现。急性期在照射肺野出现片状或融合成大片、致密的模糊阴影，照射范围呈毛玻璃样表现，其间隐约可见网状阴影，与支气管肺炎或肺水肿极相似。慢性期产生肺纤维化,呈网状、条索状或团块状收缩阴影,主要分布于肺门或纵隔两侧及其他放射肺野。由于肺纤维收缩,气管、心脏移向病侧,同侧膈肌抬高,正常肺组织产生代偿性肺气肿。发生肺动脉高压时,表现为右肺下动脉横径增厚,肺动脉段突出或右心肥大。常伴胸膜腔积液征,偶见自发性气胸。

支气管肺泡灌洗:放射性肺炎患者肺泡灌洗液中细胞数明显增多,主要是淋巴细胞的增多,而且是活化的淋巴细胞为主。

此外,纤维支气管镜或剖胸活检有助于排除其他肺部疾病。

【诊断与鉴别诊断】

(一)诊断

有胸部接受放射治疗的病史,干咳,气急,胸片或 CT 检查在照射野内出现肺组织炎性改变的影像学征象者,即可诊断为放射性肺炎。

(二)鉴别诊断

急性放射性肺炎应与下列疾病相鉴别,结合病因、病史、临床表现、多项检查等综合判断。

1.*非放射性肺炎*　包括肺炎支原体肺炎、肺炎球菌性肺炎、葡萄球菌肺炎、克雷伯杆菌肺炎以及某些抗癌药物如博来霉素等所致药物性间质性肺炎等。病变常受肺叶、肺段限制,多伴有体温升高和中性粒细胞升高,抗生素治疗明显有效,肺部病变可迅速吸收,而放射性肺炎抗生素治疗无效,使用大量激素 4～6 周后,胸部 X 线片才可见有逐渐吸收的表现。后期常出现纤维条索影。

2.*浸润性肺结核*　本病与照射野及放疗的时间剂量无关。病变密度不均,常位于双上肺,抗结核治疗可使病灶吸收。

3.*肺部肿瘤*　包括原发性支气管肺癌和肺部转移性肿瘤,病变阴影常超出或远离照射野范围,病变呈浸润、肿块或弥漫型。可伴有其他地方的转移灶出现,且呈持续进展。

【防治】

严格掌握放射剂量、照射野的大小和照射速度,是预防放射性肺炎发生的最好方法。

肾上腺皮质激素:是目前治疗放射性肺炎最有效的药物,特别在早期使用。急性期可用泼尼松(每日每千克体重 1mg),待症状消失后逐渐减量,疗程视病情而定,一般不少于 6 周。它能减轻肺实质细胞和微管的损害程度、减轻肺组织渗出和水肿,进而有效地减轻症状。目前,人们正致力于发展一种具有抗纤维化作用且副作用较小的皮质类固醇衍生物。另外,为减轻症状还可以采用雾化吸入法。其他可试用的药物有:

细胞毒性药物:目前使用较多的有环磷酰胺、甲氨蝶呤、巯嘌呤等。以环磷酰胺(CTX)为例,可以 100～150mg/d 口服,或 400mg 静脉注射,一周 1 次,或 200mg 静脉注射,一周 2 次。

大环内酯类抗生素:十四元环的大环内酯类抗生素具有与糖皮质激素相似的非特异性的抗感染和抗免疫作用。秋水仙碱是治疗肺纤维化有效药物,但因其不良反应大,广泛应用受到限制。

氟伐他汀:可抑制 TGF-β 的表达,进而抑制肺成纤维细胞的增生和过量基质产生。

还原型谷胱甘肽(GSH):一方面能够与体内自由基结合,加速自由基排泄,另一方面可以中和氧自由基,避免产生过氧化脂质,防止细胞的损伤,并促进正常细胞蛋白质的合成,起到保护正常细胞的作用。

己酮可可碱：一种磷酸二酯酶抑制剂，可通过提高细胞内环一磷酸腺苷（cAMP）在转录和转录后的水平发挥对 TNF-α 等细胞因子的抑制作用。

前列腺素 E_1（PGE_1）：PGE_1 是由环氧化物酶作用形成的花生四烯酸代谢产物，可以选择性地扩张肺血管。

中医药治疗：中医学者普遍认为，放射性肺炎，病因当属热毒内侵、灼伤肺络、伤津耗气、血络瘀阻。具体治法主要有：养阴清肺法、活血化瘀法、清肺化痰法、解毒散结润肺法等。所用方剂有：百合固金汤、沙参麦冬汤、清燥救肺汤、参芪补肺汤、小青龙汤、贝母瓜蒌散、千金苇茎汤、桃红四物汤。李广虎等报道，丹参酮ⅡA 能使肺泡炎、纤维化病变减轻。

甲苯吡啶酮：新型口服有效抗纤维化药物，实验证明，此药可使小鼠体内超氧化物歧化酶（SOD）活性明显下降，并经病例证实，其对肺纤维化有明显的抑制作用。

干扰素：是一个多肽分子家族，目前研究，IFN-β、IFN-γ 有抗纤维化作用。对此药的临床研究仍在深入。

抗凝疗法：对防止小血管栓塞有效。氧气吸入以改善低氧血症。伴细菌感染，选用有效抗生素，控制感染。支持疗法以及止咳、解热药的辅助治疗十分重要。

【预后】

轻度急性放射性肺炎给予肾上腺皮质激素和支持疗法，肺内炎症可自行吸收消散。严重广泛纤维化和治疗反应不佳者，可发生呼吸衰竭和心力衰竭而死亡。

（张发勇）

第二节　吸入性肺炎

吸入性肺炎是指吸入酸性物质、食物、胃内容物或碳氢化合物或其他刺激性液体后，引起的肺损伤。严重者可导致低氧血症或急性呼吸衰竭（ARDS）。

【病因和发病机制】

正常人由于会厌、声门、保护性的反射和吞咽的协同作用，食物和异物不易进入下呼吸道，少量液体亦能通过咳嗽排出。当神经系统病变或神志不清时，如假性延髓性麻痹、脑血管意外、癫痫发作、酒精中毒或安眠药中毒、全身麻醉等由于吞咽和声门关闭动作不协调，咳嗽受到抑制，异物或食物即可吸入气道；食管病变如食管失弛缓症、食管上段癌肿、Zenks 食管憩室，食物下咽不能全部入胃，反流入气管；癌肿或外伤引起的食管气管瘘食物可经食管直接进入气管内；医源性的因素，如胃管刺激咽部引起呕吐，气管插管或气管切开影响喉功能，抑制正常咽部运动等，可将呕吐物吸入气道。老年人反应性差更易发生吸入性肺炎。临床上吸入胃内容物引起的吸入性肺炎较多见。误吸煤油、汽油、干洗剂、溺水等，多见于儿童。

吸入物产生肺炎的严重程度与吸入胃液中的盐酸浓度、吸入量以及在肺内的分布情况有关。吸入胃酸的 pH＜2.5 时，可严重损伤肺组织，吸入液体少至 50ml 即能引起肺损害。动物实验中证实，吸入 pH＜1.5 的液体 3ml/kg 时，动物死亡 100％。吸入液的分布范围越广泛，损害越严重。

【病理和病理生理】

吸入胃内容物后，胃酸刺激支气管引起强烈的支气管痉挛，接着发生支气管上皮的急性炎症反应和支气管周围的炎症细胞浸润。进入肺泡的胃液迅速向周围肺组织扩散，肺泡上皮细胞破坏、变性并累及毛细血管壁，血管壁通透性增加和肺泡毛细血管壁破坏，形成间质性肺水肿、肺泡水肿。数日后肺泡内水肿和出血逐渐吸收并有透明膜形成，然后引起纤维化。吸入同时可将咽部寄殖菌带入肺内，产生以厌氧菌感染为主的继发性细菌感染，形成肺脓肿。肺水肿使肺组织弹性减弱，顺应性降低，肺容量减少，肺泡Ⅱ型细胞破坏，表面活性物质减少，使小气道闭合，肺泡萎陷引起肺不张。肺泡通气不足，通气/血流比值降低、静动脉分流增加，导致低氧血症。血管内液体大量渗出或反射性血管扩张，血容量可减少35%以上，可发生低血容量性低血压。吸入碳氢化合物的病理过程与胃酸吸入相仿，因其表面张力低，吸入后在肺内大面积扩散，并使表面活性物质失活，更易产生肺不张、肺水肿，导致严重低氧血症。

【临床表现】

临床表现与诱发因素和机体的状态有关。吸入呕吐物可突发喉反射性痉挛和支气管刺激发生喘鸣、剧咳。食管、支气管瘘引起吸入性肺炎，每天进食后有痉挛性咳嗽伴气急；神志不清者，吸入后常无明显症状，但于1～2小时后可突发呼吸困难，出现发绀，常咳出浆液性泡沫样痰，可带血。两肺可闻及湿啰音和哮鸣音，出现严重低氧血症，可产生急性呼吸窘迫综合征(ARDS)，并可伴二氧化碳潴留和代谢性酸中毒。

实验室检查，白细胞计数中度增高伴核左移，动脉血气分析显示低氧血症。

X线检查，表现为两肺散在不规则片状边缘模糊阴影。肺内病变分布与吸入时体位有关，常见于肺的后下部位，以右肺为多见，发生ARDS时可见双肺毛玻璃样改变。

如作纤维支气管镜检查，在气管或支气管中看到食物颗粒和其他胃内容物时，具有诊断价值。

【诊断】

诊断吸入性肺炎应当对那些容易发生胃酸吸入的病人引起注意，当他们突然发生呼吸困难，有或无刺激性咳嗽而出现呼吸衰竭，应首先高度怀疑本病。需鉴别的疾病有：心源性肺水肿、肺栓塞、细菌性肺炎和其他引起ARDS的原因，如脓毒血症和低血压等。

【预防】

应针对诱发因素进行预防，如手术麻醉前必须使胃排空，对昏迷患者可采取头低及侧卧位，尽早安置胃管，必要时作气管插管或气管切开等，加强有效的护理。

【治疗】

吸氧，应用纤维支气管镜或气管插管吸出胃内容物或异物，机械通气，必要时采用呼气末正压通气治疗；纠正血容量可用低盐白蛋白或低分子右旋糖酐等。使用利尿剂可避免左心室负荷过重和胶体渗入肺间质。肾上腺皮质激素治疗尚有争论。有学者认为吸入12小时内大量使用肾上腺皮质激素3～4天，可能有助于肺部炎症的吸收。细菌感染时根据吸入的内容、时间及病原菌，选用合适的抗生素。

（张发勇）

第三节 气道灼伤

气道灼伤是由于吸入挥发性强酸、强碱或某些酸、碱液体造成气道黏膜损伤、糜烂、水肿致气道不同程度狭窄。临床表现咳嗽、呼吸困难的急性呼吸道疾病。

【病因发病机制】

多数是由于意外造成盛装强酸、强碱或臭氧的容器破裂时，现场人员没有及时离开而吸入挥发性气雾溶液；或者是误吸酸性、碱性液体，使气道受酸、碱化学性或氧化剂的灼伤，黏膜充血、水肿甚或糜烂，继而发生气道狭窄，继发呼吸道感染，甚至出现急性肺损伤(ALI)或急性呼吸窘迫综合征(ARDS)。

【临床表现】

轻重不一，病人表现各异。轻者表现频繁干咳、胸闷；重者极度呛咳，吸气性或双相性呼吸困难，咯血性分泌物，甚至呼吸窘迫；亦可见鼻腔有灼伤。肺部可听到鼾音和湿性啰音。无创血氧饱和度检测，呈现低氧。早期 X 线表现不明显，后期可有气道狭窄的征象。

【诊断】

有吸入史及现场，结合临床表现，上呼吸道损伤的体征诊断一般不难。

【防治】

防为主。切实加强生产、运输上的安全措施，防止泄漏，防止小孩误吸。一旦发生意外，立即离开现场，对已有吸入者迅速送往医院处理，包括清洗皮肤，吸氧，经纤维支气管镜清理呼吸道残留的吸入物，早期注入稀释的糖皮质激素，清除坏死组织，保持气道通畅，防止继发气道狭窄。如果严重灼伤，已发生气道阻塞，立即气管切开。有呼吸道感染征象，应用合适的抗生素，控制感染。

【预后】

轻者可有胸闷等不适，重者可有永久性气道狭窄的后遗症。合并严重感染或 ARDS 可危及生命。

（张发勇）

第四节 类脂性肺炎

类脂性肺炎是肺对一些脂类物质的一种慢性炎症反应。

【病因发病机制】

根据发生类脂性肺炎的不同原因可分为外源性和内源性。外源性类脂性肺炎是因吸入植物性、动物性或矿物性油类所致。矿物油以石蜡油最常见。用石蜡油滴鼻剂，常流入肺脏下垂部；用石蜡油作缓泻剂，误吸时可吸入两肺。矿物油刺激性小，经咽部进入支气管树而不引起咳嗽反射，也能阻碍气道上皮的纤毛运动对吸入油类的排除。

矿物油为惰性物质，在体内不被水解，吸入肺脏迅速乳化，被巨噬细胞所吞噬，通过淋巴管运走；若留下残留物，可引起肺纤维化。植物油例如橄榄油，可被乳化，但不能为肺的酯酶所水解，故不会损伤肺，大部分被咳出。动物油可被肺酯酶所水解，释放脂肪酸，引起显著的炎症反应。在同一病变中能同时存在早期炎症和晚期纤维化。幼儿、衰弱和老年患者，有吞咽障碍的神经系统疾病和食管疾病的病人，易发生吸入性类脂性肺炎。

内源性类脂性肺炎亦称胆固醇肺炎，是肺癌、支气管扩张、放射治疗及继发于硬皮症或尘肺的纤维化等的并发症，也可以发生于脂肪栓塞、肺泡蛋白沉着症和脂质累积症等疾病时。

【病理】

矿物油引起的类脂性肺炎，可见肺泡间隔增厚和水肿，含有淋巴细胞和充满脂质的巨噬细胞。在肺淋巴管和肺门淋巴结中可见小油滴。可见大量纤维化，正常肺结构消失。如是结节状，病变很像肿瘤，称石蜡瘤。

胆固醇肺炎，肺大体标本的切面可见灰色或黄色的外观。镜检：在肺泡和肺泡壁可见含大量胆固醇的巨噬细胞。核位于中央，苏丹染色，胞质明亮。肺泡内皮细胞增生，并有不同程度的小叶间纤维化。

【临床表现】

多数病人无症状，常X线胸片发现异常才引起注意。常见症状为咳嗽、活动后呼吸困难，可发生胸痛、咯血、发热（常为低热）、寒战、盗汗和体重减轻。体检可无体征，或有发热、呼吸急促、胸部听诊呈浊音，可听到支气管性或支气管肺泡性呼吸音和干湿啰音或捻发音。

动脉血气分析可正常，运动后可出现低氧血症。重症病人可有低氧血症、低碳酸血症和轻度呼吸性碱中毒。肺功能检查为限制性通气功能障碍、肺顺应性下降。痰液检查，痰液中巨噬细胞内可见直径5～50mm的空泡，集合成团，苏丹染色时呈深橘黄色，并有相同染色的细胞外小油滴。

X线胸片可见单侧或双侧浸润影，呈局限性或弥散性分布，多见双下肺，空气支气管征可见，发生纤维化时，肺容量减少，有线性和结节状浸润影。亦有呈局限性块影，似支气管肺癌。

【诊断鉴别诊断】

诊断类脂性肺炎依靠详细询问病史；痰液中查见充满脂质的巨噬细胞有助诊断。肺部有块状阴影，可作经纤维支气管镜肺活检（TBLB），有助于鉴别其他原因引起的肺纤维化，肺部结节状块影，必须与肺癌鉴别。

【治疗】

指导病人进行咳嗽锻炼，持续数日，促进矿物油排出。外源性类脂性肺炎以预防为主，勿用石蜡油滴鼻和导泻，易患人群格外注意。亦有使用皮质激素治疗取得效果的报道。吸入初期可试用纤维支气管镜行支气管肺泡灌洗，协助脂类排出。越早进行支气管灌洗治疗越好，既减轻并发细菌感染机会，又减少梗阻的进一步恶化及肺间质的损害。内源性胆固醇肺炎以手术切除为主，尤其是难与肺癌鉴别者。

（张发勇）

第十六章　先天性呼吸系统疾病

第一节　肺未发生、肺未发育和肺发育不全

肺先天发育不全根据其发生程度分为三类:肺未发生:一侧或双侧肺缺如;肺未发育:支气管原基呈一终端盲囊,未见肺血管及肺实质;肺发育不全:可见支气管、血管和肺泡组织,但数量和(或)容积减少,患者可能伴发肺血管及其他畸形病变。

【病因】

肺先天发育不全是由于胚胎期肺生长发育障碍所致。病因包括遗传性染色体疾病,母亲妊娠早期病毒感染以及妊娠晚期羊水少影响胎儿骨关节、肌肉和肺的发育等。胸廓骨骼发育不全、先天性膈疝和其他胸腹腔占位性疾病使胸腔容积减小可致肺发育受阻。先天性心血管疾病尤其肺动脉发育异常,影响肺的供血也可引起肺发育不全。

【病理】

肺未发生表现为肺实质、支气管和肺血管缺如。肺未发育表现为支气管已发生,但未发育,呈囊状结构,并有黏液潴留囊腔内,对侧肺呈代偿性扩张,肺泡数量增加。肺发育不全表现为不同程度的肺容积缩小,重量减轻,支气管分支和肺泡数量减少,肺动脉系统异常表现为管壁弹性组织减少,肌层增生。可伴有胸廓发育不良,脊柱侧突和膈疝。亦可伴有其他畸形如心血管和肾脏发育不全。

【临床表现】

病情轻微者可无明显临床症状,仅见于常规胸部 X 线检查时发现。严重病例出生后即死亡或表现呼吸困难、发绀、呼吸衰竭以及反复呼吸道感染,体检可见患侧胸廓塌陷,活动度减弱,叩诊浊音,听诊呼吸音减低或消失。

【辅助检查】

胸部 X 线片可见患侧肺容积明显缩小,肺野透光度减低,胸廓塌陷,患侧膈位置上抬,纵隔向患侧移位,而健侧肺过度膨胀。肺 CT 三维成像可清晰显示气管支气管畸形,肺增强 CT 血管造影和心脏彩超可帮助观察肺血管畸形。肺功能显示限制性通气功能障碍,肺顺应性减低和气道阻力增加。血气分析显示低氧血症而二氧化碳分压正常。支气管镜检查可发现支气管异常和阻塞。

【鉴别诊断】

本病应与肺不张、胸膜肥厚粘连、右位心和先天性肺隔离症等疾病相鉴别。一侧或中下肺野均匀致密阴影伴气管、纵隔、心脏一致性完全移至患胸和健肺代偿性气肿为本病影像特征，结合肺增强CT、心脏彩超和支气管镜检查不难与其他疾病鉴别。

【治疗】

肺切除适用于单侧肺畸形者，有报道植入组织扩张器，以保持胸廓容积，防止胸廓畸形和脊柱侧突的进一步发展，但远期疗效尚不确切。有反复呼吸道感染者应注意预防和及时治疗。

（袁　洁）

第二节　支气管发育不全

先天支气管发育不全有多种类型，常见先天性支气管闭锁、气管软化、气管性支气管和气管支气管巨大症等，多表现不同程度的狭窄和闭塞。

【病理】

先天性支气管闭锁表现为支气管不同程度的狭窄和阻塞，往往发生于叶段或亚段支气管的起始部位，多见于上叶支气管，而下叶支气管较少见。狭窄或阻塞远端的支气管仍可能保持通畅，但有多量黏液潴留管腔中，并形成黏液栓，管壁结构正常或变薄，但无软骨发育异常，相应肺段呈不张或气肿，取决于狭窄或阻塞的程度。气管软化症表现为气管软骨局部缺如，局灶性或弥漫性气管软骨环发育不全表现为管壁呈软骨性变形，管腔呈圆柱状或漏斗状狭窄和阻塞。气管性支气管是指上叶支气管异常起源于气管或主支气管。气管支气管巨大症表现为管壁结缔组织缺陷，气管支气管管腔普遍扩大，外周支气管呈囊状扩张。

【临床表现】

约半数患者自婴儿期或儿童期出现反复喘鸣、呼吸困难和呼吸道感染，部分病例临床症状不明显，由胸部X线检查发现。

【辅助检查】

胸部X线可见病变区域肺野X线透光度增加，螺旋CT气道三维重建可清晰显示气管、主、叶、段支气管及较大亚段支气管腔内情况，并能显示支气管闭塞段远端情况，近年成为诊断气管支气管畸形重要的非侵袭性检查。支气管镜检查是气道疾病诊断的金标准方法，尤其气管支气管软化只有支气管镜检查方能确诊。

【治疗】

主要应预防和治疗呼吸道感染，必要时手术治疗。

一、气管支气管软化

气管软化（TM）是指气管壁因软骨环异常及肌弹性张力减退而致的软化。TM可累及部分气管乃至整个气管。若有主支气管也同时受累，则称之为气管支气管软化（TBM）。而支气管软化则指不伴有主气管软化的一或两个主支气管的软化。

气管支气管软化依病因分为原发性(先天性)或继发性(获得性)两种,其中以原发性居多。本文主要讨论原发性气管支气管软化。

【病因及发病机制】

原发性气管支气管软化认为是由气管软骨先天发育不成熟所致。其可以是独立的疾病,但通常会伴有其他先天异常,包括早产、软骨先天性异常(如软骨发育不全、多发性软骨炎、艾-唐综合征)、某些先天性综合征(如黏多糖病、21-三体综合征等)、某些先天畸形(如食管闭锁、气管食管瘘及支气管肺发育不良等)。在 TBM 患儿,气管支气管软骨顺应性异常,无法对抗呼气相增加的胸内压,使气道于前后方向发生塌陷。当用力呼气、咳嗽及接受咽鼓管充气检查时,因胸内压更高而致气道塌陷程度加重。另外,气管周围结构、前方的大动脉及后面的食管等的压迫亦可加剧气道的塌陷程度。

【临床表现】

多在生后 2 个月时症状较明显。主要症状有呼气性喘鸣或不同程度的咳嗽、喘息和发作性呼吸困难等。病程持续数月至 1～2 年,影响小儿喂养和呼吸,导致吸入性肺炎、营养不良或反复呼吸道感染。最严重的症状为反射性呼吸暂停。常于喂食时或在进餐 10 分钟内发生。患儿表现为发绀、呼吸暂停,常伴有全身肌肉无力。长期缺氧者可出现胸廓畸形。

【影像学表现】

胸部 X 线摄片可显示大气道管腔有无狭窄(包括呼、吸气相观察比较),能反映肺内感染、肺气肿、肺不张及纵隔情况。但研究表明,X 线平片诊断 TBM 的敏感度仅约 62%。

胸部 CT 扫描快速、无创,并可将图像资料重建成二维及三维图像,包括仿真支气管镜成像,可较敏感地反映患儿大气道情况。因此,在诊断儿童气道疾病方面有其独有的价值,可作为喘鸣患儿或怀疑 TBM 患儿的首选诊断方法。增强肺 CT 能较好显示纵隔内心脏、血管结构,了解纵隔内有无占位性病变,可用以除外外压性气管支气管软化。

【支气管镜检查】

支气管镜检查是目前气管支气管软化诊断的金指标。

支气管镜检查应在局麻下进行,以保证患儿自主呼吸和必要的咳嗽反射,以便观察咳嗽或深呼气时软化的气管管壁的内陷,这一重要指征在平静呼吸时是观察不到的。而应用全身麻醉时则抑制自主呼吸和咳嗽,不易观察到呼气相管壁的内陷。

【诊断】

根据患儿间歇性呼气性喘鸣和(或)犬吠样咳嗽,安静或入睡后症状缓解或消失,哭闹或用力呼气时症状明显。反复呼吸道感染或运动后喘鸣,但常规平喘治疗无效。影像学或支气管镜检查提示气管支气管壁在呼气时动力性内陷,致管腔内径明显缩小,进一步除外继发性气管支气管软化即可确诊。支气管镜诊断的分度标准:呼气相气管直径内陷≥1/3 为轻度;至≥1/2 为中度;至≥4/5 接近闭合,看不到圆形管腔为重度。

【鉴别诊断】

TBM 有很高的发病率,重症患儿死亡率可高达 80%。由于其临床症状、体征的非特异性，易于漏诊或误诊为哮喘等其他呼吸系统疾病，从而延误病情。因此，应注意同婴幼儿哮喘、异物吸入、继发性气管支气管软化及其他喉及气道先天畸形疾病鉴别。

【治疗】

对于多数原发性 TBM 患儿，无需干预。因随着孩子长大，气管软骨亦变得坚固，轻中度患儿其症状多在 1～2 岁时消失。有反射性呼吸暂停、反复肺炎或长期不能摆脱机械通气的患儿，则需进一步的治疗干预。可选择的治疗方案主要有如下几种：

1.气管切开术及长期机械通气　多数患儿在平均 30 个月后可进行除套管术，无需进一步干预治疗。但治疗过程中可出现反复的支气管痉挛、反复感染、继发性气管支气管软化等不良反应，部分患儿还会出现拔管困难。

2.持续气道正压(CPAP)　对中、重度患儿疗效较佳，可作为主要治疗手段或其他方案的辅助治疗。

3.主动脉固定术或气管固定术　手术指征包括反复肺炎、间歇性呼吸道梗阻、反射性呼吸暂停以及无法拔管等。但其有创性及疗效的不确定性成为临床应用的障碍。

4.放置支架　气道内放置支架可以有效阻止气道塌陷，且侵袭性小，手术后恢复时间缩短。在保守治疗失败时，可选择气道内放置支架。

【预后】

在大多数健康甚至是早产的婴儿，原发性 TBM 随年龄增长可自愈。大多数婴幼儿在两岁前可摆脱这种状况。而在有相关组织病变及伴先天性综合征者，TBM 常持续存在，甚至危及生命。

二、先天性气管狭窄

当气管管腔直径与残存正常气管管腔直径相比，缩小达 50%以上时，即为气管狭窄。先天性气管狭窄(CTS)是指由于气管本身或邻近组织发育异常而致的气管狭窄，可累及部分或全段气管。

【病因及发病机制】

先天性气管狭窄的病因及机制尚不明确。在气道发育过程中，任何障碍和停顿均可造成气道的畸形。

气管远端的节段性狭窄可与左肺动脉异常有关，即所谓的“肺动脉吊带”，另外主动脉弓发育不良如双主动脉弓形成的血管环可压迫气管或食管，致气管狭窄。

根据气管狭窄段的位置，一般将其分为三型。Ⅰ型指气管全段的发育不良伴狭窄。Ⅱ型为漏斗形狭窄，最狭窄处多位于近隆突的气管中下段。Ⅲ型为节段性狭窄，狭窄部分使气管呈沙漏样外观。每一型均可发生长段气管狭窄(CLSTS)(指狭窄段超过气管全长的 1/2)，以Ⅰ型最严重。另外，当伴气管性支气管时，桥支气管狭窄，其上的气管也有不同程度的狭窄，视为Ⅳ型。

【临床表现】

气管狭窄程度较轻的患儿可无明显症状，或有轻微症状。随着患儿的生长，狭窄段也可相应增宽，症状可缓解或消失。但对于长段气管狭窄或伴有其他发育异常的患儿，症状则会越来越重。这些患儿可在出生时即出现呼吸困难。表现为双相性喘鸣、吸气性三凹征、反射性呼吸暂停等，常伴有生长落后。其典型临床体征为双相的湿啰音，是由分泌物被气流推动通过气管远端狭窄区域时产生，称“洗衣机”呼吸。

双主动脉弓形成的血管环最紧，多在出生时或出生后不久即出现持续性喉鸣，以呼气相更为明显，严重者有呼吸困难和发绀，咽下困难并不多见，肺动脉吊带患儿在出生后不久即可出现呼吸道症状，最常见表现是气促、喘鸣、三凹征及咳嗽，严重者还有呼吸困难、发绀、窒息和呼吸暂停等，可引起意识丧失、抽搐甚至死亡。呼吸道感染或喂奶引起的反流吸入可使病情恶化，如无有效治疗，病死率可达 90%。

【影像学表现】

胸部 X 线摄片及气道荧光透视可显示整个气道，有助于诊断，但易漏诊。肺动脉吊带 X 线平片可有以下特点：①右主支气管向前，气管下段和隆突向左移位；②左肺门较正常偏低；③可见右肺过度通气，双侧肺野充气不对称表现。

螺旋 CT 三维重建气管、支气管树成像(CTB)是近年来用于气管、支气管病变诊断的新方法。CTB 无创，其显示能力基本达到了支气管造影的水平，是目前诊断气管狭窄的无创性最佳手段。

MRI 最小密度投影也可显示气管狭窄，但由于气管与周围组织差别相对小，最小密度投影重建后图像不如 CT，故气管狭窄的诊断不能依靠 MRI。MRI 在显示气道同相邻血管的关系方面很有价值，无需静脉注射造影剂。

另外，彩色多普勒超声心动图、心导管和造影检查可有助于检出气管狭窄合并的心血管畸形。

【支气管镜检查】

过去，诊断及评价气管狭窄的金标准为硬支气管镜检查。现在，软式支气管镜检查作为一种微创技术，不受场地限制，可直观地作出气管狭窄的判断，提示受压或发育不良的气管和支气管的位置，并评价其严重程度。近年来已成为首选的检查手段。

但对于严重狭窄或完全梗阻的气道，支气管镜可能难以到达其远端探查。因此胸部螺旋 CT 气道三维重建联合支气管镜检查，可基本确定气管狭窄的内部和外部因素。

【诊断】

先天性气管狭窄确诊并不难，因此对本病保持警惕是提高诊断率的有效方法。而对于有症状的儿童，确定其导致固定性气管狭窄的原因是至关重要的。行胸部螺旋 CT 三维重建及支气管镜检查可确诊。需除外获得性气管狭窄。

【鉴别诊断】

本症主要与其他可引起喘鸣、呼吸困难的疾病鉴别。对于新生儿、婴儿的呼吸困难，应注意先天畸形、婴幼儿哮喘、异物吸入、感染及各种获得性气管狭窄等疾病。

【治疗】

一般认为，儿科病人可耐受气管有50%的狭窄而无症状。狭窄超过50%则通常需干预。尤其对于狭窄段长、漏斗样气管狭窄，一般主张外科手术治疗。

1.一般治疗 包括呼吸道感染的治疗、加湿氧治疗及肺部理疗等。同时应注意喂养，预防感染。对于轻症患儿，可在严密监测下行保守治疗。部分患儿可因狭窄段随生长发育而增宽，从而可免于手术干预。

2.手术 多数有症状的气管狭窄患儿需手术治疗。目前尚无统一的标准治疗方案。婴幼儿气管狭窄的纠治方法取决于气管狭窄的类型。

（袁 洁）

第三节 肺动脉发育不良

肺动脉瓣以上的肺动脉系统发育障碍，称肺动脉发育不良。发病率占先天性心脏病的4%左右，其中多数并发法洛四联症或三联症，房、室间隔缺损及大动脉错位等心血管畸形。

【临床表现】

轻度者无症状。中度以上者可表现为运动后气短、呼吸困难、疲乏；重者出现发绀、杵状指（趾）、心力衰竭。肺动脉瓣区可听到收缩期喷射状杂音，并向右腋下传导或伴有心前区震颤。

【诊断】

心电图：电轴右偏，右心室肥厚。

超声心动图：可探查到主肺动脉及左右肺动脉狭窄。

选择性心血管造影：可确定狭窄的部位、程度及分布范围，是确诊本病的最有效手段。

X线片：双肺纹理稀少或不对称心影及右心室扩大。

【治疗】

内科治疗改善一般情况及纠正心力衰竭。

外科手术。

一、单侧肺动脉缺如

单侧肺动脉缺如是罕见的先天性肺血管发育异常，右肺动脉缺如多见，80%与动脉导管未闭、法洛四联症等心血管畸形并存。20%为单发。

【临床表现】

早期有呼吸困难、发绀、反复呼吸道感染等症状，有肺动脉高压、心力衰竭、支气管黏膜下血管扩张，可发生破裂而出现大咯血。听诊可闻及心脏、肺动脉第二音亢进。

【诊断】

X线片示心影增大、肺血多，肺纹理增加，若患侧肺由多支小动脉供血则表现患侧肺发育不良、胸廓小、肋间隙变窄、膈肌上升、纵隔移位等。心电图检查示电轴右偏,右心室肥厚。超声心动图了解肺动脉的左右分支是否存在。右室或主肺动脉造影可见患侧肺动脉不显影。放射性核素检查可进一步证实两侧肺内血流分布情况。

【治疗】

手术。

二、肺动静脉瘘

任何原因所致动脉系统与静脉系统之间的异常通道,形、成血管瘤样的囊腔,使部分肺动脉血液不流经肺泡毛细血管床进行氧合而直接回流到左心房者,被称为肺动静脉瘘。

肺动静脉瘘的瘘口多位于胸膜下,突出于肺表面。少数埋在肺实质内。

【临床表现】

50%～70%的肺动静脉瘘为单发,25%～50%为多发;双侧者约为8%～10%。囊壁很薄,不论瘘口大小,都能自发性破裂,引起大咯血或血胸,或形成局限性含铁血黄素沉着症。

当瘘口直径＞2cm或分流量＞20%时,可有体循环血氧饱和度下降,患儿哭闹或活动后出现心悸、呼吸困难、发绀、杵状指/趾和红细胞增多症。较大儿童可表现为反复咯血,甚至大出血致血胸、休克。还可导致血管内膜炎、肺脓肿。

也可仅表现为血管扩张,称之为“肺毛细血管扩张症”。约35%～40%的病人合并有遗传性毛细血管扩张症;在身体的其他部位可有血管痣。并发有遗传性毛细血管扩张症者常有反复鼻出血、血尿和咯血。

当肺动静脉瘘有血栓形成、并发感染时,可有高热、头痛或抽搐、偏瘫。

【诊断和鉴别诊断】

X线表现:有圆形、椭圆形或串珠状影像,常呈局限性肿块影,密度均匀,边缘清楚。透视下可见肿块影搏动。

肺CT:显示供应血管和引流血管。

肺动脉造影:显示瘘的确切部位、大小、数目及血管关系。

【治疗】

对症及手术根治。

(李燕燕)

第四节 单侧透明肺

单侧透明肺是一种少见的独立疾病。临床上以胸部影像学呈某一肺叶或单侧肺有呼气相气体潴留、肺血管纹理稀少、肺体积减少为主要特征。

【发病机制】

目前单侧透明肺的发病机制尚不清楚，有三种学说。

1.感染因素：多数学者认为患儿在幼年时期受感染及理化因素刺激，如腺病毒肺炎、麻疹、百日咳、结核，导致细支气管炎，造成肺间质纤维化，使肺血流减少，继发肺动脉及其分支发育不全。但有人认为幼年时期呼吸道感染导致肺泡间质纤维化，使肺血管变细，肺循环阻力增加，但如何使肺血管分支变少，缺乏有力证据；且幼年时期呼吸道感染相当常见，但单侧透明肺却非常少见，不好用感染因素完全解释。

2.先天发育畸形：有学者认为是先天性肺动脉发育不全继发支气管和肺部感染，发生闭塞性细支气管炎，进而形成阻塞性肺气肿。由于肺动脉发育不全和肺气肿两种因素使肺透亮度增加。

3.也有学者认为患儿肺动脉、支气管和肺组织三者均有发育障碍，在此基础上再继发感染后形成。

【病理】

主要是闭塞性细支气管炎的改变。气道内不同程度的慢性炎症，纤维化损害支气管树，导致远端小气道结构破坏和扩张，肺泡数量减少，肺泡气肿，气体潴留；肺泡间隔的纤维化导致肺微血管床闭塞，毛细血管减少，血管床面积减少，肺血流灌注不足，肺动脉发育受限。由于幼年发病时患肺尚未发育成熟，导致患肺全肺或局部肺泡数量减少，肺血管发育障碍，患肺体积往往较小，甚至形成毁损肺或肺叶。

【临床表现】

单侧透明肺常发生于一侧，以左侧多见，男性多于女性。其临床表现多种多样，大部分自幼体质较差，表现为反复的肺部感染，常有咳嗽、咳痰，胸闷、气短，喘息或活动后呼吸困难等症状，少数有咯血，多为痰中带血丝。有一部分病人无任何临床症状，常规检查或继发感染时发现。

【辅助检查】

1.X 线检查　胸部 X 线是本病的主要诊断手段。胸片显示患肺或肺段透光度增加，肺野和肺门偏小，肺纹理稀疏、纤细，有不同程度的支气管扩张。重症患者纵隔向患侧移位。

2.肺部透视　呼吸时患侧肺体积不变或较健侧缩小，同时伴有纵隔摆动。呼气时患侧肺透光度明显大于健侧，肺纹理稀疏，肺野缩小不明显甚至增大，纵隔向健侧移位，提示呼气相气体潴留。

3.CT 检查　患侧胸廓狭小，表现为胸廓轻度塌陷，肋间隙略窄，纵隔气管轻度偏向患侧。患肺透亮度增高，中内带非血管性纹理增强、紊乱，外带纹理稀少，界限分明。患肺血管纹理细小、稀少。可有支气管扩张、“马赛克”征等表现。

4.放射性核素检查　患侧明显灌注不足，通气显像核素稀疏且排空延迟。

5.肺动脉造影　患肺肺动脉主干细小，周围分支细而小。

6.肺功能　阻塞性通气功能障碍。

7.纤维支气管镜检查　各级支气管开口通畅。

【诊断标准】

1.幼年时有下呼吸道或肺部感染史。

2.临床上可表现为慢性呼吸道症状。

3.查体为单侧肺气肿体征。

4.胸片发现单侧肺或肺叶透光度增强，呼气相气体潴留，肺纹理稀疏减少，肺野往往偏小。

5.胸部CT增强或HRCT示局部肺叶或单侧透明肺，呼气相气体不均匀潴留，呈“马赛克”征，肺血管纹理稀少，肺野偏小或正常，可伴有肺不张、支气管扩张。

6.应用其他检查手段除外导致单侧透明肺的其他疾病，尤其是先天性肺发育不良等。

【鉴别诊断】

1.肺气肿　是由于肺弹力组织破坏，肺泡壁破坏，以致终末支气管远端部分包括呼吸性细支气管、肺泡管、肺泡囊及肺泡均膨胀扩张。故影像上虽也有肺透亮度增高，肺纹理稀少，但患侧肋间距较大，肺体积增大，与单侧透明肺不同。

2.肺囊肿　是在胚胎发育过程中一段支气管从总支气管芽分隔出，其远端支气管分泌的黏液聚集而成，如只一支气管芽隔断，即形成一孤立性囊肿，若几个支气管芽同时隔断，即形成多发性囊肿。X线表现一孤立性液性囊肿或含气囊肿，或多发性囊肿，可与单侧透明肺相鉴别。

【治疗】

主要决定于临床表现。对一般支气管感染和少量咯血者，主张内科治疗。对感染反复加重或引起重症感染或大咯血时，如仅局限于1～2个肺叶损毁，可考虑肺叶切除术。如仅为大咯血，可行急诊支气管动脉栓塞术治疗。

【预后】

单侧透明肺是导致肺心病、肺动脉高压的直接因素。健侧肺动脉干增粗与健侧肺代偿性血流增加有一定关系。患肺支气管扩张，肺气肿，反复感染，长期慢性咳嗽导致健肺逐渐出现慢性支气管炎、肺气肿是肺心病、肺动脉高压的继发因素。

（李燕燕）

第五节　先天性肺隔离症

先天性肺隔离症是以肺实质及肺血流供应异常为基础的胚胎发育缺陷。

【病因】

病因不明，Pryce牵引学说得到多数人公认，即胚胎期在原肠及肺芽周围有许多内脏毛细血管与背主动脉相连，当肺组织发生脱离时，这些相连的血管即逐渐衰退被吸收。由于某种原因，发生血管残存，成为主动脉的异常分支动脉，牵引一部分肺组织而形成隔离肺。

Smith提出肺动脉分支发育不全学说，认为肺与体循环之间残留有交通支。出生后，由于体循环的压力高，形成肺内囊肿性改变。胚胎的前原肠额外发育出气管和支气管肺芽，形成囊性肺组织，与相邻的正常肺组织彼此借胸膜隔离。隔离肺的滋养血管来自胸、腹主动脉的异常分支，并经异常静脉系统回流至右心房。

【发病机制】

隔开的肺在肺叶之内、由同一脏层胸膜所包被者，称为叶内型肺隔离症，其囊腔病变与正常的支气管相同或不相通。隔开的肺在肺叶之外，不包被在同一脏层胸膜内者，称为叶外型肺隔离症，囊腔与正常的支气管不相通。

肺隔离症的囊性病变内含棕色液体，病变组织有肺泡、支气管等呼吸上皮结构；或腔内有软骨、弹力组织、肌肉、黏液腺等，可并发支气管扩张，伴炎症表现。

异常动脉大多为1～3支，多来自降主动脉，亦有来自腹主动脉。少数叶外型可来自肺动脉、肋间动脉或腹腔动脉。

【临床和影像学表现】

叶内型：发病是叶外型的3～5倍。隔离的肺与支气管不相通时可无临床症状，一旦感染并与支气管树交通时，可出现咳嗽、咯脓痰、咯血等。自幼即有反复的呼吸道感染是叶内型肺隔离症的首要表现之一。

X线表现：叶内型病变的异常肺组织以囊腔型多见，常位于下叶内后方脊柱旁，为含气有液平面的薄壁、不具张力的囊肿，囊腔完全充满液体时呈现密度不均的分叶状“肿块样”表现，囊腔较小时似“蜂窝状”。

叶外型：也称副肺叶，临床表现不典型，多因合并其他先天畸形如先天性心脏病、膈疝、肠重复畸形、先天性肺囊肿等而半数以上在1岁内得以诊断。

叶外型X线特点：呈不含气的球形、肿块状或分叶状致密影，以肿块型多见。常合并肠源性囊肿，支气管囊肿，横膈疝弯刀综合征等其他先天畸形。

【诊断】

X线检查是最早的诊断线索。

肺CT可发现异常动脉有利于诊断。支气管造影可明确隔离肺的具体部位及与支气管相通的情况。

逆行性主动脉造影可使异常动脉显影，是术前常规检查项目。

放射性核素及磁共振成像等检查是无创伤性诊断方法。

【鉴别诊断】

叶内型要与先天性肺囊肿等鉴别；叶外型则需与肺肿瘤鉴别。

【治疗】

1.对症治疗抗感染。

2.手术　为了尽量保存肺功能，叶内型作肺段切除最为理想。叶外型肺隔离症的临床症状虽然较少，只要诊断明确应切除为宜。婴幼儿特别是新生儿并非手术禁忌。

3.介入治疗　行主动脉逆行造影，明确隔离肺的异常血管数目及来源后，使用动脉导管栓塞隔离肺的滋养动脉，疗效肯定。

（李燕燕）

第六节 先天性肺囊肿

先天性肺囊肿为先天性肺囊性变的一种，在小儿并不少见，也可见于新生儿。

【病因和发病机制】

肺囊肿是因胚胎发育过程中一段支气管从主支气管芽分隔出，其远端支气管分泌黏液聚积而成。如仅一支气管芽隔断，即形成一孤立性囊肿；若几个支气管芽同时隔断，即形成多发性囊肿。病理可分为支气管源性，多位于纵隔；肺泡源性，多位于肺周围，部分位于肺实质内。

【临床表现】

以反复发作肺部感染为特点。临床表现悬殊，小的囊肿可没有任何症状，较大囊肿多于继发感染或突然胀大压迫周围组织时才出现不同症状。压迫支气管可产生喘鸣、干咳和不同程度的呼吸困难，甚至发绀。压迫食管可致吞咽困难。并发感染时可出现发热、咳嗽、咳痰甚至咯血。

【辅助检查】

1.X 线检查　胸片上孤立性液性囊肿呈一界限清晰的圆形致密阴影。孤立性含气囊肿呈一圆形或椭圆形薄壁的透亮空洞阴影，大者可占据半个胸腔。如囊肿与支气管沟通，则可见薄壁而含有气液平面的囊肿影。如系多发性囊肿，可见多个环形空腔或蜂窝状阴影分布在一个肺叶内。

2.CT 检查　对于判断囊肿的部位、大小、数目以及鉴别诊断均具有重要意义。

【鉴别诊断】

1.肺炎后肺大疱　多见于金黄色葡萄球菌等肺炎后，其特点为空腔大小及形状短期内多变，其出现及消失均较迅速。

2.肺脓肿　肺脓肿壁较厚，周围肺组织多有浸润和纤维性变。

3.肺部球形病灶　肺结核球、假性炎症性肿瘤、肺包虫病、肺吸虫病、肺动静脉瘘等皆可在肺部出现球形病灶，应与孤立性液性肺囊肿鉴别。

4.大叶性肺气肿　多以急性呼吸窘迫起病，见于新生儿期，生后 2～3 个月以后症状明显，与巨大张力性含气囊肿不易区分。

5.先天性囊性腺瘤样畸形　与多发性肺囊肿鉴别困难，二者均需手术切除治疗。

6.气胸　气胸时空气在胸膜腔，肺组织被推向肺门，而肺囊肿的含气是在肺实质内，肺尖、肺底和肋膈角仍可有含气或萎陷的肺组织。

7.横膈疝　可似多发性含气肺囊肿，亦是位于一侧，症状相似，胃肠钡造影可资鉴别。

【治疗】

不论年龄大小，应在控制感染下手术治疗。

（李燕燕）

第七节 原发性纤毛不动综合征及卡塔格内综合征

自1901年来报道了合并有鼻窦炎支气管扩张和右位心的病例后,1933年Kartagener报道了4例具有这类畸形的病例,其后称为卡塔格内综合征(KS)。随后发现KS患者呼吸道上皮细胞纤毛动力蛋白臂缺陷,且与黏膜清除力下降和纤毛及精子运动能力缺失有关,提出将其命名为"不动纤毛综合征"。到80年代中期已经清楚认识到尽管有的患者具有纤毛运动力,但缺乏有效的黏膜清除功能。结果使得黏膜表面不能有效地排除黏液从而导致慢性支气管扩张的发生,从而建议将该综合征命名为原发性纤毛运动障碍(PCD)。PCD意味所有的先天性纤毛功能障碍,而KS则仅用于表示同时具有脏器转位的PCD患者。

【发病机制】

PCD发病率约为1:(30000~60000),为常染色体隐性遗传,是由纤毛结构缺陷引起多发性异常的遗传病,包括Kartagener综合征及其他单基因病。

通过对纤毛内部结构的了解,可以弄清纤毛结构缺陷会导致纤毛活动异常和发生人类疾病的现象。PCD和KS患者中已知的纤毛缺陷,大多数可能与纤毛发生或结构中涉及的1种或多种蛋白突变有关。其中包括部分或全部内、外部动力蛋白臂缺失、异常,缺失轮辐,缺失中央微管和(或)中央鞘管,缺失微管连接蛋白,二联体数目过多,缺失纤毛膜轴丝,纤毛完全缺失或延长等。然而,尚未发现特定的基因突变,并且某些环境损伤亦可改变纤毛形态导致纤毛转运缺陷。

纤毛结构异常造成纤毛运动异常,黏膜上皮纤毛清除功能障碍,诱发呼吸道反复感染。若胚胎发育时纤毛结构异常,缺乏正常纤毛摆动可随机发生内脏旋转。若在妊娠10~15天时,内脏发生左旋转代替了正常的右旋转,即会引起脏器转位。精子尾部也是一种特殊的纤毛,呼吸道纤毛轴丝结构和功能异常也伴随其功能异常。所以,尽管男性患者具有正常的精液量和精子数目,但仅有0~30%的精子有运动力,大多是不孕的。患PCD的女性可生育,但由于输卵管纤毛功能改变而生育力下降。

【临床表现】

尽管PCD发病的平均年龄为16岁,但大多数病例从很小开始即有鼻塞、脓痰或呼吸困难现象。

临床表现主要为:

1.下呼吸道症状　由于纤毛的结构缺陷与清除功能障碍,可反复发生下呼吸道感染,引起咳嗽、脓痰、咯血、呼吸困难、慢性支气管炎或间质性肺炎,并可导致支气管扩张和肺不张。

2.耳鼻咽喉科症状　慢性鼻窦炎和有听力损伤的中耳炎,鼻息肉、额窦异常或鼻旁窦发育不全等。中耳和耳咽管纤毛异常,可致慢性复发性中耳炎、鼓膜穿孔,耳流脓。常有手术史,包括窦手术(乳突切除术、鼻甲切除术、筛窦切除术等)、增殖体扁桃体切除术、鼻息肉切除术。

3.男性患者易患不育症。

胸部影像检查可发现,患者97%有肺过度膨胀,90%有支气管壁增厚,63%有节段性容量丧失或实变，43%有节段性支气管扩张，66%有中叶肺实质异常。KS可发现内脏完全性或部分转位。肺功能检测显示中度至重度的阻塞性通气功能障碍，常常与气流受限有关。亦存在阻塞性和限制性混合性异常。

【诊断及鉴别诊断】

对于有鼻窦炎和下呼吸道症状者，对儿童或成人的慢性和难治性鼻旁窦、肺感染均应考虑到PCD和KS诊断，应该积极做全面的临床评估，其中包括排除其他窦肺疾病，纤毛运动分析，黏膜纤毛运动功能检查(糖精试验及肺对吸入^{99m}Tc人白蛋白清除试验)，确诊需通过对鼻或支气管黏膜的纤毛上皮进行电镜检查。大多数作者推荐首先进行纤毛运动分析和黏膜纤毛运动功能检查，如果这些检查呈阳性，再进行电镜观察纤毛的超微结构。

1.*糖精试验*　是将其置于下鼻甲前端，纤毛可将糖精向后转运至舌部味蕾处感受到甜味。正常人在10～20分钟即可感到甜味，PCD患者需60分钟以上。囊性纤维化和支气管扩张患者的平均鼻纤毛清除介于两者之间，约为30分钟。该试验简单易行，价格便宜，且对PCD诊断敏感。遗憾的是特异性不高，仅可作为筛选试验。

2.*^{99m}Tc人白蛋白清除试验*　是将^{99m}Tc标记的白蛋白放置在下鼻甲之后，通过闪烁照相机观察。PCD患者中无法观察到小滴运动。另外还可将放射性核素标记的白蛋白溶解在生理盐水中雾化吸入，通过闪烁照相机评估全肺清除力。但是，咳嗽能有效地去除这些颗粒因而影响结果。其他原因造成的支气管炎、支气管扩张以及慢性阻塞性肺病的患者的清除功能亦受损，也降低了这种方法的特异性。

3.*纤毛运动分析*　包括量化测定纤毛摆动频率以及观察纤毛运动的摆动方式。纤毛正常的摆动频率为12～14Hz，因此这一检查需要高速录像、激光、频闪观测仪或光电照相装置。具有放慢和停止功能的录像系统可测定频率和摆动方式。用一个细胞刷来刷检位于下鼻甲和鼻侧壁间的鼻黏膜。将刷子上的细胞洗脱在2ml培养基中，转移至载玻片上，37℃孵育。PCD患者纤毛摆动频率下降(平均约8Hz)，运动障碍性摆动方式呈不协调、摇摆、旋转性运动或运动消失，而非正常的前后弯曲运动。

4.*电镜病理学*　有纤毛运动异常和黏膜纤毛清除力受损的患者，用透射电镜(TEM)进行轴丝超微结构的细致观察有助于确立PCD诊断。通过在下鼻甲水平刷检鼻黏膜来获得纤毛上皮，将其贴于镜头纸上，经2.5%戊二醛固定后用于TEM检查。通过支气管镜获得的气管或支气管上皮组织均可用于该检查。需强调TEM检查的要点，如果患呼吸道病毒性疾病，必须在至少10周以后获取标本，因为这些感染可发生中央和外周轴丝的增加和减少。在病毒感染后未观察到动力蛋白臂或放射状轮辐缺损、移位及纤毛聚合。其他作者描述了呼吸道感染时可引起纤毛摆动方向异常，以及暴露于二氧化硫后鼻上皮纤毛聚合。对内部和外部动力蛋白臂、微管连接蛋白及放射状轮辐的数目、纤毛摆动轴定向、异常微管的构造以及纤毛的聚合进行定量测定可以鉴别PCD患者。然而，也有纤毛超微结构正常的PCD病例报道。

本病应与各种免疫异常鉴别，因为后者也可反复发生呼吸道感染和纤毛运动障碍，但本病患者免疫学检查一般正常。

【治疗】

PCD和KS的治疗主要为改善呼吸道卫生，防治感染和治疗并发症。

1.改善呼吸道卫生　可给予祛痰药，但是不能恢复纤毛运动。标准桃金娘油具有改善纤毛运动功能和祛痰药作用，有利于减少病原菌定植及其诱发感染。支气管扩张严重痰液不易咳出者，可考虑标准桃金娘油和肺物理治疗促进痰液排出。

2.防治感染　可应用流感病毒、肺炎链球菌和嗜血流感疫苗等提高免疫功能。合并感染后，可先根据经验给予抗生素，同时常规进行痰细菌培养，指导抗生素治疗。嗜血流感杆菌是最常分离到的病原体(58%的培养阳性)，其次为肺炎链球菌(21%)、金黄色葡萄球菌(19%)、铜绿假单胞菌(14%)、大肠杆菌(10%)和其他链球菌属(1%)。抗生素可周期给予、持续用药或仅在加重期使用，但是持续用药很易产生耐药或二重感染。

很少有严格设计的研究抗生素和肺物理联合治疗对 PCD 的客观作用和预后影响。Pedersen 和 Stafanger 在给 22 例患者预防性应用抗生素和肺物理治疗过程中随访了肺功能。在 3.5 年的随访中高峰呼气峰流速从正常预计值 64%上升至 82%，用力肺活量从 79%升至 92%。给予这种预防治疗的患者少有支气管炎加重，但第 1 秒用力呼气量并未改变。

3.其他治疗　慢性鼻窦炎者可考虑手术治疗，但由于抗生素对支气管扩张感染有效，很少需要肺叶切除。晚期病例可考虑肺移植，但目前技术还不很成熟，5 年以上存活率有限。

与囊性纤维化患者不同，往往 PCD 患者不持续存在呼吸道感染，很少定植铜绿假单胞菌。只有少部分患者发展成致残性肺疾病，大半患者能过正常生活。寿命根据支气管扩张的严重程度而定，治疗得当和反应好者甚至可有正常寿命。对重症患者，可像治疗囊性纤维化一样，通过抗生素靶向治疗和积极的医疗护理来防止或延缓支气管扩张的进展，进而延长寿命。

(李燕燕)

第三篇　呼吸系统疾病的检查及治疗方法

第十七章　肺功能检查

第一节　概述

肺功能检查是运用呼吸生理知识和现代检查技术来了解和探索人体呼吸系统功能状态的检查，是临床上胸、肺疾病诊断、严重度评估、治疗和预后评估的重要检查内容，广泛应用于呼吸内科、外科、麻醉科、儿科、流行病学、潜水及航天医学等领域。与胸部X线影像、电子计算机断层扫描(CT)、呼吸组织病理及免疫组化等检查反映的静态研究相比，肺功能检查研究的是机体的动态功能学改变。

肺功能检查已有数百年的历史。从最初的肺容量检查逐渐发展至呼吸流量、肺内气体交换、气道反应性、呼吸力学(动力与阻力)、呼吸节律调节等众多检查，并且与其他功能学科和形态学科等逐渐结合，临床应用面不断扩大，如运动心肺功能检查、睡眠呼吸检查、影像肺功能检查等多种检查已应用于临床。此外，检查技术也不断推陈出新。每一检查项目可有多种方法测定，并且测定的指标也非常多，反映的临床意义各不相同。这有助于人们从不同的角度、不同的层面去分析呼吸生理的改变以及疾病对呼吸功能的影响，也因此为临床上的疾病诊治提供了全方位的服务。目前临床常用的肺功能检查项目、方法和指标见表17-1。

表17-1　常用检测项目、方法及主要指标

项目	方法	主要指标
肺容量测定		
	慢肺活量	肺活量(VC)、深吸气量(IC)、补呼气量(ERV)、潮气量(TV)
	残气测定法	功能残气量(RV)、胸腔气量(TGV)
	氮冲洗法	
	氦稀释法	
	体积描记法	
	慢肺活量+残气测定	残气量(RV)、肺总量(TLC)、残气量与肺总量比(RV/TLC)

续表

项目	方法	主要指标
肺通气功能测定		
	静息通气量	分钟通气量(MV)、呼吸频率(RF)
	肺泡通气量	无效腔气量(V_D)
	最大每分通气量	最大每分通气量(MVV)
	时间肺活量	用力肺活量(FVC)、第1秒用力呼气容积(FEV_1)、1秒率(FEV_1/FVC)、最大呼气中期流量($FEF_{25\%\sim75\%}$)
	呼气峰流量	最高呼气流量(PEF)
肺换气功能测定		
	弥散功能	
	一口气法	一氧化碳弥散量(DL_{CO})、比弥散量(DL_{CO}/V_A)、Krough常数、一氧化碳转移因子(T_{CO})
	一氧化碳摄取量	一氧化碳弥散量(DL_{CO})
	重复呼吸法	
	慢呼气法	
	膜弥散功能	肺泡毛细血管膜弥散量(D_M)
	血气分析	动脉血氧分压(PaO_2)、动脉血二氧化碳分压($PaCO_2$)、动脉血氧饱和度(SaO_2)
	血氧饱和度	动脉血氧饱和度(SaO_2)、体表血氧饱和度(SpO_2)
呼出气体分析		
	浓度	呼出气CO_2浓度、呼出气NO浓度
	压力	呼出气CO_2分压、呼出气NO分压
气道阻力测定		
	体积描记法	总气道阻力(Raw)、比气道导气性(sGaw)、吸气阻力(Raw insp)、呼气阻力(Raw exp)
	强迫振荡法	呼吸阻抗、响应频率、N振荡频率下的气道阻力(R_N)、N振荡频率下的弹性阻力和惯性阻力之和(X_N)
	口腔阻断法	气道且力(Raw)
	机械通气阻断法	气道阻力(Raw)、胸肺顺应性(C)
支气管反应性测定		
	支气管激发试验	FEV_1下降率、使FEV_1下降20%的累积吸入激发物剂量($PD_{20}FEV_1$)、使FEV_1下降20%的累积吸入激发物浓度($PC_{20}FEV_1$)、激发阈值、激发时间
	支气管扩张试验	FEV_1改善率、FEV_1增加值
	呼气峰流量变异率测定	呼气峰流量变异率(PEFR)

续表

项目	方法	主要指标
气体分布测定		
	闭合气量	闭合气量(CV)、闭合总量(CC)
	核素肺通气功能	局部通气量占全肺通气量的百分比
	胸部电子计算机断层扫描成像(CT)	局部肺容积占全肺容积的百分比、局部肺组织密度
运动心肺功能测定		
	平板运动	最大运动功率(W)、氧耗量(VO_2)、二氧化碳产生量(VCO_2)、公斤氧耗
	踏车运动	量(VO_2/kg)、氧脉(VO_2/HR)、无氧阈(AT)、运动时间
	爬梯运动	
	手臂运动	
呼吸肌肉功能		
	力量	最大吸气压(MIP)、最大呼气压(MEP)、平静吸气压
	耐力	张力时间指数
	肌电	肌电频谱图
呼吸中枢功能		
	中枢驱动能力	吸气初 0.1 秒的口腔压($P_{0.1}$)
		单位膈肌电潮气量(VE/EMG)
影像肺功能		
	CT	全肺体积、全肺重量、含气肺容积、平均肺体积、平均肺密度
	ECT	局部肺通气量占全肺通气量的百分比
		局部肺灌注量占全肺灌注量的百分比

(张发勇)

第二节　肺容量检查

在呼吸运动中,由于呼吸肌肉运动、胸肺的固有弹性回缩及肺泡表明张力等作用,引起胸廓的扩张和回缩,并进一步导致胸腔内肺组织容纳的气量发生相应的变化。肺容量是呼吸道与肺泡的总气体容量,为具有静态解剖意义的指标。肺容量是肺功能检查中最早开展的项目,也是最重要的指标和临床肺功能评估的基础。胸肺部疾患引起呼吸生理的改变常表现为肺容量的变化。

一、肺容量的组成及常用指标

肺容量由以下几部分组成：

1.潮气量(V_T) 平静呼吸时每次吸入或呼出的气量。

2.补吸气量(IRV) 平静吸气后所能吸入的最大气量。

3.补呼气量(ERV) 平静呼气后能继续呼出的最大气量。

4.残气量(RV) 补呼气后肺内不能呼出的残气量，其与肺总量的比值是判断肺内气体潴留的主要指标。

以上四种称为基础容积，彼此互不重叠。

5.深吸气量(IC) 平静呼气后能吸入的最大气量，由 VT＋IRV 组成，判断吸气代偿的能力。

6.肺活量(VC) 最大吸气后能呼出的最大气量，由 IC＋ERV 组成，是判断肺扩张能力的主要指标。

7.功能残气量(FRC) 平静呼气后肺内含有的气量，由 ERV＋RV 组成。是判断肺内气体潴留的主要指标。

8.肺总量(TLC) 深吸气后肺内所含有的总气量，由 VC＋RV 组成。

以上四种称为混合容积，是部分基础容积的叠加，利于临床描述和理解。

二、检测方法

部分肺容量如潮气量、肺活量、深吸气量、补呼气量等可通过简单的肺量计作慢肺活量直接测量，在一定意义上可反映呼吸功能的潜在能力，临床应用较为广泛；而另一部分肺容量如残气量、功能残气量、肺总量等用肺量计不能直接测量，需通过氦稀释法、氮冲洗法或体积描记法测定。

(一)慢肺活量检查方法

1.受试者取坐位，口接咬口器，上鼻夹，保证口鼻不漏气。

2.平静均匀呼吸，至少四个周期，待呼气末基线平稳后，可采取一次呼吸气或分次呼吸法以中等速度尽量吸气至完全(TLC 位)，然后呼气至完全(RV 位)。

3.重复上述步骤检查 3 次以上，取 VC 最大值。

(二)氮冲洗法和氦稀释法

氮冲洗法和氦稀释法都依据闭合回路中的物质不灭定律而设计，氮冲洗法需要有氮气浓度分析仪分析肺内经充分氧气吸入冲洗后剩余在肺内的氮气浓度，而氦稀释法则在呼吸定量氦气达到肺内平衡后通过氦气浓度分析仪定量分析计算求得。

1.慢肺活量测定方法。

2.平静均匀吸入纯氧(氮冲洗法)或一定浓度(通常是 10%)的氦气(氦稀释法)，并同步检测呼出标示气体浓度,呼出气氮浓度随时间逐渐下降,而呼出气氦浓度随时间逐渐增加,待标示气体浓度稳定后停止测试,并计算求得功能残气量。

3.结合慢肺活量测定可求出其他肺容量值。

(三)体积描记法

体积描记法依据 Bohr 定律,即密闭容器内压力与容积的乘积恒定,利用体积描记仪通过检测描记箱内压、经口压和经口呼吸流量计算所得。

1.受试者准备:受试者进入体描箱,取坐位,上鼻夹,口含咬口器。

2.关闭体描箱门。

3.平静呼吸 4 个周期以上,以求得平静呼吸末的 FRC 位。

4.阻断呼吸阀,并同时令受试者作浅快呼吸(呼吸频率 90～150 次/分,潮气量约 300ml)或慢浅快呼吸(呼吸频率为 60 次/分)。记录口腔压-箱压关系曲线,求得 FRC。

5.继续测定慢肺活量,依受试者情况测定深吸气量和深呼气量,可分次测定或一口气完成。也有体描仪首先测定慢肺活量,然后进行功能残气量检查,并计算各肺容量值。慢肺活量检查用于进一步计算肺总量(TLC)、残气量(RV)等指标。

6.重复检查,选取质控满意的 3 次结果的均值报告。

三、肺容量的临床应用

(一)适应证、禁忌证与注意事项

1.适应证　慢肺活量检查几乎适用于任何呼吸系统疾病的检查,常用于基础肺功能检查如体检筛查、临床疑诊有限制性病变如肺纤维化、阻塞性病变如慢性阻塞性肺疾病等的检查。

2.禁忌证　配合欠佳者(如神志不清、年幼、不能理解配合等)不适宜肺容量。体积描计法测定中需将受试者置于密闭体描箱内,精神抑郁较重者不适宜。

3.注意事项　无论何种测试方法,受试者基础肺容量测定均需在平静状态下测定,如测试平静呼吸状态下的基线不稳,会对各项肺功能指标造成较大的影响。

(二)临床意义

肺容量是反映呼吸功能的重要指标,气道的阻塞性病变、肺和胸廓的限制性病变等可导致肺容量的改变,如哮喘的急性发作期及慢性阻塞性肺疾病等气道病变可使肺活量减少、深吸气量减少,而残气量、肺总量以及残气量/肺总量比值等均增加。肺组织切除可直接损害肺容量,TLC、VC、RV、FRC 等下降,其中以 VC 在临床上最常用,因其常与有功能的肺组织的切除量呈比例下降,且测定简便。其他引起肺实质损害的病变(如肺炎、肺部巨大占位性病变等)、支气管病变(单侧主支气管或叶、段支气管完全性阻塞)、胸腔病变(胸腔大量积液、胸膜广泛增厚硬化等),均可引起肺容量的减小,肺间质性病变(如肺间质纤维化、间质性肺炎等)使肺弹性回缩力增高亦可致 TLC、VC、FRC、RV 等减小;而肺气肿等使肺弹性回缩力下降的疾病则 TLC、RV、FRC 等增高。

(张发勇)

第三节 肺通气功能检查

与静态的肺容量不同，肺通气功能反映的是动态的容量变化。肺通气功能是指单位时间随呼吸运动进出肺的气体容积，即呼吸气体的流动能力，是临床评估肺功能最常用和最广泛使用的检查方法。肺通气功能正常与否受到以下因素的影响，包括：①呼吸中枢及其支配神经通路；②呼吸肌肉功能（主要为膈肌）；③气道通畅性；④肺顺应性（肺泡可扩张及可回缩性）；⑤胸廓顺应性。任何一方面功能的下降都可导致通气功能异常。

一、肺通气功能项目及常用指标

肺通气功能检查项目有每分通气量、肺泡通气量、每分最大自主通气量、用力呼气量等，其中以用力呼气量检查最为常用。

（一）每分通气量（V_E）

是指静息状态下每分钟所呼出的气量，即维持基础代谢所需的气量。

每分通气量（V_E）＝潮气量（V_T）×呼吸频率（RR）

（二）肺泡通气量（V_A）

是指静息状态下每分钟吸入气能达到肺泡并进行气体交换的有效通气量，为潮气量（V_T）与生理无效腔量（V_D）之差，即 $V_A=(V_T-V_D)\times RR$。潮气量包括可在肺内进行气体交换的肺泡气量、不能在肺内进行气体交换的肺泡无效腔量及在气道内未能进行气体交换的解剖无效腔量。肺泡无效腔量加上解剖无效腔量合称生理无效腔量（V_D），肺泡通气正常情况下解剖无效腔量与生理无效腔量基本一致，生理无效腔量的增加可反映通气功能的异常。临床上通过测定呼出气二氧化碳分压（$PECO_2$）及动脉血二氧化碳分压（$PaCO_2$）可间接求出无效腔气量。

$$\frac{V_D}{V_T}=\frac{PaCO_2-P_ECO_2}{PaCO_2}$$

肺泡通气量能确切反映有效通气的增加或减少，是人工机械通气监测的重要指标。

（三）最大自主通气量（MVV）

是指在单位时间内以尽快的速度和尽可能深的幅度重复最大自主努力呼吸所得的通气量。MVV＝每次呼吸气量×RR，通常测定 10、12 或 15 秒，分别乘以 6、5 或 4 求得 1 分钟的最大通气量。MVV 是一项简单而实用的负荷试验，用以综合了解肺组织的弹性、气道通畅性、胸廓的弹性和呼吸肌的力量，亦是通气储备功能的指标，可反映通气功能的代偿能力，常用于胸腹部外科手术前的肺功能评价。

（四）用力呼气量（FEV）

指单位时间用力呼气时的呼气量。在整个用力呼气过程中，容积随时间变化的关系为时间容积曲线。在呼吸过程中，呼吸容积的时间微分即为流量，相反，流量的时间积分即为容积。因而，无论肺量计检查的是容积还是呼吸流量，只要同步记录呼吸时间，都可将容积和流量相互转换。用力呼吸过程中的流量与容积的关系见流量容积曲线。

1.时间容积曲线及其常用指标

(1)用力肺活量(FVC)：指最大吸气至 TLC 位后以最大的努力、最快的速度呼气至 RV 位的呼出气量，正常情况下与肺活量一致，临床上常代替肺活量，是肺通气功能的最主要指标之一。

(2)第 1 秒用力呼气容积(FEV_1)：指最大吸气至 TLC 位后 1 秒内的最快速呼气量，简称 1 秒量。FEV_1 既是容量测定，也是 1 秒之内的平均流量测定，是肺通气功能的最主要指标之一。无论阻塞性病变还是限制性病变均可导致 FEV_1 的下降，因此，美国胸科协会(ATS)和欧洲呼吸学会(ERS)2005 年的共同指南中肺通气功能的损害程度依据 FEV_1 进行判断。

(3)1 秒率：是指第 1 秒用力呼气容积与用力肺活量(FVC)或肺活量(VC)的比值(FEV_1/FVC%或 FEV_1/VC)，是判断气流受限的常用指标，用以区分阻塞性或限制性通气障碍。慢性阻塞性肺疾病(COPD)全球防治创议(GOLD 2010)中 COPD 的诊断标准以吸入支气管扩张剂后的 1 秒量低于 0.7 作为判断有无不完全可逆的气流受限的金标准。

(4)最大呼气中期流量(MMEF)：又称用力呼气中期流量($FEF_{25\%\sim75\%}$)，是指用力呼气 25%～75%肺活量时的平均流量，是判断气流受限(尤为小气道病变)的主要指标。

2.流量容积曲线及其常用指标　流量容积曲线的特点是呼气相早期流量迅速增至最高值，峰值点约位于肺总量位至 75%肺总量位之间，其值与受试者的努力程度有关(即存在高肺容量呼气流量用力依赖性)，在呼气相中后期，即低肺容量时呼气流量与用力无关(为低肺容量呼气流量用力非依赖性)，呼气流量随肺容积降低而缓慢下降，曲线逐渐向下倾斜至残气位；吸气相流量图形呈半圆形，约在吸气中期达最高吸气流量。

(1)最高呼气流量(PEF)：是指用力呼气时的最高流量，是反映气道通畅性及呼吸肌肉力量的一个重要指标，与 FEV_1 呈高度直线相关。

(2)用力呼气 25%肺活量的瞬间流量(余 75%肺活量)($FEF_{25\%}$，V_{75})：是反映呼气早期的流量指标，胸内型上气道阻塞时该指标下降。

(3)用力呼气 50%肺活量的瞬间流量(余 50%肺活量)($FEF_{50\%}$，V_{50})：是反映呼气中期的流量指标，在气流受限或小气道病变时下降。

(4)用力呼气 75%肺活量的瞬间流量(余 25%肺活量)($FEF_{75\%}$，V_{25})：是反映呼气末期的流量指标，意义与 $FEF_{50\%}$ 同。

二、用力通气功能检查的检查方法

1.受试者取坐位，口接咬口器，上鼻夹，保证口鼻不漏气。

2.令受试者平静呼吸后完全吸气，然后用力、快速、完全呼气，一气呵成。要求暴发力呼气，起始无犹豫，呼气中后期用力程度可略减，但在整个呼气过程中无中断，直至呼气完全，避免咳嗽或双吸气；呼气时间应按指导者的要求尽可能地延长，在时间容积曲线上显示出现呼气平台。

3.在呼气完全后按指令立刻用力快速吸气至完全。检查结果可被接受。

4.重复测定3～8次，FVC以及FEV_1取质控满意曲线的最大值，其余参数取质控满意且FVC＋FEV_1最大值所在曲线上的数值。

三、用力通气功能检查的临床应用

1.适应证　未明原因呼吸困难、未明病因咳嗽、支气管哮喘、慢性阻塞性肺疾病、药物或其他治疗方法的效果评价、肺功能损害的性质和严重程度评价、胸腹部手术者及其他手术项目术前评估、鉴别气道阻塞的类型、职业性劳动力鉴定、体格检查等。

2.禁忌证

(1)绝对禁忌证：近3个月内患心肌梗死、休克者，近4周内严重心功能不稳定、心绞痛、大咯血或癫痫大发作者，未控制的高血压患者(收缩压＞200mmHg，舒张压＞100mmHg)，心率＞120次/分，主动脉瘤患者，严重甲状腺功能亢进者等。

(2)相对禁忌证：气胸、巨大肺大疱且不准备手术治疗者、心率＞120次/分、孕妇、鼓膜穿孔患者(需先堵塞患侧耳道后测定)、近期呼吸道感染(＜4周)等。

呼吸道传染性疾病[如结核病、流感、严重急性呼吸综合征(SARS)等]或感染性疾病(如各种肺炎)患者急性期不宜进行肺功能检查，免疫力低下者也不宜做肺功能检查。如确有必要，应严格做好疾病控制的防护。

3.注意事项　凡能影响呼吸频率、呼吸幅度和气体流量的生理、病理因素均可影响肺通气功能。气道阻塞性疾病以及肺容积扩张受限性疾病均可导致通气功能受损。

通气功能在不同的时间或季节可有波动变化，这种变化在气道敏感性增高的病人如支气管哮喘更加明显，气道反应性检查多在通气功能检查的基础上进行。

四、肺通气功能障碍的评价

(一)通气功能障碍的类型

临床上通气功能障碍包括阻塞性通气障碍、限制性通气障碍及混合性通气障碍。

1.阻塞性通气障碍　是指由于气流受限引起的通气障碍，主要表现为FEV_1及其与FVC的比值$FEV_1/FVC\%$的显著下降，该比值与年龄呈负相关，年龄越大$FEV_1/FVC\%$越低，一般情况下少年儿童＞85％，青年＞80％，中年＞75％，老年＞70％。MVV、MMEF、$FEF_{50\%}$等指标也有显著下降，但FVC可在正常范围或只轻度下降。RV、FRC、TLC和RV/TLC％可增高。流量容积曲线的特征性改变为呼气相降支向容量轴的凹陷，凹陷愈明显者气流受限愈重。

引起气流受限的病变常见有支气管哮喘发作期、慢性阻塞性肺疾病(COPD)、气管支气管疾患(如气管肿瘤、气管结核、气管淀粉样变、气管外伤狭窄等)、原因不明的如纤毛运动障碍等。

特殊类型的阻塞性通气障碍：

（1）小气道病变：小气道是指吸气末管径≤2mm 的支气管。小气道病变是许多慢性疾病早期的病变部位，其数量多，总横截面积大，但对气流的阻力仅占总阻力的20%以下，因此，当它早期发生病变时，临床上可无症状和体征，通气功能改变也不显著（FVC、FEV_1 及 FEV_1/FVC 比值尚在正常范围），但呼气时间容量曲线的 MMEF 及流量容积曲线的 V_{50}、V_{25} 均可有显著下降，反映该病对通气功能的影响主要为呼气中、后期的流量受限，呼气流量的改变是目前小气道功能检测中最常用而简便的方法。

（2）上气道阻塞：上气道是指气管隆凸以上的气道，上气道阻塞（UAO）是阻塞性通气障碍的一种特殊类型，气管异物、肿瘤、肉芽肿、淀粉样变、气管内膜结核、喉头水肿、声门狭窄等均可发生上气道阻塞。依位于胸廓入口以内或胸外的上气道阻塞部分可分为胸内型或胸外型，依阻塞时受吸气或呼气流量的影响与否可分为固定型或可变型。

1）可变胸内型上气道阻塞：由于吸气时胸内压下降，胸内压低于气道内压，肺因向外扩张而牵拉致气道扩张。吸气相气流受限可能不甚明显，但呼气时胸内压增加高于气道内压，使气管趋于闭陷，气道阻力增加因而阻塞加重，表现为呼气流量受限，尤为呼气早中期，$FEF_{200\sim1200}$、$FEV_{0.5}$ 等反映呼气早中期的流量显著下降，流量容积曲线表现为呼气相平台样改变。

2）可变胸外型上气道阻塞：与可变胸内型上气道阻塞刚好相反，由于阻塞发生于胸廓入口以外，吸气时气道内压下降低于大气压，使气管壁趋于闭陷，吸气阻力增加致吸气流量受限明显，但呼气时因气道内压高于大气压而使气道趋于扩张，故气流受限可不明显，流量容积曲线上表现为吸气相平台样改变，FEV_{50}/FIF_{50} 比值＞1。

由于胸外型上气道阻塞表现为吸气性呼吸困难，临床上出现三凹征，喉头部可闻哮喘音，临床上较易发现及处理，但胸内型上气道阻塞临床上不易诊断，易被误诊为慢阻肺或支气管哮喘等疾病而延误治疗，应引起临床重视。

3）固定型上气道阻塞：当上气道阻塞病变部位较广泛或因病变部位较僵硬，气流受限不受呼吸相的影响时，则为固定型上气道阻塞，吸、呼气流量均显著受限而呈平台样改变，FEF_{50}/FIF_{50} 比值接近1。

上气道阻塞者其 MVV 下降较 FEV_1 下降更甚，有作者提出 MVV/FEV_1≤25 时应考虑上气道阻塞可能。

（3）单侧（左或右）主支气管阻塞

1）单侧主支气管阻塞完全阻塞：此时因只有健侧肺通气，而患侧肺无通气，形同虚设，故肺功能检查可表现如限制性通气障碍，肺容量指标 VC（FVC）、TLC、RV 等显著下降，应与引起限制性障碍的其他疾病鉴别。

2）单侧主支气管不完全阻塞：典型者流量容积曲线表现为双蝶型改变，这是因为健侧气流不受限而患侧气流受限，因而吸（呼）出相的早中期主要为健侧通气，患侧气则在后期缓慢吸（呼）出所致，此类型病者的呼气相曲线易与一般的阻塞性通气障碍混淆，应结合吸气相的改变及临床资料分析。

2.限制性通气障碍　是指肺容量减少，扩张受限引起的通气障碍，TLC、VC、RV 减少，

RV/TLC%可以正常或增加。流量容积曲线显示肺容量减少。众多指标中,以TLC下降为主要指标,若没有测定TLC,则可参考VC。

常见于:①肺脏病变:如肺手术切除后、肺间质纤维化、肺泡蛋白沉着症、肺巨大肿瘤、硅沉着病等;②胸廓活动受限:如胸膜腔积液、胸膜增厚粘连、胸廓畸形;③腹部受压致膈肌活动受限,如腹水、妊娠、肥胖等;④呼吸肌无力:如膈肌疲劳,肌无力,肌萎缩,营养不良等;⑤单侧主支气管完全性阻塞。

3.混合性通气障碍　兼有阻塞性及限制性两种表现,主要表现为TLC、VC及FEV_1/FVC%的下降,而FEV_1降低更明显。流量容积曲线显示肺容量减少及呼气相降支向容量轴的凹陷,气速指数则可正常,大于或小于1。此时应与假性混合性通气障碍区别,后者的VC减少是由于肺内残气量增加所致,常见于慢阻肺及哮喘病者,作肺残气量测定或支气管舒张试验可资鉴别。

混合性通气障碍常见于慢性肉芽肿疾患,如结节病、肺结核、肺囊性纤维变和支气管扩张、硅沉着病、肺尘埃沉着病以及充血性心力衰竭等疾病。

(二)通气功能障碍的程度

通气功能障碍程度的划分主要是协助临床医师判断疾病的严重程度,对患者的疾病知识教育,也有部分协助用药选择的目的,但应强调的是,肺功能损害程度的判断必须结合临床资料进行具体分析,综合判断。

不同的专业协会、学术团体对通气功能障碍的程度定义有所不同。美国胸科协会(ATS)和欧洲呼吸学会(ERS)在2005年的肺功能共同指南中,依FEV_1的损害程度将肺通气功能障碍分为轻、中、中重、重和极重度5级(表17-2)。

表17-2　肺功能损害程度的分级判断

严重程度	FEV_1%预计值
轻度	≥70%,但<正常预计值下限或FEV_1/FVC比值<正常预计值下限
中度	60%~69%
中重度	50%~59%
重度	35%~49%
极重度	<35%

慢性阻塞性肺疾病全球防治创议(GOLD)将不完全可逆的气流受限定义为吸入支气管舒张剂后FEV_1/FVC比值<0.7,在此基础上依FEV_1分为轻、中、重和极重度4级。轻度:FEV_1大于80%正常预计值;中度:在正常预计值的50%~79%区间;重度:在正常预计值的30%~49%区间;极重度:低于正常预计值的30%。但需注意肺功能分级与临床严重度分级有时候并不完全一致。

支气管哮喘全球防治指南(GINA)则将FEV_1>80%预计值归入间歇发作和轻度持续哮喘,将FEV_1在60%~79%区间的正常预计值者归入中度哮喘,而将FEV_1<60%预计值者判断为重度哮喘。

(张发勇)

第四节　肺弥散功能检查

肺除了具有通气的作用外，也是人类进行气体交换的唯一器官。气体分子[有呼吸生理意义的主要为氧气(O_2)及二氧化碳(CO_2)]通过肺泡膜进行气体交换。肺泡膜由肺泡上皮及其基膜、肺泡毛细血管内皮及其基膜以及两个基膜之间的结缔组织所构成。由于气体交换是通过被动扩散或称弥散的方式进行，因而也称为肺的弥散功能。

一、影响肺内气体弥散的决定因素

1.呼吸膜两侧的气体分压差　气体交换的动力取决于该气体的肺泡压与毛细血管压之间的差值，依气体的压力梯度(或浓度梯度)从高压区移向低压区，由于肺泡中的氧气分压(或浓度)较肺泡毛细血管的高，而肺泡毛细血管中的二氧化碳分压(或浓度)较肺泡的高，因而氧气从肺泡进入肺泡毛细血管，而二氧化碳则从肺泡毛细血管进入肺泡。

2.气体的溶解度　气体在肺泡内弥散至液体的相对速率与气体的密度及气体在液体中的溶解度有关，后者是气体在液体中弥散的重要因素，CO_2 的弥散能力比 O_2 大 20 倍，当患者弥散功能发生异常时，氧的交换要比二氧化碳更易受影响，在临床上肺弥散功能的障碍可明显影响动脉血氧水平，而非至终末期不会发生 CO_2 弥散障碍，故弥散实际上指 O_2 的弥散是否正常。

3.弥散距离　气体在肺内的弥散路程包括表面活性物质层、呼吸膜、毛细血管中血浆层、红细胞膜及红细胞内血红蛋白，其中呼吸膜的厚度对弥散功能有重要影响，呼吸膜任何部分的病变(如增厚、渗透等)均可使弥散距离增加进而影响肺弥散。由于氧在液体(血液)中的溶解度很低。氧气必须和血液中的血红蛋白结合才能携带足够的氧气供机体的新陈代谢所需，因而临床上肺的弥散功能试验还包括了氧与毛细血管红细胞内血红蛋白结合的过程，血液中的血红蛋白量少亦会导致弥散距离增加从而影响弥散能力。

4.弥散面积　是指与有血流通过的毛细血管相接触的具有功能的肺泡面积，任何损害肺血流或肺泡膜结构的因素均可影响肺的通气与血流灌注比例($\dot{V}/\dot{Q}$)，导致弥散功能下降。

临床上，影响肺泡膜两侧氧分压差的主要原因是环境低氧(如高原)；影响气体通过肺泡膜的主要原因是气体交换面积减少(如毁损肺、肺气肿等)或弥散距离增加(如肺纤维化、肺水肿等)；$\dot{V}/\dot{Q}$ 异常常见于肺气肿、肺动静脉分流、大面积的肺栓塞等；血红蛋白含量减少(如失血、贫血)或特性改变(如血红蛋白异常、中毒等)也会导致肺的弥散能力下降。

使用氧气进行弥散功能检查是最有临床意义的方法，然而有许多原因限制了氧的弥散能力的测定。临床上，一氧化碳(CO)是测定气体弥散功能的理想气体，因其透过肺泡毛细血管膜以及与红细胞血红蛋白反应的速率与氧气(O_2)相似；除大量吸烟者外，正常人血浆内一氧化碳含量几乎是零，因而便于计算检查中一氧化碳的摄取量；一氧化碳与血红蛋白的结合力比氧气大210倍，因此生理范围内的氧分压不是一个主要干扰因素；另外，一氧化碳在转运过程中是几乎没有溶解在血浆中的。因此临床多利用CO做弥散功能检测。

由于CO弥散量除受气体被动扩散过程的影响外，同时受气体分子与血红蛋白结合速度的影响，因而亦可用转移因子(TL)替代弥散量。TL反映的是气体克服通过肺泡-毛细血管膜的阻力和克服气体与血红蛋白结合的化学阻力。

二、弥散功能测定的常用指标

1.肺一氧化碳弥散量(DL_{CO}、TL_{CO})指CO气体在单位时间(1分钟)及单位压力差(1mmHg～0.133kPa)条件下所能转移的量(ml)，是反映弥散功能的主要指标。弥散功能的改变主要表现为弥散量的减少，且均为病理性的改变。

2.一氧化碳弥散量与肺泡通气量比值(DL_{CO}/V_A、TL_{CO}/V_A)也称弥散常数(Krogh系数，K_{CO})。由于弥散量受肺泡通气量影响，肺泡通气量减少可致DL_{CO}减少，故临床上常以DL_{CO}/V_A比值作矫正，这有助于判断弥散量的减少是由于有效弥散面积减少或弥散距离增加所导致。

3.一氧化碳弥散量与血红蛋白的比值(DL_{CO}/Hb)弥散值亦受Hb影响，严重贫血时(Hb减少)，CO从毛细血管壁到红细胞Hb间的弥散距离增加，及Hb与CO的结合量减少，使CO反馈压产生而影响CO的继续弥散。因而亦常以DL_{CO}/Hb比值矫正，有作者报道Hb每下降1g，肺弥散量约下降7%。

弥散功能的测定方法有一口气法，稳态法、重复呼吸法等，临床上大多采用一口气法。

三、一口气法检查方法及质控标准

(一)检查方法

受试者平静呼吸，然后呼气至残气位(RV)，继之吸入含有0.3%CO、10%He、20%O_2以及N_2平衡的混合气体至肺总量位，屏气一定时间(10秒)后呼气至残气位。在呼气过程中连续测定一氧化碳及氦气(He)浓度，并描记呼吸-容量曲线及指示气体-浓度曲线。

(二)质控指标

1.快速均匀吸气：吸气容量(Vi)应≥90%VC；吸气时间(Ti)应≤2.5秒(健康人)或不超过4.0秒(气道阻塞者)。为保证受试者的吸气容量足够，必须让其首先尽可能地呼气到残气位。通过实时的呼气时间-容量曲线监测，当该曲线显示呼气容量不再改变而呈平台位，此时可指引受试者快速吸气。吸气速度过慢会影响弥散气体在肺内的充分平衡和弥散，导致弥散量下降，因此应尽可能地指导受试者在2.5秒以内吸气至完全。

2.屏气时间：10秒。屏气时间过短则弥散气体在肺内的弥散时间不足，会使弥散量下降，屏气时间过长可致受试者不适，部分病人不能达到，故通常采用屏气时间10秒的方法。屏气应平稳，无漏气、Valsalva（在声门关闭情况下用力呼气，胸腔内正压增加）或 Muller 动作（在声门关闭情况下用力吸气，胸腔内负压增加）。

3.均匀中速呼气至完全，无犹豫或中断。呼气时间应控制在 2～4 秒内。呼气过快或过慢会影响呼出气体的采样，尤其需要注意呼气过程中不要中断。呼出气体浓度时间曲线有助于确定采集肺泡气进行分析。

4.重复性及检查次数：检查次数由检查者依据受试者的情况和配合程度决定。至少检查 2 次，两次间 DL_{CO} 的变异系数（CV%）＜±10%或在平均值±3ml/（min·mmHg）范围内，报告均值。

（三）结果判断

1.正常　DL_{CO}、DL_{CO}/V_A＞正常预计值的 95%可信限（或≥80%预计值）。

2.异常　①轻度损害：低于正常预计值的 95%可信限或 79%～60%预计值之间；②中度损害：在 59%～40%预计值之间；③重度损害：＜40%预计值。

（四）注意事项

1.整个检查过程中必须保证没有漏气，特别注意口角和呼气阀。有些配戴义齿的受试者在检查中最好继续配戴，有助于其咬紧咬口器避免漏气。

2.吸气流速取决于吸气回路的阻力和吸气阀的敏感性，以及受试者的用力程度和其气道通畅性。吸气流速过低、时间过长可使 DL_{CO} 下降。

3.某些病人确实不能屏气 10 秒，但临床也确需了解弥散功能指标，可依据病情需要缩短屏气时间至少不低于 7 秒，但在检验报告中必须注明屏气时间供临床参考。

4.屏气方法不当对 DL_{CO} 也有较大影响，如 Valsalva 动作使 DL_{CO} 下降、Muller 动作使 DL_{CO} 增加，应注意避免。深吸气后提醒受试者放松（声门），或继续保持吸气方式。目前有些检查仪器在屏气测试时呼气口阀门关闭，利于受试者屏气，但同时应注意避免受试者故意呼气使气道内压力增大。

5.在整个吸气、屏气及呼气动作中注意不要出现顿挫或梯级样的呼吸动作。

6.吸氧浓度的影响：某些受试者气促明显或合并有呼吸衰竭，需要持续吸氧。吸氧对弥散功能测定值会有明显影响，吸入氧浓度增加可使 DL_{CO} 下降，由于吸入氧浓度的影响较大，在病人情况许可的范围内，建议检查前至少停止吸氧 5 分钟。

7.重复检查间隔时间：重复检查间隔时间过短将影响下次检查结果，因此其间隔应至少 4 分钟。检查间隔中应尽量保持坐位，避免运动。做数次深呼吸动作有助于促进排出测试气体，缩短检查间隔。如采用连续追踪示踪气体的检查技术可检测吸入的测试气体是否排空，示踪气体浓度应小于全量程的 1%。

8.有些受试者尽管尽了最大努力和多次测试，但仍不能满足以上理想的检查标准。对于这些受试者的检查，应在结果报告中详细说明不符合检查标准的情况（如因气促不能屏气 10 秒、吸气容量＜90%VC、不能停止吸氧等），说明原因，提醒医师对结果的判断。

四、临床应用

(一)适应证

引起弥散面积减少、弥散距离增加及通气-血流不均的疾病均可导致弥散能力下降。因而有上述病理生理指征的临床疾病均适宜做弥散功能测定。

适应证:

1.肺间质性疾病,如特发性肺纤维化。

2.肺泡填塞性疾病,如肺泡蛋白沉着症。

3.肺泡损坏性疾病,慢性阻塞性肺疾病肺气肿与支气管哮喘肺过度充气的鉴别。

4.其他低肺活量性疾病,需鉴别有无肺实质性病变。

(二)禁忌证(一口气法)

1.配合欠佳,不能完成按质控标准要求的测试者。

2.肺容量过小,通常 VC<1.5 或肺泡呼出气<0.75L 者。

3.屏气时间过短(<10 秒),某些患者呼吸困难较重,呼吸短促不能长时间屏气者。

(张发勇)

第五节　支气管激发试验

自然界存在着各种各样的刺激物,当被吸入时,气道可做出不同程度的收缩反应,此现象称为气道反应性。气道反应的强度可因刺激物的特性、刺激物的作用时间以及受刺激个体对刺激的敏感性而有所不同。正常人对这种刺激反应程度相对较轻或无反应;而在某些人群(特别是哮喘),其气管、支气管敏感状态异常增高,对这些刺激表现出过强或(和)过早出现的反应,则称为气道高反应性(AHR)。

气道反应性的改变可表现为气道的舒张和收缩,通过气道管径的大小反映出来。由于在整体上检查气道管径有困难,根据流体力学中阻力与管腔半径的 4 次方成反比这一原理,临床和实验室检查常用测定气道阻力的大小来反映气道管腔的改变。同时,由于气道阻力与气体流量成反比,因而气体流量也常用于反映气道管径的大小。

支气管激发试验是通过某些人工刺激(如物理、化学、生物等)刺激诱发气道收缩反应的方法,借助肺功能指标的改变来判定支气管缩窄或舒张的程度。通过对刺激物的量化及相应的反应强度的分析,还可对气道高反应性的严重程度进行分级。

一、支气管激发试验的分类

按刺激因素的性质分类可分为刺激物激发试验(如醋甲胆碱、组胺)、生物激发试验(如尘螨、花粉)、物理激发试验(如运动、冷空气)等;按刺激的方法可分为吸入型激发试验和非吸入型激发试验;按激发试验的机制是否直接引起气道平滑肌的收缩,可分为直接激发试验和间接激发试验。目前,以直接激发剂吸入的激发试验临床应用最为普遍。

二、试验前准备

1.肺通气功能检查的准备　因多数激发试验是在基础通气功能检查的基础上进行,需注意受试者是否适宜做用力通气功能检查。

2.避免影响试验结果的因素　有些因素或药物会影响气道的舒缩功能和气道炎症,从而影响气道反应性,导致试验出现假阳性或假阴性,因此需要在试验前停用这些药物或避免这些因素(表 17-3)。

表 17-3　支气管激发试验影响因素及药物停用时间

影响因素		停用时间(小时)
支气管扩张药		
吸入型	短效(如:沙丁胺醇、特布他林)	4～6
	中效(如:异丙托溴铵)	8
	长效(如:沙美特罗、福莫特罗、噻托溴铵)	24
口服型	短效(如:氨茶碱)	8
	长效(如:缓释茶碱或长效 β_2 受体兴奋剂)	24～48
糖皮质激素		
吸入型(如:布地奈德、氟替卡松、丙酸倍氯米松)		12～24
口服型(如:泼尼松、甲泼尼龙)		48
抗过敏药及白细胞三烯拮抗剂		
抗组胺药(如:氯雷他定、氯苯那敏、酮替芬)		48
肥大细胞膜稳定药(如:色甘酸钠)		8
白细胞三烯拮抗剂(如:孟鲁司特)		24
其他		
食物(如:茶、咖啡、可口可乐等饮料、巧克力)		6
剧烈运动、冷空气吸入		2

三、激发试验方法及流程

1.方法　常用的激发剂吸入方法有 Chai 氏测定法(间断吸入法)、Yan 氏测定法(简易手捏式雾化吸入法)、Cockcroft 测定法(潮气吸入法)及强迫振荡连续描记呼吸阻力法等。

2.流程　激发前先作肺功能测定(基础值),然后吸入用作稀释激发剂的稀释液(常用生理盐水),以作吸入方法的训练与适应,再测定肺功能(对照值)。观察稀释液是否对肺通气功能有所影响,若对照值与基础值变异＜5%者,取其最大值为基础参考值,否则以对照值为参考值,接着吸入起始浓度的激发剂(起始激发浓度常为醋甲胆碱 0.075mg/ml,组胺 0.03mg/ml,抗原 1∶1000000)再测定肺功能,继续倍增吸入下一浓度的激发剂和测定肺功能,直至肺功能指标达到阳性标准或出现明显的临床不适,或吸入最高浓度的激发剂仍呈阴性反应时,停止激发剂吸入,若激发试验阳性且伴明显气促、喘息,应予支气管扩张剂吸入以缓解病者症状。

四、结果评估

1.常用的肺功能评估指标　主要有 FEV_1,比气道导气性(sGaw)及最高呼气流量(PEF)等。FEV_1 通过肺量计测定,重复性好;sGaw 通过体积描记仪测定,敏感性较高;PEF 常通过简易呼气峰流量仪测定,操作简便,尤其适用于流行病学调查、现场调查和病人在家中自我监测随访。目前,在医院检查中以 FEV_1 最为常用。

肺功能指标改变率的计算:$改变率=\frac{基础值-测定值}{基础值}\times 100\%$

2.结果评定

(1)定性判断:①阳性:吸入激发剂后 FEV_1 下降 20%或以上;②阴性:达不到上述指标。如 FEV_1 下降 15%~20%,无气促喘息发作,诊断为可疑阳性,应 2~3 周后复查,必要时 2 个月后复查;如 FEV_1 下降<15%,判断为阴性,但应排除影响气道反应性测定及评估的因素(如吸入方法、使用药物、过敏原接触、呼吸道感染等)。

(2)定量判断:通过累积激发剂量(PD)或激发浓度(PC)可定量测定气道反应性。通常以使 FEV_1 较基础值下降 20%时吸入刺激物的累积剂量(PD_{20} FEV_1)或浓度(PC_{20} FEV_1)来判断。

支气管高反应性(BHR)依 PD_{20} FEV_1(组胺)可分为四级:<0.1μmol(0.03mg)为重度 BHR;0.1~0.8μmol(0.03~0.24mg)为中度 BHR;0.9~3.2μmol(0.25~0.98mg)为轻度 BHR;3.3~7.8μmol(0.99~2.20mg)为极轻度 BHR。

五、激发试验的适应证、禁忌证和注意事项

1.适应证　①不能解释的咳嗽、呼吸困难、喘鸣、胸闷或不能耐受运动等,为排除或明确哮喘的可能性;②因临床征象不典型或不能取得预期疗效的未被确诊的哮喘病人;③对临床诊断哮喘病人提供客观依据及作随访疗效的评价;④其他疑有气道高反应性的各种疾病,并为科研提供数据。

2.禁忌证　对诱发剂吸入明确超敏;肺通气功能损害严重(如 $FEV_1/FVC<50\%$、$FEV_1<1.5L$);心功能不稳定;有不能解释的荨麻疹或血管神经性水肿;妊娠(妊娠者作支气管激发试验有可能引起早产或流产)。

3.注意事项　由于支气管激发试验可诱发气道痉挛,因此在进行本试验时应注意备有支气管扩张剂(β受体兴奋剂),最好备有雾化吸入装置;备有吸氧及其他复苏药和器械;试验中应有富有经验的医生在场,以利必要时的复苏抢救。

支气管激发试验主要适用于协助临床诊断气道反应性增高,尤其是对支气管哮喘的诊断。此外,激发亦用于对气道高反应性严重度的判断和治疗效果的分析,并可用于对气道疾病发病机制的研究。

六、临床意义

1.气道反应性增高(BHR)是确诊支气管哮喘的重要指标之一,尤其对隐匿型哮喘病者的诊断,气道反应性测定是主要的诊断条件之一。

2.BHR 的严重程度与哮喘的严重程度呈正相关,重度 BHR 者通常其症状较明显,且极易发生严重的喘息发作;轻度 BHR 哮喘者病情较稳定;濒临死亡的患者有严重的气道反应性升高。

3.评价疾病的治疗效果,治疗前后的比较能为治疗效果的评价提供准确的依据。

4.研究哮喘的发病机制及流行病学。

(张发勇)

第六节　支气管舒张试验

气道受到外界因素的刺激可引起痉挛收缩反应。与之相反,痉挛收缩的气道可自然或经支气管舒张药物治疗后舒缓,此现象称为气道可逆性。气道反应性和气道可逆性是气道功能改变的 2 个重要的病理生理特征。与支气管激发试验的原理相同,由于直接测定气道管径较为困难,临床上也常用肺功能指标来反映气道功能的改变。通过给予支气管舒张药物的治疗,观察阻塞气道的舒缓反应的方法,称为支气管舒张试验,亦称支气管舒张试验。常用于支气管哮喘、慢性阻塞性肺疾病的临床诊治。

一、常用的舒张支气管平滑肌的药物及给药途径

常用药物有肾上腺素能 β_2 受体兴奋剂、胆碱能(M)受体阻滞剂、茶碱等;给药方式包括吸入性给药和非吸入性给药(如口服、静脉给药等),但以吸入性支气管舒张试验为常用,吸入方式有定量气雾剂(MDI)吸入、MDI+储雾罐吸入、干粉吸入、雾化吸入等方式。

常用吸入支气管舒张药物有:β_2 受体激动剂如沙丁胺醇 MDI 400μg 吸入、沙丁胺醇溶液 1000μg 稀释后雾化吸入、特布他林 MDI 500μg 吸入,M 受体阻滞剂如异丙托溴铵 80μg MDI 吸入等。

二、检查方法

受试者先测定基础肺功能,然后给予支气管舒张剂。如吸入的是 β_2 受体激动剂,在吸入药物后 20～30 分钟重复肺功能检查,可达最佳改善程度;也可在吸入后 5 分钟、10 分钟、15 分钟、20～30 分钟分别测定。后者并可了解药物的起效时间,如已达阳性标准也可终止试验,以减少试验耗时。如吸入的是 M 受体拮抗剂,在吸入后 20～30 分钟必要时 45 分钟后重复检查。其他途径给药者,按药物性质给药数分钟至 2 周后复查肺功能。

三、结果评定

支气管舒张剂的反应可以在肺功能实验中的单剂量舒张剂后测试，也可通过2～8周的临床试验后测试。评价支气管舒张试验的常用肺功能指标有 FEV_1、FVC、PEF、$FEF_{25\%\sim75\%}$、$FEF_{50\%}$)、比气道导气性(sGaw)、气道阻力(Raw)、呼吸阻抗响应频率(Fres)等。其中以 FEV_1 最为常用。

(一)评定指标

1.变化率　可用下式计算：

$$\text{肺功能指标变化率}(\%)=\frac{\text{用药后肺功能值}-\text{用药前肺功能值}}{\text{用药前肺功能值}}\times100\%$$

2.绝对值改变　绝对值改变＝用药后肺功能值－用药前肺功能值

(二)舒张试验判断标准

1.FEV_1 指标

(1)阳性：FEV_1 增加率≥12%，绝对值增加≥0.2L。

(2)阴性：达不到上述标准。

2.其他肺功能指标　其他肺功能指标的阳性标准见表17-4。

表17-4　其他支气管舒张试验阳性诊断标准

指标	改变率(%)
$FEF_{25\%\sim75\%}$	25%
$FEF_{50\%}$	25%
PEFR	20%
sGaw	35%
Fres	100%

四、临床应用

(一)结果判断

1.支气管舒张试验阳性　结果阳性提示患者的气流受限是因气道平滑肌痉挛所致，经用舒张药物治疗可以缓解，且对所用药物敏感。这对临床诊治和正确选用支气管舒张药物有十分重要的指导意义。

2.支气管舒张试验阴性　结果阴性有以下可能原因：①轻度气道缩窄者，因其肺功能接近正常，用药后气道舒张的程度较小；②狭窄的气道内有较多的分泌物堵塞气道，如重症哮喘患者支气管腔内常有大量黏液栓，影响吸入药物在气道的沉积和作用；③药物吸入方法不当，致使药物作用不佳，为保证药物的吸入，可采用雾化吸入方法；④使用药物剂量不足，故有时为明确了解支气管的可舒张性，常用较大剂量，如MDI或干粉吸入400μg沙丁胺醇；⑤缩窄的气道对该种支气管舒张剂不敏感，但并不一定对所有的支气管舒张剂都不敏感，此时应考虑改用别的支气管舒张剂再作检查，如由沙丁胺醇转为异丙托品；⑥在做支气管舒张试验前数小时内已经使用了舒张剂，气道反应已达到极限，故此时再应用舒张剂效果不佳，但并不等于气道对该舒张剂不起反应；⑦狭窄的气道无可舒张性，作此结论应排除上述6点因素。

因此，作舒张试验前4小时内应停用β受体激动剂吸入，12小时内停用普通剂型的茶碱或β受体激动剂口服，24小时内停用长效或缓释剂型的舒张药物。

（二）适应证、禁忌证及检查注意事项

1.适应证

（1）有合并气道痉挛的疾病如支气管哮喘、慢性阻塞性肺部疾病（COPD）、过敏性肺泡炎、泛细支气管炎等。常用于了解气道可逆性改变及对治疗药物的敏感性，如支气管哮喘或慢性阻塞性肺疾病的诊断，支气管舒张药物的选用等。

（2）有气道阻塞征象，需排除不可逆性气道阻塞的疾病：如上气道阻塞。

2.禁忌证

（1）对已知支气管舒张剂过敏者，禁用该舒张剂。

（2）测定用力肺活量评价气道可逆性改变者，禁忌证同用力肺活量检查。

（3）肺功能检查证实无气流受限者，无需作本项检查。

3.注意事项

（1）为避免舒张药物对试验结果的影响，舒张试验前应停用支气管舒张剂。

（2）由于支气管舒张试验主要了解阻塞的气道是否能舒张恢复到正常，因此如基础肺功能已经正常者，一般就无需做支气管舒张试验了。此时如有必要可考虑做气道反应性检查，建议进行支气管激发试验。

（3）由于呼气峰流量变异率（PEFR）也能较好地反映气道的舒缩功能的改变，因此也可作为气道可逆性检查，在临床上也被广泛应用。如病人通气功能检查正常无需做舒张试验时，可考虑给病人做PEFR检查。

（4）有些医师认为舒张试验阳性即可诊断为哮喘，舒张试验阴性则是慢性阻塞性肺疾病（COPD），这种看法并不全面。长期迁延发作的哮喘，由于气道黏膜水肿、痰液堵塞等因素，短期的舒张试验可能并无明显改善；而COPD虽然其阻塞气道的可逆性较少，但并不是完全不可逆。实际上，达到舒张试验阳性诊断标准的COPD病人并不在少数，只是在其最大可逆程度时FEV_1/FVC比值仍然<0.7。因此，应避免以舒张试验结果作为唯一鉴别支气管哮喘或COPD的标准。

（张发勇）

第七节　呼气峰流量及其变异率检查

呼气峰流量（PEF）是指用力呼气时的最高流量，亦称最高呼气流速、最大呼气流量、最高呼气流量等。PEF能较好地反映气道的通畅性，是通气功能的常用检查之一。

呼气峰流量变异率（PEFR）是指一定时间（如24小时）内PEF在各时间点的变异程度。人体有一定的生物钟规律，人体的某些代谢和功能会随时间的变化有一定的改变。即使是正常人其PEF也有波动，一般在清晨最低，下午最高，但变异程度较小（$<12\%$）。支气管哮喘病

人因气道敏感性较高，舒缩变异较大，故最高呼气流量的变异也增大(常>15%)。此外，最高呼气流量的变异也可随着病情的好转而减少，或病情恶化而增大。因此监测 PEFR 可准确地反映哮喘的病情严重程度和变化趋势。PEFR 能较好地反映气道的舒缩功能，从而也作为气道可逆性检查或气道反应性检查在临床中广泛应用。

一、检查仪器

PEF 检查主要用微型峰流量测定仪(亦称峰速仪)，也可通过肺量计测定，但临床上更多使用的是前者。机械式微型峰速仪利用呼气气流推动峰流量仪上的滑杆游标，使游标在相应的流量刻度上标识出来。亦可使用能自动存储记录和有低流量报警的电子峰流量仪。

由于峰流量仪构造简单、体积小、重量轻、携带方便、价格便宜，且易教易学，特别是能在家中自我监测和实时记录，所以使用峰流量仪测量最高呼气流量已成为当今最简单和最有价值的肺通气功能检查。近年来国内外学者推荐每位哮喘病人应随身携带峰速仪。

二、呼气峰流量检查

(一)检查方法

呼气峰流量的检查，依赖于受试者的努力和正确的技能掌握，应按以下方法进行：

1.受试者采取站立位或坐位(推荐站立位)，水平位手持峰流量仪。

2.深吸一口气，然后迅速口含峰流量仪咬口并立即用最大力气和最快速度将肺内气体呼出。注意口角尽可能不漏气。

3.读取峰流量仪游标箭头数值。

4.重复检查最少 3 次，取最高值。

(二)结果判断

如 PEF 测定值高于预计值的 80%，可判断为正常(可用绿灯或绿区表示)；如 PEF 测定值在正常预计值的 50%～80%区间，提示轻度至中度的气道阻塞(可用黄灯或黄区表示)；如 PEF 测定值<50%预计值，提示气道阻塞程度较重(用红灯或红区表示)。

由于部分哮喘病人的气道可能发生气道重塑，其肺功能已经不可能完全恢复正常。此时，峰流量监测可取患者的个人最高值作为判断参考标准，低于个人最高值的 20%可视为病情加重，可能是合并喘息发作的指征。

三、呼气峰流量变异率检查

(一)检查方法

1.PEF 的检查。

2.PEFR 的检查时间　依实际情况而定，可有昼夜检查、多次检查、按需检查及用药后检查等多种方法，这些检查方法也可交叉混合使用，更有临床指导意义。

3.PEFR的计算 有两种方法：

$$PEFR=\frac{2\times(PEF_{最高值}-PEF_{最低值})}{PEF_{最高值}+PEF_{最低值}}\times100\% \quad 或 \quad PEFR=PEF_{最低值}/PEF_{个人最高值}\times100\%$$

上述两种办法中，第1种目前应用较多，我国的支气管哮喘防治指南也推荐采用该法，但计算相对复杂，病人的自我监测计算不够方便。第2种办法中，只要患者在此前的PEF检查中能确定其个人最高值，则计算简单，易为患者使用，临床实用性更强。

4.PEFR时间曲线 将各时间点检查的PEF值可记录在X-Y坐标图上，横坐标为时间，纵坐标为PEF值。然后将各时间点的PEF值连在一起描绘出PEF随时间变化的曲线。该曲线使PEFR的变化显示得更为直观易懂，更利于病情的判断和追踪随访。

（二）注意事项

由于PEFR监测常需连续多天监测，故需病人配合及掌握正确检查的方法。当病人检查PEFR后复诊时，医师应再次要求患者重复测定表演，看其是否真的掌握PEF的检查方法，从而判断其检查数据的真确性。

PEFR变异率检查受到检查仪器的影响，需注意排除仪器故障，且由于不同仪器的检查可能误差较大，因此做PEFR检查需要使用同一个PEF检查仪。

（三）结果判断

1.PEFR≥20%或60L/min，两者中取最高值。可判断为气道舒缩功能变异程度较高，亦即气道可逆性阳性，提示支气管哮喘。

2.PEFR低于上述标准，为气道可逆性阴性。但受病者能否很好地掌握检查技术的因素影响。另外，如果气道阻塞并非主要由于气道平滑肌痉挛收缩所引起时，虽然PEF可能较低，但PEFR也不一定会明显变大。

四、临床应用

PEF反映患者的气道通畅性，并与患者的努力程度、肺容积和呼吸肌肉力量有关。当排除后三者的影响时，PEF常直接反映气道的通气功能情况。

峰流量变异率的检查常用于哮喘和慢性阻塞性肺疾病(COPD)病人，不同人群PEF及其变异率PEFR有各自的特点，正常人PEF可有轻度波动，夜间哮喘发作的病人在发作时PEF下降，但白天PEF可基本恢复正常；COPD患者的PEF较低，并且其波动率通常较低；重症哮喘患者除了PEF较低外，其波动率较大可与COPD相鉴别。

峰流量及其变异率检查除用于诊断哮喘外，也常用于哮喘病人的自我检测。如果近期的最高呼气流量明显降低，昼夜波动率增大，表明哮喘的病情有加重，需到医院就诊或积极给予治疗。

此外，还可用于评价药物疗效，指导治疗。经治疗后最高呼气流量值有所上升，且一直维持在接近预计值或个人最佳值(病人哮喘得到控制时所达到的最高呼气流量值)水平，说明治疗有效，应继续治疗一段时间；如果治疗过程中，最高呼气流量值初有上升，中间几天下降，后又上升提示病情不稳定，须加强治疗；如患者吸入β_2激动剂后最高呼气流量值仍没有提高，提示病情确实严重，积极治疗 6 小时其值没有明显上升，则需加大治疗力度，甚至考虑住院治疗。如经过积极治疗后 PEF 逐步提高且 PEFR 减少，提示治疗后病情得到改善，趋于稳定。

峰流量及其变异率检查还用于检查气道反应性。在部分医院可能没有配置肺功能仪器检查 FEV_1 等肺功能指标，此时可考虑使用便携的微型峰流速仪。在运动或吸入刺激药物前后分别检查 PEF，并计算 PEFR，可对气道是否有高反应性做出初步的筛查判断，此法更适用于气道反应性流行病学的现场调查研究。

（张发勇）

第八节 肺功能检查临床应用

一、检查结果解读

（一）质量控制

肺功能诊断应首先回顾及评价检验的质量，虽然不太理想的实验结果仍然包含了有用信息，但评价者应当识别这些问题并了解存在的潜在错误及其程度。只依靠计算机自动给出的评价虽然较为方便，但却容易忽略质量评估。单纯依靠数据结果做出临床决定是一个常见的错误。严格的质量控制是肺功能检查结果正确并用于指导临床的必要保证。

（二）数据比较

确保实验质量后，下一步将进行一系列比较，如测量结果与正常人参考值的比较，与已知疾病或异常生理状态（如阻塞性或限制性）的比较，自身比较以评价患者个体的变化等。肺功能报告的最后一步是回答做肺功能实验所要解决的临床问题。

（三）正常值

肺功能检查的结果解读需将检查指标数值与相应的正常值进行比较，判断是否在正常范围。正常值的设定是采用对正常人检查而推导的正常预计（参考）值。临床检查所得结果需与相同条件下的正常人（如年龄、身高、体重、性别、种族、工作强度等相同）进行比较，超出 95％正常值可信限范围的结果可考虑有异常因素的存在。正常值可信限范围是判断正常与异常最为准确的评估方法。

但在临床实践中，由于部分肺功能指标没有或不能提供 95％可信限，此时可采用正常值±一定百分比（如 FEV_1 常用±20％）来判断肺功能结果是否正常。如有可能，所有参数均应尽量来源于同一参考人群的数值。

特别需注意的是采用相同年龄人群的预计值。儿童随年龄的增大肺功能逐渐增加，而老年人则随年龄增大肺功能逐渐衰退，如错用成年人预计值于儿童则会导致极大的误差，因引起重视。不同人种的肺功能正常值也有一定的差异，如需引用其他人种预计值需加用校正系数。

（四）图形解读

除将检测数值与正常值比较以外，相关指标的关系图（如 F-V 曲线、V-T 曲线等）亦是非常重要的检查结果，仅仅是指标数字的改变常常不够直观，一些重要的信息容易被忽视。

（五）肺功能检查结果与临床资料的关系

必须切记的是不能脱离临床资料单独解释肺功能结果。完整临床资料的提供有助于准确地解读肺功能结果，并对临床提出恰当的指导性建议。

二、诊断思路

尽管肺功能检查的方法众多，但由于它们反映的内容和侧重点不一样，因此在临床工作中，常根据检查方法的难易程度、疾病的病理生理特点以及检查对临床的指导意义等加以选择。

肺通气功能检查，尤为肺量计检查，由于它既可反映肺容量的改变，也可反映气道通畅性以及气道反应性的改变，并且具有检测方法简单易行、重复性好、仪器便宜等众多优点，因此目前在临床上是最为广泛采用的检查。肺通气功能检查可占到所有肺功能检查的80%以上。一般而言，绝大多数其他方面的肺功能检查都是在完成肺量计检查后，依据检查的结果和疾病的特点再进一步地选择相应的肺功能检查。因此可以说，肺量计或肺通气功能检查是临床肺功能检查的基础，也是首要检查的方法。

由于检查的内容和临床意义不一，各种检查方法相对应的适应证可能有各自的特点，但总体而言，肺功能检查适用于需要了解呼吸功能状况、疾病的功能损害、疾病的严重程度判断，对疾病治疗效果以及疾病的预后的评估等。

进行肺通气功能检查，其检查结果可能有四种：①通气功能正常；②小气道病变；③阻塞性通气障碍；④限制性通气障碍。

1.如果通气功能检查正常，一般情况下该受试者的肺功能是良好的，可大致判断其肺功能正常，在除外以下的情况后，无需进一步进行其他肺功能检查。

(1)准备做胸外科手术者：可考虑加做最大每分钟通气量或运动心肺功能检查，因这两者可反映受试者的通气代偿能力，对判断手术耐受力和术后并发症的发生有帮助。

(2)受试者有反复咳嗽、胸闷、喘息发作的病史：这些受试者可能合并有哮喘（包括咳嗽变异型哮喘）。这些受试者往往在夜间受生物钟波动规律的影响而出现夜间发作和通气功能障碍，但在日间肺功能可表现正常。此外，这些受试者在受到外界因素的强烈刺激（如剧烈运动、吸入过敏原、吸入冷空气等）时可诱发其气道痉挛，但如没有暴露于这些刺激因素时也可表现正常。因此通气功能正常并不代表其肺功能没有问题。对这些患者，可考虑给予支气管激发试验。如激发试验阳性，提示气道反应性增高，结合其临床病史，可考虑支气管哮喘的诊断。

(3)受试者有呼吸困难，特别是运动后呼吸困难的病史：由于通气功能检查是反映静态的肺功能状态，即使其基础通气功能正常，也不能反映运动过程中的呼吸功能障碍，因此需要了解运动中的呼吸功能改变，特别是患者伴有冠心病、高血压、心律失常等病史，此时更需要对呼吸困难是由于呼吸系统疾病还是心血管系统疾病所导致的进行鉴别。运动心肺功能检查，通过运动-心-肺偶联，可以检测出运动中出现的呼吸困难是由于运动系统、呼吸系统或心血管系统的原因所导致。如检查结果发现呼吸反应异常，如呼吸储备下降、呼吸频率反应异常等，提示运动受限是由于呼吸系统疾病所致;如检查提示心血管系统反应异常,如氧脉增加、心律失常、无效腔通气增加等,提示运动受限是由于心血管系统疾病所致;如心、肺反应均在正常范围,则运动后呼吸困难的出现可能是心、肺外因素所引起,如异常的呼吸调节(高通气综合征)、贫血、血液系统疾病等,需进一步进行相应的检查。

2.如通气功能检查显示小气道病变,提示气道功能可能发生了早期的损害,出现呼气流量下降。呼吸气流除受到气道管径的影响外,还受到呼吸压力的影响,故气道阻力测定,同步检测呼气气流及与之相应的呼吸驱动压,可更敏感地反映气道的功能状态。如气道阻力增加,证实了气道功能受损,可考虑予支气管舒张试验,进一步了解气道功能的可逆性和治疗的效果。

3.如通气功能显示阻塞性通气障碍,首先需判断是大气道阻塞还是中、小气道阻塞。流量容积曲线的特征性图形对判断大气道(上气道)阻塞有非常重要的指导价值。如是呼气相流量受限呈平台样改变,提示胸内型上气道阻塞;如是吸气相流量受限呈平台样改变,提示胸外型上气道阻塞;如有呼、吸双相流量受限,提示固定型上气道阻塞。如流量容积曲线显示流量受限在用力呼气中、后期尤为明显,提示是中、小气道阻塞,此时如前述可再进一步检查做气道阻力测定。同时,为了了解其气道阻塞是否可以得到改善,即了解其气道可逆性改变的情况,可申请做支气管舒张试验。如舒张试验阳性,特别是通气功能恢复正常,可考虑受试者患有哮喘。慢性阻塞性肺疾病(COPD)也可有舒张试验阳性,但即使肺功能有所改善,仍不能恢复至正常,是COPD与哮喘的主要鉴别点之一。对于通气功能检查提示气道阻塞者,还可结合胸部X线检查,考虑进行肺容量检查,了解患者是否有肺过度充气。如肺容量检查显示残气量、功能残气量、肺总量增加,残气量与肺总量比增高,则提示有肺过度充气,此时需进行是否合并肺气肿的鉴别。弥散功能检查能了解肺泡气体的弥散能力,在肺泡结构受到破坏的肺气肿患者,其弥散功能降低,而仅有肺过度充气的患者弥散功能正常,可资鉴别。

4.如通气功能显示VC或FVC下降,提示限制性通气障碍,此时需进一步做肺总量、残气量等容量检查,以确认肺容量确实受限。因为在肺过度充气时,主要表现为残气量的增加,可以使肺活量减少,但肺总量应没有减少,甚或会增加。因此肺总量的检查可排除假性限制性通气障碍。如确有肺过度充气的表现,可做支气管舒张试验,了解舒张剂吸入后肺过度充气是否可以恢复,进而作出是否哮喘的诊断。

如确认是肺总量减少,限制性病变,则需进行弥散功能检查,了解限制肺容量舒张的病变是由于肺内因素(如肺纤维化、肺泡填塞如肺泡蛋白沉着症、毁损肺等),或是肺外因素(如胸廓畸形、胸膜增厚粘连等)所引起。如弥散功能是正常的,则可能是肺外因素,反之则可能是肺内因素。如有弥散功能下降,还需进一步考虑是由于弥散距离增加(如肺纤维化、肺水肿等致肺泡膜增厚、贫血等),还是由于弥散面积减少(如肺气肿)所导致。弥散量与肺泡通气量的比值改变对诊断有帮助。部分肺间质性病变的患者,其弥散功能的改变常较肺容量的变化更为敏感,甚至肺容量尚在正常范围时即出现弥散功能的障碍,弥散功能下降的幅度也较容量的改变更大,对有效治疗的反应也更敏感。

当然,除这些检查外,其他肺功能检查方法对临床诊断也有帮助。必须强调的是,所有肺功能检查的评估,不能脱离临床资料单独评估,这也是肺功能评估中常常遇到的问题。密切结合临床病史、体征、其他检查结果以及对治疗的反应等,是正确评估肺功能的基础,只看肺功能结果就轻易做出判断常会导致误诊。

三、临床意义

肺功能检查是临床上胸肺疾病及呼吸生理的重要检查内容，有助于临床早期检出肺、气道病变，评估疾病的病情严重程度及预后，评定药物或其他治疗方法的疗效，鉴别呼吸困难的原因，诊断病变部位，评估肺功能对手术的耐受力或劳动强度耐受力以及对危重病人的监护等。

目前肺功能检查已在我国大中型医院普遍开展，随着我国社区医疗工作受到越来越多的重视，基层及社区医院的肺功能检查也必然开展得越来越广泛。近年中华医学会呼吸病学分会发布的"慢性阻塞性肺疾病(COPD)诊治指南"、"支气管哮喘防治指南"、"慢性咳嗽诊治规范"等疾病的诊治指南中，均将肺功能作为这些疾病的诊断和严重度分级的重要指标，甚至是金标准。

肺功能检查作为客观的检查指标，通过不同的检查方法，从不同的侧面全方位地分析相应的呼吸生理和病理改变，其在临床上的应用是多方面、多层次的。肺功能检查在呼吸系统疾病的诊断、分级和治疗及科学研究中有十分重要的意义。

（张发勇）

第九节　呼吸力学检测

呼吸力学是以物理力学的观点和方法来研究与呼吸运动有关的压力、容量和流速三要素及其相关的顺应性、阻力和呼吸做功等参数特性的一门学科。呼吸力学检测是沟通呼吸病理生理与临床医学的桥梁，结合临床客观分析其结果，不仅有利于认识呼吸疾病的发病机制、指导临床诊疗，而且床旁呼吸力学的动态监测是合理运用机械通气的基础，有利于发现患者病情变化和指导呼吸机的合理应用。近年来，随着微处理技术和高灵敏传感器的快速发展，呼吸力学检测已经从原来简单的、静态的、有限的数字监测演变为动态的、实时的智能化检测和分析。

一、压力

（一）与呼吸运动有关的压力指标

呼吸运动时，胸腔、肺泡与呼吸道中发生周期性的压力变化，以克服呼吸阻力，产生肺通气。正确理解呼吸相关的压力的概念和意义，是掌握呼吸动力学知识和进行呼吸动力学监测的前提。

1.胸膜腔压(Ppl)　是指胸膜腔内的压力，一般为负压，但当用力呼气或正压通气时可为正压。正常功能残气位时的 Ppl 大约为 $-5cmH_2O$。胸膜腔内压不能直接测量。由于食管压(Peso)能较好地反映胸内压，虽然绝对值有一定的差别，但两者的变化幅度和趋势一致($\Delta Peso/\Delta Ppl=1$)，故临床常用食管压来进行胸内压的动态观察。

2.肺泡内压(Palv 或 PA) 为肺泡内的压力,等于 Ppl 与肺的弹性回缩压(Pel)之和,即 Palv=Ppl+Pel。

3.气道压(Paw 或 Pao) 是指气道开口处的压力。机械通气时 Paw 常用的指标包括气道峰压(Ppeak)、平台压(Pplat)、平均气道压(MPaw)和呼气末正压(PEEP)。Ppeak 是指吸气过程中 Paw 的最高值,用于克服胸肺黏滞阻力和弹性阻力,与吸气流速、潮气量、气道阻力、胸肺顺应性和呼气末正压(PEEP)有关。Pplat 是指吸气末停顿或阻断后的压力平台,用于克服胸肺弹性阻力,与潮气量、胸肺顺应性和呼气末正压有关。若气流有足够的平衡时间,可代表肺泡压;MPaw 是指呼吸周期中 Paw 的平均值;PEEP 是指呼气相 Paw。

4.体表压(Pbs) 一般为大气压。通常将大气压作为参照零点,因此其值为 $0cmH_2O$。

5.经肺压(PL) PL 是指气道开口压(Pao)与胸膜腔压(Ppl)之间的差值,即 PL=Pao-Ppl=Pao-Peso。它反映在相应的肺容量时需要克服肺的阻力,也是产生相应的肺容量变化消耗于肺的驱动压力。由呼吸系统的线性单室模型可见 Palv 位于 Pao 与 Ppl 之间,PL=Pao-Palv+Palv-Ppl。Pao-Palv 是用于克服气道阻力的压力(用 Pfr 表示),驱动气流进出于肺。Palv-Ppl 是用于克服肺组织黏性阻力(Rlt,见后述)和克服肺弹性回缩力的压力(Pel)。正常情况 Rlt 可忽略不计,Pel=Palv-Ppl。因此 PL=Pfr+Pel。当没有气流存在即静态时,气道阻力即 Pfr 为 $0cmH_2O$,PL=Pel,此时的 PL 可反映肺的弹性特征。

6.经胸壁压(PW) PW 是指胸膜腔压(Ppl)与体表压力(Pbs)的差值,即 PW=Ppl-Pbs=Ppl-O=Ppl。由于呼吸肌肉的活动会直接导致胸廓的运动,影响 Ppl 的测定。因此,只有在呼吸肌肉完全放松下,Ppl 才能反映 PW。

7.经呼吸系统压(Prs) Prs 是指呼吸运动过程中所需要克服的整个呼吸系统的总体压力,也是引起肺膨胀的总动力,为经肺压(PL)和经胸壁压(PYV)的总和,即 Prs=PL+PW。对于机械通气的患者,引起肺膨胀的总动力即 Prs 等于呼吸机的外加压力(通常在气道开口处测得,用 Pao 表示)与呼吸肌肉收缩产生的压力(Pmus)之和,用公式表示为 Prs=Pao+Pmus。如果呼吸肌完全放松(如控制模式通气时),Pmus=0,Prs=Pao,通过测定 Pao 就可简单地检测出 Prs。而当完全自主呼吸时,呼吸机的外加压力为 0,Prs=Pmus,即呼吸肌肉收缩克服全部的经呼吸系统压力。

8.内源性呼气末正压(PEEPi) 呼吸频率过快导致呼气时间过短、呼气阻力增高、高通气量等多种原因可使呼气末肺泡内残留的气体过多,呼气末肺容积(EELV)高于功能残气位,即存在动态肺过度充气(DPH)。在肺的弹性回缩下导致呼气末肺泡内压为正值,称为 PEEPi,又称为 auto-PEEP。PEEPi 根据测定的方法不同可分为静态内源性呼气末正压(PEEPi,st)和动态内源性呼气末正压(PEEPi,dyn)。由于各肺区的时间常数(反映肺泡充盈和排空速度)不一致,PEEPi,st 与 PEEPi,dyn 有一定的差别,一般情况下 PEEPi,dyn<PEEPi,st。

(二)压力监测

传统采用气体或液体压力传感器,目前多采用电-机械压力传感器,再经 A/D(模/数)转化成数字信号后,通过电脑实时采集和实时显示出压力变化。每次压力测量前,应对压力传感器进行定标。

1.气道压(Pao 或 Paw)的监测 自主呼吸时,通过口件上的侧段开口连接压力传感器来测定(Pmou)。机械通气时,多数气道压力很容易在呼吸机面板或辅助监测系统上观察到,随其传感器放置的位置不同,测得的气道压力所代表的意义不同,临床上通常在呼吸机管道近病人端处测定。

2.胸膜腔压(Ppl)的监测　通常用检测食管压(Peso)来间接反映。Peso 检测受肺容积、胸壁顺应性、呼气肌肉收缩、食管球囊位置和心脏跳动的影响。球囊在食管中的定位可通过"阻断实验"来确定:呼气末阻断气道,当胸内压的变化与气道压的变化之比接近 1 时为最佳位置。但目前常规的方法是检测食管中下三分之一交界处附近的压力。其方法是:先将囊管送至胃内,然后嘱受试者稍用力吸鼻。囊管在胃内时,示波器显示为正压。逐渐将囊管拉出,当吸鼻时,囊管的压力变为负压,提示囊管已进入食管贲门附近,再将囊管外拉 10cm 左右,即为常规的定位点。如果压力的基线受心跳影响较明显时,可适当调整其位置。定位好后接上压力传感器和记录设备进行实时动态监测。

3.肺泡内压的测量　Palv 的测量较为复杂,虽可通过体积描记仪直接测量,但临床上常用气道阻断且平衡后的气道开口压(Pao)来反映。气道阻断后一定时间,呼吸道内的压力(从肺泡到气道开口)达到平衡,Palv=Pao。

4.内源性呼气末正压(PEEPi)　在临床实践中,首先应根据肺部病变的性质、临床症状及呼吸机条件等判断 PEEPi 存在的可能性。PEEPi 测定方法包括有:①呼气末气道阻断法:控制通气及肌松情况下,实时记录气道压。在呼气末运用自动化技术或人工操作将气道阻断一定时间(2~3 秒),待压力重新达到平衡后所测得的气道压减去呼吸机给予的 PEEP 值即为 PEEPi。该方法所测得的是为 PEEPi,st,代表全肺 PEEPi 的平均值。②同步记录 Ppl 和流速法(Flow,F):该方法适用于自主呼吸的患者。按常规方法放置食管囊管,连接压力传感器和流量计,同步记录 Ppl 和 F。当存在 PEEPi 时,吸气流量的出现滞后于食管压的下降。吸气努力开始的起点与吸气流速开始的氧流量点之间 Peso 的差值即为 PEEPi,又称为始动吸气流量的食管压变化值。由于没有予以气流阻断,用此种方法测得的是 PEEPi,dyn。此方法要求在呼气末患者的呼气肌肉必须松弛。如呼气末呼气肌肉处于收缩状态,吸气努力开始后呼气肌肉的松弛亦会引起 Peso 的下降,这样会夸大 PEEPi,dyn。可通过减去始动吸气流量期间的胃内压下降值或呼气时的胃内压上升值加以矫正。③同步记录 Pao 与 F:控制通气条件下呼吸机开始送气至出现吸气气流时 Pao 的变化值。其优点在于可实时监测,无创。④间断气道阻断法:控制通气条件下,在被动呼气过程中间断阻断气道,以测定不同肺容积时气道的平台压,当呼出的气体量等于吸入潮气量时的气道平台压即为 PEEPi,st。⑤Mueller 动作法:为有自主呼吸患者 PEEPi,st 的测定方法。同时监测 Pmou 和 Pesoo 在呼气末予以气流阻断,让患者用最大努力吸气,阻断至少 2 秒后释放。其计算公式为 PEEPi,st=Pplmax-MIP。式中 Pplmax 是在阻断过程中胸内压的最大变化值,MIP 是最大吸气压(Pmou)。该方法的缺点是需要患者的配合和合作,对重症插管病人不适用。目前检测 PEEPi 较为常用的方法为呼气末气道阻断法和同步记录 Ppl 和 F 法。

5.其他压力(PL、Pw、Prs、Pfr、Pel)的测定　通过测定 Pao、Ppl、Palv,代入公式就可得相应压力,应注意各压力的测定条件。

（三）压力监测的临床意义

1.压力监测是检测呼吸系统顺应性、呼吸阻力以及呼吸做功的基础；

2.指导机械通气。如 PEEPi 的测定有利于正确设置机械通气时 PEEP 或 CPAP 的水平。应尽量把 Ppeak 控制在 40cmH_2O 以下，以免引起气压伤。近来，对于 ARDS 的患者，提出了通过测定 Peso 估算 PL 来指导肺通气的保护性策略。

二、流速、容量

呼吸力学中流速的测量常采用流量计（如层流型流量传感器等），而容量则通过流速对时间的积分求得。

三、顺应性

（一）呼吸相关的顺应性指标

顺应性是指在外力作用下弹性组织的可扩张性，弹性阻力（弹性回缩力）是指物体对抗外力、恢复初始状态的力量。顺应性与弹性阻力呈倒数关系。顺应性的大小通常用单位压力变化（ΔP）所引起的容量变化（ΔV）来表示，即 $C=\Delta V/\Delta P$，单位为 L/cmH_2O。肺和胸廓均为弹性组织，其弹性大小亦可用顺应性来表示。

1.肺顺应性（CL）　CL＝肺容积改变（ΔV）/经肺压变化（ΔPL）。

2.胸壁顺应性（CW）　CW＝肺容积改变（ΔV）/经胸壁压变化（ΔPL）。

3.呼吸系统顺应性（CRS）　由于肺与胸壁属于串联连接，呼吸系统的弹性阻力是肺弹性阻力和胸壁弹性组力的总和，因此：1/CRS＝1/CL＋1/CW。

静态或准静态压力容积曲线（P-V 曲线）能够较好地反映呼吸系统各部位的顺应性特征。呼吸系统的压力-容量曲线是 S 形。在低肺容量区，曲线较平坦，顺应性低。在正常人的功能残气位（FRC）处，肺与胸廓的弹性回缩力大小相等方向相反，呼吸系统处于弹性零位（Prs＝0）。中段容量区域（图中间两水平虚线之间的区域）曲线陡直几乎呈线性，顺应性最大。正常呼吸发生的压力和容量变化处于此段容量区域内。在高肺容量区域，呼吸系统的顺应性减少。

4.弦性顺应性　是指静态 P-V 曲线吸气肢中呈线性部分的顺应性。通常所说的顺应性就是弦性顺应性。正常情况下成人的 CL 和 CW 均大约为 0.2L/cmH_2O，Crs 为 0.1cmH_2O。在麻醉机械通气情况下，Crs 可降至 0.07～0.08cmH_2O。

5.静态顺应性（Cstat）　Cstat 是指在呼吸周期中，气道阻断使气流量为零时测得的顺应性。

6.动态顺应性（Cdyn）　Cdyn 是指在不阻断气流的动态呼吸条件下测得的顺应性。测定动态顺应性时，气流除克服弹性阻力外，尚需克服非弹性阻力（黏性阻力），故其值比静态顺应性小 10％～20％。Cdyn 受呼吸频率的影响，在潮气量相同的情况下分别测定 Cdyn 与 Cstat，两者的比值（Cdyn/Cstat）就是频率依赖性顺应性。正常人即使呼吸频率超过 60 次/分，Cdyn/Cstat 能保持在 0.8 以上。当小气道阻力增高时，随呼吸频率增高，比率下降。

7.比顺应性　由 P-V 曲线可知，顺应性受肺容积的影响。通过肺总量(TLC)或功能残气量(FRC)对顺应性进行校正得到的顺应性为比顺应性，常用顺应性/FRC 来表示。比顺应性能消除因肺容积不同所造成的影响，可更好地用于评估呼吸系统的弹性阻力。

8.呼吸系统的有效顺应性　可分为呼吸系统有效静态顺应性和有效动态顺应性。对于恒定流速，容量控制通气的患者，吸气末停顿后 Paw 从 Pmax(即 Ppeak)迅速下降，形成 P1，此段陡直，反映克服气道阻力的压力。其后在 3～5 秒内缓慢下降形成 P2(Pplat)。此段较平坦，反映克服组织黏性阻力的压力。effective CRSstat＝潮气量(V_T)/P2，effective CRSdyn＝V_T/Ppeak。对于存在 PEEPi 及 PEEP 的患者，应对公式加以矫正。effective CRSstat＝ΔV/(P2－PEEP－PEEPi)，effective CRSdyn＝ΔV/(Ppeak－PEEP－PEEPi)。当测定呼吸系统的有效静态顺应性时，应注意吸气停顿时间对结果的影响。当停顿时间＜2 秒时，P2 不能代表真正的 Pplat，所测值偏小。呼吸系统有效顺应性是一个平均数值，其实质是吸气过程中胸肺顺应性的平均值，没有反映胸肺顺应性随潮气量增加的连续变化趋势。

(二)顺应性监测方法

顺应性为单位容积的压力变化，因此只要测定出肺容量和相应跨壁压的变化即可测定出不同部位的顺应性。其监测方法如下：

1.描记静态 P-V 曲线求静态顺应性

(1)自然呼吸条件下静态顺应性的测定：在自然测定前，要求受试者做 3 次深吸气至肺总量位，建立标准肺容积史，以消除肺容积对顺应性测定的影响。测定时，令受试者吸气至肺总量位，然后嘱受试者缓慢呼气。每次呼出气约 500ml(用肺量计或流速仪积分显示确切的呼气量)后予以阻断，患者保持呼吸肌放松，阻断时间持续约 1～2 秒，用压力传感器实时监测记录相应的压力(如 Paw，Ppl)。重复上述动作直至呼气至接近残气位。根据压力和容积的变化，代人顺应性计算公式可换算出不同肺容量位下不同部位顺应性的大小，通过相应指标作图，可绘出呼气相 P-V 曲线。吸气相 P-V 曲线的测定与呼气相曲线相似，但过程相反。由于顺应性的测定需要保持呼吸肌的松弛状态，但自然呼吸条件下，呼吸肌特别是膈肌很难达到完全的放松(膈肌是否放松可通过放置食管电极监测膈肌肌电来反映)。机械通气条件下，由于镇静剂和肌松剂的应用，可较为准确和方便地测定顺应性和描绘 P-V 曲线。

(2)机械通气下静态顺应性曲线的测定：机械通气下，呼吸系统的顺应性可通过检测 VT 下对应的压力改变来获得。机械通气下描记静态 P-V 曲线的方法主要有三种：

1)大注射器法：首先，通过几次呼吸机的大潮气量达到吸气极限，极量开放肺单位和提供足够的肺泡内氧储备。然后脱离呼吸机。在呼气末采用容积为 1～2L 的大注射器与气管导管连接，在呼吸系统处于完全松弛的状态下，缓慢向肺内充气(每次约 100ml)，每次充气后予以 2～3 秒的气流阻断，压力平衡后与大注射器相连的压力-容积监测装置记录不同部位的跨壁压力和总注入气体量。当气道压力(Paw)达到 40～50cmH_2O 或总注气量达 1～2L 时停止充气；用相同方法完成呼气。整个过程需花费 45～120 秒。此方法操作简单，一次充气即可描记出完整的呼吸 P-V 曲线。缺点是患者须脱离呼吸机，且需要镇静肌松，安全性较差。

2)分次阻断法，又称呼吸机法：容量控制模式下，通过固定分钟通气量不变而不断改变呼吸频率可以得到不同的潮气量。每次通气后按下吸气屏气键 2～5 秒可获得相应潮气量对应的平台压。每次改变呼吸频率之前，都要以基础通气条件给予数次通气支持，以恢复基础肺容量。整个过程需花费5～10分钟。将多个相对应的潮气量和平台压描记在XY轴上就能得到P-V曲线。这种方法患者无需脱离呼吸机,可反映应用呼气末正压(PEEP)后所发生的时间-依赖性肺复张,也无氧耗量的校正。但操作过程烦琐、费时,且不适合所有的呼吸机(需要有吸气屏气键)。

3)低流速法,又称恒流速法:以恒定低流速(2～9L/min)(在普通呼吸机可通过下调节呼吸频率和延长吸气时间获得)持续对肺充气。由于流速低,气道阻力可忽略,描记的P-V曲线近似大注射器法描记的静态P-V曲线,低位拐点(LIP)、高位拐点(UIP)和曲线斜率亦有较好的一致性,因此被认为是准静态P-V曲线,但均存在轻度的吸气相右移和呼气相左移现象。由于无需将病人与呼吸机断开,较为安全,且一次可完成,操作相对简单,费时较少,具有较好的应用前景。目前认为其可代替分次阻断法用于临床和实验研究。

2.肺动态顺应性(CLdyn) 在一定的呼吸频率下,呼吸过程中同时且动态记录气道压(Paw)、食管压(Peso)、潮气量和流量。吸气末和呼气末零流量点的经肺压变化(ΔPL)和肺容量变化(ΔV)的比值就是CLdyn。通过改变呼吸频率(RR),可测出不同RR时的CLdyn,通过此种方法可观察频率依赖性顺应性。

3.呼吸系统有效顺应性的监测 在控制通气,无自主呼吸的情况下,予以3～5秒的吸气末停顿,测定Ppeak、PEEP、P2和V_T。代入公式即可求得。

(三)顺应性监测临床应用

1.协助判断病理生理的变化 胸肺顺应性为呼吸系统的临床评估提供了重要的信息,因为许多疾病或病理状态可引起顺应性的改变。动态顺应性/静态顺应性比值的降低提示气道阻塞性病变或吸气流量过大。而频率依赖性顺应性(Cdyn/Cstat)低于0.8可反映早期的小气道病变。

2.指导机械通气 ARDS的静态或准静态P-V曲线反映了其肺力学特征,根据它来指导最佳PEEP、潮气量以及呼吸模式的选择具有重要的临床价值。①指导潮气量和气道压力的选择:设置潮气量时,使呼气末和吸气末的肺容量均在中间的陡直段,有利于维持肺泡的开放和避免气压伤;Plat应该设置在低于UIP;②指导最佳PEEP的选择:静态P-V曲线LIP法是临床可行的最佳PEEP选择方法。以静态或准静态P-V曲线LIP压力为参考,以高于LIP 2～3cmH_2O的压力为最佳PEEP被多数学者认可;③指导和评价肺复张:监测不同PEEP条件下静态或准静态P-V曲线,可评价肺泡复张程度。

3.反映疾病严重程度,协助判断药物或通气治疗的疗效 顺应性的变化是判断病情严重程度的重要指标之一,可为ARDS的严重程度或病情变化提供参考依据。动态观察顺应性变化是判断治疗药物和通气参数是否合理的重要依据。

四、呼吸阻力

(一)呼吸阻力的相关知识

肺通气的阻力大体可分为弹性阻力和非弹性阻力。弹性阻力主要包括肺和胸壁的弹性阻力,是平静呼吸时的主要阻力,约占肺通气阻力的2/3。因其在气流停止的静止状态下依然存在,又称静态阻力。弹性阻力一般通过顺应性检测来度量(相关内容见顺应性测定)。非弹性阻力(黏性阻力,通常所说的呼吸阻力)包括气道阻力、组织(包括肺组织和胸廓)阻力和惯性阻力,约占平静呼吸时总阻力的1/3。因非弹性阻力仅在气流存在的情况下存在,因此又称为动态阻力。通常情况下,惯性阻力可忽略不计,组织阻力来自呼吸时组织相对位移时所发生的摩擦,亦较小。而气道阻力是非弹性阻力的主要成分,约占80%～90%。

(二)呼吸阻力指标

阻力通常用维持单位时间内气体流量所需压力差来表示。呼吸系统非弹性阻力的相关指标包括:气道阻力、肺阻力、组织阻力、呼吸阻力等。临床中较为常用的为气道阻力。

1.气道阻力(Raw)　是气体流经呼吸道时气体分子间及气体分子与气道壁发生摩擦造成的阻力。因气道开口压和肺泡内压之差是驱动气体在呼吸道流动的直接动力,因此 Raw=(Pao－Palv)/F=Pfr/F

气道阻力可分为吸气相阻力和呼气相阻力,健康人差别不大,一般前者略小于后者。临床上,一般肺功能检查测定的为呼气相阻力,因为呼气相阻力增高在临床上更为常见,特别是气体陷闭较明显的疾病(如COPD和重症哮喘等)。而机械通气时测定的为吸气相阻力。影响气道阻力的因素包括:①气流的形态:同样流量的湍流阻力较层流大。判断气体流动形式可计算雷诺数,其值高于2300通常意味着有湍流成分,高于4000提示完全是湍流;②气道管径:在层流形式占主导的呼吸道,通过泊肃叶定律可知,阻力与气道管径(r)的四次方成反比。由此可见气道管径是影响气道阻力的重要因素;③肺容积:气道阻力随肺容积增加而降低;④气体密度:Heliox是氦和氧的混合气体,可通过减少气体总密度,进而降低雷诺数,可避免或减少湍流强度,从而降低气道阻力。

2.肺阻力(RL)　气道阻力和肺组织黏性阻力(Rlt)之和,亦可用单位流量所需的压力差来表示。即 RL=Raw+Rlt,RL=(Paw－Ppl)/F。正常情况下,RL 大约为 $1cmH_2O$,在 COPD 患者可升高至 $5\sim15cmH_2O$ 或更高。通常情况下肺组织阻力只占肺阻力很小的一部分,RL 的变化可反映 Raw 的变化。

3.肺组织阻力(Rlt)　为肺组织之间的摩擦力,Rlt=RL－Raw。一般情况下,Rlt 非常低,临床上很少单独使用。但肺组织明显病变如肺炎、肺水肿、ARDS、肺结节病和肺纤维化等情况下可显著增高,此时 RL 不能代表 Raw。

4.胸廓的黏性阻力(Rcw)　胸廓组织之间的摩擦阻力,非常低,临床价值不大,极少使用。

5.呼吸阻力(Rrs)　气道阻力、肺组织阻力与胸廓黏性阻力之和,即 Rrs=Raw+Rlt+Rcw。

6.呼吸总阻抗(Zrs)　专用于振荡法阻力的测定,其意义与呼吸阻力相似。

7.机械通气的总阻力(Rtot)　对于机械通气的患者,气管插管和呼吸系统的阻力呈串联和相加的关系。因此机械通气时的总阻力(Rtot)为:Rtot=Rrs+Rtube

(三)呼吸相关阻力监测

由于阻力用维持单位时间内气体流量所需压力差来表示,采集不同部位的压力求出压力差,同时记录相应的流量,就可求出相应的呼吸系统阻力。常用的测定的方法包括:气道阻断法、食管压监测法、呼吸机法、脉冲振荡法和体积描记法。

1.气道阻断法　气道阻断技术是基于这样的假设:在瞬间(通常为数十毫秒)的气道阻断后,肺泡压与气道开口压快速达到平衡。具体做法是:夹鼻甲,口含咬口,连接阻断器、压力和流量传感器、记录仪等。平静呼吸时，迅速（数十毫秒内）阻断呼吸道，测定阻断时瞬间（40～100 毫秒）的气道开口压（反映 Palv）与阻断前的流速的比值来计算 Raw。用阻断后 30～70 毫秒段或 40～80 毫秒段的呈线性平稳上升的气道开口压的外推值求阻力更为准确。此检查方法简便，对患者的配合要求亦不高。其缺点包括：①要求阻断阀门的反应足够快，否则流速与压力同步性差；②低估了真实值：因为在高气流测定阻力时因阻断时间短，而不能使肺泡和口腔压力达到平衡；③仅能反映某一瞬间阻力而不能反映整个呼吸过程中的阻力。

2.食管压监测法　食管压（Peso）监测法测定的是肺阻力。因 PL 用于克服肺的弹性阻力（弹性回缩力）、气道和肺组织的黏性阻力（即肺阻力），监测 PL 后如能将肺的弹性阻力和肺阻力区别开即可测定肺阻力。由于在声门开放无气流阻断的情况下，Pao＝0cmH_2O，PL＝Pao－Peso＝－Peso，监测 Peso 就可测得 PL。按常规方法放置食管囊管后，同时记录食管压（Peso）、流量和肺容量。在 Peso 与时间或肺容量的曲线上寻找吸气开始和吸气末气流为零的时间点作连线。这一连线反映克服肺弹性阻力的压力，而这一连线与实际的曲线的压力差值反映克服肺阻力所消耗的压力。此法可以在自主呼吸，无需阻断气道的条件下检测气道阻力，监测技术也较成熟。但由于需要放置食管囊管，有一定侵入性，限制了临床的普及应用。

3.机械通气测定法　与呼吸系统有效顺应性检测方法相同。由于 Ppeak 至 Pl 段 Paw 的下降反映克服气道阻力的压力，P1 至 P2 段 Paw 的下降反映克服肺组织和胸廓组织阻力的压力，Ppeak 至 P2 段 Paw 的下降反映克服整个吸气相的呼吸阻力的压力，因此 Raw＝（Ppeak－P1）/F，Rrs＝（Ppeak－P2）/F。

4.体积描记法　体积描记法测定的是气道阻力，其运用已有半个多世纪的历史。由于肺泡内压可通过体描仪箱内压力的变化直接测定，通过其与流量的关系就可计算出气道阻力。因流量和压力可同步测定，结果准确可靠，因此被认为是气道阻力测定的“金标准”。其缺点是：①设备费用昂贵，且占地面积大；②患者需坐进体描箱里，操作者与患者均需配合默契，在重症患者中难以实施；③只能测定气道阻力。

5.脉冲振荡法（IOS）　脉冲振荡技术（IOS）是基于强迫振荡（FOT）原理对脉冲振荡下的静息呼吸进行频谱分析，以此测定呼吸阻抗的各组成部分的一种新方法。测定方法按照欧洲呼吸协会（ERS）推荐的 FOT 测量标准进行。IOS 法以外置振荡波作为信号源，无需患者配合。突出优点是无创测量，操作简单快捷，适用范围广泛。如随着振荡频率的增高，呼吸阻抗下降，称为阻力的频率依赖性。同频率依赖性顺应性一样，亦能早期反映小气道病变。

（四）呼吸阻力监测临床应用

1.诊断气道病变　①相对于流量-容量曲线，监测阻力可进一步评估气流受限；②对具有相同 F-V 曲线的阻塞性肺部疾病的鉴别有一定的意义；③评估支气管对乙酰胆碱、组胺等二氧化碳高通气的高反应性；④同频率依赖性顺应性一样，f-dR 亦能早期反映小气道病变；⑤机械通气时，气道阻力增高的常见原因包括气管内导管因素如高流速和管腔狭小，气道狭窄因素如支气管痉挛或气道分泌物等，可根据动态观察观察气道阻力变化来鉴别。如气道阻力突然增高，要注意支气管痉挛、分泌物阻塞；如气道阻力逐渐增高，要注意呼吸道黏膜的水肿、充血；如果气道阻力一直很高，且与胸片的表现不符合时，要注意气管插管管径小、痰痂形成或接口过细。

2.指导呼吸机的参数调节　①I：E 由于呼吸时气道半径变化，呼气阻力大于吸气，机械通气时应适当减小 I∶E 比值，延长呼气时间，保证充分呼气；②PEEP 气道萎陷时，阻力增加，应用 PEEP 后，减轻气道萎陷，阻力减少，呼吸阻力的监测有利于调节合适的 PEEP。

3.反映病情变化，评估治疗的效果。对于阻塞性肺部疾病患者，呼气阻力进行性增加，说明病情进展。动态观察阻力变化，可评价支气管扩张剂的效果。

五、呼吸做功

（一）有关呼吸做功指标

1.呼吸做功（WOB） 指在每次呼吸过程中，用于克服阻力（肺和胸廓的弹性阻力、气道阻力、组织阻力）而实现肺通气所做的功。呼吸的动力可来源于呼吸肌（正常情况下为吸气肌）和（或）呼吸机。WOB 常用呼吸过程所需压力和容积变化的积分表示，即 $WOB = \int P \cdot dv$。WOB 的常用单位为 kg·m 或 J/L。

2.弹性功 克服呼吸系统弹力阻力做的功。

3.阻力功 克服呼吸阻力（气道阻力，肺组织黏性阻力、胸廓黏性阻力）做的功。

4.吸气做功（Wi） 和呼吸做功（Wex）WOB 可分为吸气做功（Wi）和呼气做功（Wex）。正常人平静呼吸时，吸气过程中吸气肌肉活动做功，是主动、耗能的。吸气功等于阻力功和弹性功之和。呼气过程依靠肺和胸廓弹性回缩力，是被动、无能耗过程。但当呼气阻力明显增加或通气要求增加时，呼气肌肉参与呼气做功。

5.附加功（WOBimp） 机械通气下，克服呼吸机管路和气管插管所做的功。

6.生理呼吸功（WOBphy） 克服自身阻力所做的功。正常人平静呼吸下为 0.3～0.6J/L。当乘以呼吸频率时，其单位可用 g·cm/ml 表示。在呼吸频率为 15 次/分时，其平均值为（2.2±0.92）g·cm/ml。

7.呼吸机呼吸功 机械通气时呼吸机所做的功。

（二）呼吸做功监测临床应用

临床上通过各种手段监测并调整呼吸功对患者病情评估、呼吸治疗及脱机具有重要的指导作用。

1.评价呼吸肌功能状态，协作诊断疾病 呼吸做功是反映呼吸肌肉负荷的综合性的指标。通过同时对呼吸做功和呼吸肌肉的功能储备进行检测，可以判断呼吸肌肉负荷与储备能力的失衡，预测呼吸肌肉的疲劳，指导呼吸衰竭的防治。

2.协助疾病的诊断 鉴别限制性肺疾病或阻塞性肺疾病。

3.判断原因判断呼吸功增加的原因，有利于临床治疗对策的设定 呼吸功增加的常见原因包括：①病理因素：气道阻力增高、肺胸廓顺应性降低或 PEEPi；②呼吸机因素：呼吸机回路的阻力过高，呼吸机触发、模式或压力水平设置不当，ETT 管因素等。如阻力功增加时，提示呼吸道阻力增高，可通过改善气道通畅性。如 PEEPi 做功增加，则需要针对改善 PEEPi 的处理。当触发功增加时，说明存在一定程度的人机不同步性，可采取相应的措施来改善。

4.指导呼吸机撤机 生理呼吸功常用于指导脱机，一般认为 WOBphy＜0.7J/L，撤机拔管较为安全及时可靠。当机械通气的患者呼吸功增加时，必须分清楚是 WOBphy 还是 WOBimp 增加，否则会延误病人脱机。

六、中枢驱动

（一）中枢驱动的相关知识及其指标

呼吸中枢驱动是以吸气时呼吸中枢发出的激发吸气肌收缩的神经冲动，可通过一些检查方法定量化评价。常用的中枢驱动测定指标有：口腔闭合压（P0.1）、平均吸气流速（Vt/Ti）和膈肌肌电图（EMGdi），过去多数采用 P0.1 和 Vt/Ti 进行评估。近年来，随着食管 EMGdi 检测方法的进步和成熟，采用 EMGdi 进行呼吸中枢驱动的评估明显优于 P0.1 和 Vt/Ti。

（二）中枢驱动监测方法

1.口腔阻断压（P0.1）　嘱受试者进行平静呼吸，于呼气末阻断气道，受试者由呼气转入吸气时，气道压力（Paw）下降，受试者吸气开始后第 100 毫秒所测的 Paw 下降值（cmH_2O），即为 P0.1。

呼气末肺容积和气道壁塌陷会影响 P0.1 的准确测定，当呼气肌肉用力呼气、肺不张或腹胀导致呼气末肺容积减少时，会高估 P0.1；当气道壁塌陷，气道压力的变化滞后于食管压的变化时，会低估 P0.1。

2.平均吸气流速（Vt/Ti）　嘱受试者平静呼吸，实时采集每次呼吸，分别计算每次呼吸的潮气量（Vt）和吸气时间（Ti），就可以分别计算出每次呼吸的 Vt/Ti。

3.膈肌肌电图（EMGdi）　EMGdi 的采集包括表面电极和食管电极两种，由于表面电极采集的信号受胸部肌肉的影响，食管电极采集的 EMGdi 能更准确地反映中枢驱动水平。EMGdi 的表达可以采用均方根（RMS）值直接表达，为了进行动态观察和比较，可以将测定的 EMGdi 作为分子，用最大吸气努力所测定的 EMGdi 作为分母，进行标化。用两者 RMS（RMSEMGdi 和 RMSEMGdimax）的比值表示，即 RMSEMGdi/RMSEMGdimax 百分比表述，作为评价呼吸中枢驱动的方法。

（三）中枢驱动监测临床应用

1.监测呼吸中枢驱动水平　高水平的中枢驱动提示病人的工作负荷高，低水平的中枢驱动提示中枢反应性降低。

2.调节呼吸机的参数　可以根据中枢驱动水平来调节机械通气压力支持水平。

3.指导呼吸机的撤机　当压力支持水平下降至 $6cmH_2O$，而中枢驱动水平没有明显增高时，提示有指征脱机。

4.鉴别呼吸困难的病变部位　当 P0.1 和 Vt/Ti 明显降低，而同时测定的 EMGdi 明显增高时，提示外周肌肉功能障碍。

5.鉴别睡眠呼吸暂停的中枢性或外周性　当气道压力、流速和 EMGdi 同时消失时，提示为中枢性睡眠呼吸暂停，只要存在 EMGdi，就可否认中枢性睡眠呼吸暂停。

（张慧霞）

第十八章 纤维支气管镜检查

第一节 常规支气管镜检查

常规支气管镜检查技术主要包括经支气管镜普通检查和经支气管镜活检术。

一、经支气管镜普通检查

经支气管镜普通检查，是指经支气管镜对气管支气管进行简单形态学观察。利用支气管镜不同成像模式，观察气管支气管黏膜及管腔表现出的不同形态学表现，对气管支气管病变进行判断。目前支气管镜的不同成像模式主要包括：白光支气管镜、荧光支气管镜及高倍放大窄带成像支气管镜。

1.白光支气管镜(WLB)

(1)适应证：白光支气管镜主要在常规检查过程中用于对已经产生肉眼可见异常表现的病变进行镜下观察，根据异常发现明确病变部位，并且可以根据不同表现选择后续不同的检查方法，提高诊断率。

(2)镜下表现：白光支气管镜模式下，气管支气管黏膜异常可表现为充血、水肿、糜烂、溃疡、坏死、色素沉着等，气管支气管管腔异常可表现为管腔异常分泌物、管腔狭窄、变形、局部隆起、间嵴增宽、肿物增生、肉芽肿形成等。

但是，同样的形态学表现可能代表不同的疾病，同一疾病可以有多种形态学表现。因此试图单纯根据白光气管镜下的形态学特征来推断其组织学类型是不可取的，也是不准确的。但白光气管镜下的异常发现，可以对后续的检查方法有提示作用。如支气管内膜结核镜下可表现为黏膜充血、水肿、糜烂、溃疡、坏死、管腔狭窄、肉芽肿形成等多种形式，也可表现为正常；对支气管镜浸润增殖型、肉芽型应联合刷检和组织活检；充血水肿型则应在病变部位行刷检和灌洗；这在一定程度上可以提高诊断阳性率。

2.荧光支气管镜 与普通支气管镜工作原理不同，荧光支气管镜观察的是支气管黏膜上皮细胞发射出的荧光，根据荧光的不同来判断细胞是否发生了癌变。目前，国外开发设计较成熟的荧光支气管镜系统有 4 种，分别是加拿大学者 Lam 等设计的 LIFE(LIFE)系统、德国 Storz 荧光支气管镜系统、日本 OLYMPUSCV-260SL 自发荧光系统及 PENTAXSAFE-3000 自发荧光系统。

(1)适应证：荧光支气管镜对中央气道黏膜不典型增生和原位癌检出的敏感性明显高于普

通支气管镜，使得许多原先被普通支气管镜漏诊的早期中央型肺癌患者得到及时诊断和治疗；此外对于已确诊的肺癌患者，可以协助明确肿瘤侵犯的边界，从而为相应的治疗措施（手术、内照射或其他措施）提供可靠依据。对肺癌高危人群（如长期吸烟或慢性呼吸道感染者）、临床表现高度怀疑肺癌者（如痰脱落细胞阳性、咯血、久治不愈的肺炎、持续咳嗽和胸片有阳性发现等），使用荧光支气管镜也有助于提高诊断率。

(2)镜下表现：正常组织自发荧光显绿色，随着组织学向肿瘤的进展，细胞从正常、增生、化生、轻度不典型增生、中度不典型增生、重度不典型增生、原位癌直到浸润癌的出现，绿色荧光波谱范围荧光强度逐渐减弱，最终表现为棕色或棕红色荧光。

但某些因素可使荧光支气管镜检查出现假阳性结果，如疤痕组织、镜检时摩擦和吸引造成的管壁创伤、部分炎症反应、口服抗凝药物、3 个月内服用视黄酸和致光敏药物、6 个月内接受过细胞毒性剂的化疗和胸部放疗等。尽管荧光支气管镜存在较高的假阳性率，但因为活检组织的病理学检查能帮助临床医师识别这些假阳性结果，因此一般并不会影响诊断结果。

3.高倍放大窄带成像支气管镜　窄带成像的原理是通过使用特定的红、绿、蓝滤光片，只让特定波长的光线穿透出来；波长愈长，穿透力愈佳。红光(600nm)可以穿透到最深层，显示出深色的较大的血管，蓝光(415nm)则在最浅处，显现出红色的微血管，绿色(540nm)则显示红蓝之间的颜色。由此可以清晰显示上皮下血管的增生情况。

(1)适应证：非典型增生或原位癌病变在病理学上显示有支气管上皮增厚和上皮下血管的增生，应用高倍放大型支气管镜对可疑病变处行放大观察可能对其诊断及鉴别诊断提供有益帮助。但单纯高倍放大型支气管镜对上皮下血管的增生显示仍不够清晰，而采用带有窄带成像技术的高倍放大支气管镜可清晰显示上皮下血管的增生，从而对支气管上皮非典型增生或原位癌的诊断具有较高的临床价值。

(2)镜下表现：正常支气管上皮有较少的微血管，支气管炎可见整齐的血管网，在鳞状不典型增生中可见增多的复杂的血管网及各种大小的扭曲血管。应用高倍放大的支气管镜能发现支气管鳞状不典型增生中增加的复杂血管网，高倍放大的窄带成像支气管镜可以发现血管源性鳞状不典型增生的毛细血管袢。血管源性鳞状不典型增生内微血管的形成是癌前病变向浸润性肿瘤发展的关键环节，因此在肺癌高危人群中发现鳞状不典型增生的毛细血管袢对肺癌早期诊断是非常有价值的。

白光支气管镜主要用于一般检查中气道黏膜或管腔肉眼可见的明显异常改变的观察，不需要特殊的辅助设备，易于开展，适用于各级医院；荧光支气管镜主要用于发现中心气道支气管黏膜不典型增生和原位癌，并可确定病变范围；高倍放大的窄带成像支气管镜可以发现血管源性鳞状不典型增生的毛细血管袢；超细支气管镜主要用于诊断外周细支气管病变。镜检时应按照以下顺序进行：

①常规的白光支气管镜检查。

②荧光支气管镜检查。

③高倍放大的窄带成像支气管镜检查。

④在常规支气管镜下对可疑癌变部位取活检送病理检查。

二、经支气管镜腔内活检术

经支气管镜活检术有两种含义：广义上讲泛指通过支气管镜进行的所有活检术，其中包括经支气管镜肺活检术；狭义上讲是指单纯针对支气管腔内进行的活检术，如支气管黏膜活检、支气管内肿物活检等，不包括肺活检及针吸活检术。

1.适应证　各种通过支气管镜直视可见的气管支气管腔内病变：气管支气管内膜结核、气管支气管良恶性肿瘤、支气管淀粉样变及结节病等。

2.活检钳的选择与使用　常用支气管镜取活检标本的腔道，直径一般在 2.0～2.6mm 的范围内，因此只能使用相应大小的活检钳。选择活检钳在很大程度上取决于术者既往的经验和习惯，一般来讲，大活检钳取得的标本较大，病理诊断的误差相对较少。目前临床使用的活检钳有多种类型，适用于不同的情况。

随着使用的次数增加，活检钳的两个叶片张开的困难增加，大多是是由于活检钳的清洗不正规所致。每次使用之后，应当用有溶解力的洗涤剂和薄尖的机械性毛刷彻底清洗活检钳，特别是联动部分，因为血液和其他分泌物易粘住活检钳叶片中的关节部。一般活检钳使用 20～25 次之后即可变钝，钝的活检钳由于易压碎组织而造成人工伪差。

3.经支气管镜腔内活检术的应用与评价

(1)支气管腔内黏膜活检：支气管镜腔内黏膜活检主要有钳检和刷检两种方法，钳检可获取组织学标本，刷检主要获取细胞学标本。

钳检是使用各种活检钳对病变部位进行钳取，获得的组织标本较小。活检完后可使用滤纸片蘸取组织标本后统一固定，一般使用 10％甲醛溶液；刷检是用纤支镜所配套的毛刷经工作通道逐步深入亚段及更深的分支内，至有阻力时反复刷取 3～6 次后与纤支镜一起退出，涂玻片数张并用 95％无水乙醇固定，可以分送细胞学病理检查或细菌学检查。

操作时一般根据直视或参照肺 CT 所示病变部位的肺段支气管定位进行钳检或刷检；但对于病灶较小而部位深的病变，无法钳检及直接刷检，只能经支气管镜通过毛刷从可疑病变部位支气管深入进行。这种盲刷可以在无法经支气管镜直视及不能进行经皮肺穿刺的情况下使部分病例得以确诊，具有一定的优势。但总体而言，镜下异常表现对肺部准确病变部位的提示作用较肺 CT 或 X 线胸片等影像资料好，如能选择在支气管黏膜充血、水肿或管腔有变形、变扁的部位进行刷检或钳检，可以提高阳性率。

有学者认为支气管镜钳检取材范围较小，而且对支气管黏膜损伤较刷检大，容易引起出血，而刷检范围较大，毛刷伸出后可以达到整个病区周围，前后刷片，故获得阳性结果的机会也较多，同时检查时间短，患者痛苦小，费用也较低。但刷检的深度不如钳检，如将二者结合应用，则阳性率更高。

(2)支气管腔内肿物活检：支气管腔内肿物最多见的是中心型肺癌支气管浸润。取材部位和方法主要根据肺部 CT 所示的病变位置及气管镜下特征来决定。对于中央型肺癌，增值型应以钳检、针吸为主；管壁浸润型以刷检、刮匙为主。内镜下所见肿瘤的表面可能被覆着黏液或脓性分泌物，在用毛刷或活检钳取标本之前应把这些分泌物除掉。

由于肿瘤所在部位、采样方法及技术的不同，其诊断的阳性率有很大差异。一般而言，支气管镜下可见肿瘤的活检阳性率高于未见者，增殖型的阳性率高于浸润型者，多种采样方法联合应用的诊断价值高于单二方法：一般认为在一次检查中要用两种或两种以上的方式获取标本，以提高诊断率。实际操作中首先用毛刷取样，因为毛刷取样要比活检钳取样出血的机会少，降低细胞涂片上血液给病理学家辨认恶性细胞带来的干扰；对支气管镜内可见的肿物活检次数以三次为最佳，过多的活检非但不能提高阳性率，反而会增加出血的机会。此外，阳性率在很大程度上与使用的工具本身、操作者的技术、病理科技术员操作习惯和熟练程度以及病理科医师的经验与水平有关。

对于支气管腔内的其他病变，如支气管内膜结核、支气管淀粉样变及结节病等，其在诊断操作技术方面与支气管腔内肿瘤大同小异。

4.*并发症*　除了在进行支气管镜检查时常见的并发症如喉痉挛、支气管痉挛和低氧血症等，使用毛刷和活检钳检查时，最常见的两个并发症是出血和气胸。对于病情危重的患者、具有凝血功能障碍者或血液病患者应尽可能的避免应用；值得注意的是，对于一些血供丰富的病变，即使凝血功能正常者，亦可发生严重的、致命的大出血。

（齐　婧）

第二节　支气管肺泡灌洗

【适应证】

1.感染性疾病病原学诊断不明者，尤其是宿主免疫功能低下者。

2.疑肺周围性肿瘤者，或疑细支气管肺泡癌者。

3.间质性肺疾病患者，如结节病、特发性肺间质纤维化、外源性变态反应性肺泡炎、肺含铁血黄素沉着症、肺泡蛋白沉着症等。

【禁忌证和并发症】

与常规纤支镜检查相似。

【检查步骤】

患者准备、麻醉、插镜等同常规纤支镜检查。但对麻醉要求较高，应能较满意地抑制患者的咳嗽反射。

一般选择右肺中叶或左肺舌叶，将纤支镜嵌入段或亚段支气管内，保证灌注液不反流至近端支气管内，以免引起较剧烈咳嗽以及影响支气管肺泡灌洗液的质量和最终检测结果。将无菌生理盐水预热至37℃，每次灌入30ml左右，总量100～300ml，抽吸负压以6～10kPa（45～75mmHg）较好。

支气管肺泡灌洗液用双层纱布过滤后贮存于硅化容器内，经离心分出细胞成分和上清液成分，再根据诊断需要及本单位的实验条件分别对上清液和细胞成分进行有关检测。

（齐　婧）

第三节　经纤维支气管镜肺活检

在X线透视的监测下，经纤支镜的活检孔插入活检钳，将活检钳送到预定的外周肺进行活检。该技术克服了常规纤支镜一般只能对3～4级支气管内的组织取材的缺点，可对纤支镜直视范围内看不见而X线可以显示的外周肺组织内的病变进行取材。

亦有人认为在没有X线透视监测的条件时，仅根据胸片病灶定位及纤支镜下各段支气管开口的正常解剖位置即可进行经纤支镜肺活检，也能获得满意的结果。但由于纤支镜下所见各段支气管开口位置常出现变异，加上患者呼吸幅度深浅不一，故此法活检定位的准确性不甚可靠。

【适应证】

1.普通纤支镜检查可见范围以外的肺组织内的孤立结节病变经其他检查未能定性者。

2.肺部弥漫性病变定性不明者。

【禁忌证】

1.病变不能除外是血管畸形所致者。

2.怀疑病变为肺包虫囊肿者。

3.其余与常规纤支镜检者相似。

【并发症】

1.气胸　有报道发生率约为3%，约1%需行胸腔闭式引流。

2.出血　有报道发生率约为4%。有医院的经验提示对孤立性病灶检查时出血量常比弥漫性病变要多。

其他并发症与常规纤支镜检查者相似。

【注意事项】

1.对于紧贴胸膜的病变经皮肺穿刺可能较经纤支镜肺穿刺要容易一些。

2.对于穿刺病理结果一定要结合其他资料全面分析，以判断其代表性及可信性程度。

3.对于肺部弥漫性病变应根据影像学表现选择病变较密集的部位穿刺，但应尽量避开纤维化严重的区域，因为这些区域的组织常只能显示多种疾病均可导致的纤维化病理改变，对于明确诊断帮助较小。

（齐　婧）

第四节　经纤维支气管镜激光治疗

【原理】

对在纤支镜可视范围的病变应用激光（以YAG激光及Nd-YAG激光较好）以清除病变。

【适应证】

1.恶性肿瘤阻塞较大气道而又丧失了手术机会者，可经纤支镜行姑息激光治疗，以求缓解气道阻塞。病情需要时可重复多次应用。

2.对气道良性肿瘤而手术耐受性不好者可经纤支镜用激光技术去除病变。

3.对慢性炎症和结核瘢痕收缩所致气道阻塞可试用，以图解除阻塞。

【并发症】

1.出血，个别病例可发生致命的大出血。

2.气胸。

其余并发症与常规纤支镜检查相似。

（齐　婧）

第五节　经纤支镜单侧全肺灌洗

【原理】

患者侧卧位，拟灌洗的肺处于低位。在全麻下，双腔导管（Carlen 管）通气下，一侧肺通气管理，一侧肺以 37 度无菌生理盐水反复灌洗和引流。肺泡蛋白沉积症、尘肺等疾病可视病情采用多次单侧肺灌洗以有效去除肺泡异常沉积物。吸入性肺炎经气道局部处理和有效抗感染后咳嗽咳痰等仍不能缓解可分次行大容量单侧肺灌洗治疗，可以有效清除气道里小颗粒异物、痰栓以及炎性介质。

【适应证】

1.肺泡蛋白沉积症。

2.尘肺及类似粉尘沉积。

3.多种药物治疗无效的吸入性肺炎。

【禁忌证】

1.血流动力学不稳定。

2.未治疗的气胸。

3.活动性肺部感染。

4.常规纤支镜检查的禁忌证。

【并发症】

单侧肺灌洗的可能并发症主要有肺水肿、低氧血症、灌洗液流入对侧、低血压、支气管痉挛、液气胸、肺部感染等。

【注意事项】

灌洗全程行心电监护并行血气分析，并根据 PaO_2、$PaCO_2$ 调整机械通气量和吸入氧浓度。术中要检查双肺分隔情况。灌洗要保证出入量的平衡；注意洗出液清亮度的变化；撤管前残留液体要清除彻底。麻醉复苏后要鼓励患者主动咳嗽和深呼吸。

（齐　婧）

第六节　经支气管壁针吸活检术

一、经支气管壁针吸活检术

经支气管壁针吸活检技术(TBNA)是应用一种特制的带有可弯曲导管的穿刺针,通过纤维支气管镜的活检孔道送入气道内,然后穿透气道壁对气管、支气管腔外病变,如结节、肿块、肿大的淋巴结以及肺部的病灶等进行针刺吸引,获取细胞或组织标本进行细胞学和病理学检查的一种新技术,广泛应用于紧贴气管、支气管周围病灶的定性诊断,并使支气管镜技术参与到恶性肿瘤的临床分期。

1.适应证　肺门和纵隔肿物或肿大淋巴结的确诊;进行肺癌分期和随访;气管黏膜下或外压性病变的诊断;穿刺获取的组织块较大时可用于淋巴瘤及纵隔良性病变如结节病的诊断;纵隔囊肿或脓肿的诊断及引流。

2.禁忌证　TBNA 虽是有创检查,但安全性很高,大致同气管镜检查。主要包括:严重心肺功能不全、严重高血压或心律紊乱;严重出、凝血机制障碍或活动性大咯血;主动脉瘤或上腔静脉阻塞。

3.王氏 TBNA 淋巴结分组、分布及定位　美国约翰·霍普金斯医院的王国本教授根据美国癌症联合会(AJCC)对胸内淋巴结的分组重新制定了一种较为简洁的分组方法,便于临床使用。其将纵隔淋巴结分为 11 组,分属四个层面:隆突层面淋巴结;右主支气管层面;右中间支气管层面;左主支气管层面。

TBNA 是通过镜下可视的气道内某一点穿刺至管腔外不可视的病变或淋巴结来针吸获取标本,因此管腔内穿刺点的准确定位是操作成功的前提。胸部 CT 是发现纵隔淋巴结增大较理想的方法,要掌握 TBNA 技术,必须熟悉胸部淋巴结的位置及其与气道、肺血管的关系,掌握与胸部 CT 的病变位置相对应的支气管镜下穿刺点。

表 18-1　王氏 TBNA 淋巴结分组、CT 定位及管腔内定位标志

淋巴结分组	CT 定位	镜下定位
前隆突淋巴结	左右主支气管交汇点前上方	隆突上第 1～2 气管环间,12～1 点
后隆突淋巴结	左右主支气管交汇点后下方	隆突后方,5～6 点
右气管旁淋巴结	气管下端前右侧方,上腔静脉后方、近奇静脉弓上方	隆突上第 2～4 气管环间,1～2 点
左气管旁淋巴结(主动脉肺窗)	气管左侧壁近气管支气管转角处,主动脉弓下,左肺动脉之上	隆突上第 1 或 2 气管环间,9 点

续表

淋巴结分组	CT 定位	镜下定位
右主支气管淋巴结	右主支气管前上方	右主支气管起始向下第 1～2 软骨环间，12 点
左主支气管淋巴结	左主支气管前上方	左主支气管起始向下第 1～2 软骨环间，12 点
有上肺门淋巴结	右上支气管与中间支气管分嵴上方	右上叶支气管分嵴的前部
隆突下淋巴结	左右主支气管之间，近于右上支气管开口水平	中间支气管内侧壁，9 点，与右上支气管开口同一水平
右下肺门淋巴结	中间支气管前侧方或外侧方，近右中叶支气管开口水平	中间支气管平中叶开口，3 点，或中叶支气管开口上壁，12 点
隆突远端淋巴结	中间支气管与左主支气管之间，近右中叶支气管开口	中间支气管内侧壁近中叶开口水平，9 点
左肺门淋巴结	左上下叶支气管之间	左下支气管外侧壁近背段开口，9 点

4.操作过程

(1)拟定穿刺计划，确定穿刺部位。

(2)器材准备：包括穿刺针、支气管镜、玻片、固定液等，有条件的医院可以开展现场细胞学检查。

(3)完善术前准备，除外禁忌证。

(4)穿刺操作：支气管镜进入气道，确定好预定穿刺点，检查穿刺针活检部的进出状态良好后将活检部退入金属环，保持支气管镜自然弯曲状态下将活检针通过活检孔道送达正好可见金属环，然后推出穿刺针，自软骨环之间完全透过气道壁，接 20ml 注射器，抽吸至 15ml 左右，保持负压 20 秒，在保证穿刺针不退出气道黏膜的情况下，带着持续负压，来回进出病灶进行抽吸活检，以便获取更多标本。如抽出血液，可能是误穿入纵隔血管，应及时撤掉负压并拔出穿刺针，重新选择穿刺点。拔针前撤掉负压，以防吸入气道黏液或血液稀释或污染标本。如果使用的为组织学穿刺针，在拔针前应维持负压，以免丢失组织标本。同时要确保针尖回退入保护套内，再经活检孔道拔出穿刺针，标本推至玻片，及时用 95％酒精或其他方法固定。穿刺不同病灶时如不能确定是否为肿瘤，则需要更换穿刺针。

具体穿刺方法有突刺法、推进法、咳嗽法、金属环贴近气道壁法等几种。在操作时，有时要将上述几种方法结合起来使用。

注意事项：选择合适的穿刺针；一定要在两个软骨环之间进针；应尽可能以垂直于气道壁的角度进针；要确定穿刺针已完全透过气道壁后再行抽吸；及时、正确处理标本并送检。

5.并发症　数十年的经验证明，TBNA 是一项非常安全的技术，仅少数患者术后发生气胸，其发生率不足 10％，纵隔气肿及纵隔出血的发生率更低。TBNA 对支气管黏膜损伤很小，即使刺入血管或刺入易脆的肿瘤组织内，也不会引起太多出血。对于初学者，常见的并发症是支气管镜活检孔道被损坏，因此要谨慎操作。出针时，要保证在支气管镜末端能看见穿刺针，穿刺结束后及时将活检针退回保护套内，再退回活检孔道。

二、超声引导下经支气管壁针吸活检技术(EBUS-TBNA)

TBNA是一项看似简单、实则有一定技术难度的操作,操作技巧极大地影响着操作的结果,穿刺和定位是其中两大难点。很多医生逐渐了解该技术并尝试开展,但最终能坚持开展并获得较好效果的医生较少,作为一项具有重要临床价值的诊断技术,TBNA的阳性率受到诸多因素的影响,包括操作技术问题、细胞学支持问题以及对TBNA无信心等。因此,一直有医生致力于穿刺部位定位的研究。

1992年Hurter和Hanrath首次在英国Thorax上报道了支气管镜引导下的超声技术。随着支气管镜下超声应用技术问题的解决,2003年日本Olympus公司研制成功可以同时插入穿刺针的新型凸式气管内超声探头(CP-EBUS),终于实现了实时支气管内超声引导下经支气管针吸活检。

CP-EBUS配置了一个位于可弯曲支气管镜顶端的凸面传感器,频率为7.5MHz,可沿着支气管镜插入的方向平行进行扫描。可以通过探头直接接触获得图像,或通过其顶端配置的一个可注入生理盐水的气囊获得超声图像,经由专门的超声扫描仪器进行处理,在同一监视器中可同时显示超声图像及支气管镜图像。超声图像可以定格并可通过游标测量病变的平面大小,结合专用的吸引活检针,可在实时超声引导下行经支气管针吸活检(TBNA),搭载的电子凸阵扫描的彩色能量多普勒同时可帮助确认血管的位置,防止误穿血管。

一直以来,限制支气管镜超声引导下TBNA应用的主要问题在于进行EBUS和TB-NA操作时,两者不能保持连贯性。而CP-EBUS增加了工作孔道,能够在直视淋巴结的情况下进行即时TBNA。目前大量的临床实践证明,应用这种设备可以提高肺门及纵隔肿物诊断的阳性率。

总体来说CP-EBUS的适应证与传统的常规TBNA类似,但由于支气管内超声可用于识别和定位靠近气道的组织结构(纵隔、肺组织及血管等),在活检术中所能定位的病变部位超越了淋巴结的分区,因而应用更为广泛。在这些情况下,支气管内超声可以弥补常规TBNA的不足而用于气管支气管周围各种病变的穿刺与诊断。

(齐　婧)

第七节　经纤支镜冷冻术

【原理】

常规纤支镜加一个冷冻探头可用于内镜下组织活检、异物嵌取、肿瘤引起的气道狭窄的姑息性治疗,以及良性气道狭窄治疗。经纤支镜冷冻术安全性高。

【适应证】

1.支气管内壁局限性隆起、孤立状新生物等采用冷冻活检钳取组织结构完整,样本大,阳性率高。

2.易碎或难以钳夹的异物(如果仁、药丸、果冻等)、普通异物钳无法钳取干净,只要异物稍能水合,即可冷冻取出。

3.气管支气管内肿瘤可考虑冷冻切除肿瘤,良性病变或损伤引起的瘢痕组织增生可采用冷冻疗法抑制增生。

(邓　飞)

第八节　经纤支镜热疗

【原理】

经纤支镜热疗包括微波热凝、高频电切割或电刀以及 APC(氩等离子体凝固)。热疗使局部组织出现变性凝固坏死,微波热凝镜下表现为组织为灰白色,APC 则可使局部组织出现钙化。气道肿瘤或良性增生可在纤支镜直视下通过高频电刀灼伤、切割及圈套治疗,再用活检钳取出碎块焦痂。APC 又称氩气刀,是一种应用高频电流将氩气流(等离子体)电触性方法使达到组织凝固的方法,同时 APC 也具有出色的止血功能。值得注意的是经纤支镜热疗多在吸氧状态下进行操作,为了避免氧浓度过高引起燃烧,操作过程中需要限制氧流量。另外,热疗易刺激肉芽组织进一步增生,热疗之后的一些坏死组织纤维斑块的清理工作非常重要,热疗多考虑与冷冻术结合使用。

【适应证】

1.不能手术的恶性肿瘤引起的气管支气管狭窄。

2.良性病变或损伤所致的瘢痕狭窄或肉芽组织。

3.气道内出血可考虑经支气管镜 APC 止血。

4.气管支气管瘘可考虑经纤支镜 APC 治疗。

5.乳头状瘤。

6.支架阻塞。

【并发症】

迟发的支气管壁坏死、严重出血或早期穿孔、呼吸衰竭等。亦有报道可出现卒中发作、心肌梗死、低血容量性休克、过敏性休克、肺栓塞、肺水肿、三度房室传导阻滞、心动过缓。此外尚有热疗特有的“闪火”、支气管镜燃烧、支气管内燃这些并发症。

(邓　飞)

第九节　球囊扩张术

气道球囊扩张技术借鉴于血管扩张技术,于 1984 年首先由 Cohen MD 等报道,在荧光透视下扩张气管和双侧支气管成功。此后这一技术逐渐被推广,于 20 世纪 90 年代被普及,用于气道吻合口狭窄、长时间气管插管和气管切开后气管狭窄、肺移植后气道狭窄、内膜结核气道狭窄、放疗后气道狭窄、结节病和韦格纳肉芽肿气道狭窄等，也用于恶性病变导致的气道狭窄；除单独使用扩张气道和伸展不充分的支架外，也用于协助放置各种介入导管。由于这一技术在某些良性病变的处理上有其他技术无法替代的作用，在恶性病变的处理上可以协助补充其他技术进行治疗，因此成为呼吸内镜介入治疗必不可少的技术之一。

1.适应证

(1)良性气道狭窄：各种病因致瘢痕挛缩导致的气道狭窄。

(2)恶性气道狭窄：各种外压性或者合并外压性的气道狭窄。

(3)协助扩张气道支架：主要用于伸展不充分的支架或者作为气道支架的维护工具。

(4)协助放置各种导管：例如后装放疗导管和支架放置导管等。

对于良性气道狭窄，恰当的处理可以获得100%的即刻效果，并且大约有50%～70%的患者仅用球囊扩张即可取得理想的远期治疗效果，但往往需要重复多次；恶性病变的即刻效果一般也可以达到90%以上，但由于疾病性质，远期疗效则不理想。

2.禁忌证　经支气管镜球囊扩张的禁忌证与其他气管介入治疗的禁忌证相同，即远端肺功能丧失，或者远端无法解除的广泛小气道阻塞等。其他与支气管镜检查的禁忌证相同，一般状况极度衰弱，有严重呼吸衰竭、严重心脏病(如心力衰竭、频发心绞痛、严重心律失常或有主动脉瘤破裂危险者)、新近有严重哮喘发作、严重呼吸道感染和高热，以及无法控制的出血倾向等，均属禁忌。另外，由于球囊扩张可能导致气管壁出血，需要常规检查血小板和凝血象，并需术前停止所有抗凝药物。

3.治疗设备　软质支气管镜、球囊扩张导管、高压枪泵(由附带压力表的耐高压注射器以及充-放气装置组成)等。

4.操作过程

(1)术前评估：狭窄段气道的术前评估；远端气道和肺功能的评估；狭窄气道周围组织器官评估。

(2)球囊导管的选择：主要是球囊直径的选择。对于良性气道狭窄，主要根据病变气道近端气道直径和健侧对应气道的直径，球囊直径介于二者之间或者达到对应的健侧气道直径。对于恶性气道狭窄，如果为了扩张未充分展开的支架，主要参考支架的功能直径决定球囊直径；如果为了协助放置各种导管，因为扩张的目的是为了放置支架或导管，只要扩张后支架或导管能够放入狭窄气道，目的即实现，气道直径会随着后续的治疗逐渐增加。

(3)麻醉方法的选择：选择局部麻醉还是全身麻醉，主要根据病变位置、严重程度、患者的一般状况、肺功能、扩张时间和患者的耐受程度，以及远端肺部感染状况决定。

(4)操作步骤：支气管镜到达狭窄段气道近端，通过工作管道引入球囊导管，根据狭窄段气道的长度，将球囊插入狭窄段气道，保证球囊覆盖了所有病变气道。随后球囊导管接高压注射器，根据球囊直径和相应的压力，通过高压枪泵注射生理盐水，直至达到相应的压力，维持压力30～180秒。然后减压，观察扩张效果和有无并发症。必要时再度重复上述操作。

(5)注意事项：避免球囊插入过深，以免扩张时伤及远端正常气道，导致正常气道撕裂。扩张前保证球囊完全进入气道，否则扩张时可能损伤支气管镜。扩张时逐步加压，使球囊直径逐渐增加，每次扩张完成后观察扩张结果，以决定是否继续扩张。扩张时需要高度关注氧合，必要时中止扩张即刻进行通气，氧合改善后再进行扩张；如果扩张主支气管，应注意监测气道峰压；局麻下操作时，还需观察患者的耐受性。

5.并发症

(1)病变气道撕裂。

(2)管壁出血。

(3)正常气道撕裂。

(4)气胸或纵隔气肿。

(5)其他并发症：如胸痛、病变位置少量出血、胸痛、咯血，很快即可好转。

（齐　婧）

第十节　硬质气管镜技术

20 世纪 60 年代中期，软性支气管镜技术(FB)的发展导致支气管镜技术领域发生了显著变化，但硬质支气管镜术(RB，简称硬镜)仍是介入肺脏病学专业的基础，在气道疾病的处理中仍是重要的补充工具。

硬质支气管镜是一种具有不同长度及直径的不锈钢管，成人硬镜一般长约 40cm、直径 9.0～13.5mm，管壁厚度约 2～3mm，通常直径 10～12mm 的硬镜适合大多数的成人气道。近端由中央孔道和几个侧孔构成，中央孔道用于硬质钳等操作工具、软镜及支架的推送，侧孔分别用于连接光源、机械通气及呼气末二氧化碳浓度等；远端由斜面构成，使其可以安全通过声门，此外还可以把这个斜面当作切除坏死肿瘤的工具；硬质支气管镜远端的管壁上开有一些侧孔以便通气更好的弥散到对侧肺(短一些的硬质气管镜远端管壁上没有侧孔，防止在治疗气管病变时通气从声门处泄漏)。

1.适应证　借助于硬镜提供的操作通道，可以进行异物的取出、大咯血的处理、气管支气管狭窄的处理、肿瘤的诊断与切除及各种管腔内介入操作(如气管支气管支架的植入、冷冻、APC、球囊扩张等)。

2.禁忌证　对于有经验的医生而言，硬镜操作是安全的；但由于硬镜需在全麻下进行操作，因此患者同时会面临全麻对人体所带来的风险。硬镜操作的禁忌证主要有：

(1)不稳定的心血管状态。

(2)威胁生命的心律失常。

(3)合并难治性缺氧的急、慢性呼吸衰竭。

(4)头颈部活动范围严重受限。

(5)上颌面创伤。

(6)头颈部畸形。

(7)颈部固定(如颈髓疾病)等。

3.治疗设备　硬镜的附属器械包括硬质吸引管、球囊扩张器、各种各样的活检钳及多种支架推送器。

4.操作过程　硬镜操作需在全麻下进行，需要准确的术前评估、良好的麻醉管理、各种人员及设备的配合。表 18-2 列出了硬镜操作的基本需求。

表 18-2　硬镜操作的基本需求

内容	项目
人员	麻醉医师，支气管镜医师，助手及巡回技术员
地点	支气管镜室或手术室
设备	硬质支气管镜或硬质气管镜
	硬镜辅助器械
	软性支气管镜
	软镜辅助器械
	喷射通气机
	各种介入器械（支架及推送装置、球囊、冷冻、APC 装置等）

(1)术前评估：术前评估是术前准备的重要部分，可以帮助麻醉医生及气管镜操作医生预测和防止可能的并发症。患者的评估应特别关注心肺疾病、颈椎疾病、风湿性关节炎及凝血疾病等。表 18-3 列出了一般的评估内容。

表 18-3　硬镜术前检查患者的评估内容

内容	项目
病史和体检	凝血疾病；合并存在的心肺疾病
	颞下颌关节异常；颈部固定（颈髓疾病）
	影响麻醉的相关疾病等
辅助检查	动脉血气分析，心电图
	血常规，血生化，凝血检查
	胸部 X 线片，胸部 CT

(2)麻醉与通气管理：虽然在局麻合并静脉应用镇静药的条件下可以进行硬镜操作，但因为全麻可以提供一个无痛及肌肉松弛的状态，因此是更好的选择。术中患者的监测一般包括：无创血压、二导心电图、持续脉氧饱和度、潮气末二氧化碳波形及神经刺激反应评估等。

(3)操作步骤：硬镜的插入有多种不同方式，医师可以通过硬支镜的近端或在喉镜的协助下暴露喉部解剖结构来直接插入硬支镜，或者将硬质内视镜插入硬镜内，通过视频监视器看着气道的结构来插入硬支镜。

硬镜插入后连接喷射通气系统进行通气。混合气体通过管道引入喷射呼吸机内，喷射呼吸机通过连接管直接连入硬支镜的一个侧孔，同时通过文丘里效应经硬支镜的其他孔道吸入室内空气。气流被迅速压入，然后释放并满足呼气的时间；通常 8～15 次/分钟通气频率可以提供合适的氧合及通气量。

注意事项：术中需监测氧饱和度及潮气末二氧化碳浓度，在手术时间较长的患者中，还需监测动脉血气分析来确定合适的通气量；此外，为防止气压伤，在取标本时应暂时中断通气。

5.*并发症*　硬镜操作过程中较常见的并发症有：低氧血症、心血管意外、气管支气管穿孔、食道穿孔、喉水肿、声带损伤、牙齿创伤、气胸、严重出血、纵隔气肿、喉痉挛、气管支气管痉挛等。

此外，全麻后的恢复是整个手术过程中至关重要的一个方面，患者自全麻的苏醒到拔出硬镜的过程中最容易出现气道相关并发症。在恢复期间最常经历的并发症包括缺氧、阵发性咳嗽、支气管痉挛和心律失常等。

安全和熟练的技术是硬镜治疗成功的先决条件。对一个经验丰富的支气管镜及麻醉团队而言，硬镜的并发症是极为少见的，且大多数并发症可经过妥善处理解决；因此这种手术不应该由经验不足的医师承担，所有硬镜操作者都应熟悉并能熟练处理硬镜的并发症。

（齐　婧）

第十一节　气管支架置入术

19 世纪，英国的牙科医生 CharlesR.Stent 发明了牙齿注模的新材料；后人为了纪念他，则以他的名字“Stent”来命名各种用于固定和支撑组织的材料 c 而现代所言的支架“Stent”一词是指用于维持中空管状结构的人造支撑物，已被广泛用于气道、血管、消化道、胆道、泌尿等几乎所有的腔道脏器。有关气道支架的应用，最早可追溯到 19 世纪 90 年代；此后随着材料科学的不断发展和支气管镜在临床的普及，出现了各种各样的气道内支架及植入技术，使其在临床得以广泛应用。

1.*适应证*

(1)各种原因导致的气管支气管狭窄的管腔重建。

(2)气管、支气管软化症软骨薄弱处的支撑。

(3)气管、支气管瘘口或裂口的封堵。

一般来讲，支架放置容易，但取出比较困难，因此一定要严格把握适应证，谨慎操作。对于气道恶性病变，作为一种姑息治疗手段，气管支架置入术的疗效基本肯定，短期可以改善症状；但对于气道良性病变，因为面临术后长期并发症的问题，放置支架一定要谨慎，如适应证掌握不好或放置不当，将产生难以挽回的并发症。

2.*气道支架的种类*　按制作材料大致可分成两大类。

(1)非金属材料支架：主要为硅酮。

(2)金属支架覆膜或不覆膜。

目前临床常用的支架包括：Dumon、Polyflex、Ultraflex、Wallstent、Dynamic；国内常用国产镍钛记忆合金支架。镍钛记忆合金支架具有强度高、耐腐蚀、组织相容性好及无毒性等优点，有形状记忆效应，在 0～10℃时变软，可被任意塑型，在 30～35℃时复形。

3.*支架置入方法*　气管支架放置方法，国外最早通过气管切开放置，现在则多采用支气管镜引导下，直视或 X 线引导下通过支架推送器放置支架。

4.*并发症*　常见的并发症主要是出血、感染及再狭窄。

(1)出血:是支架植入后较为严重的并发症。支架压迫周围血管导致血管壁坏死、破裂,造成致命性大出血;选择适当口径支架可减少出血的发生。

(2)感染:支架会影响气道黏膜的排痰功能,支架远端气道分泌物聚集、阻塞可导致感染;因此支架置入初期应加强抗感染治疗,并鼓励患者咳嗽、咳痰,必要时经支气管镜冲洗和吸引分泌物。

(3)再狭窄:支架上下缘或者支架网眼间肉芽或肿瘤组织过度增生,会导致气道再狭窄,是较难处理的并发症;尤其对于良性病变,支架置入后肉芽组织过度增生导致的反复再狭窄往往会导致难以处理的并发症,因此对于良性病变患者进行支架置入时需非常谨慎。

(齐　婧)

第十九章 机械通气

机械通气是采用特殊的机械装置(呼吸机)以辅助或替代患者通气的一项生命支持技术。近20余年来,该技术不断发展完善,现已广泛应用于临床,对于危重患者的抢救起着不可缺少的重要作用。

【机械通气的基本类型及其通气原理】

(一)负压通气

以往使用“铁肺”,现多用有一定柔韧性的塑料装置,将胸廓包裹。吸气期通过机械方法将其中空间抽吸成为负压,该负压即可带动胸廓上抬,从而造成胸腔内负压增大,肺被扩张,而经口鼻吸入外界空气;呼气期该装置与胸廓之间的负压消失,胸廓由弹性回缩力带动而回复到呼气位,将肺内气体排出。

负压通气的优点为:

1.由于通气较接近正常生理通气过程,故对循环系统无明显不利影响。

2.不易造成气压伤或容积伤。

3.不需要气管切开或气管插管等接口。

负压通气的缺点为:

1.通气效果不如正压通气可靠。

2.装置较笨重,患者活动受限。

由于以上特点,负压通气目前在呼吸衰竭(呼衰)等危重患者的抢救中应用较少,主要应用于患者的康复治疗,例如对慢性膈肌疲劳者应用负压通气可通过让膈肌休息而帮助膈肌恢复功能。

(二)高频通气

根据其通气频率和潮气量又可以细分为:

①高频正压通气:呼吸频率为60～150次/分,潮气量100～300ml;②高频射流通气:呼吸频率为150～500次/份,潮气量低于100ml;③高频振荡通气:呼吸频率为500～3000次/分,潮气量仅数毫升。

1.高频通气的特点

(1)呼吸频率远远超过生理情况下的呼吸频率。

(2)潮气量小,大多数情况下潮气量小于死腔量。

(3)开放式通气,与人体不需要密闭连接。

高频通气的原理较复杂,且尚有争论之处,此处不赘述。仅需指出它显然不同于一般正压通气的规律，因为按照一般正压通气的规律，若机械通气的潮气量低于死腔气量或机械与人体之间的连接不密闭，则都不能产生通气效果。

2.高频通气的优点

(1)一般不需要气管切开或气管插管等接口，对已有气管切开或气管插管者亦可使用。

(2)由于潮气量小，且系开放式通气，故导致气压伤或容积伤的可能性较小。

(3)对循环功能影响较小。

3.高频通气的缺点

(1)对有 CO_2 潴留的Ⅱ型呼衰患者，其清除 CO_2 潴留的效果在某些患者不很确实。

(2)现有的机器对气体的温化和湿化均尚不满意，较长时间使用时易因气道干燥而发生黏液清除不畅甚至黏液栓形成等问题。

4.高频通气的临床适应证

(1)对Ⅰ型呼衰患者可先试用高频通气，除了可以输送较多的氧外，因其在使用中可产生内源性 PEEP，故亦有助于改善肺内的气体分布和通气/血流比值，有助于提高肺内气体交换效率。对疗效不满意者应及时换用正压通气。

(2)对于气胸、纵隔气肿患者使用一般正压通气较困难，可选用高频通气。

(3)对于休克患者一般正压通气可因减少心排血量而加重血流动力学紊乱，而选用高频通气则对循环的不利影响甚小。

(4)对于缺氧而又需行纤维支气管镜检查者(或行上呼吸道手术者)，可在高频通气支持下进行操作，以避免导致缺氧加重而危及患者生命。

(三)正压通气

正压通气是机械通气中应用最多的通气方式。

正压通气的原理为在吸气期由机械造成一正压，通过与人体的密闭连接将新鲜气体压入肺内；呼气期该正压消失，胸廓依赖弹性回缩力回复呼气位，将肺内气体呼出。由此可见，正压机械通气在吸气期其工作原理与生理性吸气截然不同，后者是通过有关的肌肉收缩造成胸廓向外上抬高和横膈下移，使胸腔内负压加大，从而将外界空气吸入肺内的；相反，正压机械通气在呼气期的工作原理与生理性呼气是相似的。

【正压通气的效用】

1.增加通气量　正压通气通过机械装置所产生的正压于吸气期把气体压入肺内，是目前认为增加通气量最为有效和可靠的方法。

2.提高肺内气体交换效率　正压通气(尤其是当与呼气末正压结合使用时)可以明显减少肺内气体分布和血流灌注的不均匀性，改善 V/Q 比值，从而提高气体交换效率。

3.减少呼吸功，缓解呼吸肌疲劳　正压通气部分或全部替代了人体自身呼吸肌的功能，从而可减少呼吸肌的做功和氧耗，使疲劳的呼吸肌获得休息和恢复的机会。但长期应用机械通气亦可造成人体自身呼吸肌的失用性萎缩，故长期使用机械通气者脱机时需要有一个较长时间的适应和锻炼过程。

4.缓解支气管痉挛　近年发现，正压机械通气(尤其是吸气及呼气期均有正压者)在某些支气管痉挛的患者具有缓解支气管痉挛的效用，机制不清，有提示可能与肺内的神经牵张反射有一定关系。

【正压通气的适应证】

由上述正压通气的效用可见，正压通气的适应证原则上应包括各种原因所致的严重通气不足者和某些特殊情况下(如颅内高压患者需减少脑血流量时)需要造成过度通气者，各种原因所致的肺内气体交换严重紊乱者，呼吸肌疲劳者以及某些经常规治疗效果不好的支气管痉挛者。具体可参考以下指标：

1.急性高碳酸血症。

2.每分钟通气量大于10L/min(反映患者肺内气体交换效率极低)。

3.肺活量小于10～15ml/kg。

4.最大吸气压负值不足－2kPa(－20cmH_2O)。

5.死腔量与潮气量之比等于或大于0.60。

6.急性低氧血症[PaO_2 小于6.67～8kPa，即50～60mmHg，特别是当吸入氧浓度为0.4以上而 PaO_2 不能改善者，或当 FiO_2 为1.0，而 $P_{(A-a)}O_2$ 大于40kPa(300mmHg)]。

7.需行过度通气治疗者(如颅内高压时)。

8.某些经常规治疗效果不佳的支气管痉挛者。

对于慢性缺氧或 CO_2 潴留者是否使用机械通气的问题应综合考虑患者和家属的意愿、原发病的可恢复程度和其他多种因素，慎重决定。若已决定使用机械通气，就应及早实施。

【正压通气的禁忌证】

由正压通气的原理可知正压通气对机体的不利作用在于有产生气压伤(亦称容积伤)的可能，并可减少回心血量。因此，正压通气的禁忌证为：

1.严重肺气肿，有多发肺大疱或巨大肺大疱者。

2.自发性气胸未行引流者。

3.纵隔气肿未行引流者。

4.休克血压低而未纠正者。

5.大咯血者(正压通气有可能将气道内的血液驱赶到远端气道，造成或加重阻塞，导致窒息)。必要时可行双腔气管插管，将健侧血吸引干净后，于健侧行机械通气。

当病情确实需要行机械通气而又有上述情况时，可先试用高频通气。若确实需要正压通气时，应仔细权衡利弊。若决定使用正压通气，应使用较小参数，并严密观察，细心调节。

【正压通气的并发症】

1.气压伤(容积伤)　包括自发性气胸和纵隔气肿以及继发于它们的皮下气肿。

2.呼吸机相关肺损伤　呼吸机相关肺损伤(VALI)亦称呼吸机所致肺损伤(VILI)，是近年来非常受重视的一个问题。与传统的气压伤不同，VALI指因使用正压机械通气而发生的弥漫性肺损伤，其病理和病理生理学改变与急性呼吸窘迫综合征(ARDS)十分相似，其发病机制与多种因素有关：①大潮气量导致肺泡过度扩张；②萎陷肺泡的反复开放和闭合，导致肺泡反复受高剪切力的作用；③多种炎症细胞因子的作用。

3.循环功能障碍　主要是因正压通气所致吸气期胸内压上升、静脉血回流障碍引起的心排血量下降(但时间一长,可能通过血液重新分配而改善),尚可引起肺动脉平均压上升。使用呼气末正压通气、反比率通气等该效应较明显;若吸:呼比率较小,呼气期充足,则该效应可减轻。

4.其他　如呼吸机相关肺炎、肺不张和胃扩张、营养不良等。此外,还有通气过度而致呼吸性碱中毒,给氧过浓引起氧中毒,均应加注意。

【正压通气的呼吸切换模式】

1.定压型切换　呼吸机送气过程中当气道压升高达到预设的压力水平时即停止送气,由吸气相切换为呼气相。

定压型切换的优点为:①由于送气压不会超过预设水平,故发生气压伤的危险性较小;②当人机连接不甚密闭,出现少量漏气时(常见于面罩连接者),定压型切换可以补偿性地增加机器的送气量;③在定压切换模式下,有一定自主呼吸的患者可以随机体对通气需求的不同而调节机械通气的潮气量。

定压型切换的缺点为由于患者的胸廓和肺的顺应性及气道阻力等均可受多种因素影响而不断变化,故恒定的气道压并不能保证恒定的潮气量,因而在有的患者不能保证合适的通气量。

2.定容型切换　呼吸机按预设的潮气量送气,达到预设的气体容积水平时即停止送气,由吸气相切换为呼气相。

定容型切换的优点为可以可靠、恒定地送入预定容积的气体,从而保证合适的通气量。其缺点为随着患者呼吸系统顺应性和气道阻力的变化,输送恒定容量的潮气量所需的气道压亦在变化,因此,易因送气压过高而造成气压伤。

为了充分发挥上述两种切换模式的优点,避免其缺点,近年生产的呼吸机多采用综合切换模式。例如控制型通气的基本切换模式为定容型切换,可以保证恒定的潮气量。使用者又可设置一气道压上限,当患者气道阻力升高导致气道压过高,超过设定水平时,机器自动转换为压力切换模式,终止送气,牺牲潮气量而避免气道压超高。同时,报警装置工作,提醒医务工作者迅速查明气道压超高的原因并进行相应处理。这样,既保证了有效的通气,又减小了发生并发症的危险性。

【正压通气的常用工作模式】

1.控制机械通气(CMV)　该模式一般属定容型切换。其特点为预先设置呼吸机的送气频率和潮气量,故每分钟通气量是恒定的,患者完全不能对通气量发挥调解作用。CMV 的优点是医护人员完全控制了患者的通气,可以根据病情要求设置通气量。CMV 的缺点也在于因医护人员完全控制了患者的通气,机体不能根据自身对通气需求的变化而调整通气量。CMV 的另一缺点为在有自主呼吸的患者,人机对抗问题较突出。

CMV 主要适用于昏迷患者、使用了大量镇静剂者和呼吸肌麻痹者。

2.辅助机械通气(AMV)　该模式一般属定容型切换。其特点为预先设置呼吸机送气的潮气量,但与 CMV 不同,送气频率并不预先设定,而是由机器通过感受到患者自身的吸气动作而启动送气的,称为“触发”。因此,AMV 的每分钟通气量是随着触发频率的变化而发生变化的。AMV 的优点为通气量可随患者的通气需求变化而变化。AMV 的缺点在于若触发灵敏度设置过高,机器可将患者的吞咽、咳嗽、摆头等动作误认为患者有吸气动作而触发送气,造成触发过度;而如果触发灵敏度设置过低,则患者的吸气动作可能不足以被机器识别,造成触发不足。此外,对于自主呼吸很微弱或呼吸频率过慢的患者不可使用AMV。

近年生产的呼吸机一般将CMV与AMV综合在一起,形成CMV/AMV模式。其特点为预先设置机器的潮气量和基本通气频率,从而决定了基本的每分钟通气量。在此基础上,患者若有更大的通气需求,可以通过自身的吸气动作触发机器额外送气,使通气量上调。需注意,在医护人员设置的基本每分钟通气量超出患者的通气需求时,患者并无办法使通气量下调。

CMV/AMV模式的适用范围与AMV模式相似。

3.间歇指令通气(IMV) 该模式一般属定容型切换,近年也有定压型切换的机器投入使用。其特点为呼吸机按预置的潮气量和预置的送气频率(即指令时间间歇)送气,从而保证了预置的每分钟通气量;而在其余时间内,患者可以通过与外界开放的自主呼吸来提高每分钟通气量(IMV和自主呼吸交替进行)。

IMV模式与CMV/AMV模式的相似之处在于:①两者均通过预置机械通气的潮气量与送气频率而预置了基本的每分钟通气量;②两者均可在机体对通气需求增加的情况下上调通气量,但均不能使基本通气量下调。

IMV与CMV/AMV的不同之处在于:①IMV模式既有人机之间密闭的机械通气,又有人与外界直接交通的开放式自主呼吸,而CMV/AMV仅有人机之间的密闭的机械通气;②IMV上调通气量是通过患者自主呼吸来完成的,而CMV/AMV仅需患者触发呼吸机,其通气量的上调仍然是由机械通气完成的。

IMV与CMV/AMV相比具有一个明显的优点,即IMV不存在触发过度或触发不足的问题,人机对抗的现象较轻。因此,IMV在临床的实用价值近年来已得到充分肯定。主要适用于:①无意识障碍或意识障碍较轻的患者,IMV可显著减少非同步呼吸和人体对抗,从而减少镇静剂的用量;②长期使用机械通气者脱机时可选用IMV,通过逐渐减少机械通气的送气频率,相应地逐渐增加自主呼吸所承担的通气任务而锻炼呼吸肌,最终完成脱机任务。

由于IMV模式下机械通气的参数不能随通气需求的增加而上调,故有人认为对于呼吸肌麻痹者及中枢性呼吸抑制者仍以选用CMV/AMV模式较为可靠。

4.同步间歇指令通气(SIMV) SIMV是IMV模式进一步改进的通气模式。其基本特点与IMV相同。SIMV与IMV的不同之处在于通过巧妙的设计,呼吸机仅在患者自主呼气之后才会送气,从而避免了IMV模式下患者肺脏因同时接受自主呼吸所吸入的气体及呼吸机送入的气体而过度膨胀,发生各种并发症的危险性。

SIMV的适用范围与IMV相同,或者说只要需选用IMV时均应选用SIMV。实际上近年生产的呼吸机只设有SIMV模式,而不再有IMV模式了。临床实际工作中SIMV因其独特的优点而被广泛应用。

5.压力控制通气(PCV) 属定压型切换。其特点为预先设置气道峰值压力和通气频率。PCV不能随机体对通气需求的改变而改变通气频率。临床单独使用PCV者甚少,一般与PSV合用。

6.压力辅助通气(PSV) 属定压型切换。其特点为预先设置呼吸机送气时的气道峰值压力，通气频率则由患者通过自主呼吸触发机械送气而决定。因此，PSV 可随机体对通气需求的变化而改变通气频率，但同时也带来了触发不足或触发过度的问题。

PCV/PSV 模式由 PCV 提供基础的通气气道峰压和送气频率，PSV 则让患者在通气需求增加时可以通过自主吸气动作触发呼吸机送气而上调通气频率。

PCV/PSV 主要适用于辅助性的机械通气，PSV 尚可用于康复治疗及呼吸机脱机等。替代性的机械通气仍以选用 SIMV 或 CMV/AMV 者为多。

有些厂家出厂的呼吸机在操作面板上将 CMA 与 PCV 标记混用，将 AMV 与 PSV 标记混用，重点强调是控制型通气还是辅助型通气；而对于定容型切换或定压型切换则通过其他的按钮来确定。使用者应注意阅读其说明书。

7.呼气末正压(PEEP) 指呼气末仍维持低水平的正压。它既可与定压型切换模式合用，亦可与定容型切换模式合用，尚能在自主呼吸时应用。PEEP 与定压型或定容型正压通气合用称为持续气道正压通气(CPPV)，其中与 PCV/PSV 模式联合使用也称为双水平气道正压通气(BiPAP)；而在自主呼吸上加上 PEEP 称为持续气道正压(CPAP)。

PEEP 的主要效用为：①提高肺内气体交换效率，改善动脉血氧；②预防和治疗肺不张。

PEEP 的主要适应证为：①弥漫性肺部疾病致严重低氧血症者(如 ARDS)，有时 0.5kPa ($5cmH_2O$)的 PEEP 即可起到明显提高 PaO_2、降低 FiO_2 的功效；②对平卧的气管插管患者给予低水平(如 0.5kPa，即 $5cmH_2O$)的 PEEP 可明显减少肺不张的发病率。

PEEP 对机体的不利影响在于加剧一般正压通气使胸内压增高的效应，从而加重对循环系统的影响，增加发生气压伤的风险。

【正压通气的参数调节】

对使用正压通气的患者应进行密切的监测，根据各种资料来判断呼吸机参数是否适当，并进行相应调节，其中尤以动脉血气测定资料最为重要。以下参数值仅供一般情况下在开始应用呼吸机时参考使用，随后即应根据血气结果加以调节。

1.潮气量 7～10ml/kg，目前多主张开始时宜选用较小潮气量。

2.呼吸频率 16～20 次/分。

3.吸：呼比 1：1.5～1：3。

4.吸气压为 1～3kPa(10～$30cmH_2O$)，一般不宜超过 4kPa($40cmH_2O$)。无创通气时开始使用的压力应较低。

5.触发压为－0.2～－0.50kPa(－2～－$6cmH_2O$)，根据实际触发状态调节，尽量减少触发不足或触发过度。

6.PEEP 一般在 0.49～2.0kPa(5～$20CmH_2O$)范围内调节，在保证适当的 PaO_2 的前提下尽量用小参数。

7.FiO_2：一般不宜超过 0.6，在保证适当的 PaO_2 的前提下尽量使用较小的 FiO_2。

【通气机与人体的连接方法】

为了保证呼吸功能正常工作，呼吸机必须与人体相连接。目前常用的连接方式包括：

1.面罩连接呼吸机通过鼻罩或口鼻罩与患者相联，有人将它称为“无创伤性”连接，通过该连接方式进行的正压通气称为无创正压通气。

2.气管内插管连接：传统的气管内插管一般只能维持24～72h，限制了其应用。近年已普遍采用了低压气囊气管内插管，可持续使用数周甚至数月而不会对气管黏膜造成严重损伤，从而扩大了该方法的使用范围。

气管内插管的优点是：①连接较面罩可靠；②创伤性较气管切开小；③气囊除了起密闭气道的作用外，尚有阻挡上呼吸道及口腔分泌物进入下呼吸道的功效。该连接方法的缺点为：①与面罩相比患者有一定痛苦，多需使用镇静剂才能耐受，尤其是插管早期更为明显；②与气管切开相比清除下呼吸道分泌物较困难。

气管内插管可经鼻或经口插入。前者患者耐受性一般稍好一些，且便于清洁口腔，故需较长时间插管者多选用经鼻途径；经口插管一般仅限于患者鼻腔偏小，无法经鼻插入或插入后患者不能耐受时才选用。

气管内插管连接目前是病情较重的患者进行机械通气时较多选用的连接方法。

3.气管切开连接：以往由于气管内插管的维持时间短，需较长期行机械通气的患者均需行气管切开术。目前随着可长期使用的低压气囊气管内插管的普遍应用，需行气管切开者已明显减少，一般只在患者气道分泌物较多或较黏稠，经气管内插管不易清除时才考虑行气管切开术。

【无创正压通气】

无创正压通气与一般的正压通气（有创正压通气）的关键区别点在于其人-机连接方式的不同，无创正压通气采用鼻罩或口鼻罩进行人-机连接，而有创通气采用气管插管或气管切开进行人-机连接。近年来，无创正压通气在临床的应用价值受到高度重视。

（一）无创性人-机连接的特点

采用鼻罩或口鼻罩进行人-机连接的优点为：①简便易行；②患者多容易接受，常可不用镇静药物；③应用迅速，紧急情况下可立即应用该法，同时准备进行气管插管。

该连接方法的缺点为：①连接的可靠程度不如气管插管或气管切开，患者变动体位、张口呼吸（使用鼻罩时）等均可出现漏气而导致连接失败，严重影响呼吸机的工作效果；②与气管切开或气管插管相比，清除呼吸道分泌物较困难；③使用时间较长时易出现面部受压处皮肤损伤；④相当一部分患者可出现较明显的胃、肠胀气。

（二）无创正压通气常用模式

虽然从理论上说各种有创正压通气的模式均可应用于无创通气，但由于无创连接的特点（不紧密，多有漏气），在实际工作中最常使用定压型通气模式，例如多使用BiPAP模式或CPAP模式。虽然各种供有创通气使用的呼吸机都可以用于无创通气，但近年来制造厂家生产了许多专供无创通气使用的呼吸机，其特点是有较好的漏气补偿功能，可以纠正由于连接不够紧密、漏气而带来的问题；此外，这种呼吸机的触发灵敏度很高，“触停”灵敏度（即感受患者呼气动作而停止通气机送气的灵敏度）也很高，因而使用时同步性能较好，容易为患者接受。

（三）无创正压通气的适应证

1.阻塞性睡眠呼吸暂停综合征：现有资料表明，通过无创连接施行CPAP或BiPAP正压通气是治疗重度阻塞性睡眠呼吸暂停综合征最为有效的方法。

2.试用于尚不必立即施行有创通气的急、慢性呼吸衰竭的治疗如肺部感染、支气管哮喘等引起的急性呼吸衰竭以及COPD患者的慢性呼吸衰竭的急性发作。对病情较重者可先试用面罩连接,密切观察,无效时再改用气管插管或切开。实践证明,该法可使相当多的患者免受气管插管或气管切开之苦。

3.撤离有创机械通气过程中:可用于有创-无创序贯通气治疗,缩短有创机械通气的时间,从而减少相关的并发症发生率。

4.肺水肿的治疗:心源性和非心源性肺水肿都可以使用无创正压通气,常可取得显著疗效。

5.对病情较轻的患者行辅助通气或康复治疗:例如用于慢阻肺稳定期时,可以减轻呼吸肌的工作负荷,使呼吸肌得到休息的机会,有助于缓解患者呼吸肌疲劳,改善症状,提高生活质量。

6.由于无创连接可以迅速实施,对于急危重症患者,在情况紧急时应立即使用面罩连接,同时尽快完成气管插管,以尽量减少患者呼吸停止的持续时间。

(四)无创正压通气的禁忌证

1.绝对禁忌证

(1)心跳呼吸停止,或自主呼吸微弱。因为无创连接不够紧密,只适合对尚有一定自主呼吸功能的患者进行辅助性机械通气。对于自主呼吸停止,或自主呼吸很微弱者,应该使用气管插管或气管切开(有创连接)进行替代性机械通气。

(2)昏迷。

(3)误吸可能性高。

(4)合并其他器官功能衰竭(血流动力学不稳定、消化道大出血/穿孔、严重脑部疾病等)。

(5)面部创伤、面部手术后或面部畸形。

(6)经反复训练仍不能配合。

2.相对禁忌证

(1)气道分泌物多,或气道分泌物不易自主排除(如呼吸肌衰竭,无力咳嗽者)。

(2)严重感染。

(3)极度紧张。

(4)严重低氧血症[PaO_2<6.0kPa(45mmHg)],或严重酸中毒(pH≤7.20)。

(5)近期上腹部手术后(尤其是需要严格胃、肠减压者)。

(6)腹胀,经采用各种措施(如增强肠蠕动的药物、调解电解质平衡、胃管减压、肛管排气等)仍不能缓解者;或原无腹胀,在应用无创通气过程中出现较明显腹胀,经各种措施处理后仍不能缓解者。

(7)严重肥胖。

(8)上气道机械性阻塞。

有绝对禁忌证的患者应该忌用无创正压通气。然而,对于相对禁忌证尚有待进一步探讨。在有比较好的监护条件和经验丰富的单位,在严密观察的前提下,可以试用。

(五)无创正压通气的实施步骤

1.建立必需的工作条件和监护条件:有条件的单位以使用专用的无创呼吸机为好,没有专用无创呼吸机的单位也可以使用一般有创呼吸机代替，但应注意参数需要做适当的调整，如一般应使用定压切换模式，起始压力应小，触发灵敏度应较高。无论选用什么呼吸机，都要有可靠的温化和湿化设备，保证向患者输送的气体充分湿化，温度适宜。

2.做好患者的解释工作：与有创通气相比，无创通气更需要得到患者的理解和配合，因此，做好患者的解释工作直接关系到无创通气使用的成败，也是造成无创通气在不同医院使用成功率差异很大的一个主要原因。

3.选择和试配带合适的连接器：目前国内、外都生产了多种口鼻罩和鼻罩，连接性能、舒适性等差别很大，价钱差别也很大，使用者可根据具体情况选用。

4.开动呼吸机，设置参数，连接患者开始时参数要小，待患者逐步适应后再逐步加大参数。

5.严密监护：观察使用后的疗效以及有无腹胀、痰液潴留等问题发生。

【脱机】

1.脱机的适应证　当本文所述使用机械通气的条件已消失，病情稳定，患者有能力咳嗽以清除气道内分泌物时，即可考虑脱机。

2.脱机的步骤　对于短期使用机械通气者脱机多较容易，一般多于脱机后仍保留气管插管一段时间，观察各种指标，确认患者可完全依赖自主呼吸以满足机体的通气需求，并可有效地清除气道内的分泌物后，再拔除气管内插管。

对于长期使用机械通气者有时脱机十分困难。可选用 SIMV 或 PSV 通气模式，逐渐地减小机械通气的参数，从而逐步增加自主呼吸在满足机体通气需求中所占的份额，最终达到完全脱离机械通气的目的。

【注意事项】

1.为避免人机对抗，除采用 SIMV 模式外，对于气管插管或切开者应酌情选用镇静剂，如地西泮和苯巴比妥，必要时可使用静脉麻醉药如氯胺酮，或使用人工冬眠合剂。随着 SIMV 的使用，近年骨骼肌松弛剂已少用。

2.应充分清除气道分泌物以通畅气道。

3.呼吸机管道应定期更换，严格消毒，以尽量减少呼吸机相关肺炎的发生。

4.气管切开者对开口处应做好清洁消毒工作，定期更换内套管。

5.保证呼吸机所送气体的温化和湿化。

6.严密监护，严防意外脱机、脱管、管道内冷凝水大量灌入气道或其他事故发生。

7.严密监测患者的有关指标，适时调整有关参数。

【机械通气的某些进展】

近年来机械通气技术的发展十分迅速，以下简要介绍一些较受重视的问题：

1.吸：呼反比率通气　一般正压通气模式吸气时相均短于呼气时相，而该通气模式的吸气时相长于呼气时相。有认为该通气模式有助于提高肺内气体交换效率，临床多试用于 ARDS 经常规方法治疗效果不佳者。本法对循环系统功能的不利影响较大。

2.伴可容许性高碳酸血症的低潮气量通气　这是近年来提出且颇受重视的一个观点。高潮气量通气可造成气胸和纵隔气肿等肺容积伤，且可引起肺内炎症介质和细胞因子的释放，导致 VALI 或 VILI。小潮气量通气有助于避免上述问题。对于因潮气量降低而发生的 CO_2 潴留，只要其水平在可容许范围之内即可不做特殊处理。但目前对于“可容许范围”的具体数值尚无统一意见，需视具体病情而定。

3.液态通气　本法将相当于患者功能残气量的液态过氟碳经气管注入患者肺内，患者平静吸气末时肺内为气-液共存状态，平静呼气末时肺内仅有过氟碳液体。该液体的气体溶解性甚高，表面张力较低，且易于蒸发呼出，尚未发现对人体有害，理论推测及动物实验均表明可促进肺部气体交换，减轻肺不张。临床目前主要试用于较严重的 ARDS 患者。

4.压力调节容量控制通气　为新一代智能化通气模式，其特点为预置通气机的潮气量，在每一吸气过程中机器自动测定胸肺顺应性，据此确定下一次送气时为达到预置潮气量所需的送气压，与一般容量控制型模式相比，该模式吸气时产生同样潮气量的气道压较低。

5.容积支持通气　亦为新一代智能通气模式，预设每分钟通气量后，患者通过自主呼吸触发呼吸机送气，呼吸机自动测定每一次通气时的胸肺顺应性，据此自动调节下一次吸气时的压力支持水平，以维持潮气量相对恒定。

6.“肺开放”策略　“肺开放”指让肺内萎陷的肺泡都打开，并能保持于开放状况，这样，既可以提高肺内气体交换效率，又可以避免因肺泡在反复开放和关闭过程中受机械性剪切力作用而产生损伤。一般使用较高的呼吸机送气压[如 3.92～5.88kPa(40～60cmH_2O)]，并保持一段时间(如数分钟)，从而达到使萎陷的肺泡开放的目的，随后再使用 PEEP 维持肺泡开放状况。也有人对此有疑虑，担心较高的气道压有可能会导致肺损伤。

(李燕燕)

第二十章 氧气疗法

通过增加吸入氧浓度来纠正患者缺氧状态的治疗方法即为氧气疗法(简称氧疗)。合理的氧疗使体内可利用氧明显增加,并可减轻呼吸做功,降低缺氧性肺动脉高压,减轻右心负荷。

一、适应证

一般而言,只要动脉血氧分压(PaO_2)低于正常即可开始氧疗,但在实践中往往采取更严格的标准。对于成年患者,特别是慢性呼吸衰竭患者,当 PaO_2<60mmHg 时是比较公认的氧疗指征。而对于急性呼吸衰竭患者,氧疗指征应适当放宽。

1.不伴 CO_2 潴留的低氧血症 此时患者主要问题为氧合功能障碍而通气功能基本正常。予以高浓度吸氧(>35%),使 PaO_2 提高到 60mmHg 或经皮血氧饱和度(SpO_2)达 90%以上。

2.伴有 CO_2 潴留的低氧血症 CO_2 潴留是通气功能不良的结果。慢性高碳酸血症患者的呼吸中枢化学感受器对 CO_2 反应性差,呼吸主要靠低氧血症对外周颈动脉窦、主动脉体的化学感受器的刺激来维持。若吸入高浓度氧,使血氧迅速上升,解除了低氧对外周化学感受器的刺激,便会抑制患者呼吸,造成通气状况进一步恶化,CO_2 潴留加重,严重时陷入 CO_2 麻醉状态。因此,应予以低氧流量(<35%)持续吸氧,控制 PaO_2 于 60mmHg 或 SpO_2 于 90%左右。

二、吸氧装置

1.鼻导管或鼻塞

(1)主要优点为简单、方便,不影响患者咳嗽、进食、说话。缺点为氧浓度不恒定,易受患者呼吸影响;烦躁不安或神志不清的患者易脱出,易被鼻腔分泌物阻塞;高流量时对鼻黏膜局部有刺激,氧气流量一般限定在 7L/min 以内。

(2)吸入氧浓度与氧流量的关系 FiO_2(%)=21+4×给氧流量(L/min)。

(3)氧流量>6L/min 后,增加氧流量也无法提高 FiO_2,此时应选用氧气面罩或储氧面罩。

2.简单面罩

(1)供氧管直接与面罩相连,供氧浓度可达 0.4 以上。缺点是面罩需贴紧面部以防止漏气,长时间佩带会引起不适,影响咳嗽、进食等,睡眠变换体位或烦躁不安时易脱落或移位,患者呕吐时易发生呕吐物误吸。

(2)为防止重复呼吸,氧流量需达 5～6L/min。

3.Venturi 面罩

(1)根据 venturi 原理制成。供氧管与面罩之间由一个带侧孔的狭窄孔道相连接,侧孔大小可调。氧气流经狭窄孔道时产生负压,吸引一定量的空气经侧孔进入面罩,与氧气混合后保持固定比例。调整侧孔大小或氧流量就可改变空气与氧气的混合比例,进而改变吸入氧浓度。

(2)对于多数患者而言,射人面罩的气体流速能够超过患者的最高吸气流速,单位时间内的射人流量超过患者吸入潮气量,所以提供的氧浓度不受患者呼吸影响,可保持在较恒定水平。并且高流速气体在面罩内的冲刷作用使 CO_2 难以滞留,基本无重复呼吸。面罩不必与面部紧密接触。但仍对咳嗽、进食有一定影响。

4.储氧面罩

(1)在简单面罩上加装一体积约 600～1000ml 的储气袋而成。欲使储氧面罩充分发挥作用,需要使面罩与患者面部紧密贴合。

(2)该面罩与鼻面部贴合后,不仅能够储氧,还可能造成 CO_2 的积聚。为了避免 CO_2 的积聚,必须由足够的氧流量将其冲出,因此该装置所要求的氧流量一般不低于 5L/min。

(3)面罩上以及面罩与储气袋之间无单向活瓣为部分重复呼吸面罩,有单向活瓣则为非重复呼吸面罩。非重复呼吸面罩对促进 CO_2 的排出和提高 FiO_2 具有重要作用。

(4)理论上该面罩 FiO_2 可达 1.0,但由于面罩与面部难以完全密闭、少数患者吸气流速较高等原因,该面罩的实际 FiO_2 仅为 0.7 左右。

三、注意事项

1.密切监测氧疗效果

(1)呼吸系统监测(RR、SpO_2 等)。

(2)循环系统监测(HR、BP 等)。

(3)动脉血气监测等。

2.积极氧疗后效果较差者,应及早行无创甚至有创正压通气。

3.在基本保证氧供的前提下,避免长时间高浓度吸氧($FiO_2>0.5$),防止氧中毒。

4.注意吸入气体的湿化。

5.预防交叉感染,吸氧装置需定期消毒。

6.注意防火。

(赵 卉)

第二十一章　湿化和雾化治疗

湿化治疗是应用湿化器产生水蒸气，提高吸入气中水蒸气的含量，达到湿化气道、稀化痰液的目的；雾化治疗是用雾化装置将药物或水分散成雾粒或微粒悬浮于气体中吸入肺部起湿化和治疗作用。

一、湿化治疗

【适应证】

1.高热、脱水。

2.呼吸急促或过度通气。

3.吸入气体过于干燥，如吸纯氧。

4.气管旁路(如气管插管或气管切开)。

5.痰液黏稠或咳痰困难。

6.其他，如夜间或呼吸冷空气诱发哮喘者；低温冻伤者。

【常用湿化器】

1.气泡式湿化器　通过此种湿化器经水下导管将气流分散成小气泡，增加气水接触面积以提高气体相对湿度，此方法在低流量导管氧疗中最常用。

2.热湿化器　通过电热装置增加水温使水蒸发，再由流经水面的气流将水蒸气输出，再给患者吸入，也可通过连接面罩或呼吸机进行湿化。有时可在水中加入安息香酊、鱼腥草素等，对呼吸道黏膜有一定的消炎和祛痰作用。

【常用湿化剂】

蒸馏水、高渗盐水、生理盐水、0.45%盐水(较常用)。如已行气管插管或切开的患者每日湿化不应少于200ml，视病情还应增加。

二、雾化治疗

雾化吸入作用迅速，药物剂量小，全身副作用小。其效果与雾化装置有关，由雾化器产生的雾粒以直径1～5μm微粒最理想，可降落于各级气道及肺泡，达到最佳效果。

【常用雾化装置】

1.定量手压式气雾器(MDI) 此方法是将雾化液置于有助动剂雾化器中,其内腔为高压,倒置向下用拇指按压顶部,喷嘴可定量喷出药雾。有携带方便,无继发感染等优点。约10%药液能沉降在肺内,但需患者配合。正确的吸入方式很重要。摇匀、呼气、将喷嘴放入口内,以慢速度深吸气,同时指压喷嘴,吸气末屏气10s,然后缓慢呼气,休息1~3min可再重复吸入。可应用于任何药物吸入。婴幼儿、老弱患者协调动作困难的可将MDI与储雾罐相连接,患者吸罐内药物,可提高吸入效果。

2.干粉吸入器 有都保、准纳器等,将带有药粉装置胶囊置于吸入器中,通过针刺使胶囊开放而后吸入,较易掌握,如色甘酸钠干粉吸入、皮质激素吸入等。

3.雾化器 有喷射式雾化器及超声雾化器两类。喷射式系通过压力泵或高压氧为动力通过雾化器而发生雾化。超声雾化器系通过超声发生器产生高频振荡,使液体分为雾粒,吸入可达到末梢气道。各种雾化器的质量,直接影响药物的疗效。

【临床应用范围】

1.气道阻塞性疾病,如哮喘、COPD患者吸入β_2受体激动剂、皮质激素、异丙阿托品、色甘酸钠等药物。

2.肺部感染性疾病,可雾化吸入化痰祛痰剂或抗生素。前者主要有蒸馏水、0.45%盐水、生理盐水、2%~4%碳酸氢钠溶液等,其他尚有α糜蛋白酶5mg加生理盐水10ml,每日2~3次;20%痰易净溶液5~10ml,每日3~4次。抗生素则可选用青霉素10万~20万U、丁胺卡那霉素0.2g或制霉菌素5万U加生理盐水30~50ml,每日3~4次。

三、湿化、雾化的不良反应及注意事项

1.干结的分泌物吸湿后膨胀可引起气道阻塞,因此,对体虚弱,咳嗽无力者,雾化吸入后要鼓励并帮助患者排痰。

2.过度吸湿后可能增加全身水负荷,引起水中毒,加重脏负担,故婴幼儿及心肾功能不全者要注意。过度湿化还可发支气管痉挛,引起肺泡萎缩或肺顺应性下降。

3.监测吸入气温度,防止温度过高引起气道烧伤,体温加,呼吸急促等。温度过低可致支气管痉挛,寒战反应等。

4.定期消毒装置,防止交叉感染。加强患者口腔护理。房环境定期消毒。

5.注意吸入药物的各种不良反应。

(齐 婧)

第二十二章 营养支持治疗

呼吸系统疾病患者的营养障碍问题较普遍，咳嗽、痰量较多、喘息、呼吸困难、呼吸衰竭、感染以及严重并发症均可影响营养与代谢情况，可能存在营养风险，也可能存在营养不良（在此是指营养不足），从而加重原发病，增加并发症，影响患者结局。医护人员应对呼吸系统疾病的患者进行营养风险评估与监测，采取合理临床营养治疗方案，纠正患者的营养状况，有助于缓解病情，恢复肺功能，对临床结局的改善有一定的影响。因此，营养支持是治疗呼吸系统疾病患者不可缺少的一部分。

第一节 营养不良对呼吸系统的影响

营养不良对成人呼吸系统的直接影响，由于难于满足实验条件，缺乏系统资料。较多的临床资料证实营养不良可导致呼吸系统结构与功能异常。

营养不良降低呼吸肌的肌力与耐力，使呼吸肌容易出现疲劳，发生或加重呼吸衰竭。对于热量摄入不足的重症患者，能量的来源是蛋白质分解与糖异生。蛋白质能量营养不良会影响骨骼肌体积和功能。膈肌与肋间肌正是有被分解危险的骨骼肌。在健康或者疾病状态下，营养不良都会消耗膈肌，降低膈肌质量。对没有肺部疾病的营养不良患者的研究发现，营养不良可导致呼吸肌肌力下降 37%，最大通气量下降 41%，肺活量下降 63%。通气动力降低的后果包括有效咳嗽的减少以及无法排除呼吸系统的分泌物，导致肺不张，出现肺炎。血浆白蛋白的减少，难以维持正常的血浆胶体渗透压组织间隙水肿，肺的含水量增加，影响氧的弥散功能。若营养不良得不到控制，呼吸衰竭是必然的结果。对于机械通气的患者，可能延长机械通气及在 ICU 住院时间，增加患者出现不良后果的风险，增加住院费用，延长康复的时间。

营养不良动用了体内的脂肪库，脂肪成为能量的重要来源，血浆中的游离脂肪酸和甘油水平增高，脂肪酸经过连续的氧化过程生成酮体：乙酰乙酸、β-羟丁酸与丙酮，大量的酮体可造成代谢性酸中毒，加重呼吸系统的负担，代偿性的过度通气，出现呼吸性碱中毒。

营养不良使免疫球蛋白的合成减少，分泌型 IgA 下降，补体系统活性降低，中性粒细胞杀菌活性减退，血液淋巴细胞减少，机体免疫功能下降，呼吸系统组织的防御与修复功能减退，使呼吸系统感染难以控制或出现新的感染。持续的营养不良将改变宿主的免疫应答，可能增加呼吸系统感染的几率。伴随着细胞免疫功能的降低，免疫球蛋白会发生转换，表面活性物质减少，肺损伤后的修复能力降低，感染更难以控制。

电解质紊乱亦影响呼吸功能。如低磷血症影响红细胞代谢，降低对运输氧的能力，还直接影响骨骼肌功能而导致呼吸衰竭。

营养不良时体内激素水平分泌异常，如交感神经-肾上腺髓质兴奋，体内应激性激素大量产生，胰高血糖素、糖皮质激素等增加，肝糖原分解，糖异生作用增加，组织对糖的利用障碍，血糖升高常见，容易发生感染，甚至感染迁延不愈。

营养不良时胃肠道屏障功能减弱，肠道通透性增加，肠内细菌移位，导致肠源性感染，甚至诱发多器官功能障碍。

（李燕燕）

第二节　常合并营养不良的呼吸系统疾病

一、慢性阻塞性肺疾病(COPD)

营养不良(指营养不足)已经被证明是COPD的一种并发症。营养不良的发生率从19%～74%不等，而在住院的COPD伴急性呼吸衰竭患者，营养不良的发生率更高。

(一)发生机制

COPD患者营养不良确切发生机制尚不清楚，目前研究显示主要有以下几种原因。

1.营养底物比例不合理与摄入不足　有调查显示：COPD病人膳食中碳水化合物、脂肪、蛋白质、微量元素与维生素等营养成分摄入不足，以低体重组更为明显。三大营养底物比例不够合理，碳水化合物比例过高。以碳水化合物为主的膳食中CO_2生成量将明显升高进一步加重COPD患者的呼吸负担。因此，对呼气流速受限的COPD患者，膳食中碳水化合物的增加可能诱发或加重高碳酸血症，导致呼吸衰竭的发生。COPD患者，由于咀嚼、吞咽与餐后胃部的充盈可能对呼吸产生影响，诱发或加重呼吸困难，反过来再影响膳食的摄入、消化和吸收。摄入不足、营养不良与呼吸困难三者互为因果形成恶性循环。摄入不足蛋白质与热量可以导致及加重免疫功能低下与呼吸肌功能障碍的发生，而这些情况会增加机械通气的可能性。在不能脱机的患者中，可看到营养不良所造成的影响。如果没有足够的营养底物作为能源，急性加重期COPD患者的炎症反应会导致明显的蛋白质分解，从而损伤呼吸肌，可能会影响患者成功脱机。

2.能量消耗增加　营养不足总是在能量的消耗大于能量的摄入时发生。COPD患者气道阻力增加和胸肺有效顺应性下降，呼吸功增加，同时由于肺的过度充气，使膈肌的收缩效率降低，COPD患者用于呼吸的耗能较正常人高。

3.机体分解代谢增加　COPD患者痰量多，也是氮丢失的一个途径。COPD急性发作时，高分解代谢为特点，尤其蛋白分解显著，加重肌肉萎缩与无力。

4.药物的影响　尤指糖皮质激素的应用，它抑制蛋白合成，促进蛋白分解，导致肌肉萎缩，呼吸肌肌力与耐力下降。然而，小剂量激素的不良反应存在争议，它可能对呼吸肌群无明显影响。

（二）营养支持治疗的建议

不需要机械通气的营养不良的COPD患者在静息时需要的能量是增加的，大约比Harris-Benedict公式预测的值增加15%。

近10年来的研究没有证据提示，COPD伴呼吸衰竭的患者需要特殊的肠内营养与肠外营养配方。与其他重症患者一样，应该尽早利用肠内途径给予营养治疗。在实施肠内营养支持时要监测胃肠的耐受性。

二、急性肺损伤(ALI)或急性呼吸窘迫综合征(ARDS)

急性肺损伤或急性呼吸窘迫综合征患者暂时营养状态尚可，但处于高分解代谢状态时，可存在严重营养不良。若忽略对ALI/ARDS患者的营养治疗，将影响预后。

（一）ALI/ARDS患者的代谢特点

1.糖代谢　ALI/ARDS患者在应激期交感神经-肾上腺髓质兴奋，激素分泌失调，糖异生作用增加，组织对糖的利用受到抑制，应激时糖的生成速度由2mg/(kg·min)增加至5mg/(kg·min)。应激时所产生的大量糖皮质激素与生长激素对胰岛素有一定的拮抗作用，可出现胰岛素耐受现象。

2.蛋白质代谢　高分解代谢使蛋白质热能增加，尿素氮排出增加，出现负氮平衡，肌肉蛋白的消耗增多，进一步影响呼吸循环功能。

（二）营养建议

高通透性肺水肿是ALI/ARDS的病理生理特征，肺水肿的程度与ALI/ARDS的预后呈正相关，因此，通过积极的液体管理，改善ALI/ARDS患者的肺水肿具有重要的临床意义。液体潴留和肺水肿在ARDS的患者中十分常见，并且与不良的临床预后相关。正因为这个原因，有人建议对于必须要容量限制的患者，应该使用一种高能量密度营养配方(如1.5～2kcal/ml)。

免疫增强饮食已经出现了10年多了。多数研究者认为使用ω-3多不饱和脂肪酸能够对下调炎症反应起一定作用。ω-3通过在细胞膜上与花生四烯酸竞争环氧化酶代谢而增强免疫系统。Morlion等人发现，1∶2的比例似乎能将脂质介质的合成调整到最佳方式。已经发生ALI/ARDS，或有发生ALI/ARDS危险的患者，都是ω-3脂肪酸补充配方的适用者。

Metnitz及其助手们发现ARDS患者的抗氧化功能处于严重的被抑制状态。他们推测，在常规的肠内和肠外营养液中含有的各种各样的抗氧化剂可能无法再恢复抗氧化的能力。虽然需要进一步的研究来更好地确定补充营养物中抗氧化剂的最佳方案，但是我们已经知道补充维生素A、C和E的确是有益处的。

三、肺癌

营养不良是肿瘤患者常见的合并症。肺癌是营养不良发生率最高的3类肿瘤之一，尤其在晚期肺癌患者中营养不良发生率可达61%。营养不良对肿瘤患者可以产生多种负面影响，表现为：病死率提高、手术风险增加、术后并发症发生率增加、对化疗或放疗的耐受性下降和生活质量下降。

（一）肺癌患者营养不良的主要原因

有以下几个方面：

肿瘤本身的影响。患者常合并厌食、味觉异常、恶心、呕吐、消化道吸收功能障碍甚至梗阻，导致营养物质摄入量明显减少；能量消耗异常，包括消耗增加和低效率的能量利用，如乳酸循环、胰岛素抵抗、氨基酸糖异生及脂肪酸分解增加等是造成营养不良的另一个重要原因；抗肿瘤治疗对机体的营养状况也可产生不良影响，手术治疗可导致高代谢，氮大量丢失，同时机体对能量的需求进一步增加，放化疗可造成患者摄入减少和消化道吸收能力下降，并影响合成代谢，而消化道的并发症更加重患者的营养不良。许多学者均认为，恶性肿瘤病人机体代谢率增高是导致机体进行性热卡缺乏和自身组织不断消耗，最终导致营养不良的主要原因之一。全身化疗作为肺癌多学科综合治疗中的一个重要环节，但许多患者在这期间由于化疗引起的消化道不良反应及疾病本身原因常有不同程度的营养不良。手术也是治疗肺癌的一种重要手段，手术本身是一种创伤，一种应激，尤其是开胸手术，使葡萄糖、蛋白质、脂肪等三大物质的代谢处于分解亢进，合成减少状态，出现营养不良。

恶性肿瘤细胞通过糖酵解获取能量被认为是恶性肿瘤细胞代谢的一个重要特征。

恶性肿瘤病人蛋白质代谢改变主要表现为骨骼肌萎缩、低蛋白血症、内脏蛋白消耗、蛋白质合成减少和分解增加、蛋白转化率升高、血浆氨基酸谱异常及机体呈现负氮平衡。肌肉组织萎缩是癌症恶病质最显著的表现特征，恶性肿瘤病人内源性氮丢失首先表现为骨骼肌降解，其后才是内脏蛋白的耗竭。肌肉的消耗降低了病人的活动度，危及呼吸功能，导致免疫功能下降，影响治疗结果和预后。

脂肪消耗成为肿瘤恶病质的主要特征之一。研究发现，肿瘤病人的脂肪代谢变化在肿瘤发生的早期即已存在，肿瘤病人在体重丧失前就已存在游离脂肪酸活动增加现象，即使给予外源性营养支持，也不能抑制体内脂肪的持续分解和氧化。事实上，在荷瘤状态下脂肪酸是宿主利用的主要能源物质，宿主和肿瘤对脂类的利用均增加。脂肪分解增加时，部分由脂肪分解而来的脂肪酸再酯化为三酰甘油，表现为三酰甘油和脂肪酸循环增强，该循环过程需要消耗能量，导致机体的能量消耗增加，也可能是间接导致机体组织消耗的原因。

肺癌病人体内三羧酸循环增加，葡萄糖和蛋白质转化增加，脂解作用增强，糖原合成加速等耗能过程是癌症病人机体代谢率增高的病理基础。从能量平衡的角度来说，恶性肿瘤病人的营养不良更大的可能是由于能量消耗增高所致。

（二）营养建议

Harris-Benedict公式是目前应用最为广泛的能量预测公式。由于肿瘤细胞代谢需要摄取大量葡萄糖，且以葡萄糖为唯一供能物质，而正常细胞除葡萄糖外还可以以脂肪、蛋白质为底物产能，因此，要控制葡萄糖供给。

ω-3多不饱和脂肪酸对肿瘤及其恶病质具有一定的治疗效果，其可能机制在于：①抑制促炎促增殖物质合成；②调节癌基因的表达来抑制肿瘤细胞生长；③修复程序性细胞凋亡；④抑制肿瘤血管生成；⑤介导肿瘤细胞分化。

四、肺移植

（一）病理生理

对于终末期肺疾病的患者，肺移植是一种得到认可的手段。等待肺移植的患者往往是确诊为COPD、特发性肺间质纤维化、原发性肺动脉高压或囊性纤维化患者。已经证明，去脂肪体重的丢失是导致等待肺移植或移植后死亡率增高的一个危险因素。

（二）营养建议

很少有文献提到关于这些患者是否有特殊的营养需求方面的问题。然而，大多数等待肺移植的患者都处于营养不良的状态。在一个对78位等待肺移植的患者的研究中，发现营养缺失的患者普遍存在，54％的患者的理想体重（IBW）＜90％，49％的患者体重指数（BMI）＜$20kg/m^2$。利用两个标准进行分析，即体重＜90％和肌酐，身高指数（CHI）＜60％，可以预估，72％的等待肺移植的患者存在着严重的营养消耗。对囊性纤维化的患者的研究发现，应用长期的夜间肠内营养能使患者的体重有显著的增加，从而可以改善患者的肺功能。

手术应激、免疫调节药物的使用、术后并发症和急性排异反应都会影响蛋白质和能量的需求。手术伤口、引流、瘘管和激素导致的分解代谢都会引起蛋白质需求的增加。建议移植后立即给予蛋白质1.5～2.0g/（kg·d），并随着激素降到维持剂量水平时，将蛋白减量至1g/（kg·d）。推荐保守地给予碳水化合物，以避免产生代谢性并发症。

（李燕燕）

第三节 住院患者营养状态评价的方法

营养评定是通过人体组成测定、人体测定、生化检查、临床检查及多项综合营养评定方法等手段，判断人体的营养状况，确定营养不良的类型及程度，估计营养不良所致后果的危险性，并监测营养支持治疗的疗效。

从20世纪70年代开始，营养状态评定方法得到较大发展。其中体重指数（BMI）为应用较广泛的指标。除了BMI、皮褶厚度、上臂肌围及各种生化检验指标之外，近30年来又发展出多种综合营养评定方法，如主观全面评定（SGA）、微型营养评估（MNA）、欧洲营养风险筛查（NRS2002）等。目前，所有营养状态评定指标对患者营养状态的评估均无特异性。尽管这些参数就营养状况而言并非敏感的或特异指标，但是很多参数确实能够为我们提供一些有用的预测性的信息。

（一）人体测量

常用的人体测量指标：体重、BMI、三头肌皮褶厚度及上臂肌围。

1.体重 体重是营养评定中最简单又直接的指标。是历史上沿用已久且目前在临床实践中经常使用的营养评定指标。体重的测定须保持时间及衣着等条件的一致性，对于住院患者应选择晨起空腹，排空大小便后，穿内衣裤测定。短期体重的变化是反映体液平衡的指标。较长期的变化反映了真正组织的重量。应将体重变化的幅度与速度结合起来考虑，连续3个月以上体重下降提示营养不良，轻度（＜5%）至重度（＞10%）不等。目前对体重指标一般的认识是：体重下降是营养不良重要的指标之一，但应结合内脏功能的测定指标。对以下特定情况，测定体重时应加以注意：病人出现水肿及腹水时；巨大肿瘤或器官肥大；利尿剂的使用会造成体重丧失的假象；如果每天体重改变大于0.5kg，往往提示是体内水分改变的结果，而非真正的体重变化。

2.*体重指数*（BMI） 这是目前常用的体重/身高关系指数。BMI被认为是反映蛋白质能量营养不良以及肥胖症的可靠指标。

BMI＝体重(kg)/身高(m^2)，20～25：正常；＞30：肥胖；18～20：营养不良可能；＜18：营养不良。

3.*三头肌皮褶厚度*（TSF） 被测者上臂自然下垂，取左（或右）上臂背侧肩胛骨肩峰至尺骨鹰嘴连线中点，于该点上方2cm处，测定者以左手拇指与食指将皮肤连同皮下脂肪捏起来呈皱褶，捏起处两边皮肤须对称。然后，用压力为$10g/mm^2$的皮褶厚度计测定。

4.*上臂围*（AC）*与上臂肌围*（AMC） 测量上臂围时，被测者上臂自然下垂，取上臂中点，用软尺测量。AMC可间接反映体内蛋白质贮存水平。可由AC值换算求得，即AMC(cm)＝AC－3.14×TSF。结果评定AMC的正常参考值男性为24.8cm，女性为21.0cm。实测值在正常值90%以上为正常；正常值80%～90%时，为轻度营养不良；60%～80%时，为中度营养不良；小于60%时，为重度营养不良。

这些值对于身体的急性变化的敏感性不高，而且该值在液体复苏可由或患者存在水肿时的意义将受到更大的限制。体重急性变化大部分应归因于细胞外液的变化，并不能真正反映患者的营养状态。但是体重的连续变化情况能够为患者在住院和恢复期的整个过程中提供有效的营养状态评价的数据。皮褶厚度与上臂肌围反映患者体脂与肌肉储存情况。无论营养状况如何，卧床本身即可导致肌肉的丢失或萎缩。综上所述，人体测量指标反映了人体组成和器官功能的慢性变化，对于急性患者并不是评价患者营养状况最佳指标。

（二）生化检查

包括营养成分的血液浓度、营养代谢产物的血液与尿液浓度、与营养素吸收和代谢有关的各种酶的活性测定等。

1.*血清白蛋白* 它只反映疾病的严重程度，而不是营养不良的程度，当然，能量与蛋白质摄入不足不利于急性期患者血清白蛋白水平的恢复。由于体内分布的变化与血液稀释，血清白蛋白浓度降低。白蛋白的半衰期长达18天，因此代谢对其浓度的影响需较长时间才能表现出来。

2.*前白蛋白与转铁蛋白* 它们的半衰期分别是2天与7天，与白蛋白一样受分布与稀释的影响，但可能比白蛋白更有效反映营养状况。

（三）临床检查

通过病史采集及体格检查来发现营养素缺乏的体征。

(四)主观全面评定(SGA)

SGA 是由 Detsky 等最早于 1987 年提出,其特点是以详细的病史与临床检查为基础,对近期体重指数变化、饮食改变、胃肠道症状、活动力的改变、应激反应、肌肉消耗、三头肌皮褶厚度、踝关节水肿 8 个部分进行分级,是临床上用于评价营养状态的可反复使用的有效方法。相对而言,SGA 的特异性比敏感性强,因此,可能忽略一些轻度的营养不良。分为 A、B、C 三级,A 级:营养状况良好,体重下降<5%,饮食无变化,无消化道症状,无明显乏力,活动量正常,皮下脂肪、肌肉消耗程度不明显,无水肿;B 级:轻中度营养不良,体重下降 5%～10%,饮食减少但不明显,偶有消化道症状,明显乏力,活动量减少,皮下脂肪、肌肉消耗程度为轻中度,踝部和(或)胫部出现水肿;C 级:重度营养不良,体重下降>10%,饮食明显减少且持续 2 周以上,消化道症状频繁发生或持续 2 周以上,严重乏力活动不便,多卧床,皮下脂肪、肌肉消耗明显,病人全身水肿。SGA 为美国肠外肠内营养学会推荐使用的营养筛查工具。

(五)欧洲营养风险筛查 2002(NRS 2002)

2002 年欧洲肠外肠内营养学会提出营养风险概念,即现存或潜在营养和代谢状态所致的疾病或手术后出现相应临床结局的可能性,并推出了用于成人住院患者营养风险筛查的工具 NRS 2002。NRS 2002 采用了 BMI 为指标。2002 年中国肥胖问题工作组根据 1990 年以来中国 13 项流行病学调查数据得出中国人 BMI 正常值 $18.5kg/m^2$<BMI<$24kg/m^2$。NRS 2002 包括 4 方面内容:①原发病对营养状态影响的严重程度;②近 3 个月体重的变化;③近一周体重摄入量的变化;④BMI。通过床旁问诊和简单人体测量即可评定。同时把年龄作为营养风险的因素之一,如果年龄大于或等于 70 岁,判定营养风险程度为 1 分。同时将评分大于或等于 3 分作为评定存在营养风险的指标,应制订营养治疗的计划,给予营养治疗;小于 3 分,对患者每周进行一次营养风险筛查。中华医学会肠外与肠内营养学分会推荐用 NRS 2002 作为住院患者营养风险筛查的首选工具。

(李燕燕)

第四节　营养支持治疗

20 世纪 60 年代末,肠外营养(PN)与肠内营养(EN)相继应用于临床,取得了明显的效果,使许多病人得到康复。近年来,有学者认为,营养既然有免疫调控、减轻氧化应激、维护胃肠功能与结构、降低炎症反应、改善病人的生存率等作用,不应再称为营养支持,而宜改称营养治疗更为合适。2009 年,美国肠外肠内营养学会发表的有关指南,已用上了营养支持治疗一词。

一、营养支持治疗的成分

(一)能量

关于能量,必须考虑两方面:即总能量与所供能量中不同的底物比例。

慢性心肺疾病患者普遍存在蛋白能量营养不良，在慢性阻塞性肺疾病(COPD)患者中，70%有近期体重下降，50%人体测量指标的异常。

能量的估算。补充合适的能量是营养支持治疗的基础，能量不足不能为机体提供足够的能源用以维持或修复组织器官的结构和功能，过高的能量也并非有益，会导致代谢并发症。

每日基础能量消耗(BEE)的计算。

Harris-Benedict 公式：

男性：BEE＝66＋13.7×W＋5×H－6.8×A(kcal/d)

女性：BEE＝665＋9.6×W＋1.7×H－4.7×A(kcal/d)

W：体重(kg)；H：身高(cm)；A：年龄(岁)

静息能量消耗(REE)的计算。

Weir 公式：

REE＝(3.94×氧耗量＋1.106×二氧化碳产生量－2.17×尿氮)×1440

在应用此法时，需要仪器设备测量氧耗量及二氧化碳产生量，临床应用时有一定的局限性。引入应激系数计算 REE，REE＝BEE×应激系数。稳定期 COPD 患者应激系数 1.0～1.1，急性期 1.25～1.3，机械通气时 1.5～1.6。

每日能量总需求约等于 REE，肌肉活动(包括机械通气时呼吸肌被动运动，下床，行走，烦躁等)所需能量增加 10%～25%；体温每升高 1℃增加 5%～10%。

碳水化合物：碳水化合物是非蛋白质热量(NPC)的主要部分，临床常用的是葡萄糖。葡萄糖能够在所有组织中代谢，提供所需要的能量，是蛋白质合成代谢所必需的物质，是脑神经系统、红细胞等所必需的能量物质，每天需要量＞100g。其他如果糖、山梨醇、木糖醇等亦可作为能量的来源，其代谢过程不需要胰岛素的参与，但代谢后产生乳酸、尿酸，输注量过大将发生乳酸(果糖、山梨醇)或尿酸(木糖醇)血症。

过多热量与葡萄糖的补充，增加 CO_2 的产生，增加呼吸肌做功、肝脏代谢负担和淤胆发生等。总之，葡萄糖的供给应参考机体糖代谢状态与肝、肺等脏器功能。随着人们对严重应激后体内代谢状态的认识，降低非蛋白质热量中的葡萄糖补充，葡萄糖：脂肪比例保持在 60∶40～50∶50，以及联合强化胰岛素治疗控制血糖水平，已成为重症病人营养支持的重要策略之一。

葡萄糖是主要的碳水化合物来源，一般占非蛋白质热量 50%～60%，应根据糖代谢状态进行调整。

(二)脂类

脂肪乳剂是 PN 支持的重要营养物质和能量来源，提供必需脂肪酸并携带脂溶性维生素，参与细胞膜磷脂的构成。脂肪可供给较高的非蛋白质热量。长链脂肪乳剂(LCT)和中长链混合脂肪乳剂(MCT/LCT)是目前临床上常选择的静脉脂肪乳剂类型，其浓度有 10%、20%和 30%。LCT 提供必需脂肪酸(EFA)，由于 MCT 不依赖肉毒碱转运进入线粒体，有较高氧化利用率，更有助于改善应激与感染状态下的蛋白质合成。危重成年病人脂肪乳剂的用量一般可占非蛋白质热量(NPC)的 40%～50%，1.0～1.5g/(kg·d)，高龄及合并脂肪代谢障碍的病人应减少脂肪乳剂补充量。脂肪乳剂须与葡萄糖同时使用，才有进一步的节氮作用。此外，脂肪乳剂单位时间输注量对其生理作用亦产生影响。研究表明，脂肪乳剂输注速度＞0.12g/(kg·h)

时，将导致血管收缩的前列腺素（PGF2α，TXA_2）水平增加。关于脂肪乳剂静脉输注要求，美国 CDC 推荐指南指出：含脂肪的全营养混合液应 24 小时内匀速输注，如脂肪乳剂单瓶输注时，输注时间应＞12 小时。

脂肪补充量一般为非蛋白质热量的 40%～50%；摄入量可达 1.0～1.5g/(kg·d)，应根据血脂廓清能力进行调整，脂肪乳剂应匀速缓慢输注。

（三）氨基酸与蛋白质

一般以氨基酸液作为补充 PN 蛋白质的来源，静脉输注的氨基酸液含有各种必需氨基酸（EAA）及非必需氨基酸（NEAA）。EAA 与 NEAA 的比例为 1∶1～1∶3。鉴于疾病的特点，氨基酸的需要（量与种类）也有差异。临床常用剂型有：为一般营养目的应用的配方平衡型氨基酸溶液，它不但含有各种必需氨基酸，也含有各种非必需氨基酸，且各种氨基酸间的比例适当，具有较好的蛋白质合成效应。蛋白质的补充 1～2g/(kg·d)。

微量营养素包括维生素和微量元素。维生素一般无法在体内合成，是多种酶的辅因子。微量元素是以微量存在的金属，可作为酶的辅因子或酶结构的一部分。肠内或肠外营养治疗一旦开始，所有患者都应该补充微量营养素。

二、营养支持治疗的途径

营养支持治疗途径选择的金标准为：首选肠内，肠内与肠外联合应用。

（一）肠内营养

1.肠内营养的意义　肠内营养为病人带来多种益处，从而带来可以改善临床预后的可能。其他特殊证据的好处包括：与肠外营养相比，肠内营养减弱全身炎症和分解代谢反应，保持胃肠道吸收能力，降低肠通透性，缩短住院时间，节省医疗费用。早期肠内营养最有意义的益处可能在于保持肠屏障功能和完整性，降低肠道细菌移位，降低胃肠道手术、创伤病人的感染并发症，降低病死率。

2.肠内营养适应证　当胃肠道功能存在，病人口服饮食尚不能适应需求，就应选择肠内营养。由于病人原有疾病状态导致营养需求增加，加上食欲下降，病人难以靠饮食满足营养需求，可以应用整蛋白为氮源的肠内营养剂型。但也不必要在病人胃肠道功能完全、口服饮食能适应人需求时应用肠内营养。对于有部分胃肠道功能的病人，如胰腺炎和炎性肠病，胃肠道功能可以耐受时可应用氨基酸或水解蛋白为氮源的肠内营养剂型。对于肠道功能障碍的病人，应对病人进行全面客观评估。临床评估进行体格检查有助于分析是否存在肠梗阻。

3.肠内营养禁忌证　肠道功能障碍是肠内营养应用的禁忌：麻痹性肠梗阻、严重呕吐或腹泻、恶心无法用医药控制；严重短肠综合征实施肠内营养失败。

任何原因导致胃肠道不能应用或应用不足，应考虑，或 EN 联合应用 PN。

4.肠内营养置管的途径　典型的置管分为经鼻、经皮途径，置管远端到达部位包括胃、十二指肠和空肠。应根据病人目前疾病或损伤状况，是否存在胃动力障碍或误吸以及实施营养支持风险等决定肠内营养途径。胃是肠内营养方便、经济、便于护理的选择，而且可以接受各种营养素制剂或高渗制剂及药物；小肠则是胰腺炎、胃瘫或严重胃食管反流疾病，以及持续大量的胃潴留和存在误吸风险病人的选择。

短期肠内营养病人通常选用更方便、经济的鼻胃管，即经鼻将导管远端放至胃，称鼻胃管；经鼻将导管远端放至小肠，称鼻肠管、鼻十二指肠管或鼻空肠管。

长期肠内营养病人（4～6 周以上），通过开腹、腹腔镜、内镜或透视下经皮置管至胃、十二指肠或空肠。经皮内镜下胃造口是长期肠内营养途径中最普遍应用的技术，可在病人清醒状态下在内镜中心或床旁实施，有助于降低费用，避免全麻，缩短恢复期。

5.肠内营养制剂的选择　肠内营养制剂按氮源可分为三大类：氨基酸型、短肽型（这两类称要素型或成分型）、整蛋白型（也称非要素型或非成分型）。上述三类又可各分为平衡型和疾病适用型。

6.营养制剂输注方式　肠内营养输注喂养方式不同，包括持续的、周期性的、顿服的以及间断的输注方式。其输注喂养方式主要决定于肠内营养管尖端所在部位（胃或空肠）、病人临床状况、对肠内营养耐受是否以及总体方便程度。

持续 24 小时的输注喂养很慢，是住院病人开始应用肠内营养首选的方式，通常用于危重病人小肠直接输注肠内营养。

周期性的输注喂养包括每天超过 8～20 小时的特殊时段持续喂养，通常在夜间输注，以鼓励病人白天经口饮食，通常也是输注至胃或空肠。

顿服输注喂养犹如少量多餐，在特定间隔下一般每天 4～6 次短期输入肠内营养。通常肠内营养快速输入胃里，但小肠途径不能耐受快速输注。

间断输注如同顿服输注，但输注时间更长一些，可有助于耐受，但不建议用于小肠途径。

肠内营养实施的关键在于对于肠内营养必要性、优越性、适应证和禁忌证的认识，以及对肠内营养制剂、置管途径及器械装置配套的选择。不断提高营养素的品质，减少营养素应用不当；提高肠内营养的应用比例，提高对于特殊疾病的营养治疗的效果，减少并发症及医疗费用，是现代营养支持治疗的趋势。成功的肠内营养治疗的实施需依靠临床医师、临床营养师、护师以及药剂师应密切配合，严格遵循营养治疗的原则，为患者提供最合理的个体化方案，改善患者预后。

综上所述，实施 EN 的基本原则：①建立输入通道，包括鼻胃管、鼻空肠管、空肠造口管、内镜辅助下的胃造口（PEG）或空肠造口（PEJ）等；②选择合适的营养制剂；③输注的营养液浓度应由低到高、输注速度由慢到快（以输液泵控制），溶液予以保温。

（二）肠外营养（PN）

肠外营养是指通过静脉给予患者所需全部或部分营养素。可使患者在不能进食的状态下，保持良好的营养状态。

1.肠外营养的适应证　如果有营养不良或存在营养不良风险患者的胃肠功能严重受损，则应给予肠外营养治疗。

对于胃肠道仅能接受部分营养物质补充的重症病人，可采用部分肠内与部分肠外营养相结合的联合营养治疗方式，目的在于支持肠功能。一旦病人胃肠道可以安全使用时，则逐渐减少乃至停止 PN 支持，联合肠道喂养或开始经口摄食。

2.肠外营养输注途径　肠外营养治疗途径可选择经中心静脉和经外周静脉置管。中心静脉置管又分为经外周穿刺置入中心静脉导管(PICC)、直接经皮穿刺中心静脉置管、隧道式中心静脉导管及输液港(PORT)。选择输注途径时,需考虑以下因素:PN 的渗透压值,预计持续时间,患者既往静脉置管的病史,经脉走向,出凝血情况,护理条件,潜在疾病等。经中心静脉实施肠外营养首选锁骨下静脉置管途径。

荟萃分析表明,与多腔导管相比,单腔导管施行 PN,血流相关感染和导管细菌定植的发生率明显降低。导管连接部位和穿刺部位局部细菌定植是血流相关感染最大的感染源,因此,中心静脉插管的无菌要求比外周静脉穿刺更高。敷料潮湿、松动或者沾污时应予更换。

3.肠外营养素　①氨基酸:氨基酸不是主要供能物质,而是人体合成蛋白质及其他生物活性物质的重要底物。因此,每天必须补充一定量的氨基酸。目前市场上有不同浓度、不同配方的氨基酸溶液,目前缺乏有效证据确定最佳氨基酸组成配方。尽管如此,由于需要肠外营养治疗的患者无法通过其他途径获得必需氨基酸,因此,对于有重度营养风险,需要肠外营养治疗的患者,如果没有特殊代谢限制,建议选用平衡氨基酸溶液补充必需氨基酸。②脂肪乳:脂肪是肠外营养中的重要营养物质。静脉输注脂肪乳有两方面作用:提供必需脂肪酸;提供能量。根据不同的原料用油与脂肪酸特点,脂肪乳可分为长链脂肪乳、中长链脂肪乳、结构脂肪乳及鱼油脂肪乳等。③碳水化合物:碳水化合物与脂肪乳作为肠外营养的两个能量来源。在肠外营养治疗中应用的碳水化合物有一定的要求:能提供有效的能量;能在所有组织中代谢;能与其他肠外营养物质并存。葡萄糖是肠外营养最常用的碳水化合物。

(李燕燕)

第五节　营养治疗并发症及其防治

一、肠内营养治疗的并发症及防治

尽管肠内营养治疗对于大多数患者有效且安全,但是仍然存在一些并发症,这些并发症往往是由于给予营养不良患者不恰当的营养补充或侵袭性技术的操作引起。常见 EN 并发症一般分为 5 个方面:

(一)置管相关并发症

鼻胃管或鼻肠管置入常引起咽部不适,但质量好的鼻胃管或鼻肠管很少出现创伤。可出现的并发症:出血、误入气管、胃肠道穿孔等,多见于高龄、神经系统功能受损及解剖变异者。

经皮胃造口术或空肠造口术置入营养管的并发症,包括腹壁或腹膜内出血及肠穿孔等。

(二)置管后并发症

经鼻置管,导管局部对黏膜的压迫可引起鼻腔溃疡、脓肿、鼻窦炎和中耳炎,因此避免使用粗大的导管。短期食管的损伤包括食管炎和溃疡,原因是导管局部对黏膜的磨损或胃食管反流,但这在使用细管时不多见。长期的损伤有食道狭窄,粗和硬的导管食管气管瘘。粗导管对于食管静脉曲张者也不安全,即使患者近期没有消化道出血。

经皮胃造口述或空肠造口术后相关的并发症有：局部感染、管周渗漏、导管移位、破裂，腹膜炎、败血症等。

导管堵塞较常见，尤其是喂养或服药前后不予冲洗，经由导管注入的药物最好是悬液。每次间歇输注后或投给研碎药物后，以 20ml 水冲洗喂养管。

（三）胃肠道并发症

经鼻置管，患者可出现恶心。由于胃排空延迟，患者可出现腹胀与腹痛。给予肠内营养过程中既可发生腹泻，也可出现便秘。引起胃肠道不适与腹泻的原因是多因素的，包括如下：

喂养过多过快，胃排空延迟或小肠动力不足都可引起胃肠道不适。持续输注较单次喂养较少引起胃肠道不适。胃肠道耐受性的监测：每隔 3～4 小时测定胃残余量一次，其量不应大于前一小时输注量的 2 倍或胃残余量＞200ml。如发现残液量较多，说明胃耐受性较差，应停止肠内营养或减慢输注速度与量。同时观察有无腹胀、腹痛、腹泻、肠鸣音亢进。

某些肠内营养制剂不含或含有很少可溶性膳食纤维，可导致结肠的短链脂肪酸产生减少。短链脂肪酸可促进水、盐在结肠的重吸收，并可降低结肠的 pH 而限制致病菌的生长。

原发性乳糖酶缺乏或继发性乳糖酶缺乏者，给予不含乳糖的肠内营养制剂，否则容易出现腹泻。脂肪吸收不良可出现腹泻，尤其是胰腺功能不全、胆道梗阻与回肠大部分切除的患者。末段回肠病变可引起胆盐吸收不良而导致腹泻。一旦肠内营养过程中出现腹泻，均应停用所有的导泻药。肠内营养制剂一旦被污染，微生物可快速繁殖。患者出现腹泻应行粪便检查。同时输注装置和营养剂容器应每 24 小时更换。

（四）反流和误吸

仰卧位鼻胃管喂养时容易发生胃食管反流。其原因是多方面的：重力性反流，咽部刺激引起胃食管括约肌功能异常，导管穿过贲门。意识不清或吞咽功能减弱的患者更容易发生。这使误吸的风险增高。为了减少误吸的风险，患者喂养时应抬高床头大于 350，监测胃残余量，采用持续输注方法，给予促进胃肠动力药。另外，将营养管送至幽门以下可减少反流。

（五）代谢并发症

肠内营养可出现多种代谢并发症，包括水、电解质、维生素及微量元素的缺乏或过多。有些患者可出现低血糖或高血糖。重度营养不良或长期禁食患者，再次喂养时可出现再喂养综合征。

再喂养综合征是严重营养不良的患者过快过量地摄入营养素而导致的一种代谢、生理改变的现象，表现为低磷血症、低镁血症、低钾血症、糖代谢异常、维生素缺乏及体液潴留等，其发生率为 5％～25％（癌症患者）。严重营养不良患者，体重丢失大于原体重的 10％超过 2 个月，重新给予肠内或肠外营养时常会发生这种情况。处理再喂养综合征的最好方法是预防，尤其对于严重营养不良的患者，在营养治疗实施前首先要纠正电解质失衡和恢复循环容量。补充 50～250mg 维生素 B_1，尤其是葡萄糖输注时。

在再喂养综合征中有一个分支，即肠道喂养恢复综合征。在 TPN 之后早期的肠道喂养可能导致发热、白细胞升高、肝酶上升及腹泻，我们称之为肠道喂养恢复综合征。有学者认为肠道喂养恢复综合征的发生机制可能是：长期的禁食及 TPN 可能损害肠黏膜的屏障功能，因此细菌及内毒素通过破裂的肠黏膜进入血液，从而导致发热或脓毒症；而恢复肠内营养后，加重了肠蠕动及肠内营养负担，从而导致腹泻。有研究报道：TPN 持续的时间越长，一旦恢复肠内营养，这一综合征越容易发生且越严重。早期的肠内营养可以预防这一并发症，持续的肠道喂养是解决这一问题的唯一方法。

要对患者进行代谢状况的监测：定期测定血常规、电解质、肝肾功能、血糖、尿糖，准确记录24 小时出入量，定期观察与记录体重、氮平衡及其他营养参数。

二、肠外营养治疗的并发症及防治

肠外营养置管包括外周静脉置管，经外周静脉中心静脉置管和经皮直接中心静脉置管三种方式。三种置管方式既有共同的并发症，也有各自特有的并发症。常见的并发症分为置管相关并发症、输注路径相关并发症及营养支持（代谢并发症）三类。

（一）置管相关并发症

包括置管失败、局部血肿、穿刺点或皮下隧道出血、导管移位、动脉损伤、导管栓塞、空气栓塞、气胸、血胸、心包积血、心律失常、中心静脉损伤、膈神经损伤、胸导管损伤和乳糜胸。由专业医护人员放置和护理中心静脉导管，按照操作常规维护导管可减少并发症的发生。充分的管道冲洗、纠正异常的凝血功能、置管前用超声了解静脉解剖结构和选择合适的体位都是非常重要的。

（二）输注路径相关并发症

1.中心静脉导管并发感染　在导管入口 2cm 范围内清楚可见红斑、分泌物、脓液或有压痛等炎症现象，但没有典型的感染症状（发热、寒战等）。处理：局部换药，消炎液清洗，适当应用抗生素。

导管入口有炎症现象，同时有发现感染等征象应尽早拔除导管，选择适当的抗生素治疗。拔除导管后，导管末端做培养，同时做血培养，血培养应从导管（一处）及周围静脉（一处）抽取。根据血液培养结果调整为敏感抗生素。

最重要的预防方法是无菌置管，无菌处理所有连接管，根据常规更换胶布，并由医护人员监测随访。不推荐预防性使用抗生素。做皮下隧道可减少从穿刺点进入的细菌，这对颈内静脉和股静脉置管是有益的，而对锁骨下静脉置管并无益处。尽管已采用了预防措施，但与中心静脉导管相关的感染率仍然较高，一些文献报道，在美国每年大概有 850000 例导管并发感染及＞50000 例的导管相关的血液感染，病死率在 14％～28％。近年来，使用药物处理过的中央静脉导管能减少此并发症。如果可行的话，尽量缩短置管的时间，中心静脉导管留置时间延长，感染的危险性明显增加。

2.中心静脉血栓形成　它可以发生在导管静脉入口周围的近端（颈内静脉、锁骨下静脉或股静脉）和（或）远端（如上、下腔静脉或髂静脉），有时可发现血管内导管周围血栓形成。通过选择合适的穿刺点、仔细置管和输液，以及插管后及时皮下注射低分子肝素等可以预防血栓形成。

3.代谢相关并发症 肠外营养治疗代谢并发症按出现时间可分为急性并发症和慢性并发症。

肠外营养治疗期间，给予营养素而未考虑以下问题时，将会发生急性并发症。每位患者的临床细节，营养和生化状况的评估；在肠外营养开始之前评估营养素的需求，纠正潜在的水与电解质紊乱；根据患者的代谢情况制订处方。急性代谢并发症常见有水电解质紊乱、糖代谢异常、高脂血症、氮质血症及酮症酸中毒。

慢性代谢并发症包括淤胆和肝功能异常，肠萎缩和屏障功能障碍，代谢性骨病。

在肠外营养应用过程中，可出现淤胆和肝功能异常，表现为血中AKP、γ-GT、SGPT及胆红素升高，胆囊扩大，胆泥形成，胆囊炎等，停止肠外营养后这些表现可逐渐消退。早在1971年Peden VH就已经报道了TPN导致的肝胆功能紊乱，其后逐步为人们重视。临床上对以下患者应用肠外营养时常常容易出现淤胆和肝功能异常：禁食时间较长；营养成分不适当，糖、脂肪、氨基酸及维生素等比例不当；严重感染；有回肠疾病；低蛋白血症；早产及低体重婴儿等。对于这些高危病人宜加强监测，密切观察症状与体征的变化，定期复查肝功能，必要时行肝胆B超检查。营养治疗时宜减少非蛋白的热量供给，适当应用促进胆囊排空及胃肠功能活动的药物等预防措施。一旦出现淤胆和肝功能异常应设法改用肠内营养，肠内营养是预防和治疗淤胆和肝功能异常的最有效措施。

长期肠外营养由于肠道缺乏营养素和食物机械性刺激作用，人体出现肠上皮绒毛萎缩、变稀、皱褶变平、肠壁变薄，使肠道屏障结构受损，功能减退。临床上补充谷氨酰胺及短链脂肪酸制剂可减轻肠上皮萎缩，尽可能经肠道提供少量肠内营养可取到预防作用。

肠外营养代谢性骨病表现为骨软化、肌病、骨病、严重者可致病理性骨折、伴有骨钙丢失、血清碱性磷酸酶增加及高钙血症等。其原因可能与骨骼长期固定伴有脱钙物质作用、维生素D的中毒与不足、磷的摄入过低、铝污染、钙镁缺乏及氨基酸过量等。目前缺乏有效的预防措施，但增加磷与镁的摄入、交替摄入维生素D和足量的钙以及运动可能有用。

（三）微量元素的缺乏

TPN是根据患者的日常需要量来提供营养支持的，从根本上来说也是一种经验治疗方法。由于人体所需的大量元素是常规检测，也是容易检测的，所以可以根据检测结果实时调整补充剂量，因此大量元素缺乏的临床意义并不十分重要。相反，那些微量元素由于检测较为困难，所以缺乏时并不会被及时发现。虽然这一现象并不常见，但它有时能够提高患者的依从性、改善TPN的预后，因此重视这一并发症是十分必要的。Tetsuya报道了一例接受长期TPN的克罗恩病患者，四年来逐渐出现下肢无力、甲床苍白及巨红细胞症，经查诊断为硒缺乏症。经过补充硒等对症治疗，患者血硒水平渐渐恢复正常，症状改善。针对这一并发症，应提高警惕，发现异常临床表现应想到微量元素的缺乏，一经确诊，及时补充。

肠外营养有许多代谢性问题，可能是由于营养素摄入不足或过量引起，也可能是营养素的组成不合理造成。在临床工作中，准确评估每位患者的营养素需求是非常困难的，因此，必须积极进行营养监测和根据患者代谢需求进行调整。

营养不良仍然是住院患者不容忽视的问题，并且与患者不良的临床预后相关。虽然肠内营养支持治疗是营养支持治疗的第一选择，但肠内营养支持治疗经常不能满足患者的营养需要。给达不到营养目标量的患者及时补充给予肠外营养支持治疗有助于增加患者营养摄入量并改善预后。联合营养支持治疗是临床营养支持治疗的发展方向。

国内、外大量的研究资料表明，只要我们根据循证医学的原则，正确运用营养风险筛查工具，合理使用临床营养支持治疗，就能在临床实践中取得事半功倍的效果。

（李燕燕）

第二十三章　康复治疗

呼吸疾病尤其是慢性阻塞性肺疾病(COPD)患者可能存在不同程度的呼吸困难和运动受限。呼吸困难会导致活动减少,从而引起骨骼肌包括呼吸肌的失用性萎缩、功能减退,后者进一步加重呼吸困难。因此呼吸困难和肌肉萎缩形成一个恶性循环,两者共同加重患者的心理负担,影响患者的生活质量。肺康复是一项被广泛认可的非药物治疗措施,虽然不能显著改善COPD患者肺功能,但可以改善病人的健康状况、提高运动耐力和5年生存率,减少急性加重发作次数。与普通的医疗管理相比,个体化的运动方案加上戒烟、肺疾病知识传授等多方面教育的肺康复疗法可减少患者住院时间及就诊次数。虽然肺康复的主要对象是COPD患者,但它也应用于其他慢性呼吸疾病如支气管哮喘、支气管扩张、间质性肺疾病、神经肌肉病变及呼吸机依赖病人。胸部手术如肺移植、肺切除术后也可进行肺康复治疗。不过,在选择肺康复对象时应排除具有潜在运动危险的病人如认知功能障碍,严重肺动脉高压、不稳定型心绞痛,急性心肌梗死等。

一、肺康复定义

肺康复是指对有症状和日常活动能力受限的慢性肺疾病患者采用个体化综合干预,目的是减轻症状,维持理想的功能状态,使疾病稳定或者减缓疾病的发展,减少医疗费用。为了最大限度地维持病人的功能和运动耐力,应采取多学科的合作并根据患者肺疾病受损程度、生理功能、年龄、种族差异制订个体化的肺康复方案。

二、肺康复的内容

肺康复由运动锻炼、物理治疗、心理社会支持、营养支持、管理与教育、戒烟以及康复效果评价等多方面组成。运动锻炼可调节人的精神和情绪,锻炼人的意志,是肺康复的核心。它包括外周肌肉锻炼、呼吸肌锻炼和全身锻炼,其中最重要的是下肢耐力运动锻炼。

三、外周肌肉锻炼

外周肌肉锻炼主要包括上肢和下肢运动锻炼,上肢肌力的锻炼可通过手提重量(哑铃)锻炼二头肌和三头肌,通过推举器锻炼胸大肌等进行。上肢耐力的锻炼可以在有或无外加负荷下进行。许多方法都可用于上肢耐力锻炼,例如采用简单的双手平行握棒至膝盖高度,反复举棒至头水平后放下。上肢运动锻炼可改善上臂力量和耐力,改善肌肉的做功效能,增强辅助呼吸肌的力量和耐力,减轻呼吸困难。但是,COPD 患者下肢肌力下降比上肢更明显。研究发现,当 COPD 患者出现股四头肌肌力减退时,其手的拇收肌及膈肌肌力依然可以在正常范围。所以肺康复的最重要内容是下肢肌肉锻炼,提高下肢肌力。下肢肌力锻炼方法有许多,可简单地坐在椅子上,伸直一条腿并保持 5 秒,然后放松,重复另一条腿,反复进行。另外,也可选用踏台阶或上楼梯的运动,这些运动均可提高下肢的肌力。下肢耐力运动锻炼主要包括步行运动锻炼和功率自行车锻炼。对于患有严重气促的患者,在步行训练时,可使用带有滑轮的推车支撑上肢以提高运动耐量。对于在运动其间出现血氧饱和度明显下降的患者,可在运动过程中给予氧疗;运动前给予支气管扩张剂也有助提高运动耐量。制订运动方案时应强调运动锻炼的个体化并逐渐增加运动量,根据各个病人的实际情况制订相应的运动锻炼模式(如步行、踏车)、锻炼频率和锻炼强度。合适的运动量可根据心肺运动试验确定。例如,制订耐力锻炼方案时,选用最大运动量的 60%进行踏车试验,持续 30 分钟,每周 2～5 次,最好每天一次。这一方案有效而且病人能耐受。在实际工作中也可通过最高心率的 70%～85%作为运动的终止指标。对于不能达到高强度锻炼水平的患者可进行较低强度运动锻炼。由于气促程度与运动量密切相关,也有人根据呼吸困难管理调节运动量。当患者出现头晕、面色苍白、胸痛、不能耐受的气促、下肢疲劳时应停止运动。

部分病人不能或不愿从事自主运动,可采用电、磁刺激神经使相关肌肉功能得到恢复。其原理是通过电或磁刺激支配肌肉的神经,使效应肌肉收缩,提高相应肌肉的力量和耐力,研究发现,经过电或磁刺激股四头肌后,COPD 患者的下肢肌肉功能、运动耐力和呼吸困难症状等方面都可得到明显改善。国外研究者对接受机械通气的 COPD 患者的枕顶部进行 28 天的磁刺激,发现患者外周肌肉力量增加、下床活动所需要时间减少。一些研究显示,主动运动锻炼联合电或磁刺激股四头肌有助于进一步提高下肢功能,缓解呼吸困难,提高患者的生活质量。

四、全身锻炼

全身锻炼包括日常的家务劳动如种花、扫地、游泳和康复操等。全身肌肉锻炼也可能具有提高呼吸肌肌力和耐力的作用。我国的传统运动如太极拳具有对人体的调理作用,调整身体各系统的协调性。一些研究显示太极拳具有改善心肺功能、改善肢体活动的灵活性,具有改善焦虑和和降低呼吸困难症状的作用。有研究显示,COPD 患者经过 3 个月的太极拳锻炼后,圣乔治呼吸问卷评分中症状分和活动分显著降低并伴有肺功能和 6 分钟步行距离的改变。最近,呼吸疾病国家重点实验室对稳定期 COPD 患者进行了为期 8 周的太极拳肺康复锻炼。与普通药物治疗相比,发现太极拳肺康复锻炼 2 个月后患者的股四头肌颤搐肌力和股四头肌最大自主收缩力增高,6 分钟步行距离显著增加,并进一步证实太极拳运动具有改善 COPD 患者生活质量,缓解呼吸困难的作用。

五、呼吸肌锻炼

呼吸肌锻炼可作为肺康复的辅助方法。患有呼吸肌功能减退的病人可出现呼吸困难,运动能力下降。通过吸气阻力和呼气阻力锻炼可提高呼吸肌力量和耐力、改善运动能力，提高患者的生活质量。到目前为止，有关呼吸肌锻炼后引起呼吸肌病理生理、生物化学变化的客观资料仍不够充分。由于COPD患者气道阻力增高，胸廓变形，肺部过度通气，在安静情况下已有明显的呼吸负荷，是否进一步增加COPD患者的呼吸负荷有助于提高呼吸肌功能有待证实。

六、辅助呼吸控制与体位引流

（一）辅助呼吸控制

1.缩唇呼吸　经鼻腔吸气，呼气时缩唇如吹口哨样，在4～6秒内将气体缓慢呼出。可提高呼气相时的气道压，避免气道过早闭合从而减轻呼吸困难。通过缩唇呼吸病人的呼吸频率可从快变慢，在这过程中呼吸控制也从非自主控制变为大脑皮质参与的自主控制。缩唇呼吸时呼吸的方式也可能从原来的腹式呼吸转变位胸式呼吸，减少膈肌的负荷，减轻气促。运动时采用缩唇呼吸可以减少肺动态过度充气。但是目前的观点认为缩唇呼吸并不能减轻呼吸功，反而增大呼吸功。

2.膈式呼吸　又称为腹式呼吸，通过膈肌的上下运动实现通气，起到锻炼膈肌的目的。具体方法：一手放在腹脐部，另一手放在胸部，吸气时患者只用膈肌，最大限度地向外扩张腹部，胸部保持不动；呼气时，最大限度地向内收缩腹部，让腹部肌肉取代膈肌位置并尽可能使膈肌移向头侧，胸部保持不动，循环往复。由于并不是所有病人都能从这一呼吸方式得到好处，在推荐使用前必须密切观察这一方法的效果。

3.体位技巧　COPD患者倾斜向前的姿势可降低呼吸努力程度，腹部内容物随体位改变提升了膈肌高度，有助于提高膈肌的收缩力，从而减轻呼吸困难。体位技巧对于严重肺过度充气又伴有胸腹矛盾运动的患者来说有一定作用。

（二）体位引流

体位引流是指通过分泌物的重力作用使病变肺处于高位，其引流支气管的开口向下，分泌物顺体位流至气管而咳出。根据病变部位采取不同姿势作体位引流（表23-1）。体位引流的次数取决于引流分泌物的量以及患者主观症状的改善程度。通常每日2～4次，一个引流部位每次时间为5～10分钟，整个引流时间不少于30分钟。

表23-1　肺部各段病变引流的体位

病变部位	体位引流
上叶前段	仰卧，患者背部垫高或健侧转体45°
上叶尖后段	坐位，身体略向前倾
中叶或舌叶	仰卧，患者背部垫高45°，床脚抬高
下叶基底段	仰卧或侧卧，患者在上，床脚抬高30cm，呈头低脚高位
下叶上段	俯卧，腹部垫枕，床脚抬高

体位引流时如果配合使用一些辅助手段如拍背、震颤等可获得更佳的效果。这种疗法对于每天产生痰液大于30ml或痰液清除有困难者有一定效果。不过这种方法应用于稳定期和

急性加重期 COPD 患者的价值尚不确定。近来出现了一种咳嗽辅助机,它可提高咳嗽前的肺充气量和咳嗽时的气流,对严重呼吸肌功能减退(如运动神经元病变的患者)、咳嗽功能丧失的病人有帮助。

七、社会心理支持治疗

慢性呼吸系统疾病与焦虑、抑郁和其他心理健康障碍等风险的增加相关。COPD 患者反复出现急性加重、疾病呈进展性、预后欠佳以及医疗费用高昂给患者造成了沉重的心理负担。COPD 患者常伴有焦虑和抑郁,这些心理障碍进一步影响 COPD 患者的生活质量。因此 COPD 患者的心理治疗是肺康复综合治疗一个重要方面。通过鼓励和社会支持,可减少 COPD 患者的消极情绪。没有获得社会支持的 COPD 患者比获得社会积极支持的 COPD 患者更容易合并抑郁和焦虑。

八、营养支持治疗

营养状况与中至重度 COPD 患者死亡率相关,营养支持是治疗 COPD 的重要方面。最新研究显示,给予 COPD 患者营养支持后,其体重、手握力量和运动能力都有显著改善。研究进一步证实,运动锻炼联合营养支持可以进一步增加 COPD 患者体重、提高运动能力和改善生活质量。推荐每天摄入 1.7 倍休息能量的热量,每天摄入 1.7g/kg 的蛋白有利于氮的正平衡。避免高糖饮食,以免产生过多 CO_2 加重呼吸负荷。

九、管理和教育

与常规管理相比,医院为基础的干预联合自我管理教育,可帮助消除患者对呼吸困难和活动的恐惧,显著提高 COPD 患者运动耐力和健康相关生活质量,降低医疗费用。教育是肺康复的重要组成部分,教育内容包括疾病相关知识、药物使用方法、呼吸锻炼、家庭氧疗、运动方法、戒烟等良好生活习惯以及病情判断等。充分的教育可帮助患者了解疾病的进程及防治方法,有利于病人的健康的生活。

十、康复效果评价

康复效果评价是肺康复的重要内容,通过患者的反应评价肺康复的有效性。评价的主要内容有运动能力、健康状况和生活质量以及呼吸困难等方面。2004 年有学者提出了一个新的评测 COPD 患者病情及预后的多维分级系统——BODE 指数。这一多维评分系统比 FEV_1 更有用,可以作为评估病情和死亡率的指标。6 分钟步行距离、健康相关生活质量(HRQOL)也可作为肺康复疗效的评价指标。

呼吸困难评价方法较多,其中常用的有改良的英国医学研究委员会呼吸困难量表、圣乔治呼吸问卷(SGRQ)、Borg量表、加利福尼亚大学San Diego呼吸困难问卷(UCSDQ)等。目前呼吸困难的评分均通过患者的主观感觉进行评价,尚无评价呼吸困难的客观指标。由于COPD患者的主要症状是呼吸困难,发展能客观评价呼吸困难的一项指标极为重要。

总之,肺康复可减轻患者的心理负担,提高COPD患者的运动能力和生活质量,减轻呼吸困难,减少COPD急性加重发作次数,降低社会和家庭负担。我们应转变片面关注药物治疗的做法。重视和推广肺康复疗法不仅可降低病人的医疗负担,也可提高我国在慢性呼吸疾病特别是在COPD方面的防治水平。

(王 波)

第四篇　呼吸系统疾病合理用药

第二十四章　祛痰药合理应用

第一节　概述

呼吸系统疾病的常见症状咳嗽、咳痰和喘息三者往往同时存在，并有一定的互为因果关系。在对症治疗上，祛痰、止咳、平喘三者之间有着较为密切的联系。例如呼吸道痰液蓄积可刺激气道黏膜引起咳嗽，当气道被痰液部分或安全阻塞时，既能引起气喘，还能导致继发感染，加重症状。同时，祛痰药如应用得当，可能使上述三种症状都得到缓解。

咳嗽反射的一个主要功能是帮助清除气道分泌物，特别是助于使分泌物通过咽喉排除。咳嗽应该是病史中要调查的问题，有关咳嗽和咳痰的问题通常是相互关联的。询问应涉及痰的外观和是否容易咳出。痰性质的改变（如由清白黏液变为黄色、绿色或棕色脓性）是感染的重要标志。痰中带血丝和咯血尤为重要，并且易为病人所注意。痰中沙砾样物质是支气管结石症的特征。

如有可能，在诊断期间应让病人咳出痰标本。先观察痰的外观，并取样在显微镜下检查以获取有用的信息。鳞状细胞的存在提示咳痰来源于喉部以上；真正从气道排出的痰液以肺泡巨噬细胞存在为特片。Wright 染色可显示嗜酸细胞的比例，嗜酸细胞提示过敏。中性粒细胞常在脓性痰中占优势，提示有感染引起的炎症。革兰染色可证实细菌的存在，并可作初步分类。

祛痰药有助于支气管分泌物从气道排出。其作用原理为减低分泌物的黏稠性，使易于去除，还可增加呼吸道液体的量，在黏膜层起到减少刺激的作用。多数祛痰药通过反射性刺激支气管黏膜，使分泌物增加。另一些如碘化物还可直接作用于支气管分泌细胞并被排泄入呼吸道。

适当水化是促进排痰的最简单而重要的方法。如无效再加用祛痰药，可能取得预想的结果。碘化物用于液化黏稠的支气管分泌物（如支气管炎后期、支气管扩张症和哮喘）。碘化钾饱和溶液是最廉价最普通的制剂。最初剂量为 0.5ml，每日 4 次，溶于一杯水，果汁或牛奶中，于饭后和睡前口服，并逐渐增于 1～4ml，每日 4 次。要取得疗效，碘化物的剂量往往达到难以忍受的程度。由于异味使病人难于接受，也由于经常发生皮肤痤疮、鼻炎、面部和胸部红斑及唾液腺瘤性肿大等副作用，使碘化物用途受到限制。长期使用碘化物可致甲状腺功能减退。

吐根糖浆 0.5ml 每日 4 次口服(此剂量远低于催吐剂量),可作为祛痰药用于碘过敏的病人。吐根糖浆对缓解伴有哮吼的儿童喉部痉挛有效,且常可消除支气管内稠厚的黏液。

愈创甘油醚每 2～4 小时口服 100～200mg,是非处方咳嗽药中最常用的祛痰药。不会产生严重的副反应,但对其疗效无明确的证据。为数众多的非处方咳嗽药中还有其他许多传统的祛痰药,如氯化铵、水合萜二醇等,其多数制剂的剂量能否达到有效值的商权。

临床非常用的药物有黏液溶解剂(如乙酰半胱氨酸),其具有自由巯基群,可分解粘蛋白二硫化合物键,降低黏液黏稠性。但只限用于少数特殊情况如液化后的、黏稠的、黏液脓性分泌物(如用于慢性支气管炎和囊性纤维化)。乙酰半胱氨酸以 10%～20%的溶液雾化吸入或滴入。对某些病人使用黏液溶解剂可能导致支气管痉挛而加重气道阻塞,此时可在使用黏液溶解剂前,先雾化吸入拟交感神经支气管扩张剂或使用含有 10%乙酰半胱氨酸和 0.05%异丙肾上腺素的处方。

(单桂英)

第二节　常用的祛痰药

一、恶心性祛痰和刺激性祛痰药

(一)氯化铵

【药动学】

口服吸收完全,在体内几乎全部转化降解,仅 1%～3%随粪便排出。

【药理作用】

1.祛痰作用:口服后刺激胃黏膜迷走神经末梢,引起轻度恶心,反射性引起气管、支气管腺体分泌增加。部分氯化铵吸收入血后,经呼吸道排出,由于盐类的渗透压作用而带出水分,使痰液稀释,易于咳出,因此有利于不易咳出的少量粘痰的清除。

2.利尿作用:能增加肾小管氯离子浓度,因而增加钠和水的排出,具利尿作用。

3.本品被吸收后,氯离子进入血液和细胞外液使体液和尿液酸化。

【临床应用】

1.适应证

(1)祛痰:多用于急性呼吸道炎症初期以及痰不易咳出的紧迫性咳嗽,常与其他止咳祛痰药配成复方制剂应用。

(2)重度代谢性碱中毒:应用氯化钠注射液不能满意纠正者。

(3)酸化尿液:氯化铵进入体内,部分铵离子迅速由肝脏代谢形成尿素,由尿排出。氯离子与氢结合成盐酸。

(4)氯化铵负荷试验可了解肾小管酸化功能,用于肾小管性酸中毒的鉴别诊断。

2.剂量与用法　成人常用量:口服:祛痰,一次 0.3～0.6g,一日 3 次;利尿,一次 0.6～2g,

一日3次。小儿常用量：一日30～60mg/kg，分3次服。服药前用水稀释，或配人合剂服用。

【不良反应与防治】

恶心、呕吐、胃部不适等。宜饭后服用。

【药物相互作用】

1.可使一些需在酸性尿液中显效的药物如乌洛托品产生作用。

2.可增强汞利尿剂的作用以及四环素和青霉素等药的抗菌作用。

3.可促进碱性药物如哌替啶、苯丙胺的排泄。

4.本品与磺胺嘧啶、呋喃妥因等成配伍禁忌。

【注意事项】

1.血氨过高、溃疡病及肝肾功能严重减退者禁用。

2.过量或长期服用易致高氯酸血症和低钾血症，代谢性酸血症患者禁用。

【制剂与规格】

片剂：0.3g。

（二）碘化钾

【药动学】

在胃肠道内吸收迅速而完全，在血液中碘以无机离子形式存在，由胃肠道吸收的碘约30％被甲状腺摄取，其余主要由肾脏排出，少量由乳汁和粪便中排出，极少量由皮肤和呼吸排出。碘可以通过胎盘到达胎儿体内，影响胎儿甲状腺功能。

【药理作用】

1.祛痰作用：口服后可刺激呼吸道腺体分泌，从而使痰液稀释，易于咳出。但刺激性也较强。

2.配成含碘食盐（含本品0.02％～0.01％）供食用，可预防地方性甲状腺肿。

【临床应用】

1.适应证

(1)用于呼吸系统慢性疾患痰少而黏稠、多咳的病例。不适用于急性炎症。

(2)治疗单纯性甲状腺肿及其他碘缺乏症。

2.剂量与用法　口服，合剂一次6ml，一日3次。

【不良反应与防治】

1.由腺体分泌的碘化钾，可引起流泪、流鼻涕、唾液增加等刺激症状。

2.与酸性药物同服可析出游离碘，对胃刺激大，恶心、呕吐、腹泻和胃痛，并能抑制胃内酶的活性。

3.关节疼痛、嗜酸细胞增多、淋巴结肿大，不常见。

4.动脉周围炎，类白血病样嗜酸粒细胞增多，罕见。

5.对碘过敏者可有发热和皮肤红斑等。

【药物相互作用】

1.与抗甲状腺药物合用，有可能致甲状腺功能低下和甲状腺肿大。

2.与血管紧张素转换酶抑制剂合用以及保钾利尿剂合用时,易致高钾血症,应注意检测血钾。

3.与锂盐合用时,有可能引起甲状腺功能减退和甲状腺肿大。

4.与^{131}I 合用时,将减少甲状腺组织对^{131}I 的摄取。

【注意事项】

1.禁忌证　能使结核病灶活动,禁用于肺结核病人。急性支气管炎、肺水肿、高钾血症、甲状腺功能亢进、肾功能受损者慎用。

2.孕期、哺乳期用药　孕妇及哺乳期妇女禁用。

【制剂与规格】

片剂:10mg。

合剂:每 1.00ml 中含碘化钾 5g,碳酸氢钠 2.5g,氯仿适量。

二、粘痰溶解药

乙酰半胱氨酸(痰易净,易咳净)

【药动学】

吸入后 1～2 分钟起效,5～10 分钟作用达高峰。吸收后在肝内脱去乙酰基而成半胱氨酸代谢。

【药理作用】

具有较强的粘痰溶解作用。吸入后药物分子中的巯基(-SH),与粘痰中粘蛋白多肽链中的二巯键(—S-—S)的互换作用,使粘蛋白分子裂解,痰的粘滞性降低而易于咯出。

【临床应用】

1.适应证

(1)祛痰:气雾吸入或气管滴入可迅速使痰液变稀,便于引流或吸引排出。适用于大量粘痰阻塞气道引起的呼吸困难,如手术后的咳痰困难,急性和慢性支气管炎、支气管扩张、肺结核、肺炎、肺气肿等引起的痰液黏稠、咳痰困难、痰阻气管等。

(2)本品尚可用于对乙酰氨基酚中毒的解毒。

(3)由于分子中含有巯基,故可用于防治硝酸酯类药物产生耐受性。

2.剂量与用法

(1)喷雾吸入:以 10%溶液喷雾吸入,每次 1～3ml,一日 2～3 次。

(2)气管滴入:急救时以 5%溶液经气管插管或直接滴入气管内,每次 1～2ml,一日 2～6 次。

(3)气管注入:急救时以 5%溶液用注射器自气管的甲状软骨环骨膜处注入气管腔内,每次 0.5～2ml(婴儿 0.5ml,儿童 1ml,成人 2ml)。

【不良反应与防治】

1.直接滴入呼吸道可产生大量痰液,需用吸引器吸引排痰。

2.可引起咳呛、支气管痉挛、恶心、呕吐、胃炎等不良反应,一般减量即可缓解。若遇恶心、呕吐可暂停用药,支气管痉挛可用异丙肾上腺素缓解。

【药物相互作用】

1.通常与支气管扩张药同用，或与异丙肾上腺素合用或交替使用可提高药效，减少不良反应。

2.能使青霉素类、四环素类、头孢菌素类降低活性，不宜并用。

【注意事项】

1.禁忌证：支气管哮喘者慎用或禁用。

2.不宜与金属、橡皮、氧化剂、氧气接触，故喷雾器须用玻璃或塑料制作。

3.本品临应用前配制，用剩的溶液应严封贮于冰箱中，48 小时内用完。

【临床评价】

乙酰半胱氨酸能明显缓解慢性支气管炎急性加重期、急性支气管炎和支气管扩张症所致的咳痰困难、痰液黏稠、咳嗽剧烈等主要症状，其有效率可达 91.67%，与临床广泛使用的羧甲司坦片比较无差异。口服乙酰半胱氨酸胶囊的不良反应主要为恶心、胃灼热感、腹胀等胃肠道反应，其发生率为 10%，但症状轻微，可耐受、停药即逝。

【制剂与规格】

喷雾剂(粉)：0.5g；1g。

三、粘液调节剂

(一)盐酸溴己新(溴己铵，溴苄环己铵，必消痰，必嗽平)

【药动学】

胃肠道吸收快而完全，口服吸收后 T_{max} 为 1 小时。绝大部分的代谢物随尿排出，粪便仅排出极少部分。

【药理作用】

主要作用支气管腺体，使黏液细胞溶解体酶释出，使粘痰中粘多糖纤维裂解，降低粘痰的黏稠度；并可直接作用于胆碱受体，使气道腺体分泌增加，痰液变稀易于咳出。本品的祛痰作用尚与其促进呼吸道黏膜的纤毛运动作用有关。

【临床应用】

1.适应证　主要用于慢性支气管炎、哮喘、支气管扩张、矽肺等有白色粘痰又不易咳出的患者。脓性痰患者需加用抗生素控制感染。

2.剂量与用法　口服，成人一次 8～16mg，儿童一次 4～8mg，一日 3 次。肌内注射，一次 4～8mg，一日 2 次。也可气雾吸入给药。

【不良反应与防治】

极少。偶有胃部刺激症状及血清转氨酶升高。

【药物相互作用】

能增加四环素类抗生素在支气管中分布的浓度，合用时疗效可以提高。

【注意事项】

胃溃疡患者慎用。

【制剂与规格】

片剂：8mg。注射剂：4mg(2ml)。

(二)羧甲司坦(羧甲半胱氨酸，强利痰灵)

【药动学】

本品口服后约4小时开始作用。

【药理作用】

为粘痰调节剂，主要在细胞水平影响支气管腺体分泌，使低黏度的唾液粘蛋白分泌增加，而高黏度的岩藻粘蛋白产生减少，从而使痰液的黏滞度减低，易于咯出。口服4小时可见明显疗效。

【临床应用】

1.适应证

(1)祛痰：用于慢性支气管炎、支气管哮喘等疾病引起的痰液黏稠、咳痰困难和痰阻气管等。亦可用于防治手术后咳痰困难和肺炎合并症。

(2)用于小儿非化脓性耳炎，有预防耳聋效果。

2.剂量与用法　口服，每次0.5g，一日3次。儿童一日30mg/kg。

【不良反应与防治】

偶见轻度头晕、恶心、胃部不适、腹泻、胃肠道出血、皮疹等不良反应。

【注意事项】

禁忌证：消化道溃疡者慎用。

【制剂与规格】

口服液：0.2g(10ml)；0.5g(10ml)。片剂：0.25g。

(三)盐酸溴环己胺醇(氨溴醇，氨溴索，沐舒痰，兰勃素)

【药动学】

口服吸收迅速完全，T_{max}约0.5～3小时，35%～50%进入肝肠循环，吸收后经由肝脏时被代谢成二溴邻氨基苯甲酸，而后溴环己胺醇的代谢产物经由结合作用，被代谢成葡萄糖苷酸及硫酸盐又经由胆道排入小肠，于小肠中再水解成溴环己胺醇，然后再次被吸收。其半衰期平均可达9～10小时。90%由尿中、10%由粪便排出。但由肾脏排出与尿液的pH值有关，当呈酸性时，排泄最多，反之碱性时则完全停止排泄，小于15%的溴环己胺醇是以未代谢的分子被排泄。

吸收后血中的沐舒痰90%与血浆蛋白形成可逆性结合，其余迅速分布在全身组织，并可渗入乳汁中及通过胎盘分布到胎儿。

【药理作用】

呼吸道润滑性祛痰药，为溴己新的有效代谢物，可增加呼吸道的分泌，促进肺部表面活性物质的产生，加强纤毛摆动，及调节浆液性与黏液性的分泌。上述作用可达到改善排痰功能(增强黏液纤毛运输系统的清除能力)。本品尚能提高抗生素的疗效持续作用时间。

【临床应用】

1.适应证　适用于伴有痰液分泌不正常及排痰功能不良的急性、慢性呼吸道疾病，特别是慢性支气管炎的祛痰治疗。在手术前后期，用本品溶液剂可防治肺部疾患。由于本品可增加肺表面活性物质的合成和分泌，故可用于囊性纤维化、胎儿呼吸窘迫综合征，并对呼吸道细菌廓清有积极意义。本品可刺激肺表面活性物质的生成和分泌及黏液溶解作用，可用于预防和治疗胸部手术的合并症。

2.剂量与用法　饭后服用，成人每次 30mg，一日 3 次，在长期治疗中，剂量可减至一日 2 次。儿童建议剂量为一日 1.2～1.6mg/kg。

口服液：成人及 10 岁以上的小孩：每次 10ml，一日 3 次；5～10 岁的小孩：每次 5ml，一日 3 次。2 岁以下小孩：每次 2.5ml，一日 2 次。长期治疗时剂量可减少。

缓释胶囊：一日 1 次，每次 75mg。

【不良反应与防治】

1.消化道反应：主要为胃部灼热、消化不良、偶见恶心、呕吐。

2.过敏反应少见。

3.急性超敏反应极少见，且与本药的关系并不明确。

4.溴环已胺醇溶液含防腐剂氯苄烷铵，吸入此种防腐剂，对有气道高反应性的病人，可导致支气管的收缩。

【注意事项】

孕期、哺乳期用药怀孕的前 3 个月不推荐使用。

【制剂与规格】

片剂：30mg。口服液：0.3g(100ml)。缓释胶囊剂：75mg。

（四）愈创甘油醚(愈创木酚甘油醚)

【药动学】

此药口服吸收不完全，大部分自肠道排出，少量吸收后代谢为葡萄糖醛酸结合物随尿排出，排泄快。

【药理作用】

口服后刺激胃黏膜，反射性地引起支气管分泌增加，降低痰的黏度，而产生祛痰作用。本品还有较弱的消毒防腐作用，可减少痰液的恶臭味。大剂量时尚可松弛支气管平滑肌。

【临床应用】

1.适应证　用于慢性气管炎的多痰咳嗽，多与其他镇咳平喘药组成复方制剂而应用。

2.剂量与用法　口服，一次 0.2g，一日 3 次。

【不良反应与防治】

有时可见恶心胃肠不适等。

【注意事项】

禁忌证本品有刺激和扩张血管平滑肌的作用，故禁用于肺出血、急性胃肠炎和肾炎患者。

【制剂与规格】

片剂：0.2g。糖浆剂：2%。

（单桂英）

第二十五章　镇咳药合理应用

第一节　概述

一、咳嗽的病理生理学

咳嗽是为清除气道内物质(痰液)的一种突然爆发性呼气动作，是呼吸系统受到刺激时所产生的一种保护性反射活动，能将痰液或异物咳出，是保护机体免受损害的复杂生理反射。

咳嗽有助于保护肺脏防止异物吸入。引起咳嗽刺激的部位不同，可致咳嗽的声音类型各有所异。喉部刺激可产生一种窒息型咳嗽，咳前无吸气动作。黏液纤毛清除功能不全的病人(如支气管扩张症或囊性纤维化)，可以产生一种空气猛然增加较少，但连续间断呼气至低肺容量，中间无任何吸气的咳嗽类型。病人对咳嗽的感受差异很大。当咳嗽突然出现，尤其是伴有因胸痛、呼吸困难或大量分泌物而致不适时，可有痛苦感。如果咳嗽发生迁延数十年(如伴有轻度慢性支气管类的吸烟者)，病人可以几乎不意识到咳嗽，或认为是正常的。

明确咳嗽类型或促使因素有助于发现引起咳嗽的原因，比如咳嗽可能与工作或运动有关。体位改变引起咳嗽可提示慢性肺脓肿、结核空洞、支气管扩张症或带蒂肿瘤。进食时咳嗽可提示吞咽功能失调，或有气管食管瘘可能。着冷或运动时咳嗽可能提示哮喘。早晨咳嗽，一直持续到痰咳出为止，象征慢性支气管炎。伴鼻炎或喘息的咳嗽，或咳嗽发生有季节性，可能是变态反应。

二、咳嗽的药物对症治疗

治疗咳嗽主要是治疗引起咳嗽的基础疾病。轻度而不频繁的咳嗽，只要痰液或异物排出即可自行缓解，不必应用镇咳药。需排痰时如单独应用镇咳药无益而有害，除非有特殊情况(如咳嗽使病人筋疲力尽或影响休息和睡眠)，不应该抑制有痰的咳嗽。对于有痰的咳嗽多数应同时应用祛痰药。但无痰或少痰而过于频繁剧烈的咳嗽，增加病人痛苦，影响休息，此时就应适当应用镇咳药。

1.镇咳药　这类药物具有中枢性和周围性作用。中枢性镇咳药通过抑制脊髓咳嗽中枢或有关的更高的中枢来抑制咳嗽反射。这类药物中最常用的是右美沙芬和可待因。

右美沙芬为麻醉性镇痛剂左啡诺的同类药，无明显止痛和镇静作用。常规剂量无呼吸抑制，无成瘾性，长期用药未发现有耐药的证据。成人平均剂量15～30mg，每天1～4次，以片剂或糖浆给药；儿童为每天1mg/kg，分次给药。注意剂量过大可抑制呼吸。

可待因具有镇咳、止痛和轻度镇静作用，对缓解痛性咳嗽特别有效。可待因还对呼吸道黏膜有干燥作用，这种作用既可能有益（如支气管黏液溢出）又可能有害（如当支气管分泌物已经黏稠时）。成人平均剂量为需要时每4～6小时10～20mg口服，必要时剂量可高达60mg。儿童口服剂量通常为每日1～1.5mg/kg，每4～6小时一次。此剂量的可待因呼吸抑制作用很小。可能发生恶心、呕吐、便秘等副反应及镇咳和镇痛作用的药物耐受性以及成瘾性，但是滥用的可能性较低。

其他中枢性镇咳药包括非麻醉性的氯苯达诺、丙氧芬、那可丁，麻醉性的氢可酮、氢吗啡酮、美沙酮和吗啡。

周围性镇咳药既可作用于咳嗽反射的传入侧，又可作用于咳嗽反射的传出侧。在传入侧，镇咳药可通过在呼吸道黏膜上的温和止痛或麻醉作用，通过改变呼吸道液体的产生量和黏稠度，或通过舒缓支气管痉挛时的支气管平滑肌来减少刺激传入。在传出侧，药物可通过增加咳嗽机制的效率使分泌物更易被去除。周围性镇咳药可分为润药、局部麻醉药、湿化气溶胶和蒸汽吸入等。

润药对喉以上部位产生的咳嗽有效。其作用是形成一层保护层覆盖于发炎的咽喉黏膜上。常以糖浆或糖锭给药，包括金合欢、甘草、甘油、蜂蜜和野樱桃糖浆。

局部麻醉药（如利多卡因、苯佐卡因、盐酸海克卡因和丁卡因）用于抑制特殊情况下（如支气管镜和支气管造影前）的咳嗽反射。苯佐那酯（口服100mg，每日3次）是一种丁卡因同类的局部麻醉药，其镇咳效应可能是由于局部麻醉、抑制肺牵张感受器和非特异性中枢抑制的联合作用。

湿化气溶胶和蒸汽吸入治疗通过减少刺激和减低支气管分泌物的黏稠度而起镇咳作用。水以气溶胶或蒸汽形式吸入，加入或不加药物（氯化钠、复方安息香酊、桉树脑）是最常用的湿化方式。被加入药物的效果尚未得到明确证明。

2.非常用药物　对于过敏性鼻窦炎鼻后倒流所致的慢性咳嗽，抗组胺药可能有作用。支气管扩张剂（如麻黄碱和茶碱）对咳嗽合并支气管痉挛时可能有效。抗胆碱能药物异丙托溴铵常可缓解刺激性咳嗽，且对气道分泌物无影响。对哮喘病人的咳嗽，吸入糖皮质激素已成为主要的治疗方法。

3.联合用药　许多处方和非处方的咳嗽药，通常在一种糖浆中含有两种或更多的药物。其中可包括一种中枢性镇咳药、一种抗组胺药、一种祛痰剂和一种减充血剂。也常含有支气管扩张剂和退热药。这些合剂的目的在于治疗急性上呼吸道感染的许多症状，而非单纯用于咳嗽的处理。有些镇咳药的联合应用是合理的（如一种中枢性镇咳药右美沙芬和一种周围性润剂糖浆合用治疗喉部以上的咳嗽）。然而，有些合剂的组成对呼吸道分泌物具有相反的作用（如祛痰药和抗组胺药），而且许多联合方案含有的潜在有效成分的浓度是在最适量以下或是无效的，值得临床合理用药时加以重视。

4.药物治疗的选择原则　作为治疗的规则，当单纯咳嗽是主要临床指征时，最好使用一个足量的作用于咳嗽反射某一特定环节的单一药物。欲单纯抑制无痰咳嗽，可选用右美沙芬，可待因也有效。更有效的麻醉性镇咳药应留待于需要止痛和镇静作用时应用。为了增加支气管分泌物和液化黏稠的支气管液体，充分水化（饮水和蒸汽吸入）则有效。如单纯水化无效，可试用口服碘化钾饱和溶液或吐根糖浆。为了缓解源于喉部的咳嗽，使用润剂糖浆或锭剂，必要时联合右美沙芬有效。对支气管收缩合并咳嗽，推荐使用支气管扩张剂，可能还需联合应用祛痰药。对有些病例，吸入糖皮质激素可能有效。

（赵　卉）

第二节　常用的镇咳药

一、中枢性镇咳药

（一）可待因

【英文名】 Codeine

【其他名称】 尼柯康，甲基吗啡

【剂型规格】

片剂：15mg，30mg；糖浆：0.5%；注射液：15mg(1ml)；30mg(1ml)。

【适应证】

用于各种原因引起的剧烈干咳和刺激性咳嗽（尤其适用于伴有胸痛的剧烈干咳）；也用于中度以上疼痛时镇痛及局麻或全麻时镇静。

【用法用量】

口服及皮下注射。成人，一次 15～30mg，一日 30～90mg；极量，一次 100mg，一日 250mg。儿童，镇痛时每次按体重 0.5～1mg/kg，一日 3 次；镇咳时用量为镇痛药量的 1/3～1/2。

【不良反应】

1.较常见的不良反应　心理变态或幻想，呼吸微弱、缓慢或不规则，心律失常。

2.少见的反应　惊厥、耳鸣、震颤或不能自控的肌肉运动；荨麻疹、瘙痒、皮疹等过敏反应；精神抑郁和肌肉强直等。

【注意事项】

1.药物相互作用

(1)本品与抗胆碱药合用时，可加重便秘或尿潴留等不良反应。

(2)与美沙酮或其他吗啡类药合用时，可加重中枢性呼吸抑制作用。

(3)与肌肉松弛药合用时，呼吸抑制更为显著。

2.禁用、慎用

(1)下列情况禁用:对本品过敏者,呼吸困难者,昏迷患者,痰多患者。

(2)下列情况慎用:支气管哮喘患者,诊断未明确的急腹症患者,胆结石患者,原因不明的腹泻患者,颅脑外伤或颅内病变患者;前列腺肥大患者,癫痫患者,慢性阻塞性肺疾病患者,甲状腺功能减退患者,肾上腺皮质功能减退者,严重肝功能不全者,严重肾功能不全者,低血容量患者。

3.老年人、婴幼儿、孕妇、哺乳期妇女使用安全性 本品可透过胎盘,使胎儿成瘾,引起新生儿的戒断症状如过度啼哭、打喷嚏、打哈欠、腹泻、呕吐等。分娩期应用本品还可引起新生儿呼吸抑制。本品可经乳汁分泌,有导致新生儿肌力减退和呼吸抑制的危险,故孕妇及哺乳期妇女慎用。新生儿、婴儿亦慎用。

4.药物过量出现的症状及处理 用药过量会出现头晕、嗜睡、不平静、精神错乱、瞳孔缩小如针尖、癫痫、低血压、心率过缓、呼吸微弱、神志不清等。药物过量时,采取诱导呕吐或洗胃,使胃内药物排出;对呼吸困难者给予吸氧,对呼吸停止者进行人工呼吸。还可用纳洛酮单剂量400μg,静脉给药,并给予静脉补液及血管加压药。

5.药物体内过程及药动学参数 口服后较易被胃肠吸收,主要分布于肺、肝、肾和胰。本品易透过血-脑屏障,也能透过胎盘。血浆蛋白结合率一般在25%左右。$t_{1/2}$为3～4h。镇痛起效时间,口服给药为30～45min,在60～120min作用最强,肌内注射为30～60min。作用持续时间,镇痛为4h,镇咳为4～6h,经肾排泄。

6.肝、肾功能不良时的剂量调整 肌酐清除率(Ccr)不低于50ml/min者,不必调整剂量;Ccr为10～50ml/min者,使用剂量为常规剂量的75%,Ccr＜10ml/min者,使用剂量为常规剂量的50%。肝功能不全时,本品吗啡样作用时间延长,需要调整剂量,但目前尚无具体的剂量调整方案。

7.其他

(1)本品应按国家麻醉药品条例管理。

(2)长期应用可引起依赖性。常用量引起依赖性的倾向较其他吗啡类药为弱。典型的戒断症状为食欲缺乏、腹泻、牙痛、恶心、呕吐、流涕、寒战、打喷嚏、打哈欠、睡眠障碍、胃痉挛、多汗、衰弱无力、心率加快、情绪激动或原因不明的发热等。

(3)急腹症。在诊断未明确时,本品可能因掩盖真相造成误诊。

(4)胆结石。本品可引起胆管痉挛。

(5)原因不明的腹泻。本品可使肠道蠕动减弱、减轻腹泻症状而误诊。

(6)颅脑外伤或颅内病变。本品可引起瞳孔变小,模糊临床体征。

(7)前列腺肥大。因本品易引起尿潴留而加重病情。

(二)喷托维林

【英文名】 Pentoxyverine

【其他名称】 咳必清,枸橼酸维静宁,托可拉斯

【剂型规格】 片剂:25mg;滴丸:25mg。

【适应证】

适用于具有无痰干咳症状的疾病,急性支气管炎,慢性支气管炎及各种原因引起的咳嗽。

【用法用量】

口服,餐后服。成人,一次 25mg,一日 3 或 4 次;5 岁以上儿童,一次 12.5mg,一日 2 或 3 次。

【不良反应】

较常见的不良反应有便秘、轻度头痛、头晕、嗜睡、口干、恶心、腹胀、眩晕、皮肤过敏等。

【注意事项】

1.药物相互作用 马来酸醋奋乃静、阿伐斯汀、阿吡坦、异戊巴比妥、安他唑啉、阿普比妥、阿扎他定、巴氯芬、溴哌利多、溴苯那敏、布克力嗪、丁苯诺啡、丁螺环酮、水合氯醛等可增加本品的中枢神经系统和呼吸系统的抑制作用。

2.禁用、慎用

(1)下列情况禁用:青光眼患者、心力衰竭患者、驾车及操作机器者工作时、呼吸功能不全者。因尿道前列腺功能紊乱而致尿潴留患者。

(2)下列情况慎用:痰多及大咯血者。

3.老年人、婴幼儿、孕妇、哺乳期妇女使用安全性 孕妇及哺乳期妇女禁用。

4.药物过量出现的症状及处理 用药过量会出现阿托品中毒样反应,如烦躁不安、癫痫样发作、精神错乱等,同时还有面部及皮肤潮红、瞳孔散大、对光反射消失、腱反射亢进等症状。亦有大剂量应用本品致小儿尿潴留的报道。

5.药物体内过程及药动学参数 本品口服易吸收,口服给药后 20~30min 内起效,一次给药作用可持续 4~6h。药物吸收后部分由呼吸道排出。

6.其他 痰多患者使用本品宜与祛痰药合用。

(三)右美沙芬

【英文名】 Dextromethorphan

【其他名称】 普西兰,联邦克立停,瑞凯平,氢溴酸右美沙芬

【剂型规格】

片剂:10mg;分散片:5mg,15mg;胶囊:15mg;颗粒:7.5mg(5g),15mg(5g);口服液:0.18g(120ml));咀Ⅱ爵片:5mg,15mg;缓释混悬液:0.6g(100ml)。

【适应证】

适用于无痰干咳,包括频繁、剧烈的咳嗽。伴有干咳的感冒、急性或慢性支气管炎、支气管哮喘、咽喉炎、肺结核及其他上呼吸道感染的对症治疗。

【用法用量】 口服。

1.片剂 一次 10~20mg,一日 3 或 4 次。

2.分散片 一次 15~30mg,一日 3 或 4 次。

3.胶囊 一次 15mg,一日 3 或 4 次。

4.颗粒剂 一次 15~30mg,一日 3 或 4 次。

5.咀嚼片 一次 15~30mg,一日 3 或 4 次。

6.口服液　一次10ml,一日3或4次。

7.缓释混悬液　成人和12周岁以上儿童,一次10ml,一日2次。6～12周岁儿童,一次5ml,一日2次。2～6周岁儿童,一次2.5ml,一日2次。2周岁以下儿童,遵医嘱。

【不良反应】

1.较常见的不良反应　头晕、头痛、嗜睡、易激动、嗳气、食欲缺乏、便秘、恶心、皮肤过敏等。

2.少见的反应　暂时性丙氨酸氨基转移酶升高。

【注意事项】

1.药物相互作用

(1)与单胺氧化酶抑制药物合用时,可致高热、昏迷、甚至死亡。

(2)与抗精神抑郁药物合用,可加重本品的不良反应。

(3)胺碘酮可提高本品的血药浓度。

(4)不宜与乙醇及其他中枢神经系统抑制药物并用,可增强对中枢神经的抑制作用。

2.禁用、慎用

(1)下列情况禁用:对本品过敏者,有精神病史者,服用单胺氧化酶抑制药停药不满2周的患者,驾驶机、车、船及操作机器者工作时。

(2)下列情况慎用:哮喘患者,痰多患者,肺功能不全患者。

3.老年人、婴幼儿、孕妇、哺乳期妇女使用安全性　有资料表明本品可影响早期胎儿的发育,故妊娠3个月内的妇女禁用。孕妇慎用,哺乳期妇女禁用。

4.药物过量出现的症状及处理　用药过量会出现嗜睡、共济失调、眼球震颤、癫痫发作等。药物过量时,应立即催吐或者洗胃,并予以吸氧、输液等对症支持治疗,必要时可用静脉注射纳洛酮0.005mg/kg以兴奋呼吸、催醒,癫痫发作时可用短效巴比妥类药物。

5.药物体内过程及药动学参数　口服吸收良好,服药15～30min起效,作用维持3～6h。本品在肝脏代谢,主要由肾脏排泄。

6.肝、肾功能不良时的剂量调整　肝、肾功能不全时,慎用本品。

7.其他

(1)滥用本品可见极轻精神依赖。

(2)乙醇可增加本品的镇静及中枢抑制作用。

(3)性状发生改变时禁用。

(4)本品只有镇咳作用,使用时注意治疗咳嗽的原因,用药1周如症状不缓解,应去医院就诊。

(四)双氢可待因

【英文名】 Dihydrocodeine

【其他名称】 酒石酸双氢可待因,二氢可待因

【剂型规格】 控释片:60mg。

【适应证】

缓解中度以上疼痛。各种原因引起的剧烈干咳和刺激性咳嗽。

【用法用量】

一次 1～2 片，每 12 小时 1 次，吞服，切勿嚼碎。12 岁以下儿童不推荐使用本品。

【不良反应】

可有便秘、恶心、呕吐、注意力不集中、困倦、眩晕、头痛、尿潴留等。

【注意事项】

1.药物相互作用

(1)与阿片受体激动药或拮抗药(如纳洛酮)同时应用可竞争性结合阿片受体，从而诱发戒断症状。

(2)利福平可通过诱导肝细胞色素 P_{450} 酶而影响本药代谢，使其血药浓度下降，疗效降低。

(3)正在服用或过去 2 周内服用抗抑郁药(如单胺氧化酶抑制药)的患者不应服用本药。

2.禁用、慎用

(1)对本药或其他阿片类药物过敏者禁用。

(2)呼吸抑制患者禁用。

(3)肾衰竭、肝功能不全、甲状腺疾病、老年患者慎用。

(4)头部受伤或颅内压增高、哮喘或慢性支气管炎患者慎用。

(5)孕妇及哺乳期妇女慎用。

3.老年人、儿童、妊娠及哺乳期妇女使用安全性

(1)老年人须减量。

(2)12 岁以下儿童不推荐使用本品。

(3)妊娠及哺乳期妇女不宜使用本品。

4.药物过量出现的症状及处理

(1)应用本品过量时，临床表现为头晕、嗜睡、不平静、精神错乱、瞳孔缩小如针尖样大小、癫痫、低血压、心率过缓、呼吸微弱、，神志不清。

(2)处置。停止用药，保持呼吸道通畅，给予正确的呼吸道管理；给予麻药拮抗药如纳洛酮；给予必要补液和升压药物等辅助治疗。

5.药物体内过程及药动学参数　双氢可待因口服后胃肠道吸收良好，疗效为非肠道给药的 2/3，所以特别适合口服给药。血药浓度峰值在服药后 1h 达到，半衰期为 3～4h。本药在肝脏代谢，主要以与葡萄糖结合的形式从尿中排出，少部分先去甲基，以游离或结合型双氢吗啡由尿排出。

6.肝、肾功能不良时的剂量调整　肾衰竭、肝功能不全者慎用。

7.其他　应用本药治疗期间不应饮酒。本药可影响机械操作的能力，驾驶及操作机器的患者应注意。慢性便秘患者不宜长期应用本药。

(五)复方磷酸可待因

【英文名】 Compound Codeine Phosphate

【其他名称】 联邦止咳露，奥亭止咳露

【剂型规格】 复方制剂：每瓶 60ml，120ml，180ml。

【适应证】

用于无痰干咳及剧烈、频繁的咳嗽。

【用法用量】

口服。成人，一次 10～15ml，一日 3 次。儿童用量酌减。

【不良反应】

较常见的不良反应有口干、便秘、头晕、心悸等。

【注意事项】

1.药物相互作用　本品与帕吉林等单胺氧化酶抑制药合用，可以影响血压，故应避免合用。

2.禁用、慎用　痰多黏稠不易咳出的患者；驾驶车辆、管理机器及高空作业者慎用。

3.老年人、婴幼儿、孕妇、哺乳期妇女使用安全性　老年人、儿童、孕妇及哺乳期妇女均需慎用本品。

4.药物过量出现的症状及处理　过量或长期服用，可成瘾。

（六）酒石酸双氢可待因对乙酰氨基酚

【英文名】 Paracetamol Dihydrocodeine

【其他名称】

路盖克，复方双氢可待因醋氨酚，双氢可待因/醋氨酚，双氢可待因对乙酰氨基酚

【剂型规格】

片剂：每片含有双氢可待因酒石酸盐 10mg，对乙酰氨基酚 500mg。

【适应证】

可用于多种疼痛，包括创伤性疼痛、外科术后疼痛、中度癌性疼痛、肌肉疼痛（如腰痛、背痛、肌风湿病）、头痛、牙痛、痛经、神经痛及因劳损、扭伤、鼻窦炎等引起的持续疼痛。用于各种剧烈咳嗽，尤其是非炎性干咳。还可用于感冒引起的头痛、发热、咳嗽。

【用法用量】

餐后口服。成人及 12 岁以上儿童，每 4～6 小时服 1～2 片，最大日剂量为 8 片。老年人需减量。12 岁以下儿童不宜服用。

【不良反应】

少数患者有恶心、头痛、嗜睡、眩晕及头晕，甚至便秘。

【注意事项】

1.药物相互作用

(1)长期大量服用本药，并与阿司匹林或其他非甾体抗炎药合用，会导致肾毒性明显增加。

(2)若与抗凝血药（如华法林）合用，可增加抗凝作用。

(3)本药中的对乙酰氨基酚可延长氯霉素的半衰期，增强其毒性。

(4)与抗病毒药齐多夫定合用时，可增加不良反应发生率。

(5)与中枢神经抑制药合用时，可增加对中枢神经的抑制。

(6)与巴比妥类肝酶诱导药合用，会导致对乙酰氨基酚的代谢增加，中间产物增多，对肝脏

的毒性增加。

(7)与乙醇的镇静作用有相加效应,使患者的警觉性减弱。

2.禁用、慎用

(1)对本药过敏者、呼吸抑制即呼吸道梗阻性疾病者、12岁以下儿童禁用。

(2)肝脏疾病患者、有明显肾功能损害的患者及甲状腺功能减退的患者慎用。

3.老年人、儿童、妊娠及哺乳期妇女使用安全性

(1)老年人需减量。

(2)12岁以下儿童禁用。

(3)妊娠及哺乳期妇女慎用。

4.药物过量出现的症状及处理

(1)该药使用过量时可引起肝损害。严重中毒患者可有脑部症状、昏迷、肝(肾)衰竭。一般在过量服药后的4d以后,出现肝损害的临床表现。初期症状可表现为面色苍白、恶心及呕吐。与双氢可待因过量有关的其他反应有呼吸抑制。

(2)用药过量的治疗包括洗胃;呼吸抑制时给予氧气、盐酸纳洛酮及辅助呼吸;对乙酰氨基酚过量的应急处理,应立即按标准治疗方案用甲硫氨酸或乙酰半胱氨酸治疗,一般不使用活性炭,因其可影响解救药的吸收。拮抗药宜尽早应用,12h后则疗效较差。同时,还应给予其他支持疗法。

5.药物体内过程及药动学参数 双氢可待因口服后胃肠道吸收良好,疗效为非肠道给药的2/3。血药浓度在服药后1h达峰值,半衰期为3～4h。本药在肝脏代谢,主要以与葡萄糖结合的形式从尿中排出,少部分先去甲基,以游离或结合型双氢吗啡由尿排出。对乙酰氨基酚口服后自胃肠道吸收迅速、完全,0.5～1h达到血浆浓度峰值,半衰期为2～3h。在肝脏代谢,60%以葡萄糖醛酸化物、35%以硫酸盐化合物的形式迅速从尿中排出,少于5%以原型由尿排出。复方制剂,各组分保持其原有的药理特性,尽管两组分的代谢途径相同,但实验表明,组合用药后,其血浆和肾脏清除率均未发生改变。

6.肝、肾功能不良时的剂量调整 肝、肾功能不良时慎用。

7.其他 用药期间应避免开车或操作有危险的机械。

二、中枢性兼外周性镇咳药

(一)福尔可定

【英文名】 Pholcodine

【其他名称】

吗啉吗啡,福可定,PHOL-COD,ETHNINE,PHOLDINE,ADAPHOL,PHOLEVAN

【剂型规格】

片剂:每片5mg,10mg,15mg。

【适应证】

与磷酸可待因相似具有中枢性镇咳作用,也有镇静和镇痛作用,但成瘾性较磷酸可待因弱。用于剧烈干咳和中等度疼痛。

【用法用量】

口服,成人常用量,一次 5～10mg;极量,一日 60mg。5 岁以上儿童,一次 2.5～5mg,一日 3 或 4 次;1-5 岁儿童,一次 2～2.5mg,一日 3 次。

【不良反应】

偶见恶心、嗜睡等不良反应。可致依赖性。大剂量可引起烦躁不安及运动失调,儿童中毒剂量约为 200mg。

【注意事项】

1.禁用、慎用　痰多者忌用。

2.老年人、婴幼儿、孕妇、哺乳期妇女使用安全性　新生儿和儿童易于耐受此药,不致引起便秘和消化紊乱。

3.其他　本品属麻醉药品,久服成瘾,不可长期使用。

(二)苯丙哌林

【英文名】 Benproperine

【其他名称】 咳快好,法思特,磷酸苯丙哌林

【剂型规格】

片剂:26.4mg(相当于苯丙哌林 20mg);胶囊:26.4mg(相当于苯丙哌林 20mg);缓释片:40mg(以苯丙哌林计);颗粒剂:每袋 20mg;分散片:20mg(以苯丙哌林计);口服溶液:10mg(10ml),20mg(10ml)。

【适应证】

用于治疗急、慢性支气管炎及各种刺激引起的咳嗽。

【用法用量】

口服。成人,一次 20～40mg,一日 3 次。缓释片为一次 40mg(以苯丙哌林计),一日 2 次。

【不良反应】

较常见的不良反应有一过性口、咽部发麻感觉,乏力、头晕、上腹不适、皮疹等。

【注意事项】

1.禁用、慎用

(1)下列情况禁用:对本品过敏者。

(2)下列情况慎用:严重肺功能不全患者、痰液过多且黏稠的患者、大咯血患者。

2.老年人、婴幼儿、孕妇、哺乳期妇女使用安全性　本品的动物实验虽未发现致畸作用,但本品在妊娠期间的用药安全性尚未确定,亦未见本品在乳汁中排出的报道,故孕妇及哺乳期妇女慎用。儿童用药疗效和安全性尚未确定,应慎用。

3.药物体内过程及药动学参数　本品口服易吸收,口服给药后 10～20min 即可生效,镇咳作用可持续 4～7h。

4.其他

(1)本品对口腔黏膜有麻醉作用,故服用本品时宜吞服,勿嚼碎,以减少口腔麻木感。

(2)本品仅具有镇咳作用,如用药1周症状尚无好转应咨询医生。

(3)如出现皮疹,应停药。

(三)阿桔片

【英文名】 Compound Platycodon

【其他名称】 复方桔梗片

【剂型规格】 片剂:复方制剂

【适应证】

适用于急、慢性支气管炎及其他有痰的咳嗽。

【用法用量】

口服。一次1～2片,一日1～3次;极量,一次6片。

【不良反应】

本品具有成瘾性,不宜长期使用。

【注意事项】

1.禁用、慎用　对本品过敏者、肺源性心脏病患者、支气管哮喘患者禁用。

2.老年人、婴幼儿、孕妇、哺乳期妇女使用安全性　妇女、哺乳期妇女、婴儿禁用。

3.肝、肾功能不良时的剂量调整　严重肝功能不全者禁用。

4.其他　本品按麻醉药品管理。

(四)二氧丙嗪

【英文名】 Dioxopromethazine

【其他名称】 克咳敏,双氧异丙嗪

【剂型规格】 片剂:每片5mg。

【适应证】

适用于镇咳、平喘,也适用于荨麻疹及皮肤瘙痒等症的治疗。

【用法用量】

口服。成人,一次5～10mg,一日2或3次;极量,一次10mg,一日30mg。

【不良反应】

较常见的不良反应为困倦、乏力、嗜睡。

【注意事项】

1.禁用、慎用

(1)下列情况禁用:对本品过敏者;高空作业及驾驶车辆、操纵机器者。

(2)下列情况慎用:癫痫患者、肝功能不全者。

2.老年人、婴幼儿、孕妇、哺乳期妇女使用安全性　经过致畸研究,本品对胎儿无伤害。

3.药物过量出现的症状及处理　用药过量会出现兴奋、抽搐,可直接转入抑制状态,引起中枢性呼吸衰竭及广泛脑损害。药物过量时,可采用彻底洗胃、应用脱水剂以减轻脑水肿。

4.药物体内过程及药动学参数　服药后30～60min显效,作用持续4～6h或更长。

5.肝、肾功能不良时的剂量调整　肝功能不全者慎用。

6.其他　本品治疗量与中毒量接近,不得超过极量。

三、外周性镇咳药

(一)复方甘草

【英文名】 Compound Liquorice

【其他名称】 甘草片,复方甘草口服液

【剂型规格】 复方制剂:片剂,口服溶液

【适应证】

用于上呼吸道感染、支气管炎和感冒时所产生的咳嗽及咳痰不爽。

【用法用量】

口服。

1.片剂　成人,一次3～4片,一日3次,口服或含化。

2.口服溶液　一次5～10ml,一日3次,服时振摇。

【不良反应】

1.较常见的不良反应　轻微的恶心、呕吐。

2.罕见的反应　低血钾、黑毛舌、诱发肝性腹水、肝性脑病等。

【注意事项】

1.药物相互作用　避免与强力镇咳药同时服用。

2.禁用、慎用

(1)下列情况禁用:对本品过敏者。

(2)下列情况慎用:胃炎及胃溃疡患者;慢性阻塞性肺疾病(COPD)合并呼吸功能不全者。

3.老年人、婴幼儿、孕妇、哺乳期妇女使用安全性　孕妇及哺乳期妇女禁用。

4.药物过量出现的症状及处理　甘草有弱皮质激素样作用,长期、大剂量应用,可能会引起水钠潴留和低血钾的假性醛固酮增多、高血压及心脏损害的危险。本品动物依赖性试验结果表明,在使用25倍及50倍CDD剂量时,可产生成瘾性。

5.其他　本品可致成瘾性,不宜长期服用。

(二)氯哌斯丁

【英文名】 Cloperastine

【其他名称】

氯苯息定,氯苄哌醚,氯哌啶,氯哌斯丁,盐酸氯哌丁,盐酸氯哌斯汀,咳安宁,咳苯

【剂型规格】

片剂:5mg,10mg。

【适应证】

适用于急性上呼吸道感染、慢性支气管炎、肺结核、肺癌所致干咳。

【用法用量】

1.成人　口服给药，一次 10～30mg，一日 3 次。

2.儿童　口服给药，一次 0.5～1.0mg，一日 3 次。

【不良反应】

本药不良反应较轻，偶有轻度口干及嗜睡等。

【注意事项】

1.药物相互作用　与中枢镇静药合用，可增强嗜睡作用。

2.禁用、慎用

(1)禁忌证：对本药过敏者；孕妇、哺乳期妇女。

(2)慎用：2 岁以下儿童；糖尿病患者慎用本药糖浆剂。

3.老年人、婴幼儿、孕妇、哺乳期妇女使用安全性　孕妇禁用，2 岁以下儿童慎用。

4.药物体内过程及药动学参数　本药口服后吸收迅速，20～30min 起镇咳作用，作用可持续 3～4h。60～90min 达血药浓度峰值。在肝脏迅速代谢，代谢物可经肾脏及胆汁排泄。

（三）依普拉酮

【英文名】 Eprazinone

【其他名称】

苯丙哌酮，咳静酮，双苯哌丙酮，盐酸苯丙哌酮，盐酸依普拉酮，易咳嗪

【剂型规格】

片剂：40mg。

【适应证】

适用于急性上呼吸道感染、慢性支气管炎、肺结核、肺癌所致干咳。

【用法用量】

1.成人　口服给药，一次 10～30mg，一日 3 次。

2.儿童　口服给药，每次按体重 0.5～1.0mg/kg，一日 3 次。

【不良反应】

本药不良反应少，少数患者可出现嗜睡、胃部不适、口干、恶心、头晕、皮疹等。长期服用未见对肝、肾有不良影响，也无成瘾性。

【注意事项】

本药口服后很快被吸收，1h 后在肺、肝及肾等器官的血药浓度达到峰值。部分被肝脏代谢，主要经尿排泄。药物过量后会出现幻觉和共济失调。处理应立即停药，必要时予以对症支持治疗。

（高　云）

第二十六章　平喘药的合理应用

第一节　概述

一、治疗支气管哮喘药物的应用

治疗哮喘的药物可分为减轻症状的药物(如 β_2 受体激动剂、磷酸二酯酶抑制剂和 M 胆碱能受体阻滞剂)和长期治疗的药物(如糖皮质激素、色甘酸钠和白三烯拮抗剂)。

1.β_2 受体激动剂　使支气管平滑松弛,并部分地通过腺苷酸环化酶-cAMP 调节抑制介质释放。该类药物还能防止各种支气管收缩物质的激发作用,抑制微血管渗漏以及增加黏液清除。常用的口服短效制剂包括有特布他林、沙丁胺醇、吡布特罗、异丙喘宁、比托特罗和异地林等。如口服特布他林(喘康速)2.5mg/片,作用可维持 4 小时。给予具有长效作用的缓释/控释剂沙丁胺醇(全特宁)4mg/片,8mg/片,作用可维持 10～11 小时,口服 1～2 次/日,常用于夜间或凌晨哮喘发作的治疗。沙美特罗作为长效(达 12 小时)β_2 受体激动剂也有助于控制夜间症状。

吸入性 β_2 受体激动剂可用于缓解急性支气管收缩和预防运动诱导的支气管收缩。β_2 受体激动剂吸入后很快起效(数分钟内),但多数疗效持续仅 4～6 小时。吸入制剂、定量气雾吸入剂(MDI)短效作用的有沙丁胺醇(喘乐宁、舒喘灵)100μg/喷,特布他林(喘康速)250μg/喷,干粉吸入剂(喘宁碟)200μg/粒、400μg/粒,装入特制的吸入器具中,刺破后用力吸入,勿需手动配合,且无气雾吸入剂中所含抛射剂氟利昂所致局部冷冻带来的咽部不适,作用维持时间稍长;长效作用的有第 4 代 & 受体激动剂沙美特罗气雾剂 25μg/喷、干粉吸入剂 50μg/粒,作用维持 12 小时。

沙丁胺醇、丙卡特罗、沙美特罗选择性兴奋 β_2 受体,扩张支气管作用和抑制肥大细胞释放活性介质,抗过敏作用逐渐增强;丙卡特罗和沙美特罗不仅抑制Ⅰ型变态反应的速发反应(IAR),且可抑制其迟发反应(LAR),丙卡特罗有促进支气管黏膜上皮细胞纤毛运动作用,特美特罗尚可降低气道高反应性,可供临床使用时参考。β_2 受体激动剂的副反应与剂量有关,由于口服时需要的剂量较大,故口服比吸入易出现副反应。

2.磷酸二酯酶抑制剂　常用的药物有氨茶碱(茶碱),可口服、静脉滴注或缓慢静脉推注,血药浓度半衰期约 9 小时，有效治疗浓度范围为 10～20μg/ml。茶碱能松弛支气管平滑肌并有轻度的抗炎作用，除扩张支气管与心肾血管外，尚可刺激肾上腺髓质分泌内源性儿茶酚胺和改善膈肌的动力作用。茶碱显示出能抑制细胞内钙释放、减少微血管渗透和抑制变态反应原的迟发反应。茶碱减少支气管黏膜内的嗜酸性细胞浸润和 T 淋巴细胞进入上皮，增强心肌和膈肌的收缩力。目前不再常规静脉注射茶碱以治疗哮喘急性发作，然而可辅助 β_2 受体激动剂用于长期控制。茶碱的缓释制剂用于治疗夜间哮喘非常有效。由于茶碱的治疗窗狭窄，且可导致严重副反应，临床应用时必须熟悉茶碱的临床药理学，特别是药物间相互作用和抑制茶碱代谢及降低清除的诸种因素。应定期监测茶碱的血清浓度，使茶碱血药浓度保持在 10～15μg/ml 之间，尤其是在需多次静脉用药情况下更应注意及时监测，以免严重毒副作用发生。部分病人用氨茶碱出现心悸、心慌，可改用二羟丙茶碱(甘油茶碱)口服、肌内注射或静脉滴注，因其对心脏兴奋作用仅相当于氨茶碱的 1/10～1/20，毒性为氨茶碱的 1/4，安全性加大。

3.M 胆碱能受体阻滞剂　抗胆碱能药物有阿托品和异丙托溴铵，通过竞争性抑制胆碱能受体，阻断胆碱能途径导致的气道阻塞。抗胆碱能药物还能阻断由于刺激物或食管反流引起反射性支气管收缩。对已经吸入 β_2 受体激动剂的急性哮喘病人，抗胆碱能药物是否有支气管扩张的协同作用尚有争论，在维持治疗中的作用还未明确。抗胆碱能药物的副反应有口干等，如喷人眼睛，会使视力模糊。目前常用者为溴化异丙托品气雾剂(爱喘乐)，吸入 40μg，作用可维持 4～6 小时，其扩张支气管量仅为抑制腺体分泌和加快心率剂量的 1/10～1/20，常用于夜间哮喘和伴有迷走神经兴奋性增高的哮喘病人。

4.糖皮质激素　皮质激素能抑制炎症细胞的活性和向变态反应部位的趋化，抑制 β_2 受体下调，阻断白三烯的合成，抑制细胞因子的产生和黏附蛋白的活性。在以气溶胶给药时，能阻断对于吸入变应原的迟发反应(对速发反应无效)及随之而来的气道高反应性。用皮质激素长期治疗，也可使支气管高反应性逐渐下降。哮喘发作期间早期全身使用皮质激素常很有效，可减少住院，预防复发。5～7 天的短期大剂量使用以控制发作不会有明显的副作用。长期吸入皮质激素可预防症状，并能抑制、控制和逆转炎症，除最严重的病例外，吸入皮质激素可明显减少口服激素维持治疗的需要量，但不能用于急性发作。吸入皮质激素的局部副反应包括声音嘶哑和口腔真菌病。使用贮雾罐或吸入后清水漱口预防或减轻副反应。全身副作用与剂量有关，主要发生在剂量超过 2000μg/日时，包括抑制肾上腺-垂体轴、儿童生长抑制、绝经期妇女骨质疏松等。

用于控制哮喘发作和季节哮喘发作的预防，口服一般选半衰期短的泼尼松、泼尼松龙，需长期口服维持者宜每晨顿服或隔日顿服，泼尼松日剂量≤100mg。静脉给药用于严重哮喘发作，一般短期(3～5 日)、突击使用，宜选甲基泼尼松龙 40～120mg/日或琥珀酸氢化可的松 100～300mg/日，短时间应用亦可给地塞米松 10～20mg/日。无论何种制剂，均于用药后 4～6 小时方能起效。吸入给药常用丙酸培氯松(必可酮、必酮碟)和丁地去炎松，借助 MDI 或干粉剂吸入，轻度哮喘发作日吸 200～600μg，中度以上＞600μg/日；连续给药后一周方能奏效。为使吸入激素充分发挥作用，应掌握正确的吸入方法，每次应于吸入 β_2 受体激动剂 5～10 分钟再吸入皮质激素。季节性哮喘发作者应于发作前 2 周开始规范吸入。需长期吸入用药以维持巩固病情者，为预防口咽部白色念珠菌感染，应于每次吸入后用清水漱口。吸入皮质激素虽较安全,但长期大量(剂量>600μg/日)使用亦应注意对肾上腺皮质功能和骨质代谢的影响。

5.其他平喘药物　色甘酸钠预防性吸入,可抑制炎症细胞释放介质,降低气道高反应性,阻断变应原的早期和迟发反应。色甘酸钠仅能用作维持治疗,对儿童和某些成年人有效,但不能用于急性哮喘的治疗。色甘酸钠是所有治疗哮喘药物中最安全的。

白三烯拮抗剂包括 montelukast 和 zafirlukast,为 LTD4 和 LTE4 的选择性竞争抑制剂,弃白通为酯氧合酶抑制剂。白三烯拮抗剂在治疗哮喘中的地位虽然尚未确定,但可用于 12 岁以上轻度慢性哮喘病人的症状控制和预防。弃白通可引起剂量相关的 ALT 或 AST 增高,montelukast 则不会。Zafirlukast 通过细胞色素 P-450 酶介导可发生药物相互作用,在少数病人中出现 Churg-Straussz 综合征。

目前对上述药物的使用,吸入制剂、糖皮质激素、β_2 受体激动剂、长效作用制剂列为第一线选择药物;其次应坚持长期应用,在哮喘缓解后也不应立即停药,而应持续维持一段时间。这是因为哮喘缓解不意味气道炎症消失,气道高反应性虽有所降低,但恢复正常尚需一段时间。

二、抗哮喘药物治疗方案的选择

哮喘急性发作的药物治疗。哮喘急性发作可分为轻度(Ⅰ期)、中度(Ⅱ期)、重度(Ⅲ期)和呼吸衰竭(Ⅳ期)。

1.轻度(Ⅰ期)发作　指步行、登楼时气喘,但能平卧、说话成句,听诊肺部有散在少量哮鸣音。可服用全特宁 4～8mg 或美喘清 25μg,日服 1～2 次,同时小量茶碱缓/控释剂如舒服美 0.1g,日服 2 次;如夜间发作或清晨哮喘加重,则宜于睡前并服葆乐辉 0.4g,或吸溴化异丙托品 2 喷(40μg)。患者应随身携带喘乐宁或喘康速气雾剂(MDI),以备哮喘发作时按需吸入。

2.中度(Ⅱ期)发作　指稍动即喘,不能平卧,烦躁不安,呼吸增快,说话时有中断不能成句,听诊双肺弥漫分布响亮哮鸣音,但尚无发绀表现。治疗时应静脉滴注氨茶碱(500ml 液体中 0.25～0.5g)或口服葆乐辉 0.4g,日服 2 次,并规则吸入 pz 受体激动剂、MDI 或干粉剂(喘宁碟),或第 4 代产品后沙美特罗气雾剂,每日 2 次。如病人夜间或后半夜、凌晨气喘较重,或成年人内源性哮喘发作,宜改为可比特气雾剂(每喷溴化异丙托品 20μg、沙丁胺醇 100μg)吸入。大剂量糖皮质激素吸入剂(必可酮)200～300μg/次,每日 3 次或必酮碟 400μg/次,每日 2～3 次。鉴于吸入激素需 1 周后发挥作用,故开始可同时口服泼尼松 20～30mg/日。

3.重度(Ⅲ期)或危重度(Ⅳ期)发作　即所谓哮喘持续状态,病人静息端坐亦呈持续喘息状态,烦躁大汗或意识恍惚、嗜睡,回答问话断续说单字、词或不能,呼吸频率>30 次/min,发绀,有奇脉和三凹征,听诊双肺有响亮弥漫性哮鸣音,或虽然气喘、呼吸困难越来越重,但肺呼吸音逐渐减弱甚至消失。此类病人往往衰弱、呼吸无力、舌干、无痰或有痰却无力咳出。紧急抢救方案:①氧疗:双鼻导管吸氧;②静脉滴注氨茶碱,同时吸入 β_2 受体激动剂;③静脉滴注糖皮质激素,若静脉推注可用甲基泼尼松龙(40mg/次)或地塞米松(10mg/次),每日 2～3 次,病情改善后改泼尼松口服和吸入用药;④充分补液:如无心脏疾患,日静脉补液 3000～4000ml,并口服补液,这是重症哮喘病人最好的稀释祛痰方法。亦同时给祛痰剂或超声雾化吸入;⑤适当静脉滴注5%碳酸氢钠250ml,以减轻或纠正因严重呼气不畅所致急性失代偿呼吸性酸中毒或呼吸性酸中毒合并代谢性酸中毒,增强支气管平滑肌对支气管扩张药物、糖皮质激素的反应;⑥予以恰当抗生素治疗:加重哮喘的呼吸道感染主要由病毒所致,细菌感染扮演相对次要的角色,尤其是儿童患者。然而,当病人咯出微黄、绿色或棕色痰,且痰的Wright染色显示多核白细胞为主时,应该考虑使用抗生素。抗生素对于已知有慢性或复发性支气管炎倾向的成人尤为合适。对重度或危重度哮喘患者给予抗生素治疗是例行常规,因此时感染是列于首位的重要诱因。应根据细菌培养结果选择抗生素,但一般多选13-内酰胺类药的,如阿莫西林通常有效。最近的研究显示衣原体感染与哮喘的发作有重要关系,而人类是肺炎衣原体的唯一宿主。呼吸道感染中衣原体阳性率,我国调查高于国外,达70%～93%,其50%以上为下呼吸道感染。在探讨哮喘与肺炎衣原本关系中发现,感染者血中IgE抗体检出率高达86%,故对糖皮质激素治疗难以控制的哮喘者应考虑肺炎衣原体感染的可能,即对已采用包括β-内酰胺抗生素控制感染在内的抢救措施而病情仍难以控制的重危病人,有必要重新考虑改换或并用大环内酯类/四环素类抗生素,如红霉素、克拉霉素、阿奇霉素或米诺环素等。

三、抗哮喘药物的维持治疗

适当地合理使用药物,可使多数病人免于急诊和住院。一般应根据哮喘的严重度选择药物,见表26-1。

表26-1　哮喘长期治疗步骤

步骤	疾病程度	控制剂	缓解剂
1	轻度间断	不需要	短效支气管扩张剂(吸入β_2激动剂),根据症状按需使用,但少于每周一次;根据发作程度决定治疗强度;运动或接触变应原前用可吸入β_2受体激动剂或色甘酸钠
2	轻度持续	每日药物:吸入皮质激素200～500μg,色甘酸钠或缓解茶碱;如需要,吸入皮质激素剂量可增加(如由500μg增至800μg),或长效支气管扩张剂(长效吸入或口服β_2受体激动剂或缓释茶碱),尤其对夜间症状	根据症状按需使用短效支气管扩张剂(吸入β_2受体激动剂),但不超过3～4次/d
3	中度持续	每日药物:吸入皮质激素800～2000μg,长效支气管扩张剂(长效吸入或口服β_2受体激动剂或缓解茶碱),尤其对夜间症状	同轻度持续
4	重度持续	每日药物:吸入皮质激素800～2000μg或更大,长效支气管扩张剂(长效吸入和/或口服β_2受体激动剂和/或缓释茶碱),长期口服激素	根据症状按需使用短效支气管扩张剂(吸入β_2受体激动剂)

根据哮喘程度选择治疗。升级:如哮喘未控制,在回顾病人的用药技巧、主诉、避免变应原

和其他刺激物等情况后，治疗可能升级。降级：每 3～6 个月应回顾治疗方案。如症状控制≥3 个月，可试以逐渐降级。任何时候均可能需要强的松或强的松的援救治疗。

轻度间断的哮喘病人不需要每天用药。短效 β_2 受体激动剂（如沙丁胺醇 2 喷）对急性症状已足够。如每周需要使用该药 2 次以上，则提示要长期控制治疗。不管哮喘严重程度如何，需频繁使用 β_2 受体激动剂，则提示哮喘控制不佳。

对有轻度持续症状的病人，采用抗炎治疗如吸入小剂量皮质激素或吸入色甘酸钠则是应有临床指征的。特别是儿童，色甘酸钠常先于激素使用。其他方法可使用缓释茶碱，足够的剂量是使血药浓度达到 10～15μg/ml，剂量因年龄和体重而异（通常成人剂量为 300mg 口服，每日 2 次）。也可考虑使用 Montelukast 5mg（6～14 岁病人）或 10mg（成人），每晚一次；或 Zafirtukast 20mg，每日 2 次餐前 1 小时或餐后 2 小时服用或弃白通 60mg/日，分 4 次服用（12 岁以上病人）。对于急性症状，可使用短效 β_2 受体激动剂（如沙丁胺醇 2 喷）。如需增加 β_2 受体激动剂剂量，提示有抗炎治疗的指征。

中度持续哮喘病人应吸入皮质激素，剂量根据治疗反应而定。加用长效 β_2 受体激动剂（沙美特罗）吸入有助于有夜间哮喘者且常能减少吸入皮质激素的剂量。口服缓释 β_2 受体激动剂或缓释茶碱可代替吸入长效 β_2 受体激动剂，但副反应较多，尤其是成年病人。

少数病人有严重持续哮喘时，常需使用高剂量。这些病人应接受高剂量吸入皮质激素的抗炎治疗，同时吸入长效 β_2 受体激动剂（如沙美特罗）或缓释 β_2 受体激动剂片剂和缓释茶碱或白三烯拮抗剂。严重的病人可能需要全身使用皮质激素，隔天给药方案有助于减少副作用。一旦吸入激素能理想地控制哮喘，其剂量应渐减至维持控制的最小剂量。急性发作时，仍需吸入短效 β_2 受体激动剂。

在哮喘缓解期间，虽然患者呼吸平稳，哮喘症状缓解，或虽偶有轻度发作，但不用药亦可缓解，肺部听诊无异常。此时只能称作缓解，尚未完全治愈。因为气道特殊炎症并未完全消失，气道高反应性有所减低但并未完全恢复正常，以肺通气功能检查指标 FEV 1.0≥80％或峰流速（PEF）昼夜波动率＜20％为达到临床控制标准，尚应继续维持治疗，以期治愈。

在维持治疗期间，还应同时积极预防和治疗与哮喘有关的慢性病灶，如过敏性鼻炎、鼻窦炎等。对于易反复感冒且引起病情复发者，应给予免疫调节治疗，如服用维尔本、期奇康、必思添等。国外研究表明过敏性鼻炎发作常为哮喘发作的先兆，国内亦有学者研究发现，自诉诱发哮喘是感冒引起的患者，实际上 47.6％是过敏性鼻炎，另有 58％～85％的哮喘患者先有鼻炎后有哮喘，或两者同时发病。对于经过详细询问病史和皮试确定的过敏原，可用其高倍稀释液自最小剂量开始递增注射，达到脱敏效果，但初次注射时应在医生监护之下进行。此项脱敏治疗对过敏性哮喘效果较好，对感染性（内源性）哮喘和混合性哮喘虽有一定效果，但满意度稍差。

应该强调的是，目前在哮喘发作和缓解期治疗中都将糖皮质激素的使用放在重要位置，除发作期和中、重度病例外，吸入（MDI、干粉）是主要给药方式。中医药在哮喘治疗上有许多宝贵经验，值得进一步发展和挖掘，但也有些游医术士打着"祖传秘方"和祖国医学的幌子，在中草药散剂中掺入地塞米松粉，让病人长期服用。由于隐瞒了激素的实际含量，无法做到合理调节与控制，以致长期应用酿成严重激素副作用，值得临床合理用药时高度重视。

（张海波）

第二节　常用的平喘药

平喘药是指能作用于哮喘发病的不同环节，以缓解或预防哮喘发作的药物。分为5类：①β肾上腺素受体激动剂；②M胆碱受体拮抗剂；③磷酸二酯酶抑制剂；④过敏介质阻释剂；⑤肾上腺皮质激素类。

一、β肾上腺素受体激动剂

β肾上腺素受体激动剂分为非选择性β肾上腺素受体和选择性β_2肾上腺素受体激动剂。能激动呼吸道β_2受体，激活腺苷酸环化酶，增加环磷腺苷(cAMP)，减少游离Ca^{2+}，松弛支气管平滑肌，抑制过敏反应介质释放，增强纤毛运动，降低血管通透性，发挥平喘作用。

(一)麻黄碱

【药理作用】

激动肾上腺素α和β受体，收缩皮肤、黏膜血管，扩张冠状动脉和脑血管，增强心收缩力，松弛支气管平滑肌。

【临床应用】

用于预防支气管哮喘发作和缓解轻度哮喘发作，鼻黏膜充血、肿胀引起的鼻塞、低血压。

【用法用量】

1.支气管哮喘　口服，每次15～30mg，每日3次，极量150mg/d。皮下或肌内注射，每次15～ 30mg，一日45～60mg，极量150mg/d。

2.鼻塞、鼻黏膜充血水肿　滴鼻，2～3滴。

3.硬膜外麻醉、蛛网膜下腔麻醉时维持血压　麻醉前皮下或肌内注射20～50mg。慢性低血压症，口服，每日2～3次，每次20～50mg。

【不良反应】

长期大量使用，引起震颤、焦虑、失眠、头痛等。

【注意事项】

甲状腺功能亢进、高血压。动脉硬化、心绞痛等禁用。短期反复使用可致快速耐受现象。

【制剂规格】

注射剂：30mg(1ml)，50mg(1ml)。片剂：15mg，25mg，30mg。滴鼻剂：0.5%，1%。滴眼剂：1%。

(二)沙丁胺醇[基](羟甲叔丁肾上腺素)

【药理作用】

选择性β_2受体激动剂。能选择性激动支气管平滑肌的β_2受体，有较强的支气管扩张作用，其支气管扩张作用比异丙肾上腺素强约10倍，而增加心率作用仅为异丙肾上腺素的1/10，能有效抑制组胺和致敏性慢反应物质的释放,防止支气管痉挛。

【临床应用】

适用于支气管哮喘或喘息型支气管炎等伴有支气管痉挛的呼吸道疾病。制止发作多用气雾吸入,预防发作可口服。

【用法用量】

口服:成人1次2～4mg,1日3次;儿童1次0.1～0.15mg/kg,1日2～3次。气雾吸入:1次0.1～0.2mg,必要时4小时可重复1次,24小时内不宜超过8次。粉雾吸入:1次0.4mg,1日3～4次,儿童减半。肌内注射:1次0.4mg,间隔4小时可重复注射。静脉注射:1次0.4mg,用5%葡萄糖注射液或生理盐水稀释后缓慢注射。

【不良反应】

对心脏及中枢神经系统的兴奋作用,如头痛、头晕、失眠,偶见肌肉和手指震颤、心悸、血压波动等。长期使用能产生耐药性,可能加重哮喘。可能引致严重的血钾过低症。超量中毒的早期表现为心动过速、血压波动、情绪烦躁不安等,减量后即消失。

【注意事项】

心血管功能不全、高血压、糖尿病和甲状腺功能亢进患者、甲状腺毒症患者及孕妇慎用。本品不宜和β受体阻断药(如普萘洛尔)、茶碱类及其他肾上腺素受体激动剂合用。对抛射物氟利昂过敏患者禁用气雾剂。急性严重哮喘患者,须注意血钾降低的不良效应,因为同时服用黄嘌呤诱导药,类固醇和利尿药,以及出现缺氧情况,均会使血钾过低情况转剧。对其他肾上腺素激动剂过敏者可能对本品呈交叉过敏。不宜长期用药或反复过量给药。

【制剂规格】

片剂:2mg。控释制剂:4mg,8mg。气雾剂:0.2%(g/g)。气雾剂:每揿100mg,含200揿。注射液:0.48mg(2ml)。

(三)特布他林[基](间羟叔丁肾上腺素,博利康尼)

【药理作用】

为选择性β_2受体激动剂。其支气管扩张作用与沙丁胺醇相似,对心脏的兴奋作用仅为异丙肾上腺素的1/100,于哮喘患者,本品2.5mg平喘作用与25mg麻黄碱相当。

【临床应用】

适用于支气管哮喘、慢性喘息性支气管炎、阻塞性肺气肿和其他伴有支气管痉挛的肺部疾病。连续静脉滴注本品可抑制子宫收缩,预防早产。亦可用于胎儿窒息。

【用法用量】

用于平喘,口服:成人1次2.5～5mg,1日3次,一日总用量不超过15mg;儿童1次20～50μg/kg,1日3次。皮下注射:1次0.25mg,但4小时总量不超过0.5mg。气雾吸入:成人1次0.25～0.5mg,1日3～4次;小儿酌减。

【不良反应】

不良反应轻微,有手指震颤、口干、鼻塞、胸闷等,个别患者可有心悸,可耐受。与其他拟交感神经药合用可加重副作用。

【注意事项】

对本品及其他肾上腺素受体激动剂过敏者禁用。未经控制的甲状腺功能亢进、糖尿病、高血压、冠心病、癫痫患者慎用。孕妇需在医生指导下使用。本药不宜与非选择性β受体阻断药合用。

【制剂规格】

片剂：1.25mg，2.5mg，5mg。气雾剂：5mg(2ml)。

(四)氯丙那林[基](邻氯异丙肾上腺素)

【药理作用】

为选择性 $β_2$ 受体激动剂，选择性不如沙丁胺醇。有明显的支气管舒张作用，对心脏的兴奋作用约为异丙肾上腺素的 1/3。

【临床应用】

用于支气管哮喘、哮喘型支气管炎、肺气肿等气道阻塞性疾病。缓解呼吸困难，改善肺功能。

【用法用量】

口服，1 次 5～10mg，1 日 3 次。预防夜间发作，睡前加服 5～10mg。气雾吸入，1 次6～10mg。

【不良反应】

常见为轻微头痛、手指震颤、头痛及胃肠道反应。继续服药后多能自行消失。

【注意事项】

冠心病、甲状腺功能亢进、心律失常、高血压患者慎用。

【制剂规格】

片剂：5mg。气雾剂：2%。

(五)丙卡特罗[基](异丙喹喘宁，普鲁卡地鲁)

【药理作用】

为强效选择性 $β_2$ 受体激动剂。其支气管扩张作用强于异丙肾上腺素，选择性优于沙丁胺醇。还具有较强的抗过敏和促进呼吸道纤毛运动的作用。

【临床应用】

防治支气管哮喘、喘息性支气管炎和慢性阻塞性肺疾病所致的喘息症状。

【用法用量】

成人口服，睡前服 1 次 50μg，或早晚各服 1 次，1 次 50μg；6 岁以上儿童，睡前服 1 次 25μg，或早晚各服 1 次，1 次 25μg；6 岁以下儿童按 1.25μg/kg，1 日 2 次服用。

【不良反应】

偶见心悸、心律失常、面色潮红、头痛、眩晕、耳鸣、恶心、胃部不适、口渴、鼻塞、疲倦、皮疹等。

【注意事项】

与肾上腺素及异丙肾上腺素等儿茶酚胺并用会引起心律失常，应避免合用。孕妇和婴幼儿、甲状腺功能亢进、高血压、心脏病和糖尿病患者慎用。本品有抑制过敏反应引起的皮肤反应作用，故评估皮肤试验反应时，应考虑到本品的影响。应避光密闭保存。

【制剂规格】

片剂：25μg，50μg。

（六）克仑特罗[基]（双氯醇胺）

【药理作用】

为强效选择性 β_2 受体激动剂，支气管扩张作用约为沙丁胺醇的100倍，对心脏 β_1 受体作用较弱。本品尚有较强的抗过敏、增强支气管纤毛运动和促进痰液排出作用。

【临床应用】

防治哮喘型慢性支气管炎、支气管哮喘、肺气肿等呼吸疾病所致的支气管痉挛。

【用法用量】

口服，1次20～40μg，1日3次。舌下含服，1次60～120μg，先含服，待哮喘缓解后，所余部分用温开水送下。静脉注射，1次20～40μg。直肠给药，1次60μg，1日2次，睡前给药1次。气雾吸入，1次10～20μg，1日3～4次。

【不良反应】

有短暂头晕、轻度手指震颤、心悸，继续用药可自行消失。

【注意事项】

甲状腺功能亢进、心律失常、高血压患者慎用。

【制剂规格】

片剂：20μg，40μg。膜剂：60μg速效膜，120μg缓释长效膜。气雾剂：1.96mg（100ml）。

（七）福莫特罗

【药理作用】

长效选择性 β_2 受体激动剂，能刺激肾上腺素能 β_2 受体而使气管平滑肌中cAMP上升；有明显的抗炎作用，抑制嗜酸粒细胞聚集与浸润、血管通透性增高以及速发性、迟发性哮喘反应；能抑制人嗜碱性粒细胞与肺肥大细胞的组胺释放，保护吸入组胺引起的微血管渗漏与肺水肿。

【临床应用】

用于慢性哮喘与慢性阻塞性肺疾病的维持治疗与预防发作，对于哮喘夜间发作患者效果尤佳，能有效预防运动性哮喘的发作。

【用法用量】

口服：成人每次40～80mg，每日2次；气雾吸入：成人每次4.5～9μg，每日2次。

【不良反应】

偶见心动过速、室性期前收缩、面部潮红、胸部压迫感、头痛、头晕、发热、嗜睡、盗汗、震颤、腹痛、皮疹等。

【注意事项】

妊娠及哺乳期妇女、高血压、心脏病、糖尿病、甲亢患者慎用。与肾上腺素、异丙肾上腺素等儿茶酚胺类合用，易诱发心律失常甚至心搏停止，应避免合用。与茶碱、氨茶碱、肾上腺素皮质激素、利尿药（螺内酯等）合用，可能因低血钾导致心律不齐。与洋地黄类药物合用可增加洋地黄诱发心律失常的危险。与单胺氧化酶抑制剂合用可增加室性心律失常发生率，加重高血压。与泮库溴铵、维库溴铵合用可增强神经肌肉阻滞作用。

【制剂规格】

片剂：20μg，40μg。气雾剂：0.5mg；干粉吸入剂：250μg，500μg。

（八）沙美特罗

【药理作用】

新型长效选择性 β_2 受体激动剂，激动肾上腺素能 β_2 受体而发挥平喘作用。有强大的抑制肥大细胞释放组胺、白三烯、前列腺素等过敏介质作用，抑制吸入抗原诱发的早期和迟发相反应，降低气道高反应性。

【临床应用】

用于哮喘（包括夜间哮喘和运动性哮喘）、喘息性支气管炎和可逆性气道阻塞。

【用法用量】

粉雾吸入：成人每次 50μg，每日 2 次，儿童每次 25μg，每日 2 次；气雾吸入：剂量同上。

【不良反应】

偶见恶心、呕吐、震颤、心悸、头痛及口咽部刺激症状。吸入此药时可能产生异常的支气管痉挛，加重哮喘，应立即停用并使用有效的短效 β_2 受体激动剂。

【注意事项】

对本药过敏者、主动脉瓣狭窄患者、心动过速者、严重甲亢患者、重症及有重症倾向的哮喘患者均禁用。不宜同时使用非选择性 β 受体阻断剂、单胺氧化酶抑制剂及三环类抗抑郁药。不适用于急性哮喘发作患者。

【制剂规格】

胶囊：50μg；气雾剂：1.5mg，3.0mg。

（九）班布特罗

【药理作用】

新型长效选择性 β_2 受体激动剂，为特布他林的前体药物。激动 β_2 受体，扩张支气管，抑制内源性过敏反应介质释放，减轻水肿及腺体分泌，降低气道高反应性，改善肺及支气管通气功能。

【临床应用】

用于支气管哮喘、慢性喘息性支气管炎、阻塞性肺气肿及其他伴有支气管痉挛的肺病疾病。

【用法用量】

睡前口服，成人 10mg，12 岁以下儿童 5mg。

【不良反应】

有震颤、头痛、强直性肌肉痉挛

【注意事项】

对 β 肾上腺素受体激动剂过敏者禁用，肝功能不全者、高血压、快速型心律失常、缺血性心脏病、严重心力衰竭、甲亢等患者慎用。

【制剂规格】

片剂,胶囊剂:10mg,20mg。口服液:10mg(10ml)。

(十)甲氧那明

【药理作用】

β受体激动剂。

【临床应用】

用于支气管哮喘和喘息性支气管炎、咳嗽、过敏性鼻炎、荨麻疹。

【用法用量】

口服:每次 50～100mg,每日 3 次。

肌内注射:每次 20～40mg。

【不良反应】

偶有口干、失眠、恶心、心悸等不良反应。

【注意事项】

哺乳期妇女禁用,哮喘危象、严重心血管患者禁用,未满 8 岁的婴幼儿禁用。

【制剂规格】

片剂:50mg。注射液:40mg(2ml)。

二、黄嘌呤类药物

黄嘌呤类生物碱能抑制磷酸二酯酶的活性。茶碱类药物口服使用普遍,具有适度舒张支气管、改善膈肌功能和改善支气管黏液纤毛清除功能的作用。但起效慢,不适用于急性发作期。

(一)氨茶碱[基](茶碱乙二胺盐)

【药理作用】

松弛支气管平滑肌,抑制过敏介质释放,在解痉的同时减轻支气管黏膜的充血和水肿,增加呼吸肌和心肌的收缩力,舒张冠状动脉、外周血管和胆管平滑肌,增加肾血流量和肾小球滤过率,具有利尿作用。

【临床应用】

适用于支气管哮喘、喘息型慢性支气管炎、阻塞性肺气肿、急性心功能不全和心源性哮喘及胆绞痛等。

【用法用量】

口服:成人 1 次 0.1～0.2g,1 日 0.3～0.6g,极量 1 次 0.5g,1 日 1g;儿童 1 次 3～5mg/kg,1 日3 次。肌内注射或静脉注射:1 次 0.25～0.5g,1 日 0.5～1g,极量 1 次 0.5g;儿童 1 次 2～3mg/kg,以 5%葡萄糖注射液稀释,静脉缓慢滴注。直肠给药:1 次 0.3～0.5g,1 日 1～2 次。

【不良反应】

恶心呕吐、胃部不适、食欲减退、头痛、烦躁、激动不安、失眠等。

【注意事项】

对本品、乙二胺、茶碱过敏者禁用，急性心肌梗死伴血压显著降低者、严重心律失常者、活动性消化溃疡者禁用。与四环素类、喹诺酮类抗菌药、克拉霉素、林可霉素、维拉帕米合用，其血药浓度增高；咖啡因及其他黄嘌呤类药物可增加氨茶碱的作用和潜在毒性；氨茶碱能加速锂的排泄，降低锂盐的疗效；与洋地黄类药物合用，能增强后者的心脏毒性，合用时应根据不同情况调整药物剂量。静脉输液不应与维生素C、促皮质激素、去甲肾上腺素、四环素族盐酸盐配伍。不可露置空气中，以免失效。

【制剂规格】

片剂：0.05g，0.1g。注射剂：0.125g(2ml)，0.25g(2ml)，0.25g(10ml)。栓剂：0.25g。

（二）多索茶碱

【药理作用】

非腺苷受体拮抗剂。有明显的抑制磷酸二酯酶作用，对支气管平滑肌的松弛作用较氨茶碱强10～15倍，有镇咳作用。

【临床应用】

用于支气管哮喘、喘息性支气管炎及其他伴支气管痉挛的肺部疾病。

【用法用量】

口服：每日2片或每天2次，每次1～2粒胶囊，或每日1～3包散剂冲服。急症可先注射100mg，之后每6小时静脉注射1次，或每日静脉滴注300mg。

【不良反应】

有头痛、失眠、易怒、心悸、心动过速、期前收缩、食欲缺乏、恶心呕吐、上腹不适或疼痛、高血糖及尿蛋白。

【注意事项】

大剂量给药可引起血压下降。散剂：200mg。

【制剂规格】

片剂，胶囊剂：200mg，300mg。注射剂：100mg(10ml)，0.3g(100ml)。

（三）二羟丙茶碱[基]（甘油茶碱）

【药理作用】

有平喘、强心、利尿作用，但均不及氨茶碱。支气管扩张作用仅及茶碱的1/5，心脏的不良反应为氨茶碱的1/10～1/20。

【临床应用】

应用同氨茶碱，是哮喘伴心动过速者的首选药。可用于因胃肠道刺激症状明显、不能耐受氨茶碱的病例。

【用法用量】

口服：1次0.2g，1日3次；肌内注射，1次0.25g或0.5g。

静脉滴注：1日1～2g加入5%葡萄糖注射液2000～4000ml中静脉滴注。

【不良反应】

偶有口干、恶心、心悸和多尿反应。大剂量有中枢兴奋作用，可用镇静药拮抗。

【注意事项】

不宜和氨茶碱同用。

【制剂规格】

片剂:0.2g。注射液:0.25g(2ml)。

(四)茶碱[基](二氧二甲基嘌呤)

【药理作用】

为 PDE 抑制剂,作用同氨茶碱。

【临床应用】

适用于支气管哮喘、心源性哮喘,尤适于不能用肾上腺素的哮喘患者,也可用于心绞痛、胆绞痛、心源性水肿。

【用法用量】

口服:成人1次0.1～0.2g,1日3～4次;极量1次0.3g,1日1.0g。

直肠给药(栓剂):1次0.25～0.5g。

【不良反应】

不良反应同氨茶碱。对胃黏膜刺激性比氨茶碱大,宜饭后服,或采用缓释片。

【注意事项】

消化性溃疡、急性心肌梗死、休克及茶碱过敏的患者禁用。孕妇及哺乳期妇女慎用。长期使用茶碱缓释剂者,建议做茶碱血药浓度监测。

【制剂规格】

控释片:0.1g,0.2g,0.25g。栓剂:0.25g。溶液剂:0.08g(15ml)。混悬剂:0.1g(5ml)。

三、M 胆碱受体拮抗剂

M 胆碱受体拮抗剂可抑制胆碱能神经功能偏亢现象。主要应用的是异丙托溴铵、异丙东莨菪碱等异丙化的抗胆碱药。

(一)异丙托溴铵[基](异丙阿托品)

【药理作用】

对支气管平滑肌有较高的选择性舒张作用疗效好,不良反应较少。与 β_2 受体激动剂合用可相互增强疗效。

【临床应用】

防治支气管哮喘、哮喘型慢性支气管炎,尤适用于因用 β 受体激动剂而产生肌肉震颤、心动过速的患者。

【用法用量】

气雾吸入,1次40～80μg,1日4～6次。

【不良反应】

极少数患者有口干、口苦或咽部痒感,过量可导致可逆性视力调节障碍。

【注意事项】

与β受体激动剂、糖皮质激素合用可提高疗效。对阿托品类药品及非活性成分有过敏反应者禁用，孕妇及哺乳期妇女慎用。

【制剂规格】

气雾剂：0.025％。

（二）异丙东莨菪碱

【药理作用】

抗胆碱作用与东莨菪碱相似，有较强的支气管扩张作用。

【临床应用】

用于支气管哮喘和哮喘型慢性支气管炎。

【用法用量】

气雾吸入：每次 180μg，每日 2～4 次。

【不良反应】

可能有轻度口干、恶心。

【注意事项】

对本品过敏者禁用。

【制剂规格】

气雾剂：12mg。

四、过敏介质阻释剂

新型平喘药，常见有色甘酸钠、酮替芬。通过稳定肥大细胞膜和嗜碱性粒细胞膜，阻止细胞裂解脱颗粒，从而抑制过敏介质的释放，阻断支气管痉挛的神经反射，降低哮喘患者的气道高反应性。

（一）色甘酸钠[基]（色甘酸二钠）

【药理作用】

在抗原攻击前给药，可预防哮喘，其平喘作用可能与以下因素相关：稳定并阻止肥大细胞释放过敏介质；直接抑制兴奋刺激感受器而引起的神经反射，抑制反射性支气管痉挛；抑制非特异性支气管高反应性；抑制血小板活化因子引起的支气管痉挛。

【临床应用】

用于支气管哮喘、过敏性鼻炎、季节性花粉症、春季角膜炎、结膜炎、过敏性湿疹、皮肤瘙痒症、溃疡性结肠炎和直肠炎。

【用法用量】

1.支气管哮喘：粉雾吸入，每次 20mg，一日 4 次；维持量每日 20mg。气雾吸入，每次 3.5～7mg，一日 3～4 次，每日最大剂量 32mg。

2.过敏性鼻炎：干粉吸入，一日 4 次，每次 10mg。

3.季节性花粉症和角膜炎、结膜炎：滴眼，一日数次，每次 2 滴。

4.过敏性湿疹、皮肤瘙痒症：外用涂搽。

5.溃疡性结膜炎、直肠炎：灌肠，每次 200mg。

【不良反应】

粉雾吸入有口干、呛咳、胸部紧迫感、诱发哮喘的不良反应。

【注意事项】

停药时需逐步减量。

【制剂规格】

胶囊：20mg。气雾剂：700mg。软膏：5%，10%。滴眼剂：0.16g(8mL)。

（二）酮替芬[基]（甲哌噻庚酮，哌啶环庚酮，苯环庚噻吩）

【药理作用】

为强效过敏介质阻释剂，兼有强大的 H.受体拮抗作用。能拮抗 5-羟色胺和过敏性慢反应物质的作用；能抑制哮喘患者的非特异性气道高反应性；拮抗过敏原引起的支气管痉挛。

【临床应用】

对外源性、内源性和混合性哮喘有明显疗效，还可用于喘息性支气管炎、过敏性咳嗽、过敏性鼻炎、过敏性皮炎和过敏性结膜炎。

【用法用量】

口服片剂：每次 1mg，一日 2 次，早晚服用。

滴鼻：一次 1～2 滴，一日 1～3 次；滴眼：一日 2 次，一次 1 滴。

【不良反应】

可见镇静、嗜睡、疲倦、乏力、头晕、口鼻干的小良反应，少数可出现皮肤过敏反应。

【注意事项】

对本品过敏者禁用，3 岁以下儿童不推荐使用。用药期间不宜驾驶车辆、操作精密仪器、高空作业等。使用滴眼液期间不宜使用隐形眼镜。与抗组胺药有协同作用；与乙醇、镇静催眠药合用增强困倦、乏力等症状，与抗胆碱药合用可增加后者的不良反应，与口服降血糖药合用可出现血小板减少，与齐多夫定合用能抑制其肝内代谢，应避免与以上药合用。

【制剂规格】

片剂，胶囊剂：0.5mg，1mg。溶液剂：1(5mL)。滴鼻液：15mg(10mL)。

（三）曲尼司特[基]（肉桂氨茴酸）

【药理作用】

为过敏反应介质阻释剂，对肥大细胞的作用与色甘酸钠相似。

【临床应用】

用于防治哮喘和过敏性鼻炎。

【用法用量】

口服：成人 1 次 0.1g，1 日 3 次；儿童按 5mg/(kg·d)，分 3 次服用。

【不良反应】

不良反应有食欲缺乏、恶心、腹痛、头痛、嗜睡及细胞、血红蛋白减少等。另有膀胱刺激、肝功能异常、过敏反应等。

【注意事项】

孕妇禁用。

【制剂规格】

胶囊剂：0.1g。

五、肾上腺皮质激素

肾上腺皮质激素有抗炎、免疫抑制、抑制磷酸二酯酶、增强机体对儿茶酚胺的反应等作用。

（一）倍氯米松[基]（倍氯松，倍氯美松双丙酸酯）

【药理作用】

是局部应用的强效肾上腺皮质激素。能抑制支气管渗出物，消除支气管黏膜肿胀，解除支气管痉挛。其疗效与泼尼松相似。

【临床应用】

用于依赖肾上腺皮质激素的慢性哮喘患者。

【用法用量】

气雾吸入：1 次 0.1～0.2mg，1 日 2～3 次，1 日最大剂量 1mg。粉雾吸入：1 次 0.2mg，1 日 3～4 次。

【不良反应】

少数有声音嘶哑、口腔咽喉部念珠菌感染，用药后应漱口。活动性肺结核患者慎用。

【注意事项】

不宜用于哮喘持续状态患者。呼吸道有炎症阻塞时，应先控制炎症。

【制剂规格】

气雾剂：10mg。胶囊：0.2mg。

（二）布地奈德[基]

【药理作用】

本品无全身肾上腺皮质激素作用。

【临床应用】

用于非激素依赖性或激素依赖性哮喘和哮喘性慢性支气管炎患者。

【用法用量】

成人，开始剂量 0.2～0.8mg，1 日 2 次；儿童，开始剂量 0.1～0.2mg，1 日 2 次。维持量也应个体化。

【注意事项】

肺结核、气道真菌感染者应慎用。孕妇禁用。

【制剂规格】

气雾剂：10mg(10ml)，20mg(10ml)，20mg(5ml)。

（三）曲安奈德

【药理作用】

高效糖皮质激素。

【临床应用】

用于支气管哮喘。

【用法用量】

气雾吸入，每日 0.8～1.0mg，分 4 次给药。

【不良反应】

吸入时可出现暂时性嘶哑、失音。

【制剂规格】

鼻喷雾剂：6mg。注射液：40mg(1ml)。

（四）氟替卡松[基]

【药理作用】

糖皮质激素吸入剂，通过增强肥大细胞和溶酸体膜的稳定性，抑制免疫反应所致炎症，减少前列腺素和白三烯的合成等发挥作用。

【临床应用】

支气管哮喘、过敏性鼻炎。

【用法用量】

支气管哮喘：雾化吸入：轻度持续，一日 200～500μg，分 2 次给药；中度持续，一日 500～1000μg，分 2 次给药；重度持续，一日 1000～2000μg，分 2 次给药。过敏性鼻炎：喷鼻，每次 50～ 200μg，一日 2 次。

【不良反应】

同其他吸入性糖皮质激素类药。

【注意事项】

同其他吸入性糖皮质激素类药。

【制剂规格】

气雾剂：3mg，6mg，20mg。

（五）糠酸莫米松[基]

【药理作用】

局部用肾上腺糖皮质激素，有局部抗炎、抗过敏作用。

【临床应用】

预防、治疗各种过敏性鼻炎。

【用法用量】

每次 2 喷，一日 1 次，一日总量 200μg，维持剂量每日 100μg。

【注意事项】

对糠酸莫米松及皮质激素类药物过敏者禁用。

【制剂规格】

喷鼻剂：3mg。

六、抗白三烯类药物

（一）孟鲁司特

【药理作用】

为高选择性半胱氨酰白三烯受体拮抗剂，能拮抗白三烯的促炎症活性和支气管平滑肌收缩作用。

【临床应用】

预防哮喘，对阿司匹林敏感的哮喘患者和激素耐受的患者亦有效。

【用法用量】

成人10mg，每日一次，睡前服用。

【不良反应】

不良反应轻微，有轻度头痛、胃肠道反应等。

【注意事项】

对本品中的任何成分过敏者禁用。对急性哮喘无效。

【制剂规格】

片剂：4mg，5mg。

（二）扎鲁司特

【药理作用】

为高选择性半胱氨酰白三烯受体拮抗剂，能拮抗白三烯的促炎症活性和支气管平滑肌收缩作用。

【临床应用】

预防哮喘，对阿司匹林敏感的哮喘患者和激素耐受的患者亦有效。

【用法用量】

口服，成人每次20mg，每日2次。

【不良反应】

有轻微头痛、鼻炎、咽炎、胃肠道反应，偶见肝功能损害。

【注意事项】

少数激素依赖型哮喘患者可出现Churg Strauss综合征。

【制剂规格】

片剂：20mg，40mg。

（三）普仑司特(哌鲁司特，普鲁司特)

【药理作用】

半胱氨酰白三烯受体拮抗剂，还可抑制支气管黏液分泌、血管通透性，减轻黏膜水肿。

【临床应用】

预防、治疗支气管哮喘。

【用法用量】

口服,每次 225mg,一日 2 次。

【不良反应】

有恶心呕吐、腹泻或便秘、发热、皮疹、皮肤瘙痒等,偶见肝功能损害。

【注意事项】

本品对已发作的哮喘没有效果,妊娠期妇女慎用。与华法林合用可增加血药浓度,与特非那定合用可降低血药浓度。

【制剂规格】

胶囊剂:112.5mg。

(四)吡嘧司特(哌罗司特)

【药理作用】

抑制细胞外钙内流和细胞内钙的释放,抑制磷酸二酯酶的活性和花生四烯酸的释放、代谢,抑制组胺、白三烯、前列腺素等的释放,减轻哮喘。

【临床应用】

预防、减轻支气管哮喘发作。

【用法用量】

口服:每次 10mg,一日 2 次。

【不良反应】

偶见头痛、胃炎、胃部不适、便秘、口干、皮疹、瘙痒等,也可见肝、肾功能损害。

【注意事项】

哺乳期妇女及幼儿慎用。

【制剂规格】

片剂:10mg。

(五)异丁司特(依布拉特,KETAS)

【药理作用】

选择性抑制白三烯的释放,有抗过敏、抗炎和扩张支气管的作用。能改善脑梗死后遗症、脑出血后遗症、脑动脉硬化患者的自觉症状。

【临床应用】

用于 16 岁以上人群轻、中度支气管哮喘的治疗。

【用法用量】

口服。一次 10mg,一日 2 次,禁止嚼碎。

【不良反应】

主要有食欲缺乏、嗳气、上腹不适、恶心、呕吐、眩晕、皮疹、皮肤瘙痒等。偶见心悸、AST、ALT、谷氨酰转肽酶(γ-GT)、总胆红素升高。罕见直立性低血压。

【注意事项】

对本品过敏者、颅内出血尚未完全控制的患者，小儿、妊娠、哺乳期妇女，均禁用。本品与支气管扩张药和皮质激素等不同，不能迅速缓解正在发作的症状。急性脑梗死及肝功能障碍患者慎用。若出现皮疹、瘙痒等过敏症状，应停药。

【制剂规格】

缓释片：10mg。胶囊：10mg。

（六）**齐留通**（苯噻羟脲）

【药理作用】

5-脂氧合酶抑制剂，抑制白三烯合成，产生抗过敏、抗炎、舒张支气管的作用。

【临床应用】

用于支气管哮喘，改善肺功能，对抗原、阿司匹林引起的支气管收缩有较好的疗效，用于过敏性鼻炎、溃疡性结肠炎。

【用法用量】

口服：400～600mg，每日 4 次。

【不良反应】

偶见肝药酶升高。

【注意事项】

对本品过敏者禁用。与β受体激动剂合用可使后者作用显著增强；合用时会降低华法林、茶碱、特非那定、阿司咪唑的清除率。

【制剂规格】

片剂：200mg，400mg。

（陈玉龙）

第二十七章　抗感染药的合理应用

第一节　青霉素类

一、青霉素

【英文名】 Benzylpenicillin

【其他名称】 注射用青霉素钠，青霉素G钾，青霉素G钠

【剂型规格】

注射剂：0.48g(80万U)，0.6g(100万U)，0.96g(160万U)，2.4g(400万U)。

【适应证】

1.适用于敏感细菌所致的各种感染，如脓肿、菌血症、肺炎和心内膜炎等。

2.首选治疗溶血性链球菌、肺炎链球菌、不产青霉素酶葡萄球菌感染；炭疽、破伤风、气性坏疽等梭状芽胞菌感染；梅毒(包括先天性梅毒)；钩端螺旋体病；回归热；白喉。青霉素与氨基糖苷类药物联合用于治疗草绿色链球菌心内膜炎。

3.选择性治疗流行性脑脊髓膜炎、放线菌病、淋病、樊尚咽峡炎、莱姆病、多杀巴斯德菌感染；鼠咬热；李斯特菌感染；除脆弱拟杆菌以外的许多厌氧菌感染。

4.风湿性心脏病患者进行口腔、牙科、胃肠道或泌尿生殖道手术和操作前，可用青霉素预防感染性心内膜炎发生。

【用法用量】

1.成人　肌内注射，一日80万～200万U，分3或4次给药；静脉滴注，一日200万～2000万U，分2～4次给药。

2.小儿　肌内注射，按体重2.5万U/kg，每12小时1次；静脉滴注，每日按体重5万～20万U/kg，分2～4次给药。

【不良反应】

1.过敏反应，较常见，包括荨麻疹等各类皮疹、白细胞减少、间质性肾炎、哮喘发作等和血清病型反应。过敏性休克偶见，一旦发生，必须就地抢救，保持气道畅通、吸氧，采取使用肾上

腺素、糖皮质激素等治疗措施。

2.毒性反应,少见,静脉滴注大剂量本品或鞘内给药时,可因脑脊液药物浓度过高导致抽搐、肌肉阵挛、昏迷及严重精神症状等(青霉素脑病)。多见于婴儿、老年人和肾功能不全者。

3.赫氏反应和治疗矛盾。用青霉素治疗梅毒、钩端螺旋体病等疾病时可由于病原体死亡致症状加剧,称为赫氏反应。治疗矛盾也见于梅毒患者,系治疗后病灶消失过快,而组织修补相对较慢或病灶部位纤维组织收缩,妨碍器官功能所致。

4.二重感染,可出现耐青霉素金黄色葡萄球菌、革兰阴性杆菌或念珠菌等二重感染。

5.应用大剂量青霉素钠可因摄入大量钠盐而导致心力衰竭。

【注意事项】

1.药物相互作用

(1)氯霉素、红霉素、四环霉素、磺胺类可干扰本品活性。

(2)丙磺舒、阿司匹林、吲哚美辛、保泰松和磺胺药可减少青霉素的肾小管分泌而延长血清半衰期。

(3)可增强华法林的抗凝作用。

(4)本品与重金属,特别是铜、锌、汞呈配伍禁忌。

(5)青霉素静脉输液中加入头孢噻吩、林可霉素、四环素、万古霉素、两性霉素B、去甲肾上腺素、间羟胺、苯妥英钠、盐酸羟嗪、丙氯拉嗪、异丙嗪、B族维生素、维生素C等后将出现浑浊。

(6)本品与氨基糖苷类抗生素同瓶滴注可导致两者抗菌活性降低,因此不能置同一容器内给药。

2.禁用、慎用　有青霉素过敏史或青霉素皮试阳性者禁用。有哮喘、湿疹、花粉症、荨麻疹等过敏性疾病患者应慎用。

3.老年人、婴幼儿、孕妇、哺乳期妇女使用安全性　孕妇仅在确有必要时使用本品。哺乳妇女用药时宜暂停哺乳。

4.药物过量出现的症状及处理　主要表现是中枢神经系统不良反应,应及时停药并给予对症、支持治疗,血液透析可清除青霉素。

5.药物体内过程及药动学参数　肌内注射后0.5h达到血药峰浓度,本品广泛分布于组织、体液中,不易透入眼、骨组织、无血供区域和脓腔中,易透入有炎症的组织。可透过胎盘,难以透过血-脑屏障,乳汁中含少量青霉素。本品血浆蛋白结合率为45%～65%,血消除半衰期约为30min。约19%在肝内代谢。肾功能正常情况下,约75%的给药量于6h内自肾脏排出。

6.肝、肾功能不良时的剂量调整　轻、中度肾功能损害时使用常规剂量不需减量,严重肾功能损害应延长给药间隔时间或调整剂量。当内生肌酐清除率为10～50ml/min时,给药间期自8h延长至8～12h或给药间期不变而剂量减少25%;内生肌酐清除率<10ml/min时,给药间期延长至12～18h或每次剂量减至正常剂量的25%～50%而给药间期不变。

7.其他

(1)应用本品前需详细询问药物过敏史并进行青霉素皮肤试验,皮试液为每毫升含500U青霉素,皮内注射0.05～0.1ml,经20min后,观察皮试结果,呈阳性反应者禁用。必须使用者脱敏后应用，应随时做好过敏反应的急救准备。

(2)对一种青霉素过敏者可能对其他青霉素类药物、青霉胺过敏。

(3)青霉素水溶液在室温不稳定，20U/ml 青霉素溶液 30℃放置 24h 效价下降 56%，青霉烯酸含量增加 200 倍，因此应用本品须新鲜配制。

(4)大剂量使用本品时应定期检测电解质。

(5)对诊断的干扰。①应用青霉素期间，以硫酸铜法测定尿糖时可能出现假阳性，而用葡萄糖酶法则不受影响。②静脉滴注本品可出现血钠测定值增高。③本品可使血清丙氨酸氨基转移酶或天冬氨酸氨基转移酶升高。

二、青霉素 V

【英文名】 Phenoxymethylpenicillin

【其他名称】

青霉素 V 钾片，苯甲氧青霉素，苯氧甲基青霉素

【剂型规格】

片剂：每片 0.25g(40 万 U)；颗粒剂：每袋 0.125g。

【适应证】

敏感菌所致的轻、中度呼吸道感染；防治风湿热；口腔及牙的感染；皮肤和软组织感染；淋巴结肿大或炎症；预防细菌性心内膜炎。

【用法用量】

1.成人　链球菌感染，一次 125～250mg，每 6～8 小时 1 次；肺炎球菌感染，一次 250～500mg，每 6 小时 1 次；葡萄球菌、螺旋体感染(樊尚咽峡炎)，一次 250～500mg，每 6～8 小时 1 次；预防风湿热复发：一次 250mg，一日 2 次；预防心内膜炎，在拔牙或上呼吸道手术前 1h 口服本品 2g，6h 后再加服 1g(体重在 27kg 以下小儿剂量减半)。

2.小儿　每次按体重 2.5～9.3mg/kg，每 4 小时 1 次；或每次按体重 3.75～14mg/kg，每 6 小时 1 次；或每次按体重 5～18.7mg/kg，每 8 小时 1 次。

【不良反应】

1.常见恶心、呕吐、上腹部不适、腹泻等胃肠道反应及黑毛舌。

2.过敏反应，皮疹(易发于传染性单核细胞增多症者)、荨麻疹及其他血清病样反应、喉水肿、药物热和嗜酸性粒细胞增多等。

3.二重感染，长期或大量服用本品可致耐青霉素金黄色葡萄球菌、革兰阴性杆菌或白念珠菌感染(舌苔呈棕色甚至黑色)。

【注意事项】

1.药物相互作用

(1)丙磺舒、阿司匹林、吲哚美辛、保泰松、磺胺药可减少本品在肾小管的排泄，因而使本品的血药浓度升高，血消除半衰期($t_{1/2\beta}$)延长，毒性也可能增加。

(2)本品与别嘌醇合用时,皮疹发生率显著增高,故应避免合用。

(3)本品不宜与双硫仑等乙醛脱氢酶抑制药合用。

(4)本品与氯霉素合用于细菌性脑膜炎时,远期后遗症的发生率较两者单用时高。

(5)本品可刺激雌激素代谢或减少其肠肝循环,因此可降低口服避孕药的效果。

(6)氯霉素、红霉素、四环素类等抗生素和磺胺药等抑菌药可干扰本品的杀菌活性,因此不宜与本品合用,尤其在治疗脑膜炎或急需杀菌药的严重感染时。

(7)本品可增强华法林的作用。

(8)克拉维酸可增强本品对产β-内酰胺酶细菌的抗菌活性;氨基糖苷类抗生素在亚抑菌浓度时一般可增强本品对粪肠球菌的体外杀菌作用。

(9)水杨酸、磺吡酮与止痛、消炎、抗风湿及痛风药物可升高本药血液浓度及延长其作用时间。

(10)氨基糖苷类抗菌药,如新霉素可减少本药的吸收。

2.禁用、慎用　青霉素皮试阳性反应者、对本品及其他青霉素类药物过敏者及传染性单核细胞增多症患者禁用。对头孢菌素类药物过敏者及有哮喘、湿疹、花粉症、荨麻疹等过敏性疾病史者慎用。严重胃肠功能失调者不宜使用。

3.老年人、婴幼儿、孕妇、哺乳期妇女使用安全性

(1)本品可透过胎盘进入胎儿体内,故孕妇慎用。

(2)本品可分泌入母乳中,可能使婴儿致敏并引起腹泻、皮疹、念珠菌属感染等,故哺乳期妇女慎用或用药期间暂停哺乳。

(3)老年患者应根据肾功能情况调整用药剂量或用药间期。

4.药物过量出现的症状及处理　本品过量的处理以对症治疗和支持疗法为主,血液透析可加速本品的排泄。

5.药物体内过程及药动学参数　本品耐酸,口服后不被破坏,约60%在十二指肠被吸收。口服0.5g后约1h达血药浓度峰值。食物可减少本品的吸收。蛋白结合率约80%。给药量的20%～35%以原型经尿排出。本品的血消除半衰期约为1h。

6.肝、肾功能不良时的剂量调整　肾功能减退者应根据血浆肌酐清除率调整剂量。

7.其他

(1)患者每次开始服用本品前,必须先进行青霉素皮试。

(2)本品与其他青霉素类药物之间有交叉过敏性。若有过敏反应产生,则应立即停用本品,并采取相应措施。

(3)治疗链球菌感染时疗程需10d,治疗结束后宜做细菌培养,以确定链球菌是否已清除。

(4)对怀疑为伴梅毒损害之淋病患者,在使用本品前应进行暗视野检查,并至少在4个月内,每月接受血清试验1次。

(5)长期或大剂量服用本品者,应定期检查肝、肾、造血系统功能和检测血清钾或钠。

(6)对实验室检查指标的干扰。①硫酸铜法尿糖试验可呈假阳性,但葡萄糖酶试验法不受影响;②可使血清丙氨酸氨基转移酶或天冬氨酸氨基转移酶测定值升高。

(7)长期连续使用可引起细菌耐药或真菌感染。

(8)心脏病或严重水电解质紊乱患者,应注意本药钾的摄入量。

三、苯唑西林

【英文名】 Oxacillin

【其他名称】 注射用苯唑青霉素钠

【剂型规格】 注射剂:0.5g,1.0g。

【适应证】

本品适用于对青霉素具有耐药或经用一般抗生素治疗无效的金黄色葡萄球菌感染。

【用法用量】

1.肌内注射 成人,一日4～6g,分4次给药。

2.静脉注射或静脉滴注 以适量氯化钠注射液或葡萄糖注射液溶解后应用。成人,一日4～6g,静脉滴注,分2次给药,静脉注射分4次给药,严重感染每日剂量可增加至8g。小儿,每日按体重50～100g/kg,分次给予(每4～6小时1次)。

【不良反应】

1.过敏反应,荨麻疹等各类皮疹较常见,白细胞减少、间质性肾炎、哮喘发作和血清病型反应等少见;过敏性休克偶见,一旦发生,必须就地抢救,保持气道畅通、吸氧并使用肾上腺素、糖皮质激素等治疗。

2.静脉使用本品偶可产生恶心、呕吐和血清氨基转移酶升高。

3.大剂量静脉滴注本品可引起抽搐等中枢神经系统毒性反应。

4.有报道婴儿使用大剂量本品后出现血尿、蛋白尿和肾衰竭。

【注意事项】

1.药物相互作用

(1)本品与氨基糖苷类、去甲肾上腺素、间羟胺、苯巴比妥、B族维生素、维生素C等药物存在配伍禁忌,不宜同瓶滴注。

(2)丙磺舒可减少苯唑西林的肾小管分泌,延长本品的血清半衰期。

(3)阿司匹林、磺胺药可抑制本品与血浆蛋白质的结合,提高本品的自由血药浓度。

2.禁用、慎用 有青霉素类药物过敏史者或青霉素皮肤试验阳性患者禁用。

3.老年人、婴幼儿、孕妇、哺乳期妇女使用安全性

(1)新生儿尤其早产儿:慎用。

(2)孕妇:目前缺乏本品对其影响的充分研究,所以孕妇应仅在确有必要时使用本品。

(3)哺乳期妇女:用药时宜暂停哺乳。

4.药物过量出现的症状及处理

(1)药物过量主要表现为中枢神经系统的不良反应,应及时停药并予对症、支持治疗。

(2)血液透析不能清除苯唑西林。

5.药物体内过程及药动学参数

(1)苯唑西林耐酸,口服可吸收给药量的30%～33%。肌内注射苯唑西林0.5g,0.5h达到

血药浓度峰值(C_{max})，为16.7mg/L，剂量加倍，血药浓度亦倍增。静脉滴注苯唑西林0.25g，滴注结束时血药浓度为9.7mg/L，2h后为0.16mg/L。出生8～15d和20～21d的新生儿肌内注射20mg/kg体重后，血药浓度峰值分别为51.5mg/L和47.0mg/L。

(2)苯唑西林蛋白结合率为93%。在肝、肾、肠、脾、胸腔积液和关节腔液中均可达到有效治疗浓度，在腹水和痰液中浓度较低。苯唑西林难以透过正常血-脑屏障，可透过胎盘进入胎儿体内，亦有少量分泌至乳汁。

(3)本品健康成人消除半衰期为0.4～0.7h；出生8～15d和20～21d的新生儿的消除半衰期分别达1.6d和1.2d。苯唑西林约49%在肝脏代谢，肌内注射后约40%以原型药在尿中排泄，约10%药物经胆道排泄。血液透析和腹膜透析均不能清除本品。

6.肝、肾功能不良时的剂量调整　轻、中度肾功能减退患者不需调整剂量；严重肾功能减退患者应避免应用大剂量，以防止中枢神经系统毒性反应的发生。

四、氯唑西林

【英文名】 Cloxacillin

【其他名称】 邻氯青霉素钠，氯唑青霉素，注射用氯唑西林钠

【剂型规格】 注射剂：0.5g。

【适应证】

本品仅适用于治疗产青霉素酶葡萄球菌感染，包括败血症、心内膜炎、肺炎和皮肤、软组织感染等。也可用于化脓性链球菌或肺炎球菌与耐青霉素葡萄球菌所致的混合感染。

【用法用量】

1.肌内注射　成人，一日2g，分4次；小儿，每日按体重25～50mg/kg，分4次。肌内注射时可加0.5%利多卡因，以减少局部疼痛。

2.静脉滴注　成人，一日4～6g，分2～4次；小儿，每日按体重50～10mg/kg，分2～4次。

3.新生儿　体重低于2kg者，日龄1～14d时，每12小时按体重给予25mg/kg，日龄15～30d时，每8小时按体重给予25mg/kg；体重超过2kg者，日龄1～14d时，每8小时按体重给予25mg/kg，日龄15～30d时，每6小时按体重给予25mg/kg。

【不良反应】

1.过敏反应，以荨麻疹等各类皮疹为多见，白细胞减少、间质性肾炎、哮喘发作和血清病型反应等也可发生，严重者如过敏性休克偶见；过敏性休克一旦发生，必须就地抢救，保持气道畅通、吸氧并予以肾上腺素、糖皮质激素等治疗。

2.静脉注射本品偶可产生恶心、呕吐和血清氨基转移酶升高。

3.大剂量注射本品可引起抽搐等中枢神经系统毒性反应。

4.有报道婴儿大剂量使用本品后，出现血尿、蛋白尿和尿毒症。

5.个别病例发生粒细胞缺乏症或淤胆型黄疸。

【注意事项】

1.药物相互作用

(1)本品与氨基糖苷类、去甲肾上腺素、间羟胺、苯巴比妥、B族维生素、维生素C等药物存在配伍禁忌,不宜同瓶滴注。

(2)丙磺舒可减少氯唑西林的肾小管分泌、延长本品的血清半衰期。

(3)阿司匹林、磺胺药抑制本品与血浆蛋白质结合,提高本品的自由血药浓度。

2.禁用、慎用　有青霉素类药物过敏史或青霉素皮肤试验阳性者禁用。有哮喘、湿疹、花粉症、荨麻疹等过敏性疾病者慎用本品。

3.老年人、婴幼儿、孕妇、哺乳期妇女使用安全性

(1)新生儿尤其早产儿应慎用。

(2)目前缺乏本品对孕妇影响的充分研究,所以孕妇应仅在确有必要时使用本品。

(3)本品有少量在乳汁中分泌,因此哺乳期妇女应用本品时宜暂停哺乳。

4.药物过量出现的症状及处理。

5.药物体内过程及药动学参数　肌内注射氯唑西林0.5g,血药浓度峰值(C_{max})0.5h达到,为15mg/L。静脉滴注氯唑西林0.75g,滴注结束即刻和3h后血药浓度分别为15mg/L和0.6mg/L。本品血浆蛋白结合率为94%,能渗入急性骨髓炎患者的骨组织、脓液和关节腔积液中,在胸腔积液中也有较高浓度,亦能透过胎盘进入胎儿,但难以透过正常的血-脑屏障。氯唑西林半衰期($t_{1/2\beta}$)为0.5～1.1h,主要通过肾小球滤过和肾小管分泌,自尿中排出。静脉滴注本品后,约62%自尿排出,约6%自胆汁排出,少量在肝脏代谢。

6.肝、肾功能不良时的剂量调整　轻、中度肾功能减退患者不需调整剂量,严重肾功能减退患者应避免应用大剂量,以防中枢神经系统毒性反应发生。

7.其他

(1)应用本品前需详细询问药物过敏史并进行青霉素皮肤试验。

(2)对一种青霉素过敏患者可能对其他青霉素类药物或青霉胺过敏。

(3)本品降低患者胆红素与血浆蛋白结合能力,新生儿尤其是有黄疸者慎用本品。

五、甲氧西林

【英文名】 Meticillin

【其他名称】 二甲氧苯青霉素,甲氧苯青霉素,美替西林,新青霉素Ⅰ,注射用甲氧苯青霉素钠

【剂型规格】 粉针剂:0.5g,1g。

【适应证】

主要用于治疗产酶耐药金黄色葡萄球菌所致感染。

【用法用量】

肌内注射或静脉滴注。成人,一日6～12g,分4～6次给药;儿童,每日按体重0.1～0.15g/kg,

分 4～6 次给药。

【不良反应】

1.与青霉素有交叉过敏反应,应用前需做本品或青霉素过敏试验,方法同青霉素。

2.对本品耐药的菌株日益增多,其机制与青霉素酶无关,此类菌株对所有肾内酰胺类抗生素均耐药。

j.本品使用期间尚可出现白细胞减少和间质性肾炎,目前临床上多由噁唑类青霉素(如苯唑西林、氯唑西林等)替代。

【注意事项】

1.药物相互作用

(1)氯霉素、红霉素、四环素、磺胺类可干扰本品活性。

(2)丙磺舒、阿司匹林、吲哚美辛、保泰松和磺胺药减少青霉素的肾小管分泌而延长血清半衰期。可增强华法林的抗凝作用。

(3)本品与重金属,特别是铜、锌、汞呈配伍禁忌。

(4)青霉素静脉输液中加入头孢噻吩、林可霉素、四环素、万古霉素、琥乙红霉素、两性霉素B、去甲肾上腺素、间羟胺、苯妥英钠、盐酸羟嗪、丙氯拉嗪、异丙嗪、B族维生素、维生素C族等后将出现浑浊。

(5)本品与氨基糖苷类抗生素同瓶滴注可导致两者抗菌活性降低,因此不能置同一容器内给药。

2.禁用、慎用　有青霉素过敏史或青霉素皮试阳性者禁用。有哮喘、湿疹、花粉症、荨麻疹等过敏性疾病患者应慎用。

3.老年人、婴幼儿、孕妇、哺乳期妇女使用安全性　孕妇仅在确有必要时使用本品。哺乳期妇女用药时宜暂停哺乳。

4.药物过量出现的症状及处理　主要表现为中枢神经系统的不良反应,应及时停药并给予对症、支持治疗,血液透析可清除青霉素。

5.药物体内过程及药动学参数　肌内注射后血药浓度达峰值时间约为 0.5h,血浆蛋白结合率约 40%,约 70%给药量经肾脏排出。

6.肝、肾功能不良时的剂量调整　轻、中度肾功能损害时,使用常规剂量不需减量,严重肾功能损害应延长给药间隔或调整剂量。当内生肌酐清除率为 10～50ml/min 时,给药间期自 8h 延长至 8～12h,或给药间期不变而剂量减少 25%;内生肌酐清除率＜10ml/min 时,给药间期延长至 12～18h,或每次剂量减至正常剂量的 25%～50%而给药间期不变。

7.其他

(1)应用本品前需详细询问药物过敏史并进行青霉素皮肤试验,皮试液为每毫升含 500U 青霉素,皮内注射 0.05～0.1ml,经 20min 后,观察皮试结果,呈阳性反应者禁用。必须使用者脱敏后应用,应随时做好过敏反应的急救准备。

(2)对一种青霉素过敏者可能对其他青霉素类药物、青霉胺过敏。

(3)青霉素水溶液在室温不稳定,20U/ml 青霉素溶液 30℃放置 24h,效价下降 56%,青霉烯酸含量增加 200 倍,因此应用本品须新鲜配制。

(4)大剂量使用本品时应定期检测电解质。

(5)对诊断的干扰。①应用青霉素期间,以硫酸铜法测定尿糖时可能出现假阳性,而用葡萄糖酶法则不受影响。②静脉滴注本品可出现血钠测定值增高。③本品可使血清丙氨酸氨基转移酶或天冬氨酸氨基转移酶升高。

六、氨苄西林

【英文名】 Ampicillin

【其他名称】 注射用氨苄青霉素钠

【剂型规格】 注射剂:每瓶 0.5g。

【适应证】

适用于敏感细菌所致的呼吸道感染、胃肠道感染、尿路感染、软组织感染、心内膜炎、脑膜炎、败血症等。

【用法用量】

1.成人 肌内注射,一日 2～4g,分 4 次给药;静脉滴注,一日 4～8g,分 2～4 次给药。严重感染每日剂量可增加至 12g。

2.小儿 肌内注射,每日按体重 50～100mg/kg,分 4 次给药;静脉滴注,每日按体重 100～200mg/kg,分 2～4 次给药。

【不良反应】

1.本品不良反应与青霉素相仿,以过敏反应较为常见。皮疹是最常见的反应,多发生于用药后 5d,呈荨麻疹或斑丘疹。

2.可发生间质性肾炎。

3.过敏性休克偶见,一旦发生,必须就地抢救,保持气道畅通,吸氧并予以肾上腺素、糖皮质激素等药物治疗。

4.偶见粒细胞和血小板减少。

5.抗生素相关性肠炎少见,少数患者出现血清转氨酶升高。

6.大剂量静脉给药可发生抽搐等神经系统中毒性症状。

7.婴儿应用后可出现颅内压增高,表现为前囟隆起。

【注意事项】

1.药物相互作用

(1)与丙磺舒合用会延长本品的半衰期。

(2)与卡那霉素合用对大肠埃希菌、变形杆菌具有协同抗菌作用。

(3)本品宜单独滴注,不可与下列药物同瓶滴注,包括氨基糖苷类药物、磷酸克林霉素、盐酸林可霉素、多黏菌素 B、琥珀氯霉素、红霉素、肾上腺素、间羟胺、多巴胺、阿托品、葡萄糖酸钙、B 族维生素、维生素 C、含有氨基酸的营养注射剂和琥珀酸氢化可的松等。

(4)别嘌醇可使本品皮疹反应发生率增加,尤其多见于高尿酸血症。

(5)本品能刺激雌激素代谢或减少其肠肝循环，因而可降低口服避孕药的效果。

2.禁用、慎用

(1)有青霉素过敏史或青霉素皮试阳性患者禁用。

(2)传染性单核细胞增多症、巨细胞病毒感染、淋巴细胞白血病、淋巴瘤患者应用本品时易发生皮疹，应避免使用。

3.老年人、婴幼儿、孕妇、哺乳期妇女使用安全性　尚无本品在孕妇应用的严格对照试验，所以孕妇应仅在确有必要时使用本品。少量本品从乳汁中分泌，哺乳期妇女用药时宜暂停哺乳。

4.药物过量出现的症状及处理。

5.药物体内过程及药动学参数　肌内注射后0.5～1h达到血药浓度峰值，静脉注射0.5g后15min和4h的血药浓度分别为17mg/L和0.6mg/L。本品体内分布良好，正常脑脊液中仅含少量，可透过胎盘，乳汁中含有少量本品。本品血浆蛋白结合率为20%，血消除半衰期为1～1.5h。少量在肝内代谢灭活或经胆汁排出。肌内或静脉注射后24h尿中排出量分别为给药量的50%和70%。

6.肝、肾功能不良时的剂量调整　内生肌酐清除率为10～50ml/min或<10ml/min时，给药间隔应分别延长至6～12h和12～24h。

7.其他

(1)应用本品前需详细询问药物过敏史并进行青霉素皮肤试验。

(2)本品须新鲜配制。

七、阿莫西林

【英文名】 Amoxicillin

【其他名称】 羟氨苄青霉素胶囊，阿莫仙

【剂型规格】

胶囊：每粒0.125g，0.25g，0.5g；干混悬剂：0.125g；可溶片：0.5g。

【适应证】

适用于敏感菌(不产β-内酰胺酶菌株)所致下列感染。

1.溶血性链球菌、肺炎链球菌、葡萄球菌或流感嗜血杆菌所致的中耳炎、鼻窦炎、咽炎、扁桃体周炎等上呼吸道感染。

2.大肠埃希菌、奇异变形杆菌或粪肠球菌所致的泌尿生殖道感染。

3.溶血链球菌、葡萄球菌或大肠埃希菌所致的皮肤软组织感染。

4.溶血链球菌、肺炎链球菌、葡萄球菌或流感嗜血杆菌所致的急性支气管炎、肺炎等下呼吸道感染。

5.急性单纯性淋病。

6.本品尚可用于伤寒、伤寒带菌者及钩端螺旋体病。

7.阿莫西林亦可与克拉霉素、兰索拉唑三联用药根除胃、十二指肠幽门螺杆菌,降低消化道溃疡复发率。

【用法用量】

1.阿莫西林胶囊　成人,一次0.5g,每6～8小时1次,一日3次或4次,日剂量不超过4g。小儿,每日按体重20～40mg/kg,每8小时1次。3个月以下婴儿,每日按体重30mg/kg,每12小时1次。

2.阿莫西林干混悬剂　小儿根据年龄服用,一般一次0.125g,一日3次或4次。

3.阿莫西林可溶片　口服。成人,一次0.5g,每6～8小时1次;小儿,每日按体重40～80mg/kg,分3次或4次服用。

【不良反应】

1.恶心、呕吐、腹泻及假膜性肠炎等胃肠道反应。

2.皮疹、药物热和哮喘等过敏反应。

3.贫血、血小板减少、嗜酸性粒细胞增多等。

4.血清氨基转移酶可轻度增高。

5.由念珠菌或耐药菌引起的二重感染。

6.偶见兴奋、焦虑、失眠、头晕及行为异常等中枢神经系统症状。

【注意事项】

1.药物相互作用

(1)丙磺舒可减少本品的肾小管分泌,使本品的血清半衰期延长、血液浓度升高。

(2)氯霉素、大环内酯类、磺胺类和四环素类药物在体外干扰阿莫西林的抗菌作用,但其临床意义不明。

2.禁用、慎用

(1)青霉素过敏及青霉素皮肤试验阳性患者禁用。

(2)有哮喘、花粉症等过敏性疾病史者慎用。

3.老年人、婴幼儿、孕妇、哺乳期妇女使用安全性

(1)动物生殖实验显示,10倍于人类剂量的阿莫西林未损害大鼠和小鼠的生育力和胎儿。但在人类尚缺乏足够的对照研究,鉴于动物生殖实验不能完全预测人体反应,孕妇应仅在确有必要时应用本品。

(2)由于乳汁中可有少量阿莫西林,乳母服用后可能导致婴儿过敏。老年人须调整剂量。

4.药物过量出现的症状及处理　有报道,少数患者因阿莫西林过量引起肾功能不全、少尿,但肾功能损害在停药后可逆。

5.药物体内过程及药动学参数　口服本品后吸收迅速,75%～90%可自胃肠道吸收,食物对药物吸收的影响不显著。口服0.25g和0.5g后血药浓度峰值(C_{max})分别为3.5～5.0mg/L和5.5～7.5mg/L,达峰时间为1～2h。本品在多数组织和体液中分布良好。本品可通过胎盘,在脐带血中浓度为母体血药浓度的1/3左右,在乳汁、汗液和泪液中也含微量。阿莫西林的蛋白结合率为17%～20%。本品血消除半衰期+($t_{1/2\beta}$)为1～1.3h,服药后24%～33%的给

药量在肝内代谢,6h 内 45%～68%给药量以原型药自尿中排出,尚有部分药物经胆道排泄。严重肾功能不全患者血清半衰期可延长至 7h。

6.肝、肾功能不良时的剂量调整 疗程较长患者应检查肝、肾功能和血常规;肾功能严重损害时需调整剂量。

7.其他

(1)青霉素类口服药物偶可引起过敏性休克,尤多见于有青霉素或头孢菌素过敏史的患者。用药前必须详细询问药物过敏史并做青霉素皮肤试验。如发生过敏性休克,应就地抢救,保持气道畅通、吸氧并应用肾上腺素、糖皮质激素等药物治疗。

(2)传染性单核细胞增多症患者应用本品易发生皮疹,应避免使用。

(3)阿莫西林可导致采用 Benedict 或 Fehling 试剂的尿糖试验出现假阳性。

(4)疗程较长患者应检查肝、肾功能和血常规。

八、羧苄西林

【英文名】 Carbenicillin

【其他名称】 卡比西林,羧苄青,羧苄青霉素钠,羧苄西林

【剂型规格】 注射剂:1g,2g,5g。

【适应证】

主要适用于系统性铜绿假单胞菌感染,如败血症、尿路感染、呼吸道感染,以及腹腔、盆腔感染和皮肤、软组织感染等,也可用于其他敏感肠杆菌科细菌引起的系统性感染。

【用法用量】

静脉滴注和注射。中度感染,成人,一日 8g,分 2 或 3 次肌内注射或静脉注射,儿童,每 6 小时按体重 12.5～50mg/kg 注射;严重感染,成人,一日 10～30g,分 2～4 次静脉滴注或注射,儿童,每日按体重 100～300mg/kg,分 4～6 次注射。新生儿体重低于 2kg 者,首剂按体重 100mg/kg,出生第 1 周每 12 小时按体重 75mg/kg,静脉滴注;出生第 2 周起按体重 100mg/kg,每 6 小时 1 次。新生儿体重 2kg 以上者,出生后第 1 周每 8 小时按体重 75mg/kg,静脉滴注,以后每 6 小时按体重 75mg/kg。

【不良反应】

1.过敏反应。青霉素类药物的过敏反应较常见,包括荨麻疹等各类皮疹、白细胞减少、间质性肾炎、哮喘发作和血清病型反应(Ⅲ型变态反应)。严重者偶可发生过敏性休克,过敏性休克一旦发生,必须就地抢救,保持气道畅通,予以吸氧及肾上腺素、糖皮质激素等治疗。

2.消化道反应有恶心、呕吐和肝大等,丙氨酸氨基转移酶、天冬氨酸氨基转移酶、肌酐升高。

3.大剂量静脉注射本品时可出现抽搐等神经系统反应、高钠和低钾血症。

4.本品为弱酸,故血药浓度过高时可发生急性代射性酸中毒,此反应尤多见于肾病患者且

已有酸中毒者。

5.其他不良反应有念珠菌二重感染、出血等。

【注意事项】

1.药物相互作用

(1)本品与琥珀氯霉素、琥乙红霉素、盐酸土霉素、盐酸四环素、卡那霉素、链霉素、庆大霉素、妥布霉素、两性霉素 B、B 族维生素、维生素 C、苯妥英钠、拟交感类药物、异丙嗪等有配伍禁忌。

(2)本品在体外与氨基糖苷类药物(阿米卡星、庆大霉素或妥布霉素)对铜绿假单胞菌、部分肠杆菌科细菌具有协同抗菌作用。

(3)本品与氨基糖苷类抗生素同瓶滴注,可导致两者的抗菌活性明显减弱。

(4)大剂量本品与肝素等抗凝药、血栓溶解药、水杨酸制剂、磺吡酮或血小板聚集抑制药合用可增加出血危险。

(5)与磺胺类合用可使本品的血药浓度增高,故须适当减少本品的剂量。

2.禁用、慎用　有青霉素类药物过敏史或青霉素皮肤试验阳性患者禁用。

3.老年人、婴幼儿、孕妇、哺乳期妇女使用安全性　尚未在孕妇中进行严格对照试验,以排除本品对胎儿的不良影响,故孕妇应仅在确有必要时使用本品。少量本品从乳汁中分泌,哺乳期妇女应慎用或暂停哺乳。

4.药物体内过程及药动学参数　肌内注射本品 1g 后 1h 达血药浓度峰值(C_{max}),为 34.8mg/L,4h 后血药浓度为 10mg/L。静脉注射本品 5g 后 15min 和 2h 的血药浓度分别为 300mg/L 和 125mg/L。新生儿肌内注射 100mg/kg 后,血药浓度峰值(C_{max})可达 147mg/L。本品的表观分布容积(Vd)为 0.18L/kg,血浆蛋白结合率约为 50%。本品难以透过正常血-脑屏障,但肺炎链球菌脑膜炎患儿每 6 小时静脉滴注 69～103mg/kg 本品后,第 2～17 日脑脊液内药物浓度为 2.3～24.5mg/L。约 2%在肝内代谢,血消除半衰期($t_{1/2\beta}$)为 1～1.5h。大部分以原型通过肾小球滤过和肾小管分泌清除,小部分经胆道排泄。血液透析可清除本品,腹膜透析则仅可部分清除本品。

5.肝、肾功能不良时的剂量调整　严重肾功能不全者,每 8～12 小时静脉给药 2g 即可维持血药浓度在 100mg/L 水平;如同时伴肝功能损害,一日 2g 即可。

6.其他

(1)本品含钠量较高,故限制钠盐摄入的患者应慎用本品。

(2)使用本品前需详细询问药物过敏史并进行青霉素皮肤试验,呈阳性反应者禁用。

(3)对一种青霉素过敏者可能对其他青霉素类药物、青霉胺过敏,有青霉素过敏性休克史者 5%～7%可能存在对头孢菌素类药物交叉过敏。

(4)肾功能不全患者应用本品可导致出血,应注意随访凝血时间、凝血酶原时间,发生出血时应及时停药并予适当治疗。

(5)由于浓度较高的羧苄西林钠溶液可形成多聚体(为致敏区),因此注射液皆须新鲜配制。

九、哌拉西林

【英文名】 Piperacillin

【其他名称】 氧哌嗪青霉素，氧哌西林，哌拉西林钠注射剂

【剂型规格】 注射剂：0.5g，1g，2g。

【适应证】

主要用于铜绿假单胞菌、变形杆菌、粘质沙雷菌、大肠埃希菌、肺炎杆菌及对本品敏感的革兰阴性菌引起的各种感染。如败血症、亚急性细菌性心内膜炎、支气管扩张感染、肺炎、慢性支气管炎继发感染，肺气肿、脓胸、胆管病、肾盂肾炎、化脓性脑膜炎等，特别是对慢性、复杂性泌尿系统感染效果更好。

【用法用量】

用前，加灭菌注射用水适量溶解。肌内注射：成人，一日 4～6g，儿童，每日按体重 80～100mg/kg，分 3 次或 4 次给药。静脉注射或滴注：成人，一日 4～16g，儿童，每日按体重 100～300mg/kg，分次给药。

【不良反应】

肌内注射后偶有局部疼痛，快速静脉注射可导致暂时性恶心、胸闷、咳嗽、发热、口腔异味、结膜充血等，如减慢速度即可消失。变态反应（皮疹、痒感、头晕、麻木、发热等）较为多见。

【注意事项】

1.药物相互作用　本品与庆大霉素、阿米卡星联合应用有协同作用。

2.禁用、慎用　有青霉素过敏史或青霉素皮肤试验阳性者禁用。

3.老年人、婴幼儿、孕妇、哺乳期妇女使用安全性　孕妇仅在确有必要时使用本品，少量本品从乳汁分泌，哺乳期妇女用药时宜暂停哺乳。

4.药物过量出现的症状及处理　应及时停药并给予对症、支持治疗。血液透析可清除哌拉西林。

5.药物体内过程及药动学参数　口服不吸收。正常人肌内注射本品 1g 后 0.71h 达血药浓度峰值，为 52.2mg/L；静脉滴注或静脉注射本品 1g 后即刻血药浓度达 58.0mg/L 和 142.1mg/L。血浆蛋白结合率为 17%～22%，表观分布容积为 0.18～0.3L/kg，分布半衰期为 11～20min，在骨、心脏等组织和体液中分布良好，脑膜有炎症时在脑脊液中也可达到相当浓度。肝内不代谢，通过肾和非肾（主要经胆汁）途径清除。

6.肝、肾功能不良时的剂量调整。

7.其他

(1)使用前要详细询问药物过敏史并做皮试，皮试阳性者禁用。

(2)对一种青霉素过敏者对其他青霉素类药物也可能过敏。

(3)本品在少数患者尤其是肾功能不全患者可导致出血。

十、替卡西林

【英文名】 Ticarcillin

【其他名称】 的卡西林,噻卡青霉素,替卡西林,羧噻吩青霉素钠

【剂型规格】 注射剂:每瓶 1g,3g,6g。

【适应证】

主要用于治疗革兰阴性菌感染,包括铜绿假单胞菌,普通变形杆菌及肠杆菌属淋球菌、流感杆菌等的感染,如败血症,以及皮肤和软组织、呼吸道、生殖泌尿道和腹内感染等。

【用法用量】

成人,每日按体重 200～300mg/kg,分次给予或一次 3g,根据病情每 3～4 或 6 小时 1 次。按每克药物用 4ml 溶剂溶解后缓缓静脉注射,或加入适量溶剂中静脉滴注 0.5～1h。泌尿系统感染可肌内注射给药,一次 1g,一日 4 次,用 0.25%～0.5%利多卡因注射液 2～3ml 溶解后深部肌内注射。儿童,每日按体重 200～300mg/kg。婴儿,每日按体重 225mg/kg,7 日龄以下婴儿,每日按体重 150mg/kg,均分次给予。

【不良反应】

1.过敏反应　表现为皮疹、疱疹、荨麻疹和其他过敏反应。发生过敏反应应立即停止用药。

2.肠道反应　恶心、呕吐和腹泻罕见假膜性结肠炎。

3.肝脏功能改变　丙氨酸氨基转移酶和(或)天冬氨酸氨基转移酶增高。个别报道可出现肝炎和胆汁淤积性黄疸。上述改变同样可在其他青霉素和头孢菌素类抗生素中出现。

4.肾脏功能改变　罕见低钾血症。

5.中枢神经系统反应　罕见惊厥,主要发生在肾功能不全或大剂量应用的患者中。

6.血液系统改变　血小板减少症,白细胞减少症和出血现象。

7.局部反应　静脉注射部位的血栓性静脉炎。

【注意事项】

1.药物相互作用　丙磺舒能延缓替卡西林在肾脏的排泄,但不影响克拉维酸的肾脏排泄。

2.禁用、慎用　对β内心酰胺类抗生素过敏者禁用。肝肾功能严重受损者慎用。

3.老年人、婴幼儿、孕妇、哺乳期妇女使用安全性　动物实验显示本药没有致畸胎作用,然而尚未以人体作过研究,因此本药并不推荐孕妇使用。

4.药物过量出现的症状及处理　可以使用血液透析法将本药排出体循环。

5.肾功能不全者之使用剂量　轻度受损(肌酐清除率>30ml/min),每 8 小时 3.2g;中度受损(肌酐清除率 10～30ml/min),每 8 小时 1.6g;严重受损(肌酐清除率<10ml/min),每 12 小时 1.6g。

6.其他　极少数患者使用大剂量本药之后发生出血现象,此时应停药。

十一、美洛西林

【英文名】 Mezlocillin

【其他名称】 注射用美洛西林钠，拜朋，力扬，诺赛林

【剂型规格】 注射剂：1g。

【适应证】

用于大肠埃希菌、肠杆菌属、变形杆菌等革兰阴性杆菌中敏感菌株所致的呼吸系统、泌尿系统、消化系统、妇科和生殖器官等感染，如败血症、化脓性脑膜炎、腹膜炎、骨髓炎、皮肤和软组织感染及眼、耳、鼻、喉的感染。

【用法用量】

1.肌内注射。临用前加灭菌注射用水溶解，静脉注射通常加入5％葡萄糖氯化钠注射液或5％～10％葡萄糖注射液溶解后使用。

2.成人，一日2～6g，严重感染者可增至8～12g，最大可增至15g。儿童，每日按体重0.1～0.2g/kg，严重感染者可增至0.3g/kg；肌内注射，一日2次到4次，静脉滴注按需要每6～8小时1次，其剂量可根据病情而定，严重者可每4～6小时静脉注射1次。

【不良反应】

主要有食欲缺乏、恶心、呕吐、腹泻，肌内注射有局部疼痛和皮疹，且多在给药过程中发生，大多程度较轻，不影响继续用药，重者停药后上述症状迅速减轻或消失。少数病例可出现血清氨基转移酶、碱性磷酸酶升高及嗜酸性粒细胞一过性增多。中性粒细胞减少、低钾血症等极为罕见。未见肾功能改变及血液电解质紊乱等严重反应。过敏反应如皮疹、瘙痒。罕见出血时间延长、紫癜或黏膜出血、药物热。

【注意事项】

1.药物相互作用

(1)氯霉素、红霉素、四环素类等抗生素和磺胺药等抑菌剂可干扰本品的杀菌活性，不宜与本品合用，尤其是在治疗脑膜炎或急需杀菌剂的严重感染时。

(2)丙磺舒、阿司匹林、吲哚美辛、保泰松、磺胺药可减少本品自肾脏排泄，与本品合用时其血药浓度增高，排泄时间延长，毒性也可能增加。

(3)本品与重金属，特别是铜、锌和汞呈配伍禁忌，因后者可破坏其氧化噻唑环。由锌化合物制造的橡皮管或瓶塞也可影响其活力。也可为氧化剂、还原剂或羟基化合物灭活。

(4)本品静脉输液加入头孢噻吩、林可霉素、四环素、万古霉素、琥乙红霉素、两性霉素B、去甲肾上腺素、间羟胺、苯妥英钠、盐酸羟嗪、丙氯拉嗪、异丙嗪、B族维生素、维生素C等后将出现浑浊。

(5)避免与酸碱性较强的药物配伍，pH4.5以下会有沉淀发生，pH4.0以下及pH8.0以上效价下降较快。

(6)本品可加强华法林的作用。

(7)与氨基糖苷类抗生素合用有协同作用,但混合后,两者的抗菌活性明显减弱,因此两药不能置同一容器内给药。

2.禁用、慎用　对青霉素过敏者禁用。有哮喘、湿疹、花粉症、荨麻疹等过敏性疾病史者慎用。

3.老年人、婴幼儿、孕妇、哺乳期妇女使用安全性

(1)本品可透过胎盘屏障,然而未发现有任何胚胎毒性作用,因此,在一定情况或适宜指征下,该品可在妊娠期间使用。

(2)本品可分泌入乳汁。

(3)老年肾功能减退者,应调整剂量。

4.药物过量出现的症状及处理　为防止过量用药引发的症状,对于严重肾功能损伤或严重肝肾功能损伤的患者必须减少剂量,个别病例在极高的血清浓度可出现神经毒性反应,应立即停药,并予以对症、支持治疗,本品可通过血液透析排除。

5.药物体内过程及药动学参数　本品口服不能吸收,必须经胃肠外途径给药。本品易进入组织,并在多数器官及体液中达到有效治疗浓度,在脑膜炎时,可进入蛛网膜下隙,渗透至脑脊液中。本品半衰期约为60min,蛋白结合率约为30%。尿中排泄量,静脉注射后24h内,55%～70%的剂量以抗菌活性体的形式从尿中排泄。胆道排泄量,静脉注射后,最多有25%的给药剂量以抗菌活性体的形式从胆道排泄。

6.肝、肾功能不良时的剂量调整　下列剂量推荐用于平均体重70kg的成年患者。肌酐清除率＞30ml/min,给予正常剂量;肌酐清除率为10～30ml/min,根据病情一次1.5～3g,每8小时1次;肌酐清除率＜10ml/min,一次1.5g,每8小时1次;重症可以增至一次2g,每8小时1次。透析患者不必有初始剂量或随访剂量。对于肾功能损伤的儿童(肌酐清除率＜30mg/min),剂量应根据损伤程度来调整。对晚期肾衰竭患者,剂量不应超过正常剂量的一半。肾功能损伤患者合并肝功能损伤时,上述推荐剂量必须进一步降低。

7.其他

(1)用药前须做青霉素皮肤试验,阳性者禁用。

(2)交叉过敏反应。对一种青霉素类抗生素过敏者,可能对其他青霉素类抗生素也过敏,也可对青霉胺或头孢菌素类过敏。

(3)肾功能减退患者应适当降低用量。

(4)过敏性体质患者(如支气管哮喘、花粉症或荨麻疹)由于加大了过敏反应出现的概率,使用时必须谨慎。

(5)对诊断的干扰。①用药期间,以硫酸铜法进行尿糖测定时可出现假阳性,用葡萄糖酶法者则不受影响;②大剂量注射给药可出现高钠血症;③可使血清丙氨酸氨基转移酶或门冬氨酸氨基转移酶升高。

(6)严重电解质紊乱的患者使用本品时,应注意本品中含有钠的影响。大剂量应用时应定期检测血清钠。

(7)长期或反复使用注射用美洛西林钠可导致耐药细菌或酵母样真菌的重复感染。

十二、阿洛西林

【英文名】 Azlocillin

【其他名称】 阿乐欣

【剂型规格】 注射剂：0.5g，1g，2g。

【适应证】

敏感的革兰阴性细菌及阳性细菌所致的各种感染，尤其是铜绿假单胞菌感染，包括败血症、脑膜炎、心内膜炎、化脓性胸膜炎、腹膜炎，以及下呼吸道、胃肠道、胆道、肾及输尿管、骨及软组织和生殖器官感染，妇科、产科感染，外耳炎、烧伤、皮肤及手术感染。

【用法用量】

静脉滴注通常加入适量5%葡萄糖盐水或5%～10%葡萄糖注射液中，一日6～10g，重症可增加至一日10～16g，一般分2次到4次给药。儿童，每日按体重75mg/kg，分2次到4次静脉滴注。婴儿，每日按体重100mg/kg，分2次到4次静脉滴注。

【不良反应】

类似青霉素的不良反应，主要为过敏反应（如瘙痒、荨麻疹等），其他反应有腹泻、恶心、呕吐、发热，个别病例可见出血时间延长、白细胞减少等，电解质紊乱（高钠血症）较少见。

【注意事项】

1.药物相互作用

（1）氯霉素、红霉素、四环素类等抗生素和磺胺药等抑菌药可干扰本品的杀菌活性，不宜与本品合用，尤其是在治疗脑膜炎或急需杀菌剂的严重感染时。

（2）丙磺舒、阿司匹林、吲哚美辛、保泰松、磺胺药可减少本品自肾脏排泄，与本品合用时其血药浓度增高，排泄时间延长，毒性也可能增加。

（3）本品与重金属，特别是铜、锌和汞呈配伍禁忌，因后者可破坏其氧化噻唑环。由锌化合物制造的橡皮管或瓶塞也可影响其活力。呈酸性的葡萄糖注射液或四环素注射液皆可破坏其活性。也可为氧化剂、还原剂或羟基化合物灭活。

（4）本品静脉输液加入头孢噻吩、林可霉素、四环素、万古霉素、琥乙红霉素、两性霉素B、去甲肾上腺素、间羟胺、苯妥英钠、盐酸羟嗪、丙氯拉嗪、异丙嗪、B族维生素、维生素C等后将出现浑浊。

（5）本品可加强华法林的作用。

（6）本品与氨基糖苷类抗生素混合后，两者的抗菌活性明显减弱，因此两药不能置于同一容器内给药。

（7）本品可减慢头孢噻肟及环丙沙星自体内清除，故合用时应降低后两者的剂量。

2.禁用、慎用　对青霉素过敏者禁用。有哮喘、湿疹、花粉症、荨麻疹等过敏性疾病史者慎用。

3.老年人、婴幼儿、孕妇、哺乳期妇女使用安全性

(1)老年患者肾功能减退,须调整剂量。

(2)本品可透过胎盘进入胎儿血液循环,并有少量随乳汁分泌,哺乳期妇女应用本品虽尚无发生严重问题的报道,但孕妇及哺乳期妇女应用仍须权衡利弊,因其应用后可使婴儿致敏和引起腹泻、皮疹、念珠菌属感染等。

4.药物过量出现的症状及处理。

5.药物体内过程及药动学参数　口服吸收差,只用于静脉滴注给药。在治疗剂量范围内,剂量与药动学之间存在着一定的依赖关系。血中半衰期为1～1.5h,血浆蛋白结合率为40%左右,尿排泄为60%～65%,胆汁排泄为5.3%。

6.肝、肾功能不良时的剂量调整　肾功能不良的患者应适当降低用量。

7.其他

(1)用药前须做青霉素皮肤试验,阳性者禁用。

(2)交叉过敏反应。对一种青霉素类抗生素过敏者可能对其他青霉素类抗生素也过敏,也可能对青霉素胺或头孢菌素类过敏。

(3)对诊断的干扰。①用药期间,以硫酸铜法进行尿糖测定时可出现假阳性,用葡萄糖酶法者则不受影响;②大剂量注射给药可出现高钠血症;③可使血清丙氨酸氨基转移酶或天冬氨酸氨基转移酶升高。

(4)应用大剂量时应定期检测血清钠。

(5)静脉滴注时注意速度不宜太快。

十三、磺苄西林钠

【英文名】 Sulbenicillin

【其他名称】 磺西林,磺苄青霉素钠,格达西林

【剂型规格】 注射剂:1.0g(100万U),2.0g(200万U),4.0g(400万U)。

【适应证】

主要适用于对本品敏感的铜绿假单胞菌、某些变形杆菌属及其他敏感革兰阴性菌所致肺炎、尿路感染、复杂性皮肤软组织感染和败血症等。对本品敏感菌所致腹腔感染、盆腔感染宜与抗厌氧菌药物联合应用。

【用法用量】

静脉滴注,也可静脉注射;中度感染,成人,一日8g,重症感染或铜绿假单胞菌感染时剂量需增至一日20g,分4次静脉给药;儿童,根据病情每日按体重80～300mg/kg,分4次给药。

【不良反应】

1.过敏反应较常见,包括皮疹、发热等;过敏性休克偶见,一旦发生,必须就地抢救,采取保持气道畅通、吸氧及给用肾上腺素、糖皮质激素等治疗措施。

2.恶心、呕吐等胃肠道反应。

3.实验室检查异常包括白细胞或中性粒细胞减少，血清转氨酶一过性增高等。

【注意事项】

1.禁用、慎用　有青霉素类药物过敏史或青霉素皮肤试验阳性患者禁用。

2.老年人、婴幼儿、孕妇、哺乳期妇女使用安全性　尚缺乏孕妇应用本品的安全性资料，孕妇应仅在确有必要时使用本品。

3.药物体内过程及药动学参数　肌内注射本品1g后半小时达血药浓度峰值(C_{max})，为30mg/L。静脉注射本品2g后15min血药浓度为240mg/L。于1h内和2h内静脉滴注本品5g，滴注结束即刻血药浓度均大于200mg/L。24h尿中药物排出量为给药量的80%。本品血浆蛋白结合率约为50%。本品在胆汁中浓度可为血液浓度的3倍。

4.其他

(1)使用本品前需详细询问药物过敏史并进行青霉素皮肤试验，呈阳性反应者禁用。

(2)对一种青霉素过敏者可能对其他青霉素类药物、青霉胺过敏，有青霉素过敏性休克史者5%～7%可能存在对头孢菌素类药物交叉过敏。

（马　瑜）

第二节　头孢菌素类

一、头孢噻吩

【英文名】 Cefalotin

【其他名称】 噻孢霉素，噻孢霉素钠，噻吩头孢霉素，头孢1号，先锋Ⅰ，先锋霉素Ⅰ

【剂型规格】 注射剂：0.5g，1g，1.5g，2g。

【适应证】

1.用于治疗敏感菌所致的呼吸道感染、皮肤软组织感染、尿路感染、败血症、感染性心内膜炎。

2.也可用于预防手术切口感染。

【用法用量】

1.成人

(1)常规剂量：肌内注射，一日最高剂量为12g。一般用量，一次0.5～1.0g，每6小时1次。严重感染者，一日剂量可增至6～8g。

(2)单纯性肺炎、疖肿和敏感菌所指的尿路感染：一次0.5g，每6小时1次。

(3)预防术后感染：术前0.5～1h给予1～2g；手术时间超过3h者可于手术期间给予1～2g；术后可酌情每6小时1次，至术后24h内停药。

(4)静脉给药同肌内注射。

2.肾功能不全时剂量

(1)肌酐清除率<80ml/min者,每6小时给予2g。

(2)肌酐清除率<50ml/min者,每6小时给予1.5g。

(3)肌酐清除率<25ml/min者,每小时给予1g。

(4)肌酐清除率<10ml/min者,每6小时给予0.5g。

(5)无尿患者一日的维持剂量为1.5g,分3次给予。

3.老年人　老年患者应根据肾功能适当减量或延长给药间期。

4.透析时剂量　尿毒症患者在血液透析开始时静脉注射1g,透析全程中可获得有效血药浓度;透析后再静脉注射1g,有效血药浓度可维持48h;也可在透析期间每6～12小时给予1g剂量,以维持血中有效药物浓度。

5.儿童

(1)常规剂量:静脉给药。小儿,每日按体重50～100mg/kg,分4次给药;1周内的新生儿,每12小时按体重20mg/kg;大于1周者,每8小时按体重20mg/kg。

(2)预防术后感染:术前0.5～1h和手术期间按体重2.0～30mg/kg给药,术后每6小时1次。

【不良反应】

1.过敏反应　较常见皮疹、药物热、嗜酸性粒细胞增多。

2.胃肠道　少见恶心、呕吐等。

3.肝脏　少数患者用药后可出现血清丙氨酸氨基转移酶、天冬氨酸氨基转移酶、乳酸脱氢酶、碱性磷酸酶升高。

4.肾脏　偶见急性肾衰竭。

【注意事项】

1.药物相互作用

(1)与丙磺舒合用,可抑制本药在肾脏的排泄,升高其血药浓度。

(2)与克拉维酸合用,可增强本药对某些因产生β-内酰胺酶而对本药的革兰阴性杆菌的抗菌活性。

(3)与氨基糖苷类药物合用,对肠杆菌属细菌和假单胞菌的某些敏感菌株有协同抗菌作用;但合用时也可增加肾毒性。此外,此药不可与氨基糖苷类药同瓶滴注。

(4)与强利尿药或抗肿瘤要合用,可增加肾毒性。

2.禁用、慎用　对本药过敏及青霉素过敏者禁忌使用;对本药过敏及过敏体质、肝肾功能不全、胃肠道疾病者和高龄体弱者慎用。

3.老年人、婴幼儿、孕妇、哺乳期妇女使用安全性　孕妇及12岁以下儿童慎用。

4.药物过量

(1)中毒症状:过量可发生脑病,特别是肾功能减退或年老患者。

(2)处理:依病情给予对症治疗和支持疗法,必要时可采用血液透析和腹膜透析清除部分药物。

5.药物体内过程及药动学参数　本药口服吸收差。肌内注射0.5g和1g,30min后血药浓度达到峰值，分别为 10μg/ml 和 20μg/ml，4h 后血药浓度迅速下降。静脉注射 1g，15min 后血药浓度为 30～60μg/ml；24h 内连续静脉滴注 12g，血药浓度波动于 10～30μg/ml。给药后 6h，60%～70%的药物随尿液排泄，本药半衰期为 0.5～0.8h。

6.其他

(1)在应用本品前须详细询问患者对头孢菌素类、青霉素类及其他药物过敏史，头孢菌素类与青霉素类存在交叉反应的机会有 5%～7%，有青霉素类药物过敏者，需在严密观察下慎用。一旦发生过敏反应，立即停用药物。如发生过敏性休克，须立即就地抢救，包括保持气道通畅、吸氧和应用肾上腺素、糖皮质激素等措施。

(2)有胃肠道疾病史的患者，尤其有溃疡性结肠炎、局限性肠炎或抗菌药物相关性结肠炎(头孢菌素很少产生假膜性肠炎)者及肾功能减退者应慎用本品。

(3)对诊断的干扰。应用本品时可出现直接抗球蛋白试验阳性反应和尿糖假阳性反应(硫酸铜法)。

二、头孢氨苄

【英文名】 Cefalexin

【其他名称】 先锋Ⅳ，苯甘孢霉素，先锋 4 号，头孢氨苄胶囊

【剂型规格】 片剂：每片 0.25g；胶囊：每粒 0.125g。

【适应证】

敏感细菌引起的急性扁桃体炎、咽峡炎、中耳炎、鼻窦炎、支气管炎、肺炎等呼吸道感染、尿路感染及皮肤软组织感染等。

【用法用量】

口服：成人，一次 0.25～0.5g，一日 4 次，最高剂量一日 4g。儿童，每日按体重 25～50mg/kg，分 4 次服。皮肤软组织感染及链球菌、咽峡炎患儿，一次按体重 12.5～50mg/kg，一日 2 次。

【不良反应】

1.恶心、呕吐、腹泻和腹部不适较为多见。

2.皮疹、药物热等过敏反应。

3.头晕、复视、耳鸣、抽搐等神经系统反应。

4.应用本品期间偶可出现一过性肾损害。

5.偶有患者出现血清氨基转移酶升高、抗球蛋白试验阳性。溶血性贫血罕见，中性粒细胞减少和假膜性结肠炎也有报道。

【注意事项】

1.药物相互作用

(1)与考来烯胺(消胆胺)合用时，可使本品的平均血药浓度降低。

(2)丙磺舒可延迟本品的肾排泄，也有报道认为丙磺舒可增加本品在胆汁中的排泄。

2.禁用、慎用

(1)对头孢菌素过敏者及有青霉素过敏性休克或即刻反应史者禁用。

(2)胃肠道疾病史者尤其是有溃疡性结肠炎、局限性肠炎或抗菌药物相关性肠炎者及肾功能减退者应慎用。

3.老年人、婴幼儿、孕妇、哺乳期妇女使用安全性　本品可透过胎盘,故孕妇慎用;可经乳汁排出,须权衡利弊后应用。

4.药物过量出现的症状及处理。

5.药物体内过程及药动学参数　本品吸收良好,空腹口服本品 0.5g,1h 后达血药浓度峰值,血消除半衰期为 0.6～1.0h,广泛分布于各组织体液中,可透过胎盘进入胎儿血液循环。血浆蛋白结合率为 10%～15%,体内不代谢,24h 尿中累积排出给药的 80%～90%。

6.肝、肾功能不良时的剂量调整　肾功能减退患者应用本品须减量。

7.其他

(1)在应用本品前须详细询问患者对头孢菌素类、青霉素类及其他药物过敏史,头孢菌素类与青霉素类存在交叉过敏反应的机会有 5%～7%,有青霉素类药物过敏者,需在严密观察下慎用。一旦发生过敏反应,立即停用药物。如发生过敏性休克,须立即就地抢救,包括保持气道通畅、吸氧和应用肾上腺素、糖皮质激素等措施。

(2)有胃肠道疾病史的患者,尤其有溃疡性结肠炎、局限性肠炎或抗菌药物相关性结肠炎(头孢菌素很少产生假膜性肠炎)者及肾功能减退者应慎用本品。

(3)对诊断的干扰。应用本品时可出现直接抗球蛋白试验阳性反应和尿糖假阳性反应(硫酸铜法);少数患者的碱性磷酸酶、血清丙氨酸氨基转移酶和天冬氨酸氨基转移酶皆可升高。

(4)当一日口服剂量超过 4g(无水头孢氨苄)时,应考虑改用头孢菌素类药物。

三、头孢唑林

【英文名】 Cefazolin

【其他名称】 先锋 V,先锋霉素 5 号,头孢菌素 V,先锋五号,注射用头孢唑林钠

【剂型规格】 注射剂:每支 1g,0.5g。

【适应证】

适用于治疗敏感细菌所致的中耳炎、支气管炎、肺炎等呼吸道感染、尿路感染、皮肤软组织感染、骨和关节感染、败血症、感染性心内膜炎、肝胆系统感染及眼、耳、鼻、喉科等感染。本品也可作为外科手术前的预防用药。本品不宜用于中枢神经系统感染。对慢性尿路感染,尤其伴有尿路解剖异常者的疗效较差。本品不宜用于治疗淋病和梅毒。

【用法用量】

可静脉缓慢注射、静脉滴注或肌内注射。

1.肌内注射。临用前加灭菌注射用水或氯化钠注射液溶解后使用。也可用适量 5%盐酸利多卡因注射液 2～3ml 溶解。

2.静脉注射。临用前加适量注射用水完全溶解后于3～5min静脉缓慢注射。

3.静脉滴注。加适量注射用水溶解后，再用氯化钠或葡萄糖注射液100ml稀释后静脉滴注。

4.成人，一次0.5～1g，一日2次到4次，严重感染可增加至一日6g，分2次到4次静脉给予。儿童，每日按体重50～100mg/kg，分2次或3次静脉缓慢注射、静脉滴注或肌内注射。

5.本品用于预防外科手术感染时，一般为术前0.5～1h肌内注射或静脉给药1g，手术时间超过6h者术中加用0.5～1g，术后每6～8小时0.5～1g，至手术后24h止。

【不良反应】

1.少数患者可发生药疹、嗜酸性粒细胞增高，偶有药物热。

2.个别患者可出现暂时性血清丙氨酸氨基转移酶、天冬氨酸氨基转移酶升高。

3.肾功能减退患者应用高剂量(一日12g)时可出现脑病反应。

4.偶见白色念珠菌二重感染。

【注意事项】

1.药物相互作用

(1)本品与下列药物有配伍禁忌，不可同瓶滴注，包括硫酸阿米卡星、硫酸卡那霉素、盐酸金霉素、盐酸土霉素、盐酸四环素、葡萄糖酸红霉素、硫酸多黏菌素B、多黏菌素E甲磺酸钠，戊巴比妥、葡萄糖酸钙。

(2)与呋塞米、依他尼酸、布美他尼等强利尿药，氨基糖苷类抗生素及卡莫司汀、链佐星等抗肿瘤药合用可能增加肾毒性。

(3)丙磺舒可使本品血药浓度升高，血半衰期延长。

(4)克拉维酸可增强本品对某些因β-内酰胺酶而对之耐药的革兰阴性杆菌的抗菌活性。

2.禁用、慎用

(1)对头孢菌素及青霉素过敏者禁用。

(2)过敏体质者慎用。有胃肠疾病史者(特别是溃疡性结肠炎、局限性结肠炎或抗生素相关性结肠炎)慎用。

(3)肝肾功能损害者慎用。

3.老年人、婴幼儿、孕妇、哺乳期妇女使用安全性

(1)本品在老年人中半衰期较年轻人明显延长，应按肾功能适当减量或延长给药间期。

(2)早产儿及1个月以下的新生儿不推荐应用本品。

(3)本品乳汁中含量低，哺乳期妇女用药时仍宜暂停哺乳。

4.药物过量出现的症状及处理　本品无特效拮抗药，药物过量时主要给予对症治疗和大量饮水及补液。

5.药物体内过程及药动学参数　肌内注射本品500mg后，血药浓度峰值(C_{max})经1～2h达38mg/L(32～42mg/L)，6h血药浓度尚可测得7mg/L。20min内静脉滴注本品0.5g，血药浓度峰值为118mg/L，有效浓度维持8h。本品难以透过血-脑屏障，脑脊液中不能测出药物浓

度。胎儿血药浓度为母体血药浓度的70%～90%，乳汁中含量低。本品蛋白结合率为74%～86%。正常成人的血消除半衰期($t_{1/2\beta}$)为1.5～2h。本品在体内不代谢；原型药通过肾小球滤过，部分通过肾小管分泌自尿中排出。24h内可排出给药量的80%～90%。

6.肝、肾功能不良时的剂量调整

(1)肝肾功能损害者慎用。

(2)肾功能减退者的肌酐清除率>50ml/min时，仍可按正常剂量给药；肌酐清除率为20～50ml/min时，每8小时0.5g；肌酐清除率为11～20ml/min时，每12小时0.25g；肌酐清除率<10ml/min时，每18～24小时0.25g。所有不同程度肾功能减退的首次剂量为0.5g。

(3)小儿肾功能减退者应用头孢唑林时，先按体重给予12.5mg/kg，继以维持量，肌酐清除率在70ml/min以上时，仍按正常剂量给予；肌酐清除率为40～70ml/min时，每12小时按体重12.5～30mg/kg；肌酐清除率为20～40ml/min时，每12小时按体重10～12.5mg/kg；肌酐清除率为5～20ml/min时，每12小时按体重2.5～10mg/kg。

7.其他　约1%的用药患者可出现直接和间接抗球蛋白试验阳性及尿糖假阳性反应(硫酸铜法)。

四、头孢拉定

【英文名】 Cefradine

【其他名称】 注射用头孢拉定，头孢雷定，先锋6号

【剂型规格】

胶囊：每粒250mg；干混悬剂：每瓶1.5g；粉针：每瓶1g，500mg。

【适应证】

适用于敏感菌所致的急性咽炎、扁桃体周炎、中耳炎、支气管炎和肺炎等呼吸道感染、泌尿生殖道感染及皮肤软组织感染等。

【用法用量】

1.口服。成人，一次250～500mg，每6小时1次。严重感染者可增至一次1g，但每天总用量不应超过4g，宜饭后服用；儿童，每日按体重25～50mg/kg，分2次到4次服用，严重病例可增至每日按体重75～100mg/kg。

2.静脉滴注、静脉注射或肌内注射。成人，一次0.5～1.0g，每6小时1次，一日最高剂量为8g；小儿(1周岁以上)每次按体重12.5～25mg/kg，每6小时1次。

3.肌酐清除率>20ml/min、5～20ml/min或<5ml/min时，剂量宜分别调整为每6小时0.5g、每6小时0.25g和每12小时0.25g。

4.配置肌内注射用药时，将2ml的注射用水注入0.5g装瓶内，需做深部肌内注射。

5.配置静脉注射液时，将至少10ml注射用水或5%葡萄糖注射液注入0.5g装瓶内，5min内注射完毕。配置静脉滴注液时，将适宜的稀释液10ml注入0.5g装瓶内，然后再以氯化钠注射液或5%的葡萄糖注射液做进一步稀释。

【不良反应】

本品不良反应较轻，发生率也较低，约6%。恶心、呕吐、腹泻、上腹部不适等胃肠道反应较为常见。药疹发生率为1%～3%，假膜性肠炎、嗜酸性粒细胞增多、直接抗球蛋白试验阳性反应、周围血象白细胞及中性粒细胞减少等见于个别患者。少数患者可出现暂时性血尿素氮升高，血清氨基转移酶、血清碱性磷酸酶一过性升高。本品肌内注射疼痛明显，静脉注射后有发生静脉炎的报道。

【注意事项】

1.药物相互作用

(1)本品与氨基糖苷类抗生素可相互灭活，当两种药物同时给予时，应在不同部位给药，两类药物不能混入同一容器内。

(2)本品不能与其他抗生素相混给药。

(3)呋塞米、依他尼酸、布美他尼等强利尿药，卡莫司汀、链佐星等抗肿瘤药及糖肽类和氨基糖苷类抗生素等与本品合用有增加肾毒性的可能。

(4)丙磺舒可延迟本品肾排泄。

(5)本品中含有碳酸钠，因此与含钙溶液如复方氯化钠注射液有配伍禁忌。

(6)头孢菌素可延缓苯妥英钠在肾小管的排泄。

(7)保泰松与头孢菌素类抗生素合用可增加肾毒性。

(8)与美西林联合应用，对大肠埃希菌、沙门菌属等革兰阴性杆菌具有协同作用。

2.禁用、慎用　对头孢菌素及青霉素过敏者禁用本品。

3.老年人、婴幼儿、孕妇、哺乳期妇女使用安全性

(1)伴有肾功能减退的老年患者，应适当减少剂量或延长给药间隔。

(2)本品可透过胎盘屏障进入胎儿血液循环，也可进入乳汁，孕妇和哺乳期妇女慎用。

4.药物过量出现的症状及处理。

5.药物体内过程及药动学参数　空腹口服后吸收迅速，胃肠食物可减缓本品的吸收，但不影响吸收的总量。空腹口服500mg，1h后达血药浓度峰值，血药浓度约为16μg/ml。血浆蛋白结合率低，约为6%。本品吸收后广泛分布在各组织中，但不易透过血-脑屏障，由肾脏排出，在6h内尿中排出量为给药量的90%以上。

6.肝、肾功能不良时的剂量调整　肾功能不全患者应酌情减量。

7.其他

(1)在应用本品前须详细询问患者对头孢菌素类、青霉素类及其他药物过敏史，有青霉素类药物过敏性休克史者不可应用本品，其他患者应用本品时必须注意头孢菌素类与青霉素类存在交叉过敏反应的概率为5%～7%，需要在严密观察下慎用。一旦发生过敏反应，立即停用药物。如发生过敏性休克，须立即就地抢救，包括保持气道通畅、吸氧和肾上腺素、糖皮质激素的应用等措施。

(2)本品主要经肾排出，肾功能减退者须减少剂量或延长给药间期。

(3)应用本品的患者以硫酸铜法测定尿糖时可出现假阳性反应。

(4)对肠炎患者应确诊后使用，以免引起假膜性肠炎。

五、头孢羟氨苄

【英文名】Cefadroxil

【其他名称】羟氨苄头孢菌素

【剂型规格】胶囊:0.25g;颗粒剂:每袋125mg。

【适应证】

主要用于葡萄球菌、链球菌、肺炎球菌等引起的呼吸道、生殖泌尿道、皮肤软组织、消化道等感染性疾病。

【用法用量】

口服,溶于40℃以下的温开水内口服。成人,一日1～2g,分2次或3次服用;小儿,每日按体重30mg/kg,分2次月艮用或遵医嘱。A组溶血性链球菌咽炎,口服,每次按体重15mg/kg,～日2次,共10d。

【不良反应】

少数人有恶心、食欲下降、皮疹等,停药后自行消失。

【注意事项】

1.禁用、慎用 对本品及头孢类抗生素过敏者禁用。

2.老年人、婴幼儿、孕妇、哺乳期妇女使用安全性 孕妇及哺乳期妇女慎用。

3.药物体内过程及药动学参数 据文献资料报道,本品口服吸收良好,成人,口服1g后1～2.5h血药浓度达峰值,血药浓度峰值为(23.7±2.7)mg/L,10h血药浓度仍高于1.5mg/L,其清除半衰期较长,为2.9h。本品广泛分布到身体各组织和体液中,如痰(1.3±0.3)mg/L、扁桃体1.8～4.2mg/L、肺(7.5±0.7)mg/L、胸膜渗出液11.43mg/L、胆囊壁6～9.5mg/L、胆管、肝、前列腺、骨、肌肉等。本品由肾脏排泄。

4.肝、肾功能不良时的剂量调整 成人肾功能减退者首次剂量为1g饱和量,然后根据肾功能减退程度延长给药间期。肌酐清除率为25～50ml/min、10～25ml/min和0～10ml/min时,分别每12小时、24/小时和36小时服药500mg。

5.其他

(1)在应用本品前须详细询问患者对头孢菌素类、青霉素类及其他药物过敏史,有青霉素类药物过敏性休克史者不可应用本品,其他患者应用本品时必须注意头孢菌素类与青霉素类存在交叉过敏反应的概率为5%～7%,需在严密观察下慎用。一旦发生过敏反应,立即停用药物。如发生过敏性休克,须立即就地抢救,包括保持气道通畅、吸氧和肾上腺素、糖皮质激素的应用等措施。

(2)有胃肠道疾病史的患者,尤其有溃疡性结肠炎、局限性肠炎或抗菌药物相关性结肠炎(头孢菌素很少产生假膜性肠炎)者及有肾功能减退者慎用本品。

(3)应用头孢羟氨苄时可出现直接抗球蛋白试验阳性反应和尿糖假阳性反应(硫酸铜法);

少数患者的碱性磷酸酶、血清丙氨酸氨基转移酶、天冬氨酸氨基转移酶和碱性磷酸酶可有短暂性升高。

六、头孢硫脒

【英文名】 Cephathiamidine

【其他名称】 注射用头孢硫咪钠

【剂型规格】 注射剂：0.5g，1.0g。

【适应证】

主要应用于敏感菌所致的感染：①呼吸系统感染，如咽峡炎、扁桃体周炎、肺炎、肺脓肿等；②腹内感染，如肝及胆道感染、腹膜炎等；③泌尿、生殖系统感染；④皮肤、软组织感染；⑤其他严重感染，如心内膜炎。

【用法用量】

儿童，肌内注射，每日按体重 80～200mg/kg，分 2 次到 4 次用药；静脉滴注，每日按体重 80～200mg/kg，分 2 次到 4 次用药，先用生理盐水或注射用水溶解后，再用生理盐水或 5%葡萄糖液 250ml 稀释。

【不良反应】

1.可见皮疹、发热等过敏反应，偶见过敏性休克症状。

2.偶致肝、肾毒性(肝、肾功能异常)。

3.长期用药可致菌群失调，发生二重感染。

4.本品肌内注射或静脉给药时可致注射部位局部红肿、疼痛、硬结，严重者可致血栓性静脉炎。

【注意事项】

1.直接抗球蛋白(Coombs)试验可出现阳性反应。以磺基水杨酸进行尿蛋白测定时可出现假阳性反应。

2.以硫酸铜法测定尿糖可呈假阳性。

3.少数患者用药后可出现丙氨酸氨基转移酶、天冬氨酸氨基转移酶、碱性磷酸酶和尿素氮测定值升高；中性粒细胞减少等。

4.如采用 Jaffe 反应进行血清和尿肌酐值测定时可有测定值假性升高。

5.用药前后及用药时应当检查或监测的项目包括肝、肾功能和血象。

七、头孢呋辛

【英文名】 Cefuroxime

【其他名称】 头孢呋辛酯片，注射用头孢呋辛钠

【剂型规格】 片剂：每片 0.25g；粉针：每瓶 0.75g。

【适应证】

用于敏感菌所致的以下病症。

1.呼吸道感染　急、慢性支气管炎，支气管扩张伴感染，细菌性肺炎，肺脓肿和术后胸腔感染。

2.耳鼻咽囗喉科感染　鼻窦炎、扁桃体周炎、咽炎。

3.泌尿道感染　急、慢性肾盂肾炎、膀胱炎及无症状的菌尿症。

4.皮肤和软组织感染　蜂窝织炎、丹毒、腹膜炎及创伤感染。

5.骨和关节感染　骨髓炎及脓毒性关节炎。

6.产科和妇科感染　盆腔炎。

7.淋病　尤其适用于不宜用青霉素治疗者。

8.其他感染　包括败血症及脑膜炎；腹部骨盆及矫形外科手术；心脏、肺部、食管及血管手术；全关节置换手术中预防感染。

【用法用量】

1.口服

(1)成人，轻至中度下呼吸道感染和支气管炎，一次 250mg，一日 2 次，进食时服用；严重下呼吸道感染如肺炎，一次 500mg，一日 2 次；一般泌尿道感染，一次 125mg，一日 2 次；肾盂肾炎，一次 250mg，一日 2 次；无并发症的淋病，用 1g 单剂量。

(2)儿童，一般的剂量为一次 125mg，一日 2 次：中耳炎患者，2 岁或 2 岁以上的儿童，可用一次 250mg，一日 2 次；通常为 7d(5～15 天)为 1 个疗程。

2.肌内注射　0.25g 注射用头孢呋辛钠加 1ml 注射用水或 0.75g 注射用头孢呋辛钠加 3ml 注射用水，轻轻摇匀使其成为不透明的混悬液。

3.静脉注射　0.25g 注射用头孢呋辛钠最少加 2ml 注射用水或 0.75g 注射用头孢呋辛钠加 6ml 注射用水，使其溶解成黄色的澄清溶液。

4.静脉滴注　可将 1.5g 注射用头孢呋辛钠溶于 50ml 注射用水中或与大多数常用的静脉注射液配伍(氨基糖苷类除外)。

5.一般或中度感染　一次 0.75g，一日 3 次，肌内或静脉注射。

6.重症感染　剂量加倍，一次 1.5g，一日 3 次，静脉滴注 20～30min。

7.婴儿和儿童　每日按体重 30～100mg/kg，分 3 次或 4 次给药。

【不良反应】

1.偶见皮疹及血清氨基转移酶升高，停药后症状消失。

2.与青霉素有交叉过敏反应。

3.据文献报道，长期使用本品可导致非敏感菌的增殖，胃肠失调，包括治疗中、后期甚少出现的假膜性结肠炎。

4.罕见短暂性的血红蛋白浓度降低、嗜酸性粒细胞增多、白细胞和嗜中性粒细胞减少，停药后症状消失。

5.肌内注射时，注射部位会有暂时的疼痛，剂量较大时尤其如此。

6.本药可使抗球蛋白试验呈阳性反应。

【注意事项】

1.药物相互作用

(1)本品与下列药物有配伍禁忌：硫酸阿米卡星、庆大霉素、卡那霉素、妥布霉素、新霉素、盐酸金霉素、盐酸四环素、盐酸土霉素、多黏菌素E甲磺酸钠、硫酸多黏菌素B、葡萄糖酸红霉素、乳糖酸红霉素、林可霉素、磺胺异噁唑、氨茶碱、可溶性巴比妥类、氯化钙、葡萄糖酸钙、盐酸本海拉明和其他抗组胺药、利多卡因、去钾肾上腺素、间羟胺、哌甲酯、氯琥珀胆碱等。

(2)偶亦可能与下列药物发生配伍禁忌，包括青霉素、甲氧西林、琥珀氢化可的松、苯妥英钠、丙氯拉嗪、B族维生素和维生素C、水解蛋白。

(3)本品不可以碳酸氢钠溶液溶解。本品不可与其他抗菌药物在同一注射容器中给药。

(4)本品与强利尿药合用可引起肾毒性。

2.禁用、慎用

(1)对本品、头孢类抗生素和青霉素过敏者禁用。

(2)有胃肠道疾病史者，特别是溃疡性结肠炎、局限性肠炎或抗生素相关性结肠炎(头孢菌素类很少产生假膜性结肠炎)者和有肾功能减退者应慎用。

3.老年人、婴幼儿、孕妇、哺乳期妇女使用安全性　虽然无证据表明本药对胎儿有不良影响，但妊娠妇女应慎用。本药可排泄入乳汁，故哺乳妇女应慎用。

4.药物过量出现的症状及处理　过量使用本药可刺激大脑而导致抽搐。腹膜透析和血液透析能降低本药的血液浓度。

5.药物体内过程及药动学参数　服后在胃肠道被吸收，并迅速在肠黏膜和血内水解而释放头孢呋辛入体循环，进食后服药可达最佳的吸收，其血药浓度峰值在2～3h达到，血清半衰期为1～1.5h，蛋白结合率为33%～50%。本药不被代谢，经肾小球和肾小管分泌而被排泄。若同时使用丙磺舒，可增加平均血清浓度时间曲线下面积达50%。

6.肝、肾功能不良时的剂量调整　老年肾功能减退需调整剂量。

7.其他

(1)交叉过敏反应。对一种头孢菌素或头霉素过敏者，对其他头孢菌素或头霉素也可能过敏。对青霉素类、青霉素衍生物或青霉胺过敏者也可能对头孢菌素或头霉素过敏。对青霉素过敏患者应用头孢菌素时发生过敏反应者达5%～10%；如做免疫反应测定时，则对青霉素过敏患者对头孢菌素过敏者达20%。

(2)对青霉素过敏患者应用本品时应根据患者情况充分权衡利弊后决定。有青霉素过敏性休克或即刻反应者，不宜再选用头孢菌素类。

(3)如溶液发生浑浊或有沉淀不能使用。

(4)不同浓度的溶液可呈微黄色至琥珀色，本品粉末、悬液和溶液在不同的存放条件下颜色可变深，但不影响其效价。

(5)对诊断的干扰。应用本品患者的抗球蛋白(Coombs)试验(直接)可出现阳性；本品可致高铁氰化物血糖试验呈假阴性，故应用本品期间，应以葡萄糖酶法或抗坏血酸氧化酶试验测定血糖浓度；本品可使硫酸铜尿糖试验呈假阳性，但葡萄糖酶法则不受影响。

(6)长期用药可能导致非敏感微生物过度生长和假膜性肠炎，故用药期间如发生严重腹泻，应考虑假膜性肠炎的可能性。

八、头孢孟多

【英文名】 Cefamandole

【其他名称】 羟苄唑头孢菌素，头孢孟多酯钠，头孢羟唑，头孢羟酮，先锋羟苄唑，注射用猛多力

【剂型规格】 注射剂：每支0.5g，1.0g。

【适应证】

用于敏感的革兰阴性菌所致的呼吸道、泌尿生殖系、皮肤和软组织、骨和关节、耳鼻咽喉等部位感染及腹膜炎、败血症等。对胆道和肠道感染有较好疗效。

【用法用量】

1.肌内注射、徐缓静脉注射(3～5min)或静脉滴注。

2.成人，一日2.0～8.0g，分3次或4次给药，一日最高剂量为12g。皮肤感染、无并发症的肺炎和尿路感染，每6小时0.5～1g即可。肾功能减退者可按肌酐清除率计算剂量。先予以首剂饱和量(1～2g)，以后肌酐清除率＞50ml/min者每6小时给予2g，肌酐清除率为25～50ml/min和10～25ml/min者，剂量分别为每6小时和每12小时0.5g。肌酐清除率＜10ml/min者，每24小时0.5g。1个月以上的婴儿和小儿，根据感染程度，每日按体重50～100mg/kg，分3次或4次给予。

【不良反应】

1.不良反应发生率约为7.8%，可有肌内注射区疼痛和局部血栓性静脉炎，后者较头孢噻吩为重。

2.过敏反应表现为药疹、嗜酸性粒细胞增多、抗球蛋白反应阳性等，药物热偶见。

3.少数患者出现血清天冬氨酸氨基转移酶、血清丙氨酸氨基转移酶、碱性磷酸酶、血清肌酐升高，多系暂时性。头孢孟多所致的可逆性肾病也有报道。

4.少数患者应用大剂量时，可出现凝血功能障碍所致的出血倾向，凝血酶原时间和出血时间延长，多见于肾功能减退患者，系由于本品干扰维生素K在肝中的代谢，导致低凝血酶原血症有关。因此，在停药和注射维生素K后，凝血功能即可恢复正常，同时给予维生素K可预防此反应的发生。

【注意事项】

1.药物相互作用

(1)本品制剂中含有碳酸钠，因而与含有钙或镁的溶液(包括复方氯化钠注射液或复方乳酸钠注射液)有配伍禁忌。两者不能混合在同一容器中；如必须合用时，应分开在不同容器中给药。

(2)与产生低凝血酶原血症、血小板减少症或胃肠道溃疡的药物同用，将干扰凝血功能和

增加出血危险。

(3)与氨基糖苷类、多黏菌素类、呋塞米、依他尼酸合用,可增加肾毒性的可能。

(4)丙磺舒可抑制头孢菌素类的肾小管分泌,两者同时应用将增加头孢菌素类的血药浓度和延长其半衰期。

(5)红霉素可增加本品对脆弱拟杆菌的体外抗菌活性100倍以上。与庆大霉素或阿米卡星合用,在体外对某些革兰阴性杆菌有协同作用。

2.禁用、慎用 对头孢菌素类抗生素过敏者禁用。

3.老年人、婴幼儿、孕妇、哺乳期妇女使用安全性

(1)老年患者肾功能减退,须调整剂量。

(2)1个月内的新生儿和早产儿不推荐应用本药。

(3)乳汁中本品含量甚少。孕妇及哺乳期妇女应用时应权衡利弊。

4.药物过量出现的症状及处理。

5.药物体内过程及药动学参数 本品经肌内或静脉给药在体内迅速水解为头孢孟多。肌内注射头孢孟多1g(即注射相当于1g头孢孟多的头孢孟多酯钠,下同),血药浓度峰值(C_{max})于1h后达到,为21.2mg/L,6h的血药浓度为1.3mg/L。静脉注射和静脉滴注(滴注时间1h)1g后即刻血药浓度分别为104.7mg/L和53.9mg/L,15min后皆下降约一半,4h后仅有微量,分别为0.19mg/L和0.06mg/L。头孢孟多的表观分布容积(Vd)为0.16L/kg。动物注射本品后,药物迅速分布于全身各组织器官中,心、肺、肝、脾、胃、肠、生殖器官等脏器中的浓度为血药浓度的8%～24%,肾、胆汁和尿中的药物浓度分别为血药浓度的2倍、4.6倍和145倍。胆汁中浓度为141～325mg/L,腹水、心包液和关节液中为5.5～25mg/L。当脑膜有炎症时,本品可透过血-脑屏障,其脑脊液中浓度与蛋白量有关。细菌性脑膜炎患者按体重静脉注射33mg/kg,脑脊液蛋白质低于或高于100mg/ml时,药物浓度分别为0～0.62mg/L和0.57～7.4mg/L。蛋白结合率为78%。正常成人肌内注射和静脉给药的血消除半衰期($t_{1/2\beta}$)为0.5～1.2h。肾功能中度和重度减退患者的血消除半衰期($t_{1/2\beta}$)分别延长至3h和10h以上。本品在体内不代谢,经肾小球滤过和肾小管分泌,自尿中以原型排出。肌内注射1g后0～3h的尿药浓度在3000mg/L以上,24h的排出量为61%。静脉给药后24h的尿排泄量为70%～90%。少量(0.08%)可经胆汁中排泄,胆汁中可达有效治疗浓度。口服丙磺舒可增加本品的血药浓度并延长半衰期。腹膜透析清除本品的效能差,透析12h只能清除给药量的3.9%;血液透析的清除率较高,重度肾功能损害经血液透析后,半衰期可缩短至6.2h。

6.肝、肾功能不良时的剂量调整 肾功能减退者应根据血浆肌酐清除率调整剂量。

7.其他

(1)交叉过敏反应。对一种头孢菌素或头霉素过敏者对其他头孢菌素或头霉素也可能过敏。对青霉素类、青霉素衍生物或青霉胺过敏者也可能对头孢菌素或头霉素过敏。对青霉素过敏患者应用头孢菌素时发生过敏反应者达5%～10%,如做免疫反应测定时,则对青霉素过敏患者对头孢菌素过敏者达20%。

(2)对青霉素过敏患者应用本品时,应根据患者情况充分权衡利弊后决定。有青霉素过敏性休克或即刻反应者,不宜再选用头孢菌素类。

(3)有胃肠道疾病史者,特别是溃疡性结肠炎、局限性肠炎或抗生素相关性结肠炎(头孢菌素类很少产生假膜性结肠炎)者应慎用。

(4)肾功能减退患者应减少剂量,并须注意出血并发症的发生。若应用大剂量,偶可发生低凝血酶原血症,有时可伴出血,因此在治疗前和治疗过程中应测定出血时间。

(5)应用本品期间饮酒可出现双硫仑样反应,故在应用本品期间和以后数天内,应避免饮酒和含酒精饮料。

(6)对诊断的干扰。应用本品时可出现直接抗球蛋白(Coombs)试验阳性;以硫酸铜法测定尿糖时发生假阳性反应,采用葡萄糖酶法测定尿糖,其结果不受影响;以磺基水杨酸检测尿蛋白时可出现假阳性反应;应用本品期间可出现暂时性碱性磷酸酶、血清丙氨酸氨基转移酶、血清门冬氨酸氨基转移酶、血清肌酐和血尿素氮升高。

九、头孢替安

【英文名】 Cefotiam

【其他名称】 注射用盐酸头孢替安

【剂型规格】 注射剂:每瓶1g。

【适应证】

敏感菌引起的败血症,术后或烧伤感染,皮下脓肿、痈、疖、疖肿、骨髓炎,化脓性关节炎,扁桃体周炎(扁桃体周围脓肿),支气管炎,支气管扩张合并感染,肺炎,肺化脓症,脓胸,胆管炎,胆囊炎,腹膜炎,肾盂肾炎,膀胱炎,尿路炎,前列腺炎,脑脊膜炎,子宫内膜炎,盆腔炎,子宫旁组织炎,附件炎,前庭大腺炎,中耳炎,鼻窦炎。

【用法用量】

1.成人,一日0.5～2g,分2次到4次静脉注射。败血症可增至一日4g。

2.儿童,每日按体重40～80mg/kg,分3次或4次静脉注射。败血症、脑脊膜炎等重症和难治性感染,可增至每日按体重160mg/kg。

3.静脉注射时,可用生理盐水或葡萄糖注射液溶解后使用。

4.此外,也可将本品的一次用量0.25～2g添加到糖液、电解质液或氨基酸等液体中,于30min至2h内静脉滴注,对小儿则可参看前面所述给药量,添加到补液中后于30min至1h内静脉滴注。

【不良反应】

过敏性反应。偶尔出现急性肾衰竭等严重肾功能障碍,红细胞、粒细胞或血小板减少、嗜酸性粒细胞增高、溶血性贫血,天冬氨酸氨基转移酶、丙氨酸氨基转移酶、碱性磷酸酶、胆红素、乳酸脱氢酶、γ-谷氨酰转肽酶增高,偶尔出现假膜性结肠炎、恶心、腹泻、呕吐、食欲缺乏、腹痛,间质性肺炎。对肾衰竭患者大剂量给药时可能出现痉挛等神经症状。偶尔出现口腔炎、念珠菌症、维生素缺乏症。

【注意事项】

1.药物相互作用 与其他头孢类抗生素、呋塞米等利尿药并用可增强肾毒性。

2.禁用、慎用

(1)对本品或对头孢类抗生素有过敏者禁用。

(2)对青霉素类抗生素有过敏既往史;本人或父母兄弟有变态反应性疾病体质;严重肾功能障碍;经口摄取不良或采取非经口营养的患者;高龄者;全身状态不佳者慎用。

3.老年人、婴幼儿、孕妇、哺乳期妇女使用安全性

(1)老年患者用药剂量应按其肾功能减退情况酌情减量,对高龄患者应调整给药剂量和给药间隔,预防不良反应的发生。

(2)对孕妇或可能已妊娠的妇女,在治疗上只有认为有益性大于危险性时才能给药。

4.药物过量出现的症状及处理 如发生药物过量,应立即停用本品。必要时可进行血液透析或腹膜透析。

5.药物体内过程及药动学参数 30min 静脉滴注本品 1g 和 2g,血药浓度峰值为 75 和 148mg/L;静脉注射本品 0.5g 后,5min 的血药浓度为 51mg/L,本品的血清半衰期为 0.6～1.1h。静脉注射给药后,本品可广泛分布于体内各组织、血液、肾组织及胆汁中,浓度较高。药物在体内可分布至扁桃体、痰液、肺组织、胸腔积液、胆囊壁、腹水、肾组织、膀胱壁、前列腺、盆腔渗出液、羊水等,乳汁中有微量分布,但本品难以透过血-脑屏障。本品在体内无积聚作用,主要以原型经肾排泄,其次为胆汁排泄,血浆蛋白结合率约为 8%。

6.肝、肾功能不良时的剂量调整。

7.其他 给药前应详细问诊,最好先做皮肤敏感试验。给药期间应定期做肝功、肾功、血液等检查。

十、头孢丙烯

【英文名】 Cefazolin

【其他名称】 头孢罗齐,头孢丙烯片

【剂型规格】 片剂:每片 0.5g。

【适应证】

用于敏感菌所致的下列轻、中度感染。

1.上呼吸道感染

(1)化脓性链球菌性咽炎或扁桃体周炎。

(2)肺炎链球菌、嗜血流感杆菌(包括产 β-内酰胺酶菌株)和卡他莫拉菌(包括产 β-内酰胺酶菌株)性中耳炎。肺炎链球菌、嗜血流感杆菌(包括产 β-内酰胺酶菌株)和卡他莫拉菌(包括产 β-内酰胺酶菌株)性急性鼻窦炎。

2.下呼吸道感染。由肺炎链球菌、嗜血流感杆菌(包括产 β-内酰胺酶菌株)和卡他莫拉菌(包括产 β-内酰胺酶菌株)引起的急性支气管炎和慢性支气管炎急性发作。

3.皮肤和皮肤软组织金黄色葡萄球菌(包括产青霉素酶菌株)和化脓性链球菌引起的非复杂性皮肤和皮肤软组织感染,但脓肿通常需行外科引流排脓。

4.应适时进行细菌培养和药敏试验以确定病原菌对头孢丙烯的敏感性。

【用法用量】 口服。

1.成人(13 岁或以上) 上呼吸道感染,一次 0.5g,一日 1 次;下呼吸道感染,一次 0.5g,一日 2 次;皮肤或皮肤软组织感染,一日 0.5g,分 1 次或 2 次服用,严重病例一次 0.5g,一日 2 次。

2. 2～12 岁儿童 上呼吸道感染,每次按体重 7.5mg/kg,一日 2 次;皮肤或皮肤软组织感染,每次按体重 20mg/kg,一日 1 次。

3. 6 个月婴儿至 12 岁儿童 中耳炎,每次按体重 15mg/kg,一日 2 次;急性鼻窦炎,一般每次按体重 7.5mg/kg,一日 2 次;严重病例,每次按体重 15mg/kg,一日 2 次。一般 7～14d 为 1 个疗程,但溶血性链球菌所致急性扁桃体周围炎、咽炎的疗程至少为 10d。

【不良反应】

1.与其他口服头孢菌素相似,主要为胃肠道反应,包括腹泻、恶心、呕吐和腹痛等。

2.可发生过敏反应,常见为皮疹、荨麻疹。儿童发生过敏反应较成人多见,多在开始治疗后几天内出现,停药后几天内消失。

3.其他不良反应较少

(1)肝胆系统:天冬氨酸氨基转移酶和丙氨酸氨基转移酶升高。偶见碱性磷酸酶和胆红素升高。胆汁淤积性黄疸罕见。

(2)中枢神经系统:眩晕,多动,头痛,精神紧张,失眠,偶见嗜睡。所有这些反应均呈可逆性。

(3)血液系统:白细胞减少,嗜酸性粒细胞增多。

(4)肾脏:血清尿素氮增高,血清肌酐增高。

(5)其他:尿布皮炎样皮疹和二重感染,生殖器瘙痒和阴道炎。

上述不良反应,无论是否已明确其与头孢丙烯的因果关系,在上市后监测中均少见。包括过敏、血管神经性水肿、结肠炎(包括假膜性结肠炎)、多形性红斑、发热、血清病样反应、Steven-Johnson 综合征和血小板减少症。

【注意事项】

1.药物相互作用

(1)已有氨基糖苷类抗生素和头孢丙烯合用引起肾毒性的报道。

(2)与丙磺舒合用可使头孢丙烯浓度-时间曲线下面积(AUC)增加 1 倍。

(3)药物/实验室实验相互作用。头孢菌素类抗生素可引起尿糖还原试验[Benedict 试剂、Feling 试剂或硫酸铜片状试剂(Clinitest 片)]假阳性反应,但尿糖酶学试验(如 Tes-Tape 尿糖试纸)不产生假阳性。此类药物可引起假阴性血糖铁氰化反应。血液中头孢丙烯不干扰用碱性苦味酸盐法对血或尿中肌酐量的测定。

2.禁用、慎用 对本品及其他头孢菌素类过敏患者禁用。

3.老年人、婴幼儿、孕妇、哺乳期妇女使用安全性

(1)老年人(＞65 岁)平均 AUC 相对于年轻成人增高 35%～60%,女性 AUC 较男性

AUC 高 15%～20%。但头孢丙烯药动学在年龄、性别间差异不足以说明有调整剂量的必要。

(2)6 个月以下儿童患者尚无使用头孢丙烯的安全性和疗效的资料。然而，已有有关其他头孢菌素类药物在新生儿体内蓄积(由于在此年龄段儿童药物半衰期延长)的报道。

(3)哺乳期妇女一次口服头孢丙烯 1g，可在乳汁中测得少量药物(低于服入量的 0.3%)。24h 平均浓度为 0.25～3.3μg/ml。由于尚不明确头孢丙烯对婴儿的影响，故哺乳期妇女服用本品应谨慎。

4.药物过量出现的症状及处理　头孢丙烯主要经肾脏清除，对严重过量，尤其是肾功能损伤患者，血液透析有助于本品清除。

5.药物体内过程及药动学参数　国内试验已经证明空腹口服该药片剂和混悬剂具生物等效。片剂或混悬剂与食物同服不影响本品的吸收(AUC)和血药浓度峰值，但达峰时间可延长 0.25～0.75h。文献报道，受试者空腹口服头孢丙烯，约 95%给药量可被吸收。在健康者的平均血浆半衰期为 1.3h，稳态表观分布容积约 0.23L/kg。总清除率和肾清除率分别为 3ml/(kg・min)和 2.3ml/(kg・min)左右。血浆蛋白结合率约为 36%。受试者空腹口服头孢丙烯 250mg、500mg 或 1g，平均血药浓度峰值分别为 6.1，10.5 和 18.3μg/ml，服药后 1.5h 内可达血药浓度峰值。口服 250mg、500mg 和 1g 后最初 4h，尿中平均浓度分别为 700mg/ml、1000mg/ml 和 2900mg/ml，尿回收率约为服药量的 60%。

6.肝、肾功能不良时的剂量调整

(1)头孢丙烯在肝功能损害患者的血浆半衰期可增至 2h 左右，但这种改变并不意味着肝功能损伤患者需调整剂量。

(2)肾功能不全患者服用头孢丙烯应按下表调整剂量。肌酐清除率(ml/min)剂量(mg)服药间隔 30～120 常用量常规时间 0～2950%常用量常规时间

7.其他　虽然头孢丙烯一般可有效清除鼻口因部的化脓性链球菌，但目前尚无可供借鉴的头孢丙烯预防继发性风湿热的资料。

十一、头孢克洛

【英文名】 Cefaclor

【其他名称】 头孢克洛片，头孢克洛胶囊，头孢克洛干混悬剂

【剂型规格】

胶囊：每粒 250mg；缓释片：每片 375mg；干混悬剂：每袋 125mg。

【适应证】

敏感菌引起的呼吸系统、泌尿系统、耳鼻喉科及皮肤软组织感染。

【用法用量】

1.成人，一次 250mg，每 8 小时 1 次，严重感染或不太敏感的细菌引起的感染，剂量可加倍。最大日用量为 4g。急性淋球菌性尿道炎给予 3g 的单剂量，并联用丙磺舒 1g。

2.儿童，每日按体重 20～30mg/kg，分 3 次，口服。

3.严重感染、中耳炎和不太敏感的细菌引起的感染，每日按体重 40mg/kg，分 3 次，口服，

一日最大剂量为1g。治疗β溶血性链球菌感染时，疗程至少10d。

4.片剂服用时不应掰开、压碎和咀嚼。缓释片口服给药时不考虑进餐，然而与食物同服时可以增加缓释片的吸收量。

5.咽炎、扁桃体周围炎及皮肤软组织感染的推荐剂量为375mg，一日2次。

6.下尿路感染的推荐剂量为375mg，一日2次。

7.肺炎和鼻窦炎的推荐剂量为750mg，一日2次。

8.治疗化脓性链球菌(A组链球菌)所致的感染，疗程至少为10d。

【不良反应】

1.多见胃肠道反应，包括软便、腹泻、胃部不适、食欲缺乏、恶心、呕吐、嗳气等。

2.血清病样反应较其他抗生素多见，小儿尤其常见，典型症状包括皮肤反应和关节痛。

3.过敏反应，包括皮疹、荨麻疹、嗜酸性粒细胞增多、外阴部瘙痒等。

4.其他可见血清氨基转移酶、尿素氮及肌酐轻度升高，以及蛋白尿、管型尿等。

【注意事项】

1.药物相互作用

(1)呋塞米、依他尼酸、布美他尼等强利尿药，卡莫司汀、链佐星等抗肿瘤药及氨基糖苷类抗生素等肾毒性药物与本品合用有增加肾毒性的可能。

(2)克拉维酸可增强本品对某些因产生β-内酰胺酶而对本品耐药的革兰阴性杆菌的抗菌活性。

(3)口服丙磺舒可延迟本品的排泄。

(4)服用本药1h内不应服用含镁及氢氧化铝的抗酸药。

2.禁用、慎用　对头孢菌素类抗生素过敏者禁用。

3.老年人、婴幼儿、孕妇、哺乳期妇女使用安全性

(1)1个月内婴儿使用本品的疗效和安全性尚未确立。缓释片对儿童的有效性及安全性尚未确立。头孢克洛对分娩的影响尚无研究资料，仅于确实需要时给予治疗。

(2)哺乳期妇女没有进行头孢克洛的研究。哺乳期服用头孢克洛500mg后，在母乳中可检出少量的头孢克洛。服药后2h、3h、4h、Sh的平均浓度分别为0.18μg/ml、0.20μg/ml、0.2μg/ml和0.16μg/ml。服药后1h仅检出微量。对乳儿的影响尚不清楚。哺乳妇女应用头孢克洛要谨慎。

4.药物过量出现的症状及处理

(1)头孢克洛过量后的毒性症状包括恶心、呕吐、上腹部不适及腹泻。上腹部不适与腹泻的严重程度与给药剂量有关。

(2)处理。保持患者呼吸道通畅并维持通气和血液灌注。在可能的前提下，仔细监测和维持患者的生命体征、血气和血清电解质等。给予活性炭可以减少胃肠道药物的吸收，在许多病例应用活性炭比洗胃和灌肠更为有效；故可以考虑应用活性炭替代洗胃或两者合用。重复给予活性炭可以加速已吸收药物的排泄。进行洗胃或给予活性炭时，需保持患者呼吸道通畅。

(3)强制性利尿、腹膜透析、血液透析或活性炭血液灌注对头孢克洛用药过量的益处尚未确立。

5.药物体内过程及药动学参数　头孢克洛口服后吸收良好，不管是否与食物同时服用，总吸收率相同；然而，当本品与食物同服时，达到的峰浓度为空腹服用后观察到的峰浓度的50%～70%，而且通常要延缓45～60min出现。空腹服用250mg、500mg和1g后，30～60min内获得的平均血药浓度峰值分别约为7mg/L、13mg/L和23mg/L。在8h内，60%～85%的药物以原型从尿中排泄。大部分药物在服药后2h内排出体外。口服250mg、500mg和1g的剂量后8h内，尿中药物浓度峰值分别约为600mg/L、900mg/L和1900mg/L。本品在正常人体的血清半衰期为0.6～0.9h。

6.其他　治疗过程中可能选择出耐药菌并大量繁殖，长程疗法时尤甚。仔细观察患者病情变化十分重要，如发生二重感染应及时采取有效措施。

十二、头孢西丁

【英文名】 Cefoxitin

【其他名称】 注射用头孢西丁钠，美福仙

【剂型规格】 注射剂：每支1.0g。

【适应证】

1.适用于敏感菌引起的感染，如腹膜炎和其他腹腔内、盆腔内感染；妇科感染；败血症；心内膜炎；尿道感染，包括无并发症的淋病；呼吸道感染；骨关节感染；皮肤及软组织感染。

2.适用于治疗由革兰阳性、革兰阴性、需氧性和厌氧性敏感菌引起的各种感染。

3.适用于需氧性和厌氧性敏感菌引起的混合感染。绝大多数混合感染类便菌群的污染或阴道、皮肤和口腔菌群的污染。在这些混合感染中，脆弱类杆菌为最常见的厌氧菌，常对氨基糖苷类，头孢菌素类和几乎所有的青霉素耐药，但脆弱类杆菌一般对本品敏感。

4.适用于作为手术治疗下列感染的辅助疗法，包括由需氧菌、需氧菌合并厌氧菌引起的脓肿，空腔脏器穿孔所致的感染、皮肤感染和浆膜感染。

【用法用量】

1.治疗剂量

(1)成人常规剂量1～2g，每8小时1次。单纯感染，一次1g，每6或8小时1次，日剂量为4g或3g；中、重度感染，一次2g，每6小时或8小时1次，日剂量为8g或6g；一般需要大剂量抗生素的感染，一次2g或3g，每4小时或6小时1次，日剂量为12g。

(2)在肾功能不全的患者中，第1次用量为1～2g，以后按下表维持剂量。在透析的患者每次透析后，可用1～2g，以后按下表维持剂量。

肾功能	肌酐清除率(ml/min)	剂量(g)	用药次数
轻度损害	50～30	1～2	每8～12小时1次
中度损害	29～20	1～2	每12～24小时1次
重度损害	9～5	0.5～1	每12～24小时1次
无功能	<5	0.5～1	每24～48小时1次

2.单纯尿道感染 敏感菌引起的单纯尿道感染,肌内注射1g,一日2次,效果良好。

3.单纯淋球菌感染 一次注射治疗单纯淋病,包括产青霉素酶的菌株。建议用2g肌内注射,同时或1h前口服丙磺舒1g。

4.新生儿(包括未足月的婴儿)、婴儿和儿童 参考下表剂量。

年龄	剂量(mg/kg)	用药次数
未足月婴儿,体重>1500g	20~40	每12小时1次
新生儿		
0~14d	20~40	每12小时1次
14~28d	20~40	每8小时1次
婴儿	20~40	每6或8小时1次
儿童	20~40	每6或8小时1次

严重感染病例,每日总剂量可增加到200mg/kg,但总量不能超过12g。不用于治疗脑膜炎,如疑诊脑膜炎,应选用其他合适的抗生素。有肾功能不全的儿童,剂量和用药次数应适当减少。

5.预防剂量

(1)一般手术:成人,0.5~1h肌内或静脉注射2g,以后每6小时2g,预防用药一般不超过24h。婴儿和儿童术前0.5~1h注射30~40mgrkg,用药次数同成人。新生儿术前0.5~1h注射30~40mg/kg,第2次和第3次用药间隔8~12h。

(2)妇产科手术:做剖宫产手术的患者,结扎脐带后,立即静脉注射一次2g。妇科手术之预防用药,术前0.5~1h静脉或肌内注射2g。手术时间长或污染严重,追加剂量2g,每6小时1次。一般预防用药不超过24h。

【不良反应】

1.轻度 多为暂时性的一般头孢菌素的不良反应。

2.重度 斑丘疹、荨麻疹、瘙痒,转氨酶、尿素氮、LDH、碱性磷酸酶等升高。

【注意事项】

1.药物相互作用

(1)本品与氨基糖苷类抗生素联合应用时应注意对肾功能的影响。

(2)丙磺舒可减少本品排泄。

(3)可使抗球蛋白试验出现假阳性反应。

2.禁用、慎用

(1)对本品和其他头孢菌素类抗生素过敏者禁用。

(2)对其他β-内酰胺类抗生素过敏者及肝肾功能不全者慎用。

3.老年人、婴幼儿、孕妇、哺乳期妇女使用安全性对胎儿的安全性 研究尚不充分,妊娠妇女应慎用;对2岁以下的儿童应权衡利弊。

4.药物过量出现的症状及处理。

5.药物体内过程及药动学参数 本品口服吸收差,半衰期约50min,血浆蛋白结合率约

73%，约90%以原型自尿中排出。

6.肝、肾功能不良时的剂量调整　肾功能减退者应酌情减量。

7.其他　有可能影响乳儿的肠道菌群，引起腹泻。

十三、头孢美唑

【英文名】 Cefmetazole

【其他名称】 先锋美他醇，注射用头孢美唑

【剂型规格】 注射剂：每支1g，2g。

【适应证】

金黄色葡萄球菌、大肠埃希菌、变形杆菌（吲哚阴性及阳性）、类杆菌属、消化球菌属及消化链球菌属中敏感菌引起的败血症；呼吸系统感染；胆管炎、胆囊炎、腹膜炎、肾盂肾炎、膀胱炎；妇科感染；盆腔炎；颌骨周围蜂窝织炎；下颌炎。

【用法用量】

1.成人　一日1～2g，分2次静脉注射或静脉滴注。难治性或严重感染可增加剂量至一日4g。

2.儿童　每日按体重25～100mg/kg，分2次到4次静脉注射或静脉滴注。难治性或严重感染可增至每日按体重150mg/kg，分2次到4次给药。

【不良反应】

可引起休克；过敏症；肝肾功能损害；粒细胞减少、嗜酸性粒细胞增多、红细胞或血小板减少；偶出现假膜性肠炎，消化道反应如恶心、呕吐、食欲缺乏、腹泻；间质性肺炎、肺嗜酸细胞浸润综合征（PIE综合征）；口内炎，念珠菌病；维生素缺乏症等。

【注意事项】

1.药物相互作用　与利尿药如呋塞米合用，可能加重肾功能损害。

2.禁用、慎用

（1）对本药成分有休克既往史患者禁用。

（2）对头孢菌素类、青霉素类抗生素有过敏史者，本人或双亲、兄弟姐妹有过敏体质者；严重肾功能损害、经口摄食不足者或非经口维持营养、全身状态不良患者；高龄者及孕妇慎用。

3.老年人、婴幼儿、孕妇、哺乳期妇女使用安全性

（1）高龄者应注意用量及用药间隔，并观察患者状态慎重用药。通常，高龄者生理功能降低，易出现不良反应。高龄者有时因缺乏维生素K而引起出血倾向。

（2）尚未确立妊娠期用药的安全性，因此孕妇或疑妊娠者，仅在治疗的有益性超过危险性时方可用药。

4.药物体内过程及药动学参数　本药在各脏器内分布良好，在体内不代谢，以活性状态从尿中排泄。

5.其他　用药期间及用药后至少1周应避免饮酒。

十四、头孢噻肟

【英文名】 Cefotaxime

【其他名称】 注射用头孢噻肟钠，凯帝龙，赛福隆，凯福隆

【剂型规格】 注射剂：每支1g，0.5g。

【适应证】

敏感细菌所致的呼吸道感染、尿路感染、脑膜炎、败血症，腹腔、盆腔、皮肤及软组织、生殖道、骨和关节感染。

【用法用量】

1.给药剂量、方式、次数取决于感染程度、病原菌敏感性和患者情况。

2.肌内或静脉注射用抗生素(通过缓慢滴注或注射)

(1)术前预防感染用药，推荐在术前30～60min给1～2g，如存在感染因素相同剂量可再重复。

(2)成人及12岁以上儿童，用药剂量参考下表。

感染类型	单次剂量	给药间隔	给药途径	日剂量
单纯淋球菌感染	0.5～1.0g	单剂量	肌内注射	0.5～1.0g
非复杂性/中度感染	1.0～2.0g	8或12h	肌内或静脉注射	2.0～6.0g
严重感染	2.0～3.0g	6或8h	静脉注射	6.0～12.0g
肺炎链球菌肺炎或急性尿路感染	1g	12h	静脉注射或滴注	2g

(3)肾功能受损患者的剂量，参考下表。

肌酐清除率(ml/min)	单次最大剂量(g)	间隔时间(h)
50～80	2	6～8
30～50	2	8
10～30	2	12
≤10	2	24

血液透析者一日0.5～2g，但在透析后应加用一次剂量。

(4)新生儿日龄小于7d者，每次按体重50mg/kg，每12小时1次；出生大于7d者，每次按体重50mg/kg，每8小时1次。

【不良反应】

不良反应发生率为3%～5%。

1.皮疹和药物热，静脉炎，腹泻、恶心、呕吐、食欲缺乏，ALP、BUN、GOT、GPT或LDH可增高。

2.少见白细胞减少、嗜酸性粒细胞增多或血小板减少。

3.偶见头痛、麻木、呼吸困难和面部潮红。

4.极少数患者可发生黏膜念珠菌病。

【注意事项】

1.药物相互作用

(1)与氨基糖苷类抗生素、强利尿药合用时,应随访肾功能。

(2)与阿洛西林或美洛西林合用,需适当减少本品的剂量。

2.禁用、慎用

(1)对头孢菌素过敏者、有青霉素过敏性休克或即刻反应史者禁用。

(2)肾功能减退者应在减少剂量情况下慎用;有胃肠道疾病者慎用。

3.老年人、婴幼儿、孕妇、哺乳期妇女使用安全性

(1)老年患者用药根据肾功能适当减量。

(2)婴幼儿不宜做肌内注射。

(3)本品可经乳汁排出,哺乳期妇女应用本品时虽无发生问题的报道,但应用本品时宜暂停哺乳。

(4)本品可透过胎盘屏障进入胎儿血液循环,孕妇仅应用于有确切适应证的患者。

4.药物过量出现的症状及处理　本品无特效拮抗药,药物过量时主要给予对症治疗和大量饮水及补液。

5.药物体内过程及药动学参数　肌内注射本品 0.5g 或 1.0g 后,0.5h 达血药浓度峰值(C_{max}),分别为 12mg/L 和 25mg/L,8h 后血中仍可测出有效浓度。于 5min 内静脉注射本品 1g 或 2g,即刻血药浓度峰值分别为 102mg/L 和 215mg/L,4h 后 2g 组尚可测得 3.3mg/L。30min 内静脉滴注 1g 后的即刻血药浓度为 41mg/L,4h 的血药浓度为 1.5mg/L。头孢噻肟广泛分布于全身各种组织和体液中。正常脑脊液中的药物浓度很低;脑膜炎患者应用本品后,脑脊液中可达有效浓度。本品可透过胎盘屏障进入胎儿血液循环,少量亦可进入乳汁。

蛋白结合率 30%～50%。1/3 的药物在体内代谢成为去乙酰头孢噻肟(抗菌活性为头孢噻肟的 1/10)和其他无活性的代谢物。本品血消除半衰期($t_{1/2\beta}$)为 1.5h。约 80%(74%～88%)的给药量经肾排泄,其中 50%～60%为原型药,10%～20%为去乙酰头孢噻肟。

6.肝、肾功能不良时的剂量调整　肾功能减退者应在减少剂量情况下慎用。

7.其他

(1)头孢菌素、头霉素、青霉素或青霉胺之间存在交叉过敏反应。

(2)应用本品者抗球蛋白试验可出现阳性,孕妇产前应用本品,此反应可出现于新生儿。

十五、头孢曲松

【英文名】 Ceftriaxone

【其他名称】 注射用头孢曲松钠,头孢三嗪,罗氏芬,泛生舒复,罗塞秦,劲邦

【剂型规格】 注射剂:每瓶 1g,0.25g,0.5g。

【适应证】

敏感菌引起的感染，如败血症，脑膜炎，播散性莱姆病，腹部感染(腹膜炎、胆道及胃肠道感染)，骨、关节、软组织、皮肤及伤口感染，免疫机制低下患者的感染，肾脏及泌尿道感染，呼吸道感染，尤其是肺炎、耳鼻喉感染，生殖系统感染，包括淋病，术前预防感染。

【用法用量】

1.肌内注射或静脉滴注给药。

2.肌内注射溶液配制。以 3.6ml 灭菌注射用水、氯化钠注射液、5%葡萄糖注射液或 1%盐酸利多卡因加入 1g 瓶装中，制成每 1ml 含 0.25g 头孢曲松的溶液。

3.静脉给药溶液的配制。将 9.6ml 前述稀释液(除利多卡因外)加入 1g 瓶装中，制成每 1ml 含 100mg 头孢曲松的溶液，再用 5%葡萄糖注射液或氯化钠注射液 100～250ml 稀释后静脉滴注。

4.成人，肌内或静脉给药，每 24 小时 1～2g 或每 12 小时 0.5～1g。最高剂量一日 4g。7～14d 为 1 个疗程。小儿，静脉给药，每日按体重 20～80mg/kg。12 岁以上小儿用成人剂量。

【不良反应】

1.胃肠道不适，如稀便或腹泻、恶心、呕吐、胃炎和舌炎。

2.嗜酸性粒细胞增多，白细胞、粒细胞减少，溶血性贫血，血小板减少。

3.过敏反应。

4.罕见头痛和眩晕。转氨酶增高，少尿，血肌酐增加，生殖道真菌病，假膜性肠炎及凝血障碍。

【注意事项】

1.*药物相互作用*　体外试验发现氯霉素与头孢曲松合用会产生拮抗作用。

2.*禁用、慎用*　对头孢菌素类抗生素过敏者禁用。

3.*老年人、婴幼儿、孕妇、哺乳期妇女使用安全性*

(1)除非老年患者虚弱、营养不良或有重度肾功能损害时，老年人应用头孢曲松一般不需调整剂量。

(2)头孢曲松慎用于治疗患有高胆红素血症的新生儿，不应用于可能发展为脑黄疸的新生儿(尤其是早产儿)。

(3)孕妇和哺乳期妇女应用头孢菌素类虽尚未见发生问题的报道，其应用仍须权衡利弊。

4.*药物过量出现的症状及处理*　一旦发生药物过量，血液透析或腹膜透析方法不会降低血药浓度，亦无特殊解毒剂，应给予对症治疗。

5.*药物体内过程及药动学参数*　以 1g 单剂量头孢曲松肌内注射后 2～3h 达最高血药浓度，大约为 81mg/L。肌内注射后的血药浓度-时间曲线下面积与同剂量的静脉注射后相等，提示肌内注射头孢曲松的生物利用度可达 100%。头孢曲松的表观分布容积为 7～12L。一次使用头孢曲松 1～2g 后显示出很好的组织与体液的穿透性。在肺脏、心脏、胆道、肝脏、扁桃体、中耳及鼻黏膜、骨骼、脑脊液、胸膜液、前列腺液及滑膜液等 60 多种组织和体液中药物浓度保持高于感染致病菌的最低抑菌浓度达 24h 以上。静脉使用头孢曲松后能迅速弥散至间质液中，并保持对敏感细菌的杀菌浓度达24h。头孢曲松在体内不被分解代谢，仅被肠道内菌株转变为无活性的代谢产物。头孢曲松能透过胎盘，在乳汁中也有少量分泌。血浆总清除率为10～22ml/min。肾脏清除率为5～12ml/min。50%～60%的头孢曲松以原型分泌于尿液中，而40%～50%以原型分泌于胆汁中。成人的清除半衰期约为8h。

6.肝、肾功能不良时的剂量调整

(1)肾功能不全患者，如其肝功能无受损则无须减少用量，仅对末期前肾衰竭患者(肌肝清除率<10ml/min者)每日用量不能超过2g。

(2)肝功能受损患者，如肾功能完好亦无须减少剂量。严重的肝、肾功能障碍者，应定期检测本药的血药浓度。

7.其他

(1)对使用抗生素的腹泻患者应考虑到假膜性肠炎。

(2)长期使用时，应定期测定血象。

十六、头孢他啶

【英文名】 Ceftazidime

【其他名称】 注射用头孢他啶，复达欣，达力舒，新天欣，凯复定

【剂型规格】 注射剂：每瓶1g。

【适应证】

用于敏感革兰阴性杆菌所致的败血症、下呼吸道感染、腹腔和胆道感染、复杂性尿路感染和严重的皮肤和软组织感染等。对于由多种耐药革兰阴性杆菌引起的免疫缺陷者感染、医院内感染及革兰阴性杆菌或铜绿假单胞菌所致中枢系统感染尤为适用。

【用法用量】

1.静脉注射和静脉滴注。

2.败血症、下呼吸道感染、胆道感染等，一日4～6g，分2次或3次静脉滴注或静脉注射，10～14d为1个疗程。

3.泌尿系统感染和重度皮肤和软组织感染等，一日2～4g，分2次静脉滴注或静脉注射，7～14d为1个疗程。

4.婴幼儿常用剂量为每日按体重30～100mg/kg，分2次或3次静脉滴注。对某些危及生命的感染、严重的铜绿假单胞菌感染和中枢神经系统感染，可酌情增量至每日按体重150～200mg/kg，分3次静脉滴注或静脉注射。

【不良反应】

1.偶见斑丘疹，荨麻疹等皮肤过敏反应。

2.罕见中毒性表皮坏死，发热，瘙痒，支气管痉挛和(或)低血压。

3.曾有多型性红斑、Steven-Johnson综合征的报道。

4.胃肠道不适、恶心、呕吐、腹痛，罕见鹅口疮或结肠炎。

5.注射局部疼痛和静脉炎或血栓性静脉炎。

6.可能出现念珠菌病和阴道炎。

7.中枢神经系统不良反应,如头痛、眩晕、感觉异常及味觉不佳。

8.有肾功能损害者若不减量使用,可能发生神经性后遗症,包括震颤、肌阵挛、抽搐和脑病。

9.长期使用可引起非敏感性微生物的过度生长。

10.嗜酸性粒细胞增多,极少见溶血性贫血,血小板增多或减少,肝酶、碱性磷酸酶、尿素或肌酐升高,极少见白细胞及中性粒细胞减少,粒细胞缺乏症,淋巴细胞减少症。

【注意事项】

1.药物相互作用

(1)本品与下列药物有配伍禁忌:硫酸阿米卡星、庆大霉素、卡那霉素、妥布霉素、新霉素、盐酸金霉素、盐酸四环素、盐酸土霉素、多黏菌素E甲磺酸钠、硫酸多黏菌素B、葡萄糖酸红霉素、乳糖酸红霉素、林可霉素、磺胺异噁唑、氨茶碱、可溶性巴比妥类、氯化钙、葡萄糖酸钙、盐酸苯海拉明和其他抗组胺药、利多卡因、去甲肾上腺素、间羟胺、哌甲酯、氯琥珀胆碱等。

(2)偶亦与下列药物发生配伍禁忌:青霉素、甲氧西林、琥珀酸氢化可的松、苯妥英钠、丙氯拉嗪、B族维生素和维生素C族、水解蛋白。

(3)在碳酸氢钠溶液中的稳定性较其他溶液中为差。

(4)不可与氨基糖苷类抗生素在同一容器中给药。与万古霉素混合可发生沉淀。

(5)与氨基糖苷类抗生素或利尿药合用时需严密观察肾功能情况,以避免发生肾损害。

2.禁用、慎用

(1)对头孢菌素高度过敏者禁用。

(2)对青霉素过敏者、肾功能障碍患者慎用。

3.老年人、婴幼儿、孕妇、哺乳期妇女使用安全性

(1)65岁以上的老年人剂量可减至正常剂量的1/2~2/3,日剂量不超过3g。

(2)没有证据表明本药有致畸作用,但只有利大于弊时才在妊娠期使用。本药可通过乳汁以低浓度排泄,所以哺乳妇女应慎用。

4.药物过量出现的症状及处理　如意外用药过量,可用血液透析降低血药浓度。

5.药物体内过程及药动学参数　肌内注射给药0.5g和1g后,可迅速达到最高血药浓度18mg/L和37mg/L;静脉注射0.5g、1g和2g,5min后平均血液浓度为46mg/L、87mg/L和170mg/L。肌内注射或静脉注射8~12h后,血中有效浓度仍然存在,血清半衰期约为1.8h。本药的血浆蛋白结合率较低,约为10%。头孢他啶在体内不代谢,以其原型经肾小球滤过而排泄,在24h内,将有80%~90%的剂量从尿中排出,少于1%的剂量通过胆汁排泄,故明显地限制了进入肠道的药量。本药在组织中,如骨骼、心脏、胆汁、痰液、房水、滑囊液、胸膜液及腹膜液中可达到MIC的浓度。头孢他啶易于通过胎盘,但难以通过正常的血-脑屏障,在无炎症的情况下,脑脊髓液中药物浓度很低,当脑膜有炎症时,脑脊液中的药物浓度可达4~20mg/L或以上。

6.肝、肾功能不良时的剂量调整　肾功能不全者可参照下表减量使用。

血肌酐[mmol/L(mg/L)]	推荐剂量(g)	给药间隔(h)
＜150(＜1.7)	正常剂量	正常给药间隔
150～200(1.7～2.3)	1	12
200～350(2.3～4.0)	1	24
350～500(4.0～5.6)	0.5	24
＞500(＞5.6)	0.5	48

7.其他

(1)用药前应详细询问药物过敏史。

(2)大剂量使用本药，并合用有肾毒性的抗生素(如氨基糖苷类)或强利尿药(如呋塞米)，可加重肾功能的损害。

(3)长期用药可导致非敏感微生物的过度生长。

(4)本药可能影响用酮还原法检测尿糖和抗球蛋白试验的可靠性。

十七、头孢哌酮

【英文名】 Cefoperazone

【其他名称】 注射用头孢哌酮钠，先锋必

【剂型规格】 注射剂：每支 1g，0.5g。

【适应证】

用于敏感细菌引起的呼吸道感染，泌尿道感染，腹腔内感染，脓毒血症，脑膜炎，皮肤和软组织感染，骨和关节感染，生殖系统感染。预防手术后感染。

【用法用量】

1.可供肌内注射、静脉注射或静脉滴注。

2.成人，一般感染，一次 1～2g，每 12 小时 1 次；严重感染，一次 2～3g，每 8 小时 1 次。接受血液透析者，透析后应补给 1 次剂量。成人一日剂量不超过 9g，但在免疫缺陷患者有严重感染时，剂量可加大至一日 12g。小儿，每日按体重 50～100mg/kg，分 2 次或 3 次，静脉滴注。

3.制备肌内注射液。每克药物加灭菌注射用水 2.8ml 及 2%利多卡因注射液 1ml，其浓度为 250mg/ml。静脉徐缓注射者，每克药物加葡萄糖氯化钠注射液 40ml 溶解；供静脉滴注者，取 1～2g 头孢哌酮溶解于 100～200ml 葡萄糖氯化钠注射液或其他稀释液中。

【不良反应】

1.过敏反应。

2.胃肠道不良反应，包括轻至中度稀便和腹泻。

【注意事项】

1.药物相互作用　与氨基糖苷类抗生素的药液不能直接混合。

2.禁用、慎用　对头孢菌素类抗生素过敏者禁用。

3.老年人、婴幼儿、孕妇、哺乳期妇女使用安全性

(1)本品用于早产儿和新生儿前,医生应明确本品潜在的利益及可能出现的危险。

(2)只有在医生认为必要时,孕妇才能使用本品。哺乳期妇女仍应格外小心使用本品。

4.药物过量出现的症状及处理。

5.药物体内过程及药动学参数　单剂量注射后,本品在血清、胆汁和尿液中可达到高浓度。其平均半衰期为2h,且不受注射途径影响。注射后在所有测定的体液和组织中均能达到治疗浓度。本品通过胆汁和尿液排泄,注射后1～3h,胆汁中的浓度可达到最大值,超过同期血清浓度100倍。肾功能正常者经不同注射途径和剂量给药后,12h内尿中平均回收率为20%～30%。正常人多次注射后,在体内无蓄积。肾功能不全者的血清浓度峰值、曲线下面积、血清半衰期与正常人相似。肝功不全者血清半衰期延长,经尿排泄的药量增加。如患者同时存在肝、肾功能不全,则可在血清中蓄积。

6.肝、肾功能不良时的剂量调整。

7.其他

(1)严重胆道梗阻、肝脏疾病或同时合并肾功能障碍者,可能需要调整剂量。

(2)少数患者使用后可出现维生素K缺乏,应监测这些患者的凝血酶原时间,必要时补充维生素K。

十八、头孢唑肟

【英文名】 Ceftizoxime

【其他名称】 注射用头孢唑肟钠,益世保灵

【剂型规格】 注射剂:每支0.5g,1g。

【适应证】

敏感菌所引起的呼吸道感染、泌尿系统感染、腹膜炎、脑脊髓膜炎、败血症、创伤感染、宫腔感染。

【用法用量】

成人,一日0.5～2g,可增至一日4g,分2次到4次注射;儿童,每日按体重40～80mg/kg,可增至每日按体重120mg/kg,分2次到4次注射。

【不良反应】

偶有休克、过敏症、血液损害、肝功能损害、急性肾功能不全、假膜性肠炎、间质性肺炎、嗜酸细胞肺浸润综合征、皮肤损害、菌群失调、维生素缺乏症等。

【注意事项】

1.药物相互作用　与华法林或利尿药合用,可发生相互作用。

2.禁用、慎用

(1)对本药有休克既往史者禁用。

（2）对青霉素或头孢菌素有过敏史者，本人或父母、兄弟姐妹中有易发生支气管哮喘、皮疹、荨麻疹等体质者，有严重肾损害的患者，不能很好进食或非经口摄取营养者，高龄者，恶病质者慎用。

3.老年人、婴幼儿、孕妇、哺乳期妇女使用安全性

（1）新生儿或早产儿用药的安全性尚不清楚。

（2）孕妇或有妊娠可能的妇女用药时，要权衡利弊，只有在利大于弊的情况下才用本药。

4.药物过量出现的症状及处理。

5.药物体内过程及药动学参数　注射后迅速达最高血药浓度，并以高浓度向痰液、胆汁、脊髓液中渗透。在体内几乎不被代谢，而以高浓度由尿中排出。正常人静脉注射 500mg 或 1g，5min 后其血药浓度分别为 58.9μg/ml 和 114.8μg/ml。6h 后分别为 1.0μg/ml 和 2.1μg/ml。半衰期为 1.21h（0.5g 静脉注射）及 1.29h（1g 静脉注射）。若分别以 1g 或 2g 静脉滴注，滴注时间为 1 或 2h，滴注完后立刻测定血清药物浓度，其峰值分别为 57.9μg/ml（1g，1h）、34.6μg/ml（1g，2h）、123.7μg/ml（2g，1h）和 79.3μg/ml（2g，2h）。

6.肝、肾功能不良时的剂量调整

（1）肾功能损害者的患者根据其损害程度调整剂量。

（2）在给予 0.5～1g 的首次负荷剂量后，肾功能轻度损害的患者（内生肌酐清除率为 50～79ml/min）常用剂量为一次 0.5g，每 8 小时 1 次，严重感染时一次 0.75～1.5g，每 8 小时 1 次；肾功能中度损害的患者（内生肌酐清除率为 5～49ml/min）常用剂量为一次 0.25～0.5g，每 12 小时 1 次，严重感染时一次 0.5～1g，每 12 小时 1 次；肾功能重度损害需透析的患者（内生肌酐清除率为 0～4ml/min）常用剂量为一次 0.5g，每 48 小时 1 次或一次 0.25g，每 24 小时 1 次，严重感染时一次 0.5～1g，每 48 小时 1 次或一次 0.5g，每 24 小时 1 次，血液透析患者透析后不追加剂量，但需按上述给药剂量和时间，在透析结束时给药。

十九、头孢克肟

【英文名】 Cedixime

【其他名称】 世福素

【剂型规格】 胶囊：每粒 50mg，100mg。

【适应证】

对链球菌属、肺炎球菌、淋菌、伯雷汉菌属、大肠埃希菌、克雷伯杆菌属、沙雷菌属、变形杆菌属、流感杆菌所引起的感染；支气管炎、支气管扩张（感染时）、慢性呼吸道疾病继发感染、肺炎；肾盂肾炎、膀胱炎、淋菌性尿道炎；胆囊炎、胆管炎；猩红热；中耳炎、鼻窦炎。

【用法用量】

成人和 30kg 以上儿童，一次 50～100mg，一日 2 次；重症，一次 200mg，一日 2 次。

【不良反应】

1.消化道反应，包括腹泻、恶心、腹痛、头痛。

2.过敏反应，包括皮疹、药物热、过敏性休克罕见。

3.肠道菌群失调。

4.血象变化。

5.ALT、AST、BUN一过性增高。

【注意事项】

1.药物相互作用。

2.禁用、慎用

(1)对本药或头孢菌素类抗生素有过敏史者禁用。

(2)对青霉素过敏者、过敏体质者、严重肾功能损害的患者、不能很好进食或非经口摄取营养者、高龄者、恶病质患者，孕妇及新生儿慎用。

3.老年人、婴幼儿、孕妇、哺乳期妇女使用安全性

(1)高龄者慎用。

(2)新生儿慎用。

(3)孕妇慎用。

4.药物过量出现的症状及处理　没有特效解毒药，建议洗胃，血液透析和腹膜透析均不能明显从体内去除本品。

5.药物体内过程及药动学参数　主要从肠道吸收，口服吸收率为40%～52%，饮食及含氢氧化铝和氢氧化镁的抗酸药不影响其吸收，绝对生物利用度为47.9%。正常成人口服后约4h达到最高血药浓度，儿童口服后，峰值出现的时间为服药后3～4h。入血后与血浆蛋白质结合的比率较稳定，游离部分平均为31%。在胆囊及胆道的浓度比血清浓度分别大几倍甚至几十倍。一次50mg、100mg及200mg，以原型经肾排泄，24h尿排泄率分别为27.6%，26.9%及21.2%，胆道排泄率为4%～10%。无蓄积作用。消除半衰期为3～4h。

6.肝、肾功能不良时的剂量调整

(1)肾功能不良患者蛋白结合率下降，消除半衰期延长。

(2)肌酐清除率＜20ml/(min・$1.73m^2$)的患者，应延长给药时间或减少剂量。

二十、头孢地尼

【英文名】 Cefdinir

【其他名称】 头孢地尼胶囊

【剂型规格】 胶囊：每粒100mg；颗粒剂：每袋50mg。

【适应证】

对其敏感的葡萄球菌属、链球菌属、肺炎球菌、消化链球菌、丙酸杆菌、淋球菌、伯雷汉菌、大肠埃希菌、克雷伯杆菌属、奇异变形杆菌、普罗维登斯菌属、流感杆菌等菌株所引起的下列感染，包括毛囊炎、疖、疖肿、痈、传染性脓痂疹、丹毒、蜂窝织炎、淋巴管炎、炭疽、化脓性甲沟炎、皮下脓肿、汗腺炎、粉瘤感染、慢性脓皮症；乳腺炎、肛门周围脓肿、皮肤及软组织感染、外伤和

手术刀口浅存性继发感染；咽喉炎、急性支气管炎、扁桃体周围炎、肺炎；泌尿系统感染如肾盂肾炎、膀胱炎、淋菌性尿道炎；附件炎、宫内感染、前庭大腺炎；眼睑炎、睑腺炎、睑板腺炎；中耳炎、鼻窦炎。

【用法用量】

成人常规剂量为一次 100mg，一日 3 次；儿童每日按体重为 9～18mg/kg，分 3 次给药。可依年龄、症状进行适量增减。

【不良反应】

1.偶见休克和其他过敏症；粒细胞减少、嗜酸性粒细胞增多。

2.偶有 ALT、AST、ALP、BUN 上升；恶心、腹泻、腹痛、胃部不适、烧灼感、食欲缺乏、便秘。

3.偶有口内炎、念珠菌症；维生素 K 和 B 族维生素缺乏症；头痛、眩晕、胸部压迫感。

【注意事项】

1.药物相互作用

(1)与铁剂合用可降低吸收，有减效的可能。

(2)抗酸药导致本品吸收降低，应在使用本品 2h 后才可使用抗酸药物。

2.禁用、慎用

(1)对本品有休克史者禁用。

(2)对青霉素或头孢菌素有过敏史者；本人或亲属中有过敏体质者；严重的肾功能障碍者；不能很好进食或非经口摄取营养、恶病质患者、高龄患者、妊娠及哺乳妇女慎用。

3.老年人、婴幼儿、孕妇、哺乳期妇女使用安全性

(1)老年患者用药同成人。

(2)对孕妇或怀疑有妊娠的妇女，哺乳期妇女用药应权衡利弊，只有在利大于弊的情况下，才能使用。

4.药物体内过程及药动学参数　正常成人一次空腹口服 50mg、100mg、200mg(效价)时，约经 4h 后可获得血药浓度峰值，分别为 0.64μg/ml、1.11μg/ml 和 1.74μg/ml，其半衰期为 1.6～1.8h。正常成人一次空腹和进食后口服 100mg(效价)，约经 4h 后，可获得血药浓度峰值，分别为 1.25μg/ml、0.79μg/ml。进食后给药，其吸收稍有降低。在患者痰液、扁桃体、上颌窦黏膜组织、中耳分泌物和皮肤组织等均有分布，尚不知是否在乳汁中有分布。人体血液、尿及粪便中未发现有抗菌活性的代谢产物。主要经肾脏排泄。

二十一、头孢地嗪

【英文名】 Cefodizime

【其他名称】 注射用头孢地嗪钠，莫敌，金抗

【剂型规格】 注射剂：0.25g，1.0g，2.0g。

【适应证】

用于敏感菌引起的感染,如上、下泌尿道感染,下呼吸道感染,淋病等。

【用法用量】

1.静脉注射。1.0g 注射用头孢地嗪钠溶于 4ml 注射用水,或 2.0g 注射用头孢地嗪钠溶于 10ml 注射用水中,于 3～5min 内注射。

2.静脉输注。1.0g 或 2.0g 注射用头孢地嗪钠溶于 40ml 注射用水、生理盐水或林格液中,20～30min 内输注。

3.肌内注射。1.0g 注射用头孢地嗪钠溶于 4ml 注射用水,或 2.0g 注射用头孢地嗪钠溶于 10ml 注射用水中,臀肌深部注射;为防止疼痛,可将本品溶于 1%利多卡因溶液中注射(须避免注入血管内)。

4.成人,一日 1～2g,分 3 次或 4 次给药。儿童,每日按体重 60～80mg/kg,分 3 次或 4 次给药,重症感染可适当增量。

【不良反应】

1.过敏反应　可能出现皮肤过敏反应(荨麻疹)、药物热和危及生命的严重急性过敏反应。

2.对胃肠道的影响　恶心、呕吐和腹泻。在治疗过程中及治疗后最初几周内,如出现严重的持续性腹泻,应考虑有假膜性肠炎的可能。

3.对肝功能的影响　血清肝酶(GOT、GPT、γ-GT、ALP、LDH)及胆红素升高。

4.血液成分的改变　可能发生血小板计数减少,嗜酸性粒细胞计数增加,极少见溶血性贫血,疗程超过 10d 时应监测血象。

5.肾脏　少数情况下,可见血清肌酐和尿素氮的暂时性升高。

6.局部反应　注射部位可能出现炎症反应和疼痛。

【注意事项】

1.药物相互作用

(1)丙磺舒可延迟本品的排泄。

(2)本品可加强具有潜在肾毒性药物的毒性作用,如与氨基糖苷类、两性霉素 B、环孢素、顺铂、万古霉素、多黏菌素 B 或多黏菌素 E 同时或先后使用时,应密切监测肾功能。

2.禁用、慎用　对头孢菌素类过敏者禁用。

3.老年人、婴幼儿、孕妇、哺乳期妇女使用安全性

(1)儿童中使用本品尚无临床经验。

(2)妊娠期和哺乳期妇女不宜使用。

4.药物体内过程及药动学参数　单次静脉注射和滴注本品 0.5～2g 后,平均高峰血药浓度分别可达 133～394mg/L,肌内注射后生物利用度可达 90%～100%。平均消除半衰期多为 2.5h 左右,老年患者和肾功能减退者半衰期可延长。本品平均蛋白结合率为 81%～88%,随浓度增高而降低。本品可分布进入腹水、胆汁、脑脊液、肺、肾、子宫内膜及其他盆腔组织等各种体液和组织。在体内不被代谢,给药量的 51%～94%于 48h 内以原型从尿中排出。多次给药后,粪便中可排出给药量的 11%～30%,胆汁中浓度甚高。

5.肝、肾功能不良时的剂量调整

肌酐清除率	血清肌酐	每日总量
10～30ml/min	52～25mg/L	1.0～2.0g
＜10ml/min	＞52mg/L	0.5～1.0g

6.其他

(1)本品溶解后应尽早使用,室温下保存不超过6h,2～8℃冰箱中不得超过24h;在葡萄糖溶液中不能长期保持稳定,应立即注射;不易溶于乳酸钠溶液中;不能与其他抗生素在同一溶液内混合。

(2)与青霉素或其他β-内酰胺类抗生素存在交叉过敏的可能。发生过敏性休克时,应立即停止注射,保留静脉插管或重新建立静脉插管,保持患者卧位,双腿抬高,气道通畅;紧急时立即静脉注射肾上腺素,继而给予糖皮质激素静脉注射,如250～1000mg甲泼尼龙,可重复给药,随后静脉注射容量代用品;必要时采用人工呼吸、吸氧、抗组胺药等治疗措施。

二十二、头孢泊肟酯

【英文名】 Cefpodoxime Proxetil

【其他名称】 头孢泊肟酯片,纯欣,施博

【剂型规格】 片剂:每片0.1g。

【适应证】

用于葡萄球菌属、链球菌属、肺炎球菌、淋球菌、卡他布兰汉菌、大肠埃希菌、克雷伯杆菌属、变形杆菌属(奇异变形杆菌、普通变形杆菌、雷氏普罗威登斯菌、无恒普罗威登斯菌)、枸橼酸杆菌属、肠杆菌属、流感嗜血杆菌等对本品敏感菌引起的下列感染症,包括肺炎、急性支气管炎、慢性支气管炎、咽喉炎(咽喉脓肿)、扁桃体周炎(扁桃体周围脓肿)、支气管扩张症(感染时)、慢性呼吸道疾病继发感染;肾盂肾炎、膀胱炎、淋菌性尿道炎;乳腺炎;毛囊炎(包括脓疱性痤疮)、疖、疖肿、痈、丹毒、蜂窝织炎、淋巴管(结)炎、化脓性甲沟炎、皮下脓肿、汗腺炎、簇状痤疮、感染性粉瘤、肛门周围脓肿;前庭大腺炎、前庭大腺脓肿;中耳炎、鼻窦炎。

【用法用量】

1.成人

(1)常规剂量:一次100mg,一日2次,饭后服。

(2)上呼吸道感染包括急性中耳炎、鼻窦炎、扁桃体周炎和咽喉炎等:100mg,一日2次,5～10d为1个疗程。

(3)下呼吸道感染:慢性支气管炎急性发作,200mg,一日2次,10d为1个疗程;急性社区获得性肺炎,200mg,一日2次,14d为1个疗程。

(4)单纯性泌尿道感染:100mg,一日2次,7d为1个疗程。

(5)急性单纯性淋病:单剂200mg。

(6)皮肤和皮肤软组织感染:400mg,一日2次,7～14d为1个疗程。

2.儿童

(1)急性中耳炎：按体重10mg/kg，一日1次，或按体重5mg/kg，一日2次(每日最大剂量不超过400mg，一日1次，或200mg，一日2次)，10d为1个疗程。

(2)扁桃体周炎、鼻窦炎：每日按体重10mg/kg(每日最大剂量不超过200mg，分2次)，5～10d为1个疗程。

【不良反应】

1.严重不良反应

(1)休克：偶尔引起休克症状，应注意观察，若出现不适感、口内异常感、喘鸣、眩晕、便意、耳鸣、大汗等，应停药。

(2)皮肤黏膜眼综合征、中毒性表皮坏死症：偶尔出现Steven-Johnson综合征(Stevens-Johnson综合征)、中毒性表皮坏死症(Lyell综合征)，应注意观察，若出现异常应停药并适当处置。

(3)假膜性大肠炎：偶尔出现假膜性大肠炎等伴有血便的严重大肠炎。若出现腹痛、频繁腹泻，应速停药并给予适当处置。

2.同类药可引起的严重不良反应

(1)全血细胞减少症、粒细胞缺乏症、溶血性贫血：头孢烯类抗生素有引起全血细胞减少症、粒细胞缺乏症、溶血性贫血的报道。

(2)急性肾衰竭：头孢烯类抗生素，偶尔引起急性肾衰竭等严重肾损害，应定期进行检查，若出现异常应停药。

(3)间质性肺炎、PIE综合征：其他头孢烯类抗生素，偶尔出现伴有发热、咳嗽、呼吸困难、胸部X线异常、嗜酸粒细胞增多等的间质性肺炎、PIE综合征等，若出现此类症状，应停药并用肾上腺皮质激素等治疗。

(4)痉挛：肾衰竭患者，大量给其他头孢烯类抗生素，会引起痉挛等神经症状。

3.其他不良反应

(1)过敏：出现皮疹、荨麻疹、红斑、瘙痒、发热、淋巴结肿胀、关节痛时，应停药。

(2)血液：有时出现嗜酸性粒细胞增多、血小板减少，偶尔出现粒细胞减少。

(3)肝脏：有时出现GOT、GPT、ALP、LDH等上升。

(4)肾脏：有时出现BUN、血中肌酐上升。

(5)消化道：有时出现恶心、呕吐、腹泻、软便、胃痛、腹痛、食欲缺乏、胃部不适感，偶尔出现便秘等。

(6)菌群交替症：偶尔出现口角炎、念珠菌病。

(7)维生素缺乏症：偶尔出现维生素K缺乏症状(低凝血酶原血症、出血倾向等)、B族维生素缺乏症状(舌炎、口角炎、食欲缺乏、神经炎等)。

(8)其他：偶尔出现眩晕、头痛、水肿。

【注意事项】

1.药物相互作用　抗酸药(碳酸氢钠或氢氧化铝)及H_2受体拮抗药与本品合用，可降低本品的吸收和血药浓度。

2.禁用、慎用

(1)对本品或头孢烯类抗生素有过敏既往史患者禁用。

(2)慎重用药(下述患者慎重用药):①对青霉素类抗生素有过敏症既往史患者。②本人或双亲、弟兄有易引起支气管哮喘、皮疹、荨麻疹等过敏症状体质患者。⑧严重肾损害患者。④经口摄食不足患者或非经口维持营养者、全身状态不良者。

3.老年人、婴幼儿、孕妇、哺乳期妇女使用安全性

(1)高龄者应注意下述内容及用量和给药间隔并观察患者状态,慎重给药。高龄者多见生理功能降低,易出现不良反应。高龄者会出现维生素 K 缺乏引起的出血倾向。

(2)尚未确立小儿用药的安全性(使用经验少)。

(3)尚未确立妊娠期用药的安全性,因此孕妇或可能妊娠的妇女,仅在治疗的有益性超过危险性时方可用药。

4.药物体内过程及药动学参数

(1)血清中浓度:健康成人饭后单次口服本品 100mg 及 200mg 时,头孢泊肟的最高血清中浓度出现于给药后 3～4h,其值分别为 1.5～1.8μg/ml 及 3.0～3.6μg/ml,显示与剂量的相关性。血清中药物半衰期约为 2h。饭后给药比空腹时吸收良好。

(2)分布:分布于痰、扁桃体组织、皮肤组织等。在乳汁中几乎没有见到。

(3)代谢及排泄:本品吸收时,由肠管壁酯酶水解成头孢泊肟,分布于循环血中,经肾向尿中排泄。饭后口服 12h 内的尿中回收率为 40%～50%。连续给本品(200mg,一日 2 次,共 14d)未见蓄积性。

(4)肾功能损害时的血清中药物浓度及尿中排泄:随肾功能降低而延迟尿中排泄,使血清中药物浓度上升并延长半衰期。

5.肝、肾功能不良时的剂量调整　肝肾功能不全患者需要调整剂量。

6.其他

(1)一般注意:有引起休克的可能性,故应仔细询问既往过敏史。

(2)对临床检验值的影响:①试纸反应以外的本尼迪特试剂、费林试剂及 Clinitest 进行的尿糖检查,有时呈假阳性,故应注意。②直接库姆斯氏试验,有时呈阳性,故应注意。

二十三、头孢他美酯

【英文名】 Cefetamet

【其他名称】 安塞他美,康迈欣

【剂型规格】 片剂:每片 250mg。

【适应证】

本品适用于敏感菌引起的下列感染。

1.耳、鼻、喉部感染　如中耳炎、鼻窦炎、咽炎、扁桃体周围炎等。

2.下呼吸道感染　如慢性支气管炎急性发作、急性气管炎、急性支气管炎等。

3.泌尿系统感染　如非复杂性尿路感染、复杂性尿路感染(包括肾盂肾炎)、男性急性淋球菌性尿道炎等。

【用法用量】

1.口服,饭前或饭后1h内服用,以减少胃肠不适反应。

2.成人和12岁以上的儿童,一次500mg,一日2次;12岁以下的儿童,每次按体重10mg/kg,一日2次。复杂性尿路感染的成年人,每日全部剂量在晚饭前后1h内一次服用;男性淋球菌性尿道炎和女性非复杂性膀胱炎的患者,在就餐前后1h内一次服用单一剂量1500～2000mg(膀胱炎患者在傍晚)可充分根除病原体。

3.剂量调节

(1)老年人:可按推荐成人的用量,用量无需调整。

(2)12岁以下儿童:以每次按体重10mg/kg,一日2次为标准,当体重＜15kg者,建议使用其他剂型;体重为16～30kg者,一次250mg;体重为31～40kg者,一次250～500mg;体重＞40kg者,一次500mg。

【不良反应】

1.消化系统　常见腹泻、恶心、呕吐。偶有假膜性肠炎、腹胀、胃灼热、腹部不适、血中胆红素升高、氨基转移酶一过性升高等。

2.皮肤　偶有出现瘙痒、局部水肿、紫癜、皮疹等。

3.中枢神经系统　偶有出现头痛、眩晕、衰弱、疲劳感等。

4.血液系统　偶有白细胞减少、嗜酸性粒细胞增多、血小板增多等,均为一过性反应。

5.其他罕见的反应　牙龈炎、直肠炎、结膜炎、药物热等。

【注意事项】

1.药物相互作用

(1)抗酸药,H_2受体拮抗药对本品的药动学无影响。

(2)目前尚未见到本品对实验室检测值和(或)方法有影响的报道,也未观察到伴随利尿药治疗的患者在使用本品时对肾功能的损伤。

2.禁用、慎用　对头孢菌素类药物过敏者禁用。

3.老年人、婴幼儿、孕妇、哺乳期妇女使用安全性

(1)本品对新生儿的有效性和安全性尚无可靠的临床数据。

(2)由于缺乏有关人类胎儿的临床数据,妇女妊娠期间,不推荐使用本品。若有对该药敏感的微生物严重感染时,必须充分权衡利弊。在乳汁中尚未发现本品的代谢物,但哺乳期妇女使用仍应权衡利弊并暂停哺乳。

4.药物体内过程及药动学参数　本品单一剂量和多剂量的药动学参数基本一致。本品口服后,经过肠黏膜或首次经过肝脏时盐酸头孢他美酯被迅速代谢,在体内转变为头孢他美而发挥作用。本品随食物口服后,平均约55%的剂量转变为头孢他美。口服本品500mg后3～4h,达血药浓度峰值(4.1±0.7)mg/L,表观分布容积为0.29L/kg,与细胞外水平一致。约22%头孢他美与白蛋白结合。年龄、肾脏及肝脏疾病对盐酸头孢他美酯的生物利用度无影响。

抗酸药(镁、铝、氢氧化物等)或雷尼替丁不改变本品生物利用度。本品90%以头孢他美形式随尿液排出,清除半衰期为2～3h。肾衰竭患者,头孢他美的清除情况同肾功能成正比。

5.药物过量及处理　若过量服用,发生严重反应,应洗胃,并采取对症治疗。

6.肝、肾功能不良时的剂量调整　肾衰竭患者肌酐清除率>40ml/min者,一次500mg,每12小时1次;肌酐清除率为10～40ml/min者,一次用125mg,每12小时1次;肌酐清除率<10ml/min者,先一次500mg,后改为一次125mg,一日1次。

7.其他

(1)对青霉素类药物过敏者慎用。

(2)若发生严重过敏反应,应立即停药,并紧急治疗。

(3)在使用本品期间,由于肠道微生物的改变,可能导致假膜性肠炎。若发生假膜性肠炎,应积极治疗(推荐使用万古毒素)。

(4)本品应放到儿童触及不到的地方。

二十四、头孢替坦

【英文名】 Cefotetan

【其他名称】 头孢替坦二钠,双硫唑甲氧头孢菌素

【剂型规格】 注射剂:0.5g,1.0g。

【适应证】

适用于敏感细菌所致的肺部感染、尿路感染、胆道感染、皮肤软组织感染、骨和关节感染,以及败血症、腹腔感染等。

【用法用量】

深部肌内注射、静脉注射或静脉滴注。成人,一次1～2g,每12小时1次,每日最大剂量为6g。儿童,每日按体重40～60mg/kg,病情严重者可增至每日按体重100mg/kg,分2次或3次给药。

【不良反应】

1.个别有皮疹、瘙痒、药热等皮肤过敏反应。

2.偶有血象改变、肝肾功能异常、腹泻等不良反应。

3.罕见恶心、呕吐、休克等不良反应。

【注意事项】

1.交叉过敏反应。对一种头孢菌素或头霉素过敏者对其他头孢菌素或头霉素也可能过敏。对青霉素类、青霉素衍生物或青霉胺过敏者也可能对头孢菌素或头霉素过敏。对青霉素过敏患者应用头孢菌素时发生过敏反应者达5%～10%;如做免疫反应测定时,则对青霉素过敏患者对头孢菌素过敏者达20%。

2.对青霉素过敏患者应用本品时,应根据患者情况充分权衡利弊后决定。有青霉素过敏性休克或即刻反应者,不宜再选用头孢菌素类。

3.有胃肠道疾病史者,特别是溃疡性结肠炎、局限性肠炎或抗生素相关性结肠炎(头孢菌素类很少产生假膜性结肠炎)者应慎用。

4.肾功能减退患者应减少剂量,并须注意出血并发症的发生。若应用大剂量,偶可发生低凝血酶原血症,有时可伴出血,因此在治疗前和治疗过程中应测定出血时间。

5.应用本品期间饮酒可出现双硫仑样反应,故在应用本品期间和以后数天内,应避免饮酒和含酒精饮料。

6.对诊断的干扰包括应用本品时可出现直接抗球蛋白(Coombs)试验阳性;以硫酸铜法测定尿糖时发生假阳性反应,采用葡萄糖酶法测定尿糖,其结果不受影响;以磺基水杨酸检测尿蛋白时可出现假阳性反应;应用本品期间可出现暂时性碱性磷酸酶、血清丙氨酸氨基转移酶、血清天冬氨酸氨基转移酶、血清肌酐和血尿素氮升高。

二十五、头孢唑南

【英文名】 Cefuzonam

【其他名称】 头孢唑南钠注射液

【剂型规格】 注射剂:每支 0.25g,0.5g,1g。

【适应证】

可用于葡萄球菌属、链球菌属及甲氧西林、头孢烯耐药的金色葡萄球菌等革兰阳性菌,肠杆菌属、沙雷菌属、拟杆菌属等革兰阴性菌引起的败血症;呼吸道感染;肝胆感染;腹膜炎;脑膜炎;骨髓炎、关节炎等;子宫旁结缔组织炎;肛周脓肿,以及外伤、手术创口的继发感染。

【用法用量】

1.成人

(1)静脉注射:一日 1~2g,分 2 次,重症可增至 4g,分 2 次到 4 次,缓慢静脉注射。

(2)静脉滴注:一日 1~2g,分 2 次,重症可增至 4g,分 2 次到 4 次。静脉滴注时,每次加入 100ml 溶液中滴注 1h。

2.儿童

(1)静脉注射:每日按体重 40~80mg/kg,重症可增至每日按体重 200mg/kg,分 3 次或 4 次,缓慢注射。

(2)静脉滴注:每日按体重 40~80mg/kg,重症可增至每日按体重 200mg/kg,分 3 次或 4 次。静脉滴注时,每次加入 100ml 溶液中滴注 1h。

【不良反应】

1.以皮疹、荨麻疹、红斑、药物热等过敏反应较为多见,偶见过敏性休克症状。

2.少数患者用药后可出现恶心、呕吐、食欲下降、腹痛、腹泻、便秘等消化道症状。

3.少数患者用药后可出现一过性肝酶升高,肾功能异常。

4.有报道大剂量、长时间用药可致凝血功能障碍(血小板减少、凝血酶原时间延长、凝血酶原活力降低等)。

5.少数患者长期用药后可导致耐药菌的大量繁殖，引起菌群失调、二重感染。还可能引起维生素 K、维生素 B 缺乏。

6.静脉注射时，如剂量过大或速度过快可产生注射部位灼热感、血管疼痛，严重者可出现血栓性静脉炎。

【注意事项】

1.药物相互作用

(1)头孢唑南与氨基糖苷类抗生素类药物合用可增加肾毒性。

(2)头孢唑南与呋塞米等强利尿药合用可增加肾毒性。

2.禁用、慎用

(1)禁用：①对头孢唑南过敏者禁用。②对其他头孢菌素类药物过敏的患者禁用。

(2)慎用：①对青霉素类抗生素过敏的患者慎用。②孕妇及早产儿、新生儿应慎用。③对肝、肾功能不全者慎用。④高度过敏性体质者慎用。⑤高龄体弱患者及全身状况差者慎用。

3.老年人、婴幼儿、孕妇、哺乳期妇女使用安全性

(1)老年肾功能有所减退，应根据临床情况适当调整剂量。

(2)因头孢唑南对孕妇及婴儿的用药安全性未确定，故孕妇及早产儿、新生儿应慎用。哺乳期妇女用药期间宜暂停哺乳。

4.肝、肾功能不良时的剂量调整　肝、肾功能不全者应该调整剂量。

5.其他

(1)头孢唑南与氨基糖苷类药为配伍禁忌，因此两类药物联合应用时，不能置于同一容器内。

(2)头孢唑南仅供静脉给药，且给药时速度宜慢。

(3)交叉过敏。头孢唑南与其他头孢菌素类药有交叉过敏，与青霉素类药有部分交叉过敏。

(4)对诊断的影响，少数患者用药后可出现碱性磷酸酶、血清丙氨酸氨基转移酶、血清天冬氨酸氨基转移酶升高；血清肌酐和血尿素氮升高；嗜酸性粒细胞增多，白细胞、血小板减少等。

(5)长期用药时应常规监测肝、肾功能和血象。

二十六、头孢托仑匹酯

【英文名】 Cefditoren Pivoxil

【其他名称】 头孢妥仑匹酯，头孢特仑

【剂型规格】 片剂：100mg，200mg。

【适应证】

用于敏感菌引起的软组织感染及呼吸道及泌尿生殖系统感染，以及中耳炎、鼻窦炎、牙周炎等。

【用法用量】

成人,口服,一次200mg,一日2次。

【不良反应】

1.过敏反应　皮疹、瘙痒、荨麻疹和发热等较多见。

2.胃肠道　恶心、呕吐、腹泻、腹痛、消化不良等症状较多见。

3.血液　可出现嗜酸性粒细胞增多,白细胞减少等;大剂量应用可出现低凝血酶原血症。

4.肾脏　偶见尿素氮及血清肌酸酐升高。

5.肝脏　偶见碱性磷酸酶、血清丙氨酸氨基转移酶、血清天冬氨酸氨基转移酶暂时性升高。

【注意事项】

1.药物相互作用

(1)与丙磺舒合用可使本药尿中排泄率降低。

(2)与抗酸药合用可使本药吸收率降低。

(3)与 H_2 受体拮抗药合用可使本药血药浓度峰值及AUC减少。

2.禁用、慎用

(1)禁用:对本药或其他头孢菌素类药物过敏者、先天性肉毒碱缺陷患者或存在可能的肉毒碱缺陷的代谢障碍患者、对酪蛋白过敏者。

(2)慎用:对青霉素类药物有过敏史者、过敏体质、严重肾功能不全、有慢性胃肠道疾病患者慎用。

3.老年人、婴幼儿、孕妇、哺乳期妇女使用安全性　目前尚无足够研究资料,建议婴幼慎用,孕产妇非必要时尽量不用。

4.药物体内过程及药动学参数　本药口服后被水解为头孢特仑吸收入血。空腹单次口服200mg,1.5～3h达到血药浓度峰值。本药在体内几乎不代谢,主要经尿及胆汁排泄。半衰期为1.3～2h。24h排泄率为20%。肾功能减退者,尿中排泄延迟、半衰期延长。

二十七、头孢吡肟

【英文名】 Cefepime

【其他名称】 注射用头孢吡肟钠,马斯平

【剂型规格】 注射剂:每支1g,0.5g。

【适应证】

敏感菌引起的下呼吸道感染;泌尿道感染;皮肤和软组织感染;腹腔感染(包括腹膜炎和胆道感染);妇科感染;败血症;儿童脑脊髓膜炎;中性粒细胞减少伴发热患者的经验性治疗。

【用法用量】

12岁及以上、体重>40kg的患者,常用量为1g,每12小时1次,静脉滴注或肌内注射,一般7～10d为1个疗程。严重感染,剂量可增至2g,每8～12小时1次。儿童细菌性脑膜炎2

个月以上,体重<40kg,推荐剂量为按体重50mg/kg,每8小时1次,静脉滴注,7～10d为1个疗程。

【不良反应】

胃肠道反应,过敏反应。

【注意事项】

1.药物相互作用 本品溶液不宜加至甲硝唑、万古霉素、庆大霉素、硫酸妥布霉素或硫酸奈替米星溶液中。如有和马斯平合用的指征,这些抗生素应与本药分开使用。

2.禁用、慎用 禁用于对头孢吡肟或L-精氨酸、头孢菌素类药物过敏者。

3.老年人、婴幼儿、孕妇、哺乳期妇女使用安全性 仅在非常必要时,孕妇才可使用此药。本品以极低浓度自人乳分泌,哺乳期妇女应慎用此药。

4.药物过量出现的症状及处理 一旦发生药物过量,特别是肾功能不全患者,透析治疗有助于自体内排除本品(血透比腹透效果好)。

5.药物体内过程及药动学参数 头孢吡肟平均血浆清除半衰期为2h。健康受试者每8小时1次静脉注射头孢吡肟2g,连续9d未见药物蓄积现象。头孢吡肟总清除率为120ml/min,几乎全部经肾脏排除,其中主要由肾小球滤过(平均肾清除率为110ml/min)。自尿液中测得的头孢吡肟原型为给药量的85%。头孢吡肟与血浆蛋白的结合率低于19%,且与药物血液浓度无关。

6.肝、肾功能不良时的剂量调整 肌酐清除率>50ml/min者无需调整剂量;肌酐清除率<30ml/min以下者,应延长给药间隔时间和减少用量。

7.其他

(1)对于任何有过敏,特别是药物过敏史的患者应谨慎。如发生过敏反应,应立即停药,严重者需用肾上腺素和其他支持治疗。

(2)已有许多广谱抗菌药诱发假膜性肠炎的报道,接受抗生素治疗的患者出现腹泻时,应考虑假膜性肠炎发生的可能性。对轻症假膜性肠炎的患者,仅停用药物即可;其他情况下需要进行特殊治疗。如在治疗期间发生二重感染,应采取有效措施。

二十八、头孢匹罗

【英文名】 Cefpirome

【其他名称】 注射用硫酸头孢匹罗

【剂型规格】 注射剂:每支0.5g,1.0g。

【适应证】

本品适用于下列由未知病原菌或已知敏感菌造成的感染的治疗:下呼吸道感染(支气管肺炎及大叶性肺炎);合并上(肾盂肾炎)及下泌尿道感染;皮肤及软组织感染(蜂窝织炎,皮肤脓肿及伤口感染);中性粒细胞减少患者的感染;菌血症或败血症。

【用法用量】

1.成人 常用剂量为一日 1～2g,分 2 次,静脉滴注;难治或重症感染,可根据症状增加药量至一日 4g,分 2 次到 4 次滴注。

2.小儿 常用剂量为每日按体重 60～80mg/kg,分 3 次或 4 次,静脉滴注。根据年龄、症状,药量可适当增减。难治性或重症感染可增量至 160mg,分 3 次或 4 次,静脉滴注。髓膜炎患者可增量至每日按体重 200mg/kg。

【不良反应】

1.休克 有时会引起休克,但很少见,要仔细观察,有疑似症状的要立即停药,进行有效处理。

2.过敏样症状 有时有过敏样症状(呼吸困难、发红、胸痛),但少见。要仔细观察,发现异常,要停止给药,进行适当处理。

3.过敏症 有时会发疹、发热,少有淋巴结肿胀。若出现这些症状,要停止给药,进行适当处理。

4.血液 可见嗜酸性粒细胞增多,少见严重的血液损害,有时有贫血、颗粒白细胞减少,血小板减少等,故要仔细观察,定期进行血液检查,发现异常,要停止给药,进行适当处理。另外也有报道,其他头孢菌素类抗生素可引起溶血性贫血。

5.肾脏 有时会引起严重的肾损害,但少见,故要仔细观察,定期检查等,发现异常,要停止用药,进行适当处理。

6.肝脏 天冬氨酸氨基转移酶、丙氨酸氨基转移酶升高,有时胆红素、ALP 往往也升高,要仔细观察,发现异常,要停止给药等,进行适当处理。

7.消化道 少见带便血的假膜性大肠炎、腹痛、频繁腹泻,一旦发生,应立即停止给药并进行适当处理。另外可出现腹泻、食欲缺乏,嗳气,很少出现呕吐,腹痛等。

8.呼吸道 其他头孢类抗生素有时会引起间质性肺炎和 PIE 症候群,但少见。间质性肺炎伴发热、咳嗽、呼吸困难、胸部 X 线片异常、嗜酸性粒细胞增多等。若发现这些症状,要停止给药,给予肾上腺皮质激素等有效处理。

9.维生素缺乏症 有时会出现少见的维生素 K 缺乏症(低凝血酶原血症、出血倾身等)和维生素 B 缺少症(舌炎、口内炎、食欲缺乏、神经炎等)。

10.菌群交替症 少见的口内炎、念珠菌病。

11.其他 有时有眩晕、味觉异常,少见意识障碍、头痛、发热、恶寒、倦怠感、发汗、口渴、血管痛等。

【注意事项】

1.药物相互作用

(1)本品与硫喷妥钠配合使用时,溶液往往很快变浑浊,故应避免联合用药。

(2)与盐酸苯海拉明、碘化钙和盐酸罂粟碱联合使用时,随着存放时间的推移,有时会有沉淀析出,故两者配伍后要迅速使用。

(3)与氨茶碱联合使用,随着存放时间的推移,药物效价往往会显著降低,故配合后要迅速使用。

(4)虽然没有证据表明正常治疗剂量下头孢匹罗会影响肾功能,但如与某些药物(如氨基糖苷类)合用,头孢匹罗则有可能加强其肾毒性作用。

(5)丙磺舒可影响肾小管对头孢匹罗的转运,从而延缓其排泄,增加其血浆浓度。

(6)其他相互作用包括极少数接受头孢匹罗治疗的患者,抗球蛋白试验可出现假阳性结果;治疗期间用非酶法测定尿糖时可有假阳性结果,因此需使用酶法测定来明确有无糖尿。

2.禁用、慎用

(1)对头孢菌素过敏者及有青霉素过敏性休克或即刻反应史者禁用本品。

(2)下列患者慎用,包括对青霉素类抗生素有过敏既往史者;本人或双亲、兄弟中有易引起气管哮喘、发疹过敏体质者;重度肾损害患者(血中药物浓度持续维持,故要间隔用药);经口摄取本品有不良反应或非经口营养患者、全身状况不良者(有时往往会出现维生素 K 缺乏症,故要仔细观察);高龄者。

3.老年人、婴幼儿、孕妇、哺乳期妇女使用安全性

(1)在高龄者体内药物动态实验中,血中药物浓度与健康者比较,其半衰期延长故用药量从一次 0.5g 开始,注意以下几点,观察患者病情,慎重用药:①可能出现发热等过敏症状和嗳气、食欲缺乏等消化道症状等。②其他头孢菌类抗生素有引起维生素 K 缺乏及出血倾向的报道。

(2)儿童用药的药物安全性未确立。

(3)药物安全性未确立,故孕妇和可能妊娠的妇女及哺乳期妇女只有判明治疗上有益性大于其危险性才好用药。

4.药物体内过程及药动学参数

(1)肌内注射后的生物利用度>90%。单次静脉注射剂量 1.0g 后的血清平均峰值水平(C_{5min})为 80～90mg/L。剂量与药动学呈线性相关。表观分布容积为 14～19L。多次给药后无蓄积。血清半衰期为 1.8～2.2h。血浆蛋白结合率<10%,且为剂量依赖性。可迅速穿透进入痰液、腹水、胆汁、脑脊液、心、肺、肾、前列腺、子宫等组织及体液内,主要经肾脏清除;80%～90%的药物可在尿液中出现。尿液中发现的放射活性计数 98%～99%由原型头孢匹罗组成。一次给药 1.0g 约有 30%可经血液透析清除。

(2)特殊人群组:健康老年人(>65 岁)单次静脉给药 2.0g 的 C_{5min} 的血清水平为 174mg/L。血清半衰期为 3.4h,24h 后经尿液排出的原型头孢匹罗为 71%。在大于 65 岁的老年患者中,单次静脉给药 1.0 及 2.0g 的 C_{5min} 分别为 127.1 及 231.1mg/L。相同剂量的半衰期分别为(4.4±1.4)h 及(4.5±1.6)h。

5.药物过量及处理　在过量病例,特别是肾功能不全患者中,呵能发生脑病。一旦药物血浆水平降低,脑病通常是可逆的。可通过腹膜透析及血液透析来降低头孢匹罗的血清水平。一次 4h 的血液透析可清除体内约 50%的头孢匹罗。

6.肝、肾功能不良时的剂量调整　肾功能障碍患者，血中药物浓度升高，半衰期延长和尿中药物排泄率低下，因此肾功能障碍患者使用时，给药量和给药期间做适当调整是必要的。

7.其他

(1)本药只用于静脉滴注。

(2)静脉大量给药，有时会引起静脉炎，故要充分注意液体调制、注射部位的消毒和注射方法的科学等。

(3)药物溶解后要迅速使用。

(4)本药与硫喷妥钠配合使用时，溶液往往很快变浑浊，故应避免配合用药；与盐酸苯海拉明、碘化钙和盐酸罂粟碱配合使用时，随着存放时间的推移，药物效价往往会显著降低，故配合后要迅速使用。

(5)为防止耐药菌的发生，使用本药原则上要确认细菌对药物的敏感性，疾病治疗要限制在必要的最短用药期间。

二十九、头孢克定

【英文名】 Cefclidin

【其他名称】 头孢立定

【剂型规格】 注射剂：每支 0.5g，1.0g。

【适应证】

适用于假单胞菌、肺炎球菌、化脓性链球菌、甲氧西林敏感的金黄色葡萄球菌和表皮葡萄球菌等革兰阳性菌，以及脆弱类杆菌和难辨梭菌外的厌氧菌等敏感菌引起的感染，包括呼吸道感染，如肺炎、支气管炎、肺脓肿、肺囊性纤维病变、感染性支气管扩张等；泌尿、生殖器感染，如肾盂肾炎、尿道炎、子宫附件炎、盆腔炎等；皮肤及皮肤软组织感染；骨、关节感染；腹内感染，如胆囊炎、胆管炎、腹膜炎等；严重耳、鼻、喉感染等；其他严重感染，如败血症、脑膜炎等。

【用法用量】

静脉滴注。成人，一日 2g，严重感染可用至一日 4g，分 2 次，溶于 0.9%氯化钠或 5%葡萄糖注射液 100～250ml 中静脉滴注。

【不良反应】

不良反应少而轻微。主要的不良反应：①常见皮疹、药物热等过敏反应。②偶见腹泻、恶心、呕吐等消化道症状。③偶见肝酶一过性升高。

【注意事项】

1.药物相互作用

(1)交叉过敏。头孢克定与其他头孢菌素类药有交叉过敏。

(2)长期用药时应常规监测肝、肾功能。

2.禁用、慎用

(1)对头孢克定或其他头孢菌素类药过敏者禁用。

(2)下列患者慎用。①严重肾功能障碍患者。②孕妇、哺乳期妇女。③高度过敏性体质、家族有过敏史患者。④高龄体弱患者、伞身状况差者。

3.老年人、婴幼儿、孕妇、哺乳期妇女使用安全性

(1)在高龄者因肾功能随年龄有所下降,故应适当调整剂量。

(2)药物安全性未确立,故孕妇和可能妊娠的妇女及哺乳期妇女只有判明治疗上有益性性大于其危险性才好用药。

(3)儿童用药的药物安全性未确立。

4.药物体内过程及药动学参数　头孢克定静脉给药后,吸收良好,分布广泛。在血浆、肺、气管、甲状腺、骨、主动脉、肝、胆囊、脾、胰液、骨骼肌、皮下组织、扁桃体、女性生殖器、盆腔透出液、腹膜及腹水中均可达有效抑菌浓度。药物可透过胎盘,也可经乳汁分泌。头孢克定血浆蛋白结合率为4.0%,血清半衰期为1.92h,药物主要以原型随尿液排泄。给药后24h内尿中排出给药量的82%～86%。老年人和肾功能不全者半衰期延长。

5.肝、肾功能不良时的剂量调整　肾功能障碍患者,血中药物浓度升高,半衰期延长和尿中药物排泄率低下,因此肾功能障碍患者使用时,给药量和给药间期做适当调整是必要的。

6.其他

(1)本药只用于静脉滴注。

(2)静脉大量给药,有时会引起静脉炎,故要充分注意液体调制、注射部位消毒和注射方法的科学等。

(3)药物溶解后要迅速使用。

(4)本药与硫喷妥钠配合使用时,溶液往往很快变浑浊,故应避免配合用药;与盐酸苯海拉明、碘化钙和盐酸罂粟碱配合使用时,随着存放时间的推移,药物效价往往会显著降低,故配合后要迅速使用。

(5)为防止耐药菌的发生,使用本药原则上要确认细菌对药物的敏感性,疾病治疗要限制在必要的最短用药期间。

（冯秀丽）

第三节　氨基糖苷类

一、链霉素

【英文名】 Streptomycin

【其他名称】 注射用链霉素

【剂型规格】

注射剂:0.75g(75万U),1g(100万U),2g(200万U),5g(500万U)。

【适应证】

1.本品主要与其他抗结核药联合用于结核分枝杆菌所致各种结核病的初治病例,或其他敏感分枝杆菌感染。

2.本品可单用于治疗土拉菌病,或与其他抗菌药物联合用于鼠疫、腹股沟肉芽肿、布鲁菌病、鼠咬热等的治疗。

3.亦可与青霉素或氨苄西林联合治疗草绿色链球菌或肠球菌所致的心内膜炎。

【用法用量】

1.成人

(1)常用量,肌内注射,一次 0.5g(以链霉素计,下同),每 12 小时 1 次,与其他抗菌药物合用。

(2)细菌性(草绿链球菌)心内膜炎,肌内注射,每 12 小时 1g,与青霉素合用,连续 1 周,继以每 12 小时 0.5g,连续 1 周;60 岁以上的患者应减为每 12 小时 0.5g,连续 2 周。

(3)肠球菌性心内膜炎,肌内注射,与青霉素合用,每 12 小时 1g,连续 2 周,继以每 12 小时 0.5g,连续 4 周。

(4)鼠疫,肌内注射,一次 0.5~1g,每 12 小时 1 次,与四环素合用,疗程 10d。

(5)土拉菌病,肌内注射,每 12 小时 0.5~1g,连续 7~14d。

(6)结核病,肌内注射,每 12 小时 0.5g,或一次 0.75g,一日 1 次,与其他抗结核药合用;如采用间歇疗法,即一次 1g,每周给药 2 或 3 次;老年患者,肌内注射,一次 0.5~0.75g,一日 1 次。

(7)布鲁菌病,一日 1~2g,分 2 次,肌内注射,与四环素合用,疗程 3 周或 3 周以上。

2.小儿　常用量,肌内注射,每日按体重 15~25mg/kg,分 2 次给药;治疗结核病,按体重 20mg/kg,一日 1 次,每日最大剂量 1g,与其他抗结核药合用。

【不良反应】

1.血尿、排尿次数减少或尿量减少、食欲减退、口渴等肾毒性症状,少数可产生血液中尿素氮及肌酐值增高。

2.影响前庭功能时可有步履不稳、眩晕等症状;影响听神经出现听力减退、耳鸣、耳部饱满感。

3.部分患者可出现面部或四肢麻木、针刺感等周围神经炎症状。

4.偶可发生视力减退(视神经炎),嗜睡、软弱无力、呼吸困难等神经肌肉阻滞症状。

5.偶可出现皮疹、瘙痒、红肿。少数患者停药后仍可发生听力减退、耳鸣、耳部饱满感等耳毒性症状,应引起注意。

【注意事项】

1.药物相互作用

(1)本品与其他氨基糖苷类合用或先后连续局部或全身应用,可增加其产生耳毒性、肾毒性及神经肌肉阻滞作用的可能性。

(2)本品与神经肌肉阻断药合用,可加重神经肌肉阻滞作用。本品与卷曲霉素、顺铂、依他尼酸、呋塞米或万古霉素(或去甲万古霉素)等合用,或先后连续局部或全身应用,可能增加耳毒性与肾毒性。

(3)本品与头孢噻吩或头孢唑林局部或全身合用,可能增加肾毒性。

(4)本品与多黏菌素类注射剂合用,或先后连续局部或全身应用,可增加肾毒性和神经肌肉阻滞作用。

(5)其他肾毒性药物及耳毒性药物均不宜与本品合用或先后应用,以免加重肾毒性或耳毒性。

2.禁用、慎用

(1)对链霉素或其他氨基糖苷类过敏的患者禁用,6 岁以下小儿禁用。

(2)下列情况应慎用。①失水,可使血药浓度增高,易产生毒性反应。②第Ⅷ对脑神经损害,因本品可导致前庭神经和听神经损害。③重症肌无力或帕金森病,因本品可引起神经肌肉阻滞作用,导致骨骼肌软弱。④肾功能损害,因本品具有肾毒性。

3.老年人、婴幼儿、孕妇、哺乳期妇女使用安全性

(1)老年患者应用氨基糖苷类后易产生各种毒性反应,应尽可能在疗程中监测血药浓度。老年患者的肾功能有一定程度生理性减退,即使肾功能测定值在正常范围内仍应采用较小治疗量。

(2)本品属氨基糖苷类,6 岁以上儿童应严格按适应证谨慎用药。

(3)本品属孕妇用药 D 类,即对人类有危害,但用药后可能利大于弊。

(4)本品可穿过胎盘进入胎儿组织。据报道孕妇应用本品后曾引起胎儿听力损害。因此妊娠妇女在使用本品前必须充分权衡利弊。哺乳期妇女用药期间宜暂停哺乳。

4.药物过量出现的症状及处理 由于缺少特异性拮抗药,本品过量或引起毒性反应时,主要用对症疗法和支持疗法,同时补充大量水分。血液透析或腹膜透析有助于从血中清除链霉素。

5.药物体内过程及药动学参数 肌内注射后吸收良好。主要分布于细胞外液,并可分布至除脑以外的全身器官组织,本品到达脑脊液、脑组织和支气管分泌液中的量很少;但可到达胆汁、胸腔积液、腹水、结核性脓肿和干酪样组织,并可通过胎盘进入胎儿组织。蛋白结合率 20%～30%。血消除半衰期 2.4～2.7h,肾功能减退时可显著延长。本品在体内不代谢,主要经肾小球滤过排出,给药后 24h 尿中排出 80%～98%,约 1%从胆汁排出,少量从乳汁、涎液和汗液中排出。本品可经血液透析清除相当量。

6.肝、肾功能不良时的剂量调整

(1)肾功能减退患者:按肾功能正常者链霉素的正常剂量为按体重 15mg/kg,一日 1 次,肌内注射。肌酐清除率＞50～90ml/min,每 24 小时给予正常剂量的 50%;肌酐清除率为 10～50ml/min,每 24～72 小时给正常剂量的 50%;肌酐清除率＜10ml/min,每 72～96 小时给予正常剂量的 50%。

(2)肌酐清除率可直接测定或从患者血肌酐值按下式计算:成年男性肌酐清除率＝(140－年龄)×标准体重(kg)×10/[72×患者血肌酐浓度(mg/L)]或成年男性肌酐清除率＝(140－

年龄)×标准体重(kg)/[50×患者血肌酐浓度(μmol/L)];成年女性肌酐清除率=(140－年龄)×标准体重(kg)×8.5/[72×患者血肌酐浓度(mg/L)]或成年女性肌酐清除率=(140－年龄)×标准体重(kg)×0.85/[50患者血肌酐浓度(μmol/L)]。

7.其他

(1)交叉过敏。对一种氨基糖苷类过敏的患者可能对其他氨基糖苷类也过敏。

(2)疗程中应注意定期进行下列检查。①尿常规和肾功能测定,以防止出现严重肾毒性反应。②听力检查或听电图(尤其高频听力)测定,这对老年患者尤为重要。

(3)有条件时应监测血药浓度,并据此调整剂量,尤其对新生儿、年老和肾功能减退患者。每12小时给药7.5mg/kg者应使血药浓度峰值维持在15～30μg/ml,浓度谷值5～10μg/ml;一日1次给药15mg/kg者应使血药浓度峰值维持在56～64μg/ml,浓度谷值<1μg/ml。

(4)对诊断的干扰。本品可使丙氨酸氨基转移酶、天冬氨酸氨基转移酶、血清胆红素浓度及乳酸脱氢酶浓度的测定值增高;血钙、镁、钾、钠浓度的测定值可能降低。

二、庆大霉素

【英文名】 Gentamycin

【其他名称】 硫酸庆大霉素,瑞贝克,威得

【剂型规格】

注射剂:4万U:1ml,8万U:2ml;片剂:40mg(每片4万U)。

【适应证】

1.适用于治疗敏感革兰阴性杆菌,如大肠埃希菌、克雷伯菌属、肠杆菌属、变形杆菌属、沙雷菌属、铜绿假单胞菌及葡萄球菌甲氧西林敏感株所致的严重感染,如败血症、下呼吸道感染、肠道感染、盆腔感染、腹腔感染、皮肤软组织感染、复杂性尿路感染等。治疗腹腔感染及盆腔感染时应与抗厌氧菌药物合用,临床上多采用庆大霉素与其他抗菌药联合应用。与青霉素或氨苄西林合用可治疗肠球菌属感染。

2.用于敏感细菌所致中枢神经系统感染,如脑膜炎、脑室炎时,可同时用本品鞘内注射作为辅助治疗。

【用法用量】

1.注射剂

(1)成人:肌内注射或稀释后静脉滴注,一次80mg(8万U),或每次按体重1～1.7mg/kg,每8小时1次;或每次按体重5mg/kg,每24小时1次。疗程为7～14d。静脉滴注时将1次剂量加入50～200ml的0.9%氯化钠注射液或5%葡萄糖注射液中,一日1次静脉滴注时加入的液体量应不少于300ml,使药液浓度不超过0.1%,该溶液应在30～60min内缓慢滴入,以免发生神经肌肉阻滞作用。

(2)小儿:肌内注射或稀释后静脉滴注,每次按体重2.5mg/kg,每12小时1次;或每次按体重1.7mg/kg,每8小时1次。疗程为7～14d,期间应尽可能监测血药浓度。

(3)鞘内及脑室内给药：成人，一次4～8mg，小儿(3个月以上)，一次1～2mg，每2～3日1次。注射时将药液稀释至不超过0.2%的浓度，抽入5ml或10ml的无菌针筒内，进行腰椎穿刺后先使相当量的脑脊液流入针筒内，边抽边推，将全部药液于3～5min内缓缓注入。

2.口服　一次4万U，一日3次。

3.滴眼

(1)硫酸庆大霉素滴眼剂：一次1～2滴，一日3～5次。

(2)硫酸庆大霉素/氟来尤滴眼液：一日4或5次，每次滴的疗程不超过2周。

【不良反应】

1.用药过程中可能引起听力减退、耳鸣或耳部饱满感等耳毒性反应。

2.影响前庭功能时可发生步履不稳、眩晕。也可能发生血尿、排尿次数显著减少或尿量减少、食欲缺乏、极度口渴等肾毒性反应。

3.发生率较低者有因神经肌肉阻滞或肾毒性引起的呼吸困难、嗜睡、软弱无力等。偶有皮疹、恶心、呕吐、肝功能减退、白细胞减少、粒细胞减少、贫血、低血压等。

4.全身给药合并鞘内注射可能引起腿部抽搐、皮疹、发热和全身痉挛等。

5.少数患者停药后可发生听力减退、耳鸣或耳部饱满感等耳毒性症状，应引起注意。

【注意事项】

1.药物相互作用

(1)与其他氨基糖苷类合用或先后连续局部或全身应用，可能增加其产生耳毒性、肾毒性及神经肌肉阻滞作用的可能性。

(2)与神经肌肉阻滞药合用，可加重神经肌肉阻滞作用，导致肌肉软弱、呼吸抑制等症状。

(3)与卷曲霉素、顺铂、依他尼酸、呋塞米或万古霉素(或去甲万古霉素)等合用，或先后连续局部或全身应用，可能增加耳毒性与肾毒性。

(4)与头孢噻吩、头孢唑林局部或全身合用可能增加肾毒性。

(5)与多黏菌素类注射剂合用或先后连续局部或全身应用，可增加肾毒性和神经肌肉阻滞作用。

(6)其他肾毒性及耳毒性药物均不宜与本品合用或先后连续应用，以免加重肾毒性或耳毒性。

(7)氨基糖苷类与β-内酰胺类(头孢菌素类与青霉素类)混合时可导致相互失活。本品与上述抗生素联合应用时必须分瓶滴注。本品亦不宜与其他药物同瓶滴注。

2.禁用、慎用

(1)对本品或其他氨基糖苷类过敏者禁用，6岁以下小儿禁用。

(2)下列情况应慎用本品：失水、第Ⅷ对脑神经损害、重症肌无力或帕金森病及肾功能损害患者。

3.老年人、婴幼儿、孕妇及哺乳期妇女的使用安全

(1)老年患者的肾功能有一定程度的生理性减退，即使肾功能测定值在正常范围内，仍应采用较小治疗量。老年患者应用本品后较易产生各种毒性反应，应尽可能在疗程中监测血药

浓度。

(2)儿科中应慎用,尤其早产儿及新生儿,因其肾脏组织尚未发育完全,使本类药物的半衰期延长,易在体内积蓄而产生毒性反应。

(3)本品可穿过胎盘屏障进入胎儿组织,有引起胎儿听力损害的可能,孕妇使用本品前应充分权衡利弊。

(4)本品在乳汁中分泌量很少,但通常哺乳期妇女在用药期仍宜暂停哺乳。

4.药物过量出现的症状及处理　本品无特异性拮抗药,过量或引起毒性反应时,主要用对症疗法和支持疗法,同时补充大量水分。血液透析或腹膜透析有助于从血中清除庆大霉素。

5.药物体内过程及药动学参数

(1)肌内注射后吸收迅速而完全,在0.5～1h达到血药浓度峰值(C_{max})。

(2)血药消除半衰期($t_{1/2\beta}$)2～3h,肾功能减退者可显著延长。其蛋白结合率低。

(3)在体内可分布于各种组织和体液中,在肾皮质细胞中积聚,也可通过胎盘屏障进入胎儿体内,不易透过血-脑屏障进入脑组织和脑脊液中。在体内不代谢,以原型经肾小球滤过随尿排出,给药后24h内排出给药量的50%～93%。

6.肝、肾功能不良时的剂量调整　肾功能减退患者一般不推荐使用本品,在权衡利弊仍需使用者可参照如下方法调整用量:按肾功能正常者每8小时1次,一次的正常剂量为按体重1～1.7mg/kg,肌酐清除率为10～50ml/min时,每12小时1次,一次为正常剂量的30%～70%;肌酐清除率<10ml/min时,每24～48小时给予正常剂量的20%～30%。

7.其他

(1)交叉过敏,对一种氨基糖苷类抗生素如链霉素、阿米卡星过敏的患者,可能对本品过敏。

(2)在用药前、用药过程中应定期进行尿常规和肾功能测定,以防止出现严重肾毒性反应。必要时做听力检查或听电图尤其高频听力测定及温度刺激试验,以检测前庭毒性。

(3)有条件时疗程中应监测血药浓度,并据以调整剂量,尤其对新生儿、老年和肾功能减退患者。每8小时1次给药者有效血药浓度应保持在4～10μg/ml,避免浓度峰值超过12μg/ml,浓度谷值保持在1～2μg/ml;每24小时1次给药者血药浓度峰值应保持在16～24μg/ml,浓度谷值应<1μg/ml。接受鞘内注射者应同时监测脑脊液内药物浓度。

(4)不能测定血药浓度时,应根据测得的肌酐清除率调整剂量。

(5)给予首次饱和剂量(1～2mg/kg)后,有肾功能不全、前庭功能或听力减退的患者所用维持量应酌减。

(6)应给予患者足够的水分,以减少肾小管的损害。

(7)长期应用可能导致耐药菌过度生长。

(8)不宜用于皮下注射。

(9)本品有抑制呼吸作用,不得静脉注射。

(10)对诊断的干扰。本品可使丙氨酸氨基转移酶、天冬氨酸氨基转移酶、血清胆红素浓度及乳酸脱氢酶浓度的测定值增高;血钙、镁、钾、钠浓度的测定值可能降低。

三、妥布霉素

【英文名】 Tobramycin

【其他名称】

妥布拉霉素,硫酸妥布霉素,乃柏欣

【剂型规格】

注射剂:2ml:80mg(8万U)。

【适应证】

1.本品适用于铜绿假单胞菌、变形杆菌属、大肠埃希菌、克雷伯菌属、肠杆菌属、沙雷菌属所致的新生儿脓毒症、败血症、中枢神经系统感染(包括脑膜炎)、泌尿生殖系统感染、肺部感染、胆道感染、腹腔感染及腹膜炎、骨骼感染、烧伤、皮肤软组织感染、急性与慢性中耳炎、鼻窦炎等,或与其他抗菌药物联合用于葡萄球菌感染(耐甲氧西林菌株无效)。

2.本品用于铜绿假单胞菌脑膜炎或脑室炎时可鞘内注射给药;用于支气管及肺部感染时可同时气溶吸入本品作为辅助治疗。

3.本品对多数D组链球菌感染无效。

【用法用量】

肌内注射或静脉注射:成人,每次按体重1～7.5mg/kg,每8小时1次,疗程7～14d;小儿,每次按体重2mg/kg,每8小时1次。

【不良反应】

1.全身给药合并鞘内注射可能引起腿部抽搐、皮疹、发热和全身痉挛等。

2.发生率较多者有听力减退、耳鸣或耳部饱满感(耳毒性)、血尿、排尿次数显著减少或尿量减少、食欲缺乏、极度口渴(肾毒性)、步履不稳、眩晕(耳毒性、影响前庭、肾毒性)。发生率较低者有呼吸困难、嗜睡、极度软弱无力(神经肌肉阻滞或肾毒性)。本品引起肾功能减退的发生率较庆大霉素低。

3.停药后如发生听力减退、耳鸣或耳部饱满感,须注意耳毒性。

【注意事项】

1.药物相互作用

(1)本品与其他氨基糖苷类合用或先后连续局部或全身应用,可增加耳毒性、肾毒性及神经肌肉阻滞作用。可能发生听力减退,停药后仍可能进展至耳聋;听力损害可能恢复或呈永久性。神经肌肉阻滞作用可导致骨骼肌软弱无力、呼吸抑制或呼吸麻痹(呼吸暂停),用抗胆碱酯酶药或钙盐有助于阻滞作用恢复。

(2)本品与神经肌肉阻滞药合用,可加重神经肌肉阻滞作用,导致肌肉软弱、呼吸抑制或呼吸麻痹(呼吸暂停)。与代血浆类药如右旋糖酐、海藻酸钠,利尿药如依他尼酸、呋塞米及卷曲霉素、顺铂、万古霉素等合用,或先后连续局部或全身应用,可增加耳毒性与肾毒性,可能发生听力损害,且停药后仍可能发展至耳聋,听力损害可能恢复或呈永久性。

(3)本品与头孢噻吩局部或全身合用可能增加肾毒性。

(4)本品与多黏菌素类合用,或先后连续局部或全身应用,因可增加肾毒性和神经肌肉阻滞作用,后者可导致骨骼肌软弱无力,呼吸抑制或呼吸麻痹(呼吸暂停)。

(5)本品不宜与其他肾毒性或耳毒性合用或先后应用,以免加重肾毒性或耳毒性。

(6)本品与β-内酰胺类(头孢菌素类或青霉素类)合用常可获得协同作用。

(7)本品与β-内酰胺类(头孢菌素类或青霉素类)混合可导致相互失活,需联合应用时必须分瓶滴注。本品亦不宜与其他药物同瓶滴注。

2.禁用、慎用

(1)对本品或其他氨基糖苷类过敏者、本人或家族中有人因使用链霉素引起耳聋或其他耳聋者禁用。肾衰竭者禁用。6 岁以下小儿禁用。

(2)肾功能不全、肝功能异常、前庭功能或听力减退者、失水、重症肌无力或帕金森病及老年患者慎用。

3.老年人、婴幼儿、孕妇、哺乳期妇女使用安全性

(1)老年患者应用本品后可产生各种毒性反应,因此在疗程中监测肾功能极为重要。肾功能正常者用药后亦可能产生听力减退。此外,老年患者应采用较小剂量或延长给药间隔,以与其年龄、肾功能和第Ⅷ对脑神经的功能相适应。

(2)年龄对于本品的血药浓度有显著影响。剂量相同时,5 岁以下小儿的平均血药峰浓度约为成人的 1/2,5～10 岁儿童约为成人的 2/3。按体表面积计算给药剂量可消除年龄造成的差异。小儿应慎用本品。在小儿使用过程中,要注意监测听力和肾功能,以防本品产生的肾毒性和耳毒性。

(3)本品可穿过胎盘,在脐带血中达到的浓度约与母血中相近,据报道氨基糖苷类曾引致人类胎儿听力损害,故孕妇禁用;本品亦可在人乳中少量分泌,故哺乳期妇女慎用或用药期间暂停哺乳。

4.药物过量出现的症状及处理

(1)本品过量的严重程度与剂量大小、患者的肾功能、脱水状态、年龄及是否同时使用有类似毒性作用的药物等有关。成人每日用量超过 5mg/kg,儿童每日用量超过 7.5mg/kg 或用药疗程过长及对肾功能不全患者的用药剂量未做调整均可引起本品的毒性。毒性发作可发生在用药后 10d。毒性作用主要表现为肾功能损害及前庭神经和听神经的损害,也可发生神经肌肉阻滞和呼吸麻痹。

(2)本品无特异性对抗药,过量或引起毒性反应时,主要用对症疗法和支持疗法。血液透析或腹膜透析有助于从血中清除本品。新生儿也可考虑换血疗法。

5.药物的体内过程及药动学参数

(1)本品肌内注射吸收迅速而完全。主要分布在细胞外液,其中 5%～10%再分布在组织中,在肾皮质细胞中蓄积。本品可以通过胎盘。表观分布容积(Vd)为 0.26L/kg。尿液中药物浓度较高,肌内注射本品 1mg/kg 尿液浓度可达 75～100mg/L。滑膜液内浓度可达有效浓度,在支气管分泌液、脑脊液、胆汁、粪便、乳汁、房水中浓度低。肌内注射本品 1mg/kg 血药浓度约为 4mg/L;1h 静脉滴注本品 1mg/kg,所得血药浓度与肌内注射相似。血消除半衰期

($t_{1/2\beta}$)为 1.9～2.2h,蛋白结合率很低。

(2)本品在体内不代谢,经肾小球滤过排出。24h 排出给药量的 85%～93%。本品可经血液透析或腹膜透析清除。

6.肝、肾功能不良时的剂量调整　肌酐清除率在 70ml/min 以下者其维持剂量须根据测得的肌酐清除率进行调整。

四、阿米卡星

【英文名】 Amikacin

【其他名称】 硫酸阿米卡星,丁胺卡那霉素

【剂型规格】 注射剂:每支 20 万 U:2ml。

【适应证】

本品适用于铜绿假单胞菌及部分其他假单胞菌、大肠埃希菌、变形杆菌属、克雷伯菌属、肠杆菌属、沙雷菌属、不动杆菌属等敏感革兰阴性杆菌与葡萄球菌属(甲氧西林敏感株)所致严重感染,如菌血症或败血症、细菌性心内膜炎、下呼吸道感染、骨关节感染、胆道感染、腹腔感染、复杂性尿路感染、皮肤软组织感染等。尤其适用于治疗革兰阴性杆菌对卡那霉素、庆大霉素或妥布霉素耐药菌株所致的严重感染。

【用法用量】

1.成人　肌内注射或静脉滴注。用于其他全身感染每 12 小时按体重 7.5mg/kg,或每 24 小时按体重 15mg/kg。一日不超过 1.5g,疗程不超过 10d。

2.小儿(6 岁以上)　肌内注射或静脉滴注。首剂按体重 10mg/kg,继以每 12 小时按体重 7.5mg/kg,或每 24 小时按体重 15mg/kg。

【不良反应】

1.患者可发生听力减退、耳鸣或耳部饱满感;少数患者亦可发生眩晕、步履不稳等症状。听力减退一般于停药后症状不再加重,但个别在停药后可能继续发展至耳聋。

2.本品有一定肾毒性,患者可出现血尿,排尿次数减少或尿量减少、血尿素氮、血肌酐值增高等。大多系可逆性,停药后即见减轻,但亦有个别报道出现肾衰竭。

3.软弱无力、嗜睡、呼吸困难等神经肌肉阻滞作用少见。

4.其他不良反应有头痛、麻木、针刺感染、震颤、抽搐、关节痛、药物热、嗜酸性粒细胞增多、肝功能异常、视物模糊等。

【注意事项】

1.药物相互作用

(1)本品与其他氨基糖苷类合用或先后连续局部或全身应用,可增加耳毒性、肾毒性及神经肌肉阻滞作用。

(2)本品与神经肌肉阻断药合用可加重神经肌肉阻滞作用,导致肌肉软弱、呼吸抑制等症状。本品与卷曲霉素、顺铂、依他尼酸、呋塞米或万古霉素(或去甲万古霉素)等合用,或先后连

续局部或全身应用，可能增加耳毒性与肾毒性。

(3)本品与头孢噻吩或头孢唑林局部或全身合用可能增加肾毒性。本品不宜与两性霉素B、头孢噻吩、磺胺嘧啶和四环素等注射剂配伍，不在同一瓶中滴注。

(4)本品与多黏菌素类注射剂合用或先后连续局部或全身应用，可增加肾毒性和神经肌肉阻滞作用。

(5)其他肾毒性药物及耳毒性药物均不宜与本品合用或先后应用，以免加重肾毒性或耳毒性。

2.禁用、慎用

(1)对本药成分及其他碳青霉烯类抗生素有过敏的患者禁用。6岁以下小儿禁用。

(2)下列情况应慎用本品。①失水，可使血药浓度增高，易产生毒性反应。②第Ⅷ对脑神经损害，因本品可导致前庭神经和听神经损害。③重症肌无力或帕金森病，因本病可引起神经肌肉阻滞作用，导致骨骼肌软弱。④肾功能损害者，因本品具有肾毒性。

3.老年人、婴幼儿、孕妇、哺乳期妇女使用安全性

(1)老年患者的肾功能有一定程度的生理性减退，即使肾功能的测定值在正常范围内，仍应采用较小治疗量。老年患者应用本品后较易产生各种毒性反应，应尽可能在疗程中监测血药浓度。

(2)氨基糖苷类在儿科中应慎用，尤其早产儿及新生儿的肾脏组织尚未发育完全，使本类药物的半衰期延长，药物易在体内蓄积产生毒性反应。

(3)本品属孕妇用药的D类，即对人类有一定危害，但用药后可能利大于弊。本品可穿过胎盘到达胎儿组织，可能引起胎儿听力损害。妊娠妇女使用本品前必须充分权衡利弊。

(4)哺乳期妇女用药时宜暂停哺乳。

4.药物过量出现的症状及处理　由于缺少特异性拮抗药，本品过量或引起毒性反应时，主要用对症疗法和支持疗法，同时补充大量水分。血液透析或腹膜透析有助于从血中清除阿米卡星。

5.药物体内过程及药动学参数

(1)阿米卡星口服很少吸收。肌内注射后迅速被吸收。

(2)主要分布于细胞外液，部分药物可分布到各种组织，并可在肾脏皮质细胞和内耳液中积蓄；但在心脏心耳组织、心包液、肌肉、脂肪和间质液内的浓度很低。支气管分泌物、胆汁及房水中浓度低。

(3)蛋白结合率低。在体内不代谢。成人血消除半衰期($t_{1/2\beta}$)为2～2.5h。可透过胎盘进入胎儿组织。脑脊液中浓度低。主要经肾小球滤过排出，给药后24h内排出90%以上。血液透析与腹膜透析可自血中清除相当量的药物。

6.肝、肾功能不良时的剂量调整　肾功能减退者一般不推荐使用本品，在权衡利弊仍需应用者可参考如下方法调整剂量：肌酐清除率＞50～90ml/min者每12小时给予正常剂量(7.5mg/kg)的60%～90%；肌酐清除率10～50ml/min者每24～48小时给予正常剂量(7.5mg/kg)的20%～30%。

7.其他

(1)交叉过敏,对一种氨基糖苷类过敏的患者可能对其他氨基糖苷也过敏。

(2)在用药过程中应注意进行下列检查。尿常规和肾功能测定,以防止出现严重肾毒性反应;听力检查或听电图检查,尤其注意高频听力损害,这对老年患者尤为重要。

(3)疗程中有条件时应监测血药浓度,尤其新生儿、老年和肾功能减退患者。每12小时给药7.5mg/kg者血药浓度峰值应保持在15～30μg/ml,浓度谷值5～10μg/ml;一日1次给药15mg/kg者血药浓度峰值应维持在56～64μg/ml,浓度谷值应为<1μg/ml。

(4)对诊断的干扰。本品可使丙氨酸氨基转移酶、天冬氨酸氨基转移酶、血清胆红素浓度及乳酸脱氢酶浓度的测定值增高;血钙、镁、钾、钠浓度的测定值可能降低。

(5)氨基糖苷类与β-内酰胺类(头孢菌素类与青霉素类)混合时可导致相互失活。本品与上述抗生素联合应用时必须分瓶滴注。阿米卡星亦不宜与其他药物同瓶滴注。

(6)应给予患者足够的水分,以减少肾小管损害。

(7)配制静脉用药时,每500mg加入氯化钠注射液或5%葡萄糖注射液或其他灭菌稀释液100～200ml。成人应在30～60min内缓慢滴注,婴儿患者稀释的液量相应减少。

五、奈替米星

【英文名】 Netilmicin

【其他名称】 硫酸奈替米星注射液

【剂型规格】 注射剂:0.1g(10万U),0.15g(15万U),0.2g(20万U)。

【适应证】

1.本品适用于治疗敏感革兰阴性杆菌所致严重感染。如铜绿假单胞菌、变形杆菌属(吲哚阳性和阴性)、大肠埃希菌、克雷伯菌属、肠杆菌属、沙雷菌属及枸橼酸杆菌属等所致的新生儿脓毒症、败血症、中枢神经系统感染(包括脑膜炎)、尿路生殖系统感染、呼吸道感染、胃肠道感染、腹膜炎、胆道感染、皮肤或骨骼感染、中耳炎、鼻窦炎、软组织感染、李斯特菌病等。

2.本品亦可与其他抗菌药物联合用于治疗葡萄球菌感染,但对耐甲氧西林葡萄球菌感染常无效。

【用法用量】

1.成人　肌内注射或稀释后静脉滴注。每8小时按体重1.3～2.2mg/kg;或每12小时按体重2～3.25mg/kg;治疗复杂性尿路感染,每12小时按体重1.5～2mg/kg。疗程均为7～14d。一日最高剂量不超过7.5mg/kg。血液透析后应补给1mg/kg。

2.小儿　肌内注射或稀释后静脉滴注。6周至12岁小儿,每8小时按体重1.7～2.3mg/kg;或每12小时按体重2.5～3.5mg/kg。疗程均为7～14d。静脉滴注时,取本品用50～200ml氯化钠注射液、5%葡萄糖注射液或其他灭菌稀释液稀释,于1.5～2h内静脉滴注;小儿的稀释液量应相应减少。于1.5～2h内缓慢输入。应用本品宜定期监测血药浓度,使血药浓度峰值维持在6～10mg/L,浓度谷值为0.5～2mg/L。

【不良反应】

1.本品肾毒性轻微并较少见。常发生于原有肾功能损害者，或应用剂量超过一般常用剂量的感染患者。

2.神经系统毒性。可发生第Ⅷ对脑神经的毒性反应，但与其他常用氨基糖苷类抗生素相比，本品的毒性发生率较低，程度亦较轻，易发生在原有肾功能损害者，或治疗剂量过高、疗程过长的感染患者，表现为前庭及听力受损的症状，如出现头晕、眩晕、听觉异常等。

3.偶可出现头痛、全身不适、视觉障碍、心悸、皮疹、发热、呕吐及腹泻等。

4.局部反应一般少见，偶有注射区疼痛。

【注意事项】

1.药物相互作用

(1)本品避免与其他氨基糖苷类抗生素、万古霉素、多黏菌素、强利尿药和神经肌肉阻断药等肾毒性和神经毒性药物合用。

(2)本品与β-内酰胺类(头孢菌素类或青霉素类)混合可导致相互失活，需联合应用时必须分瓶滴注；本品亦不宜与其他药物同瓶滴注。

2.禁用、慎用　对本品或任何一种氨基糖苷类抗生素过敏或有严重毒性反应者禁用。6岁以下小儿禁用。失水、第Ⅷ对脑神经损害、重症肌无力或帕金森病及肾功能损害患者应慎用本品。

3.老年人、婴幼儿、孕妇、哺乳期妇女使用安全性

(1)老年患者宜按轻度肾功能减退者减量用药。

(2)本品能透过胎盘屏障进入胎儿体内，故孕妇禁用。哺乳期妇女用药尚不明确，若使用本品宜暂停哺乳。

(3)新生儿应禁用本品。若确有应用指证，给药方案必须在血药浓度监测下进行调整。

4.药物过量出现的症状及处理　长期或大剂量使用本品可引起蛋白尿、管型尿、不可逆听力减退及神经肌肉阻滞作用等。如果发生过量或毒性反应，可用血液透析将其从血液中清除，特别重要的是肾功能受损，或将受损的情况下。但没有专门的利用腹膜透析来清除药物的信息，其他氨基糖苷类抗生素已知可用这种方法，但其速率低于血液透析。

5.药物体内过程及药动学参数　本品肌内注射吸收迅速而完全。一次按体重肌内注射本品2mg/kg，30～60min达血药浓度峰值(C_{max})，约为7mg/L，此后缓慢下降，12h尚可测到。一次按体重静脉滴注本品2mg/kg，若于60min滴完，则滴完时即达血药浓度峰值(C_{max})，与肌内注射相同剂量所达浓度峰值相仿；若静脉滴注时间短于60min，则血药浓度峰值可为肌内注射的2～3倍。本品在体内不代谢，广泛分布于各主要脏器和体液中，但在胆汁、痰液、前列腺中浓度低。不易透过血-脑屏障，脑膜有炎症时，使用较大剂量亦仅有微量到达脑脊液中。可有一定量透过胎盘屏障进入胎儿体内。由于本品可进入腹水或水肿液中，故此类患者的血药浓度常低于其他患者。发热者的血药浓度亦常低于不发热者。本品的血浆蛋白结合率低，仅为0%～30%。血消除半衰期($t_{1/2\beta}$)为2～2.5h。主要自肾小球滤过排出，给药后24h内以药物原型排出给药量的约80%，尿药浓度可达100mg/L以上，自胆汁中排出少。本品用于肾功能减退者时，因肾排出量明显减少而在体内积聚，$t_{1/2\beta}$明显延长。

6.肝、肾功能不良时的剂量调整　必须根据肾功能减退程度调整剂量，有条件时宜进行血药浓度监测，据其结果拟定个体化给药方案，使血药浓度调整至上述范围，也可根据测得的肌酐清除率或参考肌酐值、血尿素氮值减少本品剂量或延长给药间期。

7.其他

(1)本品不是单纯性尿路感染、上呼吸道感染及轻度皮肤软组织感染的首选药；败血症治疗中需联合应用具协同作用的药物；腹腔感染治疗，宜加用甲硝唑等抗厌氧菌药物。

(2)交叉过敏。对一种氨基糖苷类抗生素如链霉素、庆大霉素过敏的患者，可能对本品过敏。

(3)为避免或减少耳、肾毒性反应的发生，治疗期间应定期监测尿常规、血尿素氮、血肌酐等，并密切观察前庭功能及听力改变。有条件者应进行血药浓度监测，调整剂量使血药浓度峰值在 16mg/L 以下，且不宜持续较长时间（如 2～3h 以上），浓度谷值避免超过 4mg/L。

(4)肾功能减退患者应根据肾损害程度减量用药。

(5)严重烧伤患者本品的血药浓度可能较低，应根据血药浓度测定结果调整剂量。

(6)本品剂量相同时，发热患者的血药浓度较无发热者低，血消除半衰期（$t_{1/2\beta}$）亦较短，但退热后血药浓度可能增高，通常不需调整剂量。贫血患者本品的 $t_{1/2\beta}$ 也可能较短。

(7)疗程一般不宜超过 14d，以减少耳、肾毒性的发生。

(8)对实验室检查指标的干扰。本品可使血糖、血碱性磷酸酶、血清氨基转移酶和嗜酸性粒细胞等的测定值升高，使白细胞、血小板等的测定值降低，多呈一过性。

六、依替米星

【英文名】　Etimicin

【其他名称】　硫酸依替米星

【剂型规格】　注射剂：50mg（5 万 U），0.1g（10 万 U）。

【适应证】

适用于对其敏感的大肠埃希菌、克雷伯肺炎杆菌、沙雷杆菌属、枸橼酸杆菌、肠杆菌属、不动杆菌属、变形杆菌属、流感嗜血杆菌、铜绿假单胞菌和葡萄球菌等引起的各种感染。临床研究显示本品对以下感染有较好的疗效：呼吸道感染，如急性支气管炎、慢性支气管炎急性发作、社区肺部感染等；肾脏和泌尿生殖系统感染，如急性肾盂肾炎、膀胱炎、慢性肾盂肾炎或慢性膀胱炎急性发作等；皮肤软组织和其他感染，如皮肤及软组织感染、外伤、创伤和手术产后的感染及其他敏感菌感染。

【用法用量】

静脉滴注。成人，对于肾功能正常泌尿系统感染或全身性感染的患者，一次 0.1～0.15g，一日 2 次（每 12 小时 1 次），稀释于 100ml 的氯化钠注射液或 5％葡萄糖注射液中，静脉滴注，滴注 1h。疗程为 5～10d。

【不良反应】

本品系半合成氨基糖苷类抗生素，其不良反应为耳、肾的不良反应，发生率和严重程度与奈替米星相似。个别病例可见尿素氮(BUN)、肌酐或丙氨酸氨基转移酶、天冬氨酸氨基转移酶、碱性磷酸酶(ALP)等肝肾功能指标轻度升高，但停药后即恢复正常。本品的耳毒性和前庭毒性主要发生于肾功能不全的患者、剂量过大或过量的患者，表现为眩晕、耳鸣等，个别患者电测听力下降，程度均较轻。其他罕见的反应有恶心、皮疹、静脉炎、心悸、胸闷及皮肤瘙痒等。

【注意事项】

1.*药物相互作用*　本品应当避免与其他具有潜在耳、肾毒性药物如多黏菌素、其他氨基糖苷类等抗生素、强利尿药及呋塞米(速尿)等联合使用，以免增加肾毒性和耳毒性。

2.*禁用、慎用*　对本品及其他氨基糖苷类抗生素过敏者禁用。6岁以下小儿禁用。

3.*老年人、婴幼儿、孕妇、哺乳期妇女使用安全性*

(1)由于生理性肾功能的衰退，本品剂量与用药间期需调整。

(2)孕妇使用本品前必须充分权衡利弊。哺乳期妇女在用药期间需暂时停止哺乳。

(3)本品属氨基糖苷类抗生素，儿童慎用。

4.*药物过量出现的症状及处理*　长期或大剂量使用本品可引起蛋白尿、管型尿、不可逆听力减退及神经肌肉阻滞作用等。如果发生过量或毒性反应，可用血液透析将其从血液中清除，特别重要的是肾功能受损，或将受损的情况下。但没有专门的利用腹膜透析来清除药物的信息，其他氨基糖苷类抗生素已知可用这种方法，但其速率低于血液透析。

5.*药物体内过程及药动学参数*　健康成人一次静脉滴注0.1g、0.15g和0.2g硫酸依替米星后血清药物浓度分别为11.30mg/L、14.6mg/L、19.79mg/L。血消除半衰期($t_{1/2\beta}$)约为1.5h，24h内原型在尿中的排泄量约为80%。健康成人一日2次，间隔12h，连续给药7d，血中也无明显的蓄积作用，本品与血浆蛋白的结合率为25%左右。

6.*肝、肾功能不良时的剂量调整*　必须根据肾功能减退程度调整剂量，有条件时宜进行血药浓度监测，据其结果拟订个体化给药方案，使血药浓度调整至上述范围，也可根据测得的肌酐清除率或参考肌酐值、血尿素氮值减少本品剂量或延长给药间期。调整剂量时可采用下述两个方案中的一种。①改变给药次数：调整剂量的一种方法是延长两次常规给药的间隔时间。由于血清肌酐水平与硫酸依替米星血消除半衰期($t_{1/2\beta}$)高度相关。因此实验室检查可提供调整给药间隔的指标。两次给药的间隔时间(h)大致等于血清肌酐水平(mg/L)乘以0.8。例如体重60kg的患者，血清肌酐水平为30mg/L，该患者使用硫酸依替米星的治疗方案应为每次按体重2mg/kg×60kg即120mg，两次间隔时间按血清肌酐水平30(mg/L)×0.8计算，即24h。②改变治疗剂量：在具有肾功能不全的严重全身感染者，可增加硫酸依替米星的给药次数，但应减少治疗剂量。对这类患者，应当测定血清硫酸依替米星浓度。推荐的方法为在给予常规的首次剂量后，每8小时给药量为常规推荐剂量除以血清肌酐水平再乘以10所得数值。例如，体重60kg的患者，首次剂量120mg，血清肌酐浓度30mg/L，该患者的治疗方案为一次40mg(120÷30×10)，每8小时1次。如果已知肌酐清除率，则每8小时所使用的维持剂量可以用以下计算公式，维持剂量＝首次剂量÷肌酐清除率×10，上述推荐的剂量计算方法仅用于血清硫酸依替米星水平不能监测时。由于在感染过程中，肾功能随时可发生变化，因此硫酸依替米星的使用剂量也应随时给予调整。

7.其他

(1)肾功能受损的患者,不宜使用本品。必要时应调整剂量,并应监测血清中硫酸依替米星的浓度,此外血清肌酐水平及肌酐清除率也是最适合观察肾功能程度的指标。

(2)在使用本品治疗过程中应密切观察肾功能和第Ⅷ对脑神经功能的变化,并尽可能进行血药浓度检测,尤其是已明确或怀疑有肾功能减退或肾衰竭患者,大面积烧伤患者,新生儿、早产儿、婴幼儿和老年患者,休克、心力衰竭、腹水、严重脱水患者及肾功能在短期内有较大波动者。

(3)本品属氨基糖苷类抗生素,可能发生神经肌肉阻滞现象。因此对接受麻醉药、氯琥珀胆碱、筒箭毒碱或大量输入枸橼酸抗凝药的血液患者应特别注意,一旦出现神经肌肉阻滞现象应停用本品,静脉内给予钙盐进行治疗。

七、异帕米星

【英文名】 Isepamicin

【其他名称】 依克沙

【剂型规格】 注射剂:200mg(20 万 U)。

【适应证】

本品主要适用于敏感菌所致的外伤或烧伤创口感染、肺炎、支气管炎、肾盂肾炎、膀胱炎、腹膜炎及败血症等。

【用法用量】

肌内注射或静脉滴注。成人,一日 400mg,分 1 或 2 次给药。静脉滴注按下述要求进行:一日 1 次给药时,滴注时间不得少于 1h;一日 2 次给药时,滴注时间宜控制为 30~60min。可根据患者年龄、体质和症状适当调整。肾功能不全患者应根据肾功能受损程度调整给药剂量和给药间隔。

【不良反应】

1.常见 听力减退、耳鸣或耳部饱满感(耳毒性)、血尿、排尿次数显著减少或尿量减少、食欲缺乏、极度口渴(肾毒性)、步履不稳、眩晕(耳毒性,影响前庭)、恶心或呕吐(耳毒性,影响前庭;肾毒性)。

2.少见 视力减退(视神经炎)、呼吸困难、嗜睡、极度软弱无力(神经肌肉阻滞)、皮疹等过敏反应、血象变化、肝功能改变、消化道反应和注射部位疼痛、硬结等。

3.极少见 过敏性休克。

【注意事项】

1.药物相互作用

(1)本品与其他氨基糖苷类合用或先后连续局部或全身应用,可增加耳毒性、肾毒性及神经肌肉阻滞作用。可能发生听力减退、停药后仍可能进展至耳聋;听力损害可能恢复或呈永久性。神经肌肉阻滞作用可导致骨骼肌软弱无力、呼吸抑制或呼吸麻痹(呼吸暂停),用抗胆碱酯酶药或钙盐有助于阻滞作用恢复。

(2)本品与神经肌肉阻滞药合用,可加重神经肌肉阻滞作用,导致肌肉软弱、呼吸抑制或呼吸麻痹(呼吸暂停)。与代血浆类药如右旋糖酐、海藻酸钠,利尿药如依他尼酸、呋塞米及卷曲霉素、顺铂、万古霉素等合用,或先后连续局部或全身应用,可增加耳毒性与肾毒性,可能发生听力损害,且停药后仍可能发展至耳聋,听力损害可能恢复或呈永久性。

(3)本品与头孢噻吩局部或全身合用可能增加肾毒性。

(4)本品与多黏菌素类合用,或先后连续局部或全身应用,因可增加肾毒性和神经肌肉阻滞作用,后者可导致骨骼肌软弱无力,呼吸抑制或呼吸麻痹(呼吸暂停)。

(5)本品不宜与其他肾毒性或耳毒性药合用或先后应用,以免加重肾毒性或耳毒性。

(6)本品不宜与两性霉素B、头孢噻吩钠、呋喃妥因钠、磺胺嘧啶钠和盐酸四环素等(以上均为注射液)联合应用,因可发生配伍禁忌。

(7)本品与β-内酰胺类(头孢菌素类或青霉素类)联合常可获得协同作用。

(8)本品与β-内酰胺类(头孢菌素类或青霉素类)混合可导致相互失活,需联合应用时必须分瓶滴注。

2.禁用、慎用

(1)对本品或其他氨基糖苷类及杆菌肽过敏者、本人或家族中有人因使用其他氨基糖苷类抗生素引起耳聋者禁用。

(2)肾衰竭者禁用。

3.老年人、婴幼儿、孕妇、哺乳期妇女使用安全性

(1)老年患者慎用。老年患者应用本品后可产生各种毒性反应,因此在疗程中监测肾功能极为重要。肾功能正常者用药后亦可能产生听力减退。此外,老年患者应采用较小剂量或延长给药间隔,以与其年龄、肾功能和第Ⅷ对脑神经的功能相适应。老年患者有可能出现因维生素K缺乏而造成出血倾向。

(2)6岁以上小儿慎用,若使用本品,应根据血药浓度或肌酐清除率调整剂量。

(3)由于本品可渗入脐带血和羊水中,可能引起胎儿的第Ⅷ对脑神经损害,因此孕妇禁用。

(4)本品亦可在乳汁中少量分泌,故哺乳期妇女慎用或用药期间暂停哺乳。

4.药物过量出现的症状及处理　长期或大剂量使用本品可引起蛋白尿、管型尿、不可逆听力减退及神经肌肉阻滞作用等。如果发生过量或毒性反应,可用血液透析将其从血液中清除,特别重要的是肾功能受损,或将受损的情况下。但没有专门的利用腹膜透析来清除药物的信息,其他氨基糖苷类抗生素已知可用这种方法,但其速率低于血液透析。

5.药物体内过程及药动学参数　给健康成年人肌内注射本品200mg后45min血药浓度约为11.13mg/L,约1h达血药浓度峰值(C_{max})。静脉滴注同剂量的本品,结束时血药浓度约为10.91mg/L,至12h降为0.3mg/L以下。体内分布较广,可渗入痰液、腹水、创口渗出液、脐带血和羊水中。乳汁中本品浓度>0.156mg/L。体内不代谢,以原型经肾排泄,注射后2h尿中回收40%,12h回收80%。肾功能不全者本品的排泄减慢。

6.肝、肾功能不良时的剂量调整　必须根据肾功能减退程度调整剂量,有条件时宜进行血

药浓度监测，据其结果拟定个体化给药方案，使血药浓度调整至上述范围，也可根据测得的肌酐清除率或参考肌酐值、血尿素氮值减少本品剂量或延长给药间期。

7.其他

(1)肾功能不全、肝功能异常、前庭功能或听力减退者，失水、依靠静脉高营养维持生命的体质衰弱者，重症肌无力或帕金森病及老年患者慎用。

(2)交叉过敏。对一种氨基糖苷类抗生素如链霉素、庆大霉素过敏的患者，可能对本品过敏。

(3)有条件时疗程中应监测血药浓度（本品血药浓度峰值＞35mg/L，浓度谷值＞10mg/L时易出现毒性反应），并据此调整剂量，不能测定血药浓度时，应根据测得的肌酐清除率调整剂量，尤其对肾功能减退者，早产儿、新生儿、婴幼儿或老年患者，休克、心力衰竭、腹水或严重失水等患者。

(4)本品静脉滴注时，不能太快。静脉滴注液的配制方法为静脉滴注前须稀释本品，一般用氯化钠注射液、5%葡萄糖注射液、复方氯化钠注射液、复方氨基酸注射液、木糖醇注射液(5%)、复方乳酸钠注射液。

(5)本品不能静脉注射，以免产生神经肌肉阻滞和呼吸抑制作用。

(6)长期应用本品可能导致耐药菌过度生长。

(7)应给患者补充足够的水分，以减少肾小管损害。

（王　波）

第四节　四环素类

一、多西环素

【英文名】 Doxycycline

【其他名称】 盐酸多西环素，脱氧土霉素，强力霉素

【剂型规格】 胶囊：0.1g，0.2g。

【适应证】

1.本品作为选用药物之一可用于下列疾病。①立克次体病，如流行性斑疹伤寒、地方性斑疹伤寒、落基山斑点热、恙虫病和Q热。②支原体属感染。③衣原体属感染，包括鹦鹉热、性病、淋巴肉芽肿、非特异性尿道炎、输卵管炎、宫颈炎及沙眼。④回归热。⑤布鲁菌病，需与氨基糖苷类联合应用。⑥霍乱。⑦兔热病。⑧鼠疫，需与氨基糖苷类联合应用。⑨软下疳。

2.由于目前常见致病菌对四环素类耐药现象严重，仅在病原菌对本品敏感时，方有应用指征。葡萄球菌属大多对本品耐药。

3.本品可用于对青霉素类过敏患者的破伤风、气性坏疽、雅司、梅毒、淋病和钩端螺旋体病

及放线菌属、李斯特菌感染。

4.可用于中、重度痤疮患者作为辅助治疗。

【用法用量】

1.成人

(1)抗菌及抗寄生虫感染:第1日,一次100mg,每12小时1次,继以100～200mg,一日1次,或50～100mg,每12小时1次。

(2)淋病奈瑟菌性尿道炎和宫颈炎:一次100mg,每12小时1次。共7d。

(3)非淋病奈瑟菌性尿道炎,由沙眼衣原体或解脲脲原体引起者,以及沙眼衣原体所致的单纯性尿道炎、宫颈炎或直肠感染:一次100mg,一日2次,疗程至少7d。

(4)梅毒:一次150mg,每12小时1次,疗程至少10d。

2.8岁以上小儿第1日每次按体重2.2mg/kg,每12小时1次,继以每次按体重2.2～4.4mg/kg,一日1次,或按体重2.2mg/kg,每12小时1次。体重超过45kg的小儿用量同成人。

【不良反应】

1.消化系统　本品口服可引起恶心、呕吐、腹痛、腹泻等胃肠道反应。偶有食管炎和食管溃疡的报道,多发生于服药后立即卧床的患者。

2.肝毒性　肝脂肪变性患者和妊娠期妇女容易发生,亦可发生于并无上述情况的患者。偶可发生胰腺炎,本品所致胰腺炎也可与肝毒性同时发生,患者并不伴有原发肝病。

3.过敏反应　多为斑丘疹和红斑,少数患者可有荨麻疹、血管神经性水肿、过敏性紫癜、心包炎及系统性红斑狼疮皮损加重,表皮剥脱性皮炎并不常见。偶有过敏性休克和哮喘发生。某些用本品的患者日晒可有光敏现象。所以,建议患者服用本品期间不要直接暴露于阳光或紫外线下,一旦皮肤有红斑应立即停药。

4.血液系统　偶可引起溶血性贫血、血小板减少、中性粒细胞减少和嗜酸性粒细胞减少。

5.中枢神经系统　偶可致良性颅内压增高,可表现为头痛、呕吐、视盘水肿等,停药后可缓解。

6.二重感染　长期应用本品可发生耐药金黄色葡萄球菌、革兰阴性菌和真菌等引起的消化道、呼吸道和尿路感染,严重者可致败血症。

7.其他　四环素类的应用可使人体内正常菌群减少,并致维生素缺乏、真菌繁殖,出现口干、咽炎、口角炎和舌炎等。

【注意事项】

1.药物相互作用

(1)本品可抑制血浆凝血酶原的活性,所以接受抗凝治疗的患者需要调整抗凝药的剂量。

(2)巴比妥类、苯妥英或卡马西平与本品同用时,上述药物可由于诱导微粒体酶的活性致多西环素血药浓度降低,因此须调整多西环素的剂量。

2.禁用、慎用　有四环素类药物过敏史者禁用。

3.老年人、婴幼儿、孕妇、哺乳期妇女使用安全性

(1)8岁以下儿童禁用。

(2)本品可透过胎盘屏障进入胎儿体内,沉积在牙齿和骨的钙质区内,引起胎儿牙齿变色、牙釉质再生不良及抑制胎儿骨骼生长,该类药物在动物实验中有致畸胎作用,因此孕妇不宜应用。本品可自乳汁分泌,乳汁中浓度较高,哺乳期妇女应用时应暂停哺乳。

4.药物过量出现的症状及处理　本品无特异性拮抗药,药物过量时应给予催吐、洗胃及大量饮水及补液等对症、支持治疗。血液或腹膜透析不能清除本品。

5.药物体内过程及药动学参数　本品口服吸收完全,约可吸收给药量的90%以上,进食对本品吸收的影响小。单剂口服本品100mg后,血药浓度峰值为1.8～2.9mg/L。吸收后广泛分布于体内组织和体液,多西环素有较高的脂溶性,对组织穿透力较强,在胸导管淋巴液、腹水、肠组织、眼和前列腺组织中均有较高浓度,为血药浓度的60%～75%,在胆汁中浓度可达同期血药浓度的10～20倍,表观分布容积(Vd)为0.7L/kg。蛋白结合率为80%～93%,血消除半衰期($t_{1/2\beta}$)为12～22h,肾功能减退者$t_{1/2\beta}$延长不明显。本品部分在肝内代谢灭活,主要自肾小球滤过排泄,给药后24h内可排出35%～40%。肾功能损害患者应用本品时,药物自胃肠道的排泄量增加,成为主要排泄途径,因此本品是四环素类中可安全用于肾功能损害患者的药物。

6.其他

(1)应用本品时可能发生耐药菌的过度繁殖。一旦发生二重感染,即停用本品并予以相应治疗。

(2)治疗性病时,如怀疑同时合并梅毒螺旋体感染,用药前需行暗视野显微镜检查及血清学检查,后者每月1次,至少4次。

(3)长期用药时应定期随访检查血常规及肝功能。

(4)肾功能减退患者可应用本品,不必调整剂量,应用本品时通常亦不引起血尿素氮的升高。

(5)本品可与食品、牛奶或含碳酸盐饮料同服。

二、四环素

【英文名】 Tetracycline

【其他名称】 无

【剂型规格】 片剂:每片0.25g。

【适应证】

1.本品可用于敏感微生物所致的下列疾病。①立克次体病,包括流行性斑疹伤寒、地方性斑疹伤寒、落基山斑点热、恙虫病和Q热。②支原体属感染。③衣原体属感染,包括鹦鹉热、性病、淋巴肉芽肿、非特异性尿道炎、输卵管炎、宫颈炎及沙眼。④回归热。⑤布鲁菌病,需与氨基糖苷类联合应用。⑥霍乱。⑦兔热病。⑧鼠疫,需与氨基糖苷类联合应用。⑨软下疳。

2.由于目前常见致病菌对四环素类耐药现象严重,仅在病原菌对本品呈现敏感时,方有指征选用该类药物。由于溶血性链球菌多对本品呈现耐药,不宜选用于该类菌所致感染的治疗。

本品亦不宜用于治疗溶血性链球菌感染和任何类型的葡萄球菌感染。

3.本品可用于对青霉素类过敏的破伤风、气性坏疽、雅司、梅毒、淋病和钩端螺旋体病及放线菌属、单核细胞增多性李斯特菌感染的患者。

【用法用量】

口服：成人，一次 0.25～0.5g，每 6 小时 1 次。8 岁以上小儿，每次按体重 25～50mg/kg，每 6 小时 1 次。

【不良反应】

1.胃肠道症状，如恶心、呕吐、上腹不适、腹胀、腹泻等，偶可引起胰腺炎、食管炎和食管溃疡的报道，多发生于服药后立即卧床的患者。

2.本品可致肝毒性，通常为脂肪肝变性，妊娠期妇女、原有肾功能损害的患者易发生肝毒性，但肝毒性亦可发生于并无上述情况的患者。四环素所致胰腺炎也可与肝毒性同时发生，患者并不伴有原发肝病。

3.变态反应。多为斑丘疹和红斑，少数患者可出现荨麻疹、血管神经性水肿、过敏性紫癜、心包炎及系统性红斑狼疮皮疹加重，表皮剥脱性皮炎并不常见。偶有过敏性休克和哮喘发生。某些用四环素的患者日晒时会有光敏现象。所以，应建议患者服用本品期间不要直接暴露于阳光或紫外线下，一旦皮肤有红斑应立即停药。

4.血液系统。偶可引起溶血性贫血、血小板减少、中性粒细胞减少和嗜酸粒细胞减少。

5.中枢神经系统。偶可致良性颅内压增高，可表现为头痛、呕吐、视盘水肿等。

6.肾毒性。原有显著肾功能损害的患者可能发生氮质血症加重、高磷酸血症和酸中毒。

7.二重感染。长期应用本品可发生耐药金黄色葡萄球菌、革兰阴性杆菌和真菌等引起的消化道、呼吸道和尿路感染，严重者可致败血症。

8.四环素类的应用可使人体内正常菌群减少，导致维生素 B 缺乏、真菌繁殖，出现口干、咽炎、口角炎、舌炎、舌苔色暗或变色等。

【注意事项】

1.药物相互作用

(1)与抗酸药如碳酸氢钠同用时，由于胃内 pH 增高，可使本品吸收减少，活性减低，故服用本品后 1～3h 内不应服用抗酸药。

(2)含钙、镁、铁等金属离子的药物，可与本品形成不溶性络合物，使本品吸收减少。

(3)与全身麻醉药甲氧氟烷合用时，可增强其肾毒性。

(4)与强利尿药如呋塞米等药物合用时可加重肾功能损害。

(5)与其他肝毒性药物(如抗肿瘤化疗药物)合用时可加重肝损害。

(6)降血脂药考来烯胺或考来替泊可影响本品的吸收，必须间隔数小时分开服用。

(7)本品可降低避孕药效果，增加经期外出血的可能。

(8)本品可抑制血浆凝血酶原的活性，所以接受抗凝治疗的患者需要调整抗凝药的剂量。

2.禁用、慎用　对四环素类药物过敏者禁用。

3.老年人、婴幼儿、孕妇、哺乳期妇女使用安全性

(1)老年患者常伴有肾功能减退,因此需调整剂量。应用本品,易引起肝毒性,故老年患者需慎用。

(2)在牙齿发育期间(妊娠中后期、婴儿和8岁以下儿童)应用本品时,四环素可在任何骨组织中形成稳定的钙化合物,导致恒齿黄染、牙釉质发育不良和骨生长抑制,故8岁以下小儿不宜用本品。

(3)本品可透过胎盘屏障进入胎儿体内,沉积在牙齿和骨的钙质区内,引起胎儿牙齿变色,牙釉质再生不良及抑制胎儿骨骼生长,该类药物在动物中有致畸胎作用,因此妊娠期妇女不宜应用。同时妊娠期妇女对四环素的肝毒性反应尤为敏感,应避免使用此类药物。

(4)本品可自乳汁分泌,乳汁中浓度较高,对乳儿有潜在的发生严重不良反应的可能,哺乳期妇女应用时应暂停哺乳。

4.药物过量出现的症状及处理 本品无特异性拮抗药,药物过量时主要是对症疗法和支持疗法,如洗胃、用催吐药及补液等。

5.药物体内过程及药动学参数 本品为四环素碱,口服可吸收但不完全,30%~40%的给药量可从胃肠道吸收。口服吸收受食物和金属离子的影响,后者与药物形成络合物使吸收减少。单剂口服本品250mg后,血药浓度峰值为2~4mg/L。多剂口服该药250mg或500mg(每6小时1次后),稳态血药浓度分别可达1~3mg/L和1.5~5mg/L。吸收后广泛分布于体内组织和体液,易渗入胸腔积液、腹水、胎儿循环,但不易透过血-脑屏障,能沉积于骨、骨髓、牙齿及牙釉质中。本品可分泌至乳汁,乳汁中浓度可达母血液浓度的60%~80%。蛋白结合率为55%~70%,本品主要自肾小球滤过排出体外,肾功能正常者血消除半衰期($t_{1/2\beta}$)为6~11h,无尿患者可达57~108h,其未吸收部分自粪便以原型排出,少量药物自胆汁分泌至肠道排出,故肾功能减退时可明显影响药物的清除。本品可自血液透析缓慢清除,约可清除给药量的10%~15%。

6.肝、肾功能不良时的剂量调整。

7.其他

(1)交叉过敏反应。对一种四环素类药物呈过敏者对其他四环素类药物呈现过敏。

(2)对诊断的干扰。①测定尿邻苯二酚胺(Hingerty法)浓度时,由于四环素对荧光的干扰,可使测定结果偏高。②本品可使碱性磷酸酶、血尿素氮、血清淀粉酶、血清胆红素、血清氨基转移酶(GOT、GPT)的测定值升高。

(3)长期用药期间应定期随访检查血常规及肝、肾功能。

(4)应用本品时应饮用足量(约240ml)水,避免食管溃疡和减少胃肠道刺激症状。

(5)本品宜空腹口服,即餐前1h或餐后2h服用,以避免食物对吸收的影响。

(6)下列情况存在时须慎用或避免应用:①本品可致肝损害,原有肝病者不宜用此类药物。②本品可加重氮质血症,已有肾功能损害不宜应用此类药物,如确有指征应用时须慎重考虑,并根据肾功能损害的程度,减量使用。

(7)治疗性病时，如怀疑同时合并螺旋体感染，用药前需行暗视野显微镜检查及血清学检查，后者每月1次，至少4次。

三、土霉素

【英文名】 Oxytetracycline

【其他名称】 地霉素，氧四环素，土霉素碱，盐酸土霉素

【剂型规格】 片剂：0.125g，0.25g。

【适应证】

1.本品可作为下列疾病的选用药物。①立克次体病，包括流行性斑疹伤寒、地方性斑疹伤寒、落基山斑点热、恙虫病和Q热。②支原体属感染。③衣原体属感染，包括鹦鹉热、性病、淋巴肉芽肿、非特异性尿道炎、输卵管炎、宫颈炎及沙眼。④回归热。⑤布鲁菌病，需与氨基糖苷类联合应用。⑥霍乱。⑦兔热病。⑧鼠疫，需与氨基糖苷类联合应用。⑨软下疳。

2.由于目前常见致病菌对本品耐药现象严重，仅在病原菌对本品敏感时，可作为选用药物。对本品敏感的大肠埃希菌、产气肠杆菌、洛菲不动杆菌、志贺菌属、流感嗜血杆菌（仅限于呼吸道感染）和克雷伯菌属（限于呼吸道和泌尿道感染）等革兰阴性杆菌感染。本品不宜用于任何类型的葡萄球菌或溶血性链球菌感染。

3.本品可用于对青霉素类过敏的破伤风、气性坏疽、雅司、梅毒、淋病和钩端螺旋体病及放线菌属、李斯特菌感染的患者。

4.可用于急性肠道阿米巴病和中、重度痤疮患者作为辅助治疗。

【用法用量】

口服：成人，一次0.25～0.5g，一日3或4次；8岁以上小儿，每次按体重5～8mg/kg，一日4次。8岁以下小儿禁用本品。

【不良反应】

1.消化系统　胃肠道症状如恶心、呕吐、上腹不适、腹胀、腹泻及胰腺炎等，偶有食管炎和食管溃疡的报道，多发生于服药后立即上床的患者。

2.肝毒性　通常为脂肪肝变性，妊娠期妇女、原有肾功能损害的患者易发生肝毒性，但肝毒性亦可发生于并无上述情况的患者。四环素所致胰腺炎也可与肝毒性同时发生，患者并不伴有原发肝病。

3.过敏反应　多为斑丘疹和红斑，此外可见荨麻疹、血管神经性水肿、过敏性紫癜、心包炎及系统性红斑狼疮加重，表皮剥脱性皮炎并不常见。偶有过敏性休克和哮喘发生。某些用四环素的患者日晒时有光敏现象。所以，应建议患者不要直接暴露于阳光或紫外线下，一旦皮肤有红斑则立即停药。

4.血液系统　可引起溶血性贫血、血小板减少、中性粒细胞减少和嗜酸性粒细胞减少。

5.中枢神经系统　偶可致良性颅内压增高，可表现为头痛、呕吐、视盘水肿等。

6.肾毒性　原有显著肾功能损害的患者可能发生氮质血症、高磷酸血症和酸中毒。

7.二重感染 长期应用本品可诱发耐药金黄色葡萄球菌、革兰阴性杆菌和真菌等的消化道、呼吸道和尿路感染，严重者可致败血症。

8.牙齿和骨骼 本品可沉积在牙齿和骨骼中，致牙齿产生不同程度的变色黄染，牙釉质发育不良及龋齿，并可致骨发育不良。

9.其他 应用本品可使人体内正常菌群减少，导致维生素缺乏，真菌繁殖，出现口干、咽痛、口角炎和舌炎等。

【注意事项】

1.药物相互作用

(1)与抗酸药如碳酸氢钠同用时，由于胃内 pH 增高，可使本品吸收减少，活性减低，故服用本品后 1～3h 内不应服用抗酸药。

(2)含钙、镁、铁等金属离子的药物，可与本品形成不溶性络合物，使本品吸收减少。

(3)与全麻药甲氧氟烷同用时，可增强其肾毒性。

(4)与强利尿药如呋塞米等药物同用时可加重肾功能损害。

(5)与其他肝毒性药物(如抗肿瘤化疗药物)同用时可加重肝损害。

(6)降血脂药考来烯胺或考来替泊可影响本品的吸收，必须间隔数小时服用。

(7)本品可降低避孕药效果，增加经期外出血的可能。

(8)本品可抑制血浆凝血酶原的活性，所以接受抗凝治疗的患者需要调整抗凝药的剂量。

2.禁用、慎用

(1)有四环素类药物过敏史者禁用。

(2)下列情况存在时须慎用或避免应用。①本品可致肝损害，原有肝病者不宜用此类药物。②本品可加重氮质血症，已有肾功能损害不宜应用此类药物，如确有指征应用时须慎重考虑，并调整剂量。

3.老年人、婴幼儿、孕妇、哺乳期妇女使用安全性

(1)老年患者常伴有肾功能减退，应用本品，易引起肝毒性，故老年患者需慎用。

(2)本品可在任何骨组织中形成稳定的钙化合物，导致恒齿黄染、牙釉质发育不良和骨生长抑制，故 8 岁以下小儿禁用本品。

(3)本品可透过胎盘屏障进入胎儿体内，沉积在牙齿和骨的钙质区内，引起胎儿牙齿变色、牙釉质再生不良及抑制胎儿骨骼生长，该类药物在动物中有致畸胎作用，因此妊娠期妇女不宜使用本品。

(4)本品可自乳汁分泌，乳汁中浓度较高，对乳儿有潜在的发生严重不良反应的可能，乳母应用时应停止哺乳。

4.药物过量出现的症状及处理 本品无特异性拮抗药，药物过量时应给予催吐、洗胃及大量饮水及补液等对症治疗及支持治疗。

5.药物体内过程及药动学参数 本品口服后可吸收口服量的 30%～58%，单剂口服本品 1g 后，血药浓度峰值(C_{max})为 3.9mg/L，6h 尚有 2.1mg/L，进食后土霉素的吸收比空腹服用时约降低一半。本品吸收后广泛分布于肝、肾、肺等组织和体液，易渗入胸腔积液、腹水，不易透过血-脑屏障。本品表观分布容积(Vd)为 0.9～1.9L/kg，蛋白结合率为 20%～35%，肾功能正

常者血消除半衰期($t_{1/2\beta}$)为6～10h,无尿患者可达47～66h。本品主要自肾小球滤过排出,给药后24h内排出给药量的70%,其不吸收部分以原型药随粪便排泄。血液透析约可清除给药量的10%～15%。

6.其他

(1)交叉过敏反应。对一种四环素类药物呈现过敏者可对本品呈现过敏。

(2)对诊断的干扰。①测定尿邻苯二酚胺(Hingerty法)浓度时,由于本品对荧光的干扰,可使测定结果偏高。②本品可使碱性磷酸酶、血尿素氮、血清淀粉酶、血清胆红素、血清氨基转移酶(GOT、GPT)的测定值升高。

(3)长期用药应定期检查血常规及肝、肾功能。

(4)口服本品时,应饮用足量(约240ml)水,避免食管溃疡和减少胃肠道刺激症状。

(5)本品宜空腹口服,即餐前1h或餐后2h服用,避免食物对吸收的影响。

(6)治疗性病时,如怀疑同时合并梅毒螺旋体感染,用药前须行暗视野显微镜检查及血清学检查,后者每月1次,至少4次。

四、米诺环素

【英文名】 Minocycline

【其他名称】 美满霉素,盐酸二甲胺四环素,美力舒,美诺星,美侬,盐酸米诺环素

【剂型规格】 片剂:50mg(5万U),100mg(10万U)。

【适应证】

本品适用于因葡萄球菌、链球菌、肺炎球菌、淋病奈瑟菌、痢疾杆菌、大肠埃希菌、克雷伯菌、变形杆菌、铜绿假单胞菌、梅毒螺旋体及衣原体等对本品敏感的病原体引起的感染。

1.尿道炎,如男性非淋菌性尿道炎(NGU)、前列腺炎、淋病、膀胱炎、附睾丸炎、宫内感染、肾盂肾炎、肾盂炎、肾盂膀胱炎等。

2.浅表化脓性感染,如痤疮、扁桃体炎、肩周炎、毛囊炎、脓皮症、痈、蜂窝织炎、汗腺炎、皮脂囊肿粉瘤、乳头状皮肤炎、甲沟炎、脓肿、鸡眼继发性感染、咽炎、泪囊炎、眼睑缘炎、睑腺炎、牙龈炎、牙冠周围炎、牙科性上腭窦炎、感染上腭囊肿、牙周炎、外耳炎、外阴炎、阴道炎、创伤感染、手术后感染。

3.深部化脓疾病,如乳腺炎、淋巴管(结)炎、颌下腺炎、骨髓炎、骨炎、急慢性支气管炎、喘息型支气管炎、支气管扩张、支气管肺炎、细菌性肺炎、异型肺炎、肺部化脓症。

4.梅毒。

5.中耳炎、鼻旁窦炎、颌下腺炎。

6.痢疾、肠炎、感染性食物中毒、胆囊炎、胆管炎。

7.腹膜炎。

8.败血症、菌血症。

【用法用量】

口服。成人，首次剂量为0.2g，以后每12小时或24小时再服用0.1g，或每6小时服用50mg。寻常性痤疮，一次50mg，一日2次，6周为1个疗程。

【不良反应】

1.菌群失调 本品引起菌群失调较为多见。常可见到由于白色念珠菌和其他耐药菌所引起的二重感染。

2.消化道反应 食欲缺乏、恶心、呕吐、腹痛、腹泻；偶可发生食管溃疡。

3.肝损害 偶见黄疸、脂肪肝、血清氨基转移酶升高、呕血和便血等，严重者可昏迷而死亡。

4.肾损害 可加重肾功能不全者的肾损害，导致血尿素氮和肌酐值升高。

5.影响牙齿和骨发育 本品可沉积于牙齿和骨中，造成牙齿黄染，并影响胎儿、新生儿和婴幼儿骨骼的正常发育。

6.过敏反应 主要表现为皮疹、荨麻疹、药物热、光敏性皮炎和哮喘等。罕见全身性红斑狼疮，若出现，应立即停药并做适当处理。

7.耳毒性 可见眩晕、耳鸣、共济失调伴恶心、呕吐等前庭功能紊乱(呈剂量依耐性，女性比男性多见)，常发生于最初几次剂量时，一般停药24～48h后可恢复。

8.血液系统 偶有溶血性贫血、血小板减少、中性粒细胞减少、嗜酸性粒细胞增多等。

9.维生素缺乏症 偶有维生素K缺乏症状(低凝血酶原症、出血倾向等)、B族维生素缺乏症状(舌炎、口腔炎、食欲缺乏、神经炎等)等。

10.颅内压升高 偶见呕吐、头痛、复视、视盘水肿、前囟膨隆等颅内压升高症状，应立即停药。

11.休克 偶有休克现象发生，须注意观察，如发现有不适感、口内异常感、哮喘、便意、耳鸣等症状时，应立即停药，并做适当处理。

12.皮肤 斑丘疹、红斑样皮疹等；偶见剥脱性皮炎、混合性药疹、多形性红斑和Steven-Johnson综合征。长期服用本品，偶有指甲、皮肤、黏膜处色素沉着现象发生。

13.其他 偶有头晕、倦怠感等。长期服用本品，可使甲状腺变为棕黑色，甲状腺功能异常少见。罕见听力受损。

【注意事项】

1.药物相互作用

(1)由于本品能降低凝血酶原的活性，故本品与抗凝血药合用时，应降低抗凝血药的剂量。

(2)由于抗酸药(如碳酸氢钠)可使本品的吸收减少、活性降低，故本品与抗酸药应避免同时服用。

(3)本品与含铝、钙、镁、铁离子的药物合用时，可形成不溶性络合物，使本品的吸收减少。

(4)降血脂药物考来烯胺或考来替泊与本品合用时，可能影响本品的吸收。

(5)由于巴比妥类、苯妥英或卡马西平可诱导微粒体酶的活性致使本品血药浓度降低，故合用时须调整本品的剂量。

(6)全麻药甲氧氟烷和本品合用可导致致命性的肾毒性。

(7)由于本品能干扰青霉素的杀菌活性,所以应避免本品与青霉素类合用。

(8)本品与强利尿药(如呋塞米等)合用可加重肾损害。

(9)本品与其他肝毒性药物(如抗肿瘤化疗药物)合用可加重肝损害。

(10)本品和口服避孕药合用,能降低口服避孕药的效果。

2.禁用、慎用　对本品及其他四环素类过敏者禁用。

3.老年人、婴幼儿、孕妇、哺乳期妇女使用安全性

(1)由于本品可引起牙齿永久性变色,牙釉质发育不良,并抑制骨骼的发育生长,故8岁以下小儿禁用。

(2)本品可透过胎盘屏障进入胎儿体内,沉积在牙齿和骨的钙质区中,引起胎儿牙釉质发育不良,并抑制胎儿骨骼生长;孕妇和准备妊娠的妇女禁用。在乳汁中浓度较高,哺乳期妇女用药期间应暂停哺乳。

4.药物体内过程及药动学参数　本品口服后迅速被吸收,食物对本品的吸收无明显影响。口服本品0.2g,1～4h内(平均2.1h)达血药浓度峰值(C_{max}),为2.1～5.1mg/L。本品脂溶性较高,易渗透入许多组织和体液中,如甲状腺、肺、脑和前列腺等,本品在胆汁和尿中的浓度比血药浓度高10～30倍,在涎液和泪液中的浓度比其:他四环素类抗生素高。血浆蛋白结合率为76%～83%。在体内代谢较多,在尿中排泄的原型药物远低于其他四环素类。本品排泄缓慢,大部分由肾和胆汁排出。血消除半衰期($t_{1/2β}$)为11.1～22.1h(平均15.5h)。

(王　波)

第五节　大环内酯类

一、红霉素

【英文名】 Erythromycin

【其他名称】

艾狄密新,红丝菌素,福爱力,新红康,注射用乳糖酸红霉素,红霉素肠溶片

【剂型规格】

片剂:每片0.125g,0.25g;注射剂:按红霉素计30万U(0.3g)。

【适应证】

1.本品作为青霉素过敏患者治疗下列感染的替代用药,包括溶血性链球菌、肺炎链球菌等所致的急性扁桃体炎、急性咽炎、鼻窦炎;溶血性链球菌所致的猩红热、蜂窝织炎;白喉及白喉带菌者;气性坏疽、炭疽、破伤风;放线菌病;梅毒;李斯特菌病等。

2.军团菌病。

3.肺炎支原体肺炎。

4.肺炎衣原体肺炎。

5.其他衣原体属、支原体属所致泌尿生殖系统感染。

6.沙眼衣原体结膜炎。

7.淋球菌感染。

8.厌氧菌所致口腔感染。

9.空肠弯曲菌肠炎。

10.百日咳。

11.风湿热复发、感染性心内膜炎(风湿性心脏病、先天性心脏病、心脏瓣膜置换术后)、口腔、上呼吸道医疗操作时的预防用药(青霉素的替代用药)。

【用法用量】

1.口服　成人,一次0.25～0.5g,一日3或4次。儿童,每日按体重20～40mg/kg,分3或4次。治疗军团菌病,成人,一次0.5～1.0g,一日4次。用作风湿热复发的预防用药时,一次0.25g,一日2次。用作感染性心内膜炎的预防用药时,术前1h口服1g,术后6h再服用0.5g。

2.注射用乳酸红霉素　静脉滴注。成人,一次0.5～1.0g,一日2或3次。治疗军团菌病剂量可增加一日3～4g,分4次。成人一日不超过4g。小儿,每日按体重20～30mg/kg,分2或3次。乳糖酸红霉素滴注液的配制,先加灭菌注射用水10ml至0.5g乳糖酸红霉素粉针瓶中或加20ml至1g乳糖酸红霉素粉针瓶,用力摇匀至溶解。然后加入生理盐水或其他电解质溶液中稀释,缓慢静脉滴注,注意红霉素浓度为1%～5%。溶解后也可加入含葡萄糖的溶液中稀释,但因葡萄糖溶液偏酸性,必须每100ml溶液中加入4%碳酸氢钠1ml。

【不良反应】

1.胃肠道反应多见,有腹泻、恶心、呕吐、中上腹痛、口舌疼痛、食欲减退等,其发生率与剂量大小有关。

2.肝毒性少见,患者可有乏力、恶心、呕吐、腹痛、发热及肝功能异常,偶见黄疸等。

3.大剂量(一日超过4g)应用时,尤其肝、肾疾病患者或老年患者,可能引起听力减退,主要与血药浓度过高(>12mg/L)有关,停药后大多可恢复。

4.过敏反应表现为药物热、皮疹、嗜酸性粒细胞增多等,发生率为0.5%～1%。

5.偶有心律失常、口腔或阴道念珠菌感染。

【注意事项】

1.药物相互作用

(1)本品可抑制卡马西平和丙戊酸等抗癫痫药的代谢,导致后者的血药浓度增高而发生毒性反应。本品与阿芬太尼合用可抑制后者的代谢,延长其作用时间。本品与阿司咪唑或特非那定等抗组胺药合用可增加心脏毒性,与环孢素合用可使后者血药浓度增加而产生肾毒性。

(2)与氯霉素和林可酰胺类有拮抗作用,不推荐同用。

(3)本品为抑菌药,可干扰青霉素的杀菌效能,故当需要快速杀菌作用如治疗脑膜炎时,两者不宜同用。

(4)长期服用华法林的患者应用本品时可导致凝血酶原时间延长,从而增加出血的危险性,老年患者尤应注意。两者必须同用时,华法林的剂量宜适当调整,并严密观察凝血酶原时间。

(5)除二羟丙茶碱外,本品与黄嘌呤类合用可使氨茶碱的肝清除减少,导致血清氨茶碱浓度升高和(或)毒性反应增加。这一现象在合用6d后较易发生,氨茶碱清除的减少幅度与红霉素血清峰值成正比。因此在两者合用疗程中和疗程后,黄嘌呤类的剂量应予调整。

(6)与其他肝毒性药物合用可能增强肝毒性。

(7)大剂量红霉素与耳毒性药物合用,尤其肾功能减退患者可能增加耳毒性。

(8)与洛伐他汀合用时可抑制其代谢而使血液浓度上升,可能引起横纹肌溶解,与咪达唑仑或三唑仑合用时可减少两者的清除而增强其作用。

2.禁用、慎用　对红霉素类药物过敏者禁用。

3.老年人、婴幼儿、孕妇及哺乳期妇女的使用安全

(1)本品可通过胎盘而进入胎儿循环,浓度不高,文献中也无对胎儿影响方面的报道,但孕妇应用时仍宜权衡利弊。

(2)本品有相当量进入母乳中,哺乳期妇女应用时应暂停哺乳。

4.药物过量出现的症状及处理　应及时停药,给予对症和支持治疗。血或腹膜透析后极少被消除。

5.药物体内过程及药动学参数

(1)空腹口服红霉素碱肠溶片250mg后,3～4h内血药浓度达峰值,平均为0.3mg/L。

(2)吸收后除脑脊液和脑组织外,广泛分布于各组织和体液中,尤以肝、胆汁和脾中的浓度为最高,在肾、肺等组织中的浓度可高出血药浓度数倍,在胆汁中的浓度可达血药浓度的10～40倍或以上。

(3)在皮下组织、痰及支气管分泌物中的浓度也较高,痰中浓度与血药浓度相仿;在胸腔积液、腹水、脓液等中的浓度可达有效水平。本品有一定量(约为血药浓度的33%)进入前列腺及精囊中,但不易透过血-脑屏障,脑膜有炎症时脑脊液中浓度仅为血药浓度的10%左右。可进入胎血和排入母乳中,胎儿血药浓度为母体血药浓度的5%～20%,母乳中药物浓度可达血药浓度的50%以上。表观分布容积(Vd)为0.9L/kg。蛋白结合率为70%～90%。

(4)游离红霉素在肝内代谢,血消除半衰期($t_{1/2\beta}$)为1.4～2h,无尿患者的$t_{1/2\beta}$可延长至4.8～6h。红霉素主要在肝中浓缩和从胆汁排出,并进行肠肝循环,2%～5%的口服量和10%～15%的注入量自肾小球滤过排除,尿中浓度可达10～100mg/L,粪便中也含有一定量。

(5)血液透析或腹膜透析后极少被清除,故透析后无需加用。

6.肝、肾功能不良时的剂量调整　肝病患者和严重肾功能损害者红霉素的剂量应适当减少。肾功能减退患者一般无需减少用量。

7.其他

(1)溶血性链球菌感染用本品治疗时,至少需持续10d,以防止急性风湿热的发生。

(2)为获得较高血药浓度,红霉素需空腹(餐前1h或餐后3～4h)与水同服。

(3)用药期间定期随访肝功能。

(4)患者对一种红霉素制剂过敏或不能耐受时，对其他红霉素制剂也可过敏或不能耐受。

(5)对诊断的干扰。本品可干扰 Higerty 法的荧光测定，使尿儿茶酚胺的测定值出现假性增高。血清碱性磷酸酶、胆红素、丙氨酸氨基转移酶和天冬氨酸氨基转移酶的测定值均可能增高。

(6)因不同细菌对红霉素的敏感性存在一定差异，故应做药敏测定。

二、琥乙红霉素

【英文名】 Erythromycin，Ethylsuccinate

【其他名称】

琥珀酸乙酯红霉素，红霉素琥乙酸酯，琥乙红霉素，莱特新，利君沙

【剂型规格】

片剂、颗粒剂：0.1g(10 万 U)，0.125g(12.5 万 U)，0.25g(25 万 U)。

【适应证】

1.本品可作为青霉素过敏患者治疗下列感染的替代用药，包括溶血性链球菌、肺炎链球菌等所致的急性扁桃体炎、急性咽炎、鼻窦炎；溶血性链球菌所致猩红热、蜂窝织炎；白喉及白喉带菌者；气性坏疽、炭疽、破伤风；放线菌病；梅毒；李斯特菌病等。

2.军团菌病。

3.肺炎支原体肺炎。

4.肺炎衣原体肺炎。

5.衣原体属、支原体属所致泌尿生殖系统感染。

6.沙眼衣原体结膜炎。

7.厌氧菌所致的口腔感染。

8.空肠弯曲菌肠炎。

9.百日咳。

10.风湿热复发、感染性心内膜炎(风湿性心脏病、先天性心脏病、心脏瓣膜置换术后)及口腔、上呼吸道医疗操作时的预防用药(青霉素的替代用药)。

【用法用量】

口服。

1.成人，一日 1.6g，分 2～4 次。军团菌病患者，一次 0.4～1.0g，一日 4 次。成人每日量一般不宜超过 4g。预防链球菌感染，一次 400mg，一日 2 次。衣原体或溶脲脲原体感染，一次 800mg，每 8 小时 1 次，共 7d；或一次 400mg，每 6 小时 1 次，共 14d。

2.小儿，每次按体重 7.5～12.5mg/kg，一日 4 次；或每次按体重 15～25mg/kg，一日 2 次；严重感染每日量可加倍，分 4 次。百日咳患儿，每次按体重 10～12.5mg/kg，一日 4 次，疗程 14d。

【不良反应】

1.服用本品后发生肝毒性反应者较服用其他红霉素制剂为多见，服药数日或1～2周后患者可出现乏力、恶心、呕吐、腹痛、皮疹、发热等。有时可出现黄疸，肝功能试验显示淤胆，停药后常可恢复。

2.胃肠道反应有腹泻、恶心、呕吐、中上腹痛、口舌疼痛、食欲减退等，其发生率与剂量大小有关。

3.大剂量（一日超过4g）应用时，尤其肝、肾疾病患者或老年患者，可能引起听力减退，主要与血药浓度过高（>12mg/L）有关，停药后大多可恢复。

4.过敏反应表现为药物热、皮疹、嗜酸性粒细胞增多等，发生率为0.5%～1%。

5.偶有心律失常，口腔或阴道念珠菌感染。

【注意事项】

1.药物相互作用

(1)本品可抑制卡马西平和丙戊酸等抗癫痫药物的代谢，导致其血药浓度增高而发生毒性反应。与芬太尼合用可抑制后者的代谢，延长其作用时间。与阿司咪唑或特非那定等抗组胺药合用可增加心脏毒性，与环孢素合用可使后者血药浓度增加而产生肾毒性。

(2)本品与氯霉素和林可酰胺类有拮抗作用，不推荐同时使用。

(3)本品为抑菌药，可干扰青霉素的杀菌效能，故当需要快速杀菌作用如治疗脑膜炎时，两者不宜同时使用。

(4)长期服用华法林的患者应用本品时可导致凝血酶原时间延长，从而增加出血的危险性，老年患者尤应注意。两者必须同时使用时，华法林的剂量宜适当调整，并严密观察凝血酶原时间。

(5)除二羟丙茶碱外，本品与黄嘌呤类药物同时使用可使氨茶碱的肝清除减少，导致血清氨茶碱浓度升高和（或）毒性反应增加。这一现象在合用6d后较易发生，氨茶碱清除的减少幅度与本品血清峰值成正比。因此在两者合用时和合用后，黄嘌呤类药物的剂量应予调整。

(6)本品与其他肝毒性药物合用可能增强肝毒性。

(7)大剂量本品与耳毒性药物合用，尤其肾功能减退患者可能增加耳毒性。

(8)与洛伐他汀合用时可抑制其代谢而使血液浓度上升，可能引起横纹肌溶解；与咪达唑仑或三唑仑合用时可减少两者的清除而增强其作用。

2.禁用、慎用　对本品或其他红霉素制剂过敏者、慢性肝病患者、肝功能损害者及孕妇禁用。

3.老年人、婴幼儿、孕妇及哺乳期妇女的使用安全

(1)因出现肝毒性反应的可能性增加，故孕妇禁用。

(2)由于本品有相当量进入母乳中，故哺乳期妇女慎用或暂停哺乳。

4.药物过量出现的症状及处理　出现用药过量所致不良反应时应及时排除未吸收的药物和采取支持性治疗。与其他大环内酯类药物一样，血液透析不能降低本品的血药浓度。

5.药物体内过程及药动学参数

(1)本品在肠道中以基质和酯化物的形式被吸收,在体内酯化物部分水解为碱。空腹口服500mg后,0.5～2.5h达血药浓度峰值,酯化物及碱两者的总浓度为15mg/L,游离碱为0.6mg/L。

(2)吸收后除脑脊液和脑组织外,广泛分布于各组织和体液中,尤以肝、胆汁和脾中的浓度为高,在肾、肺等组织中的浓度可高出血药浓度数倍,在胆汁中的浓度可达血药浓度的10～40倍或以上。在皮下组织、痰及支气管分泌物中的浓度也较高,痰中浓度与血药浓度相仿;在胸腔积液、腹水、脓液等中的浓度可达有效水平。本品有一定量(约为血药浓度的33%)进入前列腺及精囊中,但不易透过血-脑屏障,脑膜有炎症时脑脊液中浓度仅为血药浓度的10%左右。可进入胎血和排入母乳中,胎儿血药浓度为母体血药浓度的5%～20%,母乳中药物浓度可达血药浓度的50%以上。表观分布容积为0.9L/kg。蛋白结合率为70%～90%。

(3)游离红霉素在肝内代谢,$t_{1/2\beta}$为1.4～2h,无尿患者的$t_{1/2\beta}$可延长至4.8～6h。红霉素主要在肝中浓缩和从胆汁排出,并进行肠肝循环,2%～5%的口服量自肾小球滤过排出,尿中浓度可达10～100mg/L。粪便中也含有一定量。血液透析或腹膜透析后极少被清除,故透析后无需加用。

6.肝、肾功能不良时的剂量调整　肾功能减退患者一般无需减少用量,但严重肾功能损害者本品的剂量应适当减少。

7.其他

(1)溶血性链球菌感染用本品治疗时,至少需持续10d,以防止急性风湿热的发生。

(2)用药期间定期检查肝功能。

(3)患者对一种红霉素制剂过敏或不能耐受时,对其他红霉素制剂也可能过敏或不能耐受。

(4)因不同细菌对红霉素的敏感性存在一定差异,故应做药敏测定。

三、吉他霉素

【英文名】 Kitasamycin

【其他名称】 注射用酒石酸吉他霉素,柱晶白霉素,白霉素

【剂型规格】 注射粉针:200mg(20万U)。

【适应证】

抗菌性能与红霉素相似,对革兰阳性菌有较强的抗菌作用,对葡萄球菌、化脓性链球菌、绿色链球菌、肺炎链球菌、白喉杆菌、破伤风杆菌、炭疽杆菌等均有作用。对淋球菌、百日咳杆!菌等革兰阴性菌也有抗菌作用。对钩端螺旋体、立克次体、支原体等也有效。可作为红霉素的替代品,用于上述敏感菌所致的口咽部、呼吸道、皮肤和软组织、胆道等感染。

【用法用量】

1.静脉注射或滴注。先用少量氯化钠注射液或葡萄糖注射液溶解,然后再稀释到需要的

浓度。

2.成人，一次 20 万～40 万 U，一日 2 或 3 次；小儿，一日 20 万 U 或酌减，分 2 或 3 次给药。

3.静脉注射时，浓度不得大于 2%即 20mg/ml，将 1 次用量溶于 10～20ml 氯化钠注射液或葡萄糖注射液中；缓慢注射（急性静脉注射，有时出现恶心、腹痛、血压下降、休克症状等），注射时间应不少于 5min，以免产生静脉不适。

【不良反应】

胃肠道反应，血栓性静脉炎。

【注意事项】

1.禁用、慎用　对本药或红霉素有过敏史者禁用。过敏体质者、肝功能损害患者慎用。

2.老年人、婴幼儿、孕妇、哺乳期妇女使用安全性　对妊娠和哺乳期妇女使用安全性不详，故须慎用。

3.药物过量出现的症状及处理　出现用药过量所致不良反应时应及时排除未吸收的药物并采取支持性治疗。与其他大环内酯类药物一样，血液透析不能降低本品的血药浓度。

4.药物体内过程及药动学参数　静脉注射后 15min 达到浓度峰值，可维持 8h 以上，半衰期 2h，广泛分布于体内各组织，其中以肝和胆道中浓度最高，主要从胆汁中排出。

5.其他

(1)对大环内酯类抗生素过敏或肝功能不全者慎用。

(2)本品为抑菌性药物，要按一定时间间隔给药，以保持体内药物浓度，利于药效的发挥。

(3)本品与红霉素有交叉耐药性。

(4)用药期间定期随访肝功能。

(5)本品偶可引起一过性血清氨基转移酶增高。

(6)对诊断的干扰。本品可干扰 Higerty 法的荧光测定，使尿儿茶酚胺的测定值出现假性增高。血清碱性磷酸酶、胆红素、血清氨基转移酶的测定值均可能增高。

(7)因不同的细菌对本品的敏感性存在一定差异，故应做药敏测定。

四、罗红霉素

【英文名】 Roxithromycin

【其他名称】 罗红霉素胶囊，罗红霉素片，罗迈新，泰罗，欣美罗

【剂型规格】 片剂：50mg，150mg；胶囊剂：50mg，100mg。

【适应证】

本品适用于化脓性链球菌引起的咽炎及扁桃体炎，敏感菌所致的鼻窦炎、中耳炎、急性支气管炎、慢性支气管炎急性发作，肺炎支原体或肺炎衣原体所致的肺炎；沙眼衣原体引起的尿道炎和宫颈炎；敏感细菌引起的皮肤软组织感染。

【用法用量】

空腹口服，一般疗程为 5～12d。成人，一次 150mg，一日 2 次；也可一次 300mg，一日 1

次。儿童，每次按体重 2.5～5mg/kg，一日 2 次。

【不良反应】

主要不良反应为腹痛、腹泻、恶心、呕吐等胃肠道反应，但发生率明显低于红霉素。偶见皮疹、皮肤瘙痒、头晕、头痛、肝功能异常(丙氨酸氨基转移酶及天冬氨酸氨基转移酶升高)、外周血细胞下降等。

【注意事项】

1.药物相互作用

(1)不与麦角胺、双氢麦角胺、溴隐亭、特非那定、酮康唑及西沙必利配伍。

(2)对氨茶碱的代谢影响小，对卡马西平、华法林、雷尼替丁及其他抗酸药基本无影响。

2.禁用、慎用　对本品、红霉素或其他大环内酯类药物过敏者禁用。

3.老年人、婴幼儿、孕妇及哺乳期妇女的使用安全　如老年人的药动学无明显改变，不需调整剂量。孕妇及哺乳期妇女慎用。低于 0.05%的给药量排入母乳，虽然有报道对婴儿的影响不大，但仍需考虑是否中止哺乳。

4.药物过量出现的症状及处理　出现用药过量所致不良反应时应及时排除未吸收的药物和采取支持性治疗。与其他大环内酯类药物一样，血液透析不能降低本品的血药浓度。

5.药物体内过程及药动学参数　口服吸收好，血药峰浓度高，单剂量口服罗红霉素 150mg 后约 2h 达血药浓度峰值为 6.6～7.9mg/L，进食可使生物利用度下降约一半。分布广，扁桃体、鼻窦、中耳、肺、痰、前列腺及其他泌尿生殖道组织中的药物浓度均可达有效治疗水平。其蛋白结合率在血液浓度 2.5mg/L 时为 96%。以原型及 5 个代谢物从体内排出，7.4%自尿液排出。血消除半衰期($t_{1/2\beta}$)为 8.4～15.5h。

6.肝、肾功能不良时的剂量调整

(1)肝功能不全者慎用。严重肝硬化者的半衰期延长至正常水平 2 倍以上，如确实需要使用，则一次给药 150mg，一日 1 次。

(2)轻度肾功能不全者不需作剂量调整，严重肾功能不全者给药时间延长 1 倍(一次给药 150mg，一日 1 次)。

7.其他

(1)本品与红霉素存在交叉耐药性。

(2)食物对本品的吸收有影响，进食后服药会减少吸收，与牛奶同服可增加吸收。

(3)服用本品后可影响驾驶及机械操作能力。

五、乙酰螺旋霉素

【英文名】 Acetylspiramycin

【其他名称】 醋酸螺旋霉素

【剂型规格】 片剂：0.1g(10 万 U)。

【适应证】

适用于敏感葡萄球菌、链球菌属和肺炎链球菌所致的轻、中度感染，如咽炎、扁桃体炎、鼻窦炎、中耳炎、牙周炎、急性支气管炎、慢性支气管炎急性发作、肺炎、非淋菌性尿道炎、皮肤软组织感染，亦可用于隐孢子虫病或作为治疗妊娠期妇女弓形体病的选用药物。

【用法用量】

成人，一次 0.2～0.3g，一日 4 次，首次加倍。小儿，每日按体重 20～30mg/kg，分 4 次服用。

【不良反应】

患者对本品耐受性良好，不良反应主要为腹痛、恶心、呕吐等胃肠道反应，常发生于大剂量用药时，程度大多轻微，停药后可自行消失。变态反应极少，主要为药疹。未发现肝、肾功能损害及血、尿常规异常。

【注意事项】

1.药物相互作用

(1)本品不影响氨茶碱等药物的体内代谢。

(2)在接受麦角衍生物类药物的患者中，同时使用某些大环内酯类曾出现麦角中毒，目前尚无麦角与乙酰螺旋霉素相互作用的报道，但理论上仍存在这一可能性，因此乙酰螺旋霉素与麦角不宜同时服用。

2.禁用、慎用　对本品、红霉素及其他大环内酯类过敏的患者禁用。

3.老年人、婴幼儿、孕妇及哺乳期妇女的使用安全

(1)肝、肾功能正常的老年患者不需减量应用。

(2)6 个月以内小儿患者的疗效及安全性尚未确定。

(3)本品可透入胎盘，故在孕妇中应用需充分权衡利弊后决定是否应用。

(4)尚无资料显示乙酰螺旋霉素是否经乳汁排泄，但由于许多大环内酯类药物可经乳汁排泄，故哺乳期妇女宜慎用本品，如必须应用时应暂停哺乳。

4.药物过量出现的症状及处理　出现用药过量所致不良反应时应及时排除未吸收的药物和采取支持性治疗。与其他大环内酯类药物一样，血液透析不能降低本品的血药浓度。

5.药物体内过程及药动学参数　本品耐酸，口服吸收好，经胃肠道吸收后脱乙酰基转变为螺旋霉素而起抗菌作用。单剂口服 0.2g 后 2h 达血药峰浓度 1mg/L。本品在体内分布广泛，在胆汁、尿液、脓液、支气管分泌物、肺组织及前列腺中的浓度一般较血液浓度高，本品不能透过血脑屏障。平均血消除半衰期($t_{1/2\beta}$)为 4～8h。多次给药后体内有蓄积作用。本品主要经粪便排泄，12h 经尿排泄量约为给药量的 5%～15%，其中大部分为代谢产物，胆汁中浓度可达血液浓度的 15～40 倍。

6.肝、肾功能不全时的剂量调整

(1)由于肝胆系统是乙酰螺旋霉素排泄的主要途径，故严重肝功能不全患者慎用本品。

(2)轻度肾功能不全患者不需作剂量调整，但乙酰螺旋霉素在严重肾功能不全患者中的使用尚缺乏资料，故应慎用。

7.其他　如有过敏反应，立即停药。

六、地红霉素

【英文名】 Dirithromycin

【其他名称】 地红霉素肠溶片，派盛，毕正

【剂型规格】 片剂或胶囊：每片(粒)250mg。

【适应证】

适用于12岁以上患者，用于治疗下列敏感菌引起的轻、中度感染，包括由流感嗜血杆菌、卡他莫拉菌、肺炎链球菌引起的慢性支气管炎急性发作；由卡他莫拉菌、肺炎链球菌引起的急性支气管炎；由嗜肺军团菌、肺炎支原体、肺炎链球菌引起的社区获得性肺炎；由化脓性链球菌引起的咽炎和扁桃体炎；由金黄色葡萄球菌(甲氧西林敏感菌体)、化脓性链球菌引起的单纯性皮肤和软组织感染。

【用法用量】

本品可与食物同服或饭后1h内服用，不得分割、压碎、咀嚼。常规剂量为一次2粒，一日1次。

疾病	用量	次数	疗程
慢性支气管炎急性发作	500mg(2粒)	一日1次	7d
急性支气管炎	500mg(2粒)	一日1次	7d
社区获得性肺炎	500mg(2粒)	一日1次	14d
咽炎和扁桃体炎	500mg(2粒)	一日1次	10d
单纯性皮肤和软组织感染	500mg(2粒)	一日1次	5～7d

【不良反应】

本品不良反应较少，主要为腹痛、头痛、恶心、腹泻、呕吐、消化不良等。

【注意事项】

1.药物相互作用

(1)特非那定：本品不影响特非那定代谢，体外试验证明两药物不发生相互作用，而与红霉素存在相互作用。

(2)茶碱：一般情况下，正服用茶碱的患者接受本品治疗，不必调整茶碱剂量或监测血药浓度。需维持较高的茶碱血药浓度时，应检测血药浓度，并对剂量进行适当调整。

(3)抗酸药或 H_2 受体拮抗药：服用抗酸药或 H_2 受体拮抗药后，立即服用本品可增加地红霉素的吸收。

(4)红霉素与下列药物之间的相互作用已明确，但与地红霉素的相互作用尚不清楚，因此，联合用药时应慎重。①三唑仑：可降低三唑仑的清除率，增加其药理作用。②地高辛：可提高地高辛的血药浓度。③抗凝血药：可增加抗凝血药的作用，在老年人中更是如此。④麦角胺：产生中毒症状，如外周血管痉挛和感觉迟钝。⑤其他药物：红霉素与环孢素、环己巴比妥、卡马

西平、阿芬太尼、丙比胺、苯妥英、溴隐亭、丙戊酸盐、阿司米唑、洛伐他汀之间的相互作用已有报道。

2.禁用、慎用　禁用于对地红霉素、红霉素和其他大环内酯抗生素严重过敏的患者。不应用于可疑或潜在菌血症患者(因其不能提供有效的药物浓度达到治疗部位)。

3.老年人、婴幼儿、孕妇、哺乳期妇女使用安全性

(1)本品平均 C_{max}、AUC 随年龄的增长而趋于升高,但在统计学或临床上均无显著性差异。因此,老年患者使用时不必调整剂量。

(2)12 岁以下儿童使用本品的安全性和有效性,尚未确立。

(3)对大鼠进行生殖研究,剂量高达人用量的 21 倍(根据 mg/m^2 计算),对家兔的研究剂量为人用量的 4 倍。结果表明本品对生育力和胎儿均无损害。对小鼠进行生殖研究,剂量高达人用量的 8 倍。结果表明本品可使胎儿体重显著降低。然而,对孕妇尚无适当的、很好的对照临床研究。因此,孕妇使用本品应权衡利弊。对分娩的影响尚不清楚。

(4)哺乳妇女母乳中是否含本品尚不清楚,但在母乳中发现了其他大环内酯抗生素,并且啮齿类动物母乳中也含本品。因此哺乳期妇女应慎用。

4.药物过量出现的症状及处理　过量服用本品后发生的毒性综合征包括:恶心、呕吐、腹痛、腹泻。强制性利尿、腹膜透析、血液透析没有被证实对地红霉素的过量服用有好处,对慢性肾功能患者进行血液透析不能有效加速红霉胺的清除。

5.药物体内过程及药动学参数

(1)吸收:口服后本品被迅速吸收,通过非酶水解转化成生物活性物质红霉胺,其绝对生物利用度约 10%。

(2)健康志愿者(19～59 岁,单剂量一日 500mg;多剂量一日 500mg,10d)的药物分布:红霉胺迅速、广泛分布到组织中,其细胞内浓度高于组织浓度,而组织浓度又明显高于血浆浓度。其蛋白结合率为 15%～30%,平均表观分布体积为 800L(540～1041L)。

(3)红霉胺的稳态组织浓度(一次 500mg,一日 1 次)代谢和排泄:红霉胺几乎不经肝脏代谢,81%～97%的药物由胆汁途径消除,约 2%的药物由肾脏消除。肾功能正常的患者,其平均血浆半衰期约 8h,平均消除半衰期约 44h,平均表观清除率约 23L/h。

(4)食物的影响:本品可与食物同服或饭后 1h 内服用。研究表明饭前 1h 服用,其 C_{max} 下降 33%,AUC 下降 31%。食物中脂肪的高低对生物利用度几乎没有影响。

6.肝、肾功能不良时的剂量调整

(1)肝功能不全:轻度肝损伤者,其平均 C_{max}.AUC 和表观分布体积随服药次数的增多而略有增加,但不必调整剂量。

(2)肾功能不全:其平均 C_{max}、AUC 随肌肝清除率的降低而趋于升高,但肾脏损伤(包括透析)患者不必调整剂量。

7.其他　已有报道,实际上使用所有的广谱抗生素(包括地红霉素),都会产生假膜性结肠炎。因此,若使用抗生素的患者发生腹泻,考虑到这种诊断是重要的。这种结肠炎的程度从轻度至危及生命,程度不同。对于轻度假膜性结肠炎病例,通常仅仅是停药就能奏效,对于中度至严重病例,就应采取适当的治疗措施。

七、交沙霉素

【英文名】 Josamycin

【其他名称】 角沙霉素，交沙咪，丙酸交沙霉素，无味交沙霉素

【剂型规格】 胶囊剂：50mg，0.1g，0.2g。

【适应证】

本品适用于化脓性链球菌引起的咽炎及扁桃体炎，敏感菌所致的鼻窦炎、中耳炎、急性支气管炎及口腔脓肿，肺炎支原体所致的肺炎，敏感细菌引起的皮肤软组织感染，也可用于对青霉素、红霉素耐药的葡萄球菌的感染。

【用法用量】

成人，一日 0.8～1.2g，较重感染可增至一日 1.6g；小儿，每日按体重 30mg/kg。均分 3 或 4 次于空腹时服用(餐前 1h 或餐后 3～4h)。

【不良反应】

1.胃肠道反应有腹泻、恶心、呕吐、中上腹痛、口舌疼痛、食欲减退等，发生率与剂量大小有关。本品的胃肠道反应发生率明显低于红霉素。

2.乏力、恶心、呕吐、腹痛、发热及肝功能异常等肝毒性症状少见，偶见黄疸等。

3.大剂量服用本品，尤其肝肾疾病患者或老年患者，可能引起听力减退，停药后大多可恢复。

4.偶见过敏反应，表现为药物热、皮疹、嗜酸性粒细胞增多等。

5.偶有心律失常、口腔或阴道念珠菌感染。

【注意事项】

1.*药物相互作用*

(1)本品不影响肝脏药物代谢酶作用，与茶碱、口服避孕药和环孢素等无配伍禁忌。

(2)本品与青霉素类合用时可能干扰后者的杀菌活性。

(3)本品对氨茶碱等药物的体内代谢影响不明显。

2.*禁用、慎用* 对本品、红霉素或其他大环内酯类抗生素过敏者禁用。

3.*老年人、婴幼儿、孕妇、哺乳期妇女使用安全性*

(1)老年患者大剂量服用本品可能引起听力减退，但停药后大多可恢复。

(2)由于本品可通过胎盘屏障，虽然在新生儿和胎儿血中未能检出，但孕妇服用本品时仍宜权衡利弊。

(3)因本品可进入乳汁中，故哺乳期妇女在哺乳期间服用时，应停止哺乳。

4.*药物过量出现的症状及处理* 出现用药过量所致不良反应时应及时排除未吸收的药物并采取支持性治疗。与其他大环内酯类药物一样，血液透析不能降低本品的血药浓度。

5.*药物体内过程及药动学参数* 本品口服吸收迅速，体内分布快而广，脏器组织浓度高。口服本品 1g 后 0.75～1h 达血药浓度峰值(C_{max})2.7～3.2mg/L，在房水及前列腺中的浓度分

别为 0.4mg/L 及 4.3mg/kg；口服 500mg 后，在尿、骨、牙龈、扁桃体等中的浓度可达 0.43～13.7mg/L；在胆汁及肺中的浓度高；在吞噬细胞中的浓度是血清浓度的 20 倍。患者口服本品后，2～6h 痰液中药物浓度为血药浓度的 8～9 倍，在乳汁中的药物浓度为血药浓度的 1/4～1/3，在脐带血和羊水的药物浓度为血药浓度的 1/2，但在新生儿和胎儿血中未能检出。不能透过血-脑屏障。主要以代谢物从胆汁排出，尿排泄量少于 20%，血消除半衰期为 1.5～1.7h。

6.肝、肾功能不良时的剂量调整　肝病患者和严重肾功能损害者剂量应减少。

7.其他

(1)患者对大环内酯类中一种药物(如红霉素)过敏或不能耐受时，对其他大环内酯类药物(如本品)也可过敏或不能耐受。

(2)溶血性链球菌感染患者用本品治疗时至少需持续 10d，以防止急性风湿热的发生。

(3)肾功能减退患者一般无需减少用量。

(4)服用本品期间宜定期随访肝功能。肝病患者和严重肾功能损害者的剂量应适当减少。

(5)对实验室检查指标的干扰。本品可干扰 Higerty 法的荧光测定，使尿儿茶酚胺的测定值出现假性增高。血清碱性磷酸酶、胆红素、丙氨酸氨基转移酶和天冬氨酸氨基转移酶的测定值均可能增高。

(6)因不同细菌对本品的敏感性存在一定差异，故宜做药敏测定。

八、麦迪霉素

【英文名】 Midecamycin

【其他名称】 乙酰麦迪霉素，美欧卡霉素，醋酸麦迪霉素

【剂型规格】 片剂：0.1g。

【适应证】

主要适用于金黄色葡萄球菌、溶血性链球菌、肺炎球菌等所致的呼吸道感染及皮肤、软组织和胆道感染，也可用于支原体肺炎。

【用法用量】

口服。成人，一日 0.8～1.2g；小儿，每日按体重 30～40mg/kg。分 3 或 4 次服用。

【不良反应】

1.肝毒性。在正常剂量下本品的肝毒性较小，主要表现为胆汁淤积和暂时性血清丙氨酸氨基转移酶、天冬氨酸氨基转移酶升高等，一般停药后可恢复。

2.过敏反应，主要表现为药物热、药疹和荨麻疹等。

3.偶见恶心、呕吐、上腹不适、食欲缺乏等胃肠道反应。

【注意事项】

1.药物相互作用　本品可抑制茶碱的正常代谢，与茶碱合用时可致茶碱的血药浓度异常升高而致中毒，甚至死亡，故两药合用时应监测茶碱的血药浓度。

2.禁用、慎用　对本品及大环内酯类药物过敏者禁用。

3.老年人、婴幼儿、孕妇、哺乳期妇女使用安全性 尚不明确。

4.药物过量出现的症状及处理 出现用药过量所致不良反应时应及时排除未吸收的药物并采取支持性治疗。与其他大环内酯类药物一样,血液透析不能降低本品的血药浓度。

5.药物体内过程及药动学参数 成人口服本品 400mg,约 2h 达血药浓度峰值,其值约为 1.0μg/ml。广泛分布于各器官中,肝、肺、脾、皮肤及口腔内浓度较高,胆汁中有很高浓度,尿中浓度很低。不能透过正常的血-脑屏障。本品大部分由胆汁经粪排出,12h 尿中排泄量为 2%～3%。

6.肝、肾功能不良时的剂量调整 肝、肾功能不全者慎用。

九、克拉霉素

【英文名】 Clarithromycin

【其他名称】 甲力,克拉仙,利迈仙,诺邦

【剂型规格】 片剂:0.125g(12.5 万 U),0.25g(25 万 U)。

【适应证】

适用于克拉霉素敏感菌所引起的下列感染。

1.鼻咽感染,如扁桃体炎、咽炎、鼻窦炎。

2.下呼吸道感染,如急性支气管炎、慢性支气管炎急性发作和肺炎。

3.皮肤软组织感染,如脓疱病、丹毒、毛囊炎、疖和伤口感染。

4.急性中耳炎、肺炎支原体肺炎、沙眼衣原体引起的尿道炎及宫颈炎等。

5.也用于军团菌感染,或与其他药物联合用于鸟分枝杆菌感染、幽门螺杆菌感染的治疗。

【用法用量】

1.成人 口服,常用量一次 0.25g,每 12 小时 1 次;重症感染者一次 0.5g,每 12 小时 1 次。根据感染的严重程度应连续服用 6～14d。

2.儿童 口服,6 个月以上的儿童每次按体重 7.5mg/kg,每 12 小时 1 次。或按以下方法给药:体重 8～11kg,一次 62.5mg,每 12 小时 1 次;体重 12～19kg,一次 125mg,每 12 小时 1 次;体重 20～29kg,一次 187.5mg,每 12 小时 1 次;体重 30～40kg,一次 250mg,每 12 小时 1 次;根据感染的严重程度应连续服用 5～10d。

【不良反应】

1.主要有口腔异味(3%),腹痛、腹泻、恶心、呕吐等胃肠道反应(2%～3%),头痛(2%),血清氨基转移酶短暂升高。

2.可能发生过敏反应,轻者为药疹、荨麻疹,重者为过敏及 Steven-Johnson 综合征。

3.偶见肝毒性、艰难梭菌引起的假膜性肠炎。

4.曾有发生短暂性中枢神经系统不良反应的报道,包括焦虑、头晕、失眠、幻觉、噩梦或意识模糊,然而其原因和药物的关系仍不清楚。

【注意事项】

1.药物相互作用

(1)本品可轻度升高卡马西平的血药浓度,两者合用时需对后者做血药浓度监测。

(2)本品对氨茶碱、茶碱的体内代谢略有影响,一般不需要调整后者的剂量,但氨茶碱、茶碱应用剂量偏大时需监测血液浓度。

(3)与其他大环内酯类抗生素相似,本品会升高需要经过细胞色素 P_{450} 系统代谢的药物的血清浓度(如阿司咪唑、华法林、麦角生物碱、三唑仑、咪达唑仑、环孢素、奥美拉唑、雷尼替丁、苯妥英钠、溴隐亭、阿芬他尼、海索比妥、丙吡胺、洛伐他汀、他克莫司等)。

(4)与 HMG-CoA 还原酶抑制药(如洛伐他汀和辛伐他汀)合用,极少有横纹肌溶解的报道。

(5)与西沙必利、匹莫齐特合用会升高后者血液浓度,导致 Q-T 间期延长,心律失常如室性心动过速、心室颤动和充血性心力衰竭。与阿司咪唑合用会导致 Q-T 间期延长,但无任何临床症状。

(6)大环内酯类抗生素能改变特非那定的代谢而升高其血液浓度,导致心律失常如室性心动过速、心室颤动和充血性心力衰竭。

(7)与地高辛合用会引起地高辛血液浓度升高,应进行血药浓度监测。

(8)HIV 感染的成年人同时口服本品和齐多夫定时,本品会干扰后者的吸收,使其稳态血液浓度下降,应错开服用时间。

(9)与利托那韦合用,本品代谢会明显被抑制,故本品每天剂量>1g 时,不应与利托那韦合用。

(10)与氟康唑合用会增加本品血药浓度。

2.禁用、慎用

(1)对本品或大环内酯类药物过敏者禁用。

(2)孕妇、哺乳期妇女禁用。

(3)严重肝功能损害者、水电解质紊乱患者、服用特非那定治疗者禁用。

(4)某些心脏病(包括心律失常、心动过缓、Q-T 间期延长、缺血性心脏病、充血性心力衰竭等)患者禁用。

3.老年人、婴幼儿、孕妇、哺乳期妇女使用安全性

(1)老年人的耐受性与年轻人相仿。

(2)6 个月以下儿童的疗效和安全性尚未确定。

(3)动物实验中本品对胚胎及胎儿有毒性作用,故孕妇禁用。

(4)本品及其代谢物可进入母乳中,故哺乳期妇女禁用。

4.药物过量出现的症状及处理　当服用大剂量的克拉霉素时,可能有胃肠不适。因过量引起症状时应迅速洗胃并适当给予支持疗法。

5.药物体内过程及药动学参数

(1)口服后经胃肠道迅速吸收,生物利用度为 55%。食物可稍延缓吸收,但不影响生物利用度。

(2)单剂口服 400mg 后 2.7h 达血药浓度峰值(C_{max})2.2mg/L;每 12 小时口服 250mg,在 2～3d 内达到稳态血液浓度约为 1mg/L,其代谢物(14-羟基克拉霉素)为 0.6mg/L,每 12 小时口服 500mg,药物在稳定峰值状态的血浆浓度为 2.7～2.9mg/L,其代谢物为0.83～0.88mg/L。

(3)体内分布广泛,鼻黏膜、扁桃体及肺组织中的药物浓度比血液浓度高。在血浆中,蛋白结合率为 65%～75%。其主要代谢物是具有大环内酯类活性作用的 14-羟基克拉霉素。单剂给药后血消除半衰期为 4.4h;每 12 小时口服 250mg 后的原型药物血消除半衰期为 3～4h,其代谢物为 5～6h;每 12 小时口服 500mg 后的原型药物的血消除半衰期为 4.5～4.8h,其代谢物为 6.9～8.7h。经口服或静脉注入 14C 标记的克拉霉素,5d 内自尿排出占剂量的 36%,自大便排出占 52%。低剂量给药经粪、尿两个途径排出的药量相仿,但剂量增大时尿中排出量较多。

十、环酯红霉素

【英文名】 Erythromycin Cyclocerbonotate

【其他名称】 冠沙

【剂型规格】 片剂:每片 0.25g(25 万 U)。

【适应证】

1.由肺炎支原体、嗜肺军团菌和肺炎衣原体引起的肺炎。

2.在无有效的局部治疗方案或其他抗生素无法使用的情况下的皮肤软组织感染。

3.由支原体、衣原体、奈瑟淋球菌引起的感染。

4.由弯曲杆菌属引起的肠炎。

5.由幽门螺杆菌引起的胃炎。

6.儿童百日咳。

【用法用量】

口服,空腹、饭前或饭后 3h 使用,每 12 小时 1 次。成人,一次 1～2 片,一日 2 次,疗程 5～10d。儿童,按体重 15mg/kg,每 12 小时 1 次。

【不良反应】

发生率低,少数患者可能发生腹部不适、恶心、吐、腹泻、皮肤潮红、嗜酸性粒细胞增多、发热等。

【注意事项】

1.药物相互作用

(1)可使茶碱的血药浓度增加。

(2)可使地高辛吸收和血药浓度增加。

(3)可使环孢素的血药浓度和肾毒性增加。

(4)可使香豆素抗凝作用增强。

(5)与林可霉素和氯林可霉素有拮抗作用。

2.禁用、慎用　对本品及其他大环内酯类药物过敏者禁用。

3.老年人、婴幼儿、孕妇、哺乳期妇女使用安全性　妊娠及哺乳者慎用。

4.药物过量出现的症状及处理　一旦过量,应立即停药,给予催吐、灌胃等常规处理并对症治疗。

5.药物体内过程及药动学参数　单剂量口服 0.25g、0.5g 后的血药浓度峰值分别为 0.35μg/ml和 0.62μg/ml,最长有效时间分别是 7.27h 和 6.0h,$t_{1/2}$分别是 9.92h 和 9.67h,AUC 分别是 6.94(μg·h)/ml 和 11.334(μg·h)/ml,CL 分别是 48.97L/h 和 63.80L/h。在人体内广泛分布于组织和体液中,可穿透胎盘,也可通过母乳分泌,可渗透入细胞,从而增强吞噬作用,不易通过血-脑屏障。主要以原型药物自胆汁和粪便排出,血液或腹膜透析不能将本品有效消除。

十一、阿奇霉素

【英文名】 Azithromycin

【其他名称】

注射用阿奇霉素,注射用乳糖酸阿奇霉素,浦乐齐,维宏,今多齐

【剂型规格】

片剂:每片 0.125g,0.25g,0.5g;注射剂:每支 0.125g,0.25g,0.5g。

【适应证】

1.化脓性链球菌引起的急性咽炎、急性扁桃体炎。

2.敏感细菌引起的鼻窦炎、中耳炎、急性支气管炎、慢性支气管炎急性发作。

3.肺炎链球菌、流感嗜血杆菌及肺炎支原体所致的肺炎。

4.沙眼衣原体及非多种耐药淋病奈瑟菌所致的尿道炎和宫颈炎。

5.敏感细菌引起的皮肤软组织感染。

【用法用量】

1.口服　在饭前 1h 或饭后 2h 服用。

(1)成人:沙眼衣原体或敏感淋病奈瑟菌所致性传播疾病,仅需单次口服本品 1.0g。对其他感染的治疗,第 1 日,0.5g,一次服用,第 2～5 日,一日 0.25g,一次服用;或一日 0.5g,一次服用,连服 3d。

(2)小儿:治疗中耳炎、肺炎,第 1 日,按体重 10mg/kg,一次服用(一日最大量不超过 0.5g),第 2～5 日,每日按体重 5mg/kg,一次服用(一日最大量不超过 0.25g)。或按如下方法给药。

体重	首日	第 2～5 日
15～25kg	0.2g,一次服用	0.1g,一次服用
26～35kg	0.3g,一次服用	0.15g,一次服用
36～45kg	0.4g,一次服用	0.2g,一次服用

治疗小儿咽炎、扁桃体炎,每日按体重 12mg/kg,一次服用(一日最大量不超过 0.5g),连

用5d。

2.注射 将本品用适量注射用水充分溶解，配制成0.1g/ml，再加入至250ml或500ml的氯化钠注射液或5%葡萄糖注射液中，最终阿奇霉素浓度为1.0～2.0mg/ml，然后静脉滴注。治疗盆腔炎，成人，～次0.5g，一日1次，用药1d或2d后，改用阿奇霉素口服制剂一日0.5g，7～10d为1个疗程。转为口服治疗时间应由医师根据临床治疗反应确定。治疗社区获得性肺炎，成人，一次0.5g，一日1次，至少连续用药2d，继之换用阿奇霉素口服制剂一日0.5g，7～10d为1个疗程，转为口服治疗时间应由医师根据临床治疗反应确定。

【不良反应】

1.服药后可出现腹痛、腹泻(稀便)、上腹部不适(疼痛或痉挛)、恶心、呕吐等胃肠道反应，其发生率明显较红霉素低。

2.偶可出现轻至中度腹胀、头晕、头痛及发热、皮疹、关节痛等过敏反应，过敏性休克和血管神经性水肿、胆汁淤积性黄疸极为少见。

3.少数患者可出现一过性中性粒细胞减少、血清氨基转移酶升高。

【注意事项】

1.药物相互作用

(1)不宜与含铝或镁的抗酸药同时服用，后者可降低本品的血药峰浓度；必须合用时，本品应在服用上述药物前1h或后2h给予。

(2)与茶碱合用时能提高后者在血浆中的浓度，应注意检测血浆茶碱水平。

(3)与华法林合用时应注意检查凝血酶原时间。

(4)与下列药物同时使用时，建议密切观察患者。地高辛，使地高辛水平升高。麦角胺或双氢麦角胺，急性麦角毒性，症状是严重的末梢血管痉挛和感觉迟钝(触物感痛)。三唑仑，通过减少三唑仑的降解，而使三唑仑的药理作用增强。细胞色素P_{450}系统代谢药，提高血清中卡马西平、特非那定、环孢素、环己巴比妥、苯妥英的水平。

(5)与利福布汀合用会增加后者的毒性。

2.禁用、慎用 对阿奇霉素、红霉素或其他任何一种大环内酯类药物过敏者禁用。

3.老年人、婴幼儿、孕妇及哺乳期妇女的使用安全 治疗小于6个月小儿中耳炎、社区获得性肺炎及小于2岁小儿咽炎或扁桃体炎的疗效与安全性尚未确定。动物实验显示本品对胎儿无影响，但在人类孕妇中应用尚缺乏经验，故在孕妇中应用须充分权衡利弊。尚无资料显示本品是否可分泌至母乳中，故哺乳期妇女应用须谨慎考虑。

4.药物体内过程及药动学参数 口服后迅速吸收，生物利用度为37%。单剂口服0.5g后，达峰时间为2.5～2.6h，血药浓度峰值(C_{max})为0.4～0.45mg/L。本品在体内分布广泛，在各组织内浓度可达同期血液浓度的10～100倍，在巨噬细胞及成纤维细胞内浓度高，前者能将阿奇霉素转运至炎症部位。本品单剂给药后的血消除半衰期($t_{1/2\beta}$)为35～48h，给药量的50%以上以原型经胆道排出，给药后72h内约4.5%以原型经尿排出。本品的血浆蛋白结合率随血药浓度的增加而减低，当血药浓度为0.02μg/ml时，血浆蛋白结合率为15%；当血药浓度为2μg/ml时，血浆蛋白结合率为7%。

5.肝、肾功能不良时的剂量调整 轻度肾功能不全患者(肌酐清除率>40ml/min)不需做剂量调整，但阿奇霉素对较严重肾功能不全患者中的使用尚无资料，给这些患者使用阿奇霉素时应慎重。由于肝胆系统是阿奇霉素排泄的主要途径，肝功能不全者慎用，严重肝病患者不应使用。用药期间定期随访肝功能。

6.其他

(1)进食可影响阿奇霉素的吸收，故需在饭前1h或饭后2h口服。

(2)用药期间如果发生过敏反应(如血管神经性水肿、皮肤反应、Steven-Johnson综合征及毒性表皮坏死等)，应立即停药，并采取适当措施。

(3)治疗期间，若患者出现腹泻症状，应考虑假膜性肠炎发生。如果诊断确立，应采取相应治疗措施，包括维持水、电解质平衡、补充蛋白质等。

(聂美玲)

第六节　糖肽类

一、去甲万古霉素

【英文名】 Norvancomycin

【其他名称】 注射用盐酸去甲万古霉素，史比欣

【剂型规格】 注射剂：0.4g(40万U)，相当于万古霉素约0.5g(50万U)。

【适应证】

1.本品静脉滴注可适用于葡萄球菌属(包括甲氧西林耐药菌株对本品敏感者)所致的心内膜炎、骨髓炎、肺炎、败血症或软组织感染等。青霉素过敏者不能采用青霉素或头孢菌素类，或经上述抗生素治疗无效的严重葡萄球菌感染患者，可选用去甲万古霉素。

2.本品也用于对青霉素过敏者的肠球菌心内膜炎、棒状杆菌属(类白喉杆菌属)心内膜炎治疗。对青霉素过敏与青霉素不过敏的血液透析患者发生葡萄球菌属所致的动、静脉分流感染的治疗。

【用法用量】

临用前加注射用水适量使溶解。静脉缓慢滴注：成人，一日0.8～1.6g(80万～160万U)，分2或3次静脉滴注；小儿，每日按体重16～24mg/kg(1.6万～2.4万U/kg)，分2次静脉滴注。

【不良反应】

1.发生率较少的为听力减退、耳鸣或耳部饱满感(耳毒性)、血尿、呼吸困难、嗜睡、尿量或排尿次数显著增多或减少、食欲缺乏、恶心呕吐、异常口渴、软弱。

2.红颈综合征发生率低，多见于快速大剂量静脉滴注之后，症状有食欲不佳、寒战或发热、晕厥、瘙痒、恶心或呕吐、心跳加速、皮疹、面红、颈部背肩部发红或麻刺感。

3.药液外漏，可引起剧痛和组织坏死。

【注意事项】

1.药物相互作用

(1)氨基糖苷类、两性霉素B注射液、阿司匹林、其他水杨酸盐、杆菌肽(注射)布美他尼注射液、卷曲霉素、卡莫司汀、顺铂、环孢素、依他尼酸注射液、呋塞米注射液等药物与去甲万古霉素合用或先后应用，可增加耳毒性或肾毒性；可能发生听力减退。即使停药后仍可能继续进展到耳聋，反应呈可逆性，但通常呈永久性。

(2)抗组胺药、布克利嗪、赛克力嗪，曲美苄胺等与本品合用时，可能掩盖耳鸣、头晕、眩晕等耳毒性症状。

(3)与碱性溶液有配伍禁忌，遇重金属可发生沉淀。

2.禁用、慎用　对万古霉素类抗生素过敏者。

3.老年人、婴幼儿、孕妇、哺乳妇女使用安全性

(1)本品用于老年患者有引起耳毒性与肾毒性的危险(听力减退或丧失)。由于老年患者的肾功能随年龄增长而减退，因此老年患者即使肾功能测定在正常范围内，使用时应采用较小治疗剂量。

(2)新生儿和婴幼儿中尚缺乏应用本品的资料。

(3)妊娠期患者避免应用本品。

(4)哺乳期妇女慎用。

4.药物过量出现的症状及处理　目前尚缺乏人体药物过量的资料。一旦发生药物过量，应根据患者的临床表现给予相应的支持治疗。

5.药物体内过程及药动学参数　本品口服不吸收，单剂静脉滴注400mg，滴注完毕即达到血药浓度峰值为25.18mg/L，8h血液浓度平均为1.90mg/L，有效血液浓度可维持6～8h。单剂静脉滴注800mg，高峰血液浓度平均为50.07mg/L。本品可广泛分布于身体各种组织体液，但不易进入脑组织中，在胆汁中的量亦甚微。静脉滴注后主要经肾脏排泄，单次静脉滴注400mg，24h尿中平均总排泄率为81.1%；单次静脉滴注800mg，24h尿中平均总排泄率为85.9%。

二、万古霉素

【英文名】　Vancomycin

【其他名称】　注射用盐酸万古霉素，凡可霉素

【剂型规格】　注射剂：0.5g(50万U)。

【适应证】

本品适用于耐甲氧西林金黄色葡萄球菌及其他细菌的感染：败血症、感染性心内膜炎、骨髓炎、关节炎、灼伤、手术创伤等浅表性继发感染、肺炎、肺脓肿、脓胸、腹膜炎、脑膜炎。

【用法用量】

1.通常用盐酸万古霉素一日 2g,可分为每 6 小时 500mg 或每 12 小时 1g,每次静脉滴注在 60min 以上,可根据年龄、体重、症状适量增减。老年人每 12 小时 500mg 或每 24 小时 1g,每次静脉滴注在 60min 以上。儿童、婴儿每日按体重 40mg/kg,分 2～4 次静脉滴注,每次静脉滴注在 60min 以上。新生儿每次给药量按体重 10～15mg/kg,出生 1 周时间内新生儿每 12 小时 1 次,出生 1 周至 1 个月新生儿每 8 小时 1 次,每次静脉滴注在 60min 以上。

2.配制方法为在含有本品 0.5g 的小瓶中加入 10ml 注射用水溶解,再以至少 100ml 的生理盐水或 5%葡萄糖注射液稀释,静脉滴注时间在 60min 以上。

【不良反应】

1.快速静脉滴注万古霉素时或之后,可能发生类过敏性反应,包括低血压、喘息、呼吸困难、荨麻疹或瘙痒。快速静脉滴注亦可能引起身体上部的潮红(“红颈”)或疼痛及胸部和背部的肌肉抽搐。这些反应通常在 20min 内即可解除,但亦有可能持续数小时。若万古霉素采用 60min 以上的缓慢静脉滴注,上述情况罕见发生。在健康受试者中,若以 10mg/min 或更低速度滴注,较少会发生不良反应。

2.肾毒性。在使用本品患者中,很少有血清肌酐或 BUN 浓度增加的情况或间质肾炎发生。此等情况,通常发生在患者合并使用氨基糖苷类药物,或原本患者有肾功能不全者,当停用万古霉素,大部分患者的氮质血症可恢复正常。

3.耳毒性。有报道使用万古霉素伴有听觉丧失的情况,这类患者大部分为肾功能失调、预先已有听觉丧失者、或同时与其他耳毒性药品并用。

4.头晕、目眩、耳鸣则罕有报道。

5.造血功能。经万古霉素治疗 1 周后或数周,或总剂量>25g 后,有发生可逆性中性粒细胞减少的报道,当停用本品,中性粒细胞减少症多可迅速恢复正常。

6.可逆性粒细胞缺乏症(粒细胞≤500×10^6/L 则罕有报道,其原因尚不明确。

7.血小板减少症罕有报道。

8.静脉炎,曾有报道在注射部位发生。

9.使用万古霉素,偶有过敏反应,药物热、寒战、恶心、嗜酸性粒细胞增多、皮疹,Steven-Johnson 综合征,毒性表皮坏死松解,并罕有脉管炎。

【注意事项】

1.药物相互作用

(1)要注意与各种药物的相互作用。与氨基糖苷类、两性霉素 B、阿司匹林及其他水杨酸盐类、注射用杆菌肽及布美他尼、卷曲霉素、卡莫司汀、顺铂、环孢素、依他尼酸、巴龙霉素及多黏菌素类药物等合用或先后应用,可增加耳毒性及肾毒性。如必须合用,应监测听力及肾功能并给予剂量调整。抗组胺药、布克利嗪、赛克力嗪、吩噻嗪类、噻吨类及曲美苄胺等与本品合用时,可能掩盖耳鸣、头晕、眩晕等耳毒性症状。

(2)有报道称同时使用万古霉素和麻醉药可能出现红斑、类组胺样潮红和过敏反应。

(3)本品与碱性溶液有配伍禁忌,遇重金属可发生沉淀。

2.禁用、慎用 对本品过敏者，严重肝、肾功能不全者，孕妇及哺乳期妇女禁用。

3.老年人、婴幼儿、孕妇、哺乳期妇女使用安全性

(1)老年患者的万古霉素剂量应根据肾功能作调整。

(2)未成熟的新生儿及婴幼儿，最好确定所需的万古霉素血清浓度。并用万古霉素及麻醉剂于儿童，会引起红斑及类似组胺反应的面红(见不良反应)。

(3)据文献报道，在动物实验中，给大鼠静脉注射每日最高剂量达到按体重200mg/kg或给兔静脉注射每日最高达按体重120mg/kg盐酸万古霉素，未发现有致畸现象，不影响胎儿体重。即使给予最高剂量，大鼠仍可继续发育。曾有妊娠3个月时使用万古霉素，胎儿出现传导性听力减弱，可能与万古霉素无关。但动物的生殖研究不能完全代替人的反应，因此孕妇不宜应用。

(4)万古霉素可排于母乳中，故使用本品于哺乳期妇女应谨慎。鉴于潜在的不良反应，应考虑到该药对母亲的重要性来决定是停止哺乳还是停药。

4.药物过量出现的症状及处理 多次给药，药物间相互作用和异常药物动力学可导致用药过量，可引起不良反应增加，特别是耳毒性和肾毒性。万古霉素不易用透析法除去，采用聚砜树脂做离子交换可提高万古霉素的清除率。

5.药物体内过程及药动学参数 本品口服不吸收，肌内注射可引起局部疼痛，静脉注射后可广泛分布至全身大多数组织和体液内，在血清、胸腔液、心包液、腹水、滑膜液、尿液、腹膜透析液和心房组织中可达到有效杀菌浓度，但在胆汁中不能达到有效浓度。不易穿过正常血-脑屏障进入脑脊液中，当脑膜炎症时可渗入脑脊液并达到有效治疗浓度。本品也可通过胎盘。一次静脉注射0.5g和1g后，C_{max}分别为10～30μg/ml和25～50μg/ml。$t_{1/2}$成人约6h(4～11h)，小儿2～3h。给药量的80%～90%在24h内由肾小球滤过经尿以原型排出，少量经胆汁排泄。肾功能不全时半衰期可延长。表观分布容积为0.43～1.25L/kg，蛋白结合率约55%。

6.肝、肾功能不良时的剂量调整

(1)肾功能不全患者，剂量必须调整。如果肌酐清除率可测出或可准确估计，对大多数肾功能受损的患者，所用剂量可用下表计算出来。万古霉素每日剂量以毫克为单位，约为肾小球过滤率(ml/min)的15倍(参看下表)。

肌酐清除率(ml/min)	万古霉素剂量(mg/24h)	肌酐清除率(ml/min)	万古霉素剂量(mg/24h)
100	1545	50	770
90	1390	40	620
80	1235	30	465
70	1080	20	310
60	925	10	155

(2)即使对肾功能有轻度至中度不全的患者，其初次剂量亦应不少于按体重15mg/kg。

(3)上表不适用于功能性无尿患者，对此类患者初始剂量应为按体重15mg/kg，以便立即达到治疗血清浓度。给予剂量为每日按体重1.9mg/kg以维持稳定浓度，对于严重肾功能不全患者，由于给予0.25～1g单一剂量较为方便，可能数天才给药1次，而不是以每天需求为

准。无尿患者,建议在7～10d内,仅给予1g的剂量。

(4)当只有血清肌酐数据者,以下的公式(根据患者的性别、体重、年龄)可算出肌酐清除率(ml/min),以计算出的肌酐清除率为推算值。

男性:体重(kg)×(140－年龄)×10/[72×血清肌酐浓度(mg/L)]

女性:0.85×以上数据

(5)血清肌酐应代表在稳定状态下的肾功能,否则肌酐清除率值不能采用。下列情况常会导致对患者的清除率估计过高:①具有肾功能减退表现,如休克、严重心力衰竭或尿量减少;②肌肉与体重不呈正常比例,如肥胖患者或肝病、水肿、腹水患者;③伴有衰弱、营养不良或无活动能力者。

三、替考拉宁

【英文名】 Teicoplanin

【其他名称】 注射用替考拉宁,他格适

【剂型规格】

200mg:每包装含1小瓶200mg替考拉宁和1支注射用水;400mg:每包装含1小瓶400mg替考拉宁和1支注射用水

【适应证】

用于治疗各种严重的革兰阳性菌感染,包括不能用青霉素类和头孢菌素类抗生素者,可用于不能用青霉素类及头孢菌素类抗生素治疗或用上述抗生素治疗失败的严重的葡萄球菌感染,或对其他抗生素耐药的葡萄球菌感染。已证明对下列感染有效:皮肤和软组织感染,泌尿道感染、呼吸道感染、骨和关节感染、败血症、心内膜炎及持续不卧床腹膜透析相关的腹膜炎。在矫形手术中具有革兰阳性菌感染的高危因素时,也可做预防用。

【用法用量】

1.配制方法　每盒含有小瓶替考拉宁和1安瓿适量的注射用水。每瓶他格适稍微过量。因此,按下述方法配置溶液时,用注射器抽取全部溶液则可获得剂量为200mg或400mg的溶液。瓶中不含防腐剂。

(1)用注射器从安瓿瓶中抽取全部注射用水。

(2)轻轻向上推小瓶的瓶盖,就可取下彩色塑料瓶盖。

(3)慢慢将全部的注射用水注入小瓶中,大约有0.2ml水将会留:在注射器中。

(4)用双手轻轻滚动小瓶直至药品全部溶解。注意避免产生泡沫。要保证所有药粉,特别是瓶塞附近的药粉都完全溶解。

(5)慢慢从小瓶抽取溶液,为了吸取更多的溶液,要将注射用针头插在瓶塞中央。

(6)如此细心制备的溶液浓度应为100mg/1.5ml(200mg药瓶)和400mg/3ml(400mg药瓶),振摇会产生泡沫,以至不能满足足够的药液,如果替考拉宁完全溶解,泡沫不会完全改变100mg/1.5ml(200mg药瓶)和400mg/3ml(400mg药瓶)的药液浓度。如果出现泡沫,可将溶

液静置 15min，以消除泡沫。非常重要的是正确的配制溶液并用注射器小心的抽出；配制不小心将导致剂量小于 50%。

(7)配置好的溶液为 pH7.5 的等渗液。

(8)制备好的替考拉宁溶液在 4℃下保存，储存时间超过 24h，建议不要再使用。

2.治疗剂量　肾功能正常的成年人和老年人，矫形手术预防感染，麻醉诱导期单剂量静脉注射 400mg。中度感染(如皮肤和软组织感染，泌尿系统感染，呼吸道感染)负荷量，第 1 日只一次静脉注射剂量 400mg；维持量，静脉和肌内注射 200mg，一日 1 次。严重感染(如骨和关节感染，败血症，心内膜炎)负荷量，一次静脉注射 400mg，每 12 小时 1 次，共 3 次；维持量，静脉和肌内注射 400mg，一日 1 次。某些临床情况，如严重烧伤感染或金黄色葡萄球菌心内膜炎患者，维持量可能需要达到按体重 12mg/kg。监测替考拉宁血药浓度可使治疗更完善。治疗严重感染时，血药浓度不应小于 10mg/L。

3.静脉注射或肌内注射　配置好的溶液可直接注射，也可用 0.9%的氯化钠注射液、复方乳酸溶液(格林-乳酸溶液，哈特曼溶液)、5%的葡萄糖溶液、0.18%氯化钠和 4%葡萄糖注射液、含 1.36%或 3.86%葡萄糖的腹膜透稀液稀释药粉。注意注射前不能混合替考拉宁溶液和氨基糖苷类溶液(两种溶液不相容)。快速静脉注射，注射时间不少于 1min，或缓慢滴注，滴注时间不少于 30min，一般一日 1 次，但第 1 天可以给药 2 次。对敏感菌所致感染的大多数患者，给药后 48～72h 会出现疗效反应，疗程长短依据感染类型、严重程度和患者的临床反应而定。心内膜炎和骨髓炎的疗程则推荐为 3 周或更长时间。

【不良反应】

严重不良反应罕见，主要有以下不良反应。

1.局部反应　红斑、局部疼痛、血栓性静脉炎。

2.变态反应　皮疹、瘙痒、发热、支气管痉挛、过敏反应。

3.胃肠道反应　恶心、呕吐、腹泻。

4.血液学　嗜酸性粒细胞、中性粒细胞减少、血小板减少或增多。

5.肝功能　血清转氨酶和(或)碱性磷酸酶增高。

6.肾功能　血清肌酐短暂增高。

7.中枢神经系统　头晕、头痛。

8.其他　尚未明确与本药是否有关的不良反应有轻度听力下降、耳鸣和前庭功能紊乱。

【注意事项】

1.药物相互作用　与其他抗生素、降压药、麻醉药、心血管用药、降糖药等合用未发现有不良交叉反应。

2.禁用、慎用　对本药过敏者禁用。

3.老年人、婴幼儿、孕妇和哺乳期妇女使用安全

(1)2 个月以上儿童革兰阳性菌感染可用替考拉宁治疗。严重感染和中性粒细胞减少的患儿，推荐剂量为每次按体重 10mg/kg，每 12 小时 1 次，静脉注射，共 3 次；随后剂量为按体重 10mg/kg，静脉或肌内注射，一日 1 次。对中度感染，推荐剂量为按体重 10mg/kg，前 3 剂每 12 小时 1 次，静脉注射，随后剂量为按体重 6mg/kg，静脉或肌内注射，一日 1 次。

(2)新生儿用药,第 1 天的推荐剂量为按体重 16mg/kg,启动负荷剂量,只用 1 剂随后几天保持按体重 8mg/kg,一日 1 次,静脉滴注时间不少于 30min。

(3)虽然动物生殖实验并未显示本药有致畸作用,但本药仍不应用于已确诊妊娠或可能妊娠的妇女,除非医生认为虽有危险仍非用不可。

(4)目前尚无资料证实本药由乳汁排出或进入胎盘。

4.药物过量出现的症状及处理 药物过量的治疗是对症治疗。有报道 2 例中性粒细胞减少的儿童,因用药不慎,几次过量使用本品,剂量高达每日按体重 100mg/kg,尽管替考拉宁血药浓度高达 300mg/L,但未出现临床症状和实验室检查异常。替考拉宁不能被血透清除。

5.药物的体内过程及药动学参数 替考拉宁口服不易吸收。肌内注射后的生物利用度为 94%。对人静脉注射后其血清浓度显示出两项的分布,其半衰期分别为 0.3 和 3h 左右。该相分布跟随一个缓慢的排泄,其半衰期为 70～100h。与白蛋白结合率为 90%。在稳态期时,明显的分布量变化为 0.6～1.2L/kg。注射放射标记后,替考拉宁迅速分布在皮肤和骨,随后在肾、支气管、肺和肾上腺达到高浓度。无任何替考拉宁代谢产物被鉴别出来。超过 80%所给的量在 16d 内以原型从尿液中排出。几乎全部的替考拉宁原型从尿液中排出。最终排除半衰期为 70～100h。

6.肝、肾功能不良时的剂量调整 肾功能受损者,前三天仍然按常规剂量,第 4 天开始根据血肌酐清除率的测定结果调节治疗用量。疗程第 4 天的用量:轻度肾功能不全者,肌酐清除率为 40～60ml/min,按常规剂量,每 24 小时 1 次:或剂量减半,一日 1 次。严重肾功能不全,肌酐清除率＜40ml/min 或血液透析者,按起始剂量给药,每 72 小时 1 次;或按常规剂量的 1/3 给药,一日 1 次。

(霍 晋)

第七节 喹诺酮类

一、环丙沙星

【英文名】 Ciprofloxacin

【其他名称】 盐酸环丙沙星,悉复欢,环丙氟哌酸,奔克,达维邦,环福星

【剂型规格】 片剂:每片 0.25g;注射液:0.2g(100ml)。

【适应证】

用于敏感菌引起的泌尿生殖系统感染,包括单纯性、复杂性尿路感染、细菌性前列腺炎、淋病奈瑟菌尿道炎或宫颈炎(包括产酶株所致者);呼吸道感染,包括敏感革兰阴性杆菌所致支气管感染急性发作及肺部感染;胃肠道感染,由志贺菌属、沙门菌属、产肠毒素大肠埃希菌、亲水气单胞菌、副溶血弧菌等所致;)伤寒;骨和关节感染;皮肤软组织感染;败血症等全身感染。

【用法用量】

1.口服

(1)成人常用量：一日0.5～1.5g，分2或3次。

(2)骨和关节感染：一日1～1.5g，分2或3次，疗程4～6周或更长。

(3)肺炎和皮肤软组织感染：一日1～1.5g，分2或3次，疗程7～14d。

(4)肠道感染：一日1g，分2次，疗程5～7d。

(5)伤寒：一日1.5g，分2或3次，疗程10～14d。

(6)尿路感染：急性单纯性下尿路感染，一日0.5g，分2次服，疗程5～7d；复杂性尿路感染，一日1g，分2次，疗程7～14d。

(7)单纯性淋病：单次口服0.5g。

2.注射　成人，静脉滴注，一日0.2g，每12小时1次，滴注时间不少于30min。严重感染或铜绿假单胞菌感染可加大剂量至一日0.8g，分2次静脉滴注。

【不良反应】

1.胃肠道反应较为常见，可表现为腹部不适或疼痛、腹泻、恶心或呕吐。

2.中枢神经系统反应可有头晕、头痛、嗜睡或失眠。

3.过敏反应。皮疹、皮肤瘙痒，偶可发生渗出性多形性红斑及血管神经性水肿。少数患者有光敏反应。

4.偶可发生癫痫发作、精神异常、烦躁不安、意识混乱、幻觉、震颤；血尿、发热、皮疹等间质性肾炎表现；结晶尿，多见于高剂量应用时；关节疼痛。

5.少数患者可发生血清氨基转移酶升高、血尿素氮增高及周围血象白细胞降低，多属轻度，并呈一过性。

【注意事项】

1.药物相互作用

(1)尿碱化药可减少本品在尿中的溶解度，导致结晶尿和肾毒性。

(2)含铝或镁的抗酸药可减少本品口服的吸收，建议避免合用。不能避免时应在服本品前2h，或服药后6h服用。

(3)本品与茶碱类合用时可能由于与细胞色素P_{450}结合部位的竞争性抑制，导致茶碱类的肝消除明显减少，血消除半衰期延长，血药浓度升高，出现茶碱中毒症状，如恶心、呕吐、震颤、不安、激动、抽搐、心悸等，故合用时应测定茶碱类血药浓度和调整剂量。

(4)环孢素与本品合用时，其血药浓度升高，必须监测环孢素血液浓度，并调整剂量。

(5)本品与抗凝药华法林同用时可增强后者的抗凝作用，合用时应严密监测患者的凝血酶原时间。

(6)丙磺舒可减少本品自肾小管分泌约50%，合用时可因本品血液浓度增高而产生毒性。

(7)本品干扰咖啡因的代谢，从而导致咖啡因消除减少，血消除半衰期延长，并可能产生中枢神经系统毒性。

(8)去羟肌苷(DDI)药可减少本品的口服吸收,因其制剂所含的铝及镁,可与本品螯合,故不宜合用。

2.禁用、慎用　对本品及喹诺酮类药过敏的患者禁用。

3.老年人、婴幼儿、孕妇、哺乳期妇女使用安全性

(1)老年患者常有肾功能减退,因本品部分经肾排出,需减量应用。

(2)本品在婴幼儿及18岁以下青少年的安全性尚未确定。但本品用于数种幼龄动物时,可致关节病变。因此不宜用于18岁以下的小儿及青少年。

(3)动物实验未证实喹诺酮类药物有致畸作用,但对孕妇用药的研究尚无明确结论。鉴于本药可引起未成年动物关节病变,故孕妇禁用。

(4)哺乳期妇女应用本品时应暂停哺乳。

4.药物体内过程及药动学参数

(1)健康人口服本品0.2或0.5g后,其血药浓度峰值分别为1.2μg/ml和2.5μg/ml,达峰时间(T_{max})为1～2h。广泛分布至各组织、体液(包括脑脊液),组织中的浓度常超过血药浓度,蛋白结合率为20%～40%。血消除半衰期为4h。可在肝脏部分代谢,代谢物仍具较弱的活性。口服给药后24h原型经肾排出给药量的40%～50%。以代谢物形式排出约15%。同时亦有一部分药物经胆汁和粪便排泄。

(2)静脉滴注本品0.2和0,4g后,其血药浓度峰值(C_{max})分别为2.1μg/ml和4.6μg/ml.广泛分布至各组织、体液(包括脑脊液),组织中的浓度常超过血药浓度,蛋白结合率为20%～40%,静脉给药后排出给药量的50%～70%,以代谢物形式排出约15%,同时亦有相当数量的药物经胆汁和粪便排泄。

5.肝、肾功能不良时的剂量调整　肾功能减退者,需根据肾功能调整给药剂量。肝功能减退时,如属重度(肝硬化腹水)可减少药物清除,血药浓度增高,肝、肾功能均减退者尤为明显,均需权衡利弊后应用,并调整剂量。

6.其他

(1)由于目前大肠埃希菌对氟喹诺酮类药物耐药者多见,应在给药前留取尿培养标本,参考细菌药敏结果调整用药。

(2)本品宜空腹服用,食物虽可延迟其吸收,但其总吸收量(生物利用度)未见减少,故也可于餐后服用,以减少胃肠道反应;服用时宜同时饮水250ml。

(3)本品大剂量应用或尿pH在7以上时可发生结晶尿。为避免结晶尿的发生,宜多饮水,保持24h排尿量在1200ml以上。

(4)应用氟喹诺酮类药物可发生中、重度光敏反应。应用本品时应避免过度暴露于阳光,如发生光敏反应需停药。

(5)原有中枢神经系统疾患者,例如癫痫及癫痫病史者均应避免应用,有指征时需仔细权衡利弊后应用。

二、诺氟沙星

【英文名】Norfloxacin

【其他名称】 氟哌酸，力醇罗，淋克星

【剂型规格】 胶囊：每粒 0.1g

【适应证】

适用于敏感菌所致的尿路感染、淋病、前列腺炎、肠道感染和伤寒及其他沙门菌感染。

【用法用量】

口服。大肠埃希菌、肺炎克雷伯菌及奇异变形菌所致的急性单纯性下尿路感染，一次 400mg，一日 2 次，疗程 3d。其他病原菌所致的单纯性尿路感染，剂量同上，疗程 7～10d。复杂性尿路感染，剂量同上，疗程 10～21d。单纯性淋球菌性尿道炎，单次 800～1200mg。急性及慢性前列腺炎，一次 400mg，一日 2 次，疗程 28d。肠道感染，一次 300～400mg，一日 2 次，疗程 5～7d。伤寒沙门菌感染，一日 800～1200mg，分 2 或 3 次服用，疗程 14～21d。

【不良反应】

1.胃肠道反应较为常见，可表现为腹部不适或疼痛、腹泻、恶心或呕吐。

2.中枢神经系统反应可有头晕、头痛、嗜睡或失眠。

3.过敏反应包括皮疹、皮肤瘙痒，偶可发生渗出性多性红斑及血管神经性水肿。少数患者有光敏反应。

4.偶可发生癫痫发作、精神异常、烦躁不安、意识障碍、幻觉、震颤；血尿、发热、皮疹等间质性肾炎表现；静脉炎；结晶尿，多见于高剂量应用时；关节疼痛。

5.少数患者可发生血清氨基转移酶升高、血尿素氮增高及周围血象白细胞降低，多属轻度，并呈一过性。

【注意事项】

1.药物相互作用

(1)尿碱化剂可减少本品在尿中的溶解度，导致结晶尿和肾毒性。

(2)本品与茶碱类合用时可能由于与细胞色素 P_{450} 结合部位的竞争性抑制，导致茶碱类的肝清除明显减少，血消除半衰期($t_{1/2\beta}$)延长，血药浓度升高，出现茶碱中毒症状，如恶心、呕吐、震颤、不安、激动、抽搐、心悸等，故合用时应测定茶碱类血药浓度和调整剂量。

(3)环孢素与本品合用，可使前者的血药浓度升高，必须监测环孢素血液浓度，并调整剂量。

(4)本品与抗凝药华法林同用时可增强后者的抗凝作用，合用时应严密监测患者的凝血酶原时间。

(5)丙磺舒可减少本品自肾小管分泌约 50%，合用时可因本品血液浓度增高而产生毒性。

(6)本品与呋喃妥因有拮抗作用，不推荐联合应用。

(7)多种维生素，或其他含铁、锌离子的制剂及含铝或镁的抗酸药可减少本品的吸收，建议避免合用，不能避免时在本品服药前2h，或服药后6h服用。

(8)去羟肌苷可减少本品的口服吸收，因其制剂中含铝及镁，可与氟喹诺酮类螯合，故不宜合用。

(9)本品干扰咖啡因的代谢，从而导致咖啡因清除减少，血消除半衰期延长，并可能产生中枢神经系统毒性。

2.禁用、慎用　对本品及氟喹诺酮类药过敏的患者禁用。

3.老年人、婴幼儿、孕妇、哺乳期妇女使用安全性

(1)老年患者常有肾功能减退，因本品部分经肾排出，需减量应用。

(2)本品在婴幼儿及18岁以下青少年的安全性尚未确立。但本品用于数种幼龄动物时，可致关节病变。本品不宜用于18岁以下的小儿及青少年。

(3)曾用猴进行繁殖研究，剂量高达人用量的10倍，发现本品可致流产。该剂量在猴的血浆浓度峰值(C_{max})约为人的2倍。本品在动物中并未证实有致畸作用。然而，在孕妇并未进行合适的、有良好对照的研究，因此本品不宜用于孕妇。

(4)本品是否经乳汁分泌尚缺乏资料。当乳妇应用200mg本品时，乳汁中不能检出该药。然而，由于研究剂量较小，且本类药物的其他品种经乳汁分泌，加之对新生儿及婴幼儿潜在的严重不良反应，乳妇应避免应用本品或于应用时停止哺乳。

4.药物过量出现的症状及处理　急性药物过量时需进行催吐或洗胃促使胃排空，仔细观察病情变化，予以对症处理及支持疗法。必须维持适当的补液量。

5.药物体内过程及药动学参数　空腹时口服吸收迅速但不完全，为给药量的30%～40%；广泛分布于各组织、体液中，如肝、肾、肺、前列腺、睾丸、子宫及胆汁、痰液、水疱液、血、尿液等，但未见于中枢神经系统。血浆蛋白结合率为10%～15%，血消除半衰期($t_{1/2\beta}$)为3～4h，肾功能减退时可延长至6～9h。单次口服本品400mg和800mg，经1～2h血药浓度达峰值，血药浓度峰值(C_{max})分别为1.4～1.6mg/L和2.5mg/L。肾脏(肾小球滤过和肾小管分泌)和肝胆系统为主要排泄途径，26%～32%以原型和小于10%以代谢物形式自尿中排出，自胆汁和(或)粪便排出占28%～30%。尿液pH影响本品的溶解度。尿液pH7.5时溶解最少，其他pH时溶解增多。

6.肝、肾功能不良时的剂量调整　肾功能减退者，需根据肾功能调整给药剂量。肝功能减退时，如属重度(肝硬化腹水)可减少药物清除，血药浓度增高，肝、肾功能均减退者尤为明显，均需权衡利弊后应用，并调整剂量。

7.其他

(1)本品宜空腹服用，并同时饮水250ml。

(2)由于目前大肠埃希菌对诺氟沙星耐药者多见，应在给药前留取尿标本培养，参考细菌药敏结果调整用药。

(3)本品大剂量应用或尿pH在7以上时可发生结晶尿。为避免结晶尿的发生，宜多饮水，保持24h排尿量在1200ml以上。

(4)应用氟喹诺酮类药物可发生中、重度光敏反应。应用本品时应避免过度暴露于阳光，如发生光敏反应需停药。

(5)葡萄糖-6-磷酸脱氢酶缺乏患者服用本品，极个别可能发生溶血反应。

(6)喹诺酮类包括本品可致重症肌无力症状加重，呼吸肌无力而危及生命。重症肌无力患者应用喹诺酮类包括本品应特别谨慎。

(7)原有中枢神经系统疾病患者，例如癫痫及癫痫病史者均应避免应用，有指征时需仔细权衡利弊后应用。

三、氧氟沙星

【英文名】 Ofloxacin

【其他名称】 奥复星，安利，氟洛沙星，氟嗪酸

【剂型规格】 片剂：每片 0.1g；胶囊：每粒 0.1g；注射液：0.2g(100ml)。

【适应证】

适用于敏感菌引起的泌尿生殖系统感染，包括单纯性、复杂性尿路感染、细菌性前列腺炎、淋病奈瑟菌尿道炎或宫颈炎(包括产酶株所致者)；呼吸道感染，包括敏感革兰阴性杆菌所致支气管感染急性发作及肺感染；胃肠道感染，由志贺菌属、沙门菌属、肠产毒素大肠埃希菌、亲水气单胞菌、副溶血弧菌等所致；伤寒、骨和关节感染、皮肤软组织感染、败血症等全身感染。

【用法用量】

1.口服　支气管感染、肺部感染，一次 0.3g，一日 2 次，疗程 7～14d。急性单纯下尿路感染，一次 0.2g，一日 2 次，疗程 2～7d；复杂性尿路感染，一次 0.2g，一日 2 次，疗程 10～14d。前列腺炎，一次 0.3g，一日 2 次，疗程 6 周。衣原体宫颈炎或尿道炎，一次 0.3g，一日 2 次，疗程 7～14d。单纯性淋病，一次 0.4g，单剂量。伤寒，一次 0.3g，一日 2 次，疗程 10～14d。铜绿假单胞菌感染或较重感染剂量可增至一次 0.4g，一日 2 次。

2.静脉滴注　支气管感染、肺部感染，一次 0.3g，一日 2 次，疗程为 7～14d。急性单纯性下尿路感染，一次 0.2g，一日 2 次，疗程为 5～7d。复杂性尿路感染，一次 0.2g，一日 2 次，疗程为 10～14d。前列腺炎，一次 0.3g，一日 2 次，疗程为 6 周。衣原体宫颈炎或尿道炎，一次 0.3g，一日 2 次，疗程为 7～14d。单纯性淋病，一次 0.4g，单剂量。伤寒，一次 0.3g，一日 2 次，疗程为 10～14d。铜绿假单胞菌感染或较重感染剂量可增至一次 0.4g，一日 2 次。

【不良反应】

1.胃肠道反应，腹部不适或疼痛、腹泻、恶心或呕吐。

2.中枢神经系统反应可有头晕、头痛、嗜睡或失眠。

3.过敏反应包括皮疹、皮肤瘙痒，偶可发生渗出性多形性红斑及血管神经性水肿。光过敏较少见。

4.偶可发生癫痫发作、神经异常、烦躁不安、意识混乱、幻觉，震颤；血尿、发热、皮疹等间质性肾炎表现，静脉炎，结晶尿，多见于高剂量应用时。关节疼痛。

5.少数患者可发生血清氨基转移酶升高、血尿素氮增高及周围血象白细胞降低，多属轻度，并是一过性。

【注意事项】

1.药物相互作用

(1)碱化剂可减低本品在尿中的溶解度,导致结晶尿和肾毒性。

(2)喹诺酮类抗菌药与茶碱类合用时可能由于与细胞色素 P_{450} 结合部位的竞争性抑制,导致茶碱类的肝清除明显减少,血消除半衰期延长,血药浓度升高,出现茶碱中毒症状。如恶心、呕吐、震颤、不安、激动、抽搐、心悸等。本品对茶碱的代谢影响虽较小,但合用时仍应测定茶碱类血药浓度和调整剂量。

(3)本品和环孢素合用,可使环孢素的血药浓度升高,必须监测环孢素血液浓度,并调整剂量。

(4)本品和华法林合用时虽对后者的抗凝作用增强较小,但合用时应严密监测患者的凝血时间。

(5)丙磺舒可减少本品自肾小管分泌约 50%,合用时可因本品血液浓度增高而产生毒性。

(6)本品可干扰咖啡因的代谢,从而导致咖啡因消除减少,血清除半衰期延长,并可能产生中枢神经系统毒性。

(7)含铝、镁的致酸药可减少本品口服吸收,不宜合用。

2.禁用、慎用 对本品和氟喹诺酮类药物过敏的患者禁用。

3.老年人、婴幼儿、孕妇、哺乳期妇女使用安全性 老年患者常有肾功能减退,因本品部分经肾排出,需减量应用。本品在婴幼儿及 18 岁以下青少年的安全性尚未确定。但本品用于数种幼龄动物时,可致关节病变。因此不宜用于 18 岁以下的小儿和青少年。

4.药物过量出现的症状及处理。

5.药物的体内过程及药动学参数 口服后吸收完全,相对生物利用度达 95%~100%。血药浓度达峰时间约为 1h。食物对本品的吸收影响很少。多次给药后稳态血药浓度约于给药后 3h 达到。血消除半衰期为 4.7~7.0h,蛋白结合率为 20%~25%。本品吸收后广泛分布至各组织、体液,组织中的浓度常超过血药浓度而达有效水平。本品尚可通过胎盘屏障。本品主要以原型自肾排泄,少量(3%)在肝内代谢。口服 24h 内尿中排出给药量的 75%~90%,尿中代谢物很少。本品以原型自粪便中排出少量,给药后 24h 和 48h 内累积排出量分别为给药量的 1.6%和 3.9%。本品也可通过乳汁分泌。

6.肝、肾功能不良时的剂量调整 肾功能减退时,需根据肾功能调节给药剂量。肝功能减退时,如属重度(肝硬化腹水)可减少药物清除,血药浓度增高,肝、肾功能均减退者尤为明显均需权衡利弊后应用,并调整剂量。

四、左氧氟沙星

【英文名】 Levofloxacin

【其他名称】

盐酸左氧氟沙星,来立信,特夫比克,乐朗,可乐必妥,奥维丽,泉盈,汇瑞克,左克,奥维先,易路美,妥佳,同林,强派,德宁,奥维丽,状源,海力健,特夫比克,沙严隆,清康,优普罗康,金诺尔曼,可乐必妥,左克,诺普伦,来立信,恒奥

【剂型规格】

薄膜衣片:每片 0.1g;注射液:左氧氟沙星 0.5g 与氯化钠 0.9g(100ml)。

【适应证】

敏感菌所引起的下列轻、中度感染:呼吸系统感染,如急性支气管炎、慢性支气管炎急性发作、弥漫性细支气管炎、支气管扩张合并感染、肺炎、扁桃体炎(扁桃体周围脓肿);泌尿系统感染,如肾盂肾炎、复杂性尿路感染等;生殖系统感染,如急性前列腺炎、急性附睾炎、宫腔感染、子宫附件炎、盆腔炎(疑有厌氧菌感染时可合用甲硝唑);皮肤软组织感染,如传染性脓疱病、蜂窝织炎、淋巴管(结)炎、皮下脓肿、肛周脓肿等;肠道感染,如细菌性痢疾、感染性肠炎、沙门菌属肠炎、伤寒及副伤寒;败血症、粒细胞减少及免疫功能低下患者的各种感染;其他感染,如乳腺炎、外伤、烧伤及手术后伤口感染、腹腔感染(必要时合用甲硝唑)、胆囊炎、胆管炎、骨与关节感染及五官科感染等。

【用法用量】

1.口服　成人,一次 0.1g,一日 2 或 3 次。病情较重者剂量可增至一次 0.2g,一日 3 次。高龄患者 100mg,一日 2 次。

2.静脉滴注　一次 0.5g,一日 1 次。

【不良反应】

1.常见的有恶心、呕吐、腹部不适、腹泻、食欲缺乏、腹痛、消化不良;过敏症;偶有震颤、麻木感、视觉异常、耳鸣、幻觉、嗜睡或失眠、头晕、头痛;BUN 升高;一过性肝功能异常;贫血、白细胞或血小板减少,嗜酸性粒细胞增加。

2.喹诺酮类药物尚可引起少见的光毒性反应(发生率<0.1%)。在接受本品治疗时应避免过度阳光曝晒和人工紫外线。如出现光敏反应或皮肤损伤应停用本品。喹诺酮类药物尚可引起少见的休克、中毒性表皮坏死、急性肾功能不全、黄疸、粒细胞缺乏、白细胞减少、溶血性贫血、间质性肺炎、假膜性结肠炎等伴有血便的重症结肠炎。偶有用药后发生横纹肌溶解症、低血糖、跟腱炎或跟腱断裂、精神错乱,以及过敏性血管炎等的报道,故如有上述症状发生时,须立即停药并进行适当处置,直至症状消失。本品在幼龄动物实验中发现有关节病变。

【注意事项】

1.药物相互作用

(1)与含镁或铝的抗酸药、硫酸铝、金属阳离子、含锌的多种维生素制剂同时使用时,应有至少 2h 的服药间隔。

(2)慎与茶碱、非甾体抗炎药同时使用。

(3)与华法林或其衍生物合用时,应监测凝血酶原时间或其他凝血试验。

2.禁用、慎用　对喹诺酮类药物过敏者、孕妇及哺乳妇女、18 岁以下患者禁用。有中枢神经系统疾病及有癫痫病史患者应慎用。

3.老年人、婴幼儿、孕妇、哺乳期妇女使用安全性　老年患者常有肾功能减退,因本品部分

经肾排出，需减量应用。在婴幼儿及18岁以下青少年的安全性尚未确立，不宜用于18岁以下的小儿及青少年。鉴于本药可引起未成年动物关节病变，故孕妇禁用。哺乳期妇女应用本品时应暂停哺乳。

4.药物过量出现的症状及处理

(1)药物过量可出现恶心、呕吐、胃痛、胃灼热、腹泻、口渴、口腔炎、蹒跚、头晕、头痛、全身倦怠、麻木感、发冷、发热、锥体外系症状、兴奋、幻觉、抽搐、谵狂、小脑共济失调、颅内压升高(头痛、呕吐、视盘水肿的症状)、代谢性酸中毒、血糖增高、GOT/GPT/ALP增高、白细胞减少、嗜酸性粒细胞增加、血小板减少、溶血性贫血、血尿、软骨/关节异常、白内障、视力障碍、色觉异常及复视。

(2)急救措施及解毒药。①洗胃；②吸附药，活性碳(40～60g加水200ml口服)；③泻药，硫酸镁(30g加水200ml)，或其他缓泻药；④输液(加保肝药物)，代谢性酸中毒，给予碳酸氢钠注射液碱化尿液，以增加本品由肾脏的排泄；⑤强利尿药，给予呋喃苯氨酸注射液；⑥对症疗法，抽搐时应反复投以安定静脉注射液；⑦重症可考虑进行血液透析，但左氧氟沙星无法通过血液透析或腹膜透析被有效地排除。

5.药物体内过程及药动学参数　左氧氟沙星在体内组织中分布广泛。主要以原型药由尿中排出，口服给药100mg、200mg后48h内，尿中原型药排出量约占给药量的85%和87%；口服给药200mg后，72h内粪便中的排出药量少于给予药量的4%；单剂口服100mg后24h内，约3.5%的药物以无活性代谢物的形式由尿中排出。

6.肝、肾功能不良时的剂量调整　肾功能不全者应减量或延长给药间期，重度肾功能不全者慎用。推荐的剂量调整方案如下。肌酐清除率为40～70ml/min者，一次100mg，一日2次。肌酐清除率为20～40ml/min者，一次100mg，一日1次。肌酐清除率<20ml/min者，首次100mg，以后每48小时给予100mg。

7.其他　若发生过敏，应立即停药，并根据临床具体情况而采取肾上腺素及其他抢救措施，包括吸氧、静脉输液、抗组胺药、皮质类固醇等。

五、氟罗沙星

【英文名】 Fleroxacin

【其他名称】 多氟沙星，多氟哌酸，麦佳乐杏，天方罗欣

【剂型规格】 注射液：0.1g(10ml)；0.2g(10ml)；0.4g(10ml)。

【适应证】

可用于对本品敏感细菌引起的急性支气管炎，慢性支气管炎急性发作及肺炎等呼吸系统感染；膀胱炎、肾盂肾炎、前列腺炎、附睾炎、淋病奈瑟菌性尿道炎等泌尿生殖系统感染；伤寒沙门菌感染、细菌性痢疾等消化系统感染；皮肤软组织感染、骨感染、腹腔感染及盆腔感染等。

【用法用量】

避光缓慢静脉滴注，一次0.2～0.4g，一日1次，稀释于5%葡萄糖250～500ml注射液中。

【不良反应】

1.胃肠道反应较为常见，可表现为腹部不适或疼痛、腹泻、恶心呕吐、食欲缺乏。

2.中枢神经系统反应可有头晕、头痛、兴奋、嗜睡或失眠。

3.过敏反应有皮疹、皮肤瘙痒，偶可发生渗出性多形红斑及血管神经性水肿。少数患者有光敏反应。

4.少数患者可发生血氨基转移酶、血尿素氮增高及周围血象白细胞降低，多属轻度，并呈一过性。

5.偶可发生癫痫发作、精神异常、烦躁不安、意识混乱、幻觉、震颤；血尿、发热、皮疹等间质性肾炎表现；结晶尿，多见于高剂量应用时；关节疼痛；静脉炎。

【注意事项】

1.药物相互作用

(1)去羟肌苷(DDI)制剂中含有的铝及镁可与氟喹诺酮类螯合，不宜合用。

(2)尿碱化药可减低本品在尿中的溶解度，导致结晶尿和肾毒性。

(3)丙磺舒可延迟本品的排泄，使本品血液浓度增高而产生毒性。

2.禁用、慎用　对本品或喹诺酮类药物过敏者禁用。

3.老年人、婴幼儿、孕妇、哺乳期妇女使用安全性

(1)老年患者肾功能有所减退，用药量应酌减。

(2)氟喹诺酮类可使犬的承重关节软骨发生永久性损害而致跛行，在其他几种未成年动物中也可致关节病发生，故18岁以下患者禁用。在由多重耐药菌引起的感染，细菌仅对氟喹诺酮类呈现敏感时，权衡利弊后小儿才可应用本品。

(3)氟喹诺酮类可透过胎盘屏障，故孕妇禁用。

(4)可分泌至乳汁中，其浓度接近血药浓度，哺乳期妇女禁用。

4.药物过量出现的症状及处理。

5.药物体内过程及药动学参数　健康人静脉滴注氟罗沙星注射液0.1g后，血药浓度峰值(C_{max})为2.85μg/ml，血消除半衰期为(8.6±1.3)h，达峰时间为0.33h，表观分布容积(Vd)为110L。本品在多数组织中的浓度接近或高于同时期血液浓度，但中枢神经系统中浓度很低。给药量的60%～70%以原型及代谢物经肾脏排泄。少部分由胆汁排泄，随粪便排出量仅占3%。

6.肝、肾功能不良时的剂量调整　肾功能减退者慎用，若使用，应根据减退程度调整剂量。

7.其他

(1)肝功能不全者慎用，若使用，应注意监测肝功能。

(2)原有中枢神经系统疾患者，包括脑动脉硬化或癫痫病史者均应避免应用，有指征时权衡利弊应用。

(3)喹诺酮类药物间存在交叉过敏反应，对任何一种喹诺酮类过敏者不宜使用本品。

(4)患者的尿pH在7以上时易发生结晶尿，故每日饮水量必须充足，以使每日尿量保持在1200～1500ml或以上。

(5)本品可引起光敏反应，至少在光照后12h才可接受治疗，治疗期间及治疗后数天内应

避免过长时间暴露于明亮光照下。

(6)当出现光敏反应指征如皮肤灼热、发红、肿胀、水疱、皮疹、瘙痒、皮炎时应停止治疗。

(7)本品静脉滴注速度不宜过快,每 0.2g 滴注时间至少为 45～60min。

(8)本品不宜与其他药物混合使用。

(9)本品忌与氯化钠注射液或葡萄糖氯化钠注射液合用。

六、培氟沙星

【英文名】 Pefloxacin

【其他名称】 甲培新,甲磺酸培氟沙星,倍泰

【剂型规格】 注射剂:400mg/5ml。

【适应证】

由培氟沙星敏感菌所致的各种感染:尿路感染;呼吸道感染;耳、鼻、喉感染;妇科、生殖系统感染;腹部和肝、胆系统感染;骨和关节感染;皮肤感染;败血症和心内膜炎;脑膜炎。

【用法用量】

静脉滴注。成人,一次 0.4g,加入 5% 葡萄糖溶液 250ml 中缓慢静脉滴入,每 12 小时 1 次。患有黄疸的患者,一日 1 次;患有腹水的患者每 36 小时 1 次;患有黄疸和腹水的患者,每 48 小时 1 次。或遵医嘱。

【不良反应】

1.胃肠道反应,如恶心、呕吐、食欲缺乏、腹泻等。

2.光敏反应、神经系统反应,如头晕、眩晕、头痛、震颤、失眠等。

3.皮疹,血清天冬氨酸氨基转移酶、丙氨酸氨基转移酶上升,白细胞减低等。

4.偶见注射局部刺激症状。

上述反应均属轻中度反应,停药后即可消失。

【注意事项】

1.药物相互作用

(1)避免同时服用茶碱、含镁或氢氧化铝抗酸药。

(2)稀释液不能用氯化钠溶液或其他含氯离子的溶液。

2.禁用、慎用 对本品或其他喹诺酮类药物过敏者、葡萄糖-6-磷酸脱氢酶不足者禁用。

3.老年人、婴幼儿、孕妇、哺乳期妇女使用安全性 18 岁以下患者禁用。孕妇及哺乳期妇女禁用。

4.药物过量出现的症状及处理。

5.药物体内过程及药动学参数 据资料介绍,本品 0.4g 静脉滴注后,原药血液浓度为 5.8mg/L,与人体血浆蛋白质的结合率为 20%～30%,半衰期($t_{1/2\beta}$)较长,10～13h,体内分布广泛,在支气管、肺、肝、肾、肌肉、前列腺等组织和胆汁、胸腔积液、腹水中均能达有效浓度。此外尚可通过炎症脑膜进入脑脊液中,脑脊液中浓度约为血药浓度的 60%。主要在肝内进行代

谢，主要代谢产物为N-去甲基物和N-氧化代谢物，其中N-去甲基物同培氟沙星具有同样的体外抗菌作用。本品及其代谢物主要经肾排泄，约占给药剂量的58.9%。

七、司帕沙星

【英文名】 Sparfloxacin

【其他名称】 海正立特

【剂型规格】 片剂：每片0.1g；颗粒剂：每袋0.1g；胶囊：每粒0.1g。

【适应证】

本品可用于由敏感菌引起的轻、中度感染，包括呼吸系统感染，如急性咽炎、急性扁桃体炎、中耳炎、鼻窦炎、支气管炎、支气管扩张合并感染、肺炎等；肠道感染，如细菌性痢疾、伤寒、感染性肠炎、沙门菌肠炎等；胆道感染，如胆囊炎、胆管炎等；泌尿生殖系统感染，如膀胱炎、肾盂肾炎、前列腺炎、淋病奈瑟菌性尿道炎、非淋病奈瑟菌性尿道炎、子宫附件炎、子宫内感染、子宫颈炎、前庭大腺炎等及由溶脲脲原体、沙眼衣原体所致的泌尿生殖道感染；皮肤、软组织感染，如脓疱疮、集族性痤疮、毛囊炎、疖、疖肿、痈、丹毒、蜂窝织炎、淋巴结炎、淋巴管炎、皮下脓肿、汗腺炎、乳腺炎、外伤及手术伤口感染等；口腔科感染，如牙周组织炎、牙冠周炎、腭炎等。

【用法用量】

成人，一次0.1～0.3g，最多不超过0.4g，一日1次，疗程一般4～7d以上，可据病种及病情适当增减。或遵医嘱。

【不良反应】

1.消化系统反应　恶心、呕吐、食欲缺乏、上腹部不适、软便、腹泻、腹胀、便秘、血便、口腔炎等。

2.过敏反应(含光敏感反应)　皮疹、发热、局部发红、水肿、瘙痒、水疱、红斑、充血等。

3.中枢神经系统　头痛、头晕、烦躁、失眠、痉挛、震颤等。

4.实验室检查　ALT、AST、ALP、LDH、BUN、血肌酐及总胆红素升高，也可致嗜酸性粒细胞增多及白细胞、红细胞、血红蛋白和血小板降低等；国外有Q-T轻度延长的报道。

5.其他　偶见肌腱炎、假膜性肠炎、间质性肺炎、休克、过敏综合征(呼吸困难、水肿、声音嘶哑、潮红、瘙痒症等)、Steven-Johnson综合征、低血糖、麻木感、不舒服感、疲倦感等。

【注意事项】

1.药物相互作用

(1)同依诺沙星、诺氟沙星、环丙沙星一样，本品与非甾体抗炎药(如芬布芬、丙酸衍生物等)合用时，罕有引起痉挛的报道。

(2)本品与含有铝、镁、铁的抗酸药和硫糖铝合用时，可降低本品的吸收，从而降低疗效，若需服用应间隔4h。

(3)本品与茶碱、咖啡因、法华林、西咪替丁合用时不影响后者血浆浓度。

(4)与地高辛、丙磺舒合用不影响本品的药动学。

(5)服用本品4h后才可服用含金属离子的营养剂和含锌、铁、钙的维生素。

(6)本品不宜与阿司咪唑、特非那定、西沙必利、红霉素、喷他脒、吩噻嗪、三环类抗忧郁药、丙吡胺、胺碘酮合用。

2.禁用、慎用　对喹诺酮类药物过敏者、孕妇、哺乳期妇女及18岁以下患者禁用。

3.老年人、婴幼儿、孕妇、哺乳期妇女使用安全性　老年患者慎用本品。高龄患者消除半衰期延长,应注意药物蓄积。孕妇及哺乳期妇女禁用。

4.药物过量出现的症状及处理　目前尚缺乏详细的研究资料。

5.药物体内过程及药动学参数　健康成人空腹单次口服200mg司帕沙星片时,服药后约4h,血浆药物浓度达峰值,其值为0.58μg/ml,消除半衰期较长,约为16h。司帕沙星片口服后主要在小肠吸收,胃几乎不吸收。司帕沙星片血浆蛋白质结合率为42%~44%。高龄者单次口服150mg司帕沙星片时,血浆药物浓度峰值为1.72μg/ml,平均消除半衰期为26h。司帕沙星片口服吸收后体内分布广泛,主要分布于胆囊(约为血浆药物浓度的7倍);其次为皮肤、前列腺、子宫、卵巢、耳、鼻、喉、痰液、尿液及乳汁中(约为血浆药物浓度的1.5倍);再次为涎液、泪液(为血浆药物浓度的0.7~0.8倍);最低为眼房水及脊髓液。健康成人单次口服司帕沙星片200mg后72h,用药量的12%以原型药物及29%以葡萄糖醛酸共轭物从尿中排泄,51%以原型药物从粪便中排泄。司帕沙星片和抗酸药(如氢氧化铝凝胶)合用与司帕沙星片单独使用相比较,血浆半衰期大致相同,血浆药物浓度峰值及曲线下面积降低21%及35%。健康成人及患者合用司帕沙星片与茶碱时,司帕沙星片不影响血浆中茶碱浓度。

6.肝、肾功能不良时的剂量调整　肝、肾功能不全患者用药资料不足,建议医师慎重应用。

7.其他

(1)光过敏者禁用或慎用。

(2)用药期间,应尽可能避免接触日光、暴晒。若有光过敏症状产生,如皮疹、瘙痒、水疱、局部发红等,必须立即停药,并给予适当治疗。

(3)肝、肾功能异常者应慎用或适当降低剂量。

(4)有癫痫史及其他中枢神经系统疾病者慎用。

(5)可能有Q-T间期延长的患者,如心脏病患者(心律失常、缺血性心脏病等)、低钾血症、低镁血症及服用抗心律失常药物者等,应慎用本品。

(6)高龄者慎用本品,若使用应适当降低用量。

(7)同依诺沙星、诺氟沙星、环丙沙星一样,本品与非甾体抗炎药(如芬布芬、丙酸衍生物等)合用时,有引起痉挛的罕见报道。

八、吉米沙星

【英文名】 Gemifloxacin

【其他名称】 甲磺酸吉米沙星片,吉速星

【剂型规格】 片剂:320mg。

【适应证】

本品用于由以下条件下指定的微生物的敏感菌株引起的感染的治疗。

1.慢性支气管炎急性发作　由肺炎链球菌、流感嗜血杆菌及副流感嗜血杆菌或黏膜炎莫拉菌等敏感菌引起的慢性支气管炎的急性发作。

2.社区获得性肺炎　由肺炎链球菌(包括多药抗性菌株)、流感嗜血杆菌、黏膜炎莫拉菌、肺炎衣原体或肺炎支原体等敏感菌引起的社区获得性肺炎。

3.急性鼻窦炎　由肺炎链球菌(包括多药抗性菌株)、流感嗜血杆菌、卡他莫拉菌、肺炎克雷伯杆菌、金黄色葡萄球菌等敏感菌引起的急性鼻窦炎。MDRSP,多药抗性肺炎链球菌包括前面已知的PRSP(抗青霉素肺炎链球菌)的分离物,及抗以下抗生素的两种或多种的菌株,如青霉素、第2代头孢菌素(例如头孢呋辛)、大环内酯、四环素及TMP/SMZ。

【用法用量】

口服。成人,慢性支气管炎急性发作期,一次320mg,一日1次,疗程5d;社区获得性肺炎,一次320mg,一日1次,疗程7d。

【不良反应】

1.心血管系统　可能使Q-T间期延长,尤其有Q-T间期延长史、电解质紊乱、正在使用ⅠA或Ⅲ类抗心律失常药物或其他可延长Q-T间期的药物、心动过缓、急性心肌梗死等患者。

2.中枢神经系统　可引起头痛、眩晕。

3.消化系统　腹泻、恶心、腹痛、呕吐等胃肠道症状,GPT、GOT升高。

4.血液系统　葡萄糖-6-磷酸脱氢酶缺乏症患者使用本药时发生溶血的危险增加。

5.皮肤反应　皮疹。

6.其他　光敏反应较少见。

【注意事项】

1.药物相互作用

(1)本药与抗精神病药(酚噻嗪类、氟哌利多、匹莫奇特、美索达嗪等)、氟西汀、文法拉辛、三环类抗抑郁药、三氧化二砷、阿司咪唑、西沙必利、多拉司琼、齐拉西酮、奥曲肽、血管升压素、特非那定、苄普地尔、伊拉地平、利多氟嗪、水合氯醛、膦甲酸、卤泛群、氯喹、磺胺类及抗心律失常等药物合用可使Q-T间期延长的危险增加,应避免合用。

(2)与丙磺舒合用,可使本药清除率降低约50%,AUC平均增加45%。C_{max}均增加8%,半衰期延长1.6h。

(3)与含镁铝铁合等金属离子的药物同服,由于整合作用本药吸收减少,不应在本药给药前3h或给药后2h内服这些药物。

(4)与西咪替丁合用,可使本药AUC和C_{max}分别升高10%和6%(或分别升高10%和11%)但不具有临床显著性。

(5)去羟肌苷可减少本药的吸收,两者服用应间隔2～3h。

(6)与口服避孕药合用,可引起本药AUC及C_{max}分别下降19%和12%,但不具有临床显著性。

(7)有研究认为,本药与地高辛、茶碱、华法林未见明显相互作用,合用时无需调整剂量。

2.禁用、慎用　对本药或其他喹诺酮类药物过敏者禁用;Q-T 间期延长、心动过缓、急性心肌缺血等心脏疾病患者,葡萄糖-6-磷酸脱氢酶缺乏症患者,患中枢神经系统疾病者,未治疗的电解质紊乱者等需慎用。

3.老年人、婴幼儿、孕妇、哺乳期妇女使用安全性　18 岁以下患者用药安全性及有效性未确定,禁用。孕妇及哺乳期妇女禁用本品。

4.药物体内过程及药动学参数　本药的药动学在 40～640mg 大约呈线性。年龄和性别对本药的药动学无显著影响。本药口服后吸收迅速,0.5～2h 达血药浓度峰值(C_{max})。口服本药,一日 1 次,一次 320mg,第 3 日达稳态,平均 C_{max} 为 1.61μg/ml,浓度时间曲线下面积(AUC)为(9.93±3.07)(μg・h)/ml。本药生物利用度为 71%,进食不影响其吸收。总蛋白结合率 60%～70%,分布容积约 4.18L/kg,广泛分布于全身,在支气管黏膜、支气管肺泡巨噬细胞、上皮细胞液中的药物浓度可高于同期血药浓度,尚不清楚本药是否分泌入乳汁。少量药物在肝脏代谢(少于 10%),代谢产物主要是 N-乙酰基-吉米沙星、吉米沙星的 E-型异构体及吉米沙星的氨基酰基葡萄酸苷。(61±9.5)%的药物经粪便排出体外,(36±9.3)%经尿液以原型药物及代谢物的形式排泄,肾脏清除率为(11.6±3.9)L/h,半衰期约为 7h。一日 640mg、服用 7d 后有少量药物蓄积(平均蓄积<20%)。此外,血液透析可部分清除本药(20%～30%)。

5.肝、肾功能不良时的剂量调整　肌酐清除率>40ml/min 的患者,不需要调整剂量;肌酐清除率<40ml/min 的患者,可一次 160mg,一日 1 次。接受血液透析或者腹膜透析者,可一次 160mg,一日 1 次。肝功能不全者不需要调整剂量。

6.其他

(1)交叉过敏。本药与其他氟喹诺酮类药物可能存在交叉过敏。

(2)用药前后及用药时应当检查或监测全血细胞计数及白细胞分类;细菌培养及药敏试验;血药浓度监测(尤其是严重感染者);尿液分析。

九、洛美沙星

【英文名】 Lomefloxacin

【其他名称】 盐酸洛美沙星,维普,普立特,庆兴

【剂型规格】

片剂:每片 0.1g,0.2g(以洛美沙星计算);注射液:0.2g(100ml),0.1g(10ml),0.1g(2ml),0.2g(250ml)。

【适应证】

1.呼吸道感染,如慢性支气管炎急性发作、支气管扩张伴感染、急性支气管炎、肺炎等。

2.泌尿生殖系统感染,如急性膀胱炎、急性肾盂肾炎、复杂性尿路感染、慢性尿路感染急性发作、急慢性前列腺炎、单纯性淋病等。

3.腹腔胆道、肠道、伤寒等感染。

4.皮肤软组织感染。

5.其他感染,如鼻窦炎、中耳炎、眼睑炎等。

【用法用量】

1.口服 一日 0.6g,分 2 次;病情较重者可增至一日 0.8g,分 2 次。单纯性尿路感染,一次 0,4g,一日 1 次。单纯性淋病,一日 0.6g,分 2 次或遵医嘱。

2.静脉滴注 一次 0.2g,一日 2 次,加入 5%葡萄糖或 0.9%生理盐水 250ml 中静脉滴注,每瓶滴注时间 60min 左右。尿路感染一次 0.1g 每 12 小时 1 次,用法同上,疗程 7~14d,或遵医嘱。

【不良反应】

个别患者可出现中上腹部不适、纳差、恶心、口干、轻微头痛、头晕等症状,偶可出现皮疹、皮肤瘙痒等过敏反应和心悸、胸闷等,偶有天冬氨酸氨基转移酶、丙氨酸氨基转移酶升高等。

【注意事项】

1.药物相互作用

(1)本品对茶碱类药物和咖啡因的肝内代谢、体内清除过程影响小。

(2)硫糖铝和抗酸药可使本品吸收速率减慢 25%,曲线下面积(AUC)降低约 30%,如在本品服用前 4h 或服用后 6h 服用硫糖铝和抗酸药则影响甚微。

(3)与芬布芬合用可致中枢兴奋、癫痫发作。

(4)丙磺舒可延迟本品的排泄,使平均曲线下面积(AUC)增大 63%,平均达峰时间(T_{max})延长 50%,平均峰浓度(C_{max})增高 4%;故合用时可使本品血药浓度增高而产生毒性。

(5)可加强口服抗凝药如华法林等的作用,应监测凝血酶原时间及其他项目。

(6)尿碱化药可减低本品在尿中的溶解度,导致结晶尿和肾毒性。

(7)去羟肌苷(DDI)制剂中含铝和镁可与喹诺酮类螯合,不宜合用。

(8)与环孢素合用,可使环孢素血药浓度升高,必须监测环孢素血液浓度,并调整剂量。

(9)服用本品前后 2h 内不宜服含金属离子的营养剂和维生素。

2.禁用、慎用 对本品或其他氟喹诺酮类药物过敏者禁用。肾功能减退者慎用。肝功能不全者慎用,若使用,应注意监测肝功能。

3.老年人、婴幼儿、孕妇、哺乳期妇女使用安全性 孕妇、哺乳期妇女禁用。18 岁以下患者禁用。

4.药物过量出现的症状及处理

(1)大鼠和小鼠大剂量服用本品时,会出现流涎、震颤、活动度降低、呼吸困难、阵挛性惊厥直至死亡。

(2)过量的处理。催吐、洗胃;支持疗法和对症处理。

5.药物体内过程及药动学参数 单次空腹口服本品 200mg 后,(0.55±0.58)h 达血药浓度峰值,浓度峰值为(2.29±0.58)mg/L。本品体内分布广,组织穿透性好,在皮肤、痰液、扁桃体、前列腺、胆囊、泪液、涎液和牙龈等组织药物浓度均达到或高于血药浓度。消除半衰期为 6~7h,本品主要通过肾脏以原型随尿液排泄,在 48h 内 70%~80%随尿排出。

6.肝、肾功能不良时的剂量调整　老年肾功能减退，用药量酌减；肾功能减退者慎用，若使用，需根据剂量调整剂量。当患者血肌酐清除率≤40ml/min 时该药剂量调整为第 1 剂予 0.4g，此后 0.2g，一日 1 次。

十、加替沙星

【英文名】Gatifloxacin

【其他名称】加替沙星注射液，乐派

【剂型规格】片剂：0.2g；注射剂：0.2g(20ml)。

【适应证】

本品主要用于治疗敏感菌株引起的中度以上的下列感染性疾病。

1.慢性支气管炎急性发作　由肺炎链球菌、流感嗜血杆菌、副流感嗜血杆菌、卡他莫拉菌或金黄色葡萄球菌所致。

2.急性鼻窦炎　由肺炎链球菌、流感嗜血杆菌所致。

3.社区获得性肺炎　由肺炎链球菌、流感嗜血杆菌、副流感嗜血杆菌、卡他莫拉菌或金黄色葡萄球菌、嗜肺支原体、嗜肺军团菌等所致者。

4.单纯性尿路感染或复杂性尿路感染(膀胱炎)　由大肠埃希菌、肺炎克雷伯菌、奇异变形杆菌所致者。

5.肾盂肾炎　由大肠埃希菌所致。

6.单纯性尿道和宫颈淋病　由奈瑟淋球菌所致。

7.女性急性单纯性直肠感染　由奈瑟淋球菌所致。

在治疗之前，为了分离鉴定致病微生物及确定对其敏感性，应进行适当的培养和敏感性试验。在获得细菌检查之前即可开始本品治疗。得到细菌检查结果后，可以继续合适的治疗。

【用法用量】

静脉滴注，一次 200mg，一日 2 次。具体用药剂量参照下表。

感染(取决于病原菌)	每日剂量	疗程
慢性支气管炎急性发作	0.4g	7～10d
急性鼻窦炎	0.4g	10d
社区获得性肺炎	0.4g	7～14d
单纯性尿路感染	0.4g 或 0.2g	单剂 3～5d
复杂性尿路感染	0.4g	7～10d
急性肾盂肾炎	0.4g	7～10d
男性非复杂性淋球菌尿道感染	0.4g	单剂量
女性非复杂性淋球菌尿道感染	0.4g	单剂量

注射剂与口服片剂具生物等效，疗程中，可根据医生决定，由静脉给药改为口服片剂，无需

调整剂量。

【不良反应】

1.本品的国内外临床试验中常见的不良反应为恶心、阴道炎、腹泻、头痛、眩晕。

2.发生率较低的药物不良反应包括全身反应,变态反应、寒战、发热、背痛和胸痛;心血管系统,心悸;消化系统,腹痛、便秘、消化不良、舌炎、念珠菌性口腔炎、口腔溃疡、呕吐;代谢与营养系统,周围性水肿;神经系统,多梦、失眠、感觉异常、震颤、血管扩张、眩晕;呼吸系统,咽炎:皮肤及皮肤软组织,皮疹、出汗;特殊感官,视觉异常、味觉异常、耳鸣;泌尿生殖系统,排尿困难、血尿。

【注意事项】

1.药物相互作用

(1)本品与丙磺舒合用,可缓解加替沙星经肾排除。

(2)硫酸亚铁、含铝或镁抗酸药和去羟基苷(地丹诺辛,惠妥兹)与本品合用,加替沙星的生物利用度降低。而在服用硫酸亚铁,含锌、镁、铁等饮食补充剂(如多种维生素),或含铝、镁抗酸药或去羟基苷(地丹诺辛,惠妥兹)前4h服用本品,不影响加替沙星的药动学过程。

(3)牛奶、碳酸钙、西咪替丁、茶碱、华法林、格列本脲或咪达唑仑与本品同时服用未见发生相互作用。

(4)本品与地高辛同时使用,未见加替沙星药动学参数发生明显改变,仅在部分受试者发现地高辛血药浓度升高。故应监测服用地高辛患者的地高辛毒性反应的症状和体征。对表现出毒性症状和体征的患者,应测定地高辛的血药浓度,并适当调整地高辛剂量。

2.禁用、慎用　本品禁用于对加替沙星或喹诺酮类药物过敏者。

3.老年人、婴幼儿、孕妇、哺乳期妇女使用安全性

(1)虽老年女性受试者与年轻女性相比有轻微的药动学差异,但这种差异主要是由于肾功能随年龄增加而减退,应根据其肾功能决定用量。本品对儿童、青少年(18岁以下)的疗效和安全性尚未建立。目前不推荐使用。

(2)加替沙星对孕妇、哺乳妇女的疗效和安全性尚未建立。孕妇和哺乳妇女使用本品应谨慎,只有在使用本品所获益处大于对胎儿和婴儿可能的危险性时,才可考虑。

4.药物过量出现的症状及处理　不宜使用高于推荐剂量的治疗。如发生急性口服过量,应用催吐或胃减压促使胃排空,并严密观察(包括心电图监测)患者病情变化,给予支持治疗,适当补充液体。血液透析(每4小时约清除14%)和长期腹膜透析(8d约清除11%)不能有效地从体内清除加替沙星。

5.药物体内过程及药动学参数

(1)本品口服吸收良好,且不受饮食因素影响,绝对生物利用度为96%,口服1～2h后达加替沙星血药浓度峰值。在临床推荐剂量范围内,加替沙星血药浓度峰值(C_{max})和血药浓度-时间曲线下面积(AUC)随剂量成比例增加。口服本品200～800mg,连续14d,加替沙星的药动学呈线性和非时间依赖性。一日1次连续用药,第3天时可达血药稳态浓度。400mg一日1次口服,其稳态血药浓度峰值和谷值分别约为4mg/L和0.4mg/L。

(2)加替沙星蛋白结合率约为20%,与浓度无关。加替沙星广泛分布于组织和体液中。

涎液中药物浓度与血浆浓度相近，而在胆汁、肺泡巨噬细胞、肺实质、肺表皮细胞层、支气管黏膜、窦黏膜、阴道、宫颈、前列腺液、精液等靶组织的药物浓度高于血浆浓度。

(3)加替沙星无酶诱导作用，不改变自身和其他合用药物的清除代谢。加替沙星在体内代谢极低，主要以原型经肾脏排出。口服本品后48h，药物原型在尿中的回收率达70%以上，而其乙二胺和甲基乙二胺代谢物在尿中的浓度不足摄入量的1%，加替沙星平均血浆消除半衰期7～14h。本品口服或静脉注射后，粪便中加替沙星的原药回收率约5%，提示加替沙星也可经胆道和肠道排出。

6.肝、肾功能不良时的剂量调整　加替沙星主要经肾脏排出，肌酐清除率<40ml/min，包括血液透析和长期腹膜透析患者，应调整本品的剂量。血液透析患者应在每次血透结束后用药。肾功能不全患者本品的推荐剂量见下表。

肌酐清除率	初始剂量	维持剂量
≥40ml/min	400mg	第2日，400mg/d
<40ml/min	400mg	第2日，200mg/d
血液透析	400mg	第2日，200mg/d
腹膜透析	400mg	第2日，200mg/d

肾功能不全患者采用单剂400mg治疗单纯性尿路感染或淋病，和一日200mg使用3d治疗单纯性尿路感染时，无须调整本品剂量。

十一、莫西沙星

【英文名】 Maxifloxacin

【其他名称】

盐酸莫西沙星片，盐酸莫西沙星氯化钠注射液，拜复乐

【剂型规格】

片剂：每片400mg；盐酸莫西沙星氯化钠注射液：每瓶250ml(含0.4g莫西沙星，2.25g氯化钠)。

【适应证】

治疗患有上呼吸道和下呼吸道感染的成人(≥18岁)，如急性窦炎、慢性支气管炎急性发作、社区获得性肺炎，以及皮肤和软组织感染。

【用法用量】

1.口服　任何适应证均推荐一次400mg，一日1次。片剂用一杯水送下，服用时间不受饮食影响。应根据症状的严重程度或临床反应决定疗程，慢性气管炎急性发作5d，社区获得性肺炎10d，急性鼻窦炎、皮肤和软组织感染7d，最多用14d疗程。

2.静脉滴注　成人推荐剂量为一次0.4g，一日1次。根据症状的严重程度或临床反应决定疗程。治疗上呼吸道和下呼吸道感染是通常按下列疗程，慢性气管炎急性发作5d，社区获

得性肺炎，序贯给药(静脉给药后继续口服用药)推荐总疗程 7～14d，急性窦炎 7d，皮肤和软组织感染 7d。在开始治疗时静脉给药，之后再根据患者情况口服片剂给药。0.4g 的注射液给药时间为 90min，在临床试验中最多用 14d。既可单剂量给药也可以与一些相容的溶液一同滴注。

【不良反应】

90%以上不良反应为轻、中度，包括腹痛、头痛，恶心、腹泻、呕吐、消化不良。其他不良反应有肝功能化验异常，味觉倒错，眩晕，合并低钾血症的患者 Q-T 间期延长。

【注意事项】

1.药物相互作用

(1)慎与下列药物合用：ⅠA 类或Ⅲ类抗心律失常药、西沙必利、红霉素、抗精神病药物和三环类抗抑郁药。

(2)抗酸药、抗反转录病毒制剂和其他含有镁、铝等矿物质的制剂需要在口服本药 4h 前或 2h 后服用。

2.禁用、慎用　对本药任何成分或其他喹诺酮类高度过敏者，儿童、少年，孕妇，哺乳期妇女禁用。

3.老年人、婴幼儿、孕妇、哺乳期妇女使用安全性

(1)老年患者不必要调整用药剂量。

(2)该药禁用于儿童、少年。

(3)该药禁用于孕妇。

(4)喹诺酮类已知能大量分泌到乳汁中。临床前试验证实小量的莫西沙星可以分泌到人类的乳汁中，尚缺乏哺乳期妇女的数据。因此，莫西沙星禁用于哺乳期的妇女。

4.药物过量出现的症状及处理　关于过量的研究资料非常有限，单次最大剂量 800mg 和一日 600mg 多次口服，连用 10d 在健康志愿者身上未发现有任何明确不良反应。一旦服用过量莫西沙星，应根据患者状况采取适当支持措施。

5.药物体内过程及药动学参数

(1)口服后可以很快被几乎完全吸收。绝对生物利用度总计约 91%。在 50～1200mg 单次剂量和一日 600mg 连服 10d 的药动学显示出呈线性关系。3d 内达稳态。口服 400mg 后 0.5～4h 达到峰值 3.1mg/L。一日 1 次 400mg 口服后达到稳态时其浓度峰值和谷值分别为 3.2mg/L和 0.6mg/L。给予莫西沙星同时进食能稍延长达峰时间约 2h 并减少峰浓度约 16%。吸收范围不变。给药不受进食影响。

(2)莫西沙星可以很快分布到血管外间隙。该药的浓度-时间曲线下面积(AUC)高[6(mg·h)/L]，稳态时表观分布容积接近 2L/kg。涎液中药物浓度比血药浓度高。在 0.02～2mg/L 的体外和体内试验表明，无论药物浓度如何，蛋白结合率约为 45%，莫西沙星主要与血浆白蛋白结合，由于蛋白结合率低，游离峰浓度＞10 倍 MIC。

(3)莫西沙星经过第 2 阶段的生物转化后通过肾脏和胆汁或粪便以原型和硫化物(M1)和葡萄糖醛酸盐(M2)的形式排出。M1 和 M2 只是在人体内的相关代谢产物，均无微生物活性。莫西沙星从血浆和涎液中被排出的平均半衰期为 12h。

6.肝、肾功能不良时的剂量调整

(1)肝损伤:轻度肝功能异常的患者不必调整莫西沙星的剂量。目前尚缺乏严重肝功能受损者的药动学数据。

(2)肾功能异常:任何程度的肾功能受损的患者均不必调整莫西沙星的剂量,包括肌酐清除率≤30ml/(min·1.73m²)。

7.其他　有能导致癫痫发作或降低癫痫发作域值的中枢神经系统疾病的患者慎用。肝功能严重损伤,Q-T 间期延长的患者应避免使用。低钾血症,有致心律失常的因素存在时应慎用。在使用喹诺酮类治疗中有可能出现肌腱炎和肌腱断裂,一旦出现疼痛或炎症,需要停药并休息患肢。在治疗中如出现严重腹泻,要考虑假膜性肠炎的诊断,并立即采取足够的治疗措施。应建议患者避免在紫外线及日光下过度暴露。

(倪晨明)

第八节　抗肺结核病药

一、异烟肼

【英文名】 Isoniazid

【其他名称】 雷米封

【剂型规格】 片剂:每片 0.1g;注射粉针:每支 100mg。

【适应证】

1.异烟肼与其他抗结核药联合,适用于各型结核病的治疗,包括结核性脑膜炎及其他分枝杆菌感染。

2.单用适于各型结核病的预防。新近确诊为结核病患者的家庭成员或密切接触者;结核菌素纯蛋白衍生物试验(PPD)强阳性同时胸部 X 线检查符合非进行性结核病,痰菌阴性,过去未接受过正规的抗结核治疗者;正接受免疫抑制药或长期激素治疗的患者,某些血液病或网状内皮系统疾病(如白血病、霍奇金病)、糖尿病、尿毒症、硅沉着病或胃切除手术患者,其结核菌素纯蛋白衍生物试验呈阳性反应者;35 岁以下结核菌素纯蛋白衍生物试验阳性患者;已知或疑为 HIV 感染者,其结核菌素纯蛋白衍生物试验呈阳性反应者,或与活动性肺结核患者有密切接触者。

【用法用量】

1.口服

(1)预防:成人,一日 0.3g,一次服用;小儿,每日按体重 10mg/kg,一日总量不超过 0.3g,一次服用。

(2)治疗:成人,与其他抗结核药合用,口服,每日按体重 5mg/kg,最高 0.3g;或每日按体重 15mg/kg,最高 900mg,一周 2 或 3 次。小儿,每日按体重 10～20mg/kg,一日不超过 0.3g,一次服用。某些严重结核病患儿(如结核性脑膜炎),每日按体重可高达 30mg/kg,一日最高剂量 500mg,但要注意肝功能损害和周围神经炎的发生。

2.静脉注射和静脉滴注　一般在强化期或对于重症或不能口服用药的患者采用静脉滴注的方法,用氯化钠注射液或 5%葡萄糖注射液稀释后使用。

(1)成人,一次 0.3～0.4g 或按体重 5～10mg/kg;儿童,每日按体重 10～15mg/kg,每日不超过 0.3g。

(2)急性粟粒型肺结核或结核性脑膜炎患者,成人,每日按体重 10～15mg/kg,每日不超过 0.9g。

(3)采用间歇疗法时,成人,一次 0.6～0.8g,一周 2 或 3 次。

3.局部用药

(1)雾化吸入:一次 0.1～0.2g,一日 2 次。

(2)局部注射(胸膜腔、腹腔、椎管内):一次 50～200mg。

【不良反应】

1.发生率较多者有步态不稳或麻木针刺感、烧灼感或手指疼痛(周围神经炎)。

2.深色尿、眼或皮肤黄染(肝毒性,35 岁以上患者肝毒性发生率增高)。

3.食欲不佳、异常乏力或软弱、恶心或呕吐(肝毒性前驱症状)。

4.发生率极少者有视物模糊或减退,合并或不合并眼痛(视神经炎)。

5.发热、皮疹、血细胞减少及男性乳房发育等。

6.本品偶可因神经毒性引起抽搐。

【注意事项】

1.药物相互作用

(1)服药同时饮酒易引起本品诱发的肝脏毒性反应,并加速异烟肼代谢,需调整剂量,密切观察肝毒性征象,并劝告患者避免酒精饮料。

(2)含铝抗酸药可延缓并减少本药口服吸收,降低血药浓度。

(3)抗凝血药(如香豆素或茚满双酮衍生物)与异烟肼同服,抑制了抗凝药代谢,使抗凝作用增强。

(4)与环丝氨酸同服可增加中枢神经系统不良反应。

(5)不可与麻黄碱、颠茄同时服用,以免发生或增加不良反应。

(6)本品为维生素 B_6 拮抗药,可增加维生素 B_6 经肾排出量。

(7)与肾上腺皮质激素(尤其是泼尼松龙)合用时,可增加异烟肼在肝内的代谢和排泄。

(8)与阿芬太尼合用时,由于异烟肼为肝药酶抑制药,可延长阿芬太尼的作用;与双硫仑合用可增强其中枢神经系统作用,产生眩晕、动作不协调、易激惹、失眠等;与安氟醚合用可增加具有肾毒性的无机氟代谢物的形成。

(9)与乙硫异烟胺、吡嗪酰胺、利福平等其他抗结核药物合用时,可加重本品的肝毒性,尤其是已有肝功能损害或为异烟肼快乙酰化者,因此应尽可能避免合用或在疗程的头 3 个月密切随访有无肝毒性征相出现。

(10)可使酮康唑或咪康唑的血药浓度降低。

(11)与苯妥英钠或氨茶碱合用时可抑制两者在肝脏中的代谢,而导致苯妥英钠或氨茶碱血药浓度增高,故异烟肼与两者先后应用或合用时,苯妥英钠或氨茶碱的剂量应适当调整。

(12)与对乙酰氨基酚合用时,诱导肝细胞色素 P_{450},使前者形成毒性代谢物的量增加,可增加肝毒性及肾毒性。

(13)抑制卡马西平代谢而引起毒性反应;卡马西平可诱导异烟肼的微粒体代谢,形成具有肝毒性的中间代谢物增加。

(14)本品不宜与其他神经毒药物合用,以免增加神经毒性。

2.禁用、慎用　肝功能不正常者,精神病患者和癫痫患者禁用,严重肾功能损害者慎用。

3.老年人、婴幼儿、孕妇、哺乳期妇女使用安全性　50 岁以上患者用本品引起肝炎的发生率较高;本品可穿过胎盘,导致胎儿血药浓度高于母体;在乳汁中浓度与血药浓度相近;要严格按用法用量用于儿童。

4.药物过量出现的症状及处理

(1)药物过量的表现:除上述不良反应外,主要表现为抽搐、神志不清、昏迷等,处理不及时还可发生急性重型肝炎。

(2)处理方法:①停药。②保持呼吸道通畅。③采用短效巴比妥制剂和维生素 B_6 静脉内给药。维生素 B_6 剂量为每毫克异烟肼用 1mg 维生素 B_6,如服用异烟肼的剂量不明,可给予维生素 B_6 5g,每 30 分钟 1 次,直至抽搐停止,患者恢复清醒。继以洗胃,洗胃应在服用本品后的 2～3h 内进行。④立即抽血测定血气、电解质、尿素氮、血糖等。⑤立即静脉给予碳酸氢钠,纠正代谢性酸中毒,必要时重复给予。⑥采用渗透性利尿药,并在临床症状已改善后继续使用,促进异烟肼排泄,预防中毒症状复发。⑦严重中毒患者应及早配血,做好血液透析的准备,不能进行血液透析时,可以进行腹膜透析,同时合用利尿药。⑧采取有效措施,防止出现缺氧、低血压及吸入性肺炎。

5.药物体内过程及药动学参数　口服后迅速自胃肠道吸收,并分布于全身组织和体液中,可穿过胎盘屏障,蛋白结合率仅 0%～10%。口服 1～2h 血药浓度可达峰值,4～6h 后血药浓度根据患者的乙酰化快慢而不一,肝、肾功能损害者可能延长,代谢主要在肝中乙酰化成无活性代谢产物。本品主要经肾排泄(约 70%),在 24h 排出,大部分为无活性代谢产物。本品易通过血-脑屏障,亦可从乳汁排出,少量可自涎液、痰液和粪便中排出。

6.肝、肾功能不良时的剂量调整　严重肾功能损害者慎用。

7.其他

(1)交叉过敏反应,对乙硫异烟胺、吡嗪酰胺、烟酸或其他化学结构有关药物过敏者也可能对本品过敏。

(2)对诊断的干扰。用硫酸铜法进行尿糖测定可呈假阳性反应,但不影响酶法测定的结果。异烟肼可使血清胆红素、丙氨酸氨基转移酶及天冬氨酸氨基转移酶的测定值增高。

(3)异烟肼中毒时可用大剂量维生素 B_6 对抗。

(4)如疗程中出现视神经炎症状,应立即进行眼部检查,并定期复查。

二、丙硫异烟胺

【英文名】 Protionamide

【其他名称】 丙基硫异烟胺

【剂型规格】 片剂:0.1g。

【适应证】

本品仅对分枝杆菌有效,本品与其他抗结核药联合用于结核病经一线药物(如链霉素、异烟肼、利福平和乙胺丁醇)治疗无效者。

【用法用量】

1.成人　口服,与其他抗结核药合用,一次 250mg,一日 2 或 3 次。

2.小儿　与其他抗结核药合用,口服,每次按体重 4～5mg/kg,一日 3 次。

【不良反应】

1.发生率较高者有精神忧郁(中枢神经系统毒性)。

2.发生率较少者有步态不稳或麻木、针刺感、烧灼感、手足疼痛(周围神经炎)、精神错乱或其他精神改变(中枢神经系统毒性)、眼或皮肤黄染(黄疸、肝炎)。

3.发生率极少者有视物模糊或视力减退、合并或不合并眼痛(视神经炎)、月经失调或怕冷、性欲减退(男子)、皮肤干而粗糙、甲状腺功能减退、关节疼痛、僵直肿胀。

4.如持续发生以下情况者应予注意腹泻、涎液增多、流口水、食欲缺乏、口中金属味、恶心、口痛、胃痛、胃部不适、呕吐(胃肠道紊乱、中枢神经系统毒性)、眩晕(包括从卧位或坐位起身时)、嗜睡、软弱(中枢神经系统毒性)。

【注意事项】

1.药物相互作用

(1)与环丝氨酸同服可使中枢神经系统反应发生率增加,尤其是全身抽搐症状。应当适当调整剂量,并严密监察中枢神经系统毒性症状。

(2)本品与其他抗结核药合用可能加重其不良反应。

(3)本品为维生素 B_6 拮抗药,可增加其肾脏排泄。因此,接受丙硫异烟胺治疗的患者,维生素 B_6 的需要量可能增加。

2.禁用、慎用　孕妇禁服。严重肝功能减退、糖尿病慎用。

3.老年人、婴幼儿、孕妇、哺乳期妇女使用安全性　孕妇禁用。12 岁以下儿童不宜服用。

4.药物体内过程及药动学参数　口服迅速吸收(80%以上),广泛分布于全身组织体液中,在各种组织中和脑脊液内浓度与同期血药浓度接近。本品可穿过胎盘屏障。蛋白结合率约10%。服药后 1～3h 血药浓度可达峰值,有效血药浓度可持续 6h,$t_{1/2\beta}$ 约 3h。主要在肝内代谢。经肾排泄,1%为原型,5%为有活性代谢物,其余均为无活性代谢产物。

5.肝、肾功能不良时的剂量调整　严重肝功能减退慎用。

6.其他

(1)交叉过敏,患者对异烟肼、吡嗪酰胺、烟酸或其他化学结构相近的药物过敏者可能对本品过敏。

(2)对诊断的干扰,可使丙氨酸氨基转移酶、天冬氨酸氨基转移酶测定值增高。

(3)治疗期间需进行下列检查。①用药前和疗程中每2～4周测定丙氨酸氨基转移酶、天冬氨酸氨基转移酶,但上述检测值增高不一定预示发生临床肝炎,并可能在继续治疗过程中恢复;②眼部检查,如治疗过程中出现视力减退或其他视神经炎症状时应立即进行眼部检查,并定期复查。

三、帕司烟肼

【英文名】 Pasiniazid

【其他名称】 帕司烟肼片

【剂型规格】 片剂:每片0.1g;胶囊:每粒0.1g。

【适应证】

适用于口服结核抑制药治疗的成人和儿童的各种肺结核和其他结核:肺结核、结核性脑炎、呼吸道结核、消化道结核、骨结核、泌尿生殖器结核。适用于外科手术期间的保护,特别是与其他结核抑制药(链霉素)联合使用;适用于预防止复发和继续治疗。

【用法用量】

本品应饭后口服。成人,每日按体重20～40mg/kg。儿童,每日体重10～20mg/kg。每日用量应分3或4次。最后一次应该在20～21时服用,以保持本品在血液中的浓度至次日清晨。每日最大用量800mg。疗程应为6～10个月,且不应短于6个月。

【不良反应】

1.可引起胃肠道反应,如恶心、呕吐、食欲缺乏、腹胀、腹泻。

2.贫血、嗜酸性细胞增多、白细胞减少。

3.可引起肝损害、血管神经性水肿、鼻炎、药热。

4.个别病例有哮喘、周围神经炎、头痛、视神经炎、视力障碍、胰腺炎、性功能障碍(或性欲下降)。

5.神经系统反应,如头痛、失眠、乏力、口周面部和四肢皮肤发麻、皮疹、周身性红斑狼疮样反应、剥脱性皮炎,甚至死亡。

6.可引起高尿酸血症、急性横纹肌溶解。

【注意事项】

治疗期间最好不要停药,否则可能会促进细菌的抗药性。

四、乙胺丁醇

【英文名】 Ethambutol

【其他名称】 EMB,盐酸乙胺丁醇

【剂型规格】 片剂:0.25g。

【适应证】

适用于与其他抗结核药联合治疗结核杆菌所致的肺结核。亦可用于结核性脑膜炎及非典型分枝杆菌感染的治疗。

【用法用量】 成人。

1.与其他抗结核药合用,结核初治,按体重15mg/kg,一日1次;或每次按体重25~30mg/kg,口服,最高2.5g,一周3次;或按体总50mg/kg,最高2.5g,一周2次。结核复治,按体重25mg/kg,一日1次,连续60d,继以按体重15mg/kg,一日1次。

2.非典型分枝杆菌感染,每日按体重15~25mg/kg,一次服用;口服,初治病例每日按体重15mg/kg;复治病例前30~60d为每日按体总25mg/kg,以后减为每日按体重15mg/kg(成人间歇法可用一日1.5~2.0g,一周用2d)。

3.本品宜与异烟肼、链霉素、利福平等药合用。

【不良反应】

主要不良反应为球后视神经炎,服用较大剂量时尤易发生,可有视物模糊、辨色力差。中心盲点等症状,其他尚可见食欲缺乏、恶心、呕吐、腹泻、头痛、下肢麻木等,偶可引起变态反应(关节痛、皮炎、粒细胞减少症等)和肝功能障碍等。

【注意事项】

1.药物相互作用

(1)与乙硫异烟胺合用可增加不良反应。

(2)与氢氧化铝合用能减少本品的吸收。

(3)与神经毒性药物合用的增加神经毒性,如视神经炎或周围神经炎。

(4)本品宜与异烟肼、链霉素、利福平等药合用。

2.禁用、慎用

(1)原有视神经炎及癫痫患者忌用。

(2)痛风、视神经炎、肾功能减退者慎用。糖尿病患者慎用。

3.老年人、婴幼儿、孕妇、哺乳期妇女使用安全性

(1)不推荐应用于13岁以下儿童。

(2)老年人应按照肾功能调整剂量。

(3)孕妇、哺乳期妇女应用应充分权衡利弊。

4.药物体内过程及药动学参数 口服迅速吸收,2~4h血药浓度达高峰。在体内分布良好,唯脑脊液中药浓度不高,尚不及0.1mg/L,但较易进入细胞内。细胞内药浓度可比血中高2~3倍。半衰期为4~6h。70%以原型自尿排出,20%左右随粪排出,5%~15%的药物在体内代谢为无活性的物质。

5.其他

(1)避免与对氨水杨酸同时服用。

(2)定期检查视力、视野、肝、肾及造血功能,对肾功能减退者剂量酌减,一旦出现视力障碍,应及时停药。

五、利福平

【英文名】 Rifampicin

【其他名称】 甲哌利福霉素，甲哌力复霉素，力复平

【剂型规格】 胶囊：0.15g；注射剂：0.3g(5ml)。

【适应证】

1.本品与其他抗结核药联合用于各种结核病的初治与复治，包括结核性脑膜炎的治疗。

2.本品与其他药物联合用于麻风、非结核分枝杆菌感染的治疗。

3.本品与万古霉素(静脉)可联合用于甲氧西林耐药葡萄球菌所致的严重感染。利福平与红霉素联合方案可用于军团菌属严重感染。

4.用于无症状脑膜炎奈瑟菌带菌者，以消除鼻咽部脑膜炎奈瑟菌；但不适用于脑膜炎奈瑟菌感染的治疗。

【用法用量】

1.口服

(1)抗结核治疗：成人，口服，一日0.45～0.60g，空腹一次服用，每日不超过1.2g；1个月以上小儿每日按体重10～20mg/kg，空腹一次服用，每日量不超过0.6g。

(2)脑膜炎奈瑟菌带菌者：成人，按体重5mg/kg，每12小时1次，连续2d；1个月以上小儿每日按体重10mg/kg，每12小时1次，连服4次。

(3)老年患者，口服，每日按体重10mg/kg，空腹一次服用。

2.注射

(1)结核：成人，一日单次静脉滴注600mg，2～3h以上滴完。儿童，每日单次按体重20mg/kg，每日总剂量不超过600mg。

(2)军团菌或重症葡萄球菌感染：成人建议剂量600～1200mg，分2～4次给药，并且同时使用其他抗生素以防耐药。

3.滴眼　用于治疗沙眼、结膜炎。滴眼液，一次1滴，一日4～6次。治疗沙眼疗程为6周。

【不良反应】

1.消化道反应　最为多见，口服本品后可出现厌食、恶心、呕吐、上腹部不适、腹泻等胃肠道反应，发生率为1.7%～4.0%，但均能耐受。

2.肝毒性　为本品的主要不良反应，发生率约1%。在疗程最初数周内，少数患者可出现血清氨基转移酶升高、肝大和黄疸，大多为无症状的血清氨基转移酶一过性升高，在疗程中可自行恢复，老年人、酗酒者、营养不良、原有肝病或其他因素造成肝功能异常者较易发生。

3.过敏反应　大剂量间歇疗法后偶可出现“流感样症候群”，表现为畏寒、寒战、发热、不适、呼吸困难、头晕、嗜睡及肌肉疼痛等，发生频率与剂量大小及间歇时间有明显关系。偶可发

生急性溶血或肾衰竭，目前认为其产生机制属过敏反应。

4.其他 患者服用本品后，大小便、涎液、痰液、泪液等可呈橘红色。偶见白细胞减少、凝血酶原时间缩短、头痛、眩晕、视力障碍等。

【注意事项】

1.药物相互作用

(1)饮酒可致利福平性肝毒性发生率增加，并增加利福平的代谢，需调整利福平剂量，并密切观察患者有无肝毒性出现。

(2)对氨基水杨酸盐可影响本品的吸收，导致其血药浓度减低；如必须联合应用时，两者服用间隔至少 6h。

(3)本品与异烟肼合用肝毒性发生危险增加，尤其是原有肝功能损害者和异烟肼快乙酰化患者。

(4)利福平与乙硫异烟胺合用可加重其不良反应。

(5)氯苯酚嗪可减少利福平的吸收，达峰时间延迟且半衰期延长。

(6)利福平与咪康唑或酮康唑合用，可使后两者血药浓度减低，故本品不宜与咪唑类合用。

(7)肾上腺皮质激素(糖皮质激素、盐皮质激素)、抗凝药、氨茶碱、茶碱、氯霉素、氯贝丁酯、环孢素、维拉帕米(异搏定)、妥卡尼、普罗帕酮、甲氧苄啶、香豆素或茚满二酮衍生物、口服降血糖药、促皮质素、氨苯砜、洋地黄苷类、丙吡胺、奎尼丁等与利福平合用时，由于后者诱导肝微粒体酶活性，可使上述药物的药效减弱，因此除地高辛和氨苯砜外，在用利福平前和疗程中上述药物需调整剂量。本品与香豆素或茚满二酮类合用时应每日或定期测定凝血酶原时间，据以调整剂量。

(8)本品可促进雌激素的代谢或减少其肠肝循环，降低口服避孕药的作用，导致月经不规则，月经间期出血和计划外妊娠。所以，患者服用本品时，应改用其他避孕方法。

(9)本品可诱导肝微粒体酶，增加抗肿瘤药达卡巴嗪、环磷酰胺的代谢，形成烷化代谢物，促使白细胞减低，因此需调整剂量。

(10)本品与地西泮(安定)合用可增加后者的消除，使其血药浓度减低，故需调整剂量。

(11)本品可增加苯妥英在肝脏中的代谢，故两者合用时应测定苯妥英血药浓度并调整用量。

(12)本品可增加左甲状腺素在肝脏中的降解，因此两者合用时左甲状腺素剂量应增加。

(13)本品亦可增加美沙酮、美西律在肝脏中的代谢，引起美沙酮撤药症状和美西律血药浓度减低，故合用时后两者需调整剂量。

(14)丙磺舒可与本品竞争被肝细胞的摄入，使本品血药浓度增高并产生毒性反应。但该作用不稳定，故通常不宜加用丙磺舒以增高本品的血药浓度。

2.禁用、慎用

(1)对本品或利福霉素类抗菌药过敏者禁用。

(2)肝功能严重不全、胆道阻塞者和 3 个月以内孕妇禁用。

(3)酒精中毒、肝功能损害者慎用。

(4)婴儿、妊娠3个月以上的孕妇和哺乳期妇女慎用。

3.老年人、婴幼儿、孕妇、哺乳期妇女使用安全性

(1)老年患者肝功能有所减退,用药量应酌减。

(2)本品在5岁以下小儿应用的安全性尚未确立。

(3)利福平可透过胎盘,动物实验曾引起畸胎。人类虽尚无致畸报道,但目前无足够资料表明可在妊娠期安全应用。

(4)利福平可由乳汁排泄,哺乳期妇女用药应充分权衡利弊后决定。

4.药物过量出现的症状及处理

(1)逾量的表现:精神迟钝;眼周或面部水肿;全身瘙痒;红人综合征(皮肤黏膜及巩膜呈红色或橙色)。有原发肝病,酗酒者或同服其他肝毒性药物者可能引起死亡。

(2)处理:①停药。②洗胃,因患者往往出现恶心、呕吐,不宜再催吐;洗胃后给予活性炭糊,以吸收胃肠道内残余的利福平;有严重恶心呕吐者给予镇吐药。③静脉输液并给予利尿药,促进药物的排泄。④对症和支持疗法。

5.药物体内过程及药动学参数

(1)利福平口服吸收良好,服药后1.5～4h血药浓度达峰值。成人一次600mg后血药浓度峰值(C_{max})为7～9mg/L,6个月至5岁小儿每次按体重10mg/kg,血药浓度峰值(C_{max})为11mg/L。

(2)本品在大部分组织和体液中分布良好,包括脑脊液,当脑膜有炎症时脑脊液内药物浓度增加;在涎液中亦可达有效治疗浓度;本品可穿过胎盘。表观分布容积(Vd)为1.6L/kg。蛋白结合率为80%～91%。进食后服药可使药物的吸收减少30%,该药的血浆消除半衰期为3～5h,多次给药后有所缩短,为2～3h。

(3)本品在肝脏中可被自身诱导微粒体氧化酶的作用而迅速去乙酰化,成为具有抗菌活性的代谢物去乙酰利福平,水解后形成无活性的代谢物由尿排出。本品主要经胆和肠道排泄,可进入肠肝循环,但其去乙酰活性代谢物则无肠肝循环。60%～65%的给药量经粪便排出,6%～15%的药物以原型、15%为活性代谢物经尿排出,7%则以无活性的3-甲酰衍生物排出。亦可经乳汁排出。肾功能减退的患者中本品无积聚;由于自身诱导肝微粒体氧化酶的作用,在服用利福平的6～10d后其排泄率增加;用高剂量后由于胆道排泄达到饱和,本品的排泄可能延缓。利福平不能经血液透析或腹膜透析清除。

6.肝、肾功能不良时的剂量调整　肝功能减退者需要减量,每日剂量≤8mg/kg。肾功能减退者不需要减量,在肾小球滤过率减低或无尿患者中利福平的血药浓度无显著改变。

7.其他

(1)对诊断的干扰。可引起直接抗球蛋白试验(Coombs试验)阳性;干扰血清叶酸浓度测定和血清维生素B_{12}浓度测定结果;可使磺溴酞钠试验滞留出现假阳性;可干扰利用分光光度计或颜色改变而进行的各项尿液分析试验的结果;可使血液尿素氮、血清碱性磷酸酶、血清丙

氨酸氨基转移酶、天冬氨酸氨基转移酶、血清胆红素及血清尿酸浓度测定结果增高。

(2)利福平可致肝功能不全,在原有肝病患者或本品与其他肝毒性药物同服时有伴发黄疸死亡病例的报道,因此原有肝病患者,仅在有明确指征情况下方可慎用,治疗开始前、治疗中严密观察肝功能变化,肝损害一旦出现,立即停药。

(3)高胆红素血症。系肝细胞性和胆汁潴留的混合型,轻症患者用药中自行消退,重者需停药观察。血胆红素升高也可能是利福平与胆红素竞争排泄的结果。治疗初期 2～3 个月应严密监测肝功能变化。

(4)单用利福平治疗结核病或其他细菌性感染时病原菌可迅速产生耐药性,因此本品必须与其他药物合用。治疗可能需持续 6 个月至 2 年,甚至数年。

(5)利福平可能引起白细胞和血小板减少,并导致牙龈出血和感染、伤口愈合延迟等。此时应避免拔牙等手术、并注意口腔卫生、刷牙及剔牙均需慎重,直至血象恢复正常。用药期间应定期检查周围血象。

(6)利福平应于餐前 1h 或餐后 2h 服用,清晨空腹一次服用吸收最好,因进食影响本品吸收。

(7)服药后尿、涎液、汗液等排泄物均可显橘红色。

六、利福布汀

【英文名】 Rifabutin

【其他名称】 安莎霉素,利福布丁,袢霉素

【剂型规格】 每粒(片)0.15g。

【适应证】

本品适用于与其他抗结核药联合治疗结核分枝杆菌所致的各型结核病,亦可用于非结核分枝杆菌感染的治疗。还适用于晚期 HIV 感染患者预防 MAC 的播散。

【用法用量】

口服,成人,一次 0.15～0.3g,一日 1 次。

1.MAC 感染 一次 0.3g,一日 1 次,如有恶心、呕吐等胃肠道不适者,可改为一次 0.15g,一日 2 次,进食同时服用药可减轻胃肠道反应。

2.结核 一次 0.15～0.3g,一日 1 次。

3.严重肾功能不全 肌酐清除率＜30ml/min,剂量减半。

【不良反应】

1.一般耐受性较好,患者的尿液、粪便、涎液、痰、汗、眼泪、皮肤可被利福布汀染成棕黄色,角膜接触镜常持久染色。

2.中断治疗的原因有皮疹、胃肠道反应、中性粒细胞减少,偶尔出现血小板功能不全。

3.发生率小的不良反应包括流感样综合征、肝炎、溶血、关节痛、骨髓炎、呼吸困难。

4.尚未完全确立的不良反应包括惊厥、麻木、失语、非特异性T波改变。

5.HIV阳性患者单用利福布汀做预防性治疗时偶尔出现葡萄膜炎,若剂量增大,发生率也增高。可使用氢化可的松眼药水治疗,重症者可能数周后症状才能缓解。一旦出现葡萄膜炎应暂停利福布汀。轻症者可以再次使用,若症状复现则必须停用。

【注意事项】

1.药物相互作用

(1)利福布汀干扰细胞色素CYP3A的酶系统,降低需要上述酶参与代谢的所有药物的血液浓度。同时利福布汀本身又是通过CYP3A代谢的,故任何抑制CYP3A的药物都将增加利福布汀的血液浓度。

(2)与抗真菌药合用。利福布汀一日300mg,用于接受齐多夫定一日500mg和氟康唑一日200mg共2周的HIV感染者,利福布汀的AUC增加82%,浓度峰值增加88%。但利福布汀并不影响氟康唑的药动学;与伊曲康唑一日200mg联用时,伊曲康唑的AUC和浓度峰值分别下降70%和75%。

(3)与抗肺孢菌药合用。给予HIV感染患者利福布汀一日300mg和氨苯砜一日50mg时,氨苯砜的AUC下降27%~40%;如与SMZ-TMP联用,可使后者的AUC下降15%~20%,但SMZ-TMP并不改变利福布汀的药动学。

(4)与抗反转录病毒制剂合用。HIV感染患者使用利福布汀一日300mg时,地拉韦啶的AUC下降80%,浓度峰值下降75%;地拉韦啶会使利福布汀AUC增加100%。

(5)HIV感染者使用利福布汀一日300mg和克拉霉素时,克拉霉素的AUC下降50%,而利福布汀的AUC则增加75%。

(6)与口服避孕药合用,利福布汀使口服避孕药的AUC和浓度峰值均降低。

2.禁用、慎用 对利福布汀及利福霉素类过敏者禁用。

3.老年人、婴幼儿、孕妇、哺乳期妇女使用安全性

(1)动物实验中本品对胎儿骨骼生长有影响,故妊娠妇女只有在利大于弊时方可使用。

(2)1岁以下婴儿平均剂量为每日按体重18.5mg/kg,2~10岁每日按体重8.6mg/kg,14~16岁每日按体重4mg/kg。其不良反应主要包括白血病、中性粒细胞减少和皮疹,还有角膜沉积症,但并不影响视力。喂药时最好与食物混合。

4.药物过量出现的症状及处理 过量处理:洗胃后向胃内注入活性炭糊,可以帮助吸收胃肠道内残存的药物。由于85%的利福布汀与蛋白结合,它广泛分布在组织内,很少通过尿道排泄,因此血透和利尿都不能有效减少患者体内残存药物。

5.肝、肾功能不良时的剂量调整 合并严重肾功能损害的剂量应减半,而轻、中度肾功能损害者无需调整剂量。

6.其他 艾滋病合并活动性结核患者在没有其他抗结核药物联合治疗的情况下,利福布汀不能用于预防MAC,易导致结核分枝杆菌对利福布汀和利福平产生耐药。目前还没有证据说明利福布汀可用于结核病的预防治疗,需要同时预防结核病和MAC的患者应同时口服异烟肼和利福布汀。

七、利福喷汀

【英文名】 Rifapentine

【其他名称】 环戊基哌嗪利福霉素，环戊去甲利福平，环戊哌利福霉素

【剂型规格】 片剂：150mg，300mg；胶囊：150mg，300mg。

【适应证】

1.本品与其他抗结核药联合用于各种结核病的初治与复治，但不宜用于结核性脑膜炎的治疗。

2.适合医务人员直接观察下的短程化疗。

3.亦可用于非结核性分枝杆菌感染的治疗。

4.与其他抗麻风药联合用于麻风治疗可能有效。

【用法用量】

口服，抗结核。成人，一次 0.6g（体重＜55kg 者应酌减），一日 1 次，空腹时（餐前 1h）用水送服；一周服药 1 或 2 次。需与其他抗结核药联合应用，肺结核初始患者其疗程一般为 6～9 个月。

【不良反应】

本品不良反应比利福平轻微，少数病例可出现白细胞、血小板减少；丙氨酸氨基转移酶升高；皮疹、头晕、失眠等。胃肠道反应较少。应用本品未发现流感症候群和免疫性血小板降低，也未发现过敏性休克样反应。如果出现这类不良反应须及时停药。

【注意事项】

1.药物相互作用

（1）服用本品时每日饮酒可导致本品肝毒性增加，故服用本品期间应戒酒。

（2）对氨基水杨酸盐可影响本品的吸收，导致其血药浓度减低；如必须联合应用时，两者服用间隔至少 6h。

（3）苯巴比妥类药可能会影响本品的吸收，故不宜与本品同时服用。

（4）本品与口服抗凝药同时应用时会降低后者的抗凝效果，应加以注意。

（5）本品与异烟肼合用可致肝毒性发生危险增加，尤其是原有肝功能损害者和异烟肼快乙酰化患者。

（6）本品与乙硫异烟胺合用可加重其不良反应。

（7）抗酸药合用会明显降低本品的生物利用度。

（8）肾上腺皮质激素（糖皮质激素、盐皮质激素）、氨茶碱、茶碱、氯霉素、氯贝丁酯、环孢素、维拉帕米（异搏定）、妥卡尼、普罗帕酮、甲氧苄啶、香豆素或茚满二酮衍生物、口服降血糖药、促皮质素、氨苯砜、洋地黄苷类、丙吡胺、奎尼丁等与本品合用时，由于后者诱导肝微粒体酶活性，可使上述药物的药效减弱，因此除地高辛和氨苯砜外，在用本品前和疗程中上述药物需调整剂量。与香豆素或茚满二酮类合用时应每日或定期测定凝血酶原时间，据以调整剂量。

(9)本品可诱导肝微粒体酶，增加抗肿瘤药达卡巴嗪、环磷酰胺的代谢，形成烷化代谢物，促使白细胞减低，因此需调整剂量。

(10)与地西泮(安定)合用可增加后者的消除，使其血药浓度减低，故需调整剂量。

(11)本品可增加苯妥英钠在肝脏中的代谢，故两者合用时应测定苯妥英钠血药浓度并调整用量。

(12)本品可增加左甲状腺素在肝脏中的降解、因此两者合用时左甲状腺素剂量应增加。

(13)本品亦可增加美沙酮、美西律在肝脏中的代谢，引起美沙酮撤药症状和美西律血药浓度减低，故合用时后两者需调整剂量。

(14)丙磺舒可与本品竞争被肝细胞的摄入，使本品血药浓度增高并产生毒性反应。但该作用不稳定，故通常不宜加用丙磺舒以增高本品的血药浓度。

(15)氯苯酚嗪可减少本品的吸收，达峰时间延迟且半衰期延长。

(16)与咪康唑或酮康唑合用，可使后两者血药浓度减低，故本品不宜与咪唑类合用。

2.禁用、慎用

(1)对本品或利福霉素类抗菌药过敏者禁用。

(2)肝功能严重不全、胆道阻塞者和孕妇禁用。

(3)酒精中毒者慎用。

3.老年人、婴幼儿、孕妇、哺乳期妇女使用安全性

(1)老年患者肝功能有所减退，用药量应酌减。

(2)本品在5岁以下小儿应用的安全性尚未确定。

(3)孕妇禁用。

(4)本品可经乳汁排泄，哺乳期妇女用药应充分权衡利弊后决定是否用药，如需使用本品时应暂停哺乳。

4.药物过量出现的症状及处理　过量的处理：①洗胃，洗胃后给予活性炭糊，以吸收胃肠道内残余的利福喷汀；有严重恶心、呕吐者，给予止吐剂。②输液，给利尿药促进药物排泄。③出现严重肝功能损害达24～48h或以上者，可考虑进行胆汁引流，以切断本品的肠肝循环。

5.药物体内过程及药动学参数

(1)本品在胃肠道的吸收缓慢且不完全，健康成人单次口服4mg/kg，血药浓度峰值(C_{max})平均为5.13mg/L，血消除半衰期($t_{1/2\beta}$)为14.1h；单次口服8mg/kg，则血药浓度峰值(C_{max})平均8.5mg/L，血消除半衰期($t_{1/2\beta}$)为19.9h。本品蛋白结合率＞98%，口服本品5～15h后血液浓度可达高峰。

(2)本品在体内分布广，尤其肝组织中分布最多，其次为肾，其他组织中亦有较高浓度，但不易透过血-脑屏障。主要在肝内酯酶作用下去乙酰化，成为25-去乙酰利福平；后者在肝脏内去乙酰化比利福平慢，其蛋白结合率显著降低，它水解后形成无活性的3-甲酰利福霉素。本品存在肠肝循环，故由胆汁排入肠道的原药部分可被再吸收。本品及其代谢产物主要经胆汁入肠道随粪排出，仅部分由尿中排出。

6.肝、肾功能不良时的剂量调整　肝功能严重不全者禁用。

7.其他

(1)本品与其他利福霉素有交叉过敏性。

(2)肝功能减退患者必须密切观察肝功能的变化。

(3)服用本品后引起白细胞和血小板减少患者,应避免进行拔牙等手术,并注意口腔卫生,剔牙需谨慎,直至血象恢复正常。

(4)对诊断的干扰。可引起直接抗球蛋白试验(Coombs 试验)阳性;干扰血清叶酸浓度测定和血清维生素 B_{12} 浓度测定结果;可使磺溴酞钠试验滞留出现假阳性;可干扰利用分光光度计或颜色改变而进行的各项尿液分析试验的结果;可使血液尿素氮、血清碱性磷酸酶、血清丙氨酸氨基转移酶、天冬氨酸氨基转移酶、血清胆红素及血清尿酸浓度测定结果增高。

(5)应用本品过程中,应经常观察血象和肝功能的变化情况。

(6)如曾间歇服用利福平因产生循环抗体而发生变态反应,如血压下降或休克、急性溶血贫血、血小板减少或急性间质性肾小管肾炎者,均不宜再用本品。

(7)本品应在空腹时(餐前 1h)用水送服;国外推荐给予高脂和少量糖类的早餐后服用本品可提高生物利用度。如服利福平出现胃肠道刺激症状者可改服本品。

(8)本品单独用于治疗结核病可能迅速产生细菌耐药性,必须联合其他抗结核药治疗。

(9)患者服用本品后,粪、尿、涎液、痰液、泪液等可呈橙红色。

八、吡嗪酰胺

【英文名】 Pyrazinamide

【其他名称】 烟酰胺,氨甲酰基吡嗪,吡嗪甲酰胺

【剂型规格】 片剂:每片 0.25g。

【适应证】

本品仅对分枝杆菌有效,与其他抗结核药联合用于治疗结核病。

【用法用量】

口服,成人常用量,与其他抗结核药联合,每日按体重 15～30mg/kg-次服用,或 50～70mg/kg,一周 2 或 3 次;每日服用者最高 2g,一周 3 次者一次最高 3g,一周 2 次者一次最高 4g。

【不良反应】

1.发生率较高的有关节痛。

2.发生率较少的有食欲缺乏、发热、乏力或软弱、眼或皮肤黄染、畏寒。

【注意事项】

1.药物相互作用

(1)与别嘌醇、秋水仙碱、丙磺舒、磺吡酮合用,可增加血尿酸浓度而降低上述药物对痛风的疗效。

(2)与乙硫异烟胺合用时可增强不良反应。

(3)环孢素与吡嗪酰胺同用时前者血药浓度可能减低,因此需监测血药浓度。

2.禁用、慎用　糖尿病、痛风或严重肝功能减退者慎用。

3.老年人、婴幼儿、孕妇、哺乳期妇女使用安全性

(1)本品具较大毒性,儿童不宜应用。

(2)孕妇结核病患者可先用异烟肼、利福平和乙胺丁醇治疗 9 个月,如对上述任一种药物耐药而对本品可能敏感者可考虑采用本品。

4.药物体内过程及药动学参数　口服后在胃肠道内吸收迅速而完全。广泛分布于全身组织和体液中。脑脊液内药物浓度可达血药浓度的 87%～105%。蛋白结合率为 10%～20%。口服 2h 后血药浓度可达峰值,$t_{1/2}$ 为 9～10h,肝肾功能减退时可能延长。主要在肝中代谢,水解成吡嗪酸,为具有抗菌活性的代谢物,继而羟化成无活性的代谢物,经肾小球滤过排泄。24h 内以代谢物排出 70%,3%以原型排出。

5.其他

(1)交叉过敏,对乙硫异烟胺、异烟肼、烟酸或其他化学结构相似的药物过敏患者也可能对本品过敏。

(2)对诊断的干扰。可与硝基氰化钠作用产生棕红色,影响尿酮测定结果;可使丙氨酸氨基转移酶、天冬氨酸氨基转移酶、血尿酸浓度测定值增高。

(3)应用过程中血尿酸常增高,可引起急性痛风发作,须进行血清尿酸测定。

九、对氨基水杨酸钠

【英文名】 Sodium Aminosalicylate

【其他名称】 PAS,对氨基柳酸钠,对氨柳酸钠,注射用对氨基水杨酸钠,抗痨钠,派斯钠,PAS-Na

【剂型规格】 注射剂:2g,4g,6g;片剂:0.5g。

【适应证】

适用于结核分枝杆菌所致的肺及肺外结核病。本品仅对分枝杆菌有效,单独应用时结核杆菌对本品能迅速产生耐药性,因此必须与其他抗结核药合用。链霉素和异烟肼与本品合用时能延缓结核杆菌对前两者耐药性的产生。本品对不典型分枝杆菌无效。主要用作二线抗结核药物。

【用法用量】

1.口服　成人,一次 4～6 片,一日 4 次;小儿,每日按体重 0.2～0.3g/kg,分 3 或 4 次,儿童每日剂量不超过 12g。

2.静脉滴注　成人,一日 4～12g,临用前加灭菌注射用水适量溶解后再用 5%葡萄糖注射液 500ml 稀释,2～3h 滴完。小儿,每日按体重 0.2～0.3g/kg。

【不良反应】

1.发生率较多者　胃肠道反应有食欲缺乏、恶心、呕吐、腹痛、腹泻；过敏反应有瘙痒、皮疹、药物热、哮喘、嗜酸性粒细胞增多。

2.发生率较少者　引起胃溃疡及其出血、血尿、蛋白尿、肝功损害及粒细胞减少。

【注意事项】

1.药物相互作用

(1)对氨基苯甲酸与本品有拮抗作用，两者不宜合用。

(2)本品可增强抗凝药(香豆素或茚满二酮衍生物)的作用，因此在用对氨基水杨酸类时或用后，口服抗凝药的剂量应适当调整。

(3)与乙硫异烟胺合用时可增加不良反应。

(4)丙磺舒或磺吡酮与氨基水杨酸类合用可减少后者从肾小管的分泌量，导致血药浓度增高和持续时间延长及毒性反应发生。因此，氨基水杨酸类与丙磺舒或磺吡酮合用时或合用后，前者的剂量应予适当调整，并密切随访患者。但目前多数不用丙磺舒作为氨基水杨酸类治疗时的辅助用药。

(5)氨基水杨酸类可能影响利福平的吸收，导致利福平的血药浓度降低，必须告知患者在服用上述两药时，至少相隔 6h。

(6)氨基水杨酸盐和维生素 B_{12} 同服时可影响后者从胃肠道的吸收，因此服用氨基水杨酸类的患者其维生素 B_{12} 的需要量可能增加。

2.禁用、慎用　下列情况应慎用：充血性心力衰竭、胃溃疡、葡萄糖-6-磷酸脱氢酶(G-6-PD)缺乏症、严重肝功能损害、严重肾功能损害。

3.老年人、婴幼儿、孕妇、哺乳期妇女使用安全性

(1)严格按儿童用法用量服用。

(2)对孕妇未证实有特殊不良反应，同时联合疗法对于胎儿的影响目前尚不清楚，但必须充分权衡利弊后选用。

(3)氨基水杨酸类可由乳汁中排泄，哺乳期妇女须权衡利弊后选用。

4.药物体内过程及药动学参数　自胃肠道吸收良好。较其他水杨酸类吸收更为迅速。吸收后迅速分布至各种体液中，在胸水中达到很高浓度，但脑脊液中的浓度很低。本品迅速弥散至肾、肺和肝组织，在干酪样组织中可达较高浓度。蛋白结合率低(15%)。口服后 1～2h 达血药浓度峰值，持续时间约 4h，半衰期为 45～60min，肾功能损害者可达 23h。本品在肝中代谢，50%以上经乙酰化成为无活性代谢物。给药后 85%在 7～10h 内经肾小球滤过和肾小管分泌迅速排出；14%～33%以原型经肾排出，50%为代谢物。本品亦可经乳汁排泄。血液透析能否清除本品不明。

5.其他

(1)交叉过敏反应，对其他水杨酸类包括水杨酸甲酯(冬青油)或其他含对氨基苯基团(如某些磺胺药和染料)过敏的患者对本品亦可呈过敏。

(2)对诊断的干扰。使硫酸铜法测定尿糖出现假阳性;使尿液中尿胆原测定呈假阳性反应(氨基水杨酸类与Ehrlich试剂发生反应,产生橘红色浑浊或黄色,某些根据上述原理做成的市售试验纸条的结果也可受影响);使丙氨酸氨基转移酶和天冬氨酸氨基转移酶的正常值增高。

十、环丝氨酸

【英文名】 Cycloserine

【其他名称】 东方霉素,恶唑霉素,杀痨霉素,太素霉素,氧霉素

【剂型规格】 片剂:0.25g。

【适应证】

主要用于耐药结核杆菌的感染。

【用法用量】

口服,1日量,成人0.5g;小儿,按体重10mg/kg,分2次服,首剂用半量。

【不良反应】

毒性反应大,主要为神经系统毒性反应,亦可有胃肠道反应及发热等。

十一、利福霉素

【英文名】 Rifamycin

【其他名称】 力福霉素,力复霉素钠,利福霉素钠

【剂型规格】 注射剂:每支0.25g。

【适应证】

本品用于结核杆菌感染的疾病和重症耐甲氧西林金黄色葡萄球菌、表皮葡萄球菌及难治疗性军团菌感染的联合治疗。

【用法用量】

1.静脉滴注

(1)成人:一般感染,一次500mg,溶于5%葡萄糖注射液250ml中,一日2次;中重度感染,一次1000mg,溶于5%葡萄糖注射液500ml中,一日2次;滴速不宜过快。

(2)小儿:用量为每日按体重10～30mg/kg,一日2次,滴速不宜过快,或遵医嘱。

2.静脉注射 成人,一次500mg,一日2或3次。缓慢注射。

【不良反应】

1.滴注过快可出现暂时性巩膜或皮肤黄染。

2.少数患者可出现一过性肝脏损害、黄疸及肾损害。

3.其他不良反应有恶心、食欲缺乏及眩晕,偶见耳鸣及听力下降、过敏性皮炎等。

【注意事项】

1.药物相互作用 尚不明确。

2.禁用、慎用

(1)有肝病或肝损害者禁用。

(2)对本品过敏者禁用。

3.老年人、婴幼儿、孕妇、哺乳期妇女使用安全性 孕妇及哺乳期妇女慎用。

4.药物体内过程及药动学参数 本品口服吸收不良,故临床采用肌内注射或静脉注射。注射后分布以肝脏和胆汁为最高,在肾、肺、心、脾也可达治疗浓度。与其他类抗生素或抗结核药尚未发现交叉耐药。

5.其他

(1)长期应用本品,偶见丙氨酸氨基转移酶轻度增高,停药后一般可自行恢复。

(2)本品不宜与其他药物混合使用,以免药物析出。

(3)用药后患者尿液呈红色,属于正常现象。

(4)与异烟肼合用,对结核菌有协同抗菌作用,但对肝毒性亦增加。

(5)用药期间应检查肝功能。

(6)孕妇及哺乳期妇女慎用。

(7)肝功能不全、胆道梗阻、慢性酒精中毒者应用本品应适当减量。

(高 云)

第九节 抗真菌药

一、克霉唑

【英文名】 Clotrimazole

【其他名称】 克罗确松,氯苯甲咪唑,三苯甲咪唑

【剂型规格】 片剂:0.25g

【适应证】

预防和治疗免疫抑制患者口腔和食管念珠菌感染,但由于本品口服吸收差,治疗深部真菌感染疗效差,不良反应又多见,现已很少应用,仅作局部用药。

【用法用量】

口服,一次 0.25~1g,一日 0.75~3g。小儿,每日按体重 20~60mg/kg,分 3 次服用。

【不良反应】

1.口服后常见胃肠道反应,一般在开始服药后即可出现纳差、恶心、呕吐、腹痛、腹泻等,严重者常需中止服药。

2.肝毒性。由于本品大部分在肝内代谢,故可出现肝损害,引起血清胆红素、碱性磷酸酶和氨基转移酶升高,停药后可恢复。

3.偶可发生暂时性神经精神异常,表现为抑郁,幻觉和定向障碍等。此类反应一旦出现,必须中止治疗。

【注意事项】

1.药物相互作用　本品与制霉菌素、两性霉素 B 及氟胞嘧啶对白色念珠菌无协同作用。

2.禁用、慎用　肝功能不全、粒细胞减少、肾上腺皮质功能减退及对本品过敏者禁用。

3.老年人、婴幼儿、孕妇、哺乳期妇女使用安全性

(1)3 岁以下儿童用药的安全性及有效性尚未确立。

(2)动物实验显示,应用 100 倍于人体剂量时具胚胎毒性。孕妇应权衡利弊后决定是否应用。

(3)本品是否经乳汁分泌尚缺乏资料。但由于许多药物经乳汁分泌,哺乳期妇女应慎用。

4.药物过量出现的症状及处理。

5.药物体内过程及药动学参数　本品口服后很少吸收,成人口服 3g 后,2h 的血药峰浓度仅 1.29mg/L,6h 为 0.78mg/L。连续给药时,由于肝酶的诱导作用血药浓度反而下降。消除半衰期为 4.5～6h。本品大部分在肝内代谢灭活,由胆汁排出,仅少量(不足 1%的给药量)以原型自尿中排泄,尿中排出者大部分为无活性的代谢产物。本品在粪便中浓度高,包括口服未吸收部分及经胆汁排泄部分。该药在体内分布广泛,在肝、脂肪组织中浓度高,不能穿透正常脑膜进入脑脊液中。本品的血浆蛋白结合率为 50%。

6.肝、肾功能不良时的剂量调整　肝功能不全者禁用。

7.其他　因吸收差且毒性大而少用于内服。出现不良反应时,应立即停药。

二、咪康唑

【英文名】 Miconazole

【其他名称】 硝酸咪康唑胶囊

【剂型规格】 片剂:0.25g;胶囊剂:0.25g;注射剂:0.1g(10ml),0.2g(20ml)。

【适应证】

主要用于念珠菌性阴道炎、体股癣、手足癣、花斑癣、头癣、甲癣及全身性念珠菌感染。

【用法用量】

1.口服　胶囊用于肠道念珠菌感染,成人,一日 0.5～1.0g,分 3 次服。

2.静脉滴注　成人,一日 0.6～1.2g,每 8 小时 1 次。

【不良反应】

1.消化道反应如恶心、呕吐、腹泻和食欲减退。

2.少数患者可发生皮肤瘙痒、皮疹、头晕、发冷、发热等,偶可发生过敏性休克。

3.偶可发生正常红细胞性贫血、粒细胞和血小板减少、高脂血症(如胆固醇和三酰甘油的升高)。偶可致血清氨基转移酶一过性轻度升高。

【注意事项】

1.药物相互作用

(1)本品与香豆素或茚满二酮衍生物等抗凝药合用时,可增强此类药物的作用,导致凝血酶原时间延长,对患者应严密观察,监测凝血酶原时间,调整抗凝药的剂量。

(2)本品可使环孢素的血药浓度增高,并可能使肾毒性发生的危险性增加,当两药合用时,应对环孢素的血药浓度进行监测。

(3)利福平可增强本品的代谢,增加肝脏毒性,合用时可降低本品的血药浓度,导致治疗失败。与异烟肼合用时亦可降低本品的血药浓度,故应谨慎合用上述药物。

(4)苯妥英钠与本品合用可引起两种药物代谢的改变,并使本品的达峰时间延迟,两药合用时应严密观察其反应。

(5)本品与降糖药合用时,可由于抑制后者的代谢而致严重低血糖症。

(6)本品与西沙必利合用属禁忌,因合用时抑制细胞色素 P_{450} 代谢通道,可导致心律失常。本品若与阿司咪唑或特非那定合用也有发生心律失常的危险,故也应避免。

(7)注射剂、内服制剂不能与肝毒性药物、组胺 H_2 受体拮抗药等药物合用。

2.禁用、慎用　1岁以下婴儿、孕妇、肝功能障碍者、对本品过敏者禁用。

3.老年人、婴幼儿、孕妇、哺乳期妇女使用安全性

(1)孕妇、哺乳期妇女慎用。

(2)儿童用量酌减。

4.药物过量出现的症状及处理。

5.药物体内过程及药动学参数　口服吸收良好,且不受食物、抗酸药、H_2 受体拮抗药的影响。空腹口服本品约可吸收给药量的90%。单次口服本品100mg,血药浓度峰值(C_{max})为4.5～8mg/L。表观分布容积(Vd)接近于体内水分总量。本品血浆蛋白结合率低(11%～12%),在体内广泛分布于皮肤、水疱液、腹腔液、痰液等组织体液中,尿液及皮肤中药物浓度约为血药浓度的10倍;涎液、痰、水疱液、指甲中与血药浓度接近;脑膜炎症时,脑脊液中本品的浓度可达血药浓度的54%～85%。本品少量在肝脏代谢。主要自肾排泄,以原型自尿中排出给药量的80%以上。血浆消除半衰期($t_{1/2\beta}$)为27～37h,肾功能减退时明显延长。血液透析或腹膜透析可部分清除本品。

6.肝、肾功能不良时的剂量调整。

7.其他　治疗期间定期检查周围血象、血胆固醇、三酰甘油、血清氨基转移酶等。过敏体质者首次用本品要严密观察;静脉滴注速度要慢,至少在2h以上。

三、酮康唑

【英文名】 Ketoconazole

【其他名称】 里素劳

【剂型规格】 片剂:0.2g。

【适应证】

全身真菌感染，如全身念珠菌病、副球孢子菌病、组织胞浆菌病；由皮肤真菌和(或)酵母菌引起的皮肤、毛发和指(趾)甲的感染(皮真菌病、甲癣、甲周炎、花斑癣、慢性皮肤黏膜念珠菌病等)；当局部治疗无效或由于感染部位、面积及深度等因素不易上药者；胃肠道酵母菌感染；应用局部治疗无效的慢性、复发性阴道念珠菌病；用于预防治疗因免疫功能降低(遗传性及由疾病或药物引起的)而易发真菌感染的患者；本品对中枢神经系统穿透性差，不宜用于治疗真菌性脑膜炎。

【用法用量】

1.成人

(1)皮肤感染：口服，一次200mg，一日1次，与饭同服。必要时，可增至一次400mg，一日1次，或一次200mg，一日2次。

(2)阴道念珠菌病：口服，一次400mg，一日1次，与饭同服。

2.儿童　体重15～30kg的儿童，一次100mg，一日1次，或遵医嘱。体重30kg以上的儿童，同成人。一般来说，此剂量应连续服用，中间不得有任何中断，直至所有的症状消失后1周及所有培养结果均为阴性后方可停药。

3.免疫缺陷患者的预防性治疗　成人，一日400mg。儿童，每日按体重4～8mg/kg。

4.一般疗程　阴道念珠菌病，连续5d；有皮真菌引起的真菌病，约4周；花斑癣，10d；由念珠菌引起的口腔和皮肤真菌病，2～3周；头发感染，1～2个月；指(趾)甲感染，6～12个月，亦可根据指(趾)甲的生长速度而定，需至新甲长齐；全身性念珠菌病，1～2个月；巴西芽生菌病、组织胞浆菌病、球孢子菌病等，最佳疗程为数月或更长。

【不良反应】

个别患者有胃肠道不适、恶心、头痛、头晕、畏光、感觉异常、血小板减少症。偶见药疹、发痒及脱发，少数患者有过敏反应的报道。极少数患者可发生肝损害(多数为特异体质)，这种反应多发生于有肝病史或药敏史的患者，在及时停药后一般均可恢复。治疗剂量超过推荐的一日200mg或400mg时，在极少数情况下可能会出现可逆性男子女性型乳房及精液缺乏。按一日1次，一次200mg的剂量服用时，偶有脱发报道，也可能出现血浆睾酮浓度的暂时减少，但血浆睾酮浓度会在服药后24h之内恢复正常。按此剂量进行长期治疗时，睾酮量与对照组差别不大。

【注意事项】

1.药物相互作用

(1)由于本品的吸收依赖于足够的胃液分泌，因此应避免与抑制胃液分泌的药物(如抗胆碱能药、抗酸药、H_2受体拮抗药等)同时服用。如需同时服用这类药物时，应至少间隔2h以上分别服用。

(2)利福平、异烟肼与酮康唑同时服用可使后者的血药浓度降低，故不应同时服用。

(3)由于酮康唑抑制某些肝氧化酶，故可降低依赖此酶代谢的药物的清除。若此类药物与本品同服，则前者的血药浓度可增高，不良反应亦可加重。

(4)已有病例报道,酮康唑可与环孢素、特非那定、抗凝药和白消安发生严重的相互作用,如这些药物需要与本品同服时应减量。

(5)偶有病例报道本品对饮酒者有戒酒硫样作用,表现为潮红、皮疹、外周水肿、恶心和头痛,这些症状在数小时内可完全消失。

(6)用灰黄霉素治疗的患者,开始用本品前最好停药1个月。

2.禁用、慎用　本品禁用于患急慢性肝病的患者或已知对本品过敏的患者。老年患者慎用。

3.老年人、婴幼儿、孕妇、哺乳期妇女使用安全性

(1)大鼠实验中,本品在80mg/kg剂量时可引起胎仔并趾,对孕妇尚无研究资料,孕妇禁用。

(2)本品可能从母乳中排出,因此哺乳妇女服用本品时应停止哺乳。

4.药物过量出现的症状及处理　如出现服药过量,应采取碳酸钠洗胃和支持疗法等措施。

5.药物体内过程及药动学参数　酮康唑口服后吸收良好,服药1～2h可达血药浓度峰值。某些胃酸明显减低的患者吸收可能减少,本品进入人体后,广泛分布于各主要器官(肝、肾)和体表黏膜、腺体组织、并通过汗腺转运到皮肤、头发和指(趾)甲的角质层,不易进入脑髓。酮康唑主要在肝中代谢,降解为无活性的咪唑环和哌嗪环,代谢物及原型药主要通过粪便排泄。

6.肝、肾功能不良时的剂量调整。

7.其他

(1)长期用药患者应注意肝病症状,如伴有发热的异常疲劳感、尿色深黄、粪便色淡或出现黄疸等。下述因素会增加发生肝炎的可能性:50岁以上的妇女;曾用灰黄霉素治疗;有肝病史;对药物耐受性差的患者;同时服用对肝脏有损害的药物等。

(2)服用本品2周以上需做肝功检查(治疗前、治疗2周后、以后每月1次),如有确诊肝病应停止用药。

(3)本品应在饭前服用以利吸收。

四、氟康唑

【英文名】 Fluconazole

【其他名称】

大扶康,康锐片,依利康片,扶达胶囊,依利康注射液,维可衡注射液,福康力注射液

【剂型规格】

胶囊:50mg,150mg;注射液:0.1g(50ml)。

【适应证】

1.念珠菌病。用于治疗口咽部和食管多念珠菌感染,如播散性念珠菌病,包括腹膜炎、肺炎、尿路感染等;念珠菌外阴阴道炎。尚可用于骨髓移植患者接受细胞毒类药物或放射治疗时,预防念珠菌感染的发生。

2.隐球菌病。用于治疗脑膜以外的新型隐球菌病;治疗隐球菌性脑膜炎时,本品可作为两性霉素B联合氟胞嘧啶初治后的维持治疗药物。

3.球孢子菌病。

4.用于接受化疗、放疗和免疫抑制治疗患者的预防治疗。

5.本品亦可替代伊曲康唑用于牙生菌病和组织胞浆菌病的治疗及其他部位的隐球菌感染。

【用法用量】

1.口服

(1)播散性念珠菌病:首次剂量0.4g,以后一次0.2g,一日1次,至少4周,症状缓解后至少持续2周。

(2)食管念珠菌病:首次剂量0.2g,以后一次0.1g,一日1次,持续至少3周,症状缓解后至少持续2周。根据治疗反应,也可加大剂量一次0.4g,一日1次。

(3)口咽部念珠菌病:首次剂量0.2g,以后一次0.1g,一日1次,疗程至少2周。

(4)念珠菌外阴阴道炎:单剂量,0.15g。

(5)预防念珠菌病:有预防指征者0.2~0.4g,一日1次。隐球菌性脑膜炎和其他部位隐球菌感染,第1天400mg,随后一日200~400mg。

2.静脉滴注 滴速不超过5mg/min,因注射液为稀盐水溶液,需限制钠和液体的患者应考虑输液速率。

(1)治疗隐球菌脑膜炎和其他部位感染,常用首剂量400mg,随后一日200~400mg,疗程取决于临床及真菌学反应,但对于隐球菌脑膜炎而言,一般疗程至少6~8周。

(2)治疗念珠菌败血症、播散性念珠菌病及其他非浅表性的念珠菌感染时,常用量为第1日0.4g,然后一日0.2g,根据临床反应,可将剂量增至0.4g,一日1次,疗程取决于临床反应。

【不良反应】

1.常见消化道反应,表现为恶心、呕吐、腹痛或腹泻等。

2.过敏反应可表现为皮疹,偶可发生严重的剥脱性皮炎(常伴随肝功能损害)、渗出性多形红斑。

3.肝毒性。治疗过程中可发生轻度一过性血清氨基转移酶升高,偶可出现肝毒性症状,尤其易发生于有严重基础疾病(如艾滋病和癌症)的患者。

4.可见头晕、头痛。

5.某些患者,尤其有严重基础疾病(如艾滋病和癌症)的患者,可能出现肾功能异常。

6.偶可发生周围血象一过性中性粒细胞减少和血小板减少等血液学检查指标改变,尤其易发生于有严重基础疾病(如艾滋病和癌症)的患者。

【注意事项】

1.药物相互作用

(1)与异烟肼或利福平合用时,可使本品浓度降低。

(2)于甲苯磺丁脲、氯磺丁脲和格列吡嗪等磺酰脲类降糖药合用时,可使此类药物的血药浓度升高而致低血糖,因此须监测血糖,并可减少磺酰脲类降糖药的剂量。

(3)高剂量本品和环孢素合用时,可使环孢素的浓度升高,致毒性反应危险性增加,因此必须在监测环孢素的血药浓度并调整剂量的情况下方可谨慎使用。

(4)本品于氢氯噻嗪合用适本品血药浓度升高。

(5)与茶碱合用时,茶碱血药浓度约升高13%,可致毒性反应,故需监测茶碱的血药浓度。

(6)与华法林和双香豆素类抗凝药合用时,可增强双香豆素类抗凝药的抗凝作用,致凝血酶原时间延长,故需监测凝血酶时间并谨慎使用。

(7)与苯妥英钠合用时,可使其浓度升高,故需监测苯妥英钠血药浓度。

2.禁用、慎用

(1)对本品或其他吡咯类药物有过敏史者禁用。

(2)接受一日400mg或更高剂量多剂量治疗者禁止同时使用特非那定。

(3)接受本品治疗者禁止同服西沙必利。

3.老年人、婴幼儿、孕妇、哺乳期妇女使用安全性

(1)老年人无肾功能受损表现者,应采用常规推荐剂量。

(2)不推荐使用于儿童。

(3)妊娠妇女应避免使用本品,除非患者患有严重、甚至威胁生命的真菌感染,并且预期的治疗益处超过对胎儿潜在的危害时,才可考虑使用本品。

(4)不推荐哺乳妇女使用本品。

4.药物过量出现的症状及处理　已有用药过量的病例报道。对用药过量的患者,应给予对症疗法(支持疗法;必要时洗胃)。强迫利尿可能增加本品的清除率。3h的血液透析可使血浆浓度降低约50%。

5.药物体内过程及药动学参数

(1)静脉注射或口服的药动学性质相似。口服吸收良好,在禁食条件下,口服后0.5～1.5h血浆浓度达峰值,血浆药物浓度可达同剂量药物静脉注射后浓度的90%以上,剂量与血药浓度成正比。血浆消除半衰期接近30h。口服吸收率不受进食影响。一日1次,多剂量给药后,血浆浓度在4～5d达稳态浓度的90%。第1天给予每日常规剂量的2倍后,血浆浓度可在第2天接近稳态浓度的90%。表观分布容积接近体内水分总量,血浆蛋白结合率低(11%～12%)。本品能很好渗透到人体的各种体液中。在涎液和痰液中的浓度与血浆浓度接近。在真菌性脑膜炎患者的脑脊液中,药物浓度接近其血浆浓度的80%。

(2)主要通过肾脏排泄,约80%剂量的药物在尿中以原型排出,未发现血液循环中有氟康唑的代谢产物。血浆消除半衰期长。

6.肝、肾功能不良时的剂量调整　肾功能受损时若需多次给药,应给予常规剂量,此后则按肌酐清除率来调整给药时间间隔或每日剂量,详细如下。

肌酐清除率(ml/min)	给药时间间隔/每日剂量
＞50	24h(常规剂量)
≤50(未透析)	48h或常规剂量的一半
定期透析患者	每次透析后应用100%的推荐剂量

7.其他

(1)本品与其他吡咯类药物可发生交叉过敏反应,因此对任何一种吡咯类药物过敏者禁用本品。

(2)由于本品主要自肾排出,因此治疗中需定期检查肾功能。用于肾功能减退患者需减量应用。

(3)本品目前在免疫缺陷者中的长期预防用药,已导致念珠菌属等对氟康唑等吡咯类抗真菌药耐药性的增加,故需掌握指征,避免无指征预防用药。

(4)治疗过程中可发生轻度一过性血清氨基转移酶升高,偶可出现肝毒性症状。因此用本品治疗开始前和治疗中均应定期检查肝功能,如肝功能出现持续异常,或肝毒性临床症状时均需立即停用本品。

(5)本品与肝毒性药物合用、需服用本品 2 周以上或接受多倍于常用剂量的本品时,可使肝毒性的发生率增高,故需严密观察,在治疗前和治疗期间每两周进行一次肝功能检查。

(6)本品应用疗程应视感染部位及个体治疗反应而定。一般治疗应持续至真菌感染的临床表现及实验室检查指标显示真菌感染消失为止。隐球菌脑膜炎或反复发作口咽部念珠菌病的艾滋病患者需用本品长期维持治疗以防止复发。

(7)接受骨髓移植者,如严重粒细胞减少已先期发生,则应预防性使用本品,直至中性粒细胞计数上升至 1×10^9/L 以上后 7d。

(8)肾功能损害者,可按前述方案调整用药剂量;血液透析患者在每次透析后可给予本品一日量,因为 3h 血液透析可使本品的血药浓度降低约 50%。

(9)对应用过程中有肝功能异常的患者,应监视是否有更严重的肝损害发生。

(10)如患者的临床症状和体征持续出现提示为与本品有关的肝病,应停药。

(11)如浅部真菌感染患者出现了与本品有关的皮疹,或患者出现了大疱性损害或多形性红斑,应停药;如侵袭性或系统性真菌感染患者出现了皮疹,应对其严密监视。

(12)应对同时服用本品(<一日 400mg)和特非那定的患者进行严密监视。

(13)极少报道发生过敏反应。

(14)本品不太可能损害患者的驾驶和操作能力。

五、伊曲康唑

【英文名】 Itraconazole

【其他名称】 易启康,斯皮仁诺

【剂型规格】 胶囊:每粒 0.1g。

【适应证】

1.妇科,外阴阴道念珠菌病。

2.皮肤科或眼科,花斑癣、皮肤真菌病、真菌性角膜炎和口腔念珠菌病。

3.由皮肤癣菌和(或)酵母菌引起的甲真菌病。

4.系统性真菌感染，如系统性曲霉病及念珠菌病、隐球菌病（包括隐球菌性脑膜炎）、组织胞浆菌病、孢子丝菌病、巴西副球孢子菌病、芽生菌病和其他各种少见的系统性或热带真菌病。

【用法用量】 口服。

1.念珠菌性阴道炎，200mg，一日2次，服用1d，或200mg，一日1次，服用3d。

2.花斑癣，200mg，一日次，7d。

3.皮肤癣菌病，100mg，一日1次，15d。高度角化区，如足底部癣、手掌部癣需延长治疗15d，一日100mg。

4.口腔念珠菌病，100mg，一日1次，15d。一些免疫缺陷患者如白血病、艾滋病或器官移植患者，伊曲康唑的口服生物利用度可能会降低，因此剂量可加倍。

5.真菌性角膜炎，200mg，一日1次，21d。

6.甲真菌病，200mg，一日1次，3个月。本品从皮肤和甲组织中清除比血浆慢，因此，对皮肤感染来说，停药后2～4周达到最理想的临床和真菌学疗效，对甲真菌病来说在停药后6～9个月达到最理想的临床和真菌学疗效。

7.系统性真菌病

(1)曲霉病，200mg，一日1次，2～5个月。对侵袭性或播散性感染的患者增加剂量至200mg，一日2次。

(2)念珠菌病，100～200mg，一日1次，3周～7个月。

(3)非隐球菌性脑膜炎，200mg，一日1次，2个月～1年维持治疗，（脑膜感染患者）一日1次。

(4)隐球菌性脑膜炎，200mg，一日2次，2个月～1年。

(5)组织胞浆菌病，200mg，一日1次或200mg，一日2次，8个月。

(6)孢子丝菌病，100mg，一日1次，3个月。

(7)副球孢子菌病，100mg，一日1次，6个月。

(8)着色芽生菌病，100～200mg，一日1次，6个月。

(9)芽生菌病，100mg，一日1次或200mg，一日2次，6个月。

【不良反应】

常见胃肠道不适，如厌食、恶心、腹痛和便秘。较少见的不良反应包括头痛、可逆性氨基转移酶升高、月经紊乱、头晕和过敏反应（如瘙痒、红斑、风团和血管性水肿）。有个例报道出现了Steven-Johnson综合征（重症多形型红斑）。已有潜在病理改变并同时接受多种药物治疗的大多数患者，在接受伊曲康唑长疗程治疗时可见低钾血症、水肿、肝炎和脱发等症状。有个例报道出现了外周神经病变，但是否与服用伊曲康唑有关还不能肯定。

【注意事项】

1.药物相互作用

(1)诱酶药物，如利福平和苯妥英可明显降低本品的口服生物利用度，因此，当与诱酶药物共同服用时应监测本品的血浆浓度。

(2)体外研究表明，在血浆蛋白结合方面，本品与丙米嗪、普萘洛尔、地西泮、西咪替丁、吲哚美辛、甲苯磺丁脲和磺胺二甲基嘧啶之间无相互作用。

(3)已报道当使用本品超过推荐剂量时,与环孢素、阿司咪唑和特非那定有相互作用。这些药物若与本品同服时,应减少剂量。

(4)已报道本品与华法林和地高辛有相互作用。因此这些药物若与本品同服时,应减少剂量。

(5)尚未观察到本品与AZT(齐多夫定)间的相互作用。

(6)尚未观察到本品对炔雌醇和炔诺酮代谢的诱导效应。

2.禁用、慎用 对本品过敏者禁用。

3.老年人、婴幼儿、孕妇、哺乳期妇女使用安全性

(1)伊曲康唑用于儿童的临床资料有限,建议不要把伊曲康唑用于儿童患者,除非潜在利益优于可能出现的危害。

(2)孕妇禁用(除非用于系统性真菌病治疗,但仍应权衡利弊)。

(2)哺乳期妇女不宜使用,育龄妇女使用本品时应采取适当的避孕措施。

4.药物过量出现的症状及处理 一旦发生,应采取支持疗法,包括洗胃。本品不能经过血液透析清除,无特殊的解毒药。

5.药物体内过程及药动学参数 餐后立即服用本品,生物利用度最高。口服本品200mg后(4.6±1.3)h血药浓度达峰值,其血药浓度为(0.32±0.16)μg/ml。本品血浆蛋白结合率为99.8%,全血液浓度为血浆浓度的60%,在肺、肾、肝、骨骼、胃、脾和肌肉中的药物浓度比相应的血浆浓度高2~3倍。在富含角蛋白的组织中,尤其是皮肤中的浓度比血浆浓度高4倍,而药物清除与表皮再生过程有关。连续用药4周后停药,7d后已测不到药物的血药浓度,但皮肤中药物仍可保持治疗浓度达2~4周。开始治疗1周后,在甲角质中就可以测到伊曲康唑,3个月疗程结束后,其药物浓度仍至少存在6个月时间。本品存在于皮脂中,汗液中也少量存在。伊曲康唑同时也集中的分布在易于受到真菌感染的部位。在阴道组织中治疗浓度持续的时间是200mg一日1次治疗3d,可持续2d;200mg一日2次治疗1日,则可持续3d。本品主要在肝脏中代谢,产生大量代谢产物。其中之一是羟基化伊曲康唑,体外研究发现其抗真菌活性与本品相似,生物分析法测得抗真菌药物水平约为高压液相色谱分析本品水平的3倍。本品血浆中清除呈双相性,终末半衰期为(23.8±4.7)h。经粪排泄的原型药为所用剂量的3%~18%,经肾排泄的原型药则低于所用药剂量的0.03%,大约35%以代谢物形式在1周内随尿液排泄。

6.肝、肾功能不良时的剂量调整 肝、肾功能不全患者需调整剂量。

7.其他

(1)对持续用药超过1个月的患者,以及治疗过程中如出现厌食、恶心、呕吐、疲劳、腹痛或尿色加深的患者,建议检查肝功能。如果出现异常,应停止用药。

(2)伊曲康唑绝大部分在肝脏代谢,因而肝功能异常患者慎用(除非治疗的必要性超过肝损伤的危险性)。

(3)当发生神经系统症状时应终止治疗。

(4)对肾功能不全的患者,本品的排泄减慢,建议监测本品的血药浓度以确定适宜的剂量。

六、伏立康唑

【英文名】 Vorionazole

【其他名称】 威凡

【剂型规格】 注射剂：一支 200mg；片剂：一片 50mg。

【适应证】 治疗侵袭性曲霉病。

1.治疗对氟康唑耐药的念珠菌引起的严重侵袭性感染（包括克柔念珠菌）。

2.治疗由足放线病菌属和镰刀菌属引起的严重感染。

3.主要用于治疗免疫缺陷患者中进行性的、可能威胁生命的感染。

【用法用量】

1.本品在静脉滴注前先使用适量注射用水溶解，再稀释至 2～5mg/ml。本品不宜用于静脉注射。

2.建议本品的静脉滴注速度最快每小时 3mg/kg，稀释后每瓶滴注时间须 1～2h 或以上。

3.首次给药时第 1 天均应给予负荷剂量，以使其血药浓度在给药第 1 天即接近于稳态浓度。详细剂量见下表。静脉滴注负荷剂量（第 1 个 24h）每次按体重 6mg/kg，每 12 小时 1 次维持剂量（开始用药 24h 以后）每次按体重 4mg/kg，一日 2 次

由于口服片剂的生物利用度很高（96%），所以在有临床指征时静脉滴注和口服两种给药途径可以互换，剂量相同。

4.疗程视患者用药后的临床和微生物学反应而定。静脉用药的疗程不宜超过 6 个月。

5.剂量调整。在使用本品治疗过程中，医生应当严密监测其潜在的不良反应，并根据患者具体情况及时调整药物方案。

6.如果患者不能耐受每次按体重 4mg/kg，一日 2 次，静脉滴注，可减为每次按体重 3mg/kg，一日 2 次。

7.与苯妥英钠或利福布汀合用时，建议伏立康唑的静脉维持剂量增加为每次按体重 5mg/kg，一日 2 次。

【不良反应】

常见的不良事件为视力障碍、发热、皮疹、恶心、呕吐、腹泻、头痛、败血症、周围性水肿、腹痛及呼吸功能紊乱。与治疗有关的，导致停药的最常见不良事件包括肝功能试验值增高、皮疹和视觉障碍。

【注意事项】

1.药物相互作用

（1）伏立康唑禁止与其他药物，包括肠道外营养剂在同一静脉通路中滴注。伏立康唑与 Aminofusin 10%Plus 物理不相容，两者在 4℃储存 24h 后可产生不溶性微粒。

（2）伏立康唑不宜与血制品或任何电解质补充剂同时滴注。

（3）伏立康唑注射剂可与全胃肠外营养液不在同一静脉通路中同时静脉滴注。

(4)4.2%的碳酸氢钠静脉注射液与伏立康唑存在配伍禁忌,该稀释剂的弱碱性可使伏立康唑在室温储存24h后轻微降解。虽然稀释后的伏立康唑溶液推荐冷藏,但仍不推荐使用4.2%的碳酸氢钠注射液作为稀释剂。

(5)本品与其他浓度碳酸氢钠溶液的相容性尚不清楚。本品禁止与CYP3A4底物,特非那定、阿司咪唑、西沙必利、匹莫齐特或奎尼丁合用,因为本品可使上述药物的血液浓度增高,从而导致Q-T间期延长,并且偶见尖端扭转性室性心动过速。

(6)本品禁止与利福平,卡马西平和苯巴比妥合用,后者可以显著降低本品的血液浓度。

(7)本品不可与麦角生物碱类药物(麦角胺,双氢麦角胺)合用。麦角生物碱类为CYP3A4的底物,两者合用后麦角类药物的血药浓度增高可导致麦角中毒。

(8)西罗莫司与伏立康唑合用时,前者的血液浓度可能显著增高,因此这两种药物不可同时应用。

(9)本品禁止与利托那韦(一次400mg,每12小时1次)合用。健康受试者同时应用利托那韦和伏立康唑,伏立康唑的血药浓度显著降低。利托那韦一次100mg,每12小时1次用于抑制CYP3A,从而使其他抗反转录病毒药物浓度增高,但这种给药方案对伏立康唑浓度的影响尚无研究。

(10)本品禁止与依法韦伦同时应用。两者同时应用时,伏立康唑血药浓度显著降低,依法韦伦的血药浓度则显著增高。

(11)本品禁止与利福布汀同时应用。两者合用,伏立康唑血药浓度显著降低,利福布汀的血药浓度则显著增高。

2.禁用、慎用　本品禁用于已知对伏立康唑或任何一种赋形剂有过敏史者。

3.老年人、婴幼儿、孕妇、哺乳期妇女使用安全性

(1)静脉滴注或口服伏立康唑后,老年患者的血药浓度较年轻患者高80%～90%。但是,总的安全性老年人与年轻人相仿,因此无需调整剂量。

(2)伏立康唑在12岁以下儿童的安全性和有效性尚未建立。在治疗性研究中共人选年龄为12～18岁的侵袭性曲霉病患者22例,分别给予伏立康唑的维持剂量,即每12小时1次,每次按体重4mg/kg,12例(55%)患者治疗有效。

(3)目前伏立康唑在孕妇中的应用尚无足够资料。动物实验显示本品有生殖毒性,但对人体的潜在危险性尚未确定。伏立康唑不宜用于孕妇,除非对母亲的益处显著大于对胎儿的潜在毒性。育龄期妇女应用伏立康唑期间需采取有效的避孕措施。尚无伏立康唑在乳汁中分泌的资料。除非明显的利大于弊,否则哺乳期妇女不宜使用伏立康唑。

4.药物过量出现的症状及处理　在临床试验中有3例儿科患者意外发生药物过量。这些患者接受了5倍于静脉推荐剂量的伏立康唑,其中有1例为持续10min的畏光不良事件。目前尚无伏立康唑的解毒剂。血液透析有助于将伏立康唑从体内清除。

5.药物体内过程及药动学参数

(1)分别在健康受试者、特殊人群和患者中进行了伏立康唑的药动学研究。对伴有曲霉病危险因素(主要为淋巴系统或造血组织的恶性肿瘤)的患者研究发现,一次200mg或300mg,一日2次口服伏立康唑,共14d,其药动学特点(包括吸收快,吸收稳定,体内蓄积和非线性药

动学)与健康受试者一致。

(2)由于伏立康唑的代谢具有可饱和性,所以其药动学呈非线性,暴露药量增加的比例远大于剂量增加的比例。因此如果口服剂量从一次200mg,一日2次,增加到一次300mg时,一日2次,估计暴露量平均增加2.5倍。当给予受试者推荐的负荷剂量(静脉滴注或口服)后,24h内其血药浓度接近于稳态浓度。如不给予负荷剂量,仅为一日2次,多剂量给药后大多数受试者的血药浓度约在第6天时达到稳态。

(3)吸收。口服本品吸收迅速而完全,给药后1～2h达血药浓度峰值。口服后绝对生物利用度约为96%。当多剂量给药,且与高脂肪餐同时服用时,伏立康唑的血药浓度峰值和给药间期的药时曲线下面积分别减少34%和24%。胃液pH改变对本品吸收无影响。

(4)分布。稳态浓度下伏立康唑的分布容积为4.6L/kg,提示本品在组织中广泛分布。血浆蛋白结合率约为58%。一项研究中,对8名患者的脑脊液进行了检测,所有患者的脑脊液中均可检测到伏立康唑。

(5)代谢。体外试验表明伏立康唑通过肝脏细胞色素P_{450}同工酶,CYP2C19,CYP2C9和CYP3A4代谢。伏立康唑的药动学个体间差异很大。体内研究表明CYP2C19在本品的代谢中有重要作用,这种酶具有基因多态性,例如15%～20%的亚洲人属于弱代谢者,而白人和黑人中的弱代谢者仅占3%～5%。在健康白人和健康日本人中的研究表明弱代谢者的药物暴露量(AUC.)平均比纯合子强代谢者的暴露量高4倍,杂合子强代谢者的药物暴露量比纯合子强代谢者高2倍。伏立康唑的主要代谢产物为N-氧化物,在血浆中约占72%。该代谢产物抗菌活性微弱,对伏立康唑的药理作用无显著影响。

(6)排泄。伏立康唑主要通过肝脏代谢,仅有少于2%的药物以原型经尿排出。给予用放射性核素标记过的伏立康唑后,多次静脉滴注给药者和多剂量口服给药者中分别约有80%和83%的放射活性在尿中回收。绝大多数的放射活性(>94%)在给药(静脉滴注和口服)后96h内经尿排出。伏立康唑的终末半衰期与剂量有关。口服200mg后终末半衰期约为6h。由于其非线性药动学特点,终末半衰期值不能用于预测伏立康唑的蓄积或清除。

6.肝、肾功能不良时的剂量调整

(1)建议继续监测肝功能以观察是否有进一步的升高。

(2)建议轻度到中度肝硬化者(Child-PughA和B)伏立康唑的负荷剂量不变,但维持剂量减半。

(3)目前尚无伏立康唑应用于重度肝硬化者(Child-PushC)的研究。有报道伏立康唑与肝功能试验异常和肝损害临床体征,如黄疸有关。因此严重肝功能不全的患者应用本品时必须权衡利弊,并密切监测药物的毒性反应。

(4)中度到严重肾功能减退(肌酐清除率<50ml/min)的患者应用本品时,可能发生助溶剂SBECD蓄积。除非应用静脉制剂的利大于弊,否则应选用口服给药。肾功能障碍者静脉给药时必须密切监测血肌酐水平,如有升高应考虑改为口服给药。

(5)伏立康唑可经血液透析清除,清除率为121ml/min。4h的血液透析仅能清除少许药物,无需调整剂量。助溶剂SBECD在血液透析中的清除率为55ml/min。

7.其他

(1)一些吡咯类药物,包括伏立康唑,可引起心电图 Q-T 间期的延长。在伏立康唑临床研究及上市后的监测中,罕有发生尖端扭转型室性心动过速的报道。在伴有多种混合危险因素的重症患者中,例如伴有心肌病、低钾血症、曾进行具有心脏毒性的化疗及同时应用其他可能引起尖端扭转型室性心动过速的药物,有发生尖端扭转型室性心动过速的报道。在上述有潜在心律失常危险的患者中需慎用伏立康唑。

(2)在应用伏立康唑治疗前必须严格纠正钾、镁和钙的异常。

七、泊沙康唑

【英文名】 Posaconazole

【其他名称】 无

【剂型规格】 泊沙康唑口服混悬液 1ml:40mg。

【适应证】

预防 13 岁及以上严重免疫受损者出现播散性念珠菌病或曲霉菌感染。用于口咽部念珠菌病。

【用法用量】 口服。

1.成人

(1)播散性念珠菌病或曲霉菌感染:一次 200mg,一日 3 次。

(2)口咽部念珠菌病:第 1 日负荷剂量一次 100mg,一日 1 或 2 次。

(3)皮肤胃肠道感染:一次 200mg,一日 1 次,必要时可增加至一次 400mg。

(4)阴道给药:一次 400mg,一日 1 次。

(5)免疫缺陷患者预防治疗:一日 400mg。

(6)前列腺癌:一日 800～1200mg。

2.儿童

(1)一般感染:2 岁以上儿童,每日按体重 3.3～6.6mg/kg,分 1 或 2 次服用。

(2)深部真菌感染:每日按体重 4～8mg/kg。

(3)皮肤感染:体重<15kg 者,一次 20mg,一日 3 次;15～30kg,一次 100mg,一日 1 次,30kg 以上,同成人。

(4)免疫缺陷患者的预防治疗:体重>15kg,一次 100～200mg,一日 1 次。

【不良反应】

1.胃肠道反应　恶心、呕吐、腹痛,少见腹泻、消化不良。

2.肝功能异常　偶可出现氨基转移酶一过性升高等。

3.皮肤反应　常见瘙痒、刺痛、少见皮疹。

4.神经系统　少见头痛、头晕。

5.泌尿生殖系统　少见男性乳房增大。

6.血液系统　罕见血小板减少。

【注意事项】

1.药物相互作用

(1)与利托那韦合用,可提高本药的生物利用度。

(2)禁止特非那定、阿司咪唑、咪唑斯汀、西沙必利等合用。

(3)与环孢素合用,增加肾毒性。

(4)与苯妥英钠合用,可降低本药的血药浓度,使达峰时间延迟。

(5)与口服抗凝药合用,可使这些药物的作用增强。

(6)禁止与多潘立酮合用。

(7)与两性霉素B合用,呈相互拮抗作用。

(8)与酶诱导药合用,可降低本药的生物利用度,从而降低疗效。

(9)与抗酸药、抗胆碱药、镇静药等合用,可使本药吸收减少。

2.禁用、慎用

(1)禁用:对本药及其他咪唑类药物过敏者;肝功能不全者;头皮破损或有感染者禁用本药洗剂。

(2)慎用:胃酸缺乏者;酒精中毒者;肝功能受损者。

3.老年人、婴幼儿、孕妇、哺乳期妇女使用安全性　孕妇使用对胎儿有毒性作用,儿童使用安全性尚不确定。

4.药物过量出现的症状及处理　药物过量无特殊解毒药。采取对症和支持治疗,服药后前几个小时,可洗胃,必要时可给予活性炭。本药洗剂仅供外用,误服后不宜催吐或洗胃,以防止吸入。

5.药物体内过程及药动学参数　口服后在胃酸内溶解易吸收。成人口服本药200mg和400mg,血药浓度分别为(3.6±1.65)mg/L和(6.5±1.44)mg/L,达峰时间为1～4h。主要经肝脏代谢,降解为无活性的咪唑环和哌嗪环,主要经胆汁排泄。半衰期为6.5～9h。

(霍　晋)

第十节　抗病毒药

一、阿昔洛韦

【英文名】 Aciclovir

【其他名称】 无环鸟苷,西洛伟片,阿思乐片,甘泰分散片,洁罗维注射液

【剂型规格】 片剂:0.1g;注射液:0.5g。

【适应证】

1.单纯疱疹病毒感染,用于生殖器疱疹病毒感染初发和复发病例,对反复发作病例口服本品用作预防。

2.带状疱疹,口服用于免疫功能正常者带状疱疹和免疫缺陷者轻症病例的治疗。

3.免疫缺陷者水痘的治疗。

【用法用量】

1.口服

(1)生殖器疱疹初治和免疫缺陷者皮肤黏膜、单纯疱疹:成人,常用量一次0.2g,一日5次,共10d;或一次0.4g,一日3次,共5d;复发性感染一次0.2g,一日5次,共5d;复发性感染的慢性抑制疗法,一次0.2g,一日3次,共6个月,必要时剂量可加至一日5次,一次0.2g,共6～12个月。

(2)带状疱疹:成人,一次0.8g,一日5次,共7～10d。

(3)水痘:2岁以上儿童,每次按体重20mg/kg,一日4次,共5d,出现症状立即开始治疗。40kg以上儿童和成人常用量为一次0.8g,一日4次,共5d。

2.静脉滴注

(1)成人:重症生殖器疱疹处治,每8小时按体重5mg/kg,共5d;免疫缺陷者皮肤黏膜单纯疱疹或严重的带状疱疹,每8小时按体重5～10mg/kg,静脉滴注1h以上,共7～10d;单纯疱疹性脑炎,每8小时按体重10mg/kg,共10d;成人急性或慢性肾功能不全者不宜用本品静脉滴注,因滴速过快而引起肾衰竭;成人每日最高剂量按体重30mg/kg,或按体面积1.5mg/m^2。

(2)儿童:重症生殖器疱疹处治,婴儿与12岁以下的小儿,按体面积每8小时250mg/m^2,共5d;免疫缺陷者皮肤黏膜单纯疱疹,婴儿于12岁以下的小儿,每8小时按体面积250mg/m^2,共7d,12岁以上按成人量;单纯疱疹性脑炎,按体重每8小时,共10d;免疫缺陷合并水痘,每8小时按体重10mg/kg或按体表面积500mg/m^2,共10d;小儿最高剂量为每8小时按体表面积500mg/m^2。

【不良反应】

1.常见的不良反应　若注射浓度太高(10g/L)可引起静脉炎,外溢时注射部位可出现炎症。还可能引起皮肤瘙痒或荨麻疹。

2.少见的不良反应　注射给药特别是静脉注射时,有急性肾功能不全、血尿和低血压。

3.罕见的不良反应　注射给药时可能出现昏迷、意识模糊、幻觉、癫痫等中枢神经系统症状。

4.以下症状如持续存在或明显时应引起注意　注射用药引起的轻度头痛(常见)、多汗(少见)。偶有头晕、头痛、关节痛、恶心、呕吐、腹泻、胃部不适、食欲缺乏、口渴、白细胞下降、蛋白尿及尿素氮轻度升高、皮肤瘙痒等,长程给药偶见痤疮、失眠、月经紊乱。

【注意事项】

1.药物相互作用

(1)与齐多夫定合用可引起肾毒性,表现为深度昏睡和疲劳。

(2)与丙磺舒竞争性抑制有机酸分泌,合并用丙磺舒可使本品排泄减慢,半衰期延长,体内药物蓄积。

(3)静脉给药时与干扰素或甲氨蝶呤(鞘内)合用,可能引起精神异常,应慎用。

(4)静脉给药时与肾毒性药物合用可加重肾毒性,特别是肾功能不全者更易发生。

2.禁用、慎用　对本品过敏者禁用;脱水或已有肝肾功能不全者慎用。

3.老年人、婴幼儿、孕妇、哺乳期妇女使用安全性

(1)由于老年人生理性肾功能减退,剂量及用药间期需调整。

(2)2岁以下小儿剂量尚未确定。

(3)药物能通过胎盘,虽动物实验证实对胚胎无影响,但孕妇用药仍需权衡利弊。

(4)药物在乳汁中的浓度为血药浓度的0.6～4.1倍,虽未发现婴儿异常,但哺乳期妇女应慎用。

4.药物过量出现的症状及处理。

5.药物体内过程及药动学参数　口服吸收差,15%～30%由胃肠道吸收。进食对血药浓度影响不明显。能广泛分布至各组织与体液中。在肾、肝和小肠中浓度高,脑脊液中浓度约为血中浓度的一半。每4小时口服200mg和400mg,5d后的血药浓度峰值分别为0.6mg/L和1.2mg/L。本品蛋白结合率低(9%～33%)。在肝内代谢,主要代谢物占给药量的9%～14%,经尿排泄。血消除半衰期约为2.5h。肌酐清除率50～80ml/min和15～50ml/min时,血浆消除半衰期分别为3.0h和3.5h。本品主要经肾由肾小球滤过和肾小管分泌而排泄,约14%的药物以原型由尿排除,经粪便排泄率低于2%,呼出气中含微量药物。

6.肝、肾功能不全时的剂量调整　肝、肾功能不全的成人患者按下表调整剂量。

肌酐清除率(ml/min)	剂量(g)	给药间隔(h)
生殖器疱疹		
起始或间隔疗法		
>10(0.17)	0.2	4(一日5次)
0～10(0～0.17)	0.2	12
慢性抑制疗法		
>10(0.17)	0.4	12
0～10(0～0.17)	0.2	12
带状疱疹		
>25(0.42)	0.8	4(一日5次)
10～25(0.17～0.42)	0.8	8
0～10(0～0.17)	0.8	12

7.其他

(1)对更昔洛韦过敏者也可能对本品过敏。

(2)脱水或已有肝、肾功能不全者需慎用。

(3)严重免疫功能缺陷者长期或多次应用本品治疗后可能引起单纯疱疹病毒和带状疱疹病毒对本品耐药。如单纯疱疹患者应用阿昔洛韦后皮损不见改善者应测试单纯疱疹病毒对本品的敏感性。

(4)随访检查。由于生殖器疱疹患者大多易患子宫颈癌,因此患者至少应1年检查1次,以早期发现。

(5)一旦疱疹症状与体征出现,应尽早给药。

(6)进食对血药浓度影响不明显。但在给药期间应给予患者充足的水,防止本品在肾小管内沉淀。

(7)生殖器复发性疱疹感染以间歇短程疗法给药有效。由于动物实验曾发现本品对生育的影响及致突变,因此口服剂量与疗程不应超过推荐标准。生殖器复发性疱疹的长程疗法也不应超过6个月。

(8)一次血液透析可使血药浓度减低60%,因此血液透析后应补给一次剂量。

(9)本品对单纯疱疹病毒的潜伏感染和复发无明显效果,不能根除病毒。

(10)以下情况需考虑用药利弊:①脱水或已有肾功能不全者,本品剂量应减少。②严重肝功能不全者、对本品不能承受者、精神异常或以往对细胞毒性药物出现精神反应者,静脉用本品易产生精神症状,需慎用。

(11)静脉给药:①本品专供静脉滴注,药液至少在1h内匀速滴入,避免快速滴入或静脉注射,否则可发生肾小管内药物结晶沉积,引起肾功能损害(可达10%)。②静脉滴注后2h,尿药浓度最高,此时应给患者充足的水,防止药物沉积于肾小管内。③血液透析可使血药浓度降低60%,故每透析6h应重复给药一次。④配液方法。本品应加入适量的溶液(如葡萄糖注射液),使药液浓度不高于7g/L。肥胖患者的剂量应按标准体重计算。

二、利巴韦林

【英文名】 Ribavirin

【其他名称】 三氮唑核苷,奥佳,南元,同欣,奇力青,奈德

【剂型规格】 片剂:0.1g;注射剂:100mg(1ml);滴鼻液:0.5%。

【适应证】

适用于呼吸道合胞病毒引起的病毒性肺炎与支气管炎、皮肤疱疹病毒感染。

【用法用量】

1.口服　病毒性呼吸道感染,成人,一次0.15g,1日3次,疗程7d;小儿,每日按体重10mg/kg,分4次服用,疗程7d。6岁以下小儿口服剂量未确定。

2.注射　用氯化钠注射液或5%的葡萄糖注射液稀释成每毫升含1mg的溶液后静脉缓慢滴注。成人,一次0.5g,一日2次;小儿,每日按体重10～15mg/kg,分2次给药。每次滴注20min以上,疗程3～7d。

3.滴鼻　用于防治流感,每小时1次。

【不良反应】

常见有贫血、乏力等，停药后即消失。较少见的有疲倦、头痛、失眠、食欲缺乏、恶心、呕吐、轻度腹泻、便秘等，并可致红细胞、白细胞及血红蛋白下降。

【注意事项】

1.药物相互作用　与齐多夫定合用有拮抗作用，因本品可抑制齐多夫定转变成活性型的磷酸齐多夫定。

2.禁用、慎用　对本品过敏者、孕妇禁用；有严重贫血、肝功能异常者慎用。

3.老年人、婴幼儿、孕妇、哺乳期妇女使用安全性

(1)老年人不推荐使用。

(2)6 岁以下小儿口服剂量尚未确定。

(3)本品有较强致畸作用，家兔日剂量 1mg/kg，即可引起胚胎损害，故禁用于孕妇和有可能妊娠的妇女。

(4)少量药物由乳汁排泄，且对母子两代动物均具有毒性，因此哺乳期妇女在用药期间需暂停哺乳，乳汁也应丢弃。

4.药物过量出现的症状及处理　大剂量应用可致心脏损害，对有呼吸道疾病患者(慢性阻塞性肺病或哮喘者)可致呼吸困难、胸痛等。

5.药物体内过程及药动学参数　口服吸收迅速，生物利用度约 45%。口服后 1.5h 血药浓度达峰值，血药浓度峰值为 1～2mg/L。与血浆蛋白质几乎不结合。药物在呼吸道分泌物中的浓度大多高于血药浓度。药物能进入红细胞内，且蓄积量大。长期用药后脑脊液内药物浓度可达同时期血药浓度的 67%。可透过胎盘，也能进入乳汁。在肝内代谢。血浆药物消除半衰期为 0.5～2h。主要经肾排泄。药物在红细胞内可蓄积数周。

6.肝、肾功能不良时的剂量调整　肝功能异常者慎用。

7.其他

(1)对诊断的干扰。口服本品后引起血胆红素增高者可高达 25%。大剂量可引起血红蛋白量下降。

(2)尽早用药。呼吸道合胞病毒性肺炎病初 3d 内给药一般有效。本品不宜用于未经实验室确诊为呼吸道合胞病毒感染的患者。

(3)长期或大剂量服用对肝功能、血象有不良作用。

三、泛昔洛韦

【英文名】 Famciclovir

【其他名称】 泛维尔

【剂型规格】 片剂：每片 0.125g

【适应证】 用于治疗带状疱疹和原发性生殖器疱疹。

【用法用量】 口服。成人，一次 0.25g，每 8 小时 1 次。疗程为 7d。

【不良反应】

常见不良反应是头痛和恶心，此外尚可见下列反应：①神经系统，包括头晕、失眠、嗜睡、感觉异常等。②消化系统，包括腹泻、腹痛、消化不良、厌食、呕吐、便秘、胀气等。③全身反应，包括疲劳、疼痛、发热、寒战等。④其他反应，包括皮疹、皮肤瘙痒、鼻窦炎、咽炎等。

【注意事项】

1.药物相互作用

(1)本品与丙磺舒或其他由肾小管主动排泄的药物合用时，可能导致血浆中泛昔洛韦浓度升高。

(2)与其他由醛类氧化酶催化代谢的药物可能发生相互作用。

2.禁用、慎用　对本品及泛昔洛韦过敏者禁用。

3.老年人、婴幼儿、孕妇、哺乳期妇女使用安全性

(1)65 岁以上老人服用本品后的不良反应的类型和发生率与年轻人相似，但服药前要监测肾功能以及时调整剂量。

(2)18 岁以下患者使用本品的安全性和有效性尚未确定。

(3)妊娠大鼠和家兔服用本品后对其胎仔发育未见异常，但缺乏人类临床资料，孕妇使用本品需充分权衡利弊。大鼠实验证实本品的母体泛昔洛韦在乳汁中的浓度高于血浆浓度，但是否经人乳分泌尚无定论，哺乳期妇女使用本品应停止哺乳。

4.药物过量出现的症状及处理。

5.药物体内过程及药动学参数

(1)本品口服在肠壁吸收后迅速去乙酰化和氧化为有活性的泛昔洛韦。12 名健康男性志愿者分别口服本品 0.5g 的研究结果表明，本品的绝对生物利用度为 77%±8%。124 名健康男性志愿者口服本品 0.5g 后，得到的泛昔洛韦的浓度峰值(C_{max})为(3.3±0.8)mg/L，达峰时间为(0.9±0.5)h，血药浓度-时间曲线下面积(AUC)为(8.6±1.9)(mg・h)/L，血消除半衰期($t_{1/2\beta}$)为(2.3±0.4)h。当血药浓度在 0.1～20mg/L 范围内时，泛昔洛韦的血浆蛋白质结合率小于 20%。全血与血浆分配比率接近于 1。

(2)本品口服后在体内经由醛类氧化酶催化为泛昔洛韦而发生作用，失去活性的代谢物有 6-去氧喷昔洛韦、单乙酰喷昔洛韦和 6-去氧乙酰喷昔洛韦等，每种都少于服用量的 0.5%，血或尿中几乎检测不到泛昔洛韦，主要以泛昔洛韦和 6-去氧喷昔洛韦形式经肾脏排出。

6.肝、肾功能不良时的剂量调整　肾功能不全患者应根据肾功能状况调整剂量，推荐剂量如下：肌酐清除率≥60ml/min，成人，一次 0.25g，每 8 小时 1 次；肌酐清除率 40～59ml/min，成人，一次 0.25g，每 12 小时 1 次；肌酐清除率 20～39ml/min，成人，一次 0.25g，每 24 小时 1 次；肌酐清除率＜20ml/min，成人，一次 0.125g，每 48 小时 1 次。

四、阿糖腺苷

【英文名】 Vidarabine

【其他名称】 Vira-A

【剂型规格】 管制瓶(丁基胶塞)：10ml。

【适应证】

用于治疗疱疹病毒感染所致的口炎、皮炎、脑炎及巨细胞病毒感染。

【用法用量】

临用前，每瓶加2ml灭菌生理盐水溶解后肌内注射或缓慢静脉注射。成人，每次按体重5～10mg/kg，一日1次。用药过程中密切注意不良反应的发生并及时处理。

【不良反应】

可见注射部位疼痛。极少情况下，有出现神经肌肉疼痛及关节疼痛，偶有见血小板减少、白细胞减少或骨髓巨细胞增多现象，停药后可自行恢复，为可逆性，必要时可对症治疗。不良反应程度与给药量和疗程成正相关。

【注意事项】

1.药物相互作用

(1)不可与含钙的输液配伍。

(2)不宜与血液、血浆及蛋白质输液剂配伍。

(3)别嘌醇可加重本品对神经系统的毒性，不宜与别嘌醇并用。

(4)与干扰素同用，可加重不良反应。

2.老年人、婴幼儿、孕妇、哺乳期妇女使用安全性　孕妇慎用。

3.药物过量出现的症状及处理　一般剂量低于每日按体重10mg/kg用量时，所产生的不良反应轻微或不明显。当超过每日按体重10mg/kg用量时，可见食欲缺乏、头晕、耳鸣、全身乏力、恶心等，上述反应与治疗本身的因果关系尚未确定。

4.药物体内过程及药动学参数　本品静脉滴注或肌内注射后可被血液和组织中腺苷脱氨酶代谢为阿糖次黄嘌呤，使血药浓度很快下降。本品达到最高血药浓度的时间，肌内注射为3h，静脉滴注为0.5h；半衰期为3.5h。本品在各组织中的分布不同，在肝、肾、脾脏中浓度最高；骨骼肌、脑内浓度低，脑脊液内的浓度为血浆浓度的35%～50%。60%～80%的单磷酸阿糖腺苷以阿糖次黄嘌呤的形式从尿中排泄。

5.其他　如果肌内注射部位疼痛，必要时可加盐酸利多卡因注射液解除疼痛症状。

五、更昔洛韦

【英文名】 Ganciclovir

【其他名称】 丽科伟，赛美维，迪都

【剂型规格】 片剂：5mg，10mg；注射液：0.25g。

【适应证】

1.适用于免疫缺陷患者(包括艾滋病患者)并发巨细胞病毒视网膜炎的诱导期和维持期治疗。

2.亦可用于接受器官移植的患者预防巨细胞病毒感染及用于巨细胞病毒血清试验阳性的

艾滋病患者预防发生巨细胞病毒疾病。

【用法用量】

1.口服

(1)肾功能正常巨细胞病毒视网膜炎的维持治疗，在再诱导治疗后推荐维持量为一次1000mg，一日3次，与食物同服；也可在非睡眠时一次500mg，每3小时1次，一日6次，与食物同服；维持治疗时若CMV视网膜有发展，则应重新进行诱导治疗。晚期感染患者巨细胞病毒病的预防，预防剂量为一次1000mg，一日3次，与食物同服。器官移植受者巨细胞病毒病的预防，预防剂量为一次1000mg，一日3次，与食物同服。用药疗程根据免疫抑制药的时间和疗程确定。

(2)肾功能减退者根据肌酐清除率调整剂量。肌酐清除率＞70ml/min，一次1000mg，一日3次；或一次500mg，一日6次，每3小时1次；肌酐清除率50～69ml/min，一日1500mg或500mg，分3次用；肌酐清除率25～49ml/min，一日1000mg或500mg，分2次用；肌酐清除率10～24ml/min，一日500mg；肌酐清除率＜10ml/min，继血液透析后，一周3次，一次500mg。

2.静脉滴注

(1)诱导期：每次按体重5mg/kg，每12小时1次，每次静脉滴注1h以上，疗程14～21d，肾功能减退者剂量应酌减。肌酐清除率为50～69ml/min时，每12小时静脉滴注2.5mg/kg；肌酐清除率为25～49ml/min时，每24小时静脉滴注2.5mg/kg；肌酐清除率为10～24ml/min时，每24小时静脉滴注1.25mg/kg；肌酐清除率＜10ml/min时，一周3次，每次按体重1.25mg/kg于血液透析后给予。

(2)维持期：每次按体重5mg/kg，一日1次，静脉滴注1h以上。

(3)预防用药：每次按体重5mg/kg，滴注时间至少1h以上，每12小时1次，连续7～14h；继以按体重5mg/kg，一日1次，共7d。

(4)本品静脉滴注时的配制方法：首先根据患者体重确定使用剂量，用适量注射用水或氯化钠注射液使之溶解，浓度达50mg/ml，再注入氯化钠注射液、5%葡萄糖注射液、复方氯化钠注射液或复方乳酸钠注射液100ml中，滴注液浓度不得大于10mg/ml。

【不良反应】

1.常见的不良反应为骨髓抑制，用药后约40%的患者中性粒细胞数减低至1000×10^6/L以下，约20%的患者血小板计数减低至500×10^6/L以下，此外可有贫血。

2.中枢神经系统症状如精神异常、紧张、震颤等，发生率约5%，偶有昏迷、抽搐等。

3.可出现皮疹、瘙痒、药物热、头痛、头晕、呼吸困难、恶心、呕吐、腹痛、食欲缺乏、肝功能异常、消化道出血、心律失常、血压升高或降低、血尿、血尿素氮增加、脱发、血糖降低、水肿、周身不适、肌酐增加、嗜酸性粒细胞增多症、注射局部疼痛、静脉炎等；有巨细胞病毒感染性视网膜炎的艾滋病患者可出现视网膜剥离。

【注意事项】

1.药物相互作用

(1)影响造血系统的药物、骨髓抑制药及放射治疗等与本品同用时，可增强对骨髓的抑制作用。

(2)本品与肾毒性药物同用时(如两性霉素 B、环孢素)可能加强肾功能损害,使本品经肾排出量减少而引起毒性反应。

(3)与齐多夫定同用时可增强对造血系统的毒性,必须慎用。

(4)与去羟肌苷同用或先后使用可使后者药时曲线下面积显著增加(增加 72%～111%),两者经肾清除量不变。

(5)本品与亚胺培南-西司他丁同用可发生全身抽搐。

(6)与丙磺舒或抑制肾小管分泌的药物合用可使本品的肾清除量减少约 22%,其药物浓度-时间曲线下面积增加约 53%,因而易产生毒性反应。

(7)应避免与氨苯砜、喷他脒、氟胞嘧啶、长春碱、多柔比星、甲氧苄啶、磺胺类及核苷类药物合用。

2.禁用、慎用　对本品或阿昔洛韦过敏者禁用。

3.老年人、婴幼儿、孕妇、哺乳期妇女使用安全性

(1)老年患者应根据其肾功能适当调整剂量。

(2)对于 12 岁以下小儿患者,应充分权衡利弊后决定是否用药。

(3)在动物实验中本品有致畸、致癌、免疫抑制作用和生殖系统毒性,故对孕妇患者应充分权衡利弊后决定是否用药。哺乳期妇女用药期间应暂停哺乳。

4.药物体内过程及药动学参数　本品在体内广泛分布于各种组织中,并可透过胎盘。脑脊液内浓度为同期血药浓度的 7%～67%;本品亦可进入眼内组织。表观分布容积(Vd)为 0.74L/kg。蛋白结合率低,为 1%～2%,在体内不代谢。成人静脉滴注 5mg/kg(1h 内)后的血药浓度峰值(C_{max})可达 8.3～9mg/L,血消除半衰期($t_{1/2\beta}$)为 2.5～3.6h,肾功能减退者可延长至 9～30h。本品主要以原型经肾排出。

5.肝、肾功能不良时的剂量调整　肾功能减退者按肌酐清除率调整剂量。肌酐清除率为 50～69ml/min 时,每 24 小时静脉滴注 2.5mg/kg 体重;肌酐清除率为 25～49ml/min 时,每 24 小时静脉滴注 1.25mg/kg 体重;肌酐清除率为 10～24ml/min 时,每 24 小时静脉滴注 0.625mg/kg体重;肌酐清除率＜10ml/min 时,每次按体重 0.625mg/kg,一周 3 次,于血液透析后给予。

6.其他

(1)本品化学结构与阿昔洛韦相似,对后者过敏的患者也可能对本品过敏。

(2)本品并不能治愈巨细胞病毒感染,因此用于艾滋病患者合并巨细胞病毒感染时往往需长期维持用药,防止复发。

(3)本品须静脉滴注给药,不可肌内注射,每次剂量至少滴注 1h 以上,患者需给予充足水分,以免增加毒性。

(4)本品可引起中性粒细胞减少、血小板减少,并易引起出血和感染,用药期间应注意口腔卫生。

(5)用药期间应经常检查血细胞数,初始治疗期间应每 2 天测定血细胞计数,以后为每周测定一次。对有血细胞减少病史的患者(包括因药物、化学品或射线所致者)或粒细胞计数低

于 1000×10^6/L 患者，应每天进行血细胞计数。如中性粒细胞计数在 500×10^6/L 以下或血小板计数低于 25×10^9/L 时应暂时停药，直至中性粒细胞数增加至 750×10^6/L 以上方可重新给药。少数患者同时采用粒细胞-巨噬细胞集落刺激因子治疗粒细胞减低有效。

(6)肾功能减退者剂量应酌减，血液透析患者用量每 24 小时不超过 1.25mg/kg 体重，每次透析后血药浓度约可减低 50%，因此在透析日宜在透析以后给药。

(7)本品需充分溶解后缓慢静脉滴注，滴注液浓度不能超过 10mg/ml，每次最大剂量为按体重 6mg/kg。本品溶液呈强碱性(pH=11)，滴注时间不得少于 1h，并注意避免药液与皮肤或黏膜接触或吸入，如不慎溅及，应立即用肥皂和清水冲洗，眼睛应用清水冲洗，避免药液渗漏到血管外组织。

(8)育龄妇女应用本品时应注意采取有效避孕措施，育龄男性应采用避孕工具至停药后至少 3 个月。

(9)用药期间应每 2 周进行血清肌酐或肌酐清除率的测定。

(10)艾滋病合并巨细胞病毒视网膜炎患者，在治疗期间应每 6 周进行一次眼科检查。对正在接受齐多夫定治疗的上述患者，常不能耐受联合使用本品，合用时甚至可出现严重白细胞减少。

(11)器官移植患者用药期间可能出现肾功能损害，尤其是与环孢素或两性霉素 B 联合用药的患者。

六、奥司他韦

【英文名】 Oseltamivir

【其他名称】 达菲，磷酸奥司他韦

【剂型规格】 胶囊：75mg。

【适应证】 治疗流行性感冒。

【用法用量】

磷酸奥司他韦可与食物同服或分开服用，但对一些患者，进食同时服药可提高药物的耐受性。

1.流感的治疗　在流感症状开始的第 1 或 2 天(理想状态为 36h 内)就应开始治疗。

(1)成人和青少年：成人和 13 岁以上的青少年的推荐口服剂量一次 75mg，一日 2 次，共 5d。如吞咽困难的患者可改用 75mg 的口服混悬液。

(2)儿童：口服混悬液，对于 1 岁以上体重≤15kg 的儿童，推荐剂量为 30mg，一日 2 次，共服用 5d；体重>15～23kg，推荐剂量为 45mg，一日 2 次，共服用 5d；体重>23～40kg，推荐剂量为 60mg，一日 2 次，共服用 5d；体重>40kg，推荐剂量为 75mg，一日 2 次，共服用 5d。本品同时还提供了一个有 30mg、45mg、60mg 刻度的口服取药器。40kg 以上或 8 岁以上的儿童也可口服 75mg 胶囊，一日 2 次。

2.流感的预防　用于与流感患者密切接触后的预防，推荐剂量为 75mg，一日 1 次，至少

7d。同样在密切接触后2d内开始用药。用于流感季节时预防，流感的推荐剂量为75mg，一日1次。有数据表明联用药物6周安全有效。服药期间一直有预防作用。

3.特殊人群　肾功能不全的患者的流感治疗，对于肌酐清除率＞30ml/min的患者不必调整剂量；对于肌酐清除率在10～30ml/min者，推荐剂量减少为75mg，一日1次，共5d。流感预防，对于肌酐清除率＞30ml/min的患者不必调整剂量；对于肌酐清除率在10～30ml/min者，推荐剂量减少为75mg，隔日1次，或一日30mg的口服液。不推荐用于终末期肾衰竭的患者，包括慢性定期进行血液透析、持续腹膜透析或肌酐清除率＜10ml/min的患者。无肾衰竭儿童的用药剂量资料。

【不良反应】

主要不良反应是恶心和呕吐，症状是一过性的，常在服用第1剂时发生。绝大多数的不良反应没有导致患者停用研究药物。在服用奥司他韦75mg，一日2次所做的成人Ⅲ期临床研究中，发生率大于1%的其他临床不良反应还有腹泻、头晕、疲劳、鼻塞、咽痛和咳嗽。有些被认为与磷酸奥司他韦治疗关系不大。

【注意事项】

1.药物相互作用

(1)西咪替丁不影响奥司他韦或其活性代谢产物的血浆浓度。

(2)联合给药丙磺舒，由于肾小管对活性产物的分泌降低，导致活性代谢产物的血浆水平提高2倍。但与丙磺舒合用时不需要调整药物剂量。

(3)与对乙酰氨基酚合用，奥司他韦和其活性代谢产物或对乙酰氨基酚的血浆浓度均没有改变。

(4)在Ⅲ期临床研究中，磷酸奥司他韦曾和一些常用药合用，比如ACE抑制药(依那普利、卡托普利)，噻嗪类利尿药(苄氟噻嗪)，抗生素(青霉素、头孢菌素)，H_2受体拮抗药(雷尼替丁、西咪替丁)，β受体拮抗药(普萘洛尔)和镇痛药(阿司匹林、布洛芬和对乙酰氨基酚)。合用这些药物并没有导致不良反应或其发生率有改变。

2.禁用、慎用　对磷酸奥司他韦过敏或药物的任何成分过敏者禁用。

3.老年人、婴幼儿、孕妇、哺乳期妇女使用安全性

(1)给予相同剂量的磷酸奥司他韦，同年轻人相比，老年人(年龄在65～78岁)的稳态代谢物水平比年轻人高25%～35%，而两个人群的药物半衰期很相似。考虑到药物用量和耐受力，老年人不必调整剂量。

(2)对5～18岁患者给予单剂按体重2mg/kg的粉末剂，口服后的药代曲线数据显示，儿童年龄越小，对药物前体和其活性代谢产物的清除越快，人体对每一单位剂量单位的承受越少。比如给予5～8岁儿童按体重2mg/kg的剂量，若要达到可比性，即相当于给予成年人单剂75mg奥司他韦胶囊(大约为1mg/kg)。年龄相差越小，儿童与成年人对每一单位剂量的代谢差别越小。比如大于12岁的儿童与成年人的药动学方面就已经很相似了。1岁以下儿童的安全性和有效性尚未确定。

4.药物过量出现的症状及处理　目前尚无药物过量的报道。估计急性药物过量的表现是

恶心，伴或不伴呕吐。研究表明，人对单剂不超过1000mg的磷酸奥司他韦都能很好耐受。

5.*药物体内过程及药动学参数* 口服给药后，奥司他韦很容易.被胃肠道吸收，大部分被肝、肠酯酶转化为活性代谢产物。至少75%的口服剂量以活性代谢产物的形式进入体循环。同活性代谢物相比，药物前体的暴露小于5%。药物前体和其代谢产物的血浆浓度与服用剂量成比例，并且不受进食影响。活性代谢产物的平均分布容积在人体中大约是23L。对白鼬、大鼠和兔的研究显示，药物的活性部分可以到达所有被流感病毒侵犯的靶组织。研究显示，在口服给予磷酸奥司他韦后，其活性代谢产物在肺、气管、支气管肺泡灌洗液、鼻黏膜、中耳这些部分都有积聚。活性代谢产物与人血浆蛋白的结合可以忽略不计(大约3%)。磷酸奥司他韦大部分被位于肝脏和肠道的酯酶转化为活性代谢产物。磷酸奥司他韦或其活性代谢产物都不是主要细胞色素同工酶的底物或抑制药。所以不大可能因为这些酶的竞争抑制而引发药物间相互作用。磷酸奥司他韦大部分被位于肝脏和肠道的酯酶转化为活性代谢产物。磷酸奥司他韦或其活性代谢产物都不是主要细胞色素同工酶的底物或抑制药。所以不大可能因为这些酶的竞争抑制而引发药物间相互作用。吸收的奥司他韦主要(＞90%)通过转化为活性代谢产物而清除。活性代谢产物不再被进一步代谢，而是由尿排泄。在大多数受试者，活性代谢产物的达峰血浆浓度以半衰期6～10h降低。超过99%的活性代谢产物由肾脏排泄。肾脏的清除率(18.8L/h)超过肾小球滤过率(7.5L/h)，表明除了肾小球滤过外，还有肾小管排泄这一途径。口服经放射性物质标记过的药物后，只有不超过20%的剂量由粪便排泄。

6.*肝、肾功能不良时的剂量调整* 对不同程度的肾功能不全患者给予100mg磷酸奥司他韦，一日2次，服用5d，显示活性代谢产物水平与降低的肾功能成反比。对肌酐清除率＜30ml/min的患者建议做剂量调整。目前没有研究数据指导肾衰竭患者的用药(肌酐清除率＜10ml/min)，所以对该人群用药时要慎重。口服磷酸奥司他韦后，肝功能不全患者并没有如预期那样体内奥司他韦水平增高或其活性代谢产物水平降低。肝功能不全的患者治疗和预防流感时剂量不需调整。

七、金刚烷胺

【英文名】 Amantadine

【其他名称】 盐酸金刚烷胺，盐酸三环癸胺

【剂型规格】 片剂：0.1g。

【适应证】

原发性帕金森病、脑炎后帕金森综合征，药物诱发的锥体外系疾病，一氧化碳中毒后及老年人合并有脑动脉硬化的帕金森综合征。也用于治疗甲型流感病毒引起的呼吸道感染。

【用法用量】

1.*抗震颤麻痹* 口服，成人，一次1片，一日1或2次，每日最大剂量为4片。肾功能障碍者应减量。

2.*抗病毒* 口服。成人，一次2片，一日1次；或一次1片，每12小时1次，最大量为一日

2片。肾功能障碍者,应减少剂量。新生儿与1岁内婴儿不用。1-9岁小儿,每8小时按体重1.5～3mg/kg,或每12小时按体重2.2～4.4mg/kg,也有推荐每12小时按体重1.5mg/kg,每日最大量勿超过1.5片。9-12岁小儿,每12小时1片。12岁以上小儿,一般同成人量。

【不良反应】

不良反应与剂量有关。如一日用量超过0.2g时,即有出现反应的可能。中枢神经系统如头痛、眩晕、焦虑、共济失调、注意力不集中、失眠、易激动、幻视、幻听、噩梦、精神及情绪改变、惊厥等。心血管系统如直立性低血压、周围性水肿、足部及下肢肿胀、呼吸困难、充血性心力衰竭等。其他包括恶心、呕吐、厌食、口干、视物模糊或失明、白细胞减少、排尿困难等。

【注意事项】

1.药物相互作用

(1)与抗胆碱药、抗组胺药、三环类抗抑郁药等合用,可出现阿托品样反应(口干、视物不清、便秘、尿潴留等)。

(2)与其他中枢神经兴奋剂合用,如苯丙胺、哌甲酯等,可出现强烈的中枢神经兴奋不良反应,严重时可引起惊厥、心律失常等。

(3)由于有一定的非特异性退热作用,因而不必加用退热药。如合用则退热作用极强,应特别注意。

(4)可缓解震颤麻痹症状,与苯海索、丙环定、左旋多巴等有协同作用。

(5)与乙醇合用时,中枢神经抑制加剧,易致醉酒。

2.禁用、慎用 禁用于对本品过敏者。慎用于癫痫史、充血性心力衰竭、周围性水肿、复发性湿疹样皮炎、低血压、精神病、脑动脉硬化的老人。

3.老年人、婴幼儿、孕妇、哺乳期妇女使用安全性 老人易于出现毒性反应。尤其是用药量超过一日0.2g时,疗效不增而毒性渐增,老年人耐受量低,可出现幻觉,谵妄。如突然停药(或患者忘记用药)在1～3d内可出现危象,如严重的运动不能、强直、颤抖等,老年人用药宜慎重。1岁以下儿童、哺乳妇女、孕妇及可疑妊娠者禁用。

4.药物过量出现的症状及处理 过量可引起中枢神经系统症状、惊厥、精神改变、睡眠障碍、心律失常、低血压等,严重中毒可致死。急性中毒需立即洗胃或催吐,补充液体,肾衰竭患者可采用血液透析,酸化尿液可加速药物排泄。对抗中毒引起的中枢神经系统症状可缓慢静脉滴注毒扁豆碱1～2mg(儿童静脉滴注0.5mg),最大剂量每小时2mg。严格监测血压、脉搏、呼吸及体温变化。如出现躁动、痉挛等,可给予镇静药或抗痉挛药物治疗。如出现心律失常,低血压等给予对症治疗。

5.药物体内过程及药动学参数 口服吸收快而完全,2～4h血药浓度达峰值。在人体内不被代谢,90%以原型存在,在20～24h内由肾脏排出50%。口服后1～4h达血液浓度高峰,但在组织中到达最高浓度要48h,分布到涎液、鼻分泌物、脑脊液中;可透过胎盘、进入乳汁。血浆$t_{1/2}$为11～15h。肾功能不良时延长。尿酸化可增加排出。

6.肝、肾功能不良时的剂量调整 肝病、肾损害者慎用或减量。

7.其他

(1)口服药时,可与食物或饮料同服。

(2)密切监护不良反应的发生,及时调整用药量或停药。包括生命征、尿量及 pH 血清电解质的测定及精神与神经功能状态等。一日用药量在 200mg 以上者需密切注意。有脑血管病、肾功能不良者及老人易于出现毒性反应。

(3)可致眩晕、直立性低血压、视物模糊等,尤以治疗早期为甚。为此应建议患者在服药期间避免驾驶汽车、飞机和开机床等危险性操作,告诉患者不要坐着打盹、睡觉,告诉男患者不要站着小便,夜间以坐位小便为宜;在更换体位时(如起床时)不要太快,先坐起将腿垂在床沿下活动数分钟再站起。如有眩晕,立即卧倒。

(4)用于震颤麻痹患者时,于用药 4～48h 内即可能有流涎减少,运动不能与强直改善,对颤抖改善很少。如用药 1～2 周内无明显改善则应停用。也有的在用药一至数日内出现锥体外系症状或精神障碍,特别是增加用药剂量时,继续用药或将药分次服用后常可消失。用药量超过一日 0.2g 时,疗效不增而毒性渐增。如突然停药(或患者忘记用药)在 1～3d 内可出现危象,如严重的运动不能、强直、颤抖或低热等。

(5)药物的最大疗效一般在 2 周至 3 个月内,在 6～8 周后作用即逐渐减弱。

(6)有癫痫史的患者,应注意其发作。

(7)叮嘱患者不要在临睡前服药。因可致失眠。至少在睡前数小时用药,同时减少白天的睡眠。

(8)服药后可能在皮肤上出现网状青斑及红色网状斑,特别是在下肢(有时在上肢),有时还有踝部水肿,当站立或发冷时特别明显。常见于震颤麻痹用药 1 个月以上时,尤其妇女多见。停药后 2～12 周内(也有人在继续用药中)即可消失。

(张海波)

参考文献

1.钟南山,刘又宁.呼吸病学.北京:人民卫生出版社,2012

2.李羲,张劭夫.实用呼吸病学.北京:化学工业出版社,2010

3.蔡柏蔷,李龙芸.协和呼吸病学.北京:中国协和医科大学出版社,2011

4.李云霞,王静.常见疾病药物治疗要点系列丛书·呼吸系统疾病.北京:人民卫生出版社,2014

5.陈作忠,刘世清.呼吸系统疾病药物治疗学.北京:化学工业出版社,2010

6.吕国药学会组织.基层医务人员基本药物合理使用培训手册丛书·呼吸系统疾病治疗药物的合理使用.北京:人民卫生出版社,2011

7.沙杭.呼吸系统疾病用药速查.北京:人民军医出版社,2011

8.杨海涛,刁保忠.呼吸系统疾病用药策略.北京:人民军医出版社,2014

9.王星,李向欣.呼吸系统疾病诊疗常规.北京:军事医学科学出版社,2008

10.康健.呼吸内科疾病临床诊疗思维.北京:人民卫生出版社,2009

11.俞森洋,孙宝君.呼吸内科临床诊治精要.北京:中国协和医科大学出版社,2011

12.北京协和医院.北京协和医院医疗诊疗常规·呼吸内科诊疗常规.北京:人民卫生出版社,2012

13.郑煜,陈霞.呼吸系统.北京:人民卫生出版社,2015

14.孟靓靓,韩丽萍.呼吸系统疾病防治手册.北京:金盾出版社,2014

15.杨华.呼吸系统疾病的预防、治疗与护理.湖北:湖北科学技术出版社,2012

16.李羲,张劭夫.呼吸系统疾病非典型表现与诊治.山东:山东科学技术出版社,2006

17.王良兴,余方友.呼吸系统疾病的检验诊断.北京:人民卫生出版社,2016

18.杨霞,孙丽.呼吸系统疾病护理与管理.湖北:华中科技大学出版社,2016

19.阎锡新,郭丽萍.呼吸系统疾病合理用药手册.北京:军事医科出版社,2007

20.李胜岐.呼吸系统与疾病.上海:上海科学技术出版社,2008

21.裘怿钊.呼吸系统综合征诊疗手册.北京:人民军医出版社,2006

22.黄志俭,陈轶强.呼吸与各系统疾病相关急危重症诊治通要.福建:厦门大学出版社,2014

23.李殊响.全科医师合理用药指南.北京:人民军医出版社,2015

24.樊代明.临床常见疾病合理用药指南.北京:人民卫生出版社,2013

25.陈涛,陈胜茹,赵戎.基层医疗机构合理用药指南.北京:军事医学出版社,2010

26.王顺年.临床合理用药指南(第三版).北京:人民军医出版社,2015

27.刘坚.临床合理用药指南.北京:人民军医出版社,2015
28.肖平田.临床合理用药指南.北京:人民卫生出版社,2009
29.中华医学会.临床诊疗指南·呼吸病学分册.北京:人民卫生出版社,2009
30.王辰,陈荣昌.呼吸病学.北京:人民卫生出版社,2014
31.李万成,姜轶.微创呼吸病学.四川:四川科技出版社,2016
32.蔡柏蔷,肖毅.当代呼吸病学进展.北京:中国协和医科大学出版社
33.胡成平.呼吸病学住院医师手册.北京:科学技术文献出版社,2008
34.梁标.临床呼吸病学.北京:军事医学出版社,2009
35.王辰.呼吸病学.湖北:华中科技大学出版社,2008
36.朱元珏,陈文彬.呼吸病学.北京:人民卫生出版社,2006
37.成孟瑜.新编呼吸内科住院医师问答.湖北:华中科技大学出版社,2015
38.黄茂.呼吸内科临床处方手册.江苏:江苏科学技术出版社,2015
39.孙凤春.现代呼吸内科教程.山东:山东大学出版社,2008
40.宋勇,施毅.呼吸内科门诊手册.辽宁:辽宁科学技术出版社,2006
41.蔡柏蔷.呼吸内科学.北京:中国协和医科大学出版社,2000
42.何权瀛.常见呼吸疾病诊疗指南专家共识解读.北京:人民卫生出版社,2015
43.胡建林,杨和平.呼吸疾病鉴别诊断与治疗学.北京:人民军医出版社,2015
44.褚海青.肺部常见疾病科普丛书—支气管扩张.上海:同济大学出版社,2013
45.潘长旺,陈成水.肺炎支原体肺炎.北京:人民卫生出版社,2014
46.王洪武.支气管镜介入治疗.北京:人民卫生出版社,2012
47.蔡映云.专科用药处方分析丛书·呼吸内科常见病用药处方分析.北京:人民卫生出版社,2009
48.修麓璐.呼吸内科临床护理实践指导手册.北京:军事医学科学出版社,2015
49.胡红.临床呼吸内科医师速查手册.北京:科技文献出版社,2013
50.李德爱.呼吸内科治疗药物的安全应用.北京:人民卫生出版社,2012
51.刘婷,梁堃.呼吸内科疾病临床治疗与合理用药.北京:科技文献出版社,2010
52.王红阳.呼吸内科疾病诊断标准.北京:科技文献出版社,2009
53.李书军.肺结核.北京:中国医药科技出版社,2015
54.张伟华,张运剑.呼吸内科速查.北京:人民军医出版社,2008
55.李万成,姜轶.微创呼吸病学.四川:四川科技出版社,2016
56.张杰.介入性呼吸内镜技术.北京:人民卫生出版社,2012
57.蔡映云.慢性阻塞性肺疾病.北京:科学出版社发行部,2010
58.胡必杰.呼吸机相关肺炎预防与控制最佳实践.上海:上海科学技术出版社,2012